Lexikon der Pflanzenheilkunde

Wirkung, Anwendung, Botanik, Geschichte

Diether Ennet
Hans D. Reuter

67 Farbtafeln

Hippokrates Verlag Stuttgart

*Die Deutsche Bibliothek –
CIP-Einheitsaufnahme*

Ennet, Diether:
Lexikon der Pflanzenheilkunde : Wirkung, Anwendung, Botanik, Geschichte / Diether Ennet ; Hans D. Reuter. – Stuttgart : Hippokrates, 1998
ISBN 3-7773-1286-X

Anschrift der Verfasser:
Dr. rer. nat. Diether Ennet
Am Nottefließ 57
15711 Königs Wusterhausen

Prof. Dr. phil. Hans D. Reuter
Siebengebirgsallee 24
50939 Köln

Pflanzenfotos: Joachim Rosse, Leipzig
Für die freundliche Überlassung der Abbildung **Kava-Kava** danken wir der Firma Krewel Meuselbach, Eitorf.
Die Abbildungen **Bärlauch, Flohsame, Indische Flohsamen** sowie **Mate** wurden übernommen aus: *M. Wichtl (Hrsg.): Teedrogen und Phytopharmaka. 3. Aufl., WVG, Stuttgart 1997*
Boldoblätter und **Guarana**: Lavendelfoto/Spohn, Gerhard Höfer, Hamburg
Teufelskralle: Peter Andres, Stuttgart

Die vorliegende Ausgabe basiert auf der 2. Auflage des *BI-Lexikon Heilpflanzen und Drogen* von Diether Ennet, erschienen 1990 im VEB Bibliographisches Institut, Leipzig.

Wichtiger Hinweis: Wie jede Wissenschaft ist die Medizin ständigen Entwicklungen unterworfen. Forschung und klinische Erfahrung erweitern unsere Kenntnisse, insbesondere was die Behandlung und medikamentöse Therapie anbelangt. Soweit in diesem Werk eine Dosierung oder eine Applikation erwähnt wird, darf der Leser zwar darauf vertrauen, daß Autoren, Herausgeber und Verlag große Sorgfalt darauf verwandt haben, daß diese Angabe **dem Wissensstand bei Fertigstellung des Werkes** entspricht.

Für Angaben über Dosierungsanweisungen und Applikationsformen kann vom Verlag jedoch keine Gewähr übernommen werden. **Jeder Benutzer ist angehalten**, durch sorgfältige Prüfung der Beipackzettel der verwendeten Präparate und gegebenenfalls nach Konsultation eines Spezialisten festzustellen, ob die dort gegebene Empfehlung für Dosierungen oder die Beachtung von Kontraindikationen gegenüber der Angabe in diesem Buch abweicht. Eine solche Prüfung ist besonders wichtig bei selten verwendeten Präparaten oder solchen, die neu auf den Markt gebracht worden sind. **Jede Dosierung oder Applikation erfolgt auf eigene Gefahr des Benutzers.** Autoren und Verlag appellieren an jeden Benutzer, ihm etwa auffallende Ungenauigkeiten dem Verlag mitzuteilen.

Geschützte Warennamen (Warenzeichen) werden **nicht** besonders kenntlich gemacht. Aus dem Fehlen eines solchen Hinweises kann also nicht geschlossen werden, daß es sich um einen freien Warennamen handele.

Printed in Germany 1998
Satz: primustype R. Hurler GmbH, Notzingen
Druck: Kohlhammer, Obertürkheim

ISBN 3-7773-1286-X

Ennet/Reuter
Lexikon der Pflanzenheilkunde

Vorwort

Gefördert durch das Streben vieler Menschen, natürliche Mittel und Methoden zur Behandlung von Störungen des Wohlbefindens und leichten Erkrankungen ohne ärztliche Verordnung anzuwenden, stieg in den letzten Jahren in vielen Ländern der Verbrauch an Phytopharmaka beträchtlich an.
Berichte über Heilerfolge auch bei schweren Krankheiten, z. B. Krebs, mit Arzneipflanzen haben teilweise jedoch ungerechtfertigte Hoffnungen geweckt, die nicht in Erfüllung gehen können. Enttäuschungen über eine unsichere oder ausbleibende Wirkung der Arzneimittel mit pflanzlichen Wirkstoffen führten teilweise auch dazu, ihre Anwendung als unwissenschaftlich und überflüssig abzulehnen.
Diese widersprüchliche Entwicklung ist mit einem wachsenden Interesse vieler Menschen an umfassenden Informationen nach dem wissenschaftlichen Erkenntnisstand über das Für und Wider pflanzlicher Arzneimittel verbunden. Es ist das Anliegen des Lexikons, diesem Interesse zu entsprechen. Dabei wird versucht, über die Vielfalt der Möglichkeiten, aber auch über die Grenzen der Nutzung der Arzneipflanzen und der aus ihnen gewonnenen Drogen und isolierten Wirkstoffe, die zur Vorbeugung und Behandlung von Erkrankungen dienen, zu informieren.
Die Wahrnehmung der Verantwortung des Menschen für seine Gesundheit schließt neben einer gesundheitsfördernden Lebensweise auch ein richtiges Verhalten im Krankheitsfalle ein. Die Vermittlung von Kenntnissen über Drogen und pflanzliche Zubereitungen zur Selbstmedikation von Erkrankungen sowie Hinweise, wann auf eine ärztliche Hilfeleistung keinesfalls verzichtet werden darf, sollen dazu beitragen, ihre sachgerechte Verwendung zu fördern.
In diesem Sinn werden sowohl Arzneipflanzen, deren Verwendung wissenschaftlich begründet ist, als auch Pflanzen, die in der Volksmedizin Bedeutung besitzen, ausführlich beschrieben. Besonderer Wert wird dabei auf eine dem heutigen Erkenntnisstand entsprechende, im Einzelfall auch kritische Darstellung der Wirkung und der Verwendungsmöglichkeiten der Drogen und Arzneimittel mit pflanzlichen Wirkstoffen gelegt.
Deutlich unterschieden wird zwischen der arzneilichen Verwendung der Drogen und ihrer Zubereitungen, die auf gesicherten wissenschaftlichen Erkenntnissen beruht, deren Wirksamkeit durch klinische Studien belegt ist, und der Verwendung in der Volksmedizin, die sich auf die Überlieferung von Erfahrungen stützt und deren geschichtliche Quellen Erwähnung finden.
Die Artikel über die wichtigsten Arzneipflanzen werden durch Informationen über Erkrankungen, die für eine Behandlung mit Arzneimitteln pflanzlicher Herkunft in Betracht kommen sowie zahlreiche Begriffserklärungen ergänzt. Damit wird beabsichtigt, dem Leser möglichst viele Informationen in konzentrierter Form zur Verfügung zu stellen. Zur Illustration des Textes dienen Farbfotos aller ausführlich beschriebenen Arzneipflanzen und Drogen. Das soll die Identifizierung der Pflanzen in der Natur erleichtern und

ein reizvolles Bild der Vielfalt ihrer natürlichen Formen und Farben vermitteln.

Im Sommer 1997
Königs Wusterhausen, D. Ennet
Köln, H.-D. Reuter

Hinweise zur Benutzung

Die Stichwörter sind streng alphabetisch vom ersten bis zum letzten fett gedruckten Buchstaben geordnet. Das Stichwort ist innerhalb seines Artikels durch den Anfangsbuchstaben wiedergegeben. Flexions- und Pluralendungen bleiben dabei unberücksichtigt. Für Verweise auf andere Stichwörter und Tafeln steht der Pfeil (↑).

Für die Arzneipflanzen werden als Stichwort die nach R. Zander (Handwörterbuch der Pflanzennamen, 15. Auflage; Verlag Eugen Ulmer, Stuttgart 1994) empfohlenen Bezeichnungen verwendet.
Unter Naturschutz stehende Pflanzen werden mit * gekennzeichnet, Giftpflanzen mit †.

Aalhornblüten ↑ Holunder, Schwarzer.

Abendländischer Lebensbaum ↑ Lebensbaum.

Abführmittel, *Laxanzien:* Mittel zur Beschleunigung oder Erleichterung der Darmentleerung. Zu den pflanzlichen A. gehören Gleitmittel (Schleime von Tragant, Floh- oder Leinsamen), Füllmittel, die durch Quellung oder Wasserbindung einen Dehnungsreiz auf den Darm ausüben (Lein- und Flohsamen, Tragant, Pflaumen, Feigen), Anthranoiddrogen (↑ Faulbaum, Senna, Medizinalrhabarber, Aloe) ferner das Rizinusöl, die eine Reizung der Darmwand bewirken. A. werden bei akuter und chronischer Verstopfung, aber auch z. B. bei Hämorrhoiden angewendet.

Abführtee, *Species laxantes:* Teemischung, die bei Verstopfung oder zur Erleichterung des Stuhlgangs, z. B. bei Hämorrhoiden, verwendet wird. Der A. enthält Drogen, die aufgrund ihrer Quell- oder Reizwirkung auf den Darm abführend wirken, z. B. Leinsamen, Anthranoiddrogen (Faulbaumrinde, Sennesblätter und -früchte, Rhabarberwurzel) und Tang. Süßholzwurzel und Fenchelfrüchte verstärken die Abführwirkung und verbessern den Geschmack des Tees. Ständiger unkontrollierter Gebrauch von A. ist zu vermeiden, da die Gefahr der Gewöhnung besteht. Die Anthranoiddrogen können Störungen im Wasser- und Salzhaushalt des Organismus und eine bleibende Schädigung des Darmes verursachen und sind deshalb nur zur kurzfristigen Anwendung geeignet.

Abkochung, *Absud, Dekokt:* durch Kochen hergestellter wäßriger Auszug aus Drogen. Die Droge wird mit kaltem Wasser im jeweils vorgeschriebenen Mengenverhältnis angesetzt und während der festgelegten Zeit (meist 5 bis 10 Minuten) gekocht. Gerbstoffdrogen (z. B. Eichenrinde) werden mitunter in Form der A. verwendet.

Abnutzungskrankheit ↑ Gelenkerkrankung, degenerative.

Abortiva ↑ Abtreibungsmittel.

Absinth ↑ Wermut.

Absud ↑ Abkochung.

Abtreibungsmittel, *Abortiva:* Mittel zur Abtreibung der Leibesfrucht. Ihre Anwendung ist mit Schädigungen auch des mütterlichen Organismus aufgrund der Giftwirkung der A. verbunden. Früher wurden auch pflanzliche Drogen, z. B. Lebensbaumspitzen, Rainfarnkraut und Mutterkorn, sowie Pflanzenstoffe (z. B. Chinin) mißbräuchlich als A. verwendet.

Abwehrsteigerung: Erhaltung und Aktivierung der körpereigenen Widerstandskraft, besonders bei außergewöhnlichen körperlichen, seelischen und geistigen Belastungen. Zur A. werden Präparate aus ↑ Sonnenhut, ↑ Ginseng und ↑ Eleutherokokk verwendet.

Achillea millefolium ↑ Schafgarbe.

Ackerblume ↑ Odermennig, Kleiner.

Ackergras ↑ Quecke.

Ackergraswurzel ↑ Quecke.

Ackermennig ↑ Odermennig, Kleiner.

Ackerraute ↑ Erdrauch.

Ackerrittersporn, *Feldrittersporn, Delphinium consolida:* einjährige, bis 40 cm hohe Pflanze aus der Familie der Hahnenfußgewächse (Ranunculaceae). Die Pflanze bildet aus einer Pfahlwurzel einen dünnen, aufrechten verzweigten Stengel. Die grundständigen Blätter sind kurz gestielt, die oberen sitzend. Alle Blätter sind 5teilig und besitzen feine, lineale Zipfel. Die blauen, selten rötlichen oder weißen Blüten stehen in einer lockeren wenigblütigen Traube. Die Kronblätter bilden einen nach rückwärts gerichteten Sporn. Der Kelch ist blumenblattartig. Die Frucht ist eine kahle Balgkapsel.

▷ *Blütezeit:* Juni bis August.

▷ *Vorkommen:* Der A. ist in Europa, Armenien und in Kleinasien heimisch. Die Pflanze ist auf nährstoffreichen Äckern, an Wegrändern, insbesondere auf kalkhaltigen Böden, anzutreffen.

▷ *Drogengewinnung:* Die Blüten des A. werden ohne Stiele in den Monaten Juni bis August gesammelt und an schattigen, gut belüfteten Plätzen in dünner Schicht getrocknet.

▷ *Drogenbeschreibung:* Die Droge (Rittersspornblüten, Ackerrittersspornblüten, Calcatrippae flos) besteht aus den getrockneten Blüten. Die Schnittdroge ist gekennzeichnet durch runzelige, blaue oder blauviolette Teile der Kelch- und Kronblätter sowie einzelne breite, braunviolette Staubblätter. Die Droge besitzt einen schwach honigartigen Geruch und schmeckt leicht zusammenziehend.

▷ *Inhaltsstoffe:* Die Droge enthält den blauen Anthocyanfarbstoff Delphinidin-Glucosid, ferner Kämpferol- und Quercetin-Glykoside.

▷ *Wirkung und Verwendung:* Die Droge wird aufgrund ihrer schönen Färbung als Schmuckdroge für Teemischungen verwendet. Die geringe harntreibende Wirkung wird in der Volksmedizin gelegentlich genutzt.

▷ *Nebenwirkungen:* nicht bekannt.

▷ *Geschichtliches:* Im 16. Jh. galt der A. vor allem als Wundheilpflanze. Darüber hinaus empfahlen ihn die Kräuterbücher des 16. und 17. Jhs. als harntreibendes und die Geburt förderndes Mittel sowie als Arzneimittel gegen Sodbrennen und Bauchschmerzen. Ein aus den Blüten hergestelltes Wasser wurde gegen Rötungen und Entzündungen der Augen benutzt. Innerlich angewendet sollte es steinlösend und harntreibend wirken. ↑ **Tafel 1**

Ackerschachtelhalm, *Schachtelhalm, Katzenwedel, Pferdeschwanz, Equisetum arvense:* ausdauerndes, bis 50 cm hohes nichtblühendes Kraut aus der Familie der Schachtelhalmgewächse (Equisetaceae). Die schwarzen Wurzelstöcke bilden einen Frühlings- und einen Sommersproß. Die Frühlingssprosse sind gegliedert, unverzweigt, von blaßrotbrauner Farbe und tragen an der Spitze einen ährenartigen Sporangiophorstand. Sie sterben nach der Sporenreife ab. Danach erscheinen die grünen, 10 bis 50 cm hohen, quirlig verzweigten und unfruchtbaren Sommersprosse. Deren Hauptachsen sind in meist bis 3,5 mm dicke, hohle und in 2 bis 6 cm lange, durch Knoten getrennte Abschnitte gegliedert. Sie tragen Blattscheiden mit meist 10 bis 12 (oft) dunkelbraunen Zähnen, deren Zahl mit der der Rippen des umhüllten Sprosses übereinstimmt. Typisches Merkmal des A. ist das unterste Glied des Seitenzweigs, das stets länger als die dazugehörige Scheide des Hauptsprosses ist. Die meist unverzweigten Seitenzweige sind etwa 1 mm dick, markig und meist 4kantig. Hauptsproß und Seitenzweige sind rauh.

▷ *Sporenreife:* März, April.

▷ *Vorkommen:* Der A. ist in den gemäßigten Klimazonen der nördlichen Erdhalbkugel verbreitet. Er wächst von der Ebene bis in die alpine Region (2000 m) und bevorzugt feuchte und sandige Standorte an Wegrändern und Gräben, auf Wiesen und in Wäldern. Auf Äckern tritt der A. häufig als Unkraut auf.

▷ *Drogengewinnung:* Sammelgut des A. sind die grünen Sommersprosse, die kurz über dem Erdboden abgeschnitten und bei Temperaturen bis 40 °C getrocknet werden. Die Sammlung erfolgt in den Monaten Juni bis September und erfordert besondere Sachkenntnis, da A. leicht mit anderen Schachtelhalmarten verwechselt werden kann. Insbesondere der giftige Sumpfschachtelhalm (Duwock) und der Waldschachtelhalm kommen als Verfälschung in Betracht.

▷ *Drogenbeschreibung:* Die Droge (Schachtelhalm-, Scheuer-, Zinnkraut, Equiseti herba) besteht aus den getrockneten unfruchtbaren grünlichen oder graugrünlichen Sproßteilen. Die Schnittdroge ist gekennzeichnet durch dünne, graugrüne, gegliederte, 4kantige Stücke der Seitenachsen und die mit Längsrippen versehenen hohlen Stengelbruchstücke. Daneben sind vereinzelt röhrenförmige, mit braunen zahnartigen Blattscheiden besetzte knotige Stengelteile enthalten. Die Droge ist nahezu geruchlos und geschmacklos und knirscht beim Kauen.

▷ *Inhaltsstoffe*: Das Schachtelhalmkraut enthält mehr als 10% mineralische Bestandteile, davon etwa 2/3 Kieselsäure. Daneben sind Flavonoide und Spuren von Alkaloiden, z. B. Nicotin, sowie Pflanzensäuren vorhanden.

▷ *Wirkung und Verwendung*: Der Teeaufguß der Droge wirkt aquaretisch (harntreibend), ohne den Salzhaushalt des Organismus zu beeinflussen (eventuell Wirkung der Flavonoide). Üblich ist die Kombination des Schachtelhalmkrautes mit anderen harntreibend wirkenden Drogen (↑ harntreibende Mittel). Verwendung finden alkoholische Extrakte und Preßsaft als Fertigarzneimittel. Schachtelhalmkraut wird bei ↑ Ödemen nach Verletzungen oder sogenannten statischen, durch Belastung nach langem Stehen verursachten Ödemen angewendet. Ein weiteres Anwendungsgebiet ist die Durchspülung bei bakteriellen und entzündlichen Erkrankungen der ableitenden Harnwege und bei Nierengrieß. Äußerlich werden Schachtelhalmkraut-Zubereitungen bei schlecht heilenden Wunden benutzt. Hinweis: Bei einer Durchspülungstherapie ist auf reichliche Flüssigkeitszufuhr zu achten.

Zur Bereitung des Teeaufgusses wird 1 Eßlöffel Droge (2 g) mit 1 Tasse siedendem Wasser (150 ml) übergossen und 5 Minuten lang gekocht. Nach 15 bis 20 Minuten wird der Teeaufguß durch ein Sieb abgegossen. Mehrmals täglich wird 1 Tasse frisch bereiteter Tee zwischen den Mahlzeiten getrunken. Für die äußerliche Anwendung wird ein Aufguß aus 10 g Droge auf 1 Liter Wasser bereitet.

In der Volksmedizin gilt die Droge als Mittel gegen Nasenbluten sowie bei Blasenschwäche. Sie wurde früher aufgrund des Kieselsäuregehaltes auch zur Tuberkulosebehandlung verwendet.

▷ *Nebenwirkungen:* nicht bekannt. Die Anwendung bei Ödemen (Wasseransammlungen im Körper) infolge eingeschränkter Herz- und Nierentätigkeit ist nicht zu empfehlen (unnötige Flüssigkeitszufuhr).

▷ *Geschichtliches:* Bereits im Altertum verwendeten die Griechen und Römer Schachtelhalmarten als adstringierende, harntreibende und Blutungen der Gebärmutter stillende Arzneipflanzen. Im 12. Jh. hob Albertus Magnus die blutstillende Kraft des A. hervor. Auch in den Kräuterbüchern des 16. und 17. Jhs. stand diese Anwendung des A. an erster Stelle unter den medizinischen Indikationen. Daneben wurde er bereits damals zum Putzen des Zinngeschirrs benutzt (daher auch der Name Zinnkraut). Im 19. Jh. erfuhr der A. durch S. Kneipp eine erneute Aufwertung. Er nannte ihn bei Harnbeschwerden einzig, unersetzbar und unschätzbar und zählte ihn bei Blutungen sowie Bluterbrechen mit zu den besten Tees. Kneipp wies damit auf die Wirksamkeit der Droge bei inneren Blutungen und Blasenkatarrh hin.
↑ **Tafel 1**

Ackerstiefmütterchen ↑ Stiefmütterchen.

Ackerveilchen ↑ Stiefmütterchen.

Aconitin: das in den Wurzelknollen des Eisenhutes enthaltene Hauptalkaloid. Das A. ist ein stark wirksames Pflanzengift. Die Substanz wirkt zuerst erregend, dann lähmend auf das Zentralnervensystem. Auf die Haut aufgebracht, erzeugt A. vorübergehend ein Wärmegefühl, Brennen und Jucken, später Gefühllosigkeit. Bei Überdosierung kommt es zu schweren Vergiftungserscheinungen. Sie sind gekennzeichnet durch Übelkeit, schweres Erbrechen, Schwäche, Durchfall, Schmerzen und Lähmungserscheinungen. Das A. war Bestandteil standardisierter Extrakte des Eisenhutes, die zur Behandlung von Nervenschmerzen (Trigeminusneuralgie) verwendet wurden.

Aconitum napellus ↑ Eisenhut, Blauer.

Acorus calamus ↑ Kalmus.

Adaptogene: Stoffe und Zubereitungen, die den Organismus gegenüber physikalischen, chemischen und biologischen Einflüssen (Stressoren) widerstandsfähig machen sollen. Als A. werden z. B. Präparate aus Ginseng und Eleutherokokk verwendet.

adaptogene Drogen ↑ Adaptogene.

Adipositas ↑ Fettsucht.

Adjuvans: Stoff, Bestandteil eines Arzneimittels, der die Wirkung verstärkt. Als A. wird auch ein Mittel bezeichnet, das andere therapeutische Maßnahmen unterstützt. Viele Drogen und die aus ihnen hergestellten Zubereitungen (z. B. Tee, Tinktur) wirken als A. bei der Behandlung von Krankheiten.

Adonisröschen * †, *Frühlingsadonisröschen, Frühlingsteufelsauge, Adonis vernalis:* ausdauernde, bis 40 cm hohe krautige Pflanze aus der Familie der Hahnenfußgewächse (Ranunculaceae). Die Pflanze bildet einen kräftigen, schwärzlichbraunen Wurzelstock. Der aufrechte Stengel ist grün, längsfurchig, einfach oder selten verzweigt. Er ist im unteren Teil mit schuppenförmigen Blättern besetzt. Die stengelumfassenden Laubblätter sind im oberen Teil des Stengels dicht gedrängt. Sie sind 2- bis 4fach fiederschnittig mit linealen, ganzrandigen Zipfeln. Die großen goldgelben Blüten stehen einzeln und besitzen einen leicht abfallenden Kelch. Die Kronblätter sind an der Spitze gezähnt. Die Frucht ist ein stark behaartes Nüßchen mit hakig gekrümmtem Fruchtschnabel.

▷ *Blütezeit:* April, Mai.

▷ *Vorkommen:* Das A. ist in den Steppenheiden Südosteuropas heimisch. Die Pflanze kommt auch in Westsibirien, in Mittel- und Südeuropa, in Deutschland, vor allem im Thüringer Flachland und im Stromgebiet von Rhein und Main, auf trokkenen, sonnigen Plätzen, z. B. in lichten Eichen- und Kiefernwäldern, vor.

▷ *Drogengewinnung:* Das Kraut des A. wird in den Monaten April und Mai abgeschnitten und kurze Zeit bei 55 bis 60 °C getrocknet. Hauptlieferländer sind Bulgarien, Rußland und Ungarn.

▷ *Drogenbeschreibung:* Die Droge (Adoniskraut, Adonidis herba) besteht aus dem getrockneten Kraut. Sie ist gekennzeichnet durch markige, längsfurchige Stengelteile, hellgrüne, am Rand nach unten eingerollte fadenförmige Fiederblätter sowie gelbe Blütenblätter. Die kugeligen, geschnäbelten Früchte können ebenfalls vorhanden sein. Die Droge ist geruchlos und schmeckt scharf und bitter. Arzneiliche Verwendung findet „eingestelltes Adonispulver“, das auf einen im Arzneibuch festgelegten Wirkwert am Meerschweinchen eingestellt ist, um eine gleichbleibende Wirkung zu gewährleisten.

▷ *Inhaltsstoffe:* Die Droge enthält Herzglykoside (12 Verbindungen), unter denen Adonitoxin das Hauptglykosid darstellt. Weitere Inhaltsstoffe sind Cymarin, Adonidosid, Flavonoide und Cholin.

▷ *Wirkung und Verwendung:* Aufgrund des Herzglykosidgehaltes bewirkt die Droge eine Verstärkung der Herzleistung. Daneben sind eine ausgeprägte harntreibende und eine zentral beruhigende Wirkung vorhanden. Standardisierte Arzneizubereitungen (Fertigarzneimittel) des Adoniskrautes werden bei leichten Störungen der Herzleistung angewendet. Die Bedeutung des A. bei der Behandlung von Herzerkrankungen ist gering, da wirksamere Arzneimittel zur Verfügung stehen.

▷ *Nebenwirkungen:* bei üblicher Dosierung nicht bekannt. Bei Überdosierung kommt es zu Störungen der Herztätigkeit, Übelkeit, Erbrechen, Durchfall und Augenflimmern. Das Kraut des A. ist aufgrund des Glykosidgehaltes stark giftig.

▷ *Geschichtliches:* Als typische Pflanze osteuropäischer Wiesensteppen kommt das A. in Mitteleuropa nur in wenigen warmtrockenen Gebieten vor. In den Kräuterbüchern des 16. und 17. Jhs. wurde das Adoniskraut gegen Harnbeschwerden, Wassersucht und Steinleiden empfohlen. Wegen seiner Seltenheit war es damals aber kaum gebräuchlich. Im 18. Jh. jedoch wurden aus Thüringen die Wurzeln alljährlich in sehr großer Menge sowohl nach Nordeuropa als auch nach allen Teilen Deutschlands versandt. Das hatte eine starke Dezimierung der ohnehin gefährdeten heimischen Vorkommen zur Folge. ↑ **Tafel 1**

Adonis vernalis ↑ Adonisröschen.

Adstringens: zusammenziehendes Mittel, das auf Schleimhäuten oder Wunden durch Eiweißfällung eine Abdichtung und Schrumpfung des Gewebes hervorruft. Es wirkt dadurch entzündungshemmend, lokal blutstillend, schweißhemmend und begünstigt die Wundheilung. Pflanzliche Drogen, die als A. wirksam sind, enthalten meist Gerbstoffe. Anwendung als A. finden z. B. Myrrhen- und Salbeitinktur bei Entzündungen im Mund- und Rachenraum (zum Spülen und Gurgeln) sowie Abkochungen aus Eichenrinde als Badezusatz bei übermäßiger Schweißbildung.

Aescin: Saponingemisch aus Roßkastaniensamen. Das A. ist eine kristalline Substanz. Es wirkt schwach krampflösend, entzündungshemmend und vermindert die Durchlässigkeit der Blutgefäßwände. Die Substanz wird als Wirkstoff in Fertigarzneimitteln zur Behandlung von Ödemen, Hämorrhoiden und bestimmten Formen der Venenschwäche verwendet.

Aesculus hippocastanum ↑ Roßkastanie.

Aetherolea ↑ Öle, ätherische

Aflatoxine: von bestimmten Schimmelpilzen gebildete Cumarinverbindungen mit leberschädigender und krebserregender Wirkung. Schimmelpilze wachsen besonders in feuchtwarmer Umgebung und können sich z. B. auf Erdnüssen, Mohnsamen, Getreideprodukten und auch auf nicht ausreichend trockenen Drogen massenhaft vermehren. Für Drogen wird gefordert, daß sie frei von Schimmelbefall sind. Für bestimmte Lebensmittel sind maximal zulässige Aflatoxinmengen festgelegt, die kein Risiko für den Verbraucher darstellen. Sie werden auch bei Drogen beachtet. Schimmelpilze, die zur Käseherstellung eingesetzt werden, bilden keine A.

Afrikanischer Sonnentau ↑ Sonnentau, Afrikanischer.

Agrimonia eupatoria ↑ Odermennig, Kleiner.

Agrimonia procera ↑ Odermennig, Kleiner.

Agropyron repens ↑ Quecke.

Ajmalin: Alkaloid der Rauwolfiawurzel. Das A. besitzt eine Wirkung auf die Erregungsleitungsvorgänge des Herzens und führt zu einer Normalisierung der Herzschlagfolge. Es wird bei Herzrhythmusstörungen therapeutisch als Injektion verabreicht.

Akne: Erkrankung der Haut, die durch Knötchen-, Pustel- oder Abszeßbildung gekennzeichnet ist und oft während der Pubertät auftritt. Einige Formen der A. werden auch durch bestimmte Reizstoffe, z. B. Teer oder Chlorverbindungen, hervorgerufen. Die A. ist meist im Gesicht, im Nacken und der oberen Rücken- und Brustregion lokalisiert. Starke A. bedarf einer ärztlichen Behandlung. Besondere Reinlichkeit und die Vermeidung von Genußgiften, scharfen Gewürzen und bestimmten Speisen können die Heilung fördern. Zur Behandlung der A. stehen wirksame Arzneimittel zur Verfügung. In der Volksmedizin wird Brennesseltee als unterstützendes Mittel verwendet.

Alant, *Echter Alant, Helenenkraut, Inula helenium:* ausdauernde, bis 1,80 m hohe Pflanze aus der Familie der Korbblütengewächse (Asteraceae, Compositae). Die Pflanze überwintert mit einem kräftigen, knolligen Wurzelstock mit kräftigen Wurzeln. Im Frühjahr bildet der A. grundständige Blätter und einen aufrechten Stengel, der zottig behaart und im oberen Teil meist verzweigt ist. Die breitlanzettlichen Laubblätter sind wechselständig und auf der Unterseite graufilzig behaart. Der Blattrand ist unregelmäßig gezähnt. Die Blüten haben einen Durchmesser von etwa 7 cm. Sie besitzen einen flachen Blütenboden und gelbe Röhren- und Zungenblüten. Die Frucht ist eine Achäne.

▷ *Blütezeit:* Juli bis Oktober.

▷ *Vorkommen:* Der A. ist in Mittel- und Westasien heimisch sowie in Europa, Nordamerika und Japan eingebürgert. Die Pflanze bevorzugt feuchte Standorte, besonders in Ufergebüschen, an Waldrändern und Wiesengräben. Der A. wird als Zierpflanze in Gärten gezogen und als Arzneipflanze kultiviert.

▷ *Drogengewinnung:* Die Wurzelstöcke und Hauptwurzeln 2- oder 3jähriger Pflanzen werden im September und Oktober gerodet, gewaschen, längsgespalten und bei Temperaturen bis 40 °C getrocknet. Mitunter werden die Wurzelstöcke und Wurzeln auch geschält. Die Droge stammt aus Kulturen.

▷ *Drogenbeschreibung:* Die Droge (A.wurzel, Helenii radix, Helenii rhizoma) besteht aus den getrockneten Wurzelstöcken und Wurzeln. Die Schnittdroge ist gekennzeichnet durch außen graubraune, fein längsrunzelige, innen bräunliche, harte und hornartige Stücke. Die Droge besitzt einen aromatischen Geruch und einen bitteren und würzigen Geschmack.

▷ *Inhaltsstoffe:* Die Droge enthält Bitterstoffe (Sesquiterpenlactone). Helenin (Alantcampher), ätherisches Öl und Inulin. Alantcampher ist ein Gemisch von Alantolactonen (Endesmanolide).

▷ *Wirkung und Verwendung:* Die Droge wirkt aufgrund des ätherischen Ölgehaltes antiseptisch und auswurffördernd. Sie wird in der Volksmedizin bei Bronchitis und Husten verwendet. Bedingt durch das ätherische Öl und die Bitterstoffe, wirkt die Droge auch appetitanregend, blähungstreibend und verdauungsfördernd. Auch eine gewisse harntreibende Wirkung ist vorhanden. Der Tee findet deshalb bei leichten Verdauungsstörungen wie Völlegefühl und Blähungen sowie Appetitlosigkeit Anwendung. Die Wirksamkeit ist nicht belegt. Wegen des Allergierisikos wird die Anwendung auch nicht empfohlen.
Früher war auch die Verwendung gegen Maden und Spulwürmer üblich. Dafür stehen heute wirksamere Arzneimittel zur Verfügung.

▷ *Nebenwirkungen:* Die Sesquiterpenlactone wirken sensibilisierend und können bei empfindlichen Personen allergische Hautentzündungen hervorrufen. Höhere Dosen können Erbrechen, Durchfall, Krämpfe und auch Lähmungserscheinungen bewirken.

▷ *Geschichtliches:* Der in Asien heimische A. wurde in der Antike auch im Mittelmeergebiet als Arzneipflanze angebaut und gegen verschiedene Krankheiten benutzt. Die Römer verwendeten den A. nicht nur als Arzneipflanze, sondern auch als Genußmittel und als Küchenpflanze. Im Mittelalter gelangte er in die Gärten Mitteleuropas. Erstmals wurde er in der „Physica" der Hildegard von Bingen erwähnt. Im 16. Jh. war er in Mitteleuropa bereits weit verbreitet. Arzneilich wurde er damals vor allem in Form des A.weins verwendet. Dieser wurde durch Aufkochen von Wein mit zerkleinertem A.wurzelstock hergestellt und galt als Universalmittel gegen Krankheiten des Kopfes, der Brust, des Magens und gegen die Pest. Aber auch den Wurzelstock allein benutzte man gegen diese und weitere Erkrankungen. In Wein gesottene A.blätter, warm auf die schmerzende Stelle gelegt, sollten Ischias und Hüftschmerzen lindern. Ein Destillat aus der Wurzel wurde gegen Grind und Hautentzündungen verwendet. Auch im Aberglauben spielte der A. eine große Rolle. ↑ **Tafel 1**

Alantstärke ↑ Inulin.

Alcea rosea ↑ Stockmalve.

Alchemilla vulgaris, Alchemistenkraut, ↑ Frauenmantel.

Alexandriner Senna ↑ Senna.

Algiermalve ↑ Malve, Wilde.

Alkaloide: meist basisch reagierende Naturstoffe mit charakteristisch gebundenem Stickstoff und häufig starker physiologischer Wirkung. Einige A. gehören zu den stärksten bekannten Giften. Eine größere Zahl wird auch als Arzneimittel genutzt, z. B. ↑ Atropin, ↑ Aconitin, ↑ Ephedrin, ↑ Cocain, ↑ Morphin, ↑ Scopolamin. Es sind etwa 6000 A. bekannt. Sie sind selten oder fehlen ganz in Bakterien, Algen, Pilzen, Flechten und Moosen, kommen jedoch in vielen Familien höherer Pflanzen vor, so z. B. in den Lilien-, Hülsenfrucht-, Mohn-, Hahnenfuß- und Nachtschattengewächsen. Die A. wurden auch in Kröten, Feuersalamandern, Tausendfüßlern und Stinktieren gefunden. Sie werden in der Pflanze bevorzugt in der Wurzel und im Sproß gebildet und liegen hier meist nicht frei, sondern an Pflanzensäuren gebunden vor. Als erstes Alkaloid wurde 1805 von dem Apotheker Friedrich W. Sertürner (1783 bis 1841) das Morphin aus Opium in reiner Form isoliert.

Alkanna tuberculata ↑ Alkannawurzel.

Alkannawurzel, *Schminkwurz, Färberkraut, Alcanna tuberculata:* ausdauernde, bis 15 cm hohe Halbrosettenpflanze aus der Familie der Boretschgewächse (Boraginaceae). Die Pflanze bildet zahlreiche aufsteigende, dicht graubehaarte Sprosse. Die Grundblätter sind lanzettlich, stumpf und gehen allmählich in den Blattstiel über. Die Stengelblätter sind sitzend und halb stengelumfassend. Die Blüten stehen in anfangs dichten, später sehr verlängerten Wickeln. Sie besitzen 5 dunkelblaue Kronblätter, die den tief geteilten Kelch nur wenig überragen. Die Frucht ist ein Nüßchen.

▷ *Blütezeit:* Juni.

▷ *Vorkommen:* Die A. ist in Südeuropa bis zum südöstlichen Tschechien heimisch und wird in Südeuropa, Frankreich und Algerien auch kultiviert.

▷ *Drogengewinnung:* Die Wurzeln der Pflanze werden im Herbst gegraben, gewaschen und getrocknet.

▷ *Drogenbeschreibung:* Die Droge (A. Färberkrautwurzel, Schminkwurzel, Alkannae radix) besteht aus den getrockneten Wurzeln und Wurzelstöcken. Die Wurzeln sind 25 cm lang, bis 1,5 cm dick, spindelförmig, einfach oder wenig verzweigt, mitunter sind Blatt- und Stengelreste an den kopfigen Wurzelstöcken vorhanden. Die Rinde ist bräunlichrot oder dunkelrot, leicht zerbrechlich und in den äußeren Teilen schuppig blättrig. Das mehr oder weniger zerklüftete Holz ist hell und hart. Die Droge ist geruchlos und schmeckt schleimig, schwach bitter und adstringierend.

▷ *Inhaltsstoffe:* Die Droge enthält 60% des roten Farbstoffs Alkannin, ferner Alkannan, Harze und Rotpigmente (Anchusa- und Alkannasäure).

▷ *Wirkung und Verwendung:* Die Droge wird aufgrund des Farbstoffgehalts zum Färben öliger oder alkoholischer Kosmetika verwendet. Eine alkoholische Alkanninlösung wird in der Mikroskopie benutzt.

▷ *Nebenwirkungen:* nicht bekannt.

▷ *Geschichtliches:* Die A. war bereits Theophrastos und Dioskurides als Färberpflanze bekannt. Die griechischen und römischen Ärzte färbten Salben mit der Droge rot. Eine spezielle Salbe fand gegen Verbrennungen Verwendung. In der Vergangenheit wurden Extrakte der Droge auch gegen Entzündungen der Haut und der Schleimhäute benutzt. ↑ **Tafel 2**

Allergie: Überempfindlichkeit, abnorme Reaktion des Organismus bei Kontakt mit Stoffen, die als Antigene (Allergene) wirken. Die Antigene führen zu einer Sensibilisierung des Organismus durch Bildung von Antikörpern. Es werden verschiedene Formen der A. unterschieden. Als Allergene können beispielsweise Blütenpollen, Schimmelpilzsporen, ätherische Öle und Chemikalien wirken, die allergische Krankheitserscheinungen, z. B. Heuschnupfen, Bronchialasthma, juckende Hautausschläge und Augenentzündungen, auslösen. Zur Behandlung einer A. dienen Arzneimittel mit spezifischer Wirksamkeit (Antihistaminika, Antiallergika). In der Volksmedizin wird mitunter auch Brennesseltee angewendet.

Allium cepa ↑ Zwiebel, Küchenzwiebel.

Allium sativum ↑ Knoblauch.

Allium ursinum ↑ Bärlauch.

Allopathie, *Schulmedizin:* früher übliche, von Samuel Hahnemann (1755 bis 1843) eingeführte Bezeichnung für die wissenschaftliche Behandlungsmethode von Krankheiten, bei der Arzneimittel angewendet werden, die den Krankheitserscheinungen (Symptomen) entgegenwirken. Der Begriff A. wurde im Unterschied zur Homöopathie verwendet.

Allylsenföl, *Allylisothiocyanat:* wirksamer Bestandteil des Senföls. Das A. wird synthetisch hergestellt. Es wird aufgrund seiner stark lokal reizenden Wirkung Einreibungen zugesetzt, die zur Behandlung rheumatischer Beschwerden dienen.

Alnus glutinosa ↑ Schwarzerle.

Aloe *, *Bergaloe, Bitteraloe, Kapaloe, Aloe ferox:* ein 2 bis 3 m, selten bis

5 m hoher Baum aus der Familie der Liliengewächse (Liliaceae; aber auch als eigene Familie Aloeaceae abgetrennt), der eine schopfartige Krone aus lanzettlichen, bis 1 m langen, fleischigen, am Rand derb gezahnten Blättern bildet. Der Stamm ist dicht mit den alten vertrockneten, herabhängenden Blättern bedeckt. Die roten oder orangeroten Blüten stehen in endständigen traubenförmigen Blütenständen. Die Frucht ist eine Kapsel.

Zur *Drogengewinnung* wird neben anderen A.arten auch die *Barbados-A. (Echte A., A. barbadensis)* verwendet. Sie ist ein bis 1 m hoch werdender stammloser Halbstrauch mit lanzettlichen, fleischigen Blättern, die eine dichte Rosette bilden. Die gelben Blüten stehen in endständigen traubenförmigen Blütenständen.

▷ *Vorkommen:* Die A.arten sind in Afrika heimisch. Sie werden vor allem in Südafrika, auf den Karibischen Inseln und in den Küstengebieten Venezuelas kultiviert.

▷ *Drogengewinnung:* Die fleischigen Blätter der A. werden abgeschnitten und so aufgestellt, daß der Saft aus den Schnittstellen ausfließen kann. Er wird gesammelt und eingedampft, bis er beim Erkalten zu einer festen Masse erstarrt.

▷ *Drogenbeschreibung:* In Europa werden vor allem Kap-A. und Curacao-A. verwendet. Die Kap-A. (A. capensis von A. ferox) besteht aus schwarzbraunen, etwas grünlich schimmernden Stücken mit glänzenden muscheligen Bruchflächen. Die Curacao-A. (A. barbadensis) bildet eine tiefbraune, schwach glänzende Masse mit undurchsichtigen Bruchstücken. Die Droge besitzt einen deutlich wahrnehmbaren charakteristischen Geruch und einen bitteren, unangenehmen Geschmack.

▷ *Inhaltsstoffe:* Die Droge enthält Anthranoide (Anthron-C-glykosyle), besonders Aloin (bis etwa 40%), und Bitterstoffe.

▷ *Wirkung und Verwendung:* Die Droge wirkt aufgrund des hohen Gehaltes an Anthranoiden stark abführend. Die wirksamen Stoffe entstehen aus den glykosidischen Verbindungen erst im Dickdarm. Sie reizen die Darmschleimhaut. Es kommt zu einer starken Schleimabsonderung, und die Darmbewegung (Peristaltik) wird angeregt. Gleichzeitig erfolgt eine Hemmung der Wiederaufnahme von Wasser und Salzen aus dem Dickdarm. Dosen von 0,05 bis 0,2 g führen im allgemeinen nach 8 bis 12 Stunden zu einer breiigen Entleerung des Darmes. Die Droge wird allein oder in Kombination mit anderen Drogen (Fertigarzneimittel) als Abführmittel verwendet. Extrakte aus A.blättern wirken entzündungshemmend und dienen in kosmetischen Erzeugnissen zur Hautpflege ↑ Aloe-vera-Gel.

▷ *Nebenwirkungen:* bei bestimmungsgemäßer, kurzzeitiger Anwendung nicht bekannt. Bei Überdosierung (mehr als 1 g pro Tag) kann es zu einer schweren Darmentzündung und Nierenreizung kommen. Bei chronischer Anwendung treten häufig Störungen im Salzhaushalt des Organismus auf. Es kommt zu einer Kaliumverarmung. Durch den starken Wasserverlust werden auch Natriumionen ausgeschwemmt. Die Kaliumverarmung kann zu einer Lähmung der Darmmuskulatur, zu Muskelschwäche, Beeinträchtigung von Herz, Kreislauf und der Gefäße führen. Die häufige Anwendung von aloehaltigen Abführmitteln kann zu einer dauernden Schädigung der Darmschleimhaut führen. Nicht zu empfehlen ist die Verwendung von aloehaltigen Abführmitteln auch bei Herzglykosidbehandlung. Die Droge verursacht in höheren Dosen eine Blutfülle der Beckenorgane und Anregung der Gebärmuttermuskulatur. Die Anwendung sollte deshalb während der Menstruation, in fortgeschrittenen Stadien einer Schwangerschaft sowie bei Hämorrhoiden unterbleiben. Anthranoidhaltige Arzneimittel sollen ohne ärztlichen Rat nicht länger als 1 bis 2 Wochen angewendet werden.

▷ *Geschichtliches:* Die A. wurde bereits 3000 Jahre v. Chr. als Arzneimittel verwendet. Als beste Qualität galt die von der Insel Sokotra im Indischen Ozean stammende Droge. Die Abführwirkung der A. war im Altertum bekannt. Dioskurides erwähnte ihre adstringierenden, abführenden und wundheilenden Eigenschaften. In England wurde die Droge wahrscheinlich schon im 10. Jh. benutzt. Von Hilde von Bingen wurde im 12. Jh. die Verwendung der A. in Zugpflaster zum Aufbrechen von Geschwüren empfohlen. Auch Paracelsus beschrieb diese Anwendung der Droge sowie den Gebrauch als Abführmittel. In Kräuterbüchern des 17. Jhs. wurde die A. innerlich als abführend und magenstärkend wirkendes sowie als Wurmmittel und äußerlich als blutstillendes und wundheilendes Mittel empfohlen, zugleich wurde aber Patienten mit bestimmten Krankheiten, z. B. Schwindsucht, Leber- und Nierenleiden, von dem Gebrauch der A. abgeraten. ↑ **Tafel 2**

Aloe-vera-Gel: Schleim aus dem Inneren der Blätter der Barbados-Aloe.

▷ *Gewinnung:* Zur Gewinnung werden die Blätter abgeschnitten, geschält und der Saft aus den übriggebliebenen inneren Blatteilen ausgepreßt. Der Schleim wird durch Abfiltrieren oder Extraktion mit heißem Wasser abgetrennt und anschließend auf verschiedene Weise haltbar gemacht. Handelsüblich ist z. B. ein 10- bis 40fach eingedicktes „Aloe-vera-Gel".

▷ *Inhaltsstoffe:* A. v. besteht im wesentlichen aus Wasser und Heteropolysacchariden. A.v. wird zur Herstellung von kosmetischen Produkten verwendet.

Aloin: Anthranoid aus Aloe.

A. besitzt eine starke Abführwirkung. Es reizt die Darmschleimhaut und bewirkt durch eine starke Schleimabsonderung eine Anregung der Darmbewegung (Peristaltik). Die gleichzeitig erfolgende Hemmung der Wiederaufnahme von Wasser und Salzen aus dem Dickdarm führt zur Stuhlverflüssigung.

Alpinia officinarum ↑ Galgant.

Altern: Minderung der körperlichen und geistigen Leistungsfähigkeit im Laufe des Lebens. Das A. beginnt bereits nach der Geburt und endet mit dem Tod. Es ist charakteristisch für alle lebenden Organismen und führt, wenn auch beim Menschen in den ersten Lebensjahrzehnten meist nicht deutlich erkennbar, zu einem allmählichen Verlust der Anpassungsfähigkeit an die Umwelt. Das A. wird in seinem Verlauf von der Veranlagung des Menschen und den Lebensumständen, z. B. Krankheiten, Streßfaktoren, beeinflußt. Merkmale des A. sind z. B. die Veränderung der Gestalt des Menschen, der Hautbeschaffenheit und der Funktionstüchtigkeit der Organe im Verlauf seines Lebens. Um vorzeitigem A. vorzubeugen, haben eine gesunde Ernährung, die Förderung der körperlichen und geistigen Leistungsfähigkeit und eine Krankheitsprophylaxe große Bedeutung. Üblich ist auch das Anwenden von Mitteln, die eine unterstützende Wirkung auf die Funktion bestimmter Organe haben. Sie können allgemeine Alterserscheinungen, z. B. rasches Ermüden, Leistungsabfall, Konzentrationsschwäche, Appetitlosigkeit und Verdauungsstörungen, mildern. Dazu werden Vitamin-, Lecithin-, Knoblauch-, Eleutherokokk- und Ginsengpräparate verwendet. Bei nachlassender Herzleistung werden Mittel aus Weißdornblättern mit Blüten und Früchten benutzt. Zur Behandlung altersbedingter Durchblutungsstörungen des Gehirns dienen unter anderem Präparate aus Ginkgoblättern.

Altersherz: Herz mit altersbedingter Einschränkung der Leistungsfähigkeit infolge Bindegewebevermehrung oder Arteriosklerose der Koronargefäße. Zur Unterstützung der Herzleistung werden unter anderem unspezifische Herz-Kreislauf-Mittel aus Weißdornblättern und -blüten verwendet.

Althaea officinalis ↑ Eibisch.

Amara ↑ Bittermittel.

Amenorrhö: Fehlen oder Ausbleiben der Regelblutung bei der Frau. Eine natürliche A. besteht während der Schwangerschaft und nach den Wechseljahren. Jede andere A. ist krankhaft. Sie kann durch eine Unterfunktion des Hypophysen-Zwischenhirn-Systems, der Eierstöcke oder der Gebärmutter bedingt sein. Die Behandlung der A. hängt von der Ursache ab. Bei leichten Formen genügen mitunter physiotherapeutische Maßnahmen, z. B. Moorbäder, Kurzwellenbestrahlung, bei anderen Formen die Gabe von Hormonpräparaten. Die in der Volksmedizin übliche Anwendung von Drogen, z. B. Kamillenblüten, Petersilienwurzeln und -früchten oder Schafgarbenkraut, kann eine unterstützende Wirkung haben.

Amine: organische Verbindungen, die sich vom Ammoniak ableiten. Zahlreiche A. kommen in der Natur frei oder gebunden vor und spielen auch bei Regulationsvorgängen im Organismus eine Rolle (Histamin, Serotonin, Adrenalin, Dopamin). Ein pflanzliches Amin, das auch arzneilich genutzt wird, ist das ↑ Ephedrin.

Ammei ↑ Zahnstocherkraut.

Ammi visnaga ↑ Zahnstocherkraut.

Amylum ↑ Stärke.

Analeptika ↑ Anregungsmittel.

Analfissur: Einriß im Schleimhautbereich des Afters, der starke Schmerzen beim Stuhlgang auslöst. Zur Behandlung dienen Abführmittel zur Stuhlregulierung, z. B. Sennesblätter und -früchte, Faulbaumrinde oder Rhabarberwurzel, schmerzstillende Arzneimittel und adstringierende Fertigarzneimittel aus Hamamelisblättern sowie chirurgische Maßnahmen.

Ananas, Ananas comosus: eine bis 1 m hohe Rosettenstaude aus der Familie der A.gewächse (Bromeliaceae). Die Rosette wird aus zahlreichen linealischen, zugespitzten und an den Rändern häufig auch bestachelten, bis 1 m langen Blättern gebildet. Aus der Mitte erhebt sich ein Schaft, der stachelige Hochblätter trägt. Im dritten Vegetationsjahr wächst aus der Blattrosette der zapfenförmige Blütenstand, der von kleinen Blättern überragt wird. Die Früchte sind Beeren, die mit den fleischigen Teilen ihrer Tragblätter und der verdeckten Blütenstandsachse zu einem saftigen Fruchtstand verwachsen.

▷ *Vorkommen:* Die A. ist nur in Kulturen bekannt. Zuchtformen der Pflanze, die nur vegetativ durch Verpflanzen von Ausläufern vermehrt werden kann, sind in allen tropischen Ländern verbreitet.
Bedeutende Anbaugebiete befinden sich auf Hawaii, den Philippinen, in China, den USA, Malaysia, Südafrika, Mittel- und Südamerika und auf den Antillen.

▷ *Drogengewinnung:* Zur Reifezeit werden die Fruchtstände ausgepreßt. Der durch Auspressen der Stümpfe der Fruchtstände erhaltene Saft dient nur zur Gewinnung von Bromelain.

▷ *Drogenbeschreibung:* Die Droge (A.saft, Ananas succus) ist eine blaßgelbliche Flüssigkeit. Sie riecht angenehm und schmeckt aromatisch und süß.

▷ *Inhaltsstoffe:* Die Droge enthält Pflanzensäuren, z. B. Zitronen- und Ascorbinsäure, Zucker, das Enzymgemisch Bromelain und wenig ätherisches Öl mit Vanillin.

▷ *Wirkung und Verwendung:* Die Droge wirkt aufgrund des Gehaltes an Bromelain, einem Gemisch von eiweißabbauenden Enzymen, verdauungsfördernd. Das Bromelain ist Bestandteil von Fertigarzneimitteln, die gegen Verdauungsstörungen, Ödeme und Entzündungen benutzt werden. Die Substanz wird in der Lebensmittelindustrie auch als Fleischzartmacher eingesetzt.

▷ *Nebenwirkungen:* nicht bekannt.

▷ *Geschichtliches:* Bereits von den Indianern wurde die A. genutzt. Christoph Columbus erhielt sie 1493 auf der Insel Guadeloupe, wo sie als Nahrungs- und Arzneimittel sowie zur Weingewinnung angebaut wurde. Im 16. Jh. brachten die Spanier und Portugiesen die A. auch in ihre indischen und indonesischen Kolonien. Die A. ist wahrscheinlich schon um 1599 auf Java kultiviert worden. Der frische Saft dient in den Erzeugerländern schon seit langer Zeit als verdauungsförderndes Mittel sowie gegen Darmparasiten. In Mitteleuropa wurde die A. seit dem 17. Jh. vereinzelt in Warmhäusern von botanischen Gärten und von Pflanzenliebhabern gehalten, eine arzneiliche Nutzung erfolgte jedoch nicht. Das Bromelain wird seit Beginn des 20. Jhs. verwendet.
↑ **Tafel 2**

Anaphrodisiaka: Mittel zur Herabsetzung des übermäßigen (krankhaft gesteigerten) Geschlechtstriebes. Als pflanzliche A. werden Drogen, die beruhigend wirken, verwendet. In der Volksmedizin gilt der Hopfen als ein wirksames A.

Anästhesie: Schmerzunempfindlichkeit. Eine künstliche und vorübergehende Ausschaltung der Schmerzempfindlichkeit kann durch eine Narkose erzeugt werden. Die Lokal-A. ist örtlich begrenzt. Die A. dient vor allem zur schmerzlosen Durchführung von Untersuchungen und Operationen. Sie kann durch natürliche oder synthetische Stoffe (Anästhetika) mit spezifischer, die Schmerzempfindung blockierender Wirkung ausgelöst werden. Ein starkes pflanzliches Anästhetikum ist das Cocain, das in der Augenheilkunde angewendet wird. Eine leichte A. wird durch verschiedene Pflanzenstoffe, z. B. Menthol und Campher, auf der Haut oder den Schleimhäuten hervorgerufen. Sie wird zur Schmerzlinderung bei Entzündungen im Mund- und Rachenraum oder bei rheumatischen Beschwerden genutzt.

Anbau, kontrollierter ↑ Anbau z. B. von Arzneipflanzen mit lückenloser Dokumentation aller anbau-, ernte- und nacherntetechnischen Maßnahmen durch den Anbaubetrieb, wie Saat- und Pflanzgut, Düngemittel, Pflanzenschutzmittel, Ernte- und Trocknungsbedingungen. Der k. A. ist die verbreitetste Anbauform. Sie unterscheidet sich vom sogenannten ökologischen Anbau lediglich durch den zulässigen Einsatz von künstlichen Dünge- und Pflanzenschutzmitteln.

Anchusa officinalis ↑ Ochsenzunge.

Andorn, *Gemeiner Andorn, Weißer Andorn, Weißer Dorant, Marrubium vulgare*: ausdauernde, bis 60 cm hohe krautige Pflanze aus der Familie der Lippenblütengewächse (Lamiaceae). Der A. besitzt einen 4kantigen Stengel, kreuzgegenständige Blätter und Blüten mit weißen Kronblättern, die zu Scheinquirlen angeordnet in den Achseln der Blätter stehen. Diese sind rundlich-eiförmig, filzig behaart und am Rand gekerbt. Die Frucht ist ein Nüßchen.

▷ *Blütezeit:* Juni bis August.

▷ *Vorkommen:* Der A. ist in Mittel- und Nordeuropa, in Westasien und Nordafrika heimisch. Er bevorzugt trockene oder mäßig trockene, warme und sonnige Standorte.

▷ *Drogengewinnung:* Zur Blütezeit in den Monaten Juni bis August werden die oberirdischen Pflanzenteile des A. gesammelt. Die Trocknung erfolgt bei Temperaturen bis 45 °C.

▷ *Drogenbeschreibung:* Die Droge (A.kraut, Marrubii herba) besteht aus dem getrockneten Kraut. Die Schnittdroge ist gekennzeichnet durch filzig behaarte Blattstücke, die den gekerbten Blattrand und die netzaderige Nervatur erkennen lassen. Sie haften meist knäuelig zusammen. Ferner sind weich behaarte, graugrünliche Stengelstücke, hellgraue, filzig behaarte Blütenkelche mit hakig nach außen gebogenen Kelchzähnen vorhanden. Vereinzelt kommen auch gelblichweiße Blütenteile und kleine schwarze, 3kantige Nüßchen vor. Die Droge besitzt einen schwachen Geruch und einen bitteren, leicht scharfen Geschmack.

▷ *Inhaltsstoffe:* Das A.kraut enthält Marrubiin (diterpenoider Bitterstoff), geringe Mengen ätherischen Öls und Gerbstoffe sowie Flavonoide.

▷ *Wirkung und Verwendung:* Die Droge wirkt aufgrund des Bitterstoffgehaltes galletreibend, verdauungsfördernd, aber auch leicht auswurffördernd. Sie wird vor allem in der Volksmedizin als Bittermittel (Teeaufguß) bei Verdauungsbeschwerden wie Völlegefühl und Blähungen und zur Anregung des Appetits und der Gallensaftbildung, aber auch bei Husten und Heiserkeit verwendet.
Zur Bereitung des Teeaufgusses werden 2 Teelöffel Droge (1,5 g) mit 1 Tasse (150 ml) siedendem

Wasser übergossen und 10 bis 15 Minuten bedeckt stehengelassen. Der Teeaufguß wird durch ein Sieb abgegossen. Bei Appetitlosigkeit und zur Anregung der Gallensaftbildung wird jeweils 30 Minuten vor den Mahlzeiten 1 Tasse Tee warm getrunken, bei Husten und Heiserkeit mehrmals täglich 1 Tasse.

▷ *Nebenwirkungen:* nicht bekannt.

▷ *Geschichtliches:* Der A. fand bereits bei den antiken Schriftstellern Erwähnung. Die Pflanze wurde damals als Arzneimittel zur Behandlung von Erkrankungen der Atmungsorgane sowie als Mittel gegen Vergiftungen verwendet. Auch im Mittelalter zählte der A. zu den geschätzten Arzneipflanzen und fand in den Schriften der Hildegard von Bingen Erwähnung. Die Kräuterbücher des 16. und 17. Jhs. empfahlen den A. gegen eine Vielzahl von Krankheiten, z. B. sollten die frischen Blätter Bisse tollwütiger Hunde heilen. ↑ **Tafel 2**

Anethol: Hauptbestandteil des Fenchel-, Anis- und Sternanisöls. Das A. ist der Geschmacks- und Geruchsträger dieser ätherischen Öle. Es wirkt reflektorisch schleimverflüssigend und auswurffördernd, ferner schwach krampflösend. Vor allem das A. bedingt die Verwendung der Fenchel-, Anis- und Sternanisfrüchte in Husten- und Magenmitteln. Außerdem dient die Substanz zur Aromatisierung von Lebensmitteln. Das A. wird auch synthetisch hergestellt.

Anethum graveolens ↑ Dill.

Angelica archangelica ↑ Engelwurz.

Angelikawurzel ↑ Engelwurz.

Angina ↑ Mandelentzündung.

Angst: vom Willen unabhängiges Reaktionsmuster, das individuell für jeden Menschen charakteristisch ist. Individuelle Reaktionsmuster der A. sind Beschleunigung von Atmung und Pulsschlag, steigender Blutdruck, Schwitzen, Pupillenerweiterung, Trockenheit im Mund, erhöhte Muskelspannung, Magen-Darm-Reaktionen. Subjektiv wird A. auch als Einengung, Spannung, Unruhe, Erstarrung, Unsicherheit und Sorge empfunden. Die A. kann auch Anzeichen bestimmter Krankheiten sein. Zur Dämpfung der A. stehen in Abhängigkeit von der Ursache verschiedene Arzneimittel zur Verfügung. Auch pflanzliche Beruhigungsmittel werden verwendet. Sie enthalten z. B. Wirkstoffe aus Baldrianwurzel, Melissenblättern, Kava-Kava-Wurzelstock und Passionsblumenkraut. Charakteristisch für sie ist eine milde beruhigende Wirkung, die in vielen Fällen jedoch ausreicht, um A. zu dämpfen.

Anis, *Kleiner Anis, Süßer Kümmel, Pimpinella anisum:* einjährige, bis 50 cm hohe krautige Pflanze aus der Familie der Doldengewächse (Umbelliferae). Der A. besitzt einen gerillten, im oberen Teil verzweigten Stengel. Die unteren Laubblätter sind langgestielt, ungeteilt und rundlich. Der Blattrand ist gezähnt. Die mittleren Blätter sind einfach gefiedert, die oberen 2- bis 3fach gefiedert, kurzgestielt und mit schmalen Zipfeln versehen. Die weißen Blüten stehen endständig an den Haupt- und Seitensprossen und bilden lockere Dolden. Die Früchte sind Spaltfrüchte, die aus 2 Teilfrüchten (Achänen) bestehen.

▷ *Blütezeit:* Juli, August.

▷ *Vorkommen:* Der A. ist vermutlich

im östlichen Mittelmeergebiet und in Westasien heimisch. Die Pflanze ist in Europa häufig eingebürgert und wird vor allem in Südeuropa, dem Vorderen Orient, Indien, Rußland und in Ägypten angebaut. Wildwachsend ist sie kaum anzutreffen.

▷ *Drogengewinnung:* Die Pflanzen werden im Herbst gemäht, sobald die Früchte zu reifen beginnen, an der Luft getrocknet und anschließend gedroschen. Die A.früchte stammen ausschließlich aus dem feldmäßigen Anbau, vor allem in der Türkei, Ägypten und Spanien.

▷ *Drogenbeschreibung:* Die Droge (A., A.früchte, Anisi fructus) besteht aus den getrockneten reifen Spaltfrüchten, die selten in die beiden Teilfrüchte zerfallen sind. Die ganze, bis 5 mm lange, oft gestielte Spaltfrucht ist breit-eiförmig oder verkehrt-birnenförmig, graugrün oder graubraun, fein behaart und durch 10 (jede Teilfrucht 5) hellere Rippen gekennzeichnet. Der Geruch ist charakteristisch aromatisch, der Geschmack süßlich und aromatisch.

▷ *Inhaltsstoffe:* Die A.früchte enthalten 1,5 bis 6% ätherisches Öl, das zu 80 bis 95% aus Anethol besteht und den charakteristischen Geruch verursacht. Weitere Bestandteile des ätherischen Öls sind Methylchavicol und Sesquiterpenkohlenwasserstoffe. In der Droge sind ferner Eiweiß, Fette und Cumarine enthalten.

▷ *Wirkung und Verwendung:* Die Droge fördert aufgrund des ätherischen Ölgehaltes die Schleimlösung bei Katarrhen der Atemwege. Sie ist aber auch gegen Blähungen und leichte krampfartige Beschwerden im Magen-Darm-Bereich wirksam. Ähnlich wie Fenchelfrüchte werden auch die A.früchte vor allem bei Säuglingen und Kleinkindern angewendet. In der Volksmedizin wird ihnen auch ein günstiger Effekt auf die Milchbildung bei stillenden Müttern zugeschrieben.
Zur Bereitung des Teeaufgusses wird 1 Teelöffel Droge (2,5 g) gequetscht, mit 1 Tasse (150 ml) siedendem Wasser übergossen und 10 bis 15 Minuten bedeckt stehengelassen. Der Teeaufguß wird durch ein Sieb abgegossen. Bei Katarrhen der Atemwege wird morgens und abends jeweils eine Tasse Tee, bei Magen- und Darmbeschwerden werden mehrmals täglich kleine Mengen des Tees warm getrunken.
Das ätherische Öl der Droge (A.öl, Oleum Anisi) wird in Einreibungen als hautreizendes Mittel bei rheumatischen Beschwerden sowie in Salben gegen Ungeziefer (Kopfläuse) benutzt. Anstelle von A.öl darf Sternanisöl (von Illicium verum) verwendet werden.
Die A.früchte und das A.öl werden außerdem als Geschmackskorrigenz oder Aromastoff in Lebens- und Genußmitteln (z. B. A.gebäck, A.likör, Bestandteil von Boonekamp, Benediktiner, Ouzo, Pernod) verwendet.

▷ *Nebenwirkungen:* gelegentlich allergische Reaktionen.

▷ *Geschichtliches:* Die Kultur des A. ist schon sehr alt. Bereits im Altertum wurde er von den Ägyptern und Kretern als Gewürz verwendet. Der griechische Arzt Dioskurides schrieb dem A. in seiner Arzneimittellehre eine erwärmende, austrocknende, das Atmen erleichternde und schmerzstillende Wirkung zu und empfahl ihn ferner gegen den Biß giftiger Tiere sowie gegen Blähungen. Sehr ausführlich schildert auch der römische Naturforscher Plinius den A., der damals auch Bestandteil des Theriaks, des Gegenmittels gegen alle Gifte, war. Durch die Römer kam der A. auch nach Mitteleuropa. Das Capitulare de villis erwähnte ihn. In der mittelalterlichen und frühneuzeitlichen Medizin hatte A. eine große Bedeutung als Arzneimittel. Er wurde unter anderem zur Muttermilchbildung sowie als Magen- und harntreibendes Mittel verwendet. Aus dem 16. Jh. ist überliefert, daß A.kulturen z. B. im Elsaß existierten und A.öl, eines der ältesten destillierten Öle überhaupt, gewonnen wurde. ↑ **Tafel 3**

Anregungsmittel, *Analeptika:* Arzneimittel, die die Aktivität des Zentralnervensystems, des Atemzentrums und/oder des Blutkreislaufes anregen. Zu den pflanzlichen A. gehören z. B. Coffein, Strychnin, Lobelin, Campher und Ephedrin. Therapeutische Bedeutung als A. besitzt vor allem das Coffein.

Ansteckung ↑ Infektion.

Antacidum, Magensäureregulanz: Arzneimittel zur Behandlung von zu starker Magensäurebildung. Folgen der überschüssigen Magensäure können Sodbrennen und Magenschleimhautreizungen sein. Die A. bewirken eine Bindung der Magensäure oder schränken deren Bildung ein. In der Volksmedizin wird als A. mitunter Schafgarbentee verwendet.

Antennaria dioica ↑ Sandstrohblume.

Anthelminthika ↑ Wurmmittel.

Anthemis nobilis ↑ Kamille, Römische.

Anthocyane: Pflanzenstoffe (Flavonoide), welche die rote, violette und blaue Färbung vieler Blüten und Früchte hervorrufen. Die A. der Hibiskusblüten (z. B. Delphinidin-sambubiosid) verursachen die Rotfärbung des Tees. Eine therapeutische Bedeutung besitzen die A. nicht.

Anthranoide, *Hydroxyanthrachinone:* Pflanzenstoffe, die frei oder an Zukker gebunden (Anthrachinonglykoside) in verschiedenen Pflanzen, z. B. Faulbaum, Senna, Medizinalrhabarber, Aloe, vorkommen und die Abführwirkung der Drogen bedingen. Die A. (z. B. Rheumemodin, Aloeemodin, Rhein, Chrysophanol, Physcion) entfalten ihre Wirkung im Dickdarm, da sie dort in die wirksamen Formen (Anthranole) umgewandelt werden.

Anthrachinonglykoside ↑ Anthranoide.

Antiasthmatika ↑ Asthmamittel.

antibakteriell: gegen Bakterien gerichtet.

Antidiabetika: Arzneimittel gegen Diabetes mellitus (Zuckerkrankheit). Der ↑ Diabetes ist eine chronische Stoffwechselstörung mit verzögerter oder unvollständiger Verwertung der mit der Nahrung aufgenommenen Glucose im Organismus. Die Ursache ist eine unzureichende Insulinbildung oder -sekretion und -wirkung. Als A. werden Rinder-, Schweine-, Schaf- und auch gentechnisch synthetisiertes Humaninsulin sowie synthetische Stoffe, die in Tablettenform eingenommen werden, verwendet. In der Volksmedizin verwendete Diabetikertees, die z. B. Bohnenschalen, Salbeiblätter oder Heidelbeerblätter enthalten, besitzen keine blutzuckersenkende Wirkung. Ihre Anwendung ist ohne ärztlichen Rat nicht zu empfehlen.

Antidiarrhoika ↑ Stopfmittel.

Antidot ↑ Gegengift.

Antihydrotika: Mittel zur Schweißhemmung. Die A. werden äußerlich und innerlich angewendet, um übermäßige Schweißbildung an Händen und Füßen und in den Achselhöhlen sowie am ganzen Körper bei psychischer Belastung oder infolge Krankheit (auch Nachtschweiß) zu mindern. Als A. werden äußerlich unter anderem gerbstoffhaltige Drogenauszüge (z. B. Abkochungen aus Eichenrinde oder Tormentillwurzel, Salbeitee) als Zusatz zu Voll- oder Teilbädern verwendet. Zur innerlichen Behandlung und Unterstützung der äußerlichen Maßnahmen werden Zubereitungen aus Salbeiblättern (Tee, alkoholische Extrakte) sowie in besonderen Fällen auch atropinhaltige Arzneimittel benutzt.

antimikrobiell: gegen Mikroorganismen (Bakterien, Pilze, Ricksettien, Viren) gerichtet.

Antiphlogistika ↑ Rheumamittel.

Antipyretika: fiebersenkende Mittel. Als pflanzliches fiebersenkendes Mittel ist Chinin, ein Alkaloid aus der Chinarinde, wirksam. Es wird meist in Kombination mit anderen Arzneistoffen in A. verwendet. Drogen, die Salicylsäureverbindungen mit fiebersenkender Wirkung enthalten, z. B. Weidenrinde, Stiefmütterchenkraut, dienen als unterstützende Mittel.

Antirheumatika ↑ Rheumamittel.

Antiseptika: Mittel gegen bakterielle Wundinfektion. Die A. wirken der Verbreitung von Infektionen entgegen, indem sie die Vermehrung der Bakterien hemmen (bakteriostatisch). Als A. sind auch viele Pflanzenstoffe wirksam. Insbesondere die Bestandteile ätherischer Öle und die Gerbstoffe verschiedener Drogen haben eine antibakterielle Wirkung und können äußerlich zur Wundbehandlung als A. benutzt werden. Hierzu gehören z. B. Kamillenblüten, Schafgarbenkraut, Ringelblumenblüten, Salbei- und Thymianblätter sowie Eichenrinde.

Antitussiva ↑ Hustenmittel.

Anwendungsgebiet, *Indikation:* Zweckbestimmung eines Arzneimittels. Das A. enthält die Angaben, bei welchen Krankheiten, Leiden, Körperschäden oder krankhaften Beschwerden das Arzneimittel zu deren Beseitigung, Linderung, Verhütung oder Erkennung geeignet ist. Das A. wird bei der Zulassung eines Arzneimittels durch die zuständige Bundesbehörde nach Vorschlag des pharmazeutischen Unternehmers verbindlich festgelegt.

Apfelbaum, *Kulturapfel, Malus domestica:* ein bis 10 m hoher Baum aus der Familie der Rosengewächse (Rosaceae). Der A. bildet einen kräftigen und verzweigten Stamm, die gestielten Blätter sind ungeteilt. Der Blattrand ist gekerbt oder gesägt. Die 5zähligen Blüten sind weiß oder rosa. Die Frucht, der Apfel, ist eine Kernfrucht (Kernobst). Es existieren zahlreiche Zuchtsorten, die sich nach Reifezeit und Form der Frucht, Farbe und Beschaffenheit der Schale und des Fruchtfleisches sowie nach Geruch und Geschmack unterscheiden.

- *Blütezeit:* Mai.
- *Vorkommen:* Der A. ist in Kulturen entstanden, kommt aber auch verwildert vor. Er gehört zu den anspruchslosen Obstgehölzen der kühleren, gemäßigten Klimazone der Erde.
- *Drogengewinnung:* Vor der Fruchtreife werden die Äpfel geerntet und zur Pektingewinnung industriell weiterverarbeitet. Die Fruchtschalen werden abgeschält und bei Temperaturen bis 40 °C getrocknet.
- *Drogenbeschreibung:* Die Droge (Apfelschalen) besteht aus den getrockneten Fruchtschalen. Sie sind auf der Außenseite glatt oder etwas geschrumpft, rot, gelb oder grün, auf der Innenseite gelblich- oder bräunlichweiß. Die Droge besitzt einen schwach wahrnehmbaren Geruch und schmeckt leicht süß und säuerlich.
- *Inhaltsstoffe:* Die Apfelschalen enthalten Zucker, Ascorbinsäure, Äpfel- und Zitronensäure, Flavonoide, Pektin und Gerbstoffe. Der Pektingehalt der Früchte nimmt mit zunehmender Reife ab.

- *Wirkung und Verwendung:* Die Äpfel werden als Rohstoff zur Gewinnung von Pektin verwendet. Das Apfelpektin dient als Blutstillungsmittel, z. B. bei Zahnextraktionen. Die getrockneten Apfelschalen werden allein oder mit Hagebutten- und Hibiscusblüten als Haustee verwendet. Sie dienen auch als geschmackverbessernde Droge für Teemischungen. Frische, geriebene, noch unreife Äpfel finden aufgrund des Pektin- und Gerbstoffgehaltes in der Volksmedizin als stopfendes Mittel bei leichten Durchfallerkrankungen, besonders bei Kindern, Verwendung.

- *Nebenwirkungen:* nicht bekannt.

- *Geschichtliches:* Der Wild- oder Holzapfel (Malus silvestris), die Stammform des Gartenapfels, wurde bereits in der Jungsteinzeit in fast allen Teilen Europas als Sammelfrucht genutzt. Bereits in der Antike gab es Kulturformen des Apfels, die Römer kultivierten eine große Zahl von Apfelsorten und verstanden auch schon das Pfropfen. Diese Gartenäpfel gelangten dann durch die Römer auch in die Gebiete nördlich der Alpen. Zur Zeit Karls des Großen wurden hier bereits verschiedene Apfelsorten angebaut. Auch Hildegard von Bingen erwähnte den A. Die Äpfel wurden auch als Arzneimittel verwendet, insbesondere die süßeren Sorten. Sie dienten nicht nur zur allgemeinen Kräftigung und Gesunderhaltung, sondern auch zur Appetitanregung, zur Herzstärkung und zur Fieberbekämpfung. Die sauren Äpfel, besonders auch der Wild- oder Holzapfel, wurden als stopfendes Mittel vor allem bei Durchfall und Ruhr verwendet. Außerdem wurde aus Äpfeln eine wohlriechende Salbe hergestellt. ↑ **Tafel 3**

Aphrodisiaka: Mittel zur Anregung, Stärkung oder Steigerung des Geschlechtstriebes. Als A. gelten seit dem Altertum eine Vielzahl pflanzlicher Stoffe, von denen einige allerdings nur durch die psychische Beeinflussung (Plazeboeffekt) wirken, andere, wie Strychnin, eine gefährliche Giftwirkung besitzen. Eine gewisse Bedeutung als A. besitzt das Yohimbin (Alkaloid aus Yohimbe), das eine lokale, die Genitaldurchblutung fördernde Wirkung hat. In der Behandlung von Sexualstörungen haben A. nur eine unterstützende Wirkung.

Apium graveolens ↑ Sellerie.

Apolloniakraut ↑ Eisenhut, Blauer.

Apothekenpflicht: Gesetzliche Regelung, daß Arzneimittel nur durch Apotheken an Verbraucher abgegeben werden dürfen. Die A. gilt für alle Arzneimittel, die nur nach Verschreibung durch einen Arzt abgegeben werden dürfen. Bestimmte Arzneimittel sind von der A. ausgenommen und dürfen im Einzelhandel außerhalb von Apotheken verkauft werden. ↑ Phytopharmaka unterliegen zum Teil der A.

appetitanregende Mittel: die Eßlust steigernde Stoffe und Zubereitungen. Die Wirkung der a. M. beruht auf einer Anregung der Magensaftbildung. Zu den gebräuchlichsten a. M. gehören bitterstoffhaltige Zubereitungen aus Drogen, z. B. Chinawein, Enziantinktur und Pomeranzentinktur. Auch Alkohol bewirkt eine Steigerung der Magensaftbildung durch Reizung der Magenschleimhaut. Die a. M. (z. B. Aperitif, Magentee oder -tropfen und bitterer Wermut- oder Kalmuswein) sollen 30 Minuten vor den Mahlzeiten eingenommen werden.

Aquarese: Vermehrung des Harnflusses, sogenannte Verdünnungsdiurese aufgrund gesteigerter glomerulärer Filtration, pH-Wert-Erniedrigung im Blut und Gewebe durch Aufnahme nicht abbaubarer Pflanzensäuren und Zufuhr von Kaliumionen.

Aquaretika: Arzneimittel zur Vermehrung des Harnflusses. Als A. sind z. B. Birkenblätter, Brennesselblätter, Orthosiphonblätter, Petersilienkraut, Schachtelhalm Spargelwurzelstock und Wacholderbeeren wirksam.

Arctium lappa ↑ Klette, Große.

Arctium minus ↑ Klette, Große.

Arctium tomentosum ↑ Klette, Große.

Arctostaphylos uva-ursi ↑ Bärentraube.

Arecolin: Alkaloid der Arekanuß (Betelnuß). Das A. wirkt zentral anregend, steigert die Speichelbildung, Schweißsekretion und die Darmbewegung. Größere A.mengen sind stark giftig. Die Substanz wird nur noch in der Tiermedizin verwendet. Die anregende A.wirkung wird beim sogenannten Betelkauen ausgenutzt. Der Betelpriem, der in Südostasien und Ostafrika von Teilen der einheimischen Bevölkerung gekaut wird, besteht aus gepulverten Arekanüssen, frischen Blättern des Betelpfeffers, gebranntem Kalk und aromatischen Zusätzen.

Aristolochia clematitis ↑ Osterluzei.

Armoracia rusticana ↑ Meerrettich.

Arnica chamissionis ↑ Arnika.

Arnica montana ↑ Arnika.

Arnika * †, *Bergwohlverleih, Bergdotterblume, Fallkraut, Johannisblume, Wolfsblume, Wundkraut, Arnica montana:* ausdauernde krautige, bis 60 cm hohe Pflanze aus der Familie der Korbblütengewächse (Asteraceae), die mit einem Wurzelstock überwintert. Im Frühjahr wird eine Rosette grundständiger, elliptischer oder länglich verkehrteiförmiger, meist ganzrandiger Blätter gebildet. Der Stengel ist einfach oder wenig ästig und trägt eine, selten 2 oder mehrere leuchtend gelbe Blütenköpfchen mit zwittrigen Scheibenblüten und zungenförmigen weiblichen Randblüten. Die Pflanze besitzt einen aromatischen Geruch. Die Frucht ist eine Achäne mit borstigem Haarkranz.

- *Blütezeit:* Mai, Juni.
- *Vorkommen:* Die A. ist in den Mittelgebirgen Europas verbreitet. Dort ist sie auf Wiesen, Heiden, Mooren und in lichten Wäldern zu finden. Größere A.Vorkommen befinden sich z. B. in Jugoslawien, Spanien, Italien und der Schweiz. In Deutschland und Rußland wird auch die *Wiesen-A. (Arnica chamissonis, subspec. foliosa)* als Drogenlieferant angebaut.
- *Drogengewinnung:* Die Blüten der A. werden in den Monaten Juni und Juli gepflückt und getrocknet, meist unter Anwendung künstlicher Wärme bis 45 °C.
- *Drogenbeschreibung:* Die Droge (A.blüten, Arnicae flos) besteht aus den getrockneten, mehr oder minder zerfallenen Blütenkörbchen. Charakteristische Merkmale der Droge sind die grauweißen, borstigen Pappushaare, die sich am oberen Ende des schlanken braunen Fruchtknotens befinden, sowie die bräunlichgelben, stark geschrumpften Zungenblüten. Die Droge besitzt einen schwach aromatischen Geruch und einen leicht bitteren, leicht scharfen Geschmack.
- *Inhaltsstoffe:* Die A.blüten enthalten Bitterstoffe, besonders Helenalin und dessen Esterverbindungen (Sesquiterpenlactone), Flavonoide, 0,2 bis 0,4% ätherisches Öl, Cumarine und Cholin.

- *Wirkung und Verwendung:* Die Zubereitungen der Droge (A.tinktur, Teeaufguß) wirken aufgrund des Gehaltes an Sesquiterpenlactonen, Flavonoiden und ätherischem Öl entzündungshemmend, auch schmerzlindernd und antiseptisch. Sie dienen zur Behandlung von Prellungen, Verstauchungen, Muskel- und Gelenkschmerzen, zur Förderung des Abklingens von Blutergüssen sowie zur Unterstützung der Wundheilung bei oberflächlichen Hautdefekten. Weitere Anwendungsgebiete sind Entzündungen nach Insektenstichen sowie Mundschleimhautentzündungen. Meist wird die 1:3 bis 1:10 mit Wasser verdünnte A.tinktur verwendet, doch ist auch der Teeaufguß geeignet. Dazu werden 1 bis 2 Teelöffel Droge (2 bis 3 g) mit 1 Tasse (150 ml) siedendem Wasser übergossen, 10 bis 15 Minuten bedeckt stehengelassen und anschließend durch ein Sieb abgegossen. Mit dem Tee oder mit der verdünnten A.tinktur wird ein geeignetes textiles Material getränkt und auf die entsprechende Körperpartie aufgelegt. Die Umschläge müssen mehrmals täglich gewechselt werden. Bei Hautreizungen ist die Behandlung abzubrechen. Offene Wunden dürfen nicht mit A.zubereitungen behandelt werden. Die Droge wurde auch als Abtreibungsmittel benutzt (Gebärmutterwirkung der Sesquiterpenlactone).

- *Nebenwirkungen:* Bei Anwendung der unverdünnten Tinktur (eventuell auch des Teeaufgusses) können bei empfindlichen Personen Überempfindlichkeitsreaktionen der Haut (durch die Sesquiterpenlactone bedingte Allergie) in Form schmerzhafter, juckender und entzündlicher Veränderungen, mitunter mit Bläschenbildung, auftreten. Aufgrund der starken toxischen Wirkung der Sesquiterpenlactone der A. ist die innerliche Anwendung der Tinktur und des Tees nicht zu empfehlen. Bei hohen Dosen kann es zu Schwindel, Durchfall, Zittern, Herzrhythmusstörungen und Kollaps kommen. Es wurden auch Todesfälle durch Herzstillstand beschrieben.

▷ *Geschichtliches:* Obwohl die Verwendung der A. zur Behandlung von Erkrankungen wahrscheinlich bis in das germanische Altertum zurückgeht, wurde sie bei den mittelalterlichen Schriftstellern und auch bei den älteren Kräuterbuchautoren nicht erwähnt. Erst danach fand sie Eingang in die Medizin. 1673 nannte sie Pancovius als schweiß- und harntreibende Arzneipflanze, als Fiebermittel und Vieharznei. Das Wirkungsspektrum der A.bitterstoffe wurde allerdings erst in jüngster Zeit aufgeklärt und trug auch zu einer kritischen Bewertung der innerlichen Anwendung bei. ↑ **Tafel 3**

Aromatherapie: Anwendung von Duftstoffen zur Heilung, Linderung oder Verhütung von Krankheiten oder zur Beseitigung von ↑ Befindlichkeitsstörungen. Die Anwendung erfolgt ausschließlich durch Inhalation. Die Duftstoffe können dabei nicht nur Gefühlsempfindungen auslösen, sondern entfalten nach Aufnahme in das Blut spezifische Wirkungen auf den Organismus, z. B. eine beruhigende Wirkung auf das Zentralnervensystem. Diese Wirkungen lassen sich auch in Tierversuchen demonstrieren. So führt z. B. die Inhalation von Melissen- und Baldrianöl bei Mäusen zu einer Abnahme des Bewegungsdranges, während Rosmarinöl eine Steigerung bewirkt. Die A. ist Bestandteil der traditionellen Anwendung von ätherischen Ölen und ätherischölhaltigen Drogen zu Bädern und Inhalationen. Ihre Verbindung mit Esotherik-Elementen im Sinne eines „Allgemeinen ganzheitlichen Naturheilverfahrens" hat die A. z. T. in Mißkredit gebracht.

▷ *Geschichtliches:* Die Verwendung von Duftstoffen zu kultischen, kosmetischen und arzneilichen Zwekken läßt sich bis in das Altertum durch schriftliche Quellen aus China, Ägypten und Griechenland belegen. Auch im Mittelalter wurden Duftstoffe zu Heilzwecken verwendet. Der Begriff A. wurde jedoch erst im 20. Jh. durch den französischen Chemiker Gattefossé geprägt. Die systematische wissenschaftliche Untersuchung der Wirkungen von Duftstoffen auf den menschlichen Organismus begann ebenfalls erst in diesem Jh.

Aromatika, *Aromastoffe:* natürlich vorkommende oder synthetische Stoffe, die den Geruch und Geschmack von Arznei und Lebensmitteln verbessern. Zu den A. gehören Drogen, die ätherisches Öl enthalten, z. B. Pomeranzen- und Zitronenschalen, Pfefferminzblätter oder Fenchelfrüchte sowie isolierte ätherische Öle, z. B. Anis- und Zitronenöl. Außerdem werden aus den ätherischen Ölen Stoffe isoliert, z. B. Anethol, citral, die ebenfalls als A. verwendet werden. Als synthetischer Aromastoff findet Ethylvanillin, das in der Natur nicht vorkommt, Verwendung. Naturidentische A. sind synthetisch hergestellte Stoffe, die auch Bestandteil natürlicher ätherischer Öle sind, z. B. Anethol und Menthol. Drogen, die zugleich aromatisch und bitter schmecken, werden als aromatische ↑ Bittermittel bezeichnet.

Arrhythmie: unregelmäßige Herzschlagfolge, die in Abhängigkeit von der Atmung (respiratorische A.) oder bei organischen und funktionellen Herzerkrankungen auftritt. Zur Behandlung der A. dienen Arzneimittel mit spezifischer Wirksamkeit (Antiarrhythmika). Als pflanzliche Wirkstoffe werden ↑ Ajmalin und ↑ Chinidin verwendet. Sie sind über eine direkte Beeinflussung des Erregungsleitungssystems des Herzens gegen A. wirksam.

Artemisia abrotanum ↑ Eberraute.

Artemisia absinthium ↑ Wermut.

Artemisia dracunculus ↑ Estragon.

Artemisia vulgaris ↑ Beifuß.

Arteriosklerose, *Arterienverkalkung:* Verhärtung der Arterien durch Lipideinlagerungen in die Arterienwand und Verkalkung dieser Einlagerungen. Die A. tritt bevorzugt im höheren Alter auf. Risikofaktoren für die Bildung einer A. können Bluthochdruck, Stoffwechselstörungen, Rauchen, körperliche Inaktivität, psychische Belastung und Diabetes, aber auch reichliche Ernährung mit tierischen Fetten (Cholesterol) sein. Zur Behandlung der Erkrankung werden Arzneimittel verwendet, die eine Senkung der Konzentration bestimmter Lipide (Lipoproteine) im Blut bewirken. Zur Vorbeugung dienen Präparate aus Knoblauch. Die Wirkung beruht u. a. auf der Beeinflussung des Lipoproteinspiegels und der Serumkonzentration von Cholesterol und Triglyceriden.

Arthritis ↑ Rheumatismus.

Arthritis urica ↑ Gicht.

Arthrose ↑ Rheumatismus.

Artischocke, *Cynara scolymus* ist ein ausdauerndes bis zu 2 m hohes distelartiges Kraut aus der Familie der Korbblütengewächse (Asteraceae). Die A. besitzt ein- bis zweifach fiederschnittige, ca. 80 cm lange und 40 cm breite Laubblätter. Die Blätter sind an der Oberseite hellgrün und unbehaart, an der Unterseite graufilzig behaart. Die Blütenköpfe erreichen einen Durchmesser von 5 cm. Der Blütenboden ist stark fleischig und vom eiförmigen Hüllkelch mit dachziegelartig angeordneten, am Grunde ebenfalls fleischigen Hüllkelchblättern umgeben. Alle röhrenförmigen Einzelblüten mit blau, lila oder weißlichen Kronblättern sind zwittrig. Im ersten Vegetationsjahr bildet die A. nur eine grundständige Blattrosette während es im zweiten Jahr zu Höhenwachstum, Blüte und Fruchtreife kommt. Durch optimierte Kulturbedingungen blüht die A. auch schon im ersten Jahr. Die Frucht ist eine bis 8 mm lange Achäne mit einem Haarkranz (Pappus).

▷ *Blütezeit:* Juli bis August.

▷ *Vorkommen:* Die Artischocke ist eine reine Kulturpflanze und wird in Italien, Spanien, Frankreich und Rumänien sowie in den USA in Kalifornien und Florida kultiviert.

▷ *Drogengewinnung:* Die Blätter werden entweder aus Gemüsekulturen oder aus reinen Blattkulturen geerntet und frisch oder getrocknet verarbeitet.

▷ *Drogenbeschreibung:* Die Droge (A.blätter, Cynarae folium) besteht entweder aus den frischen oder getrockneten Blättern der A. Die geschnittene Droge ist gekennzeichnet durch markhaltige Blattstiele, Nervaturbruchstücke und weißlichgelbe Fasern. Die Blattfragmente haften mit ihren stark wolligfilzigen Unterseiten aneinander. Die Droge besitzt einen schwach beißenden Geruch und einen zunächst leicht salzigen, dann sehr bitteren Geschmack.

▷ *Inhaltsstoffe:* Die Laubblätter enthalten die Sesquiterpenlactone Cynaropikrin, Grosheimin und Cynaratriol, Caffeoylchinasäuren sowie die Flavonoide Luteolin, Cynarosid Scolymosid und Cynarotriosid. 1,5-Di-O-Caffeoylchinasäure = Cynarin ist ursprünglich in der Droge nur in Spuren enthalten und wird erst im Verlauf der Arzneimittelherstellung aus 1,3-Dicaffeoylchinasäure gebildet. Die Droge enthält viel Inulin.

▷ *Wirkung und Verwendung:* In verschiedenen Tiermodellen konnten mit Artischockenextrakten gallebildende und gallesekretionsfördernde Effekte nachgewiesen werden. Auch in klinischen Studien konnte unter der Therapie mit Artischockenextrakt eine Steigerung der Gallensekretion und eine Besserung von Verdauungsbeschwerden nachgewiesen werden. Neben ihren gallewirksamen Eigenschaften haben Artischockenextrakte auch eine cholesterin- und triglyceridsenkende Wirkung. Im Hinblick auf eine Vorbeugung der Arteriosklerose ist insbesondere auch die antioxidative Wirkung des Artischockenextrakts von Bedeutung. Die lipidsenkende Wirkung von Artischockenextrakt konnte auch in klinischen Studien nachgewiesen werden. A. wird in Form von Dragees und Frischpflanzensaft zur Behandlung von Verdauungsbeschwerden und zur Vorbeugung der allgemeinen Arteriosklerose benutzt. In der Volksmedizin wird ein A.nwein bei Verdauungsbeschwerden und in der Rekonvaleszenz nach Krankheiten angewendet. Die A. wird auch zu bitterem Likörwein verarbeitet. Die vor dem Aufblühen geernteten Blütenkörbchen der Artischocke sind ein wertvolles Gemüse, das aufgrund des hohen Inulingehaltes besonders für Diabetiker geeignet ist.

▷ *Nebenwirkungen:* nicht bekannt. Bei einer bekannten Allergie gegen Artischocken und andere Korbblütengewächse sowie bei einem Verschluß der Gallenwege und bei Gallensteinen sollten A.zubereitungen nicht eingenommen werden.

▷ *Geschichtliches:* Die A. ist eine der ältesten Kulturpflanzen. Von Äthiopien soll sich die A. über Ägypten nach Südeuropa ausgebreitet haben. Aus altägyptischen Darstellungen der A. auf Opfertischen und Fruchtschalen kann geschlossen werden, daß sie bereits zur damaligen Zeit in Gebrauch war. Griechen und Römer verwendeten die A. bereits wegen ihrer verdauungsfördernden Wirkung. Galen empfahl, die A. mit u. a. Koriander und Olivenöl zuzubereiten. In Mitteleuropa galt sie noch im 16. Jh. als seltenes Gemüse, dessen Genuß Königen und Reichen vorbehalten war. Erst um die Mitte des 20. Jh. beschäftigte sich die Wissenschaft mit der A. ↑ **Tafel 3**

Arznei: Arzneimittel, das auf ärztliche Verordnung in der Apotheke bereitet wird.

Arzneibuch, *Pharmacopöe:* Sammlung von Qualitätsvorschriften über die Prüfung von Arzneistoffen und Arzneizubereitungen. Neben den Prüf-

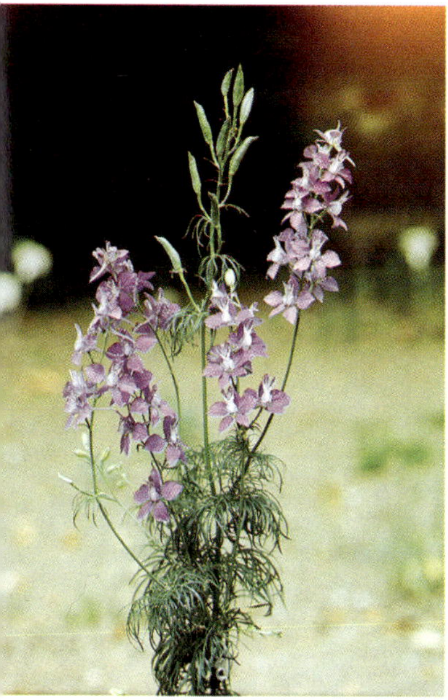

Ackerrittersporn

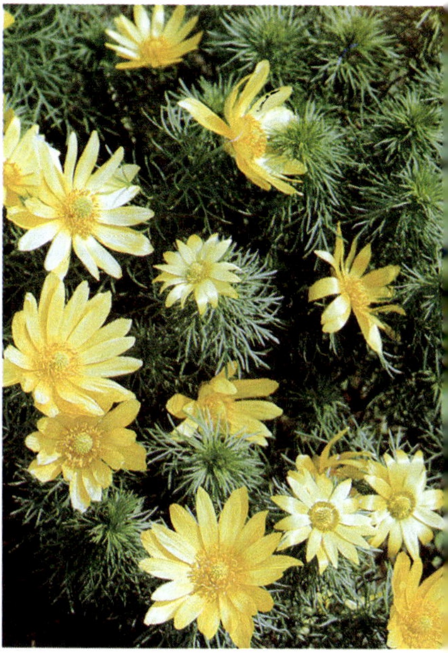

Adonisröschen

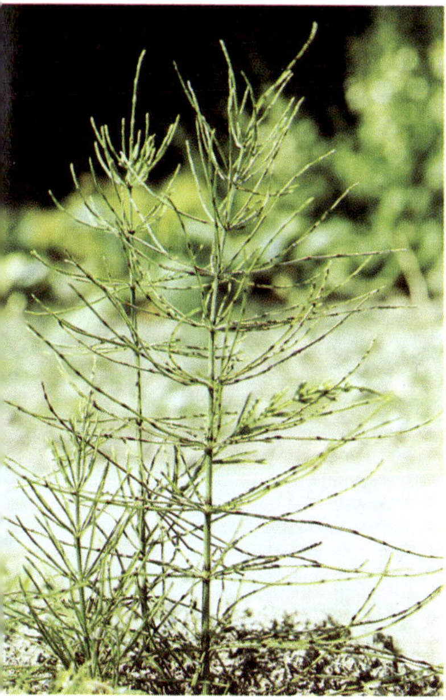

Ackerschachtelhalm

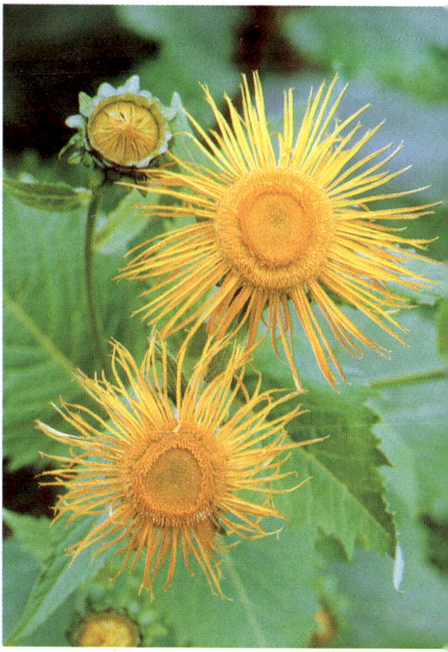

Alant

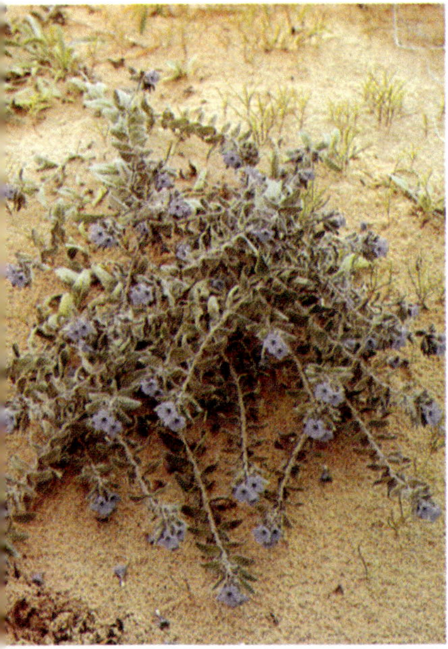

Alkannawurzel

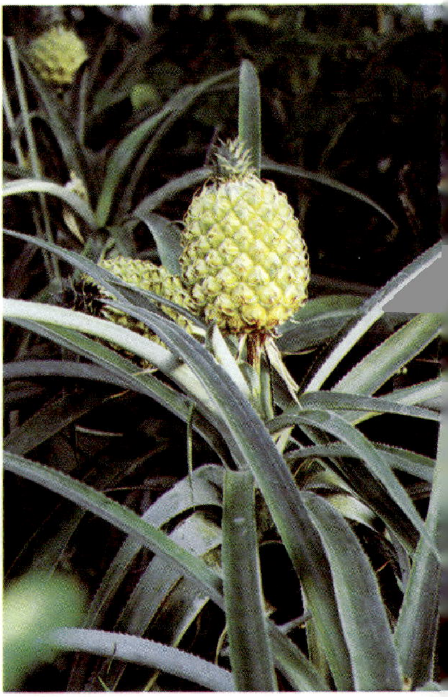

Ananas

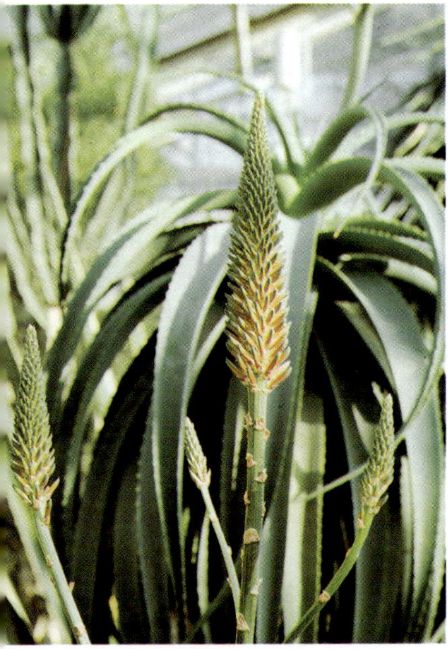

Aloe

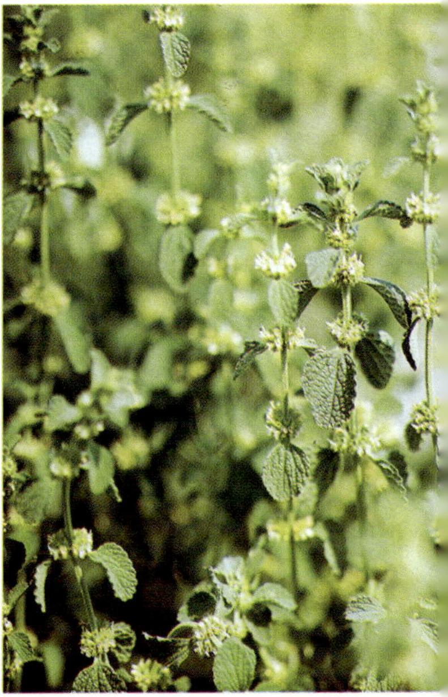

Andorn

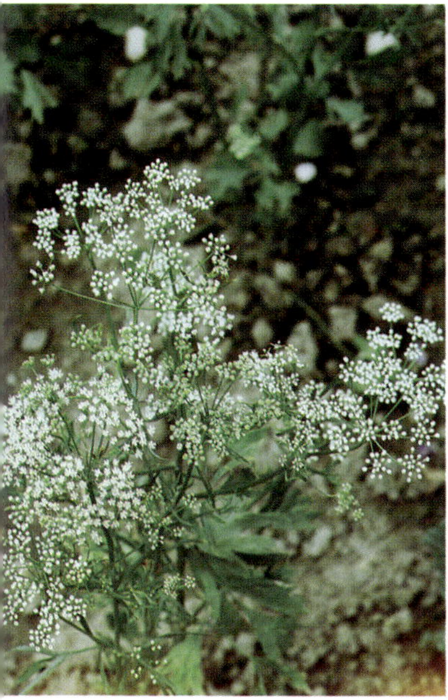

Anis

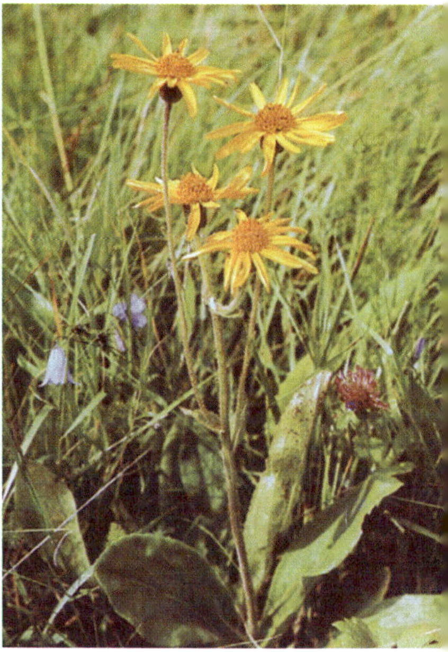

Arnika

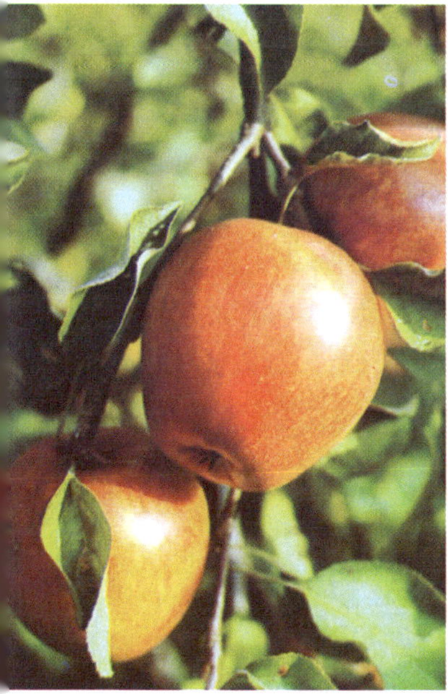

Apfel

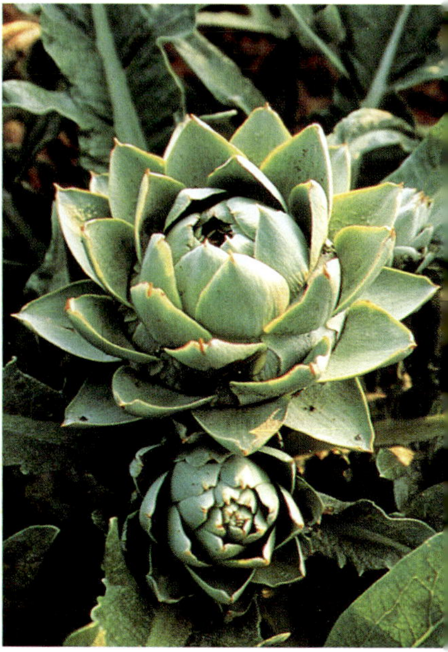

Artischocke

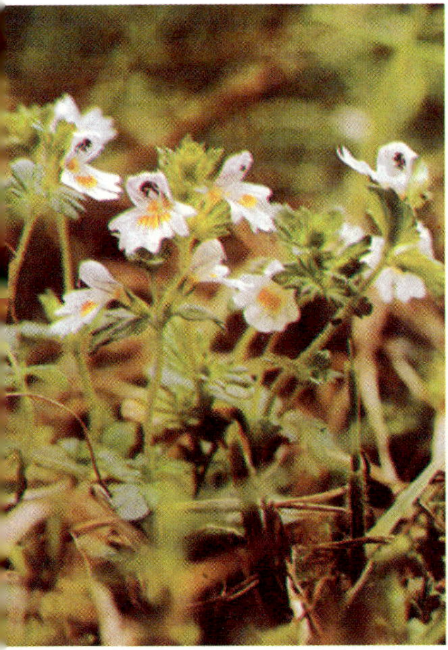

Augentrost

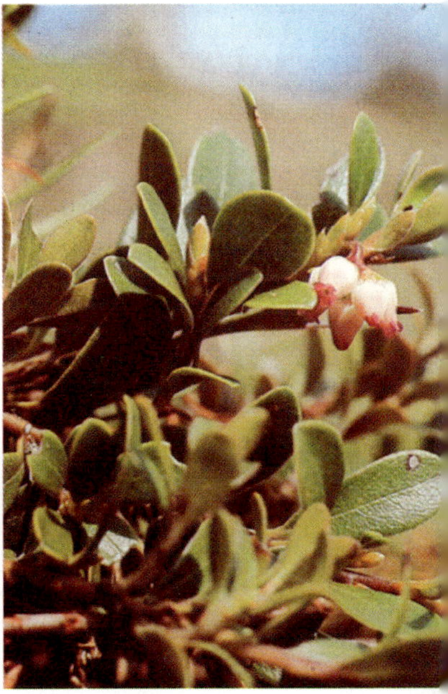

Bärentraube

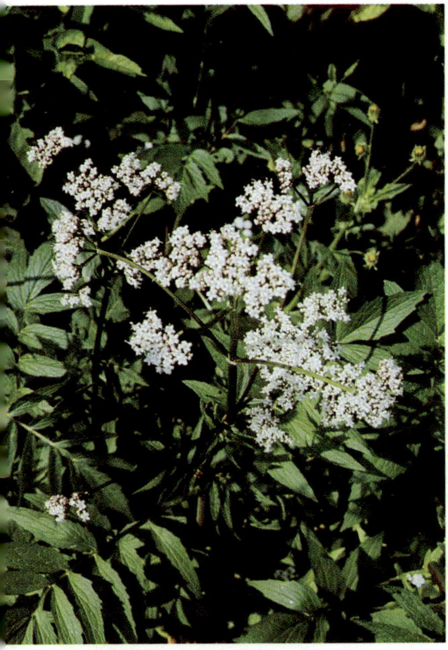

Baldrian

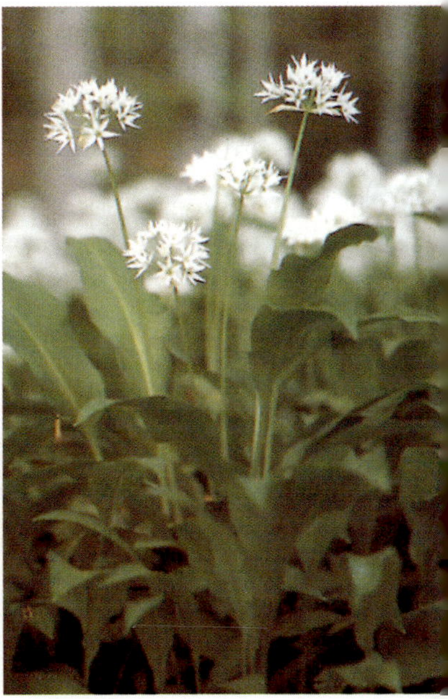

Bärlauch

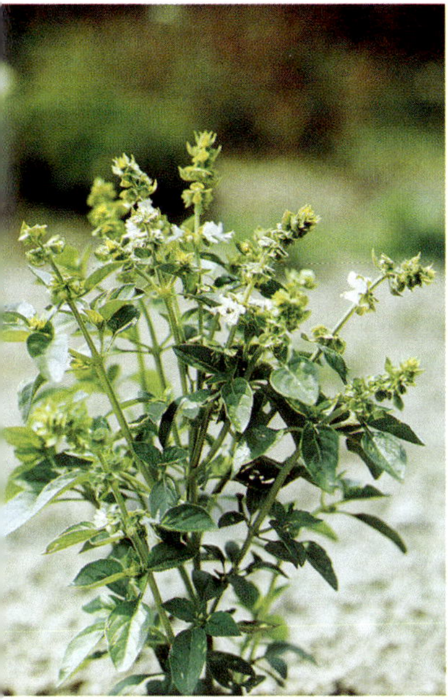

Basilikum

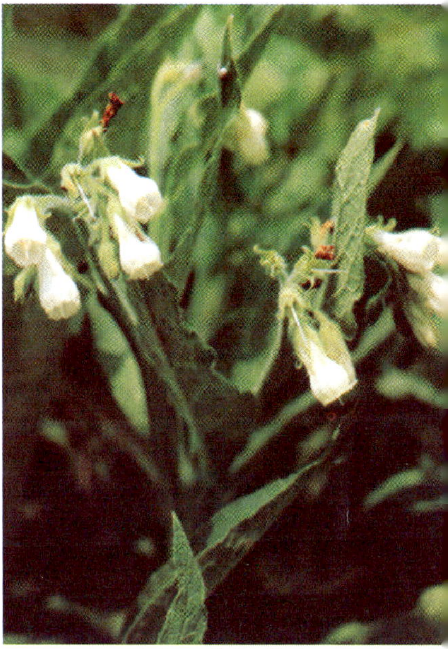

Beinwell

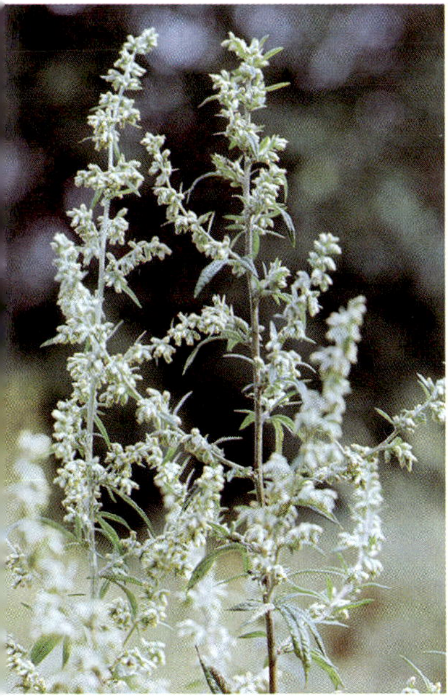

Beifuß

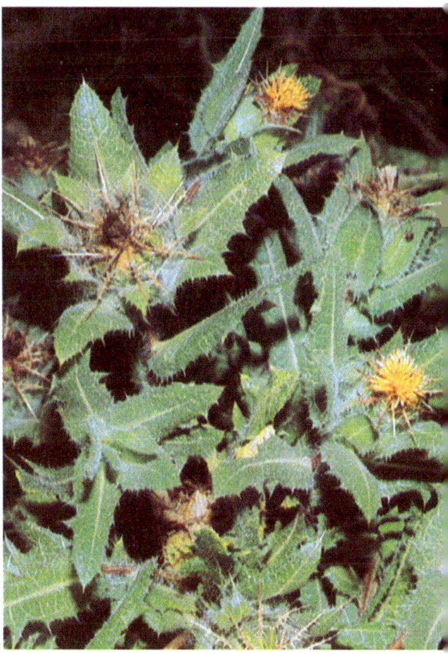

Benediktenkraut

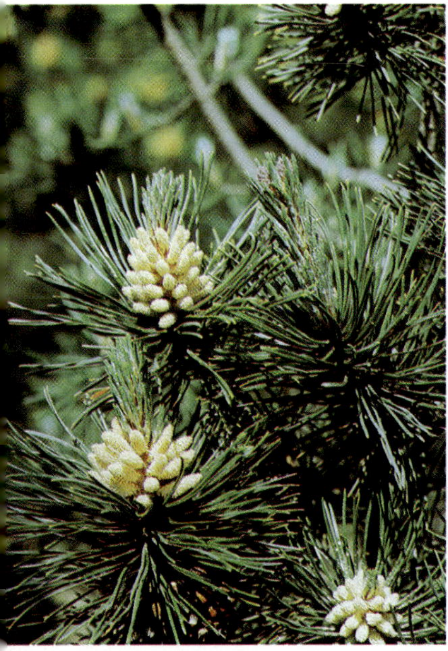

Bergkiefer

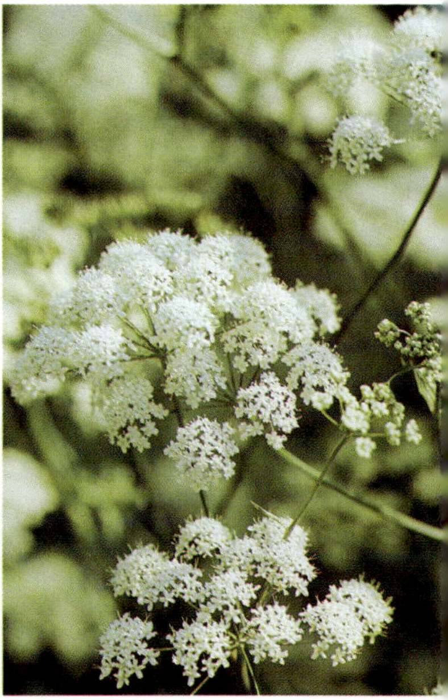

Bibernelle, Große

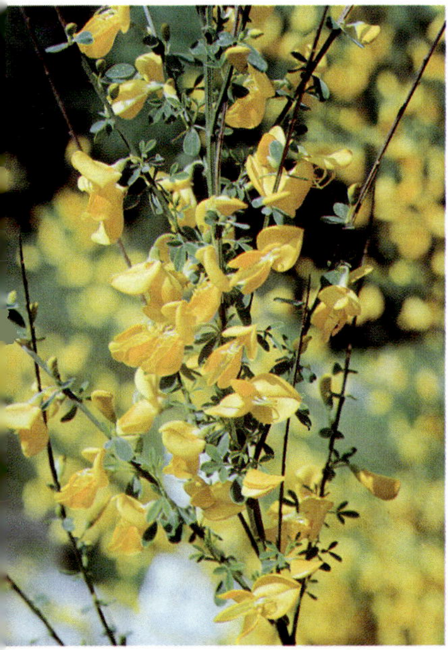

Besenginster

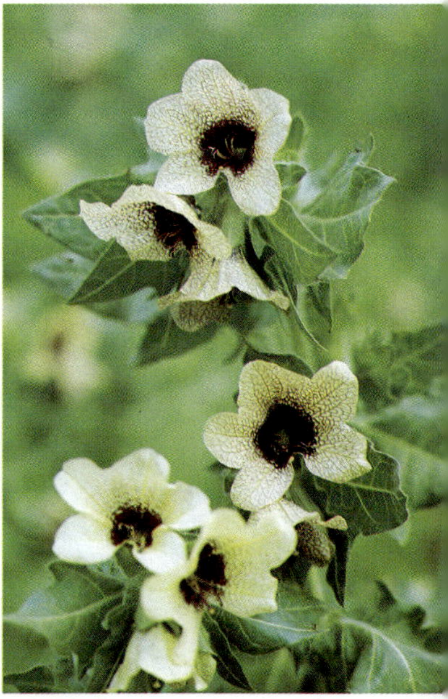

Bilsenkraut

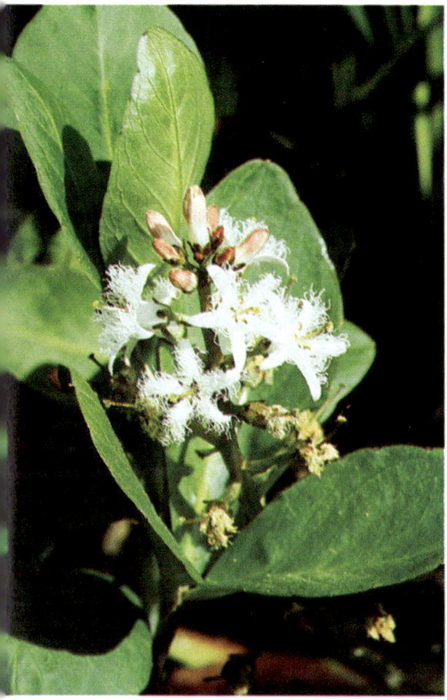

Bitterklee

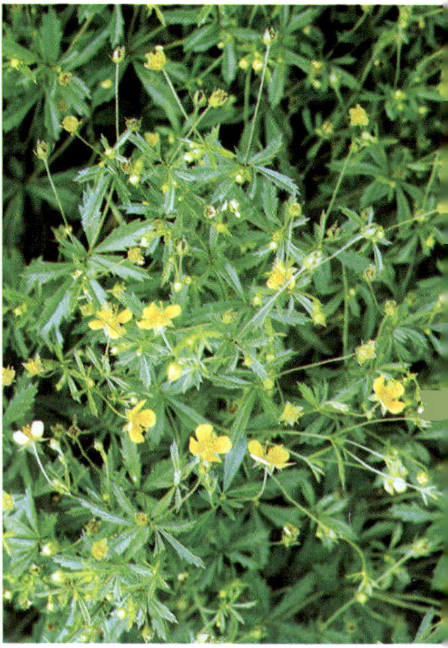

Blutwurz

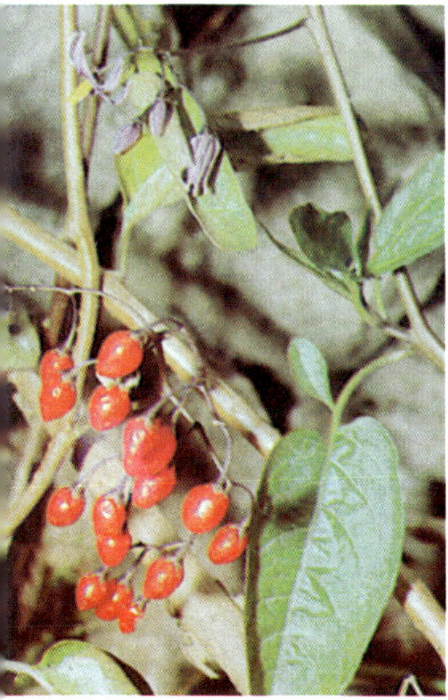

Bittersüß

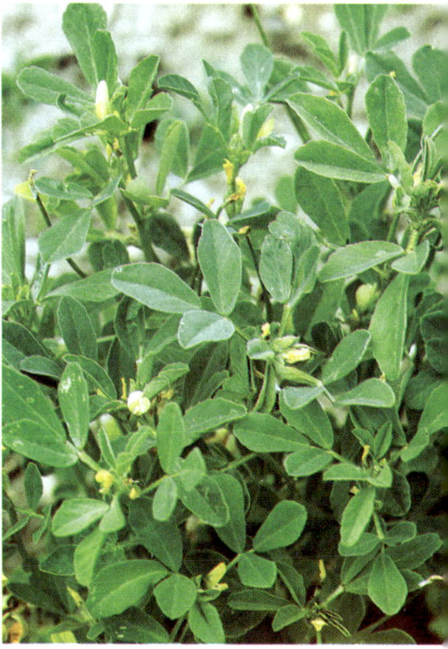

Bockshornklee

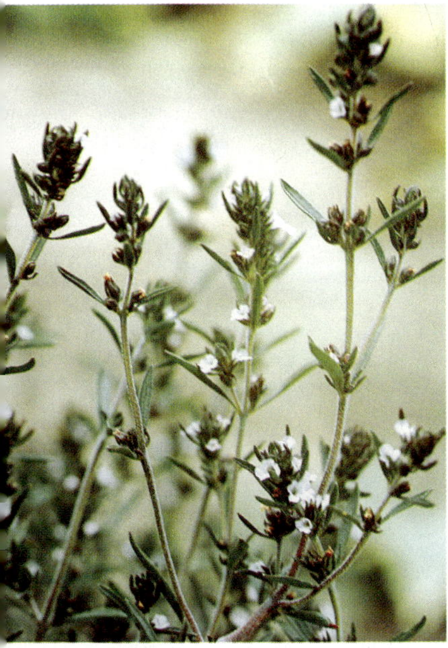

Bohnenkraut

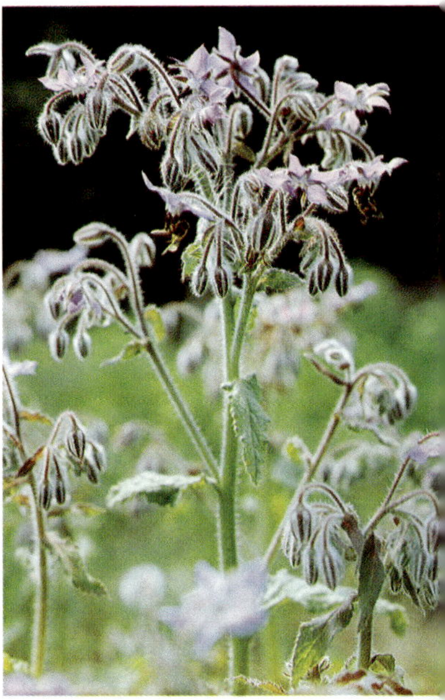

Boretsch

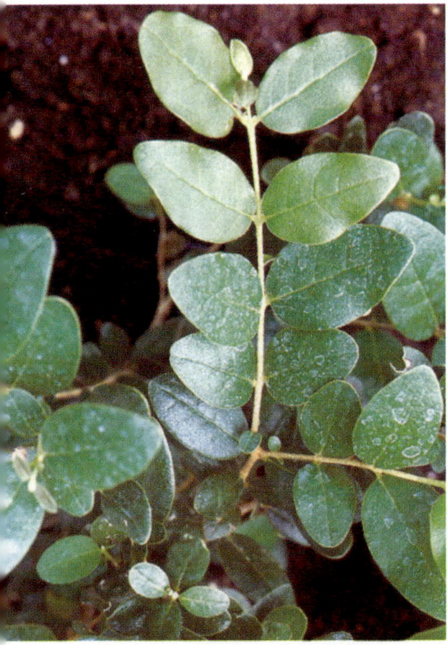

Boldo-Baum

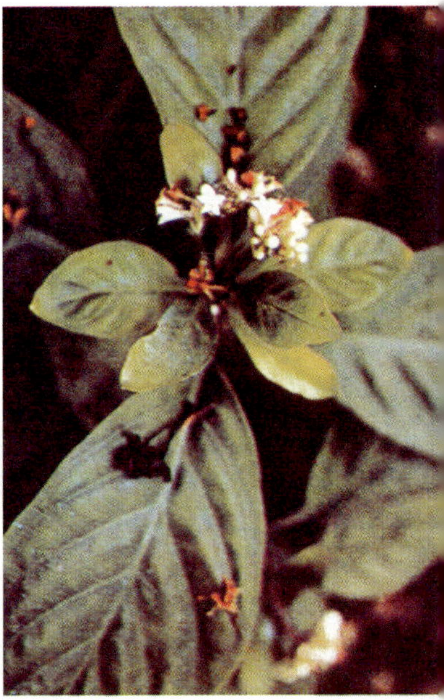

Brechwurzel

vorschriften enthält das A. die Qualitätsforderungen in bezug auf die Identität, Beschaffenheit, Reinheit und den Wirkstoffgehalt der Arzneimittel. Neben den nationalen A., in Deutschland das Deutsche Arzneibuch, gibt es internationale A., z. B. die Pharmacopoeia Internationalis, die von der Weltgesundheitsorganisation herausgegeben wird sowie das Europäische Arzneibuch.

▷ *Geschichtliches:* Die ältesten Sammlungen von Arzneimittelvorschriften sind aus Ägypten überliefert (Papyrus Ebers aus dem Jahr 1550 v. Chr.). Als Vorläufer eines A. können die als „Antidotarien" bezeichneten Rezeptsammlungen aus dem 6. bis 14. Jh. angesehen werden. Das erste gesetzlich verbindliche A. war das „Ricettario Florentino" von 1498 in Florenz. In Nürnberg wurde 1546 das „Dispensatorium pharmacopolarum" des V. Cordus verbindlich. Das erste in Deutschland gültige A. wurde 1872 in lateinischer Sprache (Pharmacopoea germanica) herausgegeben.

Arzneidrogen ↑ Drogen, pflanzliche.

Arzneiform: *Darreichungsform, Zubereitungsform,* in der das Arzneimittel angewendet wird. Die Wirkstoffe werden meist nicht allein, sondern durch Zusatz von Hilfsstoffen (Lösungsmittel, Füllstoffe, Konservierungsmittel, Aromatika, Trägerstoffe) pharmazeutisch-technologisch (galenisch) zu der A. verarbeitet. Die A. ermöglicht eine exakte Dosierung und beeinflußt den Wirkungseintritt und die -dauer. Gebräuchliche A. sind z. B. Tabletten, Dragees, Pulver, Zäpfchen, Kapseln, Tinkturen, Extrakte, Teeaufgüsse, Salben, Linimente, Puder, Sprays, Injektions- und Infusionslösungen.

Arzneimittel, *Heilmittel, Medikamente, Pharmaka, Therapeutika:* Stoffe und Zubereitungen natürlichen oder synthetischen Ursprungs, die zur Vorbeugung, Erkennung, Behandlung und Nachsorge von Krankheiten und Körperschäden dienen.

▷ *Geschichtliches:* Die Benutzung von Naturstoffen zu Heilzwecken ist sicherlich so alt wie die Menschheitsgeschichte. Beobachtungen von Tieren, die instinktiv z. B. bei Verdauungsbeschwerden bestimmte Pflanzen fraßen, haben wahrscheinlich den Frühmenschen bewogen, Pflanzen innerlich und äußerlich bei Erkrankungen und Verletzungen zu verwenden. Es wurde nachgewiesen, daß in der Nähe von Wohnhöhlen oder primitiven Siedlungen auch Anpflanzungen von Kamille, Baldrian, Holunder, Wegerich, Schafgarbe, Lein, Hanf und Mohn vorhanden gewesen sein müssen. Auch tierische Stoffe, z. B. Hirn, innere Organe, Geschlechtsteile, Fette und Milch, dienten als A. Neben biogenen Stoffen fanden auch Minerale, z. B. Tonerde, medizinische Verwendung. Nicht selten wurde aus der äußeren Form, der Farbe, dem Geschmack und Geruch auf die Heilwirkung geschlossen (↑ Signaturenlehre). Bis in das vorige Jh. waren mit der Wirkung der A. vielfach mystische Vorstellungen verbunden, da wenig über das wirksame Prinzip bekannt war. Zur Aufklärung der arzneilichen Wirkung von Pflanzen trug wesentlich die Isolierung ihrer Wirkstoffe in reiner Form bei. Den Beginn dieser neuen Ära bildete die Entdeckung des Morphins durch den Apotheker Friedrich W. Sertürner (1783 bis 1841). In der Medizin sind inzwischen etwa 90% der ärztlichen Behandlungen mit der Anwendung von A. verbunden. 20 bis 40% der A. sind in den entwickelten Industrieländern pflanzlichen Ursprungs, wobei stark wirksame A. mit isolierten Wirkstoffen in der ↑ Pharmakotherapie die größte Bedeutung haben. Neben diesen existiert eine große Gruppe von schwach wirksamen pflanzlichen Zubereitungen, die bei leichten Erkrankungen oder zur Unterstützung anderer therapeutischer Maßnahmen eingesetzt werden.

Arzneimittel, biogene: aus biologischen Rohstoffen, z. B. Bakterien, Pilzen, Algen, höheren Pflanzen und Tieren gewonnene Stoffe und Zubereitungen. Zu den stark wirkenden b. A. gehören unter anderem Antibiotika (z. B. Penicillin), Herzglykoside (z. B. Digitoxin), Peptidhormone (z. B. Insulin) und Alkaloide (z. B. Atropin). Schwach wirksame b. A. sind Zubereitungen aus Drogen wie Kamillenblüten, z. B. Teeaufgüsse, Extrakte und Tinkturen. Sie werden vor allem zur Vorbeugung, Behandlung leichter Erkrankungen sowie zur Unterstützung anderer therapeutischer Maßnahmen verwendet. Gerade die schwach wirksamen pflanzlichen Präparate für die Selbstbehandlung, z. B. von Verdauungsbeschwerden, Stuhlverstopfung, nervös bedingten Einschlafstörungen, aber auch leichten Erkältungskrankheiten, Leber- und Gallenbeschwerden, leichten Haut- und Schleimhautentzündungen, haben wieder an Bedeutung gewonnen.

Arzneimitteltechnologie ↑ Galenik.

Arzneipflanzen, *Heilpflanzen, Heilkräuter*: Pflanzen aus dem Anbau und/oder der Sammlung, deren Teile (z. B. Wurzeln, Kraut, Blätter, Rinde, Blüten, Früchte, Samen) oder deren Inhaltsstoffe (z. B. ätherische Öle, Fette, Alkaloide, Glykoside) pharmazeutisch zur Herstellung von Arzneimitteln verwendet werden. Weltweit werden etwa 21 000 Pflanzenarten arzneilich verwendet, in Europa 558 Arten. Die A. werden zur Zeit des höchsten Gehaltes an wirksamen Inhaltsstoffen geerntet. Bei Kräutern mit Blüten, bei Blättern sowie bei Blüten ist das meist der Zeitpunkt der beginnenden Blüte. Früchte und Samen werden während der Reife geerntet. Voraussetzung für das sachgerechte Sammeln von A. sind Kenntnisse über die Identität der A., mögliche Verfälschungen durch andere Pflanzen sowie über die richtige Wahl der zu sammelnden Pflanzenteile, die Behandlung des Sammelgutes und die Trocknung. Beim Sammeln ist auf Bestandserhaltung der Pflanzenart am Sammelort zu achten. Nicht gesammelt werden soll bei Regen oder Taubildung. Frisches Erntegut darf nicht gedrückt werden, es ist locker in geeignete Behälter zu legen und muß möglichst schnell wieder ausgebreitet werden. Nicht gesammelt werden giftige und geschützte Pflanzen sowie Pflanzen, die Insektenbefall, Verschmutzung, Fäulnis- oder Welkeerscheinungen zeigen. Auf landwirtschaftlichen Nutzflächen sowie in Wäldern, die mit Pflanzenschutzmitteln behandelt wurden, dürfen A. erst nach Ablauf der ↑ Karenzzeit gesammelt werden. Das Sammeln in unmittelbarer Nähe von Autobahnen und stark befahrenen Straßen ist aufgrund der Gefahr der Verunreinigung mit bleihaltigen Stäuben nicht zu empfehlen. Das gilt auch für Deponien und Böden, die durch Industrieabwässer verunreinigt sind. Das Trocknen der A. soll so erfolgen, daß die wirksamen Inhaltsstoffe erhalten bleiben und die

Lagerfähigkeit der Drogen gewährleistet ist. Kräuter, Blätter und Blüten werden in flacher Schicht an schattigen Plätzen getrocknet. Industriell werden auch automatisierte Anlagen mit Zuführung von Warmluft, Temperaturregelung und Kontrolle der Trockenzeit eingesetzt. Während des Trocknungsprozesses ist das Pflanzenmaterial öfter zu wenden. Rinden, Wurzeln, Früchte und Samen können bei Temperaturen zwischen 35 und 40 °C getrocknet werden. Die aus A. durch Trocknung, Reinigung und Zerkleinerung oder spezielle Herstellungsverfahren gewonnenen Drogen (↑ Drogen, pflanzliche) werden in bezug auf ihre Beschaffenheit und ihren Wirkstoffgehalt im Arzneibuch beschrieben. Daneben existieren A. und Drogen, die nur in der Volksmedizin verwendet werden. A. werden in Deutschland vor allem in Bayern, Niedersachsen, Sachsen-Anhalt und Thüringen (35–40 Arten) angebaut.
▷ *Geschichtliches:* Die medizinische Verwendung von A. zur Heilung von Krankheiten, Linderung von Leiden und zur Gesundheitspflege läßt sich in der Geschichte der Menschheit weit zurückverfolgen. Frühe Formen der Zuchtsorten z. B. von Baldrian, Kamille und Schafgarbe wurden in der Nähe von Wohnhöhlen und primitiven Siedlungen der Akkerbau treibenden Urmenschen nachgewiesen. So fanden z. B. Anis, Knoblauch, Kümmel, Koriander und Rizinus als A. Erwähnung in den Papyri, die Dokumente der altägyptischen Heilkunst im 3. Jahrtausend v. Chr. darstellen. Auch aus Indien und China ist überliefert, daß sich die Anwendung von A. in der Geschichte dieser Länder weit zurückverfolgen läßt. Aus dem Mittelalter sind mehrere Kräuterbücher bekannt, z. B. von H. Bock, O. Brunfels und L. Fuchs, die ein Bild von der großen Bedeutung vermitteln, die Pflanzen als Arzneimittel in dieser Zeitperiode zukam. Der exakte naturwissenschaftliche Nachweis, daß die Wirkungen von Pflanzen gegen Erkrankungen nicht, wie bis dahin angenommen, von mystischen Kräften ausgehen, sondern definierte Inhaltsstoffe dafür verantwortlich sind, wurde erst durch den Apotheker Friedrich W. Sertürner (1783 bis 1841) erbracht, der um 1805 das Morphin als wirksamen Inhaltsstoff des Opiums isolierte.

Arzneispiritusse, *Spiritus medicati:* Lösungen von Arzneistoffen in Ethanol oder in Mischungen aus Ethanol und Wasser. Als pflanzliche Wirkstoffe für A. werden ätherische Öle, z. B. Anisöl, Pfefferminzöl, sowie Menthol und Campher verwendet. Die A. werden innerlich zur Aromatisierung anderer Arzneizubereitungen und äußerlich, z. B. als Zusatz zu hautreizenden Einreibungen, benutzt.

Asa foetida ↑ Asant.

Asant, *Stinkasant, Teufelsdreck, Asa foetida:* Gummiharz, das aus dem eingetrockneten Milchsaft verschiedener Ferulaarten (vor allem Ferula asafoetida, Ferula foetida und Ferula rubricaulis) stammt. Der A. wird aus den Wurzeln der Pflanzen gewonnen. Er bildet eine gelbbraune, knoblauchartig riechende, bitter schmeckende Masse und besteht aus Asaresin, Gummisubstanzen und ätherischem Öl, das Schwefelverbindungen enthält. Die Droge wurde früher bei krampfartigen Magenbeschwerden und nervöser Unruhe angewendet. Im Orient wird der A. als Gewürz für Fleischgerichte verwendet.

Asaron: *Beta-Asaron, cis-Isoasaron:* Bestandteil des ätherischen Öls der Kalmuswurzel. Das A. besitzt eine gewisse beruhigende Wirkung auf das Zentralnervensystem. Das erklärt die Verwendung der Kalmuswurzel als Nervenmittel in der Volksmedizin. Die im Tierversuch beobachteten krebserregenden Wirkungen des A. stellen bei der üblichen Dosierung der Kalmuszubereitungen kein Risiko für den Verbraucher dar, da A. nur in sehr geringer Menge in diesen enthalten ist. Asaronfrei sind die diploiden Rassen des Kalmus. Zubereitungen aus Kalmus (Kalmuswein, Bitterliköre) dürfen höchstens 1 mg/kg Beta-A. enthalten.

Asarum europaeum ↑ Haselwurz.

Asklepios ↑ Äskulap.

Äskulap, **Asklepios**: griechischer Gott der Heilkunst, Sohn des Apoll, von dem Zentauren Chiron in der Heilkunst ausgebildet. Sein Kult besaß bis in die Spätantike Bedeutung. Der von einer Schlange umwundene *Ä.stab* ist Sinnbild der Heilkunde.

Asthma bronchiale ↑ Bronchialasthma.

Asthma cardiale ↑ Herzasthma.

Asthmamittel, **Antiasthmatika**: Arzneimittel, die zur Beseitigung oder Linderung der Beschwerden bei Bronchialasthma dienen. Es werden A. für die Behandlung des akuten Anfalls und für die Intervallbehandlung unterschieden. Von den pflanzlichen Wirkstoffen werden ↑ Theophyllin, ↑ Ephedrin, ↑ Papaverin und ↑ Khellin als Wirkstoffe für A. verwendet.

Asthmaräucherpulver: Drogenmischung, die z. B. Stechapfelblätter enthält und zur Behandlung von Bronchialasthma verwendet wird. In den Stechapfelblättern sind die Alkaloide Hyoscyamin und Scopolamin vorhanden, die eine krampflösende Wirkung auf die Bronchialmuskulatur besitzen. Aufgrund ungünstiger Nebenwirkungen (Hemmung der Bronchialschleimbildung, Lähmung des Flimmerepithels der Bronchien, Reizung des Bronchialraumes durch Rauchpartikel) werden A. kaum noch benutzt.

Astragalus gummifer ↑ Tragant.

Atropa bella-donna ↑ Tollkirsche.

Atropin: Alkaloid (Tropasäureester des Tropins) der Tollkirsche, des Bilsenkrautes und des Stechapfels. Das A. wird in der Pflanze nicht direkt gebildet, sondern entsteht durch Umwandlung während des Welkens und Trocknens der Pflanzenteile aus Hyoscyamin. Da A. nur wenig wasserlöslich ist, wird es arzneilich meist als Sulfat verwendet. Es wirkt hemmend auf die Speichel-, Schweiß- und Magensaftsekretion, erweitert die Pupillen, verringert die Darmbewegung, wirkt brechreizhemmend und erhöht die Herzschlagfolge. Medizinisch wird das A. als krampflösendes Mittel bei Krämpfen im Magen-Darm-Kanal, der Gallen- und Harnwege sowie der Bronchien, aber auch bei Vergiftungen z. B. mit phosphororganischen Pflanzenschutzmitteln (Insektizide), in der Narkosevorbereitung und zur Erweiterung der Pupillen in der Augenheilkunde benutzt.

Aucubin: *Iridoidglykosid* (Verbindung eines Terpens mit Glucose), das z. B. im Augentrost- und Spitzwegerichkraut sowie in Königskerzenblüten vorkommt. Das A. wird im Organismus durch Zuckerabspaltung zu Aucubigenin (Aglykon des A.) umgewandelt, das antibakteriell wirksam ist. Die aucubinhaltigen Drogen werden bei Bronchitis verwendet.

Aufguß, *Infus, Teeaufguß:* Auszug aus Pflanzenteilen mit siedendem Wasser. Zur Herstellung des A. wird die zerkleinerte Droge mit siedendem Wasser im vorgeschriebenen Mengenverhältnis übergossen und unter gelegentlichem Umrühren 10 bis 15 Minuten bedeckt stehengelassen. Anschließend wird der A. durch ein Sieb abgegossen. Der A. wird frisch bereitet.

Auszug, *Extrakt:* Konzentrierte wäßrige oder alkoholische Zubereitungen aus ↑ Drogen. Die A. können flüssig, halbfest oder trocken sein. Die Herstellung erfolgt nach speziellen Vorschriften. Der A. kann auf einen bestimmten Wirkstoffgehalt eingestellt werden.

Aufliegen ↑ Wundliegen.

Aufrechtes Fingerkraut ↑ Blutwurz.

Augentrost, *Euphrasia rostkoviana:* einjährige, bis etwa 40 cm hohe krautige Pflanze aus der Familie der Braunwurzgewächse (Scrophulariaceae). Die braunvioletten, aufsteigenden Stengel sind im unteren Teil meist verzweigt. Die sitzenden, gegenständigen, spitz gezahnten Blätter haben auf der Unterseite kurze, borstige Haare. Die deutlich 2lippigen Blüten stehen an den Zweigen in endständigen lockeren Ähren. Ihre Kronblätter sind gelblichweiß oder blaßviolett. Auf der Unterlippe sind ein gelber Schlundfleck und feine violette Streifen erkennbar. Der A. ist eine formenreiche Sammelart. Die Frucht ist eine Kapsel.

▷ *Blütezeit:* Juli bis Oktober.

▷ *Vorkommen:* Der A. ist in Europa und Westsibirien heimisch. Die Pflanze kommt auf Weiden, Moorwiesen, bodensauren Magerwiesen und Bergwiesen vor.

▷ *Drogengewinnung:* Die oberirdischen unverholzten Pflanzenteile des A. werden zur Blütezeit in den Monaten Juli bis September gesammelt und an schattigen, gut belüfteten Plätzen in dünner Schicht getrocknet.

▷ *Drogenbeschreibung:* Die Droge (A.kraut, Euphrasiae herba) besteht aus dem getrockneten Kraut. Die Schnittdroge ist gekennzeichnet durch kleine Blätter oder deren Teile. Sie sind hell- oder dunkelgrün, runzelig und lassen teilweise die spitzen Blattrandzähne erkennen. Häufig sind sie zu Knäueln vereinigt. Die Stengelteile sind dünn, stielrund, häufig blauviolett und leicht behaart. Daneben sind auch bräunlichweiße Blüten und vereinzelt 2fächerige Fruchtkapseln mit zahlreichen braunen, eiförmigen Samen vorhanden.

▷ *Inhaltsstoffe:* Die Droge enthält Iridoidglykoside, z. B. Euphrosid und Aucubin, ferner Gerbstoffe, Pflanzensäuren und wenig ätherisches Öl.

▷ *Wirkung und Verwendung:* Das A.kraut wird ausschließlich in der Volksmedizin benutzt. Als Anwendungsgebiete gelten Appetitlosigkeit, Kopfschmerzen und Augenbindehaut- sowie Lidrandentzündungen. Die Wirksamkeit ist nicht belegt. Die Anwendung des Teeaufgusses zur Spülung der Augen wird nicht empfohlen, da Augenerkrankungen ärztlicher Behandlung bedürfen und zusätzliche Schädigungen durch Drogenparti-

kel auftreten können (Augenarzneien müssen schwebstoff- und keimfrei sein).
Zur Bereitung des Teeaufgusses werden 2 Teelöffel Droge (2,5 bis 3 g) mit 1 Tasse (150 ml) siedendem Wasser übergossen und 10 bis 15 Minuten bedeckt stehengelassen. Der Teeaufguß wird durch ein Sieb abgegossen. Bei Husten und Heiserkeit wird 2- bis 3mal täglich 1 Tasse Tee, auch mit Honig gesüßt, warm getrunken.

▷ *Nebenwirkungen:* nicht bekannt.

▷ *Geschichtliches:* In den Schriften der antiken Autoren wurde der A. nicht erwähnt. In den Kräuterbüchern des 16. Jhs. war er allgemein bekannt und wurde auch mehr oder weniger ausführlich beschrieben. Die Pflanze galt damals vor allem als Arzneimittel gegen Augenkrankheiten. Der A. wurde außerdem zur Stärkung des Gedächtnisses und zur Behandlung der Gelbsucht verwendet. ↑ **Tafel 4**

Augenwässer: wäßrige Lösungen von Arzneistoffen, die zur Anwendung am Auge bestimmt sind. Die A. müssen partikel- sowie keimfrei und, ausgenommen zur einmaligen Anwendung, auch konserviert sein. Sie dienen zur Ersten Hilfe oder häuslichen Behandlung von Augenkrankheiten. Nach Anbruch der Originalpackung sind sie nur begrenzt verwendbar. Aufgrund der Gefahr eventueller Schädigungen der Augen durch Partikel und mikrobielle Verunreinigungen ist die Verwendung von selbstbereiteten Drogenauszügen als Augenwasser nicht zu empfehlen.

Avena sativa ↑ Hafer.

Avicenna, *Ibn Sina,* persischer Arzt und Philosoph, * 980 Churmaiten bei Buchara, † 1037 Hamadan. A. faßte in dem Lehrbuch „Kanon der Heilkunde" das Wissen des Altertums über die Arzneistoffe und Heilmethoden zusammen. Damit übte er lange Zeit einen großen Einfluß auf die Entwicklung der Medizin aus. Gegen die von A. geprägten medizinischen Anschauungen trat später insbesondere Paracelsus auf.

Azaroldorn ↑ Weißdorn.

Azulene: blaugefärbte, bicyclische, pflanzliche Polyenfarbstoffe, die aus farblosen Vorstufen (Pro-A.) bei höheren Temperaturen (z. B. bei der Wasserdampfdestillation zur Abtrennung ätherischer Öle) entstehen. Die Pro-A. kommen im ätherischen Öl von Korbblütengewächsen, z. B. Kamille und Schafgarbe, vor. Die A. besitzen eine entzündungshemmende Wirkung, die in pharmazeutischen und kosmetischen Präparaten zur Behandlung von Entzündungen der Haut oder zu deren Pflege genutzt wird.

Bachweidenröschen ↑ Weidenröschen, Kleinblütiges.

Badeextrakt: dem Badewasser zuzusetzender Auszug aus Drogen. Die B. werden zur unterstützenden Behandlung verwendet, z. B. Baldrianfluidextrakt zur Beruhigung, Roßkastanienextrakt zur Kräftigung des Hautgewebes sowie Kiefernnadelextrakt für Anregungs- und Erfrischungsbäder. Ein Auszug aus Heublumen findet in der Volksmedizin bei rheumatischen Schmerzen Anwendung.

Bäder, medizinische ↑ Balneotherapie.

bakteriostatisch: bakterienhemmend. Stoffe und Zubereitungen, die b. wirken, hemmen das Bakterienwachstum und die Bakterienvermehrung. Viele Pflanzenstoffe, z. B. Bestandteile ätherischer Öle, Gerbstoffe, Aucubin und Arbutin, sind b. wirksam. Drogenzubereitungen (Thymianfluidextrakt, Ratanhiatinktur, Spitzwegerichsirup, Bärentraubenblättertee) sind deshalb bei Entzündungen der Haut und der Schleimhäute wirksam.

bakterizid: bakterienabtötend. B. wirken z. B. natürliche Abwehrstoffe im Blut, viele Antibiotika (z. B. Erythromycin, Neomycin, Streptomycin) und Desinfektionsmittel. Pflanzeninhaltsstoffe, die b. wirksam sind (z. B. die Alkaloide des Schöllkrauts), können nicht genutzt werden, weil die Wirkung zu schwach ist oder schädliche Nebenwirkungen vorkommen.

Baldrian, *Echter Baldrian, Gemeiner Baldrian, Katzenkraut, Valeriana officinalis:* ausdauernde, bis 1,70 m hohe Pflanze aus der Familie der B.gewächse (Valerianaceae). Der B. bildet im Frühjahr aus einem kurzen Wurzelstock eine Anzahl grundständiger Blätter und einen aufrechten Stengel mit gegenständigen Laubblättern. Der Stengel ist hohl, gefurcht, schwach behaart und trägt an der Spitze einen mehrfach 3strahligen, doldenartigen Blütenstand. Die Laubblätter sind unpaarig gefiedert. Die Blüten bestehen aus 5 verwachsenen hellrosafarbenen bis weißen Kronblättern. Sie bilden über dem Grund der Kronröhre eine charakteristische kleine Aussackung, die Nektar enthält. Die Frucht ist eine kleine Schließfrucht, die einen Haarkranz tragen kann. Baldrian ist eine Sammelart, deren Erscheinungsformen sich im Aussehen unterscheiden können.

▷ *Blütezeit:* Mai bis September.

▷ *Vorkommen:* Der B. ist in Europa und Teilen Asiens heimisch sowie in Nordamerika eingebürgert. Die Pflanze wächst auf feuchten Wiesen, an Flußufern, in feuchten Wäldern und in Hochstaudenfluren. Sie ist, ausgenommen die nördlichsten und südlichsten Teile, in ganz Europa verbreitet. Der B. wird kultiviert. Wichtige Anbauländer sind Deutschland, Polen, Tschechien, Ungarn, Rußland, Belgien und Großbritannien.

▷ *Drogengewinnung:* In den Monaten Oktober bis Dezember und im zeitigen Frühjahr, sobald der Boden frostfrei ist, werden die Wurzelstöcke mit den Wurzeln gerodet, gewaschen und bei Temperaturen bis 40 °C getrocknet. Neben dem europäischen Baldrian (Valeriana officinalis) wird auch der Indische Baldrian (Valeriana wallichii) verwendet. Er besitzt ein von ersterem abweichendes Aussehen und ein etwas anderes Inhaltsstoffspektrum. Dies gilt auch für den Mexikanischen Baldrian (Valeriana edulis). Beide Arten werden zur Herstellung von Fertigarzneimitteln genutzt.

▷ *Drogenbeschreibung:* Die Droge (B.wurzel, Katzenwurzel, Valerianae radix, auch Valerianae rhizoma) besteht aus den getrockneten Wurzelstöcken, Wurzeln und Ausläufern. Die Schnittdroge ist gekennzeichnet durch meist sehr unregelmäßige harte Wurzelstockstücke und hell- oder graubraune, teilweise grob längsrunzelige, bis 3 mm dicke Wurzelstücke. Der eigenartige Geruch der Droge entsteht erst beim Trocknen, der Geschmack ist würzig, süßlich und schwach bitter.

▷ *Inhaltsstoffe:* Die B.wurzeln enthalten bis 2% Valepotriate (hauptsächlich Valtrat, ferner Didrovaltrat und Acevaltrat), ätherisches Öl (0,4 bis 0,6%), in dem unter anderem Verbindungen des Borneols enthalten sind. Ferner kommen Sesquiterpene (z. B. Valerensäure, Valerenal), sehr geringe Mengen Alkaloide und Phenolcarbonsäuren vor.

▷ *Wirkung und Verwendung:* Die aus der Erfahrung bekannte Wirksamkeit von B. wurde in Tierversuchen und klinischen Studien bestätigt. Im Vordergrund steht eine beruhigende Wirkung bei nervöser Unruhe sowie eine schlafanstoßende Wirkung. Auch Durchschlafstörungen werden gebessert. Die krampflösende Wirkung von B.-Inhaltsstoffen begründet die Anwendung bei krampfartigen Schmerzen im Magen-Darm-Bereich. Das wichtigste Anwendungsgebiet für Baldrianzubereitungen wie den Teeaufguß, die Tinktur, alkoholische Extrakte in flüssiger Form oder als Trockenextrakte in Dragees sowie als Badezusatz sind Unruhezustände und nervös bedingte Einschlafstörungen. Als wirksame Dosis gelten 2 bis 3 g Droge 1 bis mehrmals täglich, Zubereitungen entsprechend.
Zur Bereitung des Teeaufgusses werden 1 bis 2 Teelöffel Droge (2 bis 3 g) mit 1 Tasse (150 ml) siedendem Wasser übergossen und 10 bis 15 Minuten bedeckt stehengelassen. Der Teeaufguß wird durch ein Sieb abgegossen. 2- bis 3mal täglich sowie vor dem Schlafengehen wird 1 Tasse frisch bereiteter Tee getrunken. Auch ein Ansatz mit kaltem Wasser ist möglich. Die Flüssigkeit wird nach 12stündigem Stehenlassen erhitzt und abgegossen. Für ein Vollbad werden 100 g Droge eingesetzt.

▷ *Nebenwirkungen:* bei üblicher Dosierung nicht bekannt. Die regelmäßige Anwendung größerer Mengen von B.zubereitungen kann im Einzelfall zu Kopfschmerzen und Unwohlsein führen.

▷ *Geschichtliches:* Ob eine von Dioskurides beschriebene Arzneipflanze eine B.art war, ist umstritten. Im Mittelalter waren die in Mitteleuropa heimischen B.arten als Arzneipflanzen bereits gut bekannt. Im 16. Jh. wurden nicht nur diese Wildarten genutzt, sondern auch der damals in den Gärten angebaute, aus Sibirien stammende Große B. (Valeriana phu). In den Kräuterbüchern dieser Zeit wurden die B.wurzeln gegen mehrere Krankheiten empfohlen. Der B. galt auch als wichtiges Mittel gegen die Pest. Darüber hinaus dienten die Wurzeln, zwischen die Kleider gelegt, als Mottenmittel. Als stark riechende Pflanze spielte der B. auch im Volksglauben eine große Rolle, er sollte die bösen Geister, die Hexen und den Teufel vertreiben. Mitte des 18. Jhs. wurde der B. von dem englischen Arzt John Hill als Beruhigungsmittel in die Therapie eingeführt. Christoph Wilhelm Hufeland (1762–1836) nannte den B. „das beste Nervenmittel". ↑ **Tafel 4**

Ballota nigra ↑ Schwarznessel.

Balneotherapie, Phytobalneotherapie: Therapeutische Anwendung von Arzneipflanzen/Drogen oder deren Auszügen zu Voll- oder Teilbädern. Die B. geht von der Erkenntnis aus, daß wasserlösliche Wirkstoffe während des Bades aufgenommen werden und Wirkungen im Organismus entfalten können. Die Effekte des Arzneistoffes und die Wirkungen des Wassers können sich in positiver Weise ergänzen. Hauptanwendungsgebiete für die B. sind Rheuma- und Gelenkerkrankungen, Nervenkrankheiten, Frauenkrankheiten, Hautkrankheiten, Atemwegserkrankungen und Kreislauferkrankungen sowie Durchblutungsstörungen. Drogen können in geschnittener oder pulverisierter Form direkt dem Bad (auch in Leinensäckchen eingebunden) zugesetzt werden.
Ferner können selbsthergestellte Abkochungen benutzt werden. Die üblichen Mengen sind 50 bis 100 g Droge auf 1/2 bis 1 Liter Wasser. Für ein heißes Vollbad werden 2 bis 3 Liter Auszug benötigt. Verwendete Drogen für derartige Bäder sind z. B. Kamillenblüten, Baldrianwurzeln, Heublumen, Hopfenzapfen, Rosmarinblätter, Eichenrinde und Thymianblätter. Üblich ist die Verwendung von Fertigpräparaten mit entsprechenden Drogenextrakten. Auch ätherische Öle (Eukalyptus-, Wacholder-, Terpentin-, Rosmarinöl) und fette Öle werden in der B. eingesetzt. Die Wirkung der Bäder kann topisch, d. h. direkt auf die Haut erfolgen, es wird eine Fernwirkung durch Reizung von Rezeptoren der Haut bzw. durch Auslösung von Reflexmechanismen erzeugt, oder es werden systemische Wirkungen nach Aufnahme der Wirkstoffe durch die Haut oder durch die Inhalation erzeugt. Alle drei Effekte können sich auch überlagern.

Balsame: aromatisch riechende Gemische natürlicher Harze und ätherischer Öle, die bei Verletzung der Rinden oder Hölzer verschiedener Bäume austreten. Manche B. werden gesammelt und dienen zur Gewinnung ätherischer Öle und Harze sowie zur Herstellung von Lacken, Firnissen, pharmazeutischen und kosmetischen Präparaten. Wichtige B. sind Peru-B., Tolu-B.

Balsamum peruvianum ↑ Perubalsam.

Barbadosaloe ↑ Aloe.

Bärentraube*, *Echte Bärentraube, Sandbeere, Wilder Buchsbaum, Wolfsbeere, Arctostaphylos uva-ursi:* immergrüner, bis 60 cm hoher kriechender Zwergstrauch aus der Familie der Heidekrautgewächse (Ericaceae). Die Pflanze bildet aufwärts gebogene, dicht beblätterte Zweige. Die spatelförmigen Blätter sind auf der Oberseite glänzend grün, auf der Unterseite deutlich netzartig, lederig, unbehaart und ganzrandig. Die glockenförmigen, weißen, am Saum rötlichen Blüten stehen in lokkeren endständigen Trauben. Die Frucht ist eine rote, mehlige Beere mit bis zu 5 Samen. Die B. bildet dichte, rasenartige Bestände.

- *Blütezeit:* März bis Juli.
- *Vorkommen:* Die B. ist in den subarktischen Gebieten, in den südeuropäischen Gebirgen und in Nordamerika heimisch. Die Pflanze wächst in Kiefernwäldern, Gebüschen, Mooren und Heidegebieten. Lieferländer sind Spanien, die Balkanländer, Italien, Rußland, Skandinavien und die Schweiz.
- *Drogengewinnung:* Die Blätter der B. werden in den Monaten April bis Juli gesammelt. Die Trocknung erfolgt meist mit künstlicher Wärme bei Temperaturen bis 55 °C.
- *Drogenbeschreibung:* Die Droge (B.nblätter, Uvae ursi folium) besteht aus den getrockneten Blättern. Die Schnittdroge ist gekennzeichnet durch grüne bis gelbgrüne, lederige, ganzrandige Blattstücke mit eingesenkter Nervatur auf der Oberseite oder schwach hervortretender Nervatur auf der Unterseite. Die Droge ist geruchlos und schmeckt zusammenziehend und schwach bitter.
- *Inhaltsstoffe:* Die Droge enthält Hydrochinonverbindungen, vor allem das Hydrochinonmonoglucosid Arbutin (mindestens 6%), in geringerer Menge Methylarbutin, Tannin-Gerbstoffe, Flavonoide und Triterpene (Ursolsäure).

- *Wirkung und Verwendung:* Die B.nblätterzubereitungen (Teeaufguß, Extrakte) wirken aufgrund des Gehaltes an Hydrochinonverbindungen harndesinfizierend. Sie werden zur unterstützenden Behandlung von Nierenbeckenentzündung und Harnblasenkatarrh verwendet. Eine Voraussetzung für ihre Wirksamkeit ist eine alkalische Reaktion des Harns, da nur dann im Harn freies, antibakteriell wirksames Hydrochinon vorhanden ist. Der Harn reagiert bei Infektion der Nieren oder der Harnwege mit dem Bakterium Proteus vulgaris alkalisch. Eine alkalische Reaktion kann auch durch reichlich pflanzliche Nahrung und durch Gaben von Natriumhydrogenkarbonat (zumindest kurzfristig) erzielt werden. Die B.nblätter werden allein oder in Mischung mit anderen Drogen als Blasen- und Nierentee verwendet.
  Zur Bereitung des Teeaufgusses werden 2 Teelöffel Droge (3 g; am besten grobes Pulver) mit 1 Tasse (150 ml) siedendem Wasser übergossen und 10 bis 15 Minuten bedeckt stehengelassen. Der Teeaufguß wird durch ein Sieb abgegossen. 3- bis 4mal täglich wird 1 Tasse Tee warm getrunken. Der Teeaufguß ist weniger gerbstoffreich, wenn die Droge mit kaltem Wasser angesetzt und die Mischung nach 8 Stunden erhitzt und die Flüssigkeit abgegossen wird. Hinweis: Der Teeaufguß soll höchstens eine Woche und höchstens fünfmal jährlich eingenommen werden.

- *Nebenwirkungen:* Der hohe Gerbstoffgehalt der B.nblätter kann bei Kindern und bei Personen mit empfindlichem Magen Übelkeit und Erbrechen verursachen. Bei langdauernder Anwendung oder bei Überdosierung ist eine Leberschädigung infolge Hydrochinonvergiftung möglich. Bei Anwendung der Droge färbt sich der Harn olivgrün oder braun.

- *Geschichtliches:* Die im Mittelmeergebiet fehlende B. war den antiken Schriftstellern nicht bekannt. Bei einer von Galen genannten Arzneipflanze hat es sich wohl um die im Kaukasus heimische Art gehandelt.

Dagegen scheint die B. von den Völkern Nordeuropas, Nordasiens und Nordamerikas schon seit alter Zeit genutzt worden zu sein. Als in Mitteleuropa seltene Wildpflanze, die nicht in Gärten angebaut werden kann, war sie auch im 16. und 17. Jh. erst wenig bekannt. Ihre arzneiliche Verwendung begann im 18. Jh. ↑ **Tafel 4**

Bärlapp, Gewöhnlicher ↑ Keulenbärlapp.

Bärlauch, *Bärlauch, Bärenlauch, Waldknoblauch, wilder Knoblauch, Allium ursinum:* bis 50 cm hohe, ausdauernde krautige Pflanze aus der Familie der Liliengewächse (Liliaceae). Der Stengel entspringt aus einer länglichen etwa 1,5 bis 6 cm langen Zwiebel und trägt weiße, sternförmige, in einer Trugdolde angeordnete Blüten. Die dunkelgrünen Blätter sind lanzettlich und weisen eine parallele Nervatur auf. Die Früchte sind dreiteilige, schmal eiförmige Kapseln mit schwarzen Samen. Die ganze Pflanze besitzt einen stark lauchartigen Geruch.

▷ *Blütezeit:* Mai bis Juni.

▷ *Vorkommen:* Der B. ist in ganz Europa und in Asien heimisch. Er wächst auf feuchtem, humusreichem Böden vorzugsweise in Wäldern, wo er häufig größere Bestände bildet.

▷ *Drogengewinnung:* Das frische Kraut wird im April und Mai gesammelt, die Wurzel im Herbst ausgegraben.

▷ *Drogenbeschreibung:* Die Droge (Bärlauchkraut/-zwiebel, Allii ursini bulbus et herba) besteht aus den frischen oberirdischen Teilen und der Zwiebel.

▷ *Inhaltsstoffe:* Blätter und Zwiebeln des B. enthalten die gleichen schwefelhaltigen Inhaltsstoffe wie der verwandte ↑ Knoblauch nämlich Alliin, Alliinase, Thiosulfinate, ferner Glutamylpeptide, Steroidsaponine, Kohlenhydrate (Fructane) und Vitamin C. Die Schwefelverbindungen liegen im B. allerdings in anderer prozentualer Zusammensetzung vor als im Knoblauch.

▷ *Wirkung und Verwendung:* Aufgrund seiner Inhaltsstoffe kann für den B. die gleiche Wirkung angenommen werden, wie für den ↑ Knoblauch, wie pharmakologische Untersuchungen gezeigt haben. Klinische Untersuchungen liegen bisher allerdings nicht vor. In der Volksmedizin findet B. Verwendung bei Magen-Darmstörungen, Appetitlosigkeit und Schwächezuständen, Arteriosklerose und Bluthochdruck. Die Wirksamkeit ist nicht belegt.
Die hauptsächliche Anwendung von Bärlauch ist die als Gewürz für Suppen, Salate und Gemüse sowie für Weichkäsesorten und Quark.

▷ *Nebenwirkungen:* keine bekannt.

▷ *Hinweis:* Die Bärlauchblätter sind den giftigen Blättern des Maiglöckchens und der tödlich giftigen Herbstzeitlose sehr ähnlich. Sie können jedoch durch ihren beim Zerreiben deutlich wahrnehmbaren Lauchgeruch leicht identifiziert werden.

▷ *Geschichtliches:* Zur Verwendung des B. in der Antike und im Mittelalter gibt es keine direkten Quellen. Zwar wird auf die Verwendung von „Laucharten“ in den frühen asiatischen Kulturen hingewiesen, es dürfte sich hierbei jedoch vor allem um die Küchenzwiebel und den Knoblauch handeln. Der Schweizer Kräuterpfarrer Künzle (1857–1945), ein Zeitgenosse Kneipps, empfahl in seinem 1911 erschienenen Buch „Chrut und Unchrut" den B. als äußerst wirksames Mittel zur Reinigung von Magen, Gedärmen und Blut. ↑ **Tafel 4**

Bärlappsporen ↑ Keulenbärlapp.

Basilikum, *Basilienkraut, Königskraut, Ocimum basilicum:* einjähriges, bis 45 cm hohes Kraut aus der Familie der Lippenblütengewächse (Lamiaceae). Die Pflanze ist meist kahl, selten behaart. Der 4kantige Stengel ist buschig verzweigt. Die kreuzgegenständigen Blätter sind gestielt, eiförmig oder annähernd rhombisch und ganzrandig, gekerbt oder leicht gesägt. Die 2lippigen Blüten sind in meist 6blütigen Scheinquirlen vereinigt. Ihre Kronblätter sind weiß oder rötlich. Die Früchte sind braunschwarze Nüßchen. Die Pflanze ist sehr formenreich.

▷ *Blütezeit:* Juni bis September.

▷ *Vorkommen:* Die Heimat des B. ist nicht sicher bekannt. Die Pflanze wird im subtropischen Asien und in Europa als Gewürzpflanze angebaut. Sie ist in den Subtropen auch verwildert anzutreffen.

▷ *Drogengewinnung:* Das Kraut der Pflanze wird zu Beginn der Blütezeit geerntet und bei Temperaturen bis 35 °C an schattigen Plätzen getrocknet.

▷ *Drogenbeschreibung:* Die Droge (B.kraut, Basilici herba) besteht aus den getrockneten oberirdischen Teilen der Pflanze. Die Schnittdroge ist gekennzeichnet durch dünne, geschrumpfte, graugrüne oder bräunlichgrüne Blattstücke, glokkenförmig gestaltete, 2lippige Kelche, bräunlich verfärbte Blütenblätter und Teile der 4kantigen Stengel. Mitunter sind auch braunschwarze Nüßchen vorhanden. Die Droge besitzt einen würzigen Geruch und schmeckt würzig und leicht salzig.

▷ *Inhaltsstoffe:* Das B. enthält ätherisches Öl mit den Hauptbestandteilen Linalool bzw. Estragol, etwas Gerbstoff, Flavonoide und Pflanzensäuren.

▷ *Wirkung und Verwendung:* Das B. wirkt vor allem aufgrund des ätherischen Ölgehaltes verdauungsfördernd, schwach krampflösend und blähungstreibend. Es wird medizinisch wegen potentieller Risiken nicht mehr benutzt. Hauptsächlich verwendet wird B. zum Würzen von Fleisch und Geflügel, Kräutercremes, Salaten und feinen hellen Soßen.

▷ *Nebenwirkungen:* nicht bekannt. Wegen des hohen Estragolgehaltes besteht ein potentielles Risiko bei Schwangerschaft, während der Stillzeit sowie bei Säuglingen und Kleinkindern. Die Droge sollte nicht über längere Zeiträume als Gewürz angewendet werden (höchstens 5% in Zubereitungen). Eine therapeutische Anwendung ist nicht vertretbar.

▷ *Geschichtliches:* Das aus Indien stammende B. war bereits in der Antike eine bekannte und geschützte Arznei- und Gewürzpflanze. Im Mittelalter gelangte es auch nach Deutschland, wo es zuerst im 13. Jh. von Albertus Magnus erwähnt wurde. In den Kräuterbüchern des 16. und 17. Jhs. wurde es zu den „Haupt- und Herzkräutern" gezählt, jedoch mit dem Hinweis, daß es als Arzneipflanze nur wenig gebraucht wurde. Im 18. Jh. war es vor allem Bestandteil der in den Apotheken verkauften Kräuterteemischungen. In der Hauptsache diente das B. als Gewürzkraut.
↑ **Tafel 5**

Bassorin: in Wasser unlöslicher, jedoch stark quellbarer Anteil (60 bis 80%) des Tragants. Das B. ist ein hochpolymeres Kohlenhydrat, das im wesentlichen aus Arabinosemolekülresten besteht. Die Substanz bewirkt den Abführeffekt des Tragants und wird auch allein als Abführmittel (Fertigarzneimittel) verwendet.

Bearbeitungsformen: handelsübliche Formen, in denen die Drogen vorliegen können: ganz (totum), geschnitten (concisum), gequetscht (contusum), geraspelt (raspatum), geschält (mundatus), grob gemahlen (pulvis grossus), fein gemahlen (pulvis subtilis), geröstet (tosta).

Befindlichkeitsstörungen: Im Grenzbereich zwischen gesund und krank auftretende Beeinträchtigungen des Wohlbefindens. Die B. können sich z. B. als Appetitlosigkeit, Gereiztheit, Ermüdbarkeit, Abgeschlagenheit, Unbehagen, Verstimmung, Völlegefühl, Nervosität und Einschlafstörung äußern. Durch Anwenden von Teedrogen lassen sich B. meist zuverlässig beseitigen. Sie können aber auch erste Symptome einer ernsten Erkrankung sein und sollten deshalb beachtet werden.

Behaartes Bruchkraut ↑ Bruchkraut, Kahles.

Beifuß, *Gemeiner Beifuß, Wilder Wermut, Gänsekraut, Artemisia vulgaris:* ausdauernde, bis 1,50 m hohe Pflanze aus der Familie der Korbblütengewächse (Asteraceae). Der B. bildet einen mehrköpfigen, ästigen Wurzelstock ohne Ausläufer, der im Frühjahr aufrechte, rispenartig verzweigte Stengel austreibt. Der kantige Stengel ist oft rötlich oder bräunlich gefärbt. Die bis 10 cm langen Laubblätter sind fiederteilig, am Rand oft etwas eingerollt und auf der Unterseite weiß- oder graufilzig behaart. Die Blütenköpfchen, mit gelben oder bräunlichen Einzelblüten, sind 3 bis 4 mm lang, eiförmig und kurzgestielt. Sie bilden einen rispigen Blütenstand. Die Pflanze besitzt einen eigenartigen Geruch. Der B. ist durch eine große Formenvielfalt gekennzeichnet. Die Frucht ist eine Achäne.

▷ *Blütezeit:* Juli, August.

▷ *Vorkommen:* Der B. ist in Europa, Nordafrika und Nord- und Mittelasien heimisch sowie in Amerika eingebürgert. Die Pflanze bevorzugt nährstoffreiche Standorte und ist auf etwas feuchtem Ödland, Schuttplätzen, an Wegrändern und Zäunen, in Gebüschen und in Ufernähe anzutreffen. Der B. wird auch als Gewürzpflanze in Gartenkulturen angebaut.

▷ *Drogengewinnung:* Die oberen blütenreichen Triebteile der Pflanze werden in den Monaten Juni und Juli vor oder zu Beginn der Blüte abgeschnitten. Die Trocknung erfolgt an schattigen, gut belüfteten Plätzen ohne Anwendung künstlicher Wärme.

▷ *Drogenbeschreibung:* Die Droge (B.kraut, Artemisiae herba) besteht aus dem getrockneten Kraut. Es ist gekennzeichnet durch die auf der Oberseite grünen, auf der Unterseite weißfilzig behaarten Blätter, die oft aneinander haften, kantige Stengelteile und die kleinen Blütenköpfchen mit wollig behaarten Hüllkelchblättern. Sie besitzt einen angenehm würzigen Geruch und einen aromatischen, leicht bitteren Geschmack.

▷ *Inhaltsstoffe:* Die Droge enthält ätherisches Öl mit Cineol, Campher, Linalool und Thujon, ferner Sesquiterpenlactone und Cumarine.

▷ *Wirkung und Verwendung:* In der Volksmedizin wird das B.kraut mitunter bei Appetitlosigkeit und Verdauungsstörungen verwendet. Da die Wirksamkeit nicht belegt ist, wird eine therapeutische Verwendung nicht empfohlen. Im wesentlichen wird es jedoch als Gewürz für Gänse- und Entenbraten sowie fette Schweinefleischgerichte zur Erhöhung des Wohlgeschmacks und zur Verbesserung der Bekömmlichkeit der Speisen benutzt.

▷ *Nebenwirkungen:* nicht bekannt.

▷ *Geschichtliches:* Der B. wurde in der älteren Medizin fast ausschließlich in der Frauenheilkunde benutzt. Daneben verwendete man seine Wurzel als Pulver oder Aufguß gegen Veitstanz, Epilepsie, Kolik, Durchfall und chronisches Erbrechen. Um den B. rankten sich mancherlei, wahrscheinlich bis in die germanische Vorzeit zurückgehende abergläubische Vorstellungen und Gebräuche. So gehörte der B. zu den Johanniskräutern, die am Johannistag (24. Juni) gesammelt wurden. Man gürtete sich an diesem Tag mit den Stengeln des Krautes, warf es dann in das Johannisfeuer und glaubte sich daraufhin sicher vor Krankheit im ganzen kommenden Jahr. ↑ **Tafel 5**

Beifuß, Bitterer ↑ Wermut.

Bein, offenes ↑ Unterschenkelgeschwür.

Beinwell, *Gemeiner Beinwell, Schwarzwurz, Symphytum officinale:* ausdauernde, bis 1 m hohe Pflanze aus der Familie der Boretschgewächse (Boraginaceae). Der B. treibt aus einer rübenförmigen, verästelten Pfahlwurzel einen aufrechten Stengel, der nur im oberen Teil verzweigt ist und durch die herablaufenden Blätter kantig erscheint. Die Blätter sind breitlanzettlich und wie der Stengel rauh behaart. Die hängenden Blüten sind 5zählig, glockig, rötlichviolett oder gelblichweiß. Sie stehen zu mehrblütigen Doppelwickeln vereinigt in den Achseln der oberen Laubblätter. Die Frucht enthält 4 einsamige, graubraune oder schwarze Nüßchen.

▷ *Blütezeit:* Mai, Juni.

▷ *Vorkommen:* Der B. ist in Europa und Westsibirien, auf der Krim und im Kaukasus heimisch, in Nordamerika aus Kulturen verwildert. Die Pflanze bevorzugt nährstoffreiche, feuchte Standorte in Ufernähe, an Wegrändern und auf Wiesen. Der B. wird auch als Arzneipflanze kultiviert. Verschiedene B.arten werden als Futter- und Gemüsepflanzen (Symphytum peregrinum) angebaut.

▷ *Drogengewinnung:* Die Wurzeln des B. werden im zeitigen Frühjahr oder Spätherbst gegraben, von Erdresten befreit, gegebenenfalls längsgespalten und bei Temperaturen bis 60 °C getrocknet.

▷ *Drogenbeschreibung:* Die Droge (B.wurzel, Hechwurzel, Symphyti radix, auch Consolidae radix) besteht aus den getrockneten Wurzeln. Die Schnittdroge ist gekennzeichnet durch Wurzelstücke mit längsrunzeliger, schwarzer bis schwarzbrauner Außenseite und auffallend weißer bis weißbräunlicher Innenseite. Die harten Stücke besitzen einen glatten Bruch. Der Geruch der Droge ist nur schwach wahrnehmbar, der Geschmack ist leicht süßlich und schwach zusammenziehend.

▷ *Inhaltsstoffe:* Die Droge enthält Allantoin (0,6–0,8%), Pyrrolizidinalkaloide, Asparagin, Gerbstoffe, reichlich Schleim, Stärke, Triterpene und Aminosäuren.

▷ *Wirkung und Verwendung:* Die Zubereitungen der Droge (Teeaufguß, Tinktur) oder ein Brei aus frischen Wurzeln) werden äußerlich in Form von Umschlägen und Salbe bei Prellungen, Zerrungen und Verstauchungen angewendet. Die Anwendung darf nur an intakter Haut erfolgen. Die wundheilende, entzündungshemmende Wirkung der Droge ist im wesentlichen auf den granulationsfördernden Effekt des Allantoins zurückzuführen. Die Wirksamkeit bei entzündlichen Haut- und Schleimhautdefekten ist durch die einhüllende Schleimwirkung und die adstringierende sowie desinfizierende Wirkung der Gerbstoffe zu erklären.
Zur Bereitung des Teeaufgusses werden 1 bis 2 Teelöffel Droge (4 bis 8 g) mit 1 Tasse (150 ml) siedendem Wasser übergossen und 10 bis 15 Minuten bedeckt stehengelassen. Der Teeaufguß wird durch ein Sieb abgegossen. Für die äußerliche Anwendung kann auch eine ↑ Abkochung aus 1 Teil Droge und 10 Teilen Wasser verwendet werden. Die Anwendung soll auf 4 bis 6 Wochen pro Jahr begrenzt werden.

▷ *Nebenwirkungen:* bei äußerlicher Anwendung nicht bekannt. Die in der Droge vorhandenen Pyrrolizidinalkaloide haben sich im Tierversuch als leberschädigend und krebserregend erwiesen, so daß die innerliche Anwendung von B.zubereitungen nicht empfehlenswert ist. Bei der äußerlichen Anwendung werden die Pyrrolizidinalkaloide nicht in nennenswerter Menge vom Organismus aufgenommen.

▷ *Geschichtliches:* Die antiken Autoren Dioskurides und Plinius erwähnten den B. als Arzneipflanze zur Wundheilung. Hildegard von Bingen und andere mittelalterliche Autoren nannten den B. ebenfalls. Er galt damals und später vor allem als Arzneimittel bei Knochenverletzungen und Beinbrüchen, wurde aber auch innerlich gegen Durchfallerkrankungen, Blutspeien, Blutharnen und Gonorrhö angewendet. ↑ **Tafel 5**

Bellis perennis ↑ Gänseblümchen.

Benediktenkraut, *Echtes Kardobenediktenkraut, Bitterdistel, Heildistel, Cnicus benedictus:* einjährige, bis 50 cm hohe Distelpflanze aus der Familie der Korbblütengewächse (Asteraceae). Das B. bildet einen aufrechten, im unteren Teil borstig, im oberen Teil drüsig behaarten verzweigten Stengel. Die gestielten grundständigen Blätter sind bis 30 cm lang und schrotsägezähnig oder fiederspaltig und stachelspitzig. Die Blattspreite besitzt eine grob netzartige Nervatur. Die mittleren und oberen Blätter sind sitzend, auch stengelumfassend und wie die unteren zottig behaart. Die Blütenkörbchen stehen einzeln an den Enden der Stengel. Sie sind von großen Außenhüllblättern umgeben. Diese sind einfach, die inneren gefiedert, mit gebogenen Stacheln und rötlich überlaufen. Der Blütenboden ist seidig behaart. Die Röhrenblüten sind gelb. Die Frucht ist eine Achäne mit an der Spitze gezahntem Rand und borstigem Pappus.
▷ *Blütezeit*: Juni, Juli.
▷ *Vorkommen:* Das B. ist im östlichen

Mittelmeergebiet und den angrenzenden Gebieten Asiens heimisch. Die Pflanze ist an mäßig trockenen Ödlandstellen, besonders in Tschechien, in Rumänien und der Ukraine, anzutreffen. Das B. wird in Europa (Spanien, Italien) und Amerika kultiviert.

▷ *Drogengewinnung:* Das Kraut der Pflanze (obere Triebteile und Blätter) wird unmittelbar vor oder während der Blütezeit abgeschnitten. Die Ernte ist mehrmals im Jahr möglich. Das Erntegut wird bei Temperaturen bis 40 °C getrocknet.

▷ *Drogenbeschreibung:* Die Droge (Benediktenkraut, Bitterdistelkraut, Cnici benedicti herba) besteht aus dem getrockneten Kraut. Die Schnittdroge ist gekennzeichnet durch grüne Blattstückchen, die mitunter den stachelspitzigen Blattrand erkennen lassen und häufig knäuelig zusammenhaften. Charakteristisches Merkmal der Droge sind die glänzenden, außen gelben, innen weißlichen Teile der Hüllkelchblätter sowie zahlreiche lange Haare. Ferner sind längsfurchige grüne oder rötlich überlaufene markige Stengelstücke sowie vereinzelt bräunliche längsfurchige Früchte mit borstigem Pappus vorhanden. Die Droge besitzt keinen deutlich wahrnehmbaren Geruch und schmeckt stark bitter.

▷ *Inhaltsstoffe:* Die Droge enthält die Bitterstoffe (Sesquiterpenlactone) Cnicin und Artemisiifolin, ferner Gerbstoffe, wenig ätherisches Öl, Flavonoide sowie Schleim.

▷ *Wirkung und Verwendung:* Das B. bewirkt aufgrund des Bitterstoffgehaltes eine vermehrte Bildung von Speichel, Magensaft und Gallenflüssigkeit. Die Droge wird bei Verdauungsstörungen, wie Appetitlosigkeit, Blähungen, Völlegefühl, leichter Durchfall und Gallenbeschwerden (meist als Bestandteil von Teemischungen) verwendet.
Zur Bereitung des Teeaufgusses wird 1 Teelöffel Droge (1,5 g) mit 1 Tasse (150 ml) siedendem Wasser übergossen. Die Mischung wird 5 bis 10 Minuten stehengelassen und dann durch ein Sieb abgegossen. Jeweils 30 Minuten vor den Mahlzeiten wird 1 Tasse Tee ungesüßt getrunken.
Die Extrakte der Droge werden zur Herstellung von Leber-Gallenmitteln (Fertigarzneimittel) und Kräuterlikör verwendet.

▷ *Nebenwirkungen:* Allergische Reaktionen sind möglich. Größere Mengen des B.tees können zu Nierenreizungen, zu Übelkeit und Erbrechen führen.

▷ *Geschichtliches*: Das B. tritt erst seit dem späten Mittelalter in den literarischen Quellen in Erscheinung. Im 16. Jh. war es bereits eine bekannte und weitverbreitete Arzneipflanze, die gegen Magen- und Leberbeschwerden, aber auch gegen Lungenkrankheiten, Krämpfe, Krebs und verschiedene andere Krankheiten verwendet wurde. Es galt als eines der wichtigsten Pestbekämpfungsmittel. Aus dem getrockneten Kraut wurde Kardobenediktenpulver, aus K.abkochungen mit Wein oder Wasser Benediktenwasser hergestellt. ↑ **Tafel 5**

Benediktiner: Angehörige eines durch Benedikt von Nursia auf dem Monte Cassino bei Neapel 529 gegründeten Mönchsordens. Der älteste Hinweis auf einen klösterlichen Arzneipflanzengarten stammt aus dem

B.kloster St. Gallen aus dem Jahr 820. In den Klöstern der B. existierten im 8. Jh. auch die ersten Apotheken auf deutschem Boden. Den Namen B. führt außerdem ein ursprünglich von französischen B.n im Kloster Föcamp (Normandie) angefertigter Kräuterlikör. Er stellt ein Destillat aus vielen Kräutern dar, z. B. Arnika, Thymian, Kardobenediktenkraut, Zitronenmelisse, Ysop und Nelken.

Benzoe, Benzoeharz: aus der Rinde und dem Holz des Styraxbaumes, vor allem Styrax benzoin und Styrax tonkinensis, gewonnenes Harz. Die B. besteht aus gelblichweißen, braunroten oder gelbbraunen Stükken, die nach Vanille riechen. Die Droge enthält Coniferyl-, Cinnamylbenzoat, Benzoesäure und Vanillin. Es werden mehrere Handelsqualitäten unterschieden. B. dient zur Parfümierung von Kosmetika.

Berberin: Alkaloid, das z. B. im Schöllkraut und Sauerdorn vorkommt. Das B. besitzt eine schwach krampflösende und galletreibende Wirkung. Es ist neben anderen Inhaltsstoffen an der Wirkung von Schöllkraut- und Sauerdornpräparaten, die zur Behandlung von Gallenbeschwerden dienen, beteiligt.

Berberis vulgaris ↑ Sauerdorn.

Berberitze ↑ Sauerdorn.

Bergaloe ↑ Aloe.

Bergapten: dem Cumarin chemisch verwandter Stoff, der in verschiedenen Pflanzen, besonders aus der Familie der Doldenblütengewächse, z. B. Engelwurz, Bibernelle, Liebstöckel, Petersilie, vorkommt. Das B. wirkt stark photosensibilisierend, das heißt, es kann eine Lichtüberempfindlichkeit erzeugen. Diese Wirkung tritt jedoch bei Verwendung von B. enthaltenden Teedrogen nicht auf, da die schlecht wasserlösliche Substanz praktisch nicht in den Teeaufguß gelangt.

Berggamander ↑ Edelgamander.

Bergkaffee ↑ Kaffeestrauch.

Bergkiefer, *Latsche, Krummholzkiefer, Pinus mugo:* Strauch oder bis 12 m hoher Baum aus der Familie der Kieferngewächse (Pinaceae). Der Stamm der B. bildet eine dunkelbraune oder schwarze Borke, die Äste sind rotbraun. Die B. besitzt dunkelgrüne, stumpfe oder spitze Nadeln. Sie sind gerade oder den Zweigen zugebogen und stehen sehr dicht. Die eiförmigen Knospen sind stark beharzt. Die männlichen Blüten sind gelb und kätzchenartig, die weiblichen werden zu Zapfen umgebildet. Letztere stehen aufrecht oder sind abstehend, mehr oder weniger sitzend und verholzen später. Die Frucht ist nußartig und einseitig geflügelt.

▷ *Blütezeit:* Mai bis Juli.

▷ *Vorkommen:* Die B. ist in Gebirgsgegenden Mitteleuropas heimisch und kommt in den Hochgebirgen Europas, aber auch in den Mittelgebirgen und Hochmooren vor. Sie wird auch als Ziergehölz gepflanzt.

▷ *Drogengewinnung:* Durch Wasserdampfdestillation wird aus den frischen Nadeln, Zweigspitzen und Ästen das ätherische Öl gewonnen. Die B.nsprosse werden in den Monaten April und Mai gesammelt.

▷ *Drogenbeschreibung:* Die Droge (Latschenkiefernöl, Latschenöl, Pini pumilionis aetheroleum) ist eine klare, farblose Flüssigkeit mit einem charakteristischen aromatischen Geruch. Eine weitere Droge der B.

(B.nsprosse, Turiones Pini, Pini turiones) besteht aus den getrockneten Frühjahrssprossen. Diese sind walzenförmig, teilweise oben kegelförmig zugespitzt, bis 5 cm lang und mit zahlreichen lanzettlichen, gedrängt stehenden Deckschuppen besetzt. Die Droge riecht aromatisch und schmeckt harzig und bitterlich.

▷ *Inhaltsstoffe:* Das Latschenkiefernöl enthält etwa 60% α- und β-Phellandren, Bornylacetat und Bornylformiat, α- und β-Pinen. Die Hauptgeruchsträger sind Bornylacetat und Bornylformiat.

▷ *Wirkung und Verwendung:* Das Latschenkiefernöl besitzt eine durchblutungsfördernde und antiseptische Wirkung. Es wird als ein wirksamer Bestandteil in Einreibungen und Badezusätzen bei rheumatischen Beschwerden verwendet. Die schleimlösende, das Abhusten erleichternde Wirkung des Latschenkiefernöls wird bei seiner Verwendung in Inhalationsflüssigkeiten genutzt. Die B.nsprosse wurden in der Volksmedizin in Form eines Teeaufgusses gegen Bronchitis und als Kräuterkissen gegen rheumatische Beschwerden verwendet.

▷ *Nebenwirkungen:* bei üblicher Anwendung nicht bekannt.

▷ *Geschichtliches:* Aus verschiedenen Teilen von Pinusarten hergestellte Zubereitungen wurden im 16. und 17. Jh. arzneilich verwendet, vor allem gegen Syphilis und Skorbut. Ein aus den grünen Zapfen hergestelltes Destillat diente als Schönheitsmittel für die Haut. Speziell aus der B. wurde das „Krummholz-Öl" gewonnen, das insbesondere durch ungarische Händler vertrieben wurde. ↑ **Tafel 6**

Bergweidenröschen ↑ Weidenröschen, Kleinblütiges.

Bergwohlverleih ↑ Arnika.

Beruhigungsmittel, *Sedativa:* Arzneimittel, die über das Zentralnervensystem eine beruhigende Wirkung ausüben. Sie setzen das Erregungsniveau des Aktivierungssystems herab und führen zu Müdigkeit. Die Wirkungsweise von pflanzlichen B. ist andersartig, im Einzelnen noch nicht erforscht. Die B. werden bei leichten psychischen Störungen (Nervosität, Einschlafstörungen) verwendet. Als pflanzliche B. finden häufig Teedrogen mit Baldrianwurzel, Hopfenzapfen, Johanniskraut, Lavendelblüten, Melissenblättern oder Passionsblumenkraut Anwendung (↑ Beruhigungstee). Pflanzliche B. haben eine milde Wirkung und beeinträchtigen im Unterschied zu B. mit synthetischen Wirkstoffen die Fahrtüchtigkeit nicht. In höherer Dosierung wirken einige B. auch als schlafanstoßende Mittel.

Beruhigungstee, *Nerventee, Species sedativae:* Teemischung, die bei nervösen Beschwerden, z. B. Unruhe, Einschlafstörungen, verwendet wird. Der B. ist aus Drogen zusammengesetzt, die beruhigend wirken, z. B. Baldrianwurzel, Melissenblätter, Hopfenfrüchte und Johanniskraut, sowie aromatischen Drogen, die ätherisches Öl enthalten, z. B. Pfefferminzblätter, Orangenblüten und Fenchelfrüchte. Er kann mehrmals täglich sowie etwa 30 Minuten vor dem Schlafengehen getrunken und auch über längere Zeit angewendet werden.

Besenginster, *Besenstrauch, Cytisus scoparius:* ein bis 2 m hoher Strauch, selten ein bis 2 m hohes Bäumchen aus der Familie der Hülsenfruchtgewächse (Fabaceae). Von einem kurzen Hauptstamm gehen viele rutenförmige, verzweigte Triebe ab. Die 5kantigen, grünen Zweige haben wechselständige 3zählige Laubblätter, und nur an den oberen Langtrieben wachsen einfache ungeteilte Blätter. Die goldgelben Blüten stehen einzeln oder zu zweien an Kurztrieben. Die auffällige Blütenkrone besteht aus der zurückgeschlagenen Fahne, den beiden seitlichen Flügeln und dem Schiffchen. Die Frucht ist eine behaarte Hülse mit zahlreichen Samen.

▷ *Blütezeit:* Mai, Juni.

▷ *Vorkommen:* Der B. ist in Süd-, Mittel- und Westeuropa heimisch. Die Pflanze bevorzugt als Standort Heiden, Schläge, Gebüsche und Eichenwälder.

▷ *Drogengewinnung:* Die oberen Triebteile des B. werden in den Monaten Februar oder Oktober geschnitten. Die Trocknung erfolgt mit künstlicher Wärme bei Temperaturen bis 60 °C.

▷ *Drogenbeschreibung:* Die Droge (B.kraut, Cytisi scoparii herba) besteht aus dem getrockneten Kraut. Sie ist gekennzeichnet durch holzige Sproßteile und rutenförmige, bis 2 mm dicke schwarzbraune oder grünliche Zweige. Das charakteristische Merkmal der Droge sind die 5 stark ausgeprägten Längskanten an den Sproß- und Zweigteilen. Die nahezu geruchlose Droge schmeckt stark bitter.

▷ *Inhaltsstoffe:* B.kraut enthält Chinolizidin-Alkaloide, vor allem Spartein, ferner Falalvonoide, Cumarine und wenig ätherisches Öl.

▷ *Wirkung und Verwendung:* Das B.kraut wird aufgrund des Alkaloidgehaltes bei funktionellen Herz- und Kreislaufbeschwerden (Fertigarzneimittel) verwendet. Die Droge dient zur Gewinnung von ↑ Spartein.

▷ *Nebenwirkungen:* nicht bekannt.

▷ *Geschichtliches:* Der B. ist wahrscheinlich schon im Altertum arzneilich verwendet worden. Auch in den Schriften von Dioskurides und Galen wurde die Pflanze genannt. Im 12. Jh. erwähnte Hildegard von Bingen den B. als Arzneipflanze. Die Kräuterbücher des 16. und 17. Jhs. empfahlen ihn vor allem als Mittel gegen Steinleiden, Wassersucht oder Kropf und hoben seine harntreibende Wirkung hervor. Noch im 18. Jh. wurden Blüten, Samen und Asche sowie Salz und Sirup des B. in den Apotheken als Arzneimittel geführt. ↑ **Tafel 6**

Besenheide ↑ Heidekraut.

Besenstrauch ↑ Besenginster.

Betäubungsmittel ↑ Suchtmittel.

Beta vulgaris ↑ Rübe, Rote.

Bete, Rote ↑ Rübe, Rote.

Betonie, Gemeine ↑ Heilziest.

Betonienkraut ↑ Heilziest.

Bettnässen: nächtliches, unkontrolliertes Harnlassen. Bei Kindern und Jugendlichen tritt das B. vorwiegend infolge psychischer Störungen oder Erkrankungen der Nieren auf. Es bedarf ärztlicher Behandlung. In der Volksmedizin werden zur unterstützenden Behandlung auch Teedrogen, z. B. Johanniskraut,

Maisbart, Schafgarben- und Schachtelhalmkraut, angewendet.

Bettseicher ↑ Löwenzahn.

Betula pendula ↑ Sandbirke.

Betula pubescens ↑ Sandbirke.

Bibernelle, Große, *Bibernell, Pimpernell, Pimpinelle, Pimpinella maior:* krautige, bis 1 m hohe Pflanze aus der Familie der Doldengewächse (Umbelliferae). Die G. B. treibt aus einem kurzen Wurzelstock und einer spindelförmigen Wurzel einen kantig gefurchten Stengel, der meist hohl und bis zur Spitze hin entfernt beblättert ist. Die Blätter sind einfach fiederschnittig. Die unteren Blätter besitzen auf jeder Seite meist 2 bis 4 Abschnitte und sind gestielt, die oberen sitzen auf weiblichen Blattscheiden. Die obersten Stengelblätter sind sehr klein, 3schnittig oder zurückgebildet. Die weißen oder rosa Blüten stehen in mittelgroßen, vor dem Aufblühen überhängenden Dolden ohne Hülle oder Hüllchen. Die Frucht ist eine kleine Spaltfrucht.
Der G. B. ähnelt die ***Kleine Bibernelle, Pimpinella saxifraga*** (nicht zu verwechseln mit dem ebenfalls als Kleine Bibernelle bezeichneten Kleinen Wiesenknopf, Sanguisorba minor, aus der Familie der Rosengewächse). Sie wird ebenfalls zur Drogengewinnung verwendet. Die Kleine Bibernelle ist deutlich zierlicher und nur bis 75 cm hoch. Sie überwintert mit einer meist spindeligen, wenig ästigen Wurzel. Der schlanke, stielrunde, nur schwach gerillte Stengel ist meist unverzweigt. Die Laubblätter sind nur an der Basis der Pflanze gut ausgebildet und unpaarig gefiedert. Im oberen Teil sind sie immer kürzer gestielt und tragen fast spreitenlose Blattscheiden. Die kleinen endständigen Blütendolden hängen zuerst und richten sich nach dem Blühen auf. Die Blütenblätter sind weiß oder gelblichweiß, selten rot oder rötlich. Die Frucht ist eine kleine Spaltfrucht.

▷ *Blütezeit:* Juli bis September.

▷ *Vorkommen:* Die G. B. und die Kleine Bibernelle sind in Europa und Westasien heimisch. Die G. B. bevorzugt frische, nährstoffreiche Wiesen und Staudenfluren, die Kleine Bibernelle ist auf trockenen Heiden, trockenen, mageren Wiesen und auf Brachland anzutreffen. Sie wird auch in Gärten kultiviert.

▷ *Drogengewinnung:* Im Frühjahr (März, April) und im Herbst (September, Oktober) werden die Wurzeln gegraben, von anhaftender Erde durch Abklopfen und Waschen befreit und bei Temperaturen von 30 bis 40 °C getrocknet.

▷ *Drogenbeschreibung:* Die Droge (Bibernellwurzel, Pimpinellae radix, auch Bockwurz, Pfefferwurz, deutsche Theriakwurzel) besteht aus den getrockneten Wurzelstöcken und Wurzeln. Die Schnittdroge ist gekennzeichnet durch Teile des Wurzelstocks und der Wurzeln mit gelbbrauner oder graugelber, fein längsrunzeliger, aber auch grobwarziger Außenseite. Der innere Holzteil ist gelblich. Die Droge besitzt einen schwach würzigen Geruch und einen zunächst würzigen, dann brennend scharfen, aber nicht bitteren Geschmack. Sie wird leicht mit den Wurzeln anderer Doldengewächse verwechselt. Von den Wurzeln des Liebstöckels und des Engelwurzes läßt sich die Droge durch den charakteristischen Geschmack unterscheiden.

▷ *Inhaltsstoffe:* Die Droge enthält bis 0,6% ätherisches Öl, Cumarine und Furanocumarine sowie Gerbstoffe und Pflanzensäuren.

▷ *Wirkung und Verwendung:* Die Zubereitungen (Teeaufguß, alkoholische Extrakte) der Bibernellwurzel besitzen eine milde schleimlösende Wirkung, die im wesentlichen auf dem Gehalt an ätherischem Öl beruht. Sie werden vor allem bei Katarrhen der oberen Luftwege als hustenlinderndes Mittel sowie gegen Heiserkeit verwendet. Alkoholische Auszüge aus der Droge sind Bestandteil von Mund- und Gurgelwässern, die bei Entzündungen im Mund- und Rachenbereich benutzt werden. In der Volksmedizin dient die Droge außerdem als Magen- und harntreibendes Mittel. Zur Bereitung des Teeaufgusses werden 1 bis 3 Teelöffel Droge (2,5 bis 7,5 g) mit 1 Tasse (150 ml) siedendem Wasser übergossen und 10 bis 15 Minuten bedeckt stehengelassen. Der Teeaufguß wird durch ein Sieb abgegossen. Gegen Husten und Heiserkeit wird 3- bis 4mal täglich eine Tasse Tee, auch mit Honig gesüßt, warm getrunken.

▷ *Nebenwirkungen:* nicht bekannt.

▷ *Geschichtliches:* Sichere Hinweise über die Verwendung der Bibernelle als Arzneipflanze reichen nur bis zum 16. Jh. zurück. Sie wurde damals gegen verschiedene Erkrankungen und Beschwerden verwendet, vor allem aber galt sie als wirksames Mittel gegen die Pest, als Pestkraut spielte sie auch im Volksglauben eine große Rolle. Fast in allen Gegenden des deutschen Sprachgebietes lassen sich Sagen nachweisen, die erzählen, wie in Pestzeiten auf geheimnisvolle Weise der notleidenden Menschheit die Heilkraft der Bibernelle verkündet wurde. An verschiedenen Orten in Brandenburg war es früher üblich, daß die Schuljugend am Himmelfahrtstag hinauszog, um Bibernellwurzeln zu graben. Der Flurname „Pimpinellenberg" (z. B. bei Oderberg) geht auf diesen Volksbrauch zurück. ↑ **Tafel 6**

Bickbeere ↑ Heidelbeere.

Bienensaug ↑ Taubnessel, Weiße.

Bigaradeschale ↑ Pomeranze.

Bilsenkraut †, *schwarzes Bilsenkraut, Hyoscyamus niger:* ein- oder zweijähriges, bis 80 cm hohes Kraut aus der Familie der Nachtschattengewächse (Solanaceae). Die Pflanze bildet einfache oder verästelte Stengel mit länglich-eiförmigen Blättern. Der Blattrand ist grobbuchtig gezähnt. Die 5zähligen Blüten sind kurzgestielt und sitzen in den Blattachseln. Sie haben eine graugelbliche Blütenkrone, die von dunkelvioletten Adern netzartig gezeichnet ist. Der Schlund ist meist rotviolett, selten hellgelblich gefärbt. Die Staubbeutel sind violett, der Kelch ist krugförmig und besitzt 5 stachelspitzige Zähne. Die Stengel, Blätter und Blütenkelche sind klebrig-zottig behaart. Die Frucht ist eine Deckelkapsel, die viele kleine hellbraune, nierenförmige Samen enthält.

▷ *Vorkommen:* Das B. ist in Europa, West- und Nordasien sowie Nordafrika heimisch und in Ostasien, Nordamerika und Australien eingebürgert. Die Pflanze bevorzugt mäßig trockene, meist stickstoffreiche Ödlandflächen, Schuttplätze, aber auch Kulturflächen. Sie ist mitunter als Unkraut in Mohn- und Hackfruchtkulturen anzutreffen. Das B. wird auch kultiviert.

▷ *Drogengewinnung:* Die Blätter des B. werden während der Blütezeit geerntet und bei Temperaturen bis 60 °C getrocknet.

▷ *Drogenbeschreibung:* Die Droge (B.blätter, Hyoscyami nigri folium) besteht aus den getrockneten Blättern. Die Droge ist gekennzeichnet durch die mattgrünen geschrumpften, beiderseits behaarten Blätter. Diese sind bis 30 cm lang und bis 10 cm breit, am Blattrand grobbuchtig gezähnt. Die Droge besitzt einen leicht betäubenden Geruch und schmeckt leicht bitter und scharf.

▷ *Inhaltsstoffe:* Die Droge enthält bis 0,2% Alkaloide, unter denen L-Hyoscyamin und L-Scopolamin überwiegen, ferner Flavonoide und Gerbstoffe.

▷ *Wirkung und Verwendung:* Die Droge wirkt aufgrund des Alkaloidgehaltes krampflösend und sekretionshemmend. Die B.blätter werden als normiertes, auf einen bestimmten Alkaloidgehalt eingestelltes Pulver in Fertigarzneimitteln zur Behandlung von Bronchialasthma und Koliken verwendet. Ein Auszug aus B.blättern mit fettem Öl (B.öl, Oleum Hyoscyami) wird mitunter als Einreibung bei rheumatischen Schmerzen verwendet.

▷ *Nebenwirkungen:* Bei üblicher Dosierung können Pupillenerweiterung und Trockenheit im Mund auftreten. Vergiftungserscheinungen sind durch starke Pupillenerweiterung, Unruhe, Verwirrtheit, langen tiefen Schlaf und Lähmung des Atemzentrums gekennzeichnet. Die ganze Pflanze ist aufgrund des Alkaloidgehaltes stark giftig.

▷ *Geschichtliches:* Das B. gehört zu den ältesten Giftpflanzen und war auch bei vielen nichteuropäischen Völkern (Babylonier, Ägypter, Inder, Perser, Araber) bekannt, wobei es sich zum Teil jedoch um andere Hyoscyamusarten handelte. Der griechische Arzt Dioskurides beschrieb 4 Arten des Hyoscyamus und sagte, daß der Genuß des B. Wahnsinn und Lethargie verursache, daß aber der Umschlag der frischen Blätter schmerzstillend wirke. Ähnlich äußerte sich auch Plinius. Mit B. wurde in Shakespeares „Hamlet" der König vergiftet. Eine große Rolle spielte das B. in früheren Zeiten in der Zauberei. Es war einer der Hauptbestandteile der Hexensalben. Daneben benutzte man das B. als Narkosemittel bei operativen Eingriffen. In der Volksmedizin wurde es gegen Zahnschmerzen verwendet.

↑ **Tafel 6**

Bindehautentzündung, *Konjunktivitis:* Erkrankung der Bindehaut des Auges nach bakterieller Infektion, ferner Reizungen, z. B. durch UV-Strahlen, Chemikalien, Fremdkörper, sowie Störungen des Tränenflusses. Kennzeichen der B. sind Rötung, häufig auch Schwellung und starke Absonderung. Die Behandlung der B. richtet sich nach der Ursache. Die laienhafte Selbstbehandlung der B. mit Teeaufgüssen ohne ärztliche Befürwortung ist aufgrund möglicher Risiken, z. B. durch Fremdkörper und Bakterien in der Flüssigkeit, nicht zu empfehlen.

Biotechnologie: Verfahren zur Wirkstoffgewinnung unter Verwendung lebender Organismen, z. B. Bakterien, niedere Pilze, Pflanzenzellen oder -gewebe. Durch die B. werden auch Pflanzenstoffe, z. B. Rosmarinsäure, Herzglykoside (Digitoxin), Ginsenoside und Flavonoide, hergestellt.

Birke, Gemeine ↑ Sandbirke.

Bisabolol, *Levomenol:* Sesquiterpenalkohol mit Ringstruktur aus dem ätherischen Öl der Kamillenblüten. Das B. und dessen Oxydationsprodukte wirken entzündungshemmend und heilungsfördernd. Sie bewirken neben anderen Inhaltsstoffen der Kamillenblüten den heilungsfördernden Effekt bei Entzündungen der Haut und der Schleimhäute.

Bischofskraut ↑ Zahnstocherkraut.

Bissynuß ↑ Kolabaum.

Bitteraloe ↑ Aloe.

Bitterdistel ↑ Kardobenediktenkraut.

Bittere Orange ↑ Pomeranze.

Bitterer Beifuß ↑ Wermut.

Bitteres Kreuzblümchen ↑ Kreuzblümchen, Bitteres.

Bitterfenchel ↑ Fenchel.

Bitterklee, *Fieberklee, Dreiblättriger Fieberklee, Sumpfklee, Menyanthes trifoliata:* ausdauernde, bis 30 cm hohe krautige Pflanze aus der Familie der F.gewächse (Menyanthaceae) mit einem mehrjährigen, langkriechenden, verzweigten und gegliederten Wurzelstock. Die wenigen Laubblätter sind langgestielt und 3zählig, die Einzelblätter bis 10 cm lang. Die weißen oder blaßrötlichen zwittrigen Blüten sind trichterförmig. Sie besitzen eine 5zählige Blütenkrone und bilden einen traubigen Blütenstand, der sich am Ende eines unbeblätterten Schaftes befindet. Die zurückgerollten Zipfel der Blütenblätter sind auf der Innenseite auffällig behaart. Die Frucht ist eine Kapsel.

▷ *Blütezeit:* Mai, Juni.

▷ *Vorkommen:* Der B. ist in der nördlichen klimatisch gemäßigten Zone der Erde verbreitet. Die Pflanze bevorzugt nasse Standorte, z. B. Verlandungssümpfe, kleine Seen, Flachmoore, Torfstiche und nasse Wiesen.

▷ *Drogengewinnung:* Die Blätter des B. werden in den Monaten Mai und Juni mit dem Stiel abgeschnitten und an einem schattigen, luftigen Ort getrocknet. Die Anwendung künstlicher Wärme bis 50 °C ist möglich. Die Droge darf dabei nicht gequetscht werden, sie muß bei der Trocknung in dünner Schicht gelagert werden.

▷ *Drogenbeschreibung:* Die Droge (B.blätter, Trifolii fibrini folium) besteht aus den getrockneten Blättern. Die Schnittdroge ist gekennzeichnet durch hellgrüne, etwas faltige Blattstücke mit auffallend breiten, längsrunzeligen Hauptnerven auf der hellgraugrünen Unterseite. Charakteristisch sind auch die 3armigen, rundlichen, durch Schrumpfung stark längsrinnigen bräunlichen Blattstielreste. Die Droge ist nahezu geruchlos und schmeckt stark anhaltend bitter.

▷ *Inhaltsstoffe:* Die B.blätter enthalten die Bitterstoffe (Secoiridoidglykoside) z. B. Dihydrofoliamenthin, Menthiafolin und Swerosid, ferner geringe Mengen Gerbstoff und Flavonoide sowie bittere Monoterpenalkaloide.

▷ *Wirkung und Verwendung:* Die Droge bewirkt aufgrund des Bitterstoffgehaltes eine vermehrte Magensaft- und Gallensaftbildung. Sie wirkt appetitanregend und verdauungsfördernd. Die früher übliche Verwendung der Droge bei Fieber ist wissenschaftlich nicht begründet, da sie keine fiebersenkenden Effekte zeigt. Der B.blättertee wird bei Appetitlosigkeit, Verdauungs- sowie leichten Leber- und Gallenbeschwerden verwendet. Die Droge ist auch Bestandteil von Teemischungen, z. B. Magentee, Leber- und Gallentee. Zur Bereitung des Teeaufgusses wird 1 Teelöffel Droge (0,5 bis 1 g) mit 1 Tasse (150 ml) siedendem Wasser übergossen und 5 bis 10 Minuten bedeckt stehengelassen. Der Teeaufguß wird durch ein Sieb abgegossen. Auch die Bereitung eines Kaltwasserauszuges ist üblich. Dazu wird 1 Eßlöffel Droge mit 2 Tassen (300 ml) kaltem Wasser übergossen und etwa 4 Stunden unter gelegentlichem Umrühren stehengelassen. Der durch ein Sieb abgegossene Auszug wird jeweils 30 Minuten vor den Mahlzeiten getrunken. Neben der arzneilichen Verwendung werden die B.blätter auch zur Herstellung von bitteren Kräuterlikören benutzt.

▷ *Nebenwirkungen:* nicht bekannt.

▷ *Geschichtliches:* Da der B. in den Mittelmeerländern weitgehend fehlt, war er in der Antike unbekannt. Erst in den Kräuterbüchern des 16. Jhs. fand er als Arzneipflanze Erwähnung. Damals galt er als besonders wirksames Mittel gegen Skorbut. Er wurde außerdem gegen langwierigen Husten und andere Brustbeschwerden verwendet. Eine Abkochung von Blättern und Wurzeln in Wein diente zur Behandlung von Zahnfleischentzündungen und zur Festigung des Zahnfleisches. ↑ **Tafel 7**

Bitterkraut ↑ Tausendgüldenkraut.

Bittermittel, *Amara:* Drogen und Zubereitungen, die durch ihren Bitterstoffgehalt zu vermehrter Magensaftbildung führen und appetitanregend wirken. Als B. werden z. B. Enzianwurzel, Tausendgüldenkraut, Wermutkraut, Chinarinde, Pomeranzenschalen und Kalmus sowie die aus ihnen bereiteten Extrakte (Tee, Tinktur, weinhaltiger Auszug) verwendet. ↑ appetitanregende Mittel.

Bitterorange ↑ Pomeranze.

Bitterstoffe: bitter schmeckende Pflanzenstoffe unterschiedlicher chemischer Struktur. Die B. werden in Form wäßriger oder ethanolischer Extrakte aus Bitterstoffdrogen (auch als Aperitif oder Bitterschnaps) verwendet. Sie bewirken eine reflektorische Steigerung der Speichel- und Magensaftsekretion, teilweise auch eine Förderung der Bildung von Gallenflüssigkeit. Der Appetit wird gesteigert und die Verdauung verbessert.

Bittersüß †, *Bittersüßer Nachtschatten, Jelängerjelieber, Teufelsklatten, Zaunrebe, Solanum dulcamara:* Rankender Halbstrauch aus der Familie der Nachtschattengewächse (Solanaceae). Er ist im unteren Teil verholzt. Die niederhängenden oder kletternden Zweige sind etwa 2 m lang (selten bis 5 m). Die Blätter sind wechselständig, eiförmig-lanzettlich, die obersten meist spießförmig oder geöhrt. Die Blüten stehen in vielblütigen überhängenden Rispen. Sie sind dunkelviolett, selten weiß oder rötlich. Die Blütenkrone ist am Grund verwachsen, die spitzen Kronblätter sind später zurückgeschlagen und haben am Grund 2 grüne, weißgesäumte Flecke. Die Kelchblätter sind ebenfalls violett und am Grund verwachsen. Die Frucht ist eine eiförmige, bei der Reife glänzende rote Beere mit zahlreichen Samen.

▷ *Blütezeit:* Juni bis September.

▷ *Vorkommen:* Die Pflanze ist in Europa, Nordafrika und Teilen Asiens heimisch, in Nordamerika eingebürgert. Sie ist bevorzugt in feuchten Gebüschen, an Grabenrändern und Flußufern sowie in Erlenwäldern anzutreffen.

▷ *Drogengewinnung:* Sammelgut sind die 2- bis 3jährigen Triebe des B., die zu Beginn des Frühjahrs oder im Spätherbst nach dem Abfallen der Blätter abgeschnitten und bei Temperaturen bis 40 °C getrocknet werden.

▷ *Drogenbeschreibung:* Die Droge (B.stengel, Dulcamarae stipites) besteht aus den getrockneten, meist hohlen zylindrischen Stengelstükken. Sie sind verschieden lang, rundlich oder undeutlich 5kantig. Die Korkschicht blättert leicht ab. Die Schnittdroge ist gekennzeichnet durch bräunliche, zylindrische, längsgefurchte, meist hohle Stengelstücke mit dünner dunkler Rinde und blaßgelbem Holzkörper. Die Droge ist nahezu geruchlos und besitzt einen zuerst bitteren, später süßlichen Geschmack.

▷ *Inhaltsstoffe:* Die Droge enthält Steroidalkaloide (Soladulcin, Soladulcamarin), Saponine, Gerbstoffe und Pektine.

▷ *Wirkung und Verwendung:* Die Droge wirkt vermutlich aufgrund des Saponingehaltes schwach harntreibend und auswurffördernd. Sie fand als Bestandteil von Rheuma- und Hustentees Verwendung und wurde auch bei juckenden Hauterkrankungen und Ekzemen benutzt. Diese Anwendung ist wegen der Gefahr schädlicher Wirkungen nicht mehr üblich. Die Steroidalkaloide der Droge werden zur halbsynthetischen Herstellung von Arzneistoffen (Corticoide, Sexualhormone) benutzt.

▷ *Nebenwirkungen:* Bei Überdosierung können zentrale Erregungserscheinungen, Erbrechen, später Zungenlähmung und Behinderung des Sprechvermögens auftreten. Vergiftungen kommen insbesondere bei Kindern mit den giftigen Beeren vor. Die ganze Pflanze ist aufgrund des Alkaloidgehaltes giftig.

▷ *Geschichtliches:* Die Kräuterbücher des 16. und 17. Jhs. empfahlen das B. als zerteilendes, reinigendes, säuberndes und eröffnendes Arzneimittel vor allem gegen Leberleiden, Gelb- und Wassersucht. Es wurde außerdem zu Wundtränken verwendet. Das mit Essig und Honig zerstoßene Kraut diente als Mittel gegen die Krätze bei Mensch und Tier. Die Blätter der Pflanze wurden auf entzündete und geschwollene Glieder gelegt. Das B. fand außerdem Anwendung als Gichtmittel. Dazu wurde das in Wein aufgekochte Kraut auf die schmerzenden Glieder gelegt. Auch im Aberglauben hatte das B. Bedeutung. Sein Kraut wurde in die Wiegen gelegt und sollte die Säuglinge gegen Zauberei schützen. ↑ **Tafel 7**

Bitterwert: Maß für die Konzentration eines bitteren Stoffes. Ein B. von 200 000 (das ist z. B. der B. für Chininhydrochlorid) bedeutet, daß der Stoff in einer Verdünnung von 1:200 000 gerade noch bitter schmeckt. Der B. wird zur Standardisierung von bitter schmeckenden

Drogen und deren Zubereitungen verwendet, um eine gleichbleibende Bitterstoffwirkung bei der Anwendung zu gewährleisten. Zur Bestimmung des B. wird eine Verdünnungsreihe des Bittermittels mit Wasser hergestellt und geprüft, welche Konzentrationen bitter schmecken.

Blähung, *Flatulenz:* durch Gärung und Fäulnisvorgänge hervorgerufene Gasansammlung im Bereich des Magen-Darm-Kanals. Die B. ist häufig mit Unwohlsein, auch krampfartigen Leibschmerzen verbunden. Die Ursache können organische Störungen, aber auch die Zusammensetzung der Nahrung (blähungserzeugende Lebensmittel wie Kohl, bestimmte Obstsorten) sein. Zur Behandlung dienen ↑ blähungstreibende Mittel und diätetische Maßnahmen.

blähungstreibende Mittel, *Carminativa:* Mittel zur Beseitigung von Blähungen, z. B. Kamillenblüten, Anis-, Kümmel- und Fenchelfrüchte oder Pfefferminzblätter. Sie werden allein oder in Mischung mit anderen Drogen als *blähungstreibender Tee (windtreibender Tee, Species carminativae) benutzt.* Diese Drogen wirken sowohl schwach krampflösend als auch windtreibend.

blähungstreibender Tee ↑ blähungstreibende Mittel.

Blankenhelmer Tee ↑ Saathohlzahn.

Blasenentzündung ↑ Blasenkatarrh.

Blasenkatarrh, *Blasenentzündung, Zystitis:* Entzündung der Harnblase mit gehäuftem Harndrang und Brennen beim Wasserlassen. Häufige Ursachen des B. sind bakterielle Infektionen, Unterkühlungen oder Blasenabflußbehinderungen. Zur Behandlung des B. werden antibakteriell wirksame Arzneimittel, z. B. Sulfonamide und Antibiotika, verwendet. Pflanzliche Präparate mit harntreibender, bakterienhemmender Wirkung (Blasen- und Nierentee) dienen zur Unterstützung anderer therapeutischer Maßnahmen.

Blasenschwäche, *Enuresis, Bettnässen:* unwillkürliches Wasserlassen bei Kleinkindern als Folge seelischer Ursachen oder körperlich bedingt. Zur Behandlung finden z. B. als milde Entspannungsmittel Präparate aus Johanniskraut, zur Blasenstärkung Schachtelhalmzubereitungen Anwendung.

Blasentang ↑ Tang.

Blasen- und Nierentee, *Species urologicae:* Teemischung, die bei Beschwerden der Nieren und harnableitenden Organe verwendet wird. Bestandteile der Teemischung sind z. B. Birkenblätter, Heidekraut, Pfefferminzblätter, Ringelblumenblüten, Schachtelhalmkraut, Queckenwurzel und Bärentraubenblätter. Der B.u.N. wirkt harntreibend und harndesinfizierend und dient zur unterstützenden Behandlung.

Blaubeere ↑ Heidelbeere.

Blaue Malve ↑ Malve, Wilde.

Blauer Eisenhut ↑ Sturmhut.

Blaue Schlüsselblurne ↑ Lungenkraut.

Blaugummibaum ↑ Eukalyptus.

Bleiche Hanfnessel ↑ Saathohlzahn.

Blumenesche ↑ Mannaesche.

Bluterguß, *Hämatom:* Blutansammlung außerhalb der Blutgefäße im Gewebe z. B. nach stumpfen Verletzungen. Der B. ist zuerst als blaurote, später grüngelbe Verfärbung der Haut sichtbar. Zur Behandlung dienen Ruhigstellung und feuchte Umschläge, die schmerzlindernd und fördernd auf das Abklingen des B. wirken. Für den Umschlag wird z. B. Arnikatinktur mit Wasser im Verhältnis 1 : 3 verdünnt. Damit werden Watte oder Mullagen getränkt, etwas ausgedrückt und auf die zu behandelnde Stelle aufgelegt. Der Umschlag wird nach einigen Stunden erneuert.

Bluthochdruck, *Hypertonie:* chronische Erhöhung des Blutdrucks. Es werden mehrere Schweregrade des B. unterschieden. Schwere Formen des B. sind mit Organschädigungen (Nieren, Gefäße, Gehirn, Augen) verbunden. Die Ursachen des B. sind z. B. erbliche Faktoren, aber auch falsche Ernährung, Übergewicht, Bewegungsmangel, Rauchen, Lärmbelastung oder zu wenig Schlaf. Zur Behandlung des B. dienen spezifisch wirksame Arzneimittel, deren Anwendung nach ärztlicher Anweisung erfolgen muß. Bei bestimmten Formen des B. werden unter anderem Arzneimittel mit Reserpin aus Rauwolfiawurzel als Wirkstoff verwendet. Zur unterstützenden Behandlung dienen Zubereitungen (Fertigarzneimittel) aus Olivenblättern und Knoblauch.

Blutkraut ↑ Johanniskraut.

Blutreinigungstee: Teemischung, die schwach harntreibend und schwach abführend wirkt. Der B. dient in der Volksmedizin zur unterstützenden Behandlung von bestimmten Hautkrankheiten, rheumatischen Beschwerden oder Gicht und wird gern für Frühjahrskuren verwendet. Typische Bestandteile des B. sind harntreibend wirkende Teedrogen, z. B. Hauhechelwurzel, Birken- und Brennesselblätter, Heidekraut sowie Wacholderbeeren. Sie werden kombiniert mit Drogen, die schwach abführend und galletreibend wirken, z. B. Faulbaumrinde und Löwenzahnkraut. Ein Dauergebrauch von B. wird wegen des Gehalts an ↑ Faulbaumrinde nicht empfohlen.

blutstillendes Mittel, *Hämostyptikum:* Arzneimittel, das örtlich blutstillend wirkt. Als b. M. pflanzlichen Ursprungs wird z. B. das Pektin aus Äpfeln medizinisch verwendet.

Blutwurz, *Aufrechtes Fingerkraut, Ruhrwurz, Tormentill, Potentilla erecta:* ausdauernde, bis 30 cm hohe Pflanze aus der Familie der Rosengewächse (Rosaceae). Die B. bildet aus einem fingerdicken, schwarzbraunen Wurzelstock im Frühjahr zuerst meist 5 gestielte, 3zählige Grundblätter, in deren Achseln sich bogig aufsteigende oder niederliegende stielrunde, nicht wurzelnde Stengel bilden. Die Stengelblätter sind sitzend oder kurzgestielt und 3teilig gefingert. Sie erscheinen durch Nebenblätter 5zählig. Die zahlreichen gelben, bis etwa 1 cm breiten Blüten sind langgestielt und 4zählig. Die Frucht ist ein eiförmiges, runzeliges, gefurchtes Nüßchen.

▷ *Blütezeit:* Mai bis August.

▷ *Vorkommen:* Die B. ist in Europa, Westsibirien und Vorderasien heimisch. Die Pflanze ist auf Sand- und Torfböden, Magerrasen und Feuchtheiden, an sonnigen Abhängen und Böschungen anzutreffen.

▷ *Drogengewinnung:* Die Wurzelstöcke der B. werden im März und April oder im September und Oktober gegraben, von anhaftenden Wurzeln und Erde befreit und zunächst ohne künstliche Wärme einige Tage vorgetrocknet. Die Nachtrocknung erfolgt bei Temperaturen bis 50 °C.

▷ *Drogenbeschreibung:* Die Droge (Tormentillwurzel, B., Tormentillae rhizoma) besteht aus den getrockneten Wurzelstöcken. Die Schnittdroge ist gekennzeichnet durch unregelmäßige, sehr harte, kantige, vielfach löcherige Stücke, die teilweise braun- oder dunkelrot sind. Sie werden außen von dunkelrotbraunem Kork bedeckt und innen von weißen Bündeln und Streifen durchzogen. Die Droge ist nahezu geruchlos und schmeckt herb und stark zusammenziehend.

▷ *Inhaltsstoffe:* Die Droge enthält Gerbstoffe, Pflanzensäuren, Flavonoide, sehr wenig ätherisches Öl und Tormentosid (Tormentillsäureglucosid). Die Gerbstoffe gehen bei der Lagerung in unlösliche Phlobaphene (Tormentillrot) über.

▷ *Wirkung und Verwendung:* Die Zubereitungen der Droge (Teeaufguß, Tinktur) wirken aufgrund des Gerbstoffgehaltes adstringierend, entzündungshemmend und heilungsfördernd. Sie werden äußerlich bei Entzündungen des Zahnfleischs und der Mundschleimhaut sowie innerlich bei leichten Durchfallerkrankungen verwendet.
Zur Bereitung des Teeaufgusses wird 1 gehäufter Teelöffel Droge (3 bis 4 g) mit 1 Tasse (150 ml) siedendem Wasser übergossen und 10 Minuten in schwachem Sieden gehalten. Anschließend wird der Teeaufguß durch ein Sieb abgegossen. Bei leichten Durchfallerkrankungen wird 2 mal täglich 1 Tasse frisch bereiteter Tee zwischen den Mahlzeiten getrunken. Die Anwendung ist auf 3 bis 4 Tage zu beschränken. Sollten die Durchfälle länger anhalten, so ist eine ärztliche Behandlung erforderlich. Bei Entzündungen im Mund- und Rachenraum wird mehrmals täglich mit dem lauwarmen Tee gespült oder gegurgelt. Die Tormentilltinktur wird zur Pinselung des Zahnfleisches oder, mit Wasser verdünnt, zum Spülen oder Gurgeln verwendet. Technisch wird die Droge zum Gerben und zur Tintenfabrikation eingesetzt.

▷ *Nebenwirkungen:* Bei empfindlichen Personen können bei der Einnahme von B.zubereitungen Magenreizungen und Erbrechen auftreten.

▷ *Geschichtliches:* In Mitteleuropa wurde die B. schon seit ältesten Zeiten als Arzneipflanze besonders bei Durchfall, Ruhr, Menstruationsbeschwerden und Pest, aber auch bei Viehkrankheiten angewendet. Infolge landwirtschaftlicher Intensivierung und Melioration ist die früher häufige Pflanze in vielen Teilen Mitteleuropas bereits selten geworden. ↑ **Tafel 7**

Bock, Hieronymus, Botaniker, Arzt und Theologe, * um 1498 Heidesbach bei Zweibrücken, † 21. Februar 1554 Hornbach. B. gab 1539 ein Kräuterbuch heraus, das zu den besten jener Zeit gehörte und insbesondere Arzneipflanzen seiner engeren Heimat berücksichtigte. Die Pflanzenbeschreibungen enthielten auch Angaben über den Fundort und die medizinische Verwendung. B. wird neben

O. Brunfels und L. Fuchs zu den Vätern der Botanik gezählt.

Bockshornklee, *Griechisch Heu, Kuhhornklee, Trigonella foenum-graecum:* einjähriges, bis 50 cm hohes Kraut aus der Familie der Hülsenfruchtgewächse (Fabaceae). Der B. bildet aus einer langen schlanken Pfahlwurzel aufrechte oder aufsteigende, mehr oder minder verzweigte Stengel. Die 3zähligen Blätter besitzen fast gleich große, bis 4 cm lange Teilblättchen. Diese sind lanzettlich, ganzrandig und nur im oberen Teil fein gezähnt. Am Grund des Blattstiels befinden sich 2 häufig stark behaarte Nebenblätter. Die fast ungestielten Blüten befinden sich einzeln oder zu zweit in den Blattachseln. Sie sind hellgelb, selten dunkler oder hellviolett. Die Frucht ist eine Hülse, die bis 20 Samen enthält.

▷ *Blütezeit:* Juni, Juli.

▷ *Vorkommen:* Der B. ist im Mittelmeergebiet, in der Ukraine, in Indien und Südwestasien heimisch. Er wird in diesen Ländern, aber auch in anderen Gebieten, als Kulturpflanze angebaut. Mitunter wächst die Pflanze auch verwildert auf kalkhaltigen Böden.

▷ *Drogengewinnung:* Die Früchte des B. werden im August, wenn sie beginnen gelb zu werden, geerntet. Nach dem Trocknen werden die Samen ausgedroschen und nachgetrocknet.

▷ *Drogenbeschreibung:* Die Droge (Bockshornsamen, griechischer Heusamen, Kuhbohnen, Kuhhornsamen, Ziegenhornkleesamen, Foenugraeci semen) besteht aus den getrockneten Samen. Sie sind unregelmäßig rhombisch, flachgedrückt und haben abgerundete Ecken und Kanten. Die Bockshornsamen sind 3 bis 5 mm lang, 2 bis 3 mm breit und dick, hart und hellbraun, rötlich oder gelblichgrau. Die Droge besitzt einen eigenartig würzigen Geruch und schmeckt etwas bitter und schleimig.

▷ *Inhaltsstoffe:* Die Bockshornsamen enthalten 20 bis 45% Schleim, Eiweiß, fettes Öl, Saponine, z. B. Trigonellosid, Flavonoide, z. B. Vitexin und Trigonellin, Bitterstoffe (Furostanolglykoside) und sehr wenig ätherisches Öl.

▷ *Wirkung und Verwendung:* Die Bockshornsamen werden aufgrund des Schleimgehaltes und Wärmespeichervermögens äußerlich als erweichendes Mittel verwendet. Sie dienen in Form von Umschlägen zur Behandlung von Hauterkrankungen (Furunkel, Geschwür). Für den Breiumschlag wird die Droge (50 g) grob gepulvert und mit heißem Wasser (125 ml) 5 Minuten gekocht und zu einem dicken Brei verrührt. Dieser wird auf ein Leinentuch gestrichen und auf die zu erweichende Stelle gelegt. Innerlich wird die Droge aufgrund des Bitterstoffgehaltes bei Appetitlosigkeit verwendet. 3mal täglich wird ein halber Teelöffel voll (etwa 2 g) zerkleinerter Bockshornsamen mit Flüssigkeit eingenommen. In der Volksmedizin wird die Droge auch als Schleimmittel bei Katarrhen der oberen Luftwege benutzt. Dafür wird ein Kaltwasserauszug der Droge verwendet.
Zur Bereitung des Auszuges wird 1 Teelöffel Droge (4,5 g) mit 1 Tasse (150 ml) Wasser übergossen und 3 Stunden stehengelassen. Anschließend wird durch ein Sieb abgegossen. Von diesem Auszug, der auch mit Honig gesüßt werden kann, wird mehrmals täglich 1 Tasse getrunken.

Üblich ist auch die Verwendung des geschroteten Bockshornsamens. als Stärkungsmittel (Kohlenhydrat-, Fett und Eiweißgehalt der Droge). Eine blutzuckersenkende und eine die Milchbildung stillender Mütter fördernde Wirkung der Droge konnten bisher wissenschaftlich nicht nachgewiesen werden.

▷ *Nebenwirkungen:* Bei wiederholter äußerlicher Anwendung können unerwünschte Hautreaktionen auftreten.

▷ *Geschichtliches:* Sowohl im Altertum als auch im Mittelalter galt der B. als außerordentlich heilkräftig und wurde deshalb viel angebaut. Im Capitulare de villis wurde die Pflanze genannt. Die Kräuterbücher des 16. und 17. Jhs. empfahlen vor allem die Verwendung des Samens zu schmerzstillenden und erweichenden Umschlägen und zu Klistieren. Der durch Abkochung der Samen gewonnene Schleim diente als Mittel gegen Augenentzündungen, Schuppen und Kopfgrind, das aus den Samen gepreßte Öl gegen Kropfleiden und harte Geschwüre. ↑ **Tafel 7**

Bockwurz ↑ Bibernelle, Große

Bohne ↑ Gartenbohne

Bohnenhülsen ↑ Gartenbohne.

Bohnenkraut, *Kölle, Pfefferkraut, Satureja hortensis:* einjährige, bis 60 cm hohe krautige Pflanze aus der Familie der Lippenblütengewächse (Lamiaceae). Der grüne oder rötliche Stengel ist mehr oder weniger behaart, stumpf 4kantig und an den Knoten vom Grund an buschig verästelt. Die gegenständigen Blätter sind bis 3 cm lang, schmallanzettlich, ganzrandig und spitz. Sie haben eine drüsig punktierte, schwach behaarte Blattspreite. Die Blütenkrone ist violett oder weißlich und überragt die Kelchblätter nur wenig. Der Kelch ist glockenförmig, grün oder violett und behaart. Die Frucht ist eine Spaltfrucht, die in 4 Nüßchen (Klausen) zerfällt. Die Pflanze besitzt einen aromatischen Geruch.

▷ *Blütezeit:* Juli bis Oktober.

▷ *Vorkommen:* Das B. ist im östlichen Mittelmeergebiet und am Schwarzen Meer heimisch. Die Pflanze wird in Europa und Westasien vielfach kultiviert.

▷ *Drogengewinnung:* In den Monaten Juli und August werden die unverholzten Teile des Triebes geerntet. Das Erntegut wird an schattigen, luftigen Plätzen ohne Anwendung künstlicher Wärme getrocknet. Die Droge stammt aus dem Feldanbau, zum Teil auch aus Gartenkulturen.

▷ *Drogenbeschreibung*: Die Droge (B., Saturejae herba) besteht aus dem getrockneten blühenden Kraut. Die Schnittdroge ist gekennzeichnet durch die eingerollten Blattstückchen. Sie sind punktiert und haben einen deutlichen Mittelnerv. Ferner kommen stumpf 4kantige Stengelstücke und mitunter auch kleine blaßblaue, rötliche oder weißliche Blüten mit glockenförmigem Kelch sowie kleine eiförmige Nüßchen vor. Die Droge besitzt einen würzigen Geruch und einen brennenden und scharfen Geschmack.

▷ *Inhaltsstoffe:* Die Droge enthält bis 2% ätherisches Öl mit Carvacrol als Hauptbestandteil, daneben Gerbstoffe und wenig Schleim.

▷ *Wirkung und Verwendung:* Der B.-Teeaufguß wirkt aufgrund des ätherischen Ölgehaltes etwas fördernd auf die Magensaftbildung, blähungstreibend, aber auch antiseptisch. Das B. wird in der Volksmedizin bei leichten Verdauungsstörungen sowie zur unterstützenden Behandlung von Husten und Halsentzündungen (antiseptische, auswurffördernde Wirkung des ätherischen Öls und entzündungshemmende Wirkung der Gerbstoffe) benutzt.
Zur Bereitung des Teeaufgusses wird 1 Teelöffel Droge (1,5 g) mit 1 Tasse (150 ml) siedendem Wasser übergossen und 10 bis 15 Minuten bedeckt stehengelassen. Der Teeaufguß wird durch ein Sieb abgegossen. Bei Verdauungsstörungen oder Husten wird 2 bis 3mal täglich 1 Tasse Tee getrunken. Zum Spülen und Gurgeln bei Halsentzündungen kann die 3fache Drogenmenge für den Teeaufguß verwendet werden. Das B. wird vor allem als Gewürz für Fleischgerichte, speziell Bohnengerichte, Pizza, Suppen und Soßen verwendet.

▷ *Nebenwirkungen:* Bei hautempfindlichen Personen können allergische Hautentzündungen und Ausschläge auftreten.

▷ *Geschichtliches:* Schon die Römer wußten die Würzkraft des B. zu schätzen. Im frühen Mittelalter war es bereits in süddeutschen Gärten zu finden. Im Capitulare de villis wird das B. erwähnt, und im Heilkräutergarten des St.-Gallener Klosterplanes ist es verzeichnet.
↑ **Tafel 8**

Bohnenschalen ↑ Gartenbohne.

Boldo-Baum, *Boldo, Peumus boldo:* immergrüner, bis 6 m hoher, zweihäusiger Baum oder Strauch aus der Familie der Monimiengewächse (Monimiaceae). Die graugrünen Blätter sind bis etwa 6 cm lang, bis 3 cm breit, ledrig, brüchig, kurzgestielt, eiförmig und elliptisch, oben zugespitzt oder abgerundet und ganzrandig. Der Blattrand ist etwas nach unten umgebogen. Die 5zähligen, weißen oder gelblichen, glockigen Blüten haben zahlreiche Staubblätter. Sie sind zu traubigen Blütenständen vereinigt. Die Frucht ist eine Steinfrucht.

▷ *Vorkommen:* Der B. ist in den Trockenregionen Chiles heimisch, heute auch in Nordafrika und im westlichen Nordamerika verbreitet.

▷ *Drogengewinnung:* Die Blätter werden das ganze Jahr über geerntet und im Schatten getrocknet.

▷ *Drogenbeschreibung:* Die Droge (B.blätter, Boldo folium) besteht aus den getrockneten Blättern. Sie sind graugrün, ledrig und steif, eiförmig oder elliptisch, brüchig, meist am Rand leicht nach unten eingerollt. Auf der Oberseite sind helle Höckerchen erkennbar, auf der Unterseite treten der Mittelnerv und die bogenförmig verlaufenden Seitennerven deutlich hervor. Die Droge riecht stark würzig und eigenartig und besitzt einen brennend würzigen, etwas bitteren Geschmack.

▷ *Inhaltsstoffe:* B.blätter enthalten Aporphin-Alkaloide, vor allem Boldin, daneben Isocorydin und Nor-Isocorydin, ferner Flavonoide und 2 bis 3% ätherisches Öl mit p-Cymol, Cineol und Ascaridol.

▷ *Wirkung und Verwendung:* Auszüge aus B.blättern wirken fördernd auf die Bildung von Gallenflüssigkeit und deren Ausschei-

dung, anregend auf die Magensaftbildung und krampflösend auf die glatte Muskulatur des Magen-Darm-Bereiches. Auch eine gewisse harntreibende Wirkung ist vorhanden.
Anwendungsgebiete für den Teeaufguß und Fertigarzneimittel (alkoholische Tinkturen als Kombinationspräparate, Tabletten/Dragees mit Trockenextrakt) sind leichte krampfartige Magen-Darm-Störungen und Verdauungsbeschwerden, besonders bei funktionellen Störungen des Gallensystems.
Zur Bereitung des Teeaufgusses wird 1 Teelöffel feingeschnittene Droge (1,5 g) mit 1 Tasse (150 ml) siedendem Wasser übergossen und 10 bis 15 Minuten stehengelassen. Der Teeaufguß wird durch ein Sieb abgegossen. 2 bis 3 mal täglich wird 1 Tasse des frisch bereiteten Teeaufgusses warm zwischen den Mahlzeiten getrunken.

▷ *Hinweis:* Bei akuten Beschwerden, die länger als eine Woche andauern oder periodisch wiederkehren, wird die Rücksprache mit einem Arzt empfohlen.

▷ *Nebenwirkungen:* bei der empfohlenen Dosierung nicht bekannt. Bei höherer Dosierung können aufgrund des Alkaloidgehaltes Krämpfe auftreten. Das Ascaridol kann eine Störung des Zentralnervensystems hervorrufen.

▷ *Geschichtliches:* In Chile wurden die B.blätter traditionell als Küchengewürz verwendet. Ihre arzneiliche Verwendung gegen Geschlechtskrankheiten, speziell gegen Tripper, ist ebenfalls überliefert. ↑ **Tafel 8**

Borago officinalis ↑ Boretsch.

Boretsch, *Borretsch, Gurkenkraut, Borago officinalis:* einjährige, bis 60 cm hohe krautige Pflanze aus der Familie der B.gewächse (Boraginaceae). Der B. besitzt einen verzweigten Stengel mit wechselständigen, fast ganzrandigen, zum Grund verschmälerten Blättern. Die grundständigen Blätter bilden eine Rosette, die unteren Stengelblätter sind kurzgestielt, die oberen sitzend. Die nickenden und langgestielten Blüten besitzen einen 5zähligen Kelch und eine blaue oder rötliche, selten weiße 5zählige Blütenkrone. Sie stehen in Doppelwickeln. Die Frucht ist ein eiförmiges, hellbraunes Nüßchen. Die ganze Pflanze ist rauh behaart.

▷ *Blütezeit:* Juni, Juli.

▷ *Vorkommen:* Der B. stammt wahrscheinlich aus dem Mittelmeerraum und ist in Europa allgemein eingebürgert. Er wird in Gärten und Feldkulturen angebaut.

▷ *Drogengewinnung:* Das Kraut des B. wird zu Beginn der Blütezeit gesammelt und an schattigen, luftigen Plätzen oder auch schnell in der Sonne getrocknet. Die Anwendung künstlicher Wärme bis 40 °C ist möglich.

▷ *Drogenbeschreibung:* Die Droge (B.kraut, Boraginis herba) besteht aus den getrockneten oberirdischen Pflanzenteilen. Die Schnittdroge ist gekennzeichnet durch Teile der steif behaarten Stengel und grüne Blattstücke, die beiderseits behaart sind. Daneben sind rauhhaarige Kelche und Teile der Kronblätter sowie Knospen vorhanden. Die Droge ist nahezu geruchlos und geschmacklos.

▷ *Inhaltsstoffe:* Das B.kraut enthält Schleim, Gerbstoffe, Saponine, Kieselsäure und Mineralsalze.

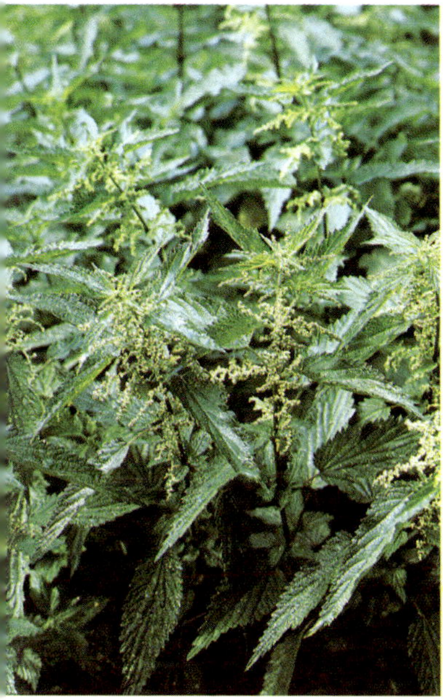

Brennessel

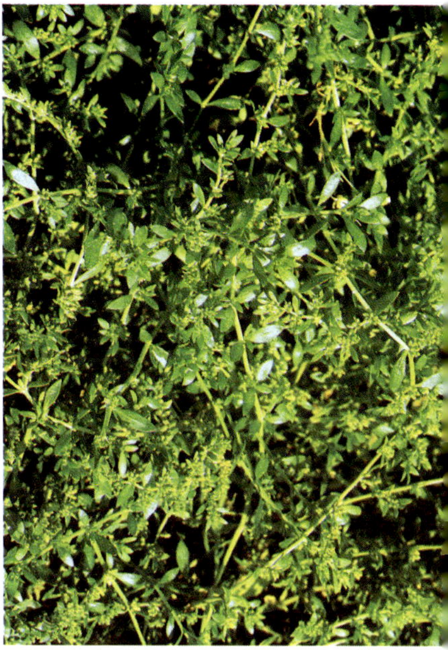

Bruchkraut, Kahles

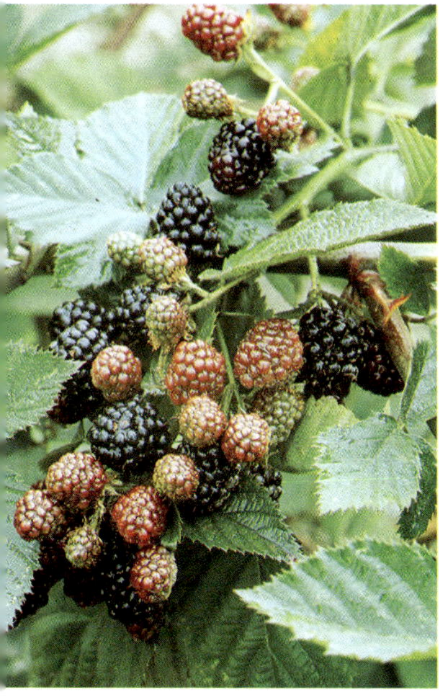

Brombeere

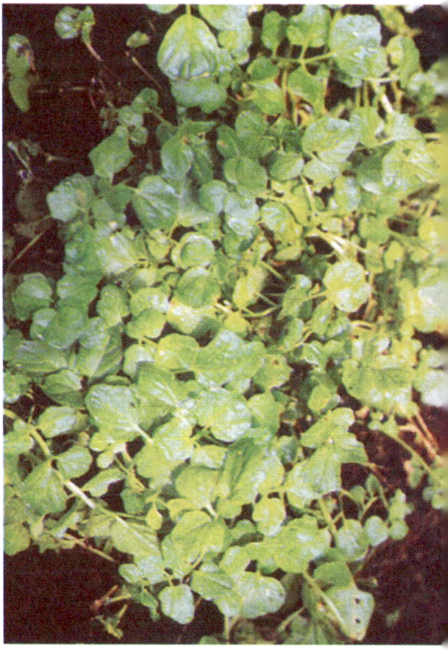

Brunnenkresse

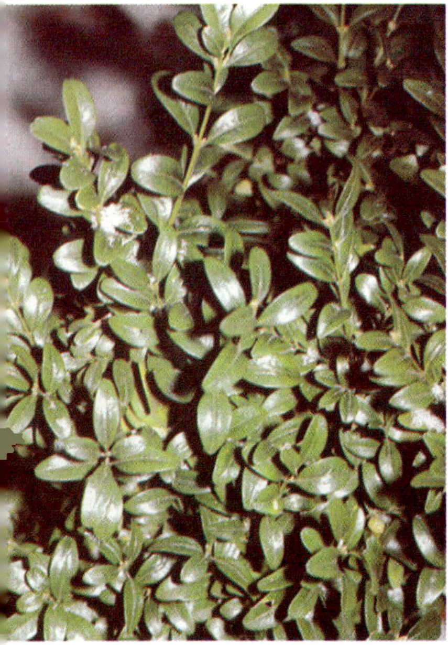

Buchsbaum

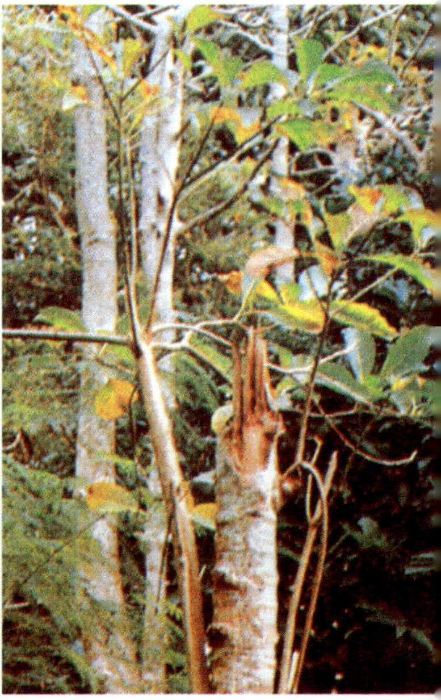

Chinarindenbaum

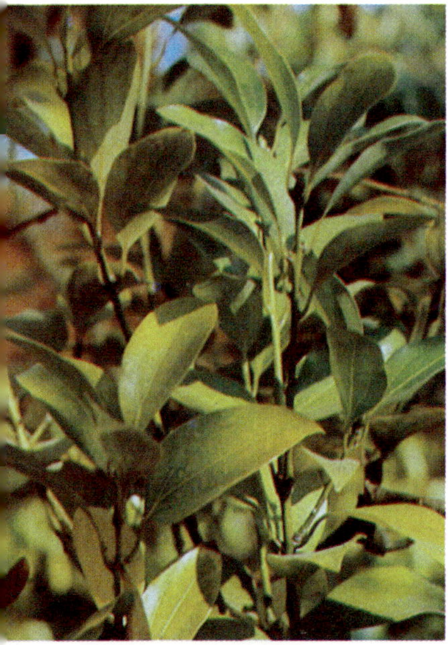

Ceylonzimtbaum

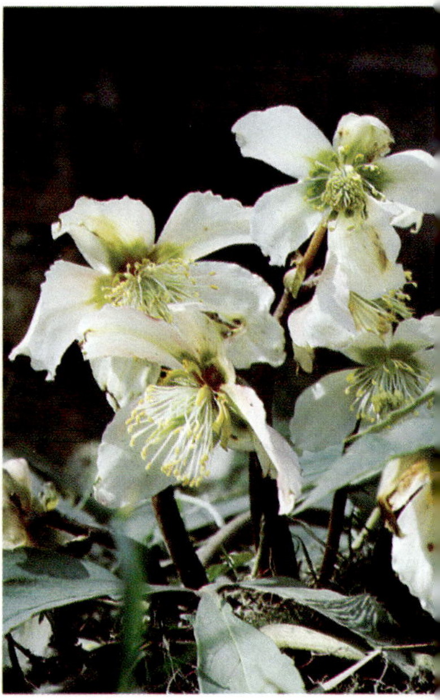

Christrose

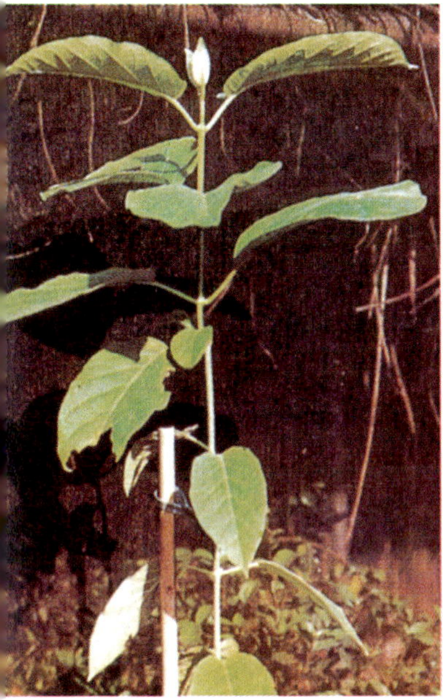

Condurangostrauch

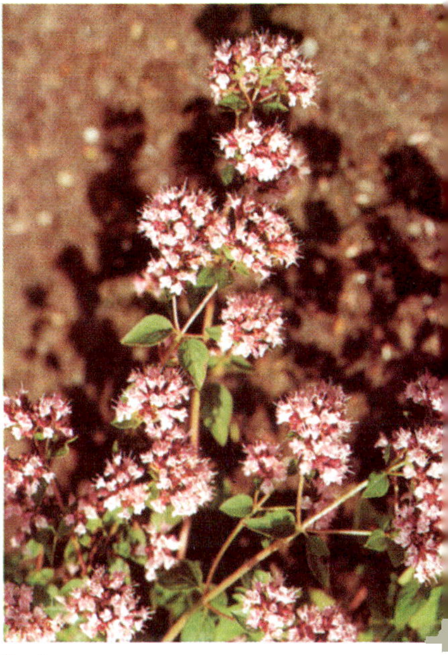

Dost

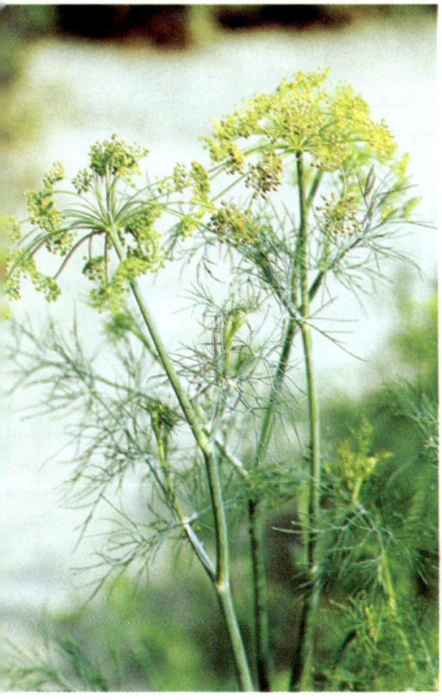

Dill

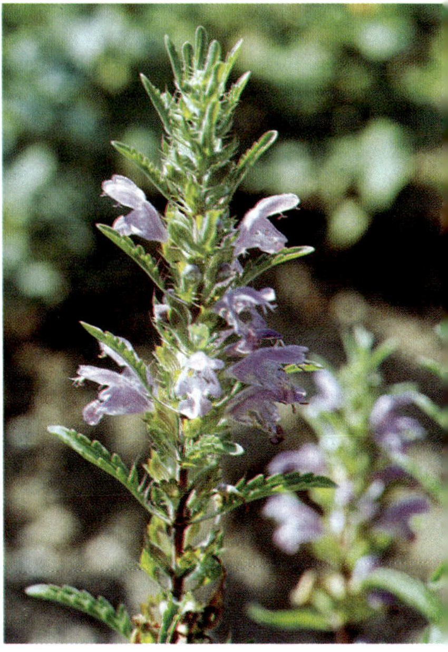

Drachenkopf

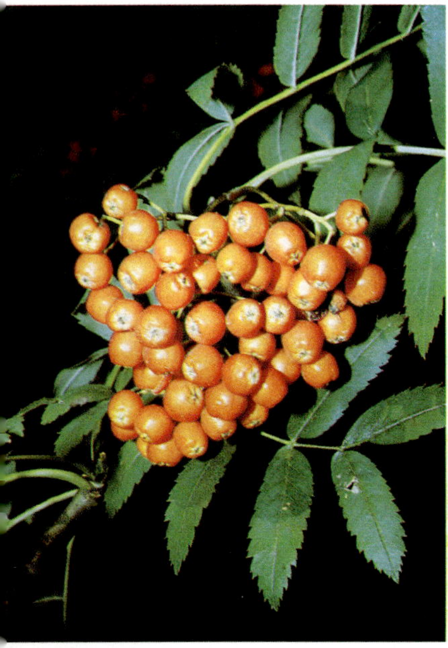

Eberesche

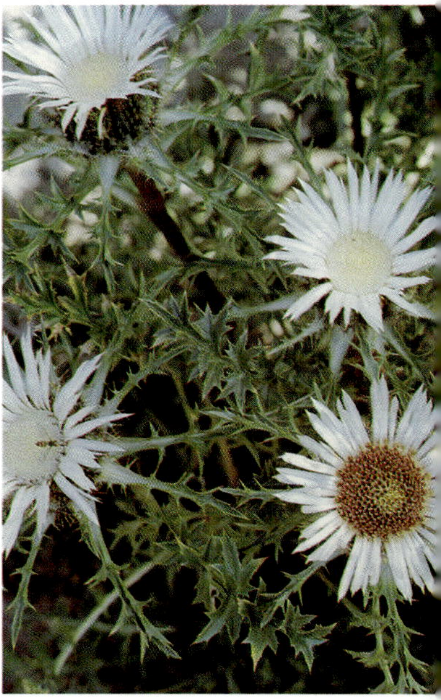

Eberwurz

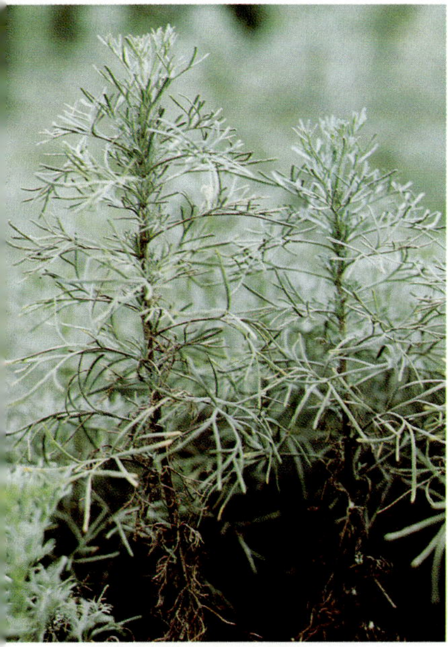

Eberraute

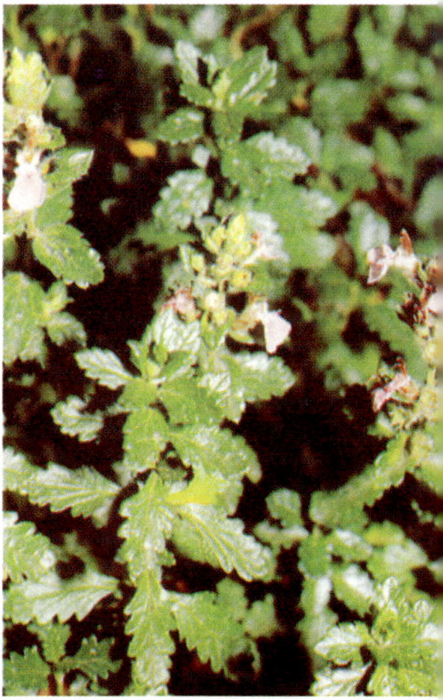

Edelgamander

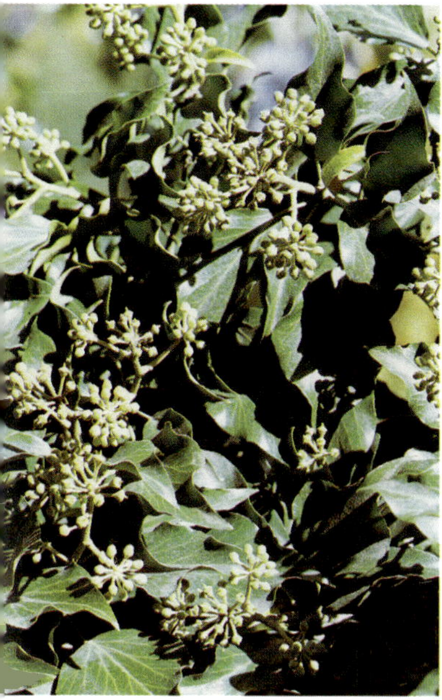

Efeu

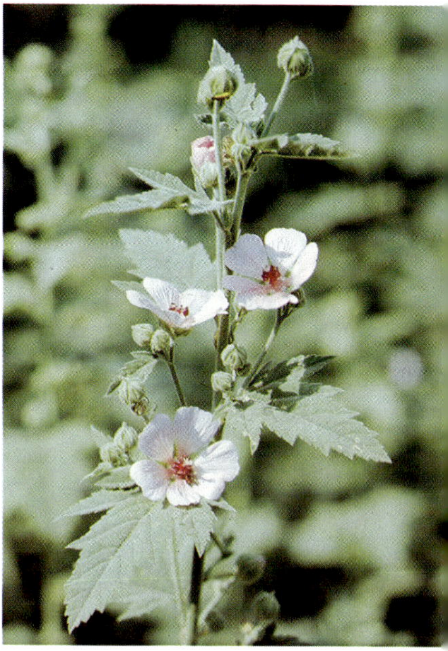

Eibisch

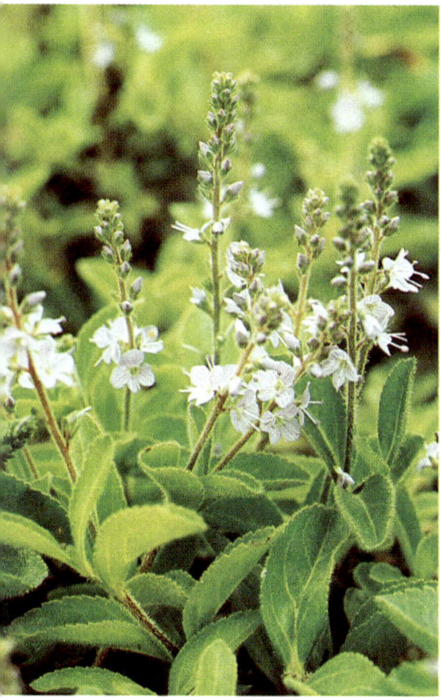

Ehrenpreis

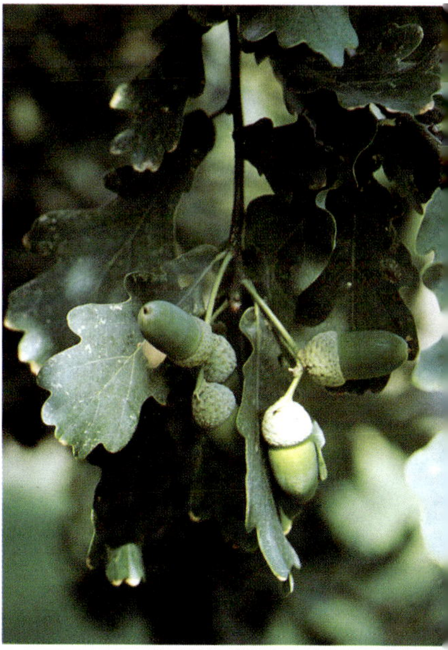

Eiche

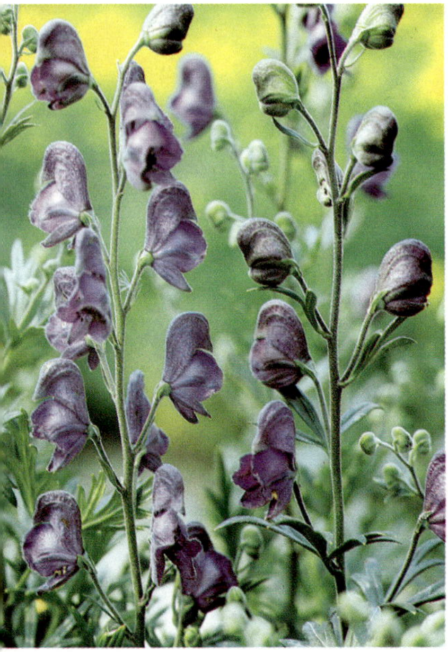

Eisenhut

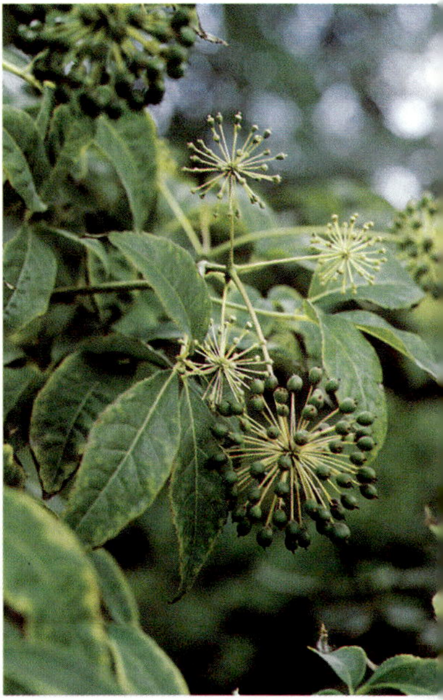

Eleutherokokk

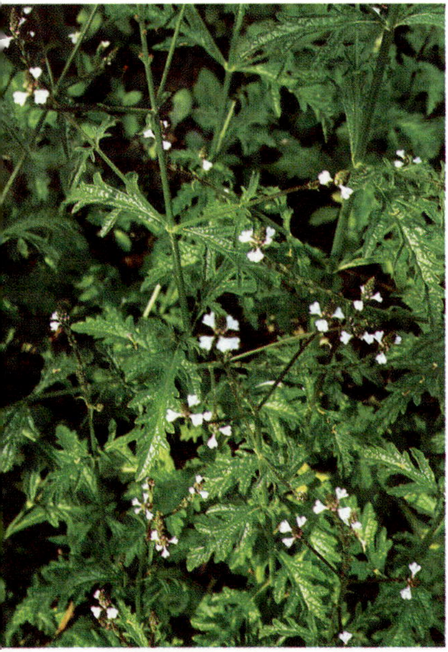

Eisenkraut

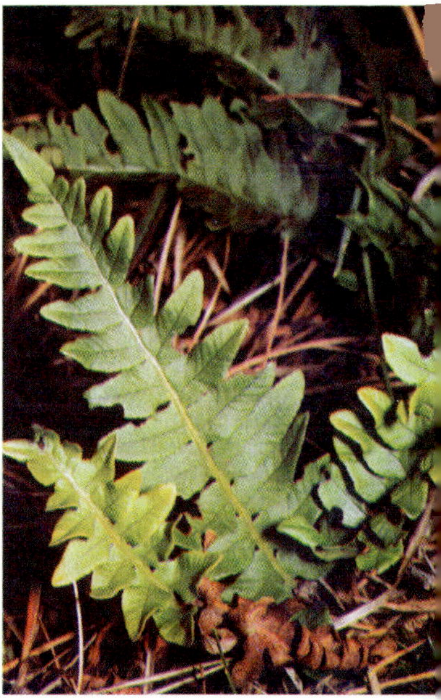

Engelsüß

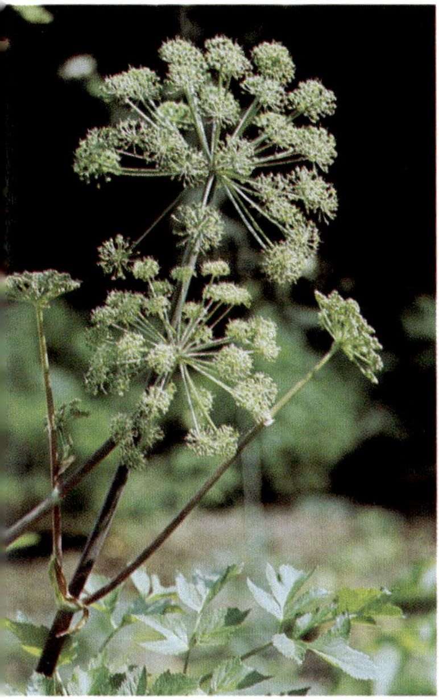

Engelwurz

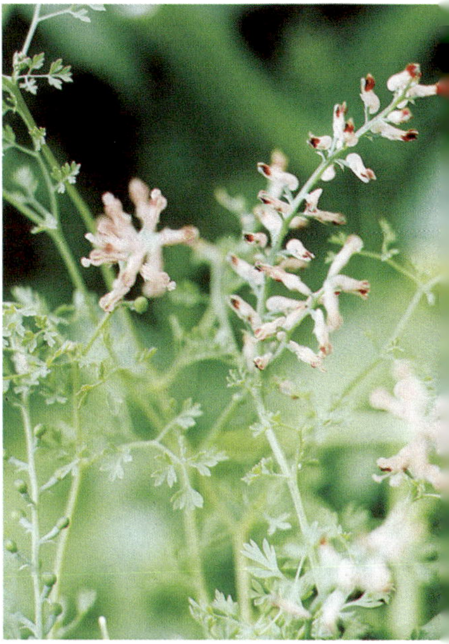

Erdrauch

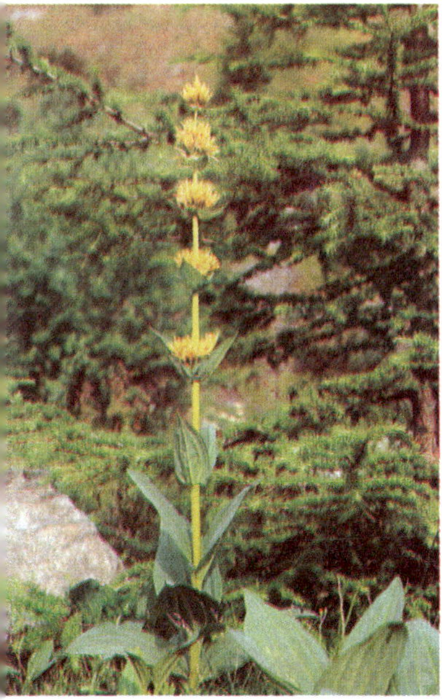

Enzian, Gelber

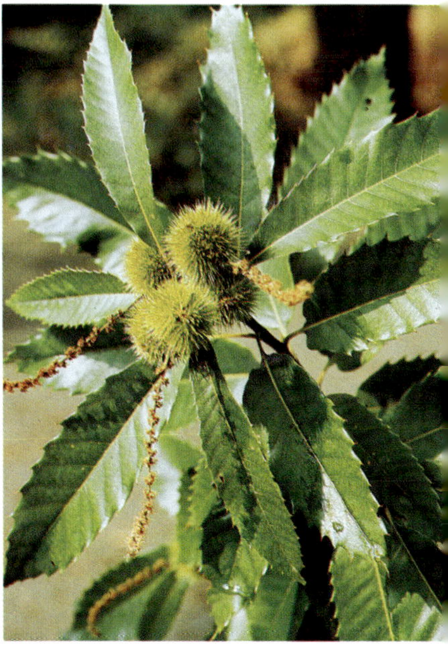

Eßkastanie

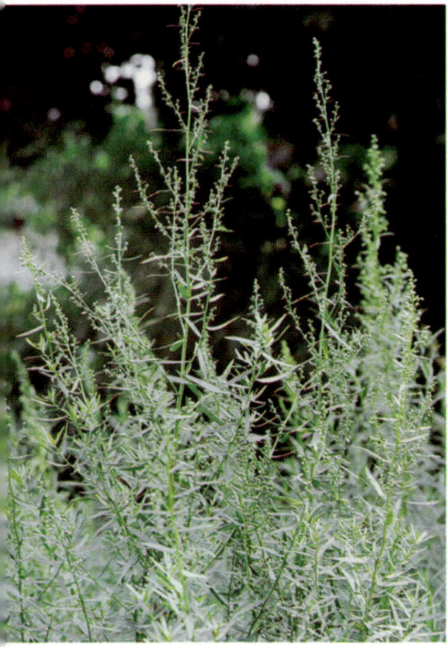

Estragon

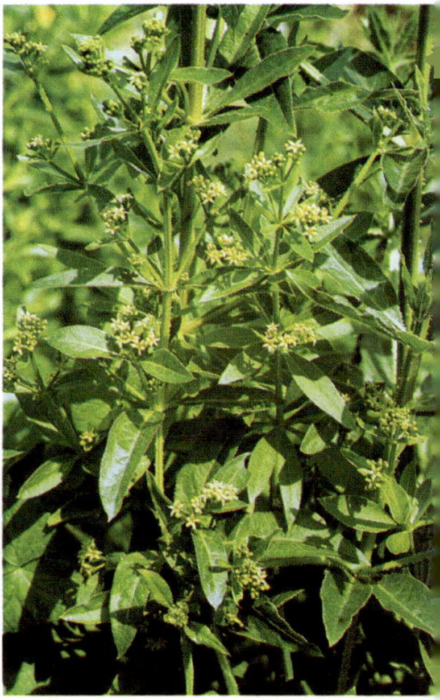

Färberkrapp

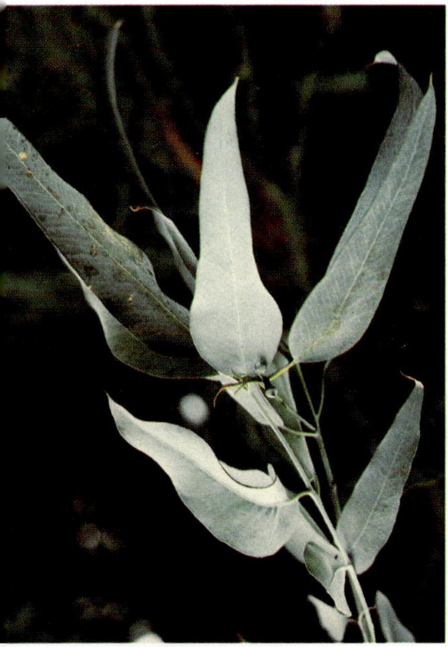

Eukalyptus

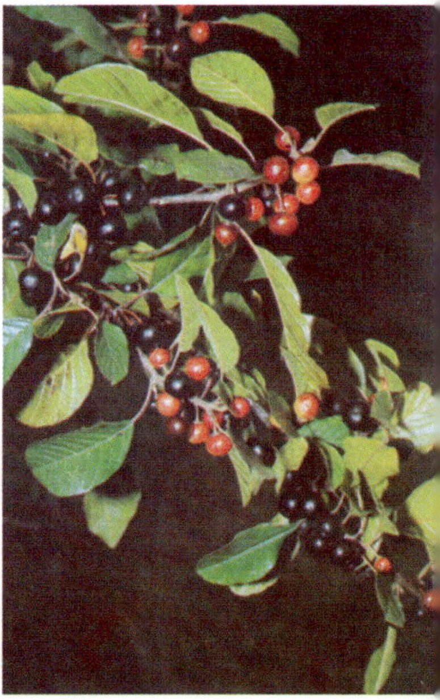

Faulbaum

▷ *Wirkung und Verwendung:* Das B.kraut besitzt eine gewisse entzündungshemmende Wirkung. Es wird ausschließlich in der Volksmedizin bei Entzündungen der Harnwege und aufgrund seines Schleim- und Saponingehaltes bei Husten, Heiserkeit und Bronchialkatarrh verwendet. Der aus Frischpflanzen gewonnene Saft kann als kosmetisches Mittel zur Reinigung und Straffung der Gesichtshaut benutzt werden. Junge B.blätter werden wegen des frischen, gurkenähnlichen Geschmacks zum Würzen von Salaten und Kräutersoßen verwendet. Getrocknet ist das B.kraut als Gewürz wertlos.

▷ *Nebenwirkungen:* nicht bekannt.

▷ *Geschichtliches:* Der im Mittelmeergebiet heimische B. wurde seit dem Mittelalter auch in den mitteleuropäischen Gärten als Gewürz- und Arzneipflanze angepflanzt. Der B. galt im 16. und 17. Jh. als eines der besten herzstärkenden Kräuter, wurde aber auch gegen Melancholie, Schwindsucht, Gelbsucht und Fieber sowie zur Blutreinigung verwendet. Der zerstoßene Samen, mit Wein eingenommen, sollte den stillenden Müttern Milch bringen. Aus den jungen Blättern stellte man einen Salat her, die gurkenartig schmeckenden Blätter setzte man als Würze den eingemachten Gurken zu. ↑ **Tafel 8**

Borretsch ↑ Boretsch.

Brandheide ↑ Heidekraut.

Brandlattich ↑ Huflattich.

Brassica nigra ↑ Senf, Schwarzer.

Brauner Senf ↑ Senf, Schwarzer.

Brechdurchfall: gleichzeitiges Auftreten von Erbrechen und Durchfall, besonders bei infektiösen Erkrankungen des Magen-Darm-Kanals oder Vergiftungen. Der B. wird meist durch den Genuß verdorbener Lebensmittel verursacht. Zur symptomatischen Behandlung dienen zu Beginn Abführmittel (z. B. Sennesblätter, Rhabarberwurzel). Bei schwerem Verlauf sind Magen-Darm-Spülungen, Infusionen, Herz- und Kreislaufbehandlung sowie Antibiotikagaben erforderlich.

Brechmittel, *Emetika:* Stoffe und Zubereitungen, die Erbrechen auslösen. Die B. werden bei Vergiftungen verwendet, um die noch im Magen befindlichen Giftreste zu entfernen. Ein wirksames pflanzliches B. ist das Emetin, ein Alkaloid der Brechwurzel, das in Form des Brechwurzelsirups angewendet wird.

Brechnußbaum ↑ Strychninbaum.

Brechrauwolfia ↑ Rauwolfia.

Brechreiz: durch Reizung von Nerven im Rachenraum, Magen und in bestimmten Eingeweidebezirken im Brechzentrum des Gehirns ausgelöster Reflex. Der B. kann durch zentrale Erregung, verschiedene Erkrankungen, aber auch durch Brechmittel ausgelöst werden. Der B. läßt sich durch tiefes Atmen sowie durch Arzneimittel gegen Erbrechen (Antiemetika) vermindern. Gegen B. ist auch gepulverte Ingwerwurzel wirksam.

Brechwurzel †, *Cephaelis ipecacuanha*: immergrüner, ausdauernder, bis 40 cm hoher Halbstrauch aus der Familie der Rötegewächse (Rubiaceae). Die Pflanze bildet aus einem dünnen und kurzen Wurzelstock viele Nebenwurzeln und einige Stengel. Die Blätter sind gestielt, ungeteilt und ganzrandig bis 7 cm lang. Die kleinen weißen Blüten sind 5zählig und stehen in köpfchenförmigen Blütenständen. Die Frucht ist eine schwarze Steinfrucht. Zur Drogengewinnung wird auch die ähnliche *Cephaelis acuminata* verwendet.

▷ *Vorkommen:* Die B. ist in Brasilien und Bolivien heimisch. Die Pflanze wird in Brasilien, Indien und auf dem Malaiischen Archipel kultiviert. Cephaelis acuminata ist wildwachsend in Mittelamerika, vor allem in Kolumbien, Nicaragua und Panama, zu finden.

▷ *Drogengewinnung:* Die Wurzeln und Wurzelstöcke 3- bis 4jähriger Pflanzen werden im Frühjahr gesammelt, gewaschen und getrocknet. Die Droge stammt aus der Wildsammlung und aus Kulturen.

▷ *Drogenbeschreibung:* Die Droge (B., Ipecacuanhae radix) besteht aus den getrockneten Wurzeln und Wurzelstöcken. Die Wurzeln sind meist unverzweigt, nahezu zylindrisch und hin- und hergebogen. Die Außenseite ist braun, graubraun oder rötlichbraun. Sie sind bis 6 mm dick und besitzen eine nahezu glatte Oberfläche oder haben mehr oder weniger dicht stehende Wülste und Einschnürungen. Die Rinde löst sich, besonders bei den dickeren Wurzeln, leicht vom Holz ab. Die braunen, graubraunen oder rötlichbraunen Wurzelstöcke sind bis 3 mm dick und längsfurchig. Die Droge besitzt einen schwach wahrnehmbaren Geruch und schmeckt stark bitter.

▷ *Inhaltsstoffe:* Die Droge enthält die Alkaloide Emetin, Cephaelin, Psychotrin und Methylpsychotrin, ferner iridoide Isochinolinglucoside und Stärke.

▷ *Wirkung und Verwendung:* Die Zubereitungen der Droge (Tinktur, Sirup, Teeaufguß) wirken aufgrund des Emetin- und Cephaelingehaltes in kleinen Dosen schleimlösend und auswurffördernd. Sie werden bei Keuchhusten und Bronchialasthma verwendet. In höheren Dosen führen sie zum Erbrechen. Der B.sirup dient als Brechmittel bei Vergiftungen. Die B. wird zur Gewinnung von ↑ Emetin benutzt.

▷ *Nebenwirkungen:* bei üblicher Dosierung nicht bekannt. Erbrechen, Übelkeit, Durchfall, Muskelschwäche, Krämpfe und Bewußtlosigkeit können infolge zu hoher Dosierung auftreten. Die ganze Pflanze ist aufgrund des Alkaloidgehaltes giftig.

▷ *Geschichtliches:* Die B. war in Brasilien bereits vor der Entdeckung Amerikas als Arzneimittel gebräuchlich. Nach Europa wurde die Droge 1672 eingeführt und als Mittel gegen Durchfall angewendet. In Deutschland wurde die B. nach 1696 als Brechmittel, schweißtreibendes und auswurfförderndes Mittel sowie gegen Durchfall verwendet. Um 1810 wurde das Alkaloid Emetin isoliert. ↑ **Tafel 8**

Breiumschlag, *Kataplasma:* schmerzlindernder, warmer oder heißer Umschlag zur Behandlung verschiedener Entzündungen, z. B. Geschwüre. Dazu wird die in ein Tuch oder einen Leinenbeutel gefüllte zerkleinerte Droge, z. B. Lein- oder Bockshornsamen, mit siedendem Wasser überbrüht, leicht ausgedrückt und möglichst heiß auf die zu behandelnde Körperpartie aufgelegt.

Brennessel, *Große Brennessel, Hanfnessel, Urtica dioica:* ausdauernde, bis 1,50 m hohe krautige Pflanze aus der Familie der Brennesselgewächse (Urticaceae). Die B. überwintert mit einem verzweigten Wurzelstock. Im Frühjahr werden aufrechte, unverzweigte und 4kantige Stengel ausgebildet. Die gegenständigen Laubblätter sind dunkelgrün und wie der Stengel mit kurzen borstenartigen Haaren sowie langen Brennhaaren besetzt. Sie haben einen grob gesägten Blattrand. Die Pflanze ist 2häusig und bildet rispenartige Blütenstände. Die gelbgrünen männlichen Blütenstände stehen steif ab, die graugrünen weiblichen Blütenstände bilden hängende Seitenzweige. Die kleinen grünlichen Einzelblüten sind unscheinbar. Die Frucht ist eine kleine Nuß. Zur Drogengewinnung wird auch die *Kleine* B. (Urtica urens) verwendet. Sie ist deutlich kleiner, ähnelt der B. jedoch sehr. Allerdings ist sie einhäusig, die männlichen und weiblichen Blüten befinden sich an einer Pflanze. Ein überwinternder Wurzelstock wird nicht ausgebildet.

▷ *Blütezeit:* B. und Kleine B. Juni bis September.

▷ *Vorkommen:* Die B. ist in Europa, Teilen Asiens und in Nordafrika heimisch. Die Pflanze bevorzugt stickstoffreiche Böden und ist auf Kulturflächen, Ödland, in Auwäldern und in Ufernähe auf der ganzen Erde, ausgenommen Teile Afrikas und die Polargebiete, verbreitet.

▷ *Drogengewinnung:* Die oberirdischen Teile der Pflanze werden in den Monaten April bis Juni gesammelt und bei Temperaturen bis 40 °C getrocknet.

▷ *Drogenbeschreibung:* Die Droge (B.blätter, Urticae folium) besteht aus den getrockneten Blättern. Die Schnittdroge ist gekennzeichnet durch stark geschrumpfte Blattstücke, die auf der Oberseite dunkel- bis braungrün und auf der Unterseite heller grün sind. Sie lassen große, steife, verstreut stehende Haare erkennen, sind stark geschrumpft und vielfach knäuelig eingerollt. Vorhandene Stengelteile sind grünlich oder bräunlich, 4kantig, hohl, meist flachgedrückt und stark längsfurchig. Teile der Blütenrispen sind nur selten vorhanden. Die Droge besitzt einen nur schwach wahrnehmbaren Geruch und Geschmack.

▷ *Inhaltsstoffe:* In der Droge sind Chlorophyll, Carotinoide, Gerbstoffe, Triterpene, Pflanzensäuren, u. a. Caffeoyl-Äpfelsäure und Mineralstoffe vorhanden. Die Brennhaare enthalten Amine, Acetylcholin, Ameisen-, Essig- und Buttersäure.

▷ *Wirkung und Verwendung:* Der B.tee wirkt schwach harntreibend, aufgrund des Gerbstoffgehaltes auch entzündungshemmend. Die Wasserausscheidung ist mit einer beträchtlichen Ausschwemmung von Chloriden und Harnstoff verbunden. Das B.kraut wird allein oder als Bestandteil von Teemischungen, z. B. harntreibender Blasen- und Nieren- sowie Gicht- und Rheumatees, verwendet. Es dient zur unterstützenden Behandlung von Entzündungen der harnableitenden Organe und rheumatischen Beschwerden. Mit Extrakten aus Brennesselkraut kann eine deutliche Schmerzlinderung und Besserung der Beweglichkeit erreicht werden.

Zur Bereitung des Teeaufgusses wird 1 Eßlöffel Droge (2,5 g) mit 1 Tasse (150 ml) siedendem Wasser übergossen und 10 bis 15 Minuten bedeckt stehengelassen. Der Tee-

aufguß wird durch ein Sieb abgegossen. Zur Förderung der Harnausscheidung wird 3- bis 4mal täglich 1 Tasse Tee getrunken.
In der Volksmedizin wird der B.tee als blutstillendes Mittel, bei rheumatischen Beschwerden, Durchblutungsstörungen (Raucherbein), zur Förderung der Wundheilung und bei Gallenbeschwerden verwendet. Der Tee wird auch zum Spülen und Gurgeln bei Entzündungen im Mund- und Rachenraum benutzt und gilt außerdem als wirksam bei Diabetes. Bei der Anwendung als Diabetikertee wird jedoch keine blutzuckersenkende Wirkung erzielt. Die Extrakte der B. (auch Wurzelextrakte) sind Bestandteil von Fertigarzneimitteln, die zur Behandlung der chronisch entzündeten Prostata sowie der Reizblase dienen. Bisher ist nicht bekannt, welche Inhaltsstoffe an der Wirkung beteiligt sind. Das frische Kraut der B. dient zur Chlorophyllgewinnung. Der Preßsaft frischer Pflanzen gilt aufgrund des Vitamingehaltes als wirksames Mittel gegen Frühjahrsmüdigkeit. Etwa 100 ml des Preßsaftes sollen täglich getrunken werden. Die jungen, zarten Pflanzen können auch für Salate verwendet werden.

▷ *Nebenwirkungen:* nicht bekannt.

▷ *Geschichtliches:* Die B. ist eine alte Arzneipflanze, die bereits im Altertum in Griechenland verwendet wurde. Dioskurides empfahl die Nessel gegen krebsartige Geschwüre, Verrenkungen, Drüsenentzündungen und gegen Hundebisse. Die grünen Frühjahrstriebe der Nesseln sollten gegen Brustleiden helfen, vor allem aber dienten sie als Gemüse. Auch von Hildegard von Bingen wurde die Pflanze gekocht als Speise empfohlen. Die Kräuterbücher des 16. und 17. Jhs. erwähnten die Große, die Kleine und die Römische B. z. B. als Mittel gegen Husten, Engbrüstigkeit, Seitenstechen, Masern, Pocken und Gelbsucht. ↑ **Tafel 9**

Brombeere, *Echte Brombeere, Rubus fruticosus:* ein bis 2 m hoher Strauch aus der Familie der Rosengewächse (Rosaceae). Die Sprosse des ersten Vegetationsjahres (Schößlinge) bilden meist nur Laubblätter, aber noch keine Blüten aus. Die Blätter sind handförmig geteilt, 3- oder 5zählig, auf der Unterseite filzig behaart, am Rand einfach oder doppelt gesägt. Die Sprosse und auch die Blattstiele tragen zurückgebogene Stacheln. Die traubigen Blütenstände entspringen in den Achseln der Blätter. Die Blüten sind 5zählig, weiß oder blaßrötlich. Die bei der Reife violettschwarzen Sammelfrüchte enthalten zahlreiche Steinfrüchtchen. Die B. ist durch eine große Formenvielfalt charakterisiert.

▷ *Blütezeit:* Juni bis August.

▷ *Vorkommen:* Die B. ist in Europa und Teilen Asiens heimisch. Die Pflanze wächst auf Schlägen, in lichten Wäldern, in Gebüschen und Hecken. Sie bevorzugt kalkarmen Boden und wird auch kultiviert.

▷ *Drogengewinnung:* Die jüngeren Zweige mit Blättern werden in den Monaten Mai bis August gesammelt. Das Sammelgut wird in dünner Schicht an schattigen, gut belüfteten Plätzen getrocknet und dabei öfter gewendet.

▷ *Drogenbeschreibung:* Die Droge (Brombeerblätter, Rubi fruticosi folium) besteht aus den getrockneten Blättern und Zweigteilen. Die Schnittdroge ist gekennzeichnet durch die weichen Blattstückchen, die auf der Oberseite wenig behaart und grün, auf der Unterseite hellgrün und häufig filzig behaart sind. Charakteristisch sind die feinen Stacheln auf den Hauptnerven und die groben Stacheln an den Blattstielen und Stengelteilen. Die gelblichweißen Blüten kommen selten vor. Die Droge besitzt einen schwach wahrnehmbaren Geruch und einen etwas zusammenziehenden, säuerlichen Geschmack.

▷ *Inhaltsstoffe:* Die Droge enthält Gerbstoffe (Gallotannine), Flavonoide und organische Säuren, z. B. Citronensäure.

▷ *Wirkung und Verwendung:* Der Brombeerblättertee wirkt aufgrund des Gerbstoffgehaltes schwach adstringierend, entzündungshemmend und leicht stopfend. Der Tee wird in der Volksmedizin bei leichten Durchfallerkrankungen und äußerlich zum Spülen bei Entzündungen der Mundschleimhaut verwendet.
Zur Bereitung des Teeaufgusses wird 1 Teelöffel Droge (1,5 g) mit 1 Tasse (150 ml) siedendem Wasser übergossen und 10 bis 15 Minuten bedeckt stehengelassen. Der Teeaufguß wird durch ein Sieb abgegossen. Zum Spülen wird er lauwarm benutzt. Die Brombeerblätter werden vor allem als Bestandteil von Hausteemischungen, auch in fermentierter Form, verwendet.
Hinweis: Sollten die Durchfälle länger als 2–3 Tage anhalten, ist ein Arzt aufzusuchen.

▷ *Nebenwirkungen:* nicht bekannt.

▷ *Geschichtliches:* Wie archäologische Funde belegen, wurden in Mitteleuropa die Früchte bereits in der Jungsteinzeit gesammelt und gegessen. Auch im Altertum war den Griechen der Brombeerstrauch als Batos, den Römern als Rubus wohlbekannt und wurde von ihnen auch arzneilich genutzt. So empfahl Dioskurides, die Blätter des Strauches zur Kräftigung des Zahnfleischs zu kauen. Plinius berichtete von der Verwendung der Sprosse gegen Durchfall und Blutflüsse. Im Capitulare de villis wurde ein mit Honig und Gewürzen hergestellter Brombeerwein erwähnt, der im Mittelalter als Getränk für Kranke, aber auch bei Festlichkeiten, gereicht wurde. Erst seit dem 16. Jh. werden durch Auslese gewonnene, z. T. aus Nordamerika stammende Kultursorten der B. auch in Gärten kultiviert. ↑ **Tafel 9**

Bronchialasthma, *Asthma bronchiale:* akut auftretende, anfallartige Atemnot mit erschwerter Ausatmung infolge krampfartigen Zusammenziehens der kleinen und kleinsten Luftröhrenverästelungen und verstärkter Schleimbildung. Die Ursache kann unter anderem eine Allergisierung durch körperfremde Stoffe, z. B. Tierhaare, Arzneimittel oder Nahrungsmittel, sein. Zur Behandlung des B. dienen Asthmamittel. Als pflanzliche Wirkstoffe zur Behandlung des B. werden ↑ Ephedrin, Papaverin und ↑ Theophyllin verwendet.

Bronchialkatarrh, *Bronchitis:* meist durch Infektion (Viren, Bakterien) der Atemwege auftretende Entzündung der Bronchialschleimhaut. Der akute B. ist durch Husten, Auswurf, mäßiges Fieber und Brustschmerzen gekennzeichnet. Der chronische B. kann im Anschluß an den akuten B. entstehen oder die Folge von anhaltender Reizung der Bronchialschleimhaut (Raucher-B.) sein.

Pflanzliche Mittel, die zur Behandlung des B. oder zur Unterstützung anderer therapeutischer Maßnahmen dienen, sind z. B. Zubereitungen aus Süßholzwurzel, Königskerzenblüten, Brechwurzel, Thymian-, Huflattichblättern und Spitzwegerichkraut sowie ephedrinhaltige Arzneimittel.

Bronchialtee ↑ Hustentee.

Bronchitis ↑ Bronchialkatarrh.

Bruchkraut, Kahles, *Herniaria glabra:* einjährige Kriechpflanze aus der Familie der Nelkengewächse (Caryophylliaceae). Die Pflanze bildet dem Erdboden anliegende, stark verzweigte Stengel. Die Blätter sind eiförmig oder lanzettlich und ganzrandig. Sie besitzen häutige Nebenblätter. Die Blattstellung ist gegenständig, an den Triebspitzen wechselständig. Die kleinen gelblichgrünen Blüten stehen, zu Knäueln vereinigt, in den Blattachseln. Die Frucht ist eine einsamige Schließfrucht. Zur Drogengewinnung wird auch das ähnliche *Behaarte Bruchkraut (Herniaria hirsuta)* verwendet.

▷ *Blütezeit:* Juli bis September.

▷ *Vorkommen:* Das K. B. ist in Europa, Westsibirien, Vorderasien und Nordafrika heimisch. Es kommt auf Dünen, an Wegen und auf trockenen Kies- oder Sandböden vor. Das Behaarte Bruchkraut ist in West-, Mittel- und Osteuropa, in Ostafrika und Südwestasien heimisch und an ähnlichen Standorten anzutreffen.

▷ *Drogengewinnung:* Das Kraut der Pflanze wird während der Blütezeit im Juli und August gesammelt und getrocknet. Die Droge stammt meist aus Wildsammlungen.

▷ *Drogenbeschreibung:* Die Droge (Bruchkraut, Herniariae herba) besteht aus dem getrockneten Kraut. Die Schnittdroge ist gekennzeichnet durch runde, bis 2 mm dicke Stengelstücke mit hellgraugrünen, sternförmigen Blütenknäueln. Daneben sind ganzrandige, meist losgelöste einzelne Blättchen vorhanden. Die Droge besitzt einen cumarinartigen Geruch und einen etwas kratzenden Geschmack.

▷ *Inhaltsstoffe:* Die Droge enthält Saponine, Flavonoide, Cumarine (Herniarin und Umbelliferon), wenig Gerbstoffe und wenig ätherisches Öl.

▷ *Wirkung und Verwendung:* Die Droge besitzt eine geringe krampflösende und harntreibende Wirkung. Sie wird vor allem in der Volksmedizin bei Entzündungen der Blase und der Harnleiter verwendet. Die Wirksamkeit ist nicht belegt, eine therapeutische Anwendung wird deshalb nicht empfohlen.

▷ *Nebenwirkungen:* nicht bekannt.

▷ *Geschichtliches:* Das zuerst in den Kräuterbüchern des 16. Jhs. genannte K. B. diente damals vor allem als Mittel gegen Leistenbrüche. Darüber hinaus verwendete man es gegen Gelbsucht, Blasen- und Nierensteine, Harnverhalten, Durchfälle und Schlangenbisse. ↑ **Tafel 9**

Brunfels, Otto, Theologe und Botaniker, * um 1488 Mainz, † 25. November 1534 Bern. B. verfaßte das „Herbarium vivae cicones“ (3 Bände, 1530/40). Dieses Kräuterbuch zeichnete sich auch durch die naturgetreuen Illustrationen von Hans Weiditz aus. Es besaß einen großen Einfluß auf die pharmazeutische und medizinische Nutzung der Arzneipflanzen in der Folgezeit. B. erhielt neben L. Fuchs und H. Bock den Beinamen „Vater der Botanik".

Brunnenkresse, *Gemeine Brunnenkresse, Wasserkresse, Nasturtium officinale:* ausdauernde, bis 80 cm hohe krautige Wasserpflanze aus der Familie der Kreuzblütengewächse (Cruciferae). Die Pflanze treibt horizontal kriechende Ausläufer. Diese sind stark bewurzelt und bilden aufsteigende kantige, hohle Stengel. Die wechselständigen, unpaarig gefiederten Blätter bleiben auch im Herbst grün. Die Sprosse bilden endständige traubenähnliche Blütenstände. Die 4zähligen Blütenkronen sind weiß. Die Frucht ist eine bis 2 cm lange gebogene Schote. Die bis 1 mm großen Samen sind darin deutlich 2reihig angeordnet.

▷ *Blütezeit:* Juni.

▷ *Vorkommen:* Die B. ist in West- und Mitteleuropa und in allen Teilen Asiens heimisch. Sie ist fast auf der ganzen Erde in Bächen, Gräben und Quellen mit langsam fließendem, klarem Wasser verbreitet. Die Pflanze wird auch kultiviert.

▷ *Drogengewinnung:* In den Monaten Mai bis August wird das Kraut der B. ohne die älteren Blätter gesammelt und an schattigen, gut belüfteten Plätzen getrocknet.

▷ *Drogenbeschreibung:* Die Droge (B.nkraut, Nasturtii herba) besteht aus dem getrockneten Kraut. Die Schnittdroge ist gekennzeichnet durch die stark geschrumpften, eingerollten, hell- oder schwärzlich grünen, mitunter auch braun verfärbten Blattstücke, grüne, hohle Stengelstücke und Teile der weißen, 4zähligen Blüten. Die Droge besitzt einen sehr schwach würzigen Geruch und schmeckt etwas bitter.

▷ *Inhaltsstoffe:* Das B.kraut enthält das Glucosinolat Gluconasturtiin, ferner ätherisches Öl (Senföl). Im frischen Kraut ist das Gluconasturtiin in größerer Menge, ferner sind Vitamin A und C vorhanden.

▷ *Wirkung und Verwendung:* Die Droge wird bei Katarrhen der Luftwege verwendet. In frischer Form besitzt B.nkraut eine schwach galle- und harntreibende Wirkung. Es wird in der Volksmedizin bei Frühjahrskuren und zur unterstützenden Behandlung rheumatischer Beschwerden genutzt.
Zur Bereitung des Teeaufgusses werden 1 bis 2 Teelöffel Droge (2 g) mit 1 Tasse (150 ml) siedendem Wasser übergossen und 10 bis 15 Minuten bedeckt stehengelassen. Der Teeaufguß wird durch ein Sieb abgegossen. 2 bis 3 Tassen Tee werden täglich vor den Mahlzeiten getrunken.
Für Frühjahrskuren kann das frische Kraut mit Essig, Öl, Zucker und Zwiebeln als Salat bereitet werden oder als Brotbelag dienen. Auch alkoholischwäßrige Zubereitungen aus frischer B. stehen als Fertigarzneimittel zur Verfügung. Die B. dient ferner als Gewürz für Salate, Soßen und Eintopfgerichte.

▷ *Nebenwirkungen:* Bei Verwendung von frischen Preßsäften aus B. sind Magenreizungen möglich. Brennen in der Harnröhre ist ebenfalls eine Folge der schleimhautreizenden Wirkung des ätherischen Öls. Bei Magen- und Darmgeschwüren und entzündlichen Nierenerkrankungen sowie bei Kindern unter 4 Jahren soll B. nicht angewendet werden.

▷ *Geschichtliches:* Die B. wurde als Arznei- und Gewürzpflanze bereits im Altertum verwendet. Im Mittelalter galt sie als wirksames Arzneimittel gegen Wurmbefall, Skorbut, Blutungen und Nierenleiden. Hildegard von Bingen erwähnte sie besonders als Mittel gegen Fieber. Die in Westeuropa, insbesondere in Frankreich, schon seit dem Mittelalter übliche Kultur der B. in besonderen, von Quellwasser gespeisten Wasserbeeten (Kressegärten, Kresseklingen) wurde im 16. Jh. auch in Thüringen eingeführt. In diesen B.kulturen erfolgt die Ernte der etwa 6 bis 8 cm langen Spitzentriebe, die bis zur Wasseroberfläche reichen, in den vitaminarmen Monaten Oktober bis Mai. ↑ **Tafel 9**

Brustfellentzündung ↑ Rippenfellentzündung.

Brustlattich ↑ Huflattich.

Brustwurz ↑ Engelwurz.

Bryonia alba ↑ Zaunrübe, Rote.

Bryonia cretica ↑ Zaunrübe, Rote.

Buchenteer, *Buchenholzteer, Fagi pix:* durch trockene Destillation aus dem Holz der Rotbuche gewonnenes dickflüssiges, dunkelbraunes Öl mit charakteristischem Geruch. Der B. enthält unter anderem Phenole und Kohlenwasserstoffe. Er wirkt vor allem aufgrund des Gehaltes an phenolischen Verbindungen entzündungshemmend, juckreizstillend, austrocknend, bakterienhemmend, fördernd auf Heilprozesse und hornhauterweichend. Der B. wird direkt als Pinselung sowie als Bestandteil von Salben, Badezusätzen und Lösungen (Fertigarzneimittel) zur Behandlung von Hautkrankheiten benutzt. Die medizinische Bedeutung ist jedoch nicht mehr groß, da sicherer wirkende Arzneimittel zur Verfügung stehen. Früher war der B. auch in Hustenmitteln enthalten.

Buchsbaum * †, *Buxus sempervirens:* immergrüner, bis 4 m hoher Strauch oder kleiner Baum aus der Familie der Buchsbaumgewächse (Buxaceae). Die grünen Zweige sind dicht mit gegenständigen Blättern bewachsen. Sie sind kurzgestielt, eiförmig, lederig, auf der Oberseite glänzend dunkelgrün und auf der Unterseite matt hellgrün. Die Blüten sind gelblichweiß und stehen zu Knäueln vereinigt in den Achseln der Laubblätter. Die Frucht ist eine bläulichgrüne, 3hörnige Kapsel.

▷ *Blütezeit:* März, April.

▷ *Vorkommen:* Der B. ist im westlichen Mitteleuropa, in Nordafrika und Westasien heimisch und auch in den übrigen Gebieten Europas verbreitet. Die Pflanze bevorzugt wärmeliebende Laubwälder und Gebüsche. Sie wird vielfach auch als Zierstrauch in Parkanlagen gepflanzt.

▷ *Drogengewinnung:* Die Blätter des B. werden in den Monaten April bis Juni gepflückt und im Schatten getrocknet.

▷ *Drogenbeschreibung:* Die Droge (B.blätter, Buchsblätter, Buxblätter, Buxi folium) besteht aus den getrockneten Blättern. Sie sind grün, lederig, glatt und besitzen eine fiederige Aderung. Die Droge riecht aromatisch und hat einen bitteren Geschmack.

▷ *Inhaltsstoffe:* Die B.blätter enthalten mehrere Alkaloide, z. B. Cyclobuxin, ferner ätherisches Öl und Gerbstoffe.

▷ *Wirkung und Verwendung:* Die Zubereitungen der Droge wurden früher aufgrund der fiebersenkenden Wirkung verwendet. Äußerlich wurden B.blätterauszüge zu Umschlägen und als Zusatz zu Bädern gegen rheumatische Beschwerden und Hautkrankheiten benutzt.

▷ *Nebenwirkungen:* Bei entsprechender Dosierung können Erbrechen, Durchfall, Schwindel und Krämpfe auftreten. Die B.blätter sind aufgrund des Alkaloidgehaltes giftig. Die Anwendung der Droge ist infolge der damit im Zusammenhang stehenden Risiken nicht zu empfehlen.

▷ *Geschichtliches:* Der im Mittelmeergebiet weit verbreitete B. wurde in der Antike lediglich als Nutzholz und Zierpflanze, aber noch nicht als Arzneipflanze genutzt. In Mitteleuropa zog man ihn seit dem frühen Mittelalter als Zier- und Arzneipflanze in den Gärten. Über seine arzneiliche Verwendung wurde in den Kräuterbüchern des 16. und 17. Jhs. berichtet, daß man sowohl ein aus dem Holz destilliertes Öl als auch die Blätter und Blüten benutzte, ersteres gegen Krämpfe, Zahnschmerzen oder Syphilis und die Blüten als Blutreinigungsmittel. Man kannte aber auch schon die giftigen Wirkungen des B. und einige Autoren warnten vor der Verwendung. ↑ **Tafel 10**

Buchs, Wilder ↑ Bärentraube.

Bulbus: Zwiebel; z. B. B. Scillae: Meerzwiebel.

Buschbohne ↑ Gartenbohne.

Butterblume ↑ Löwenzahn.

Buxblätter ↑ Buchsbaum.

Buxus sempervirens ↑ Buchsbaum.

Calendula officinalis ↑ Gartenringelblume.

Calluna vulgaris ↑ Heidekraut.

Camellia sinensis ↑ Teestrauch.

Campher, *Camphora:* bicyclisches Keton (Terpen), das in ätherischen Ölen vorkommt und Hauptbestandteil des C.baumöls ist. Der C. wird aus dem Holz des C.baums durch Wasserdampfdestillation gewonnen und auch synthetisch hergestellt. Er wirkt, äußerlich angewendet, hautreizend, durchblutungsfördernd und schmerzlindernd. Der C. dient in Form von Salben, Linimenten, Einreibungen (C.spiritus) und Badezusätzen bei rheumatischen Beschwerden zur Schmerzdämpfung. Innerlich angewendet wirkt er anregend auf die Atmung und den Kreislauf, in höherer Konzentration auch krampferregend.

▷ *Nebenwirkungen:* Bei Kontakt mit der Haut können Ekzeme gebildet werden. *Gegenanzeigen:* Eine Anwendung von campherhaltigen Zubereitungen auf geschädigter Haut sollte unterbleiben. Bei Säuglingen und Kleinkindern dürfen campherhaltige Zubereitungen nicht im Gesicht, speziell an der Nase, angewendet werden.

Camphora ↑ Campher.

Cannabis sativa ↑ Hanf, Indischer.

Capitulare de villis: von Karl dem Großen 795 erlassenes Dekret über den Anbau von 72 Nutzpflanzen (darunter 24 Arzneipflanzen) in den königlichen Gärten. Das C.d.v. enthielt auch Anweisungen über die Art des Anbaus, der Sammlung und Aufbewahrung der Arzneipflanzen. Es wurde für alle Klöster des Frankenreiches verbindlich und förderte den Anbau von Arzneipflanzen. Berücksichtigung fanden insbesondere Pflanzen, die als Gewürz und Arzneimittel dienten, z. B. Anis, Dill, Fenchel, Rosmarin, Schwarzkümmel, Petersilie, Salbei und Pfefferminze.

Capsaicin ↑ Capsaicinoide.

Capsaicinoide: Scharfstoffe aus Spanischem Pfeffer und Cayennepfeffer (↑ Pfeffer, Spanischer), unter denen das *Capsaicin* (Vanillylamid) der Hauptbestandteil ist. Das Capsaicin ist geschmacklich noch in einer Verdünnung von 1:2 Millionen wahrnehmbar. Die C. werden auch synthetisch hergestellt. Sie finden als Reinstoff oder in Form von Extrakten aus Spanischpfefferfrüchten für hautreizende Salben, Linimente und Pflaster Anwendung. Diese wirken schmerzlindernd und werden bei rheumatischen Beschwerden, schmerzhaften Verspannungen sowie Verstauchungen benutzt.

Capsella bursa-pastoris ↑ Hirtentäschel.

Capsicum annuum ↑ Pfeffer, Spanischer.

Capsicum frutescens ↑ Pfeffer, Spanischer.

Cardenolide ↑ Herzglykoside.

Cardiaca ↑ Herzmittel.

Carcade ↑ Roseneibisch.

Carex arenaria ↑ Sandsegge.

Carlina acaulis ↑ Eberwurz.

Carminativa ↑ blähungstreibende Mittel.

Carnaubawachs: aus den Wachsschuppen der Carnaubapalme (Copernicia prunifera) durch Schmelzen gewonnene Substanz. Das C. bildet harte, hellgelbe oder graue Stücke. Es besteht zu 80% aus Myricyl- und Melissylcerotat. Das C. wird pharmazeutisch mitunter bei der Dragierung zur Erzeugung des Drageeglanzes verwendet. Ferner dient es zur Herstellung von Autopolituren und Bohnerwachsen.

Caroben ↑ Johannisbrotbaum.

Carotinoide: Gruppe von gelben, roten bis violetten Pigmenten, die besonders in Blüten (z. B. Gartenringelblume, Arnika), Früchten (z. B. Hagebutten, Spanischpfefferfrüchte) und Wurzeln (z. B. Mohrrüben) angereichert sein können. Aus dem Carotinoid ß-Carotin (Provitamin A) wird durch Spaltung bei der Verdauung Vitamin A gebildet. Das ß-Carotin wird in Arzneimitteln als Antioxydans und wie andere C. zum Färben für Lebensmittel und kosmetische Erzeugnisse verwendet. Die C. verursachen die herbstliche Laubfärbung.

Carvacrol: phenolische Verbindung (Terpen), die in den ätherischen Ölen verschiedener Pflanzen vorkommt. Das C. ist z. B. im Sandthymian und Thymian enthalten. Die Substanz ist dem Thymol verwandt (isomer). Das C. wirkt desinfizierend, deodorierend und auswurffördernd.

Carvon: geruchsbestimmender Hauptbestandteil (50 bis 80%) des ätherischen Kümmelöls. Das C. wirkt krampflösend, regt die Magensaftsekretion an und besitzt auch gallefördernde Eigenschaften. Es ist wesentlich an der Wirksamkeit der Kümmelfrüchte als Magen- und Gallenmittel sowie als blähungstreibendes Mittel beteiligt.

Carum carvi ↑ Kümmel.

Caryophyllen: Bestandteil (Sesquiterpen) ätherischer Öle. Das C. kommt z. B. im Nelken-, Melissen-, Myrrhen- und Zimtöl vor.

Cassia ↑ Senna.

Cassia angustifolla ↑ Senna.

Cassia senna ↑ Senna.

Castanea sativa ↑ Eßkastanie.

Cayennepfeffer ↑ Pfeffer, Spanischer.

Centaurea cyanus ↑ Kornblume.

Centaurium erythraea ↑ Tausendgüldenkraut.

Cephaelis acuminata ↑ Brechwurzel.

Cephaelis lpecacuanha ↑ Brechwurzel.

Ceratonia siliqua ↑ Johannisbrotbaum.

Cetraria islandica ↑ Isländisches Moos.

Ceylonzimtbaum, *Kaneelbaum, Cinnamomum verum:* immergrüner, bis 10 m hoher Baum aus der Familie der Lorbeergewächse (Lauraceae). Der C. besitzt meist gegenständige, harte und lederige Blätter. Sie sind bis 20 cm lang, eiförmig oder lanzettlich, auf der Oberseite glatt und glänzend, auf der Unterseite heller grün. Die zahlreichen unscheinbaren gelblichweißen Blüten sind 5zählig. Sie stehen in seidig behaarten, lockeren Rispen. Die Frucht ist eine Steinfrucht.

▷ *Vorkommen:* Der C. ist auf Ceylon und in Südwestindien heimisch. Er wird auch im südlichen Ostindien, auf den Seychellen, in Indonesien, auf Madagaskar, den Antillen und in Südamerika kultiviert. Der C. wird in Kulturen durch häufiges Beschneiden strauchartig gezogen, so daß die Bestände nur aus Wurzelschößlingen bestehen.

▷ *Drogengewinnung:* Die Wurzelschößlinge werden nach 2 bis 3 Jahren während der Regenzeit oder kurz danach auf eine Länge von 1 bis 2 m abgeschnitten und von der Rinde befreit. Die frischen Rindenstücke werden über Nacht unter Matten zum Fermentieren gelagert. Anschließend werden sie von den äußeren Teilen durch Abschaben befreit, häufig ineinandergesteckt und abwechselnd in der Sonne und im Schatten getrocknet. Sie färben sich nach kurzer Zeit rotbraun (Umwandlung der Gerbstoffe in Phlobaphene) und die Ränder rollen sich stark nach innen ein. Das ätherische Öl (Zimtöl) wird durch Wasserdampfdestillation aus der Rinde gewonnen.

▷ *Drogenbeschreibung:* Die Droge (Ceylonzimtrinde, Zimt, echter Zimt, echter Kaneel, Malabarzimt, Cinnamomi ceylanici cortex) besteht aus bis 0,7 mm dicken, außen hellbraunen, innen etwas dunkleren, matten Halbröhren, die häufig ineinandergesteckt sind. Die Außenfläche der Stücke ist fein längsstreifig. Die Droge besitzt einen charakteristischen Geruch und einen brennend würzigen, etwas süßlichen und schleimigen, nur wenig herben Geschmack. Neben der Ceylonzimtrinde wird auch die gröbere, weniger aromatische Cassiazimtrinde (chinesischer Zimt von Cinnamomum aromaticum) verwendet. Das Zimtöl (Aetheroleum cinnamomi) ist eine hellgelbe Flüssigkeit mit einem charakteristischen Geruch.

▷ *Inhaltsstoffe:* Die Ceylonzimtrinde enthält bis 4% ätherisches Öl (Zimtöl), dessen Hauptbestandteile Zimtaldehyd (bis 90%), Eugenol und weitere Phenylpropane sind. Ferner sind in der Droge Gerbstoffe und Schleim vorhanden.

▷ *Wirkung und Verwendung:* Die Ceylonzimtrinde wirkt durch den Gehalt an ätherischem Öl blähungstreibend und wird bei Verdauungsbeschwerden wie Völlegefühl, Blähungen, leichten krampfartigen Magen-Darm-Störungen und unzureichender Magensaftbildung angewendet. Die Gerbstoffe der Droge wirken stopfend. In der Volksmedizin wird sie bei leichten Durchfallerkrankungen in Form des Drogenpulvers (2 g) mit viel Flüssigkeit eingenommen. Sie wird aufgrund des aromatischen Geruchs und Geschmacks vor allem als Geschmackskorrigenz und Gewürz verwendet.
Zur Bereitung des Teeaufgusses wird 1 Teelöffel Ceylonzimtrinde (0,5 bis 1 g) mit 1 Tasse (150 ml) siedendem Wasser übergossen und 10 Minuten bedeckt stehengelassen. Der Teeaufguß wird durch ein Sieb abgegossen. Zur Förderung der Verdauung wird 2- bis 3mal täglich 1 Tasse Tee zu den Mahlzeiten getrunken. Als Gewürz wird Zimt in Stangen oder als Pulver, vor allem für die Weihnachtsbäckerei, für Glühwein und Punsch oder für Kompott und Süßspeisen verwendet.

▷ *Nebenwirkungen:* bei der üblichen Verwendung nicht bekannt. Die Ceylonzimtrinde und das Zimtöl können, in größeren Mengen angewendet, eine Pulsbeschleunigung, Verstärkung der Darmbewegung, Erhöhung der Atemfrequenz und der Schweißausscheidung bewirken. Die Anwendung bei Überempfindlichkeit gegen Zimt, Magen- und Darmgeschwüren (Reizwirkung) und während der Schwangerschaft (Gefahr von Blutungen) ist nicht zu empfehlen.

▷ *Geschichtliches:* Die Ceylonzimtrinde wurde erst viel später als der chinesische Zimt verwendet, der bereits in einem chinesischen Kräuterbuch aus der Zeit um 2700 v. Chr. aufgeführt wurde. Die Ausfuhr aus Ceylon wurde erstmalig im 14. Jh. erwähnt. Ursprünglich wurde in Ceylon nur die Rinde wildwachsender Bäume genutzt, erst seit dem Ende des 18. Jhs. besitzen Zimtkulturen eine größere Bedeutung. ↑ **Tafel 10**

Chamaemelum nobile ↑ Kamille, Römische.

Chamazulen ↑ Azulene.

Chamomilla recutita ↑ Kamille.

Chelidonium majus ↑ Schöllkraut.

Chillies ↑ Pfeffer, Spanischer.

Chinarindenbaum †, *Cinchona pubescens:* immergrüner, bis 24 m hoher Baum aus der Familie der Rötegewächse (Rubiaceae). Der C. besitzt gestielte, bis 30 cm lange elliptische Blätter. Sie sind lederig, behaart, auf der Oberseite dunkelgrün glänzend und auf der Unterseite häufig rot gefärbt. Die rosa oder roten Blüten sind zu einem pyramidenförmigen Blütenstand vereint. Die Frucht ist eine Kapsel.

▷ *Blütezeit:* Juli, August.

▷ *Vorkommen:* Der C. ist in Costa Rica, Venezuela und Bolivien heimisch. Er wird in Ecuador und Guatemala sowie in anderen tropischen Gebieten, besonders auf Java, Ceylon, in Indien, Vietnam und Teilen Afrikas sowie Südamerikas kultiviert.

▷ *Drogengewinnung:* Der C. wird im Alter von 6 bis 8 Jahren gefällt. Die Rinde wird vom Stamm und den Zweigen abgeschält. Auch die aus den Baumstümpfen austreibenden Schößlinge werden nach 5 bis 8 Jahren zur Drogengewinnung genutzt. Die Trocknung der Rindenstücke erfolgt in der Sonne oder mit künstlicher Wärme.

▷ *Drogenbeschreibung:* Die Droge (Chinarinde, Fieberrinde, Cinchonae succirubrae cortex) besteht aus der getrockneten Stamm- und Zweigrinde. Die Chinarinde bildet Röhren oder Halbröhren mit einem Durchmesser von 1 bis 4 cm. Die Rindenstücke sind 2 bis 5 mm dick. Die Außenseite ist graubräunlich und grob längsrunzelig, die Innenseite ist rotbraun und fein längsstreifig. Die Droge besitzt einen schwach eigenartigen Geruch und schmeckt stark bitter und zusammenziehend.

▷ *Inhaltsstoffe:* Die Chinarinde enthält etwa 30 Alkaloide in einer Gesamtkonzentration von 4 bis 12%. Die Alkaloide sind größtenteils an Chinasäure und an Gerbstoffe gebunden. Die wichtigsten Alkaloide sind ↑ Chinin und ↑ Chinidin, ferner Cinchonin und Cinchonidin.

▷ *Wirkung und Verwendung:* Die Droge wird vor allem zur Alkaloidgewinnung genutzt. In geringem Maß dient sie zur Herstellung von Chinatinktur und Chinawein (Medizinalwein). Diese bewirken aufgrund des Gehaltes an bitter schmeckenden Alkaloiden eine Steigerung der Speichel- und Magensaftbildung. Sie werden bei Verdauungsbeschwerden wie Appetitlosigkeit, Blähungen und Völlegefühl, unzureichender Magensäurebildung und als Zusatz zu Kräftigungsmitteln angewendet. Eine fiebersenkende Wirkung ist aufgrund der geringen Chininmenge nicht vorhanden (Tagesdosis 1–3 g). Aufgrund des Gerbstoffgehaltes wird die Chinarinde auch zur Herstellung von Hautpflegemitteln und Mundwässern verwendet.

▷ *Nebenwirkungen:* gelegentlich Überempfindlichkeitsreaktionen (Hautallergie, Fieber, Blutungsneigung). Bei bestimmungsgemäßem Gebrauch sind diese Erscheinungen jedoch selten. Wegen der erhöhten Blutungsneigung soll während der Schwangerschaft sowie bei Magen- und Darmgeschwüren keine Anwendung erfolgen. Eine Sensibilisierung gegen Chinin und Chinidin ist möglich.

▷ *Geschichtliches:* Der Name C. hat nichts mit China zu tun, sondern geht auf das Inkawort Quina (Rinde) zurück. Die den Indianern Südecuadors und Nordperus seit langem bekannte fiebersenkende Wirkung der Chinarinde wurde geheim gehalten und den Spaniern erst 1630 bekannt. 1640 wurde die Chinarinde erstmals nach Spanien gebracht, wo sich die Jesuiten des einträglichen Handels mit dieser wirksamen Droge bemächtigten. Trotz ihres hohen Preises wurde sie überall in Europa verkauft und angewendet. Im 18. Jh. erkundeten französische und spanische Forscher die Herkunft und Gewinnung der Droge und beschrieben die verschiedenen Cinchonaarten. Die Isolierung der ersten Alkaloide (Chinin und Cinchonin) gelang 1827 den französischen Apothekern Pierre J. Pelletier (1788 bis 1842) und Joseph Caventou (1795 bis 1877). Um die Mitte des 19. Jhs. legten Briten und Niederländer durch Samen und Jungpflanzen in ihren ostindischen Kolonien umfangreiche Kulturen des C. an, die sich dann auch auf andere tropische Länder ausdehnten. ↑ **Tafel 10**

chinesisches Zimtöl ↑ Zimtöl, chinesisches.

Chinidin: Alkaloid der Chinarinde. Das C. besitzt die gleiche chemische Struktur wie Chinin, unterscheidet sich jedoch von diesem durch den räumlichen Bau des Moleküls (rechtsdrehendes Stereoisomer). Das C. besitzt eine spezifische Wirksamkeit bei bestimmten Formen von Herzrhythmusstörungen.

Chinin: Alkaloid der Chinarinde. Die Substanz wirkt schmerzstillend und fiebersenkend. Das C. wird (meist in Kombination mit anderen Wirkstoffen) bei fieberhaften Erkältungskrankheiten angewendet. Es dient auch zur Behandlung der Malaria. Die Anwendung chininhaltiger Arzneimittel während der Schwangerschaft sollte aufgrund einer möglichen Fruchtschädigung unterbleiben.

Chlorophyll: grüner Farbstoff der Pflanzen. Das C. ist eine grüne, wachsartige Substanz mit komplizierter chemischer Struktur, in der Magnesium chemisch gebunden ist. Es dient der Übertragung von Lichtenergie bei der Assimilation des Kohlenstoffs und ist damit eine der Voraussetzungen für die Bildung organischer pflanzlicher Substanz. Das C. wird durch Extraktion mit Lösungsmitteln, z. B. aus Brennesselkraut, gewonnen. Medizinisch dient es zur Deodorierung (in Form von Dragees) oder zur Behandlung oberflächlicher Hautdefekte und schlecht heilender Wunden (Salbe).

Cholagoga ↑ Leber- und Gallenmittel.

Cholecystitis ↑ Gallenblasenentzündung.

Christrose * †, *Schwarze Nieswurz, Schneerose, Helleborus niger:* ausdauernde, bis 30 cm hohe Pflanze aus der Familie der Hahnenfußgewächse (Ranunculaceae). Die C. überwintert mit einem schwarzbraunen, kurzen Wurzelstock, der stark bewurzelt ist. Der Stengel ist einfach und nur mit 1 bis 3 eiförmigen, hellgrünen Deckblättern besetzt. Die grundständigen, überwinternden Blätter sind meist handförmig geteilt, langgestielt, lederig und dunkelgrün glänzend. Die großen weißen oder rötlichen Blüten besitzen 5 Blütenblätter und zahlreiche Staubgefäße. Sie befinden sich am Ende der aufrechten Blütenstiele. Bei der ähnlichen *Grünen Nieswurz (Helleborus viridis)*, die ebenfalls zur Drogengewinnung verwendet wird, sind die Stengel von unten an beblättert, die Blüten kräftig grüngefärbt und flach ausgebreitet. Die Frucht beider Arten ist eine Balgfrucht mit schwarzen Samen.

▷ *Blütezeit:* C. Dezember bis März, Grüne Nieswurz Februar, März.

▷ *Vorkommen:* Die C. ist auf kalkhaltigen Böden in den Bergregionen Europas (Ostalpen, Karpaten, Apenninen) heimisch. Die Pflanze ist besonders in lichten Wäldern verbreitet. Sie wird auch vielfach als Zierpflanze gezogen und ist nur im nördlichen Mitteleuropa verwildert anzutreffen. Die Grüne Nieswurz ist in West- und Mitteleuropa heimisch.

▷ *Drogengewinnung:* Die Wurzelstöcke werden im März gegraben, gewaschen, von Krautteilen und den zahlreichen feinen Wurzeln befreit und bei Temperaturen bis 45°C getrocknet.

▷ *Drogenbeschreibung:* Die Droge (Nieswurzwurzelstock, Hellebori rhizoma) besteht aus den schwarzbraunen oder bräunlichen, meist mehrköpfigen, bis 1 cm dicken, mit Wurzeln besetzten Wurzelstöcken. Die Wurzeln sind 2 bis 3 mm dick und bräunlich oder schwarzbraun. Die Droge besitzt einen schwachen Geruch und schmeckt stark bitter, scharf und brennend.

▷ *Inhaltsstoffe:* Die Droge enthält Glykoside, vor allem Hellebrin (0,4 bis 0,5%), ferner das Saponin Helleborin, Aconitsäure und Spuren ätherischen Öls.

▷ *Wirkung und Verwendung:* Die Droge wurde früher aufgrund des Gehaltes an Hellebrin als herzwirksames und harntreibendes Mittel verwendet. Die Wirkung auf das Herz ist jedoch weniger gut steuerbar als bei den Digitalisglykosiden. Die Anwendung der Droge als Herzmittel ist deshalb nicht mehr üblich. In der Volksmedizin gilt die Droge als Abführ- und Brechmittel (schleimhautreizende, brecherregende und stark abführende Wirkung des Helleborins). Die Anwendung ist wegen der Gefahr von Vergiftungen nicht zu empfehlen.

▷ *Nebenwirkungen,* Giftwirkung: Bei Aufnahme von Pflanzenteilen können schwere Vergiftungen auftreten.

Sie sind gekennzeichnet durch Übelkeit, Durchfall, Atemnot und erweiterte Pupillen. Alle Teile der Pflanze sind giftig.

▷ *Geschichtliches:* Schon frühzeitig wurden Helleborusarten auch als Arznei- und Zierpflanzen in Gärten gezogen und über ganz Mitteleuropa verbreitet. Aus ihnen wurde ein Niespulver hergestellt und die pulverisierten Wurzeln fanden vor allem bei Geisteskrankheiten und Schwermut, aber auch bei Aussatz, Krebs, Wassersucht, Gicht, Fieber und Krätze sowie als Abführmittel Anwendung. Jedoch rieten die Kräuterbücher des 16. und 17. Jhs. ausdrücklich zu vorsichtiger Anwendung. Beide Arten, insbesondere aber die Grüne Nieswurz, fanden auch in der Tiermedizin Verwendung, z. B. beim Rotlauf der Schweine. ↑ **Tafel 10**

Cichorium intybus ↑ Wegwarte.

Cimicifuga racemosa ↑ Traubensilberkerze.

Cinchona pubescens ↑ Chinarindenbaum.

Cineol, Eucalyptol: Terpen; Hauptbestandteil des Eukalyptusöls, außerdem in vielen ätherischen Ölen, z. B. Teebaum-, Cardamom- und Campherbaumöl, enthalten. Das C. ist eine farblose Flüssigkeit mit charakteristischem Geruch. Die Substanz wirkt antiseptisch sowie schleimverflüssigend, schwach hautreizend und auswurffördernd. Sie wird vor allem in Hustenmitteln, Inhalierölen und Balsamen bei Erkältungskrankheiten, akuter Bronchitis sowie in Einreibungen bei rheumatischen Beschwerden verwendet.

Cinnamomum verum ↑ Ceylonzimtbaum.

Citral: alicyclischer Monoterpenkohlenwasserstoff (Dimethyloctadienal), der in ätherischen Ölen, z. B. Melissen-, Drachenkopf-, Zitronen- und Citronellöl sowie in der Zitronenmelisse enthalten ist. Das C. besitzt den charakteristischen frischen Zitronenölgeruch. Es wird aus Citronellöl oder synthetisch aus Geraniol hergestellt. Die Substanz wird für kosmetische Erzeugnisse, zur Aromatisierung von Spirituosen sowie als Ausgangsstoff für die Synthese von Vitamin A verwendet.

Citronellöl, *indisches Melissenöl:* ätherisches Öl, das aus dem Citronellgras (Cymbopogon winterianus und C. nardus) gewonnen wird. Das C. wird vor allem in Ceylon, auf Java, Taiwan, in Ostafrika, am Kongo und in Mittelamerika (Guatemala, Honduras) erzeugt. Es ist eine gelbliche Flüssigkeit mit zitronenartigem Geruch und brennend aromatischem Geschmack. Die Hauptbestandteile des C. sind Citronellal, Geraniol, Citral und Citronellol. Das C. wird zusammen mit Baldrianöl in medizinischen Bädern gegen nervöse Befindlichkeitsstörungen und Schlafstörungen, ferner als Geruchs- und Geschmackskorrigenz sowie als Bestandteil von leicht hautreizenden Einreibungen (Citronellspiritus) verwendet. Es ist Bestandteil des Carmelitergeistes sowie von Seifenparfüms und Insektenvertreibungsmitteln.

Citrus aurantium ↑ Pomeranze.

Claviceps purpurea ↑ Mutterkornpilz.

Cnicin: Bitterstoff (Sesquiterpenlacton) des Benediktenkrautes. Aufgrund des C.gehaltes wird die Droge als Bittermittel zur Anregung des Appetits und zur Förderung der Verdauung verwendet.

Cnicus benedictus ↑ Benediktenkraut.

Cocain, *Coke, Koks:* Hauptalkaloid des Kokastrauchs (Erythroxylum coca). Das C. wird in der Augenheilkunde als schleimhautwirksames, nur örtlich schmerzstillendes Mittel (Lokalanästhetikum) verwendet. Es verengt die Blutgefäße und erweitert die Pupille. Auf das Zentralnervensystem wirkt C. erregend, es führt zu einer Steigerung der allgemeinen Leistungsfähigkeit und zur Euphorie. Da es Sucht (Cocainismus) auslösen kann, unterliegt es dem Suchtmittelgesetz.

Codein: Alkaloid des Schlafmohns. Das C. ist im Opium nur in geringer Menge enthalten und wird deshalb durch Methylierung von Morphin hergestellt. Das C. besitzt eine stark dämpfende Wirkung auf das Hustenzentrum und wirkt auch etwas schmerzlindernd. Es ist nicht suchterzeugend. Das C. wird therapeutisch vor allem gegen trockenen Reizhusten verwendet und ist Bestandteil von starken Schmerzmitteln.

Coffein, *Thein:* Alkaloid (Xanthinderivat), das unter anderem in Kaffeebohnen, schwarzem Tee, Kolanüssen, Guarana und Kakaosamen vorkommt. Das C. wird aus Teeblättern, bei der Herstellung von koffeinfreiem Kaffee und synthetisch gewonnen. Es regt die Herztätigkeit, den Stoffwechsel, die Atmung und besonders die sensorischen Bezirke des Gehirns an, außerdem wirkt es harntreibend. Das C. kann eine Verdrängung der Müdigkeit und vorübergehend eine Verbesserung der körperlichen und geistigen Leistungsfähigkeit sowie eine Hebung der Stimmung bewirken. Es verstärkt die schmerzdämpfende Wirkung und wird als Bestandteil von Schmerzmitteln verwendet. Die Substanz wird auch benutzt, um die müdemachende Wirkung bestimmter Arzneimittel gegen allergische Erkrankungen auszugleichen. Das C. dient ferner als Anregungsmittel bei Ermüdungszuständen. Die anregende Wirkung von Kaffee und Tee ist auf das C. zurückzuführen. Die wirksame C.dosis beträgt 0,1 bis 0,2 g. Das entspricht etwa 1 bis 2 Tassen Mokka oder 2 bis 4 Tassen Tee.

Coffea arabica ↑ Kaffeestrauch.

Coffea canephora ↑ Kaffeestrauch.

Coffea liberica ↑ Kaffeestrauch.

Coke ↑ Cocain.

Cola acuminata ↑ Kolabaum.

Cola nitida ↑ Kolabaum.

Colchicin: Hauptalkaloid der Herbstzeitlose. Das C. ist ein Zell- und Kapillargift. In sehr kleinen Dosen wird es als Arzneimittel angewendet. Es wirkt entzündungshemmend und zuverlässig schmerzstillend im akuten Gichtanfall. Die Substanz ist für pflanzliche Zellen ungiftig, besitzt jedoch Einfluß auf die Kernteilung. Dieser Effekt wird in der Pflanzenzüchtung zur Erzeugung von polyploiden Zuchtsorten mit hohen Ertragsleistungen (Riesenwuchs) genutzt. Als polyploide Form besitzt unter anderem eine großblütige Kamillensorte Bedeutung.

Colchicum autumnale ↑ Herbstzeitlose.

Colophonium ↑ Waldkiefer.

Condurangin: Bitterstoff (Gemisch von Esterglykosiden) aus der Condurangorinde. Aufgrund des C.gehaltes wird die Droge als appetitanregendes Bittermittel verwendet.

Condurangostrauch, *Marsdenia cundurango:* Liane (Schlingpflanze) aus der Familie der Schwalbenwurzgewächse (Asclepiadaceae). Die Pflanze bildet einen Stamm, der einen Durchmesser von 10 cm erreichen kann und eine graue Rinde besitzt. Die großen Blätter sind kurzgestielt und kreuzgegenständig. Die Zweige und Blätter sind dicht filzig behaart. Die radiären Blüten sind grün und stehen in verzweigten rispigen Blütenständen. Die Frucht ist eine Balgfrucht.

▷ *Vorkommen:* Der C. ist auf den Westhängen der Anden in Peru und Kolumbien sowie in Ecuador heimisch und wird auch in Ostafrika kultiviert.

▷ *Drogengewinnung:* Die Rinde der oberirdischen Triebe des C. wird abgeschält und getrocknet.

▷ *Drogenbeschreibung:* Die Droge (Condurangorinde, Condurango cortex) besteht aus den getrockneten Rindenstücken. Die Schnittdroge ist gekennzeichnet durch die unregelmäßig geformten Rindenstücke, die außen eine graubraune Korkschicht aufweisen. Die Innenseite ist hellgrau und derb längsstreitig. Die Droge riecht etwas würzig und schmeckt bitter und kratzend.

▷ *Inhaltsstoffe:* Die Condurangorinde enthält ein Gemisch von glykosidischen Bitterstoffen (Condurangin), wenig ätherisches Öl, Flavonoide, Zucker, Amyrin und Stärke.

▷ *Wirkung und Verwendung:* Die Zubereitungen der Droge (alkoholische Extrakte, Teeaufguß, Condurangowein) regen aufgrund des Condurangingehaltes den Appetit an und sind auch bei Magenschleimhautentzündungen infolge mangelhafter Magensaftbildung sowie nervös bedingten Verdauungsstörungen wirksam. Die Droge wird zur Herstellung von Bitterlikören verwendet.
Zur Bereitung des Teeaufgusses wird 1/2 Teelöffel Droge (1,5 g) mit 1 Tasse (150 ml) siedendem Wasser übergossen und 10 bis 15 Minuten stehengelassen. Der Teeaufguß wird durch ein Sieb abgegossen, Die Einnahme erfolgt 30 Minuten vor den Mahlzeiten.

▷ *Nebenwirkungen:* nicht bekannt.

▷ *Geschichtliches:* Die Bewohner des tropischen Südamerikas benutzten die Droge gegen Schlangenbiß und verschiedene Krankheiten. In Europa wird sie seit der 2. Hälfte des 19. Jhs. als Arzneimittel bei Erkrankungen des Magens verwendet. ↑ **Tafel 11**

Conium maculatum ↑ Fleckenschierling.

Convallaria majalis ↑ Maiglöckchen.

Convallatoxin: Hauptglykosid des Maiglöckchens. Das C. gehört zu den herzwirksamen Glykosiden. Es besitzt im Vergleich zu Digitoxin und Gitoxin eine schwächere und kürzere Wirkung. Die Substanz wird bei oraler Aufnahme (durch den Mund) nur zu einem geringen Teil vom Körper aufgenommen. Die convallatoxinhaltigen Arzneimittel dienen zur Behandlung leichter Formen von Herzschwäche.

Copaivabalsam: aus den Stämmen verschiedener in Südamerika vorkommender Copaiferaarten gewonnene Substanz. Der C. ist eine klare, gelbliche bis gelbbraune Flüssigkeit mit würzigem Geruch und scharfem und bitterem Geschmack. Er enthält 40 bis 90% atherisches Öl. Harz und Bitterstoffe. Der C. wirkt antiseptisch und adstringierend. Die Substanz dient als Bestandteil von Fertigarzneimitteln zur Behandlung von Nierenerkrankungen und wird ferner für Kosmetika verwendet

Cordus, Valerius, Naturwissenschaftler, * 18. Februar 1515 Kassel, † 25. September 1544 Rom. C. verfaßte das 1546 erschienene „Dispensatorium pharmacopolarum". Es war das erste in Deutschland (von der Stadt Nürnberg) offiziell eingeführte Arzneibuch. Das Dispensatorium besaß große Bedeutung für die weitere Entwicklung der Pharmazie und fand auch im Ausland Verbreitung.

Coriandrum sativum ↑ Koriander.

Crataegus azarolus ↑ Weißdorn.

Crataegus laevigata ↑ Weißdorn.

Crataegus monogyna ↑ Weißdorn.

Crataegus nigra ↑ Weißdorn.

Crataegus pentagyna ↑ Weißdorn.

Crocus sativus ↑ Safran.

Cucurbita pepo ↑ Gartenkürbis.

Cumarin: Lacton der Hydroxyzimtsäure, das in Pflanzen an Zucker gebunden vorkommt. Reich an C. sind Steinkleearten, Waldmeister und Tonkabohnen. Das C. wird beim Welken der Pflanzen aus einer geruchlosen glykosidischen Vorstufe freigesetzt. Die Substanz besitzt einen charakteristischen Geruch und Geschmack und wurde früher viel zum Aromatisieren von Lebens- und Genußmitteln verwendet. Nachdem die leberschädigende Wirkung von C. nachgewiesen wurde, ist in vielen Ländern seine Verwendung verboten worden.

Cumarine: Pflanzenstoffe mit charakteristischer chemischer Struktur und vielfältigen Wirkeigenschaften. Zu den C. gehören u. a. Bergapten, Herniarin, Xanthotoxin und Umbelliferon. Reich an C. sind z. B. Angelikawurzel, Bruchkraut, Kamillenblüten, Liebstöckelwurzel und Steinklee. Einige C. werden therapeutisch genutzt (Xanthotoxin in der Lichttherapie).
Die C. der sogenannten „Psoralenreihe" können photosensibilisierend wirken. Sie sind eine Ursache der „Wiesendermatitis".

Curacaoaloe ↑ Aloe.

Curare: Sammelbezeichnung für mehrere von den südamerikanischen Indianern benutzte Pfeilgifte. Es sind Extrakte, die aus Chondodendronarten (Familie der Mondsamengewächse) oder Strychnos toxifera (Familie der Brechnußgewächse) gewonnen werden. Je nach der Verpackung wurde früher Topf-, Tubo- und Kalebassen-C. unterschieden. Das C. führt, wenn es in die Blutbahn gelangt, zu einer völligen Erschlaffung der Muskulatur. Diese Wirkung wird durch die im C. vorhandenen Alkaloide Tubocurarin, Toxiferin, Mavacurin, Curarin und Calebassin ausgelöst. Die C.alkaloide werden in der Medizin als

Muskelrelaxantien eingesetzt. In der Chirurgie dienen sie zum Ruhigstellen des Operationsbereiches.

Curcuma ↑ Gelbwurzel.

Curcuma xanthorrhiza ↑ Gelbwurz, Javanische.

Curcuma zedoaria ↑ Zitwer.

Curcuma longa ↑ Gelbwurzel.

Curcumawurzel ↑ Gelbwurzel.

Curcumin: Diferuloylmethan (Farbstoff) des Gelbwurzelwurzelstocks und des javanischen Gelbwurzwurzelstocks. Das C. bewirkt rhythmische Kontraktionen der Gallenblase, fördert die Ausscheidung von Gallenflüssigkeit und wirkt entzündungshemmend. Aufgrund des C.gehaltes werden vor allem Zubereitungen aus javanischem Gelbwurzwurzelstock als Gallenmittel verwendet.

Cytisus scoparius ↑ Besenginster.

Dahlin ↑ Inulin.

Damiana ↑ Turnera diffusa.

Dammar, Dammara: Harz, das aus dem in Indien und auf den Philippinen vorkommenden D.baum (Shorea wiesneri) gewonnen wird. Die Droge besteht aus gelblich oder rötlichweißen, durchsichtigen, geruchlosen Stücken. Sie enthält Triterpensäuren, Terpenalkohole sowie saure und neutrale Triterpene. Das D. wird pharmazeutisch zur Herstellung von Heftpflastern verwendet.

Daphne mezereum ↑ Seidelbast.

Darmentzündung ↑ Darmkatarrh.

Darmkatarrh, Darmentzündung, Enteritis: durch Mikroorganismen, z. B. Bakterien, Nahrungsmittelallergie, Ernährungsfehler, Vergiftungen oder Durchblutungsstörungen unter anderem hervorgerufene Reizung der Darmschleimhaut. Typische Kennzeichen sind Brechdurchfall, Darmkrämpfe, häufiger Stuhldrang, Durchfälle und Kreislaufreaktionen. Die Behandlung erfolgt mit krampflösenden Mitteln und Antibiotika. Beim chronischen D. wird als Stopfmittel z. B. Codein benutzt. Zur unterstützenden Behandlung leichter Formen des D. dienen neben diätetischen Maßnahmen auch pflanzliche Zubereitungen (Tees, Extrakte, Tinkturen), z. B. aus Kamillenblüten, Schafgarbenkraut, Pfefferminzblättern, Melissenblättern, Kümmel- und Korianderfrüchten sowie Malvenblättern.

Darreichungsform ↑ Arzneiform.

Datura stramonium ↑ Stechapfel.

Daucus carota ↑ Möhre.

Dekokt ↑ Abkochung.

Dekubitus ↑ Wundliegen.

Delphinium consolida ↑ Ackerrittersporn.

Deodorant, *Desodorant:* Stoff oder Zubereitung, der unerwünschte Gerüche verhindert, beseitigt oder überdeckt. In kosmetischen Erzeugnissen, die als D. verwendet werden, sind meist mehrere Effekte (Schweißhemmung, Parfümierung, Zerstörung von Geruchsträgern) kombiniert. Als D. bei der Wundversorgung dienen unter anderem Kamillentee oder -extrakt. Die wirksame Komponente ist wahrscheinlich das ätherische Öl. Pfefferminz- und Nelkenöl sowie andere ätherische Öle werden als Mund-D. (Mundspray, Mundwasser) benutzt. Fertigarzneimittel mit Chlorophyll als Wirkstoff werden bei bestimmten Erkrankungen als D. angewendet.

Depression, *Melancholie:* krankhaft gedrückte, traurige Stimmung, oft mit Gehemmtheit im Denken und Handeln. Die reaktive D. kann nach schweren psychischen und körperlichen Belastungen auftreten. Sie klingt nach Wegfall der Ursache meist ab. Die endogene D. kommt auch phasenhaft, meist unabhängig von äußeren Einflüssen vor. Sie bedarf ärztlicher Behandlung. Als pflanzliche Mittel werden zur unterstützenden Behandlung einer leichten D. unter anderem Johanniskraut-, Hopfen- und Melissenzubereitungen verwendet.

Dermatitis: Hautentzündung, die durch hautreizende Stoffe verursacht wird. Die D. ist häufig mit starkem Juckreiz, auch Blasenbildung verbunden und kann bei schweren Formen durch bakterielle Infektionen gekennzeichnet sein. Die Wiesen-D. wird durch hautreizende Stoffe der Wiesengräser sowie anderer Wiesenpflanzen, z. B. Schafgarbe, Bärenklau, Pastinak, Engelwurz und Liebstöckel verursacht.

Dermatomykose ↑ Hautpilzerkrankung.

Desodorant ↑ Deodorant.

Deutsche Kamille ↑ Kamille.

Deutscher Ingwer ↑ Kalmus.

Deutsche Theriakwurzel ↑ Bibernelle, Große.

Dextrose ↑ Glucose.

Diabetes, *Diabetes mellitus, Zuckerkrankheit, Zuckerharnruhr:* chronische Stoffwechselstörung mit verzögerter oder unvollständiger Verwertung der mit der Nahrung zugeführten Glucose im Organismus. Ursache des D. ist ein Mangel an dem Hormon Insulin, das in der Bauchspeicheldrüse gebildet wird. Als Folge des D. können Veränderungen im Kohlenhydrat-, Fett- und Eiweißstoffwechsel auftreten und Schädigungen an Organen (Leber, Nieren, Blutgefäße, Nervensystem) entstehen. Der D. bedarf ärztlicher Behandlung. Bei leichten Formen ist eine Diät ausreichend. Medikamentös wird der D. mit Antidiabetika (Tabletten, Dragees oder Insulininjektionen) behandelt. Pflanzliche Präparate in Form des Diabetikertees besitzen keine blutzuckersenkende Wirkung und stellen nur eine diätetische Ergänzung anderer therapeutischer Maßnahmen dar.

Diabetes mellitus ↑ Diabetes.

Diabetikertee, *antidiabetischer Tee*: Drogen, die allein oder als Teemischung in der Volksmedizin zur unterstützenden Behandlung des Diabetes (Zuckerkrankheit) verwendet werden. Als D. gelten z. B. Bohnenschalen, Salbei-, Preiselbeer- und Heidelbeerblätter. Eine blutzuckersenkende Wirkung besitzt der D. nicht, er stellt lediglich eine diätetische Ergänzung anderer therapeutischer Maßnahmen dar.

Dianthronglykoside ↑ Sennoside.

Diarrhö ↑ Durchfall.

Digitalis-Antidot: Arzneimittel (tierisches Globulin), das Digitoxin und Gitoxin im Körper bindet und bei lebensbedrohlichen Herzglykosidvergiftungen angewendet wird. Die Wirkung des D. beruht auf einer raschen und nahezu vollständigen Bindung freien Digitoxins und Gitoxins zu einem inaktiven Komplex.

Digitalisglykoside: herzwirksame Inhaltsstoffe des Roten und des Wolligen Fingerhuts. Die wichtigsten Verbindungen sind das Purpureaglykosid A, aus dem durch Abspaltung von Glucose Digitoxin entsteht, das Purpureaglykosid B, das durch Glucoseabspaltung in Gitoxin überführt wird sowie das Lanatosid C, das ebenfalls in Gitoxin umgewandelt werden kann. Die D. besitzen als Aglykon (zuckerfreier Molekülteil) eine charakteristisch strukturierte Steroidverbindung. Als Zukker kommen Glucose und Digitoxose vor. Die therapeutisch überwiegend als Reinstoffpräparate verwendeten D. sind Digitoxin und Gitoxin. Sie verbessern die Kontraktionskraft des Herzmuskels und werden bei bestimmten Formen von Herzschwäche und Herzrhythmusstörungen angewendet.

Digitalis lanata ↑ Fingerhut, Wolliger.

Digitalis purpurea ↑ Fingerhut, Roter.

Digitaloide: herzwirksame Glykoside, die nicht in den Digitalisarten (Roter und Wolliger Fingerhut), sondern in anderen Pflanzen, z. B. in der Meerzwiebel (Scillaren A und Proscillaridin A), im Maiglöckchen (Convallatoxin), Adonisröschen (Adonitoxin) und im Oleander (Oleandrigenin), vorkommen. Die D. dienen zur Behandlung von Herzkrankheiten.

Digitoxin: herzwirksames Glykosid des Roten Fingerhuts, das aus einer in der Pflanze primär vorhandenen Vorstufe, dem Purpureaglykosid A, durch Abspaltung von Glucose gebildet wird. Das D. wird nach oraler Gabe (Tabletten, Tropfen) aus dem Magen-Darm-Kanal vom Organismus aufgenommen und entfaltet seine Wirkung direkt am Herzen. Bei intravenöser Injektion setzt die Wirkung schneller ein. Es wird relativ langsam wieder aus dem Körper ausgeschieden. Das D. bewirkt eine Verstärkung der Herzleistung. Die Anwendung erfolgt nach ärztlicher Verordnung bei bestimmten Formen der Herzschwäche und bei Herzrhythmusstörungen. Durch die gleichzeitige Gabe stark wirksamer Abführmittel kann die Wirkung des D. ungünstig beeinflußt werden.

Digoxin: herzwirksames Glykosid des Wolligen Fingerhuts, das aus einer in der Pflanze primär vorhandenen Vorstufe, dem Lanatosid C, entsteht. Das D. wird nach oraler Gabe (Tabletten, Tropfen) zum größten Teil aus dem Magen-Darm-Kanal vom Organismus aufgenommen. Bei intravenöser Injektion setzt die Wirkung schneller ein. Das D. bewirkt eine Verbesserung der Herzleistung. Die Anwendung erfolgt nach ärztlicher Verordnung bei bestimmten Formen der Herzschwäche und bei Herzrhythmusstörungen. Durch die gleichzeitige Gabe starker Abführmittel kann die Wirkung des D. ungünstig beeinflußt werden.

Dill, *Anethum graveolens:* einjährige, bis 1,25 m hohe Pflanze aus der Familie der Doldengewächse (Umbelliferae). Der D. bildet einen aufrechten, verzweigten Stengel, der an den Zweigspitzen jeweils mit einer Blütendolde abschließt. Der röhrige, kahle Stengel ist fein gerillt und weist abwechselnd weißliche und grüne Längsstreifen auf. Die wechselständigen Blätter sind meist 2- bis 3fach fiederschnittig mit fadenförmigen Zipfeln. Die kleinen 5zähligen Blüten sind gelb und in zusammengesetzten mehrstrahligen Dolden vereinigt. Die Frucht ist eine linsenförmige zusammengedrückte Spaltfrucht, die bei der Reife in 2 Teilfrüchte zerfällt. Diese besitzen als charakteristisches Merkmal einen gelben Flügelrand an den Kanten.

▷ *Blütezeit:* Juli bis September.

▷ *Vorkommen:* Der D. ist im östlichen Mittelmeergebiet, in Vorderasien und Indien heimisch und in Europa, Teilen Afrikas und in Nordamerika eingebürgert. Die Pflanze wird vielfach in Garten- und Feldkulturen angebaut und ist auch verwildert anzutreffen.

▷ *Drogengewinnung:* In den Monaten Juli bis September werden die Dolden kurz vor der Reife der Früchte abgeschnitten und getrocknet. Zweckmäßig ist die Ernte in den Morgenstunden, wenn noch Tau auf den Pflanzen liegt, da die Früchte dann nicht so leicht ausfallen. Die Früchte lassen sich nach der Trocknung leicht von den Dolden abstreifen.

▷ *Drogenbeschreibung:* Die Droge (D.früchte, D.körner, Anethi fructus) besteht aus den getrockneten Spaltfrüchten, die leicht in die beiden Teilfrüchte zerfallen. Diese sind vom Rücken her etwas zusammengedrückt und haben durch die flügelartigen Randrippen eine flache Form. Die 3 Rückenrippen treten wenig hervor. Die Früchtchen sind gelbbraun, 3 bis 5 mm lang und 2 bis 4 mm breit. Der Fruchtstiel ist meist vorhanden. Die Droge besitzt einen stark aromatischen Geruch und einen anfangs süßlichen, dann brennenden und aromatischen Geschmack.

▷ *Inhaltsstoffe:* Die D.früchte enthalten bis 4% ätherisches Öl mit dem Hauptbestandteil Carvon, ferner Cumarine, fettes Öl und Eiweiße.

▷ *Wirkung und Verwendung:* Die Droge wirkt aufgrund des ätherischen Ölgehaltes appetitanregend, verdauungsfördernd und blähungstreibend. Auch eine gewisse harntreibende und auswurffördernde Wirkung ist vorhanden. Die Droge wird nur noch selten als Bestandteil von Magen- und blähungstreibendem Tee, z. B. zusammen mit Kümmelfrüchten und Kamillenblüten, verwendet. In der Volksmedizin wird sie auch zur Förderung der Muttermilchbildung benutzt. Zur Bereitung des Teeaufgusses wird 1 Teelöffel frisch gequetschte Droge (1 g) mit 1 Tasse (150 ml) siedendem Wasser übergossen und 10 bis 15 Minuten bedeckt stehengelassen. Der Teeaufguß wird durch ein Sieb abgegossen. Zur Förderung der Verdauung wird jeweils 1 Tasse Tee zwischen den Mahlzeiten getrunken. Größere Bedeutung hat die Droge als Gewürz für Marinaden aller Art, eingelegte Gurken und Fisch. Die frischen, zarten Blattspitzen werden z. B. für Salate, Soßen und Kräuterquark verwendet.

▷ *Nebenwirkungen:* nicht bekannt.

▷ *Geschichtliches:* Der in Vorderasien und Südeuropa wild wachsende D. wurde bereits im alten Ägypten als Küchen- und Arzneipflanze angebaut. Auch die griechischen und römischen Autoren der Antike erwähnten ihn vielfach. Über seine damalige arzneiliche Verwendung schrieb Dioskurides, eine Abkochung der Früchte fördere die Milchabsonderung, lindere Leibschmerzen, vertreibe Blähungen, stille Erbrechen und treibe den Harn, schwäche jedoch bei andauerndem Gebrauch die Sehkraft. Durch die Römer gelangte der D. auch nach Mitteleuropa, wo ihn sowohl das Capitulare de villis als auch der St.-Gallener Klosterplan verzeichneten. In den Kräuterbüchern des 16. und 17. Jhs. wurde der D. (neben der von Dioskurides genannten medizinischen Verwendung) auch als magenstärkendes und schlafförderndes Mittel empfohlen. Darüber hinaus dient der D. seit alter Zeit als Küchengewürz. ↑ **Tafel 11**

Dilution: Verdünnung einer Ausgangslösung, z. B. der Urtinktur, bei der Herstellung homöopathischer Arzneimittel. Das Mischen der Bestandteile erfolgt durch Schütteln (↑ Potenzierung).

Dioskurides, Pedanios, griechischer Arzt des 1. Jhs. D. verfaßte eine Arzneimittellehre („Materia medica"), in der die in jener Zeit verwendeten Arzneipflanzen (etwa 600) beschrieben wurden. Die Kräuterbücher des Mittelalters wurden von diesem Werk wesentlich beeinflußt.

Distorsion ↑ Verstauchung.

Diuretika ↑ harntreibende Mittel.

dopaminerg: durch Freisetzung des Neurotransmitters Dopamin wirksam.

Dorant, Weißer ↑ Andorn.

Dornige Hauhechel ↑ Hauhechel.

Dornnessel ↑ Saathohlzahn.

Dosierung: Angabe über die Menge (Dosis), zeitliche Folge und Dauer der Gabe von Arzneimitteln. Die Einhaltung der vorgeschriebenen D. ist eine Voraussetzung für die wirksame Anwendung eines Mittels. Die richtige D. ermöglicht das Erreichen einer wirksamen Arzneistoffkonzentration am Wirkungsort im Organismus und die Vermeidung von Nebenwirkungen. Bei den schwach wirksamen Drogen ist eine Über- oder Unterschreitung der empfohlenen D. möglich. Ausnahmen bilden z. B. Süßholzwurzel und Abführdrogen wie Faulbaumrinde sowie Sennesblätter und -früchte. Bei letzteren sollte individuell so dosiert werden, daß die erwünschte Abführwirkung mit geringstmöglicher Dosis erreicht wird.

Dost, *Gemeiner Dost, Dosten, Origanum vulgare:* ausdauernde, bis 50 cm hohe Pflanze aus der Familie der Lippenblütengewächse (Lamiaceae). Der D. bildet aus einem überwinternden Wurzelstock einen aufrechten, etwas derben, gegenständig verzweigten und beblätterten Stengel. Dieser ist rötlich oder braunrot überlaufen und schließt wie die oberen Seitenzweige mit den Blütenständen ab. Die kreuzgegenständigen, länglich-eiförmigen Blätter sind bis 3 cm lang, ganzrandig oder schwach gekerbt und auf der Unterseite drüsig punktiert. Die Blüten stehen in doldenartigen Blütenständen. Die hellpurpurne, selten weiße Blütenkrone wird von den violetten Staubbeuteln und dem Griffel deutlich überragt. Sie besitzt einen violett bespitzten, am oberen Rand weißbehaarten Kelch. Die Frucht ist ein kleines Nüßchen.

▷ *Blütezeit:* Juli bis September.

▷ *Vorkommen:* Der D. ist in Europa und in Teilen Asiens heimisch. Die Pflanze bevorzugt Gebüsche, Trockenwiesen und Halbtrockenrasen sowie warme Plätze in lichten Gehölzen und auf Kahlschlägen.

▷ *Drogengewinnung:* Sammelgut des D. ist das Kraut ohne Wurzel und dickere Stengelteile, das zu Beginn der Blütezeit im Juli geerntet wird. Die Trocknung erfolgt in dünner Schicht an schattigen, gut belüfteten Plätzen.

▷ *Drogenbeschreibung:* Die Droge (D.enkraut, Origani herba) besteht aus den getrockneten blätter- und blütentragenden Sprossen. Die Schnittdroge ist gekennzeichnet durch die zusammengeschrumpften hellgrünen Blattstücke, die auf der Unterseite drüsig punktiert und leicht behaart sind und die Nervatur erkennen lassen. Auffällig sind die violetten Deckblätter und Kelchzipfel der Blüten und die 4kantigen, behaarten, violetten Stengelstücke. Die Droge besitzt einen aromatischen Geruch und einen aromatischen, etwas bitterlichen und salzigen Geschmack.

▷ *Inhaltsstoffe:* Die Droge enthält ätherisches Öl mit den Hauptbestandteilen Thymol und Carvacrol. Daneben sind Gerbstoffe und Bitterstoffe vorhanden.

▷ *Wirkung und Verwendung:* Das D.enkraut wirkt aufgrund des ätherischen Ölgehaltes auswurffördernd und schwach krampflösend. Es wird in der Volksmedizin bei Katarrhen der oberen Luftwege, bei Krampf- und Keuchhusten verwendet. Da die Droge auch bitterstoffreich ist, wirkt sie appetitanregend, galletreibend und verdauungsfördernd. Sie findet als Bestandteil von Teemischungen, z. B. Magentee, Leber- und Gallentee, Verwendung. Zur Bereitung des Teeaufgusses wird 1 Teelöffel Droge (1,5 g) mit 1 Tasse (150 ml) siedendem Wasser übergossen und 10 bis 15 Minuten bedeckt stehengelassen,. Der Teeaufguß wird durch ein Sieb abgegossen. Zur Förderung des Appetits und der Verdauung wird jeweils 1 Tasse Tee 30 Minuten vor den Mahlzeiten getrunken. Das D.enkraut wird vor allem zur Gewinnung des ätherischen Öls (D.enöl, Origani Oleum) verwendet. Dieses wird äußerlich in hautreizenden Arzneimitteln, die bei rheumatischen Beschwerden Anwendung finden, und zur unterstützenden Behandlung von Erkrankungen der oberen Luftwege als Inhalierflüssigkeit (in gleicher Weise wie Thymianöl) benutzt. Bedeutung hat die Droge auch als Gewürz (Oregano). Dieses eignet sich aufgrund des majoranähnlichen Geschmacks zum Würzen von Schweinefleisch, Geflügel, Pasteten, Pizza sowie zu Suppen und Soßen.

▷ *Nebenwirkungen:* nicht bekannt.

▷ *Geschichtliches:* Bereits Dioskurides erwähnte verschiedene Arten von „Origanos“ als Arznei- und Gewürzpflanzen. Der auch in Mitteleuropa heimische D. wurde schon in den mittelalterlichen Quellen als Arzneipflanze, so z. B. von Hildegard von Bingen erwähnt. In den Kräuterbüchern des 16. und 17. Jhs. wurde der D. als Hustenmittel sowie als milchförderndes, schweißtreibendes, magenstärkendes und ein die Verdauung und das allgemeine Wohlbefinden förderndes Mittel aufgeführt. Im Volksglauben galt die Pflanze als zauberabwehrend und sollte alle bösen Geister und den Teufel vertreiben.

↑ **Tafel 11**

Drachenkopf, *Türkischer Drachenkopf, Türkische Melisse, Dracocephalum moldavica:* einjähriges, bis 60 cm hohes Kraut aus der Familie der Lippenblütengewächse (Lamiaceae). Die Pflanze bildet kräftige, mehr oder minder 4kantige, kreuzgegenständig beblätterte und verzweigte Stengel. Die länglichen Blätter sind gestielt und haben einen tief gesägten Rand. Die Blüten besitzen eine blaue, selten weiße Blütenkrone und einen grünen oder graugrünen, häufig violett überlaufenen Kelch, der bis fast zur Hälfte in 2 Lippen gespalten ist. Die Frucht zerfällt in 4 einsamige Teilfrüchte (Klausen).

▷ *Blütezeit:* Juli, August.

▷ *Vorkommen:* Der D. ist in Südsibirien und dem Himalajagebiet heimisch. Die Pflanze ist in Ost- und im östlichen Mitteleuropa eingebürgert und wird in Rumänien angebaut.

▷ *Drogengewinnung:* Das blühende Kraut des D. wird in den Monaten Juli und August geerntet und bei Temperaturen bis 45 °C getrocknet.

▷ *Drogenbeschreibung:* Die Droge (D.kraut, Dracocephali herba) besteht aus den getrockneten oberirdischen Pflanzenteilen. Die Schnittdroge ist gekennzeichnet durch die grünen oder gelblichgrünen Blattstücke, häufig mit tief gesägtem Blattrand sowie auf der Unterseite mit hervortretenden Nerven und zahlreichen kleinen runden Vertiefungen. Daneben sind die grünlichen, bräunlichen oder violett überlaufenen Stengelstücke und grüne oder graugrüne, mitunter violett überlaufene 2lippige Kelche sowie blaue Blütenkronen enthalten. Die Droge besitzt einen zitronenähnlichen Geruch und Geschmack.

▷ *Inhaltsstoffe*: Das D.kraut enthält bis etwa 0,1% ätherisches Öl, dessen Hauptbestandteile Citral, Geranylacetat und Geraniol sind. Das Citral bedingt den zitronenartigen Geruch der Droge.

▷ *Wirkung und Verwendung:* Die Zubereitungen der Droge (Teeaufguß, alkoholischer Extrakt) wirken wahrscheinlich aufgrund ihres ätherischen Ölgehaltes schwach krampflösend auf den Magen und Darm, aber auch blähungstreibend. Sie regen die Gallensaftausscheidung an, und außerdem wird ihnen ein schwach beruhigender und Brechreiz-lindernder Effekt zugeschrieben. Das D.kraut wird nur als Bestandteil von Teemischungen (z. B. Magentee, Gallen- und Lebertee, Beruhigungstee) verwendet, da der Teeaufguß der Droge einen stark aromatischen, etwas parfümartigen Geschmack aufweist. Der alkoholische Extrakt aus der Droge (kombiniert mit anderen Drogenextrakten) wird als Magenmittel bei Verdauungsbeschwerden, Völlegefühl und Appetitlosigkeit verwendet. Die Droge hat als Ersatz für Melissenblätter Bedeutung erlangt. Das D.kraut wird zur Herstellung von Haustee, Spirituosen (Likör, Wermutwein) und zur Aromatisierung von bestimmten Lebensmitteln verwendet.

▷ *Nebenwirkungen:* nicht bekannt.

▷ *Geschichtliches:* Der D. gelangte erst in der Mitte des 16. Jhs. aus dem Orient von Konstantinopel (Istanbul) nach Mitteleuropa. In den Lausitzer Gärten existierten um 1594 bereits D.-Formen mit blauen und weißen Blüten. Die Pflanze wurde damals auch medizinisch verwendet und zwar in gleicher Weise wie die Zitronenmelisse. Später diente sie vor allem als Tee-, Gewürz-, Bienenfutter- und Zierpflanze.
↑ **Tafel 11**

Dracocephalum moldavica ↑ Drachenkopf.

Dragee: Arzneiform, die exakt dosierte Arzneistoffe enthält und zur Einnahme in unzerkleinerter Form bestimmt ist. Die D. bestehen aus dem D.kern und der D.hülle. Letztere kann dazu dienen, das Schlukken zu erleichtern, stark bitteren Geschmack der Wirkstoffe zu überdecken und den Zerfall im Magen zu verhindern, wenn die Wirkstofffreisetzung erst im Darm erfolgen soll. Als Wirkstoffe werden auch stark wirksame Pflanzenstoffe wie Chinidin und Rauwolfiaalkaloide, Drogenextrakte sowie Drogenpulver, z. B. aus Knoblauch und Aloe, verwendet.

Dragon ↑ Estragon.

Dreiblättriger Fieberklee ↑ Fieberklee.

Dreifaltigkeitskraut ↑ Stiefmütterchen.

Dreifarbiges Veilchen ↑ Stiefmütterchen.

Dreilappiger Salbei ↑ Salbei.

Dreschlein ↑ Lein.

Droge ↑ Suchtmittel.

Droge-Extrakt-Verhältnis: Maß für den nativen Extrakt, der aus der Droge ohne Zusatz von Hilfsstoffen gewonnen wird. Bei Tinkturen ist das D.E.V. meist 1:5 oder 1:10, d. h. aus 1 Teil Droge werden 5 bzw. 10 Teile Tinktur durch Extraktion mit Alkohol gewonnen. Trockenextrakte haben häufig ein D.E.V. von 5–10:1. Das D.E.V. wird auf der Verpackung pflanzlicher Arzneimittel angegeben.

Drogenkunde ↑ Pharmakognosie.

Drogen, pflanzliche, *Arzneidrogen:* Für die Verwendung als Arzneimittel durch Trocknen, Reinigen und Zerkleinern vorbereitete Pflanzen oder -teile. Zu den p. D. zählen auch die aus Pflanzen gewonnenen Stoffgemische, z. B. ätherische Öle, Fette, Harze, Balsame. Die aus Pflanzen hergestellten Antibiotika, Enzyme und Hormone sowie Reinsubstanzen wie Digitoxin aus Digitalis-Arten, Menthol aus Mentha-Arten werden nicht zu den p. D. gerechnet. In der Umgangssprache wird der Begriff Droge vorwiegend für solche Stoffe und Zubereitungen angewendet, die Rauschzustände erzeugen können, unabhängig davon, ob es sich um Stoffe pflanzlicher oder synthetischer Herkunft handelt. Ausgangsmaterial für die p. D. sind Arzneipflanzen, die aus der Sammlung von wildwachsenden Pflanzen oder dem Anbau stammen. Eine Reihe von Arzneipflanzen wird landwirtschaftlich kultiviert. Es stehen Zuchtsorten, z. B. bei Kamille, Pfefferminze, Baldrian, Fenchel und Thymian, zur Verfügung, die sich durch hohe Ertragsleistungen und einen hohen Wirkstoffgehalt auszeichnen. P. D., die in ungetrockneter Form (Frischdroge) für die Herstellung von Arzneimitteln Anwendung finden, werden gereinigt und ausgelesen. Die p. D. unterliegen einer Qualitätskontrolle. Sie umfaßt die makroskopische (Aussehen, Geruch, Geschmack), mikroskopische und chemisch-physikalische (chromatographische) Identitätsprüfung, die Prüfung auf fremde Beimengungen (andere Pflanzenteile, Steine, Sand, Schädlinge), die Bestimmung des Trocknungsverlustes oder Wassergehaltes, des Zerkleinerungsgrades, der Asche, der extrahierbaren Anteile, der Wirkstoffe oder Leitsubstanzen (analytisch leicht erfaßbare Inhaltsstoffe), den Nachweis von Mikroorganismen (Bakterien, Schimmelpilze), die Prüfung auf Fremdstoffe, z. B. Schwermetalle und Pflanzenschutzmittel. Der Qualitätskontrolle werden alle p. D. unterzogen, die industriell verarbeitet oder in Apotheken oder Spezialgeschäften abgegeben werden. P. D., für die Qualitätsvorschriften in den nationalen oder internationalen Arzneibüchern aufgeführt sind, werden als offizinell bezeichnet. Arzneilich werden die p. D. vor allem zur Herstellung von wäßrigen Zubereitungen (z. B. Tee, Badezusatz, Gurgelmittel oder Umschlag), Tinkturen und Extrakten oder zur Isolierung der medizinisch verwendeten Wirkstoffe benutzt. Zahlreiche p. D. werden auch als ↑ Gewürzdrogen, zur Herstellung von Kosmetika, Süßwaren, Spirituosen und Nahrungsmitteln verwendet.
Die p. D. unterliegen bei der Aufbewahrung einer Wertminderung.

Deshalb existieren angemessene Aufbewahrungsfristen. Die Lagerung soll vor Licht und Feuchtigkeit geschützt, bei Zimmertemperatur (15 bis 25 °C) und in dicht schließenden Behältnissen erfolgen, besonders geeignet sind Weißblechteedosen und getönte Glas- oder Plastikbehälter mit Steck- oder Schraubverschluß. Die Behältnisse sind mit dem Namen der Droge, dem Verfallsdatum oder dem Datum des Kaufes zu kennzeichnen. Soweit auf den Packungen nichts anderes angegeben ist, sind p. D. mit ätherischen Ölen (alle, die kräftig aromatisch riechen) mit Ausnahme der Fenchel-, Kümmel- und Korianderfrüchte, deren Verwendbarkeit 3 Jahre beträgt, 18 Monate verwendbar. Die anderen können 3 Jahre, einige (z. B. Faulbaumrinde, Süßholzwurzel) auch 5 Jahre aufbewahrt werden. Aromatische p. D. in gepulverter Form sind zum baldigen Verbrauch bestimmt.

Drogenpulver, eingestellte: Drogenpulver, die mit Milchzucker oder Dextrin auf einen bestimmten Wirkstoffgehalt eingestellt sind. Die e. D. werden von den Arzneibüchern für stark wirksame Drogen (z. B. Digitalis-purpurea-Blätter, Tollkirschenblätter, Maiglöckchenkraut, Brechwurzel) vorgeschrieben. Sie werden als Arzneimittel verwendet.

Drogenverfälschung: Vorliegen von Pflanzenteilen einer anderen als der z. B. im Arzneibuch für die Gewinnung der Droge benannten Pflanzenart. Es kann sich dabei um eine absichtliche Verfälschung oder um eine Verwechslung handeln. Eine D. ist bei Drogen, die aus dem Arzneipflanzenanbau stammen, nicht zu erwarten. Bei Sammeldrogen sind Verwechslungen leicht möglich. Da ähnliche Arzneipflanzen (von verwandten Arten) mitunter sehr unterschiedliche Inhaltsstoffe enthalten (der Sumpfschachtelhalm ist giftig, der Ackerschachtelhalm nicht), sollten zur Vermeidung einer D. nur solche Pflanzen gesammelt werden, die zweifelsfrei identifiziert werden können. Eine D. wird durch eine sorgfältige Qualitätsprüfung mit großer Sicherheit ausgeschlossen.

Drosera anglica ↑ Sonnentau, Afrikanischer.

Drosera intermedia ↑ Sonnentau, Afrikanischer.

Drosera ramentacea ↑ Sonnentau, Afrikanischer.

Drosera rotundifolia ↑ Sonnentau, Afrikanischer.

Dryopteris filix-mas ↑ Wurmfarn.

Duftveilchen ↑ Märzveilchen.

Dunkelgrünes Weidenröschen ↑ Weidenröschen, Kleinblütiges.

Dunkler Weißdorn ↑ Weißdorn.

Durchblutungsstörungen: Fehlfunktionen von Organen oder Körperteilen (z. B. Gehirn, Herz, Gliedmaßen), die infolge mangelhafter Durchblutung auftreten. Die Ursachen für D. sind sehr vielfältig, wobei Erkrankungen der Blutgefäße eine wesentliche Rolle spielen. Die D. können jedoch auch ohne krankhafte Veränderungen bei Einwirken von Kälte, Nässe oder akuter psychischer Belastung auftreten. Die Behandlung der D. richtet sich nach der Ursache. Bestimmte Formen der D. werden mit pflanzlichen Zubereitungen, die Einfluß auf die Blutgefäße oder die Beschaffenheit des

Blutes haben, behandelt. Zur unterstützenden Behandlung, z. B. bei Hexenschuß oder mangelnder Durchblutung der Arme und Beine, dienen Bäder mit therapeutisch wirksamen Pflanzenstoffen, z. B. Extrakte aus Kiefernnadeln, Rosmarinblättern oder Roßkastaniensamen, ätherische Öle (z. B. Fichtennadel-, Rosmarinöl), außerdem Campher, Pinen und Methylsalicylat. Roßkastanien- und Zaubernußzubereitungen (Fertigarzneimittel) dienen als Venenmittel zur Verbesserung der Durchblutung und zur Kräftigung der Blutgefäße. Auch standardisierte Extrakte der Ginkgoblätter werden bei chronischen D. besonders des Gehirns, benutzt. In der Volksmedizin finden als durchblutungsfördernde Maßnahme bei Schwellungen nach Knochenbrüchen, bei Frostbeulen und Unterschenkelgeschwüren Bäder mit Schachtelhalmkraut Anwendung.

Durchfall, *Diarrhö:* häufige sowie gesteigerte Entleerung breiigen oder wäßrigen Stuhls. Der D. kann auch mit krampfartigen Schmerzen verbunden sein. Zu den häufigsten Ursachen eines D. gehören bakterielle oder Virusinfektionen, Nahrungsmittelallergie, nervös bedingte Übererregbarkeit des Darmkanals, Darmentzündung, ungenügende Verdauungsleistung, Stoffwechselstörungen, Abführmittelmißbrauch oder Vergiftung. Folgen des D. sind Wasser- und Elektrolytverluste und mitunter auch Störungen im Säure-Basen-Gleichgewicht des Organismus. Die Behandlung des D. richtet sich nach der Ursache. Neben spezifisch wirksamen Arzneimitteln und einer entsprechenden Diät werden zur medikamentösen Behandlung auch ↑ Stopfmittel verwendet sowie reichliches Trinken (2,5 l pro Tag). Wenn der Durchfall trotz Einnahme von Arzneimitteln mehr als zwei Tage anhält, der Stuhl Blut oder Schleim enthält, das Körpergewicht stark abnimmt, Bauchschmerzen oder Erbrechen sowie Fieber auftreten, ist ein Arzt aufzusuchen.

Durchspülungstherapie: Behandlungsmaßnahme, die zu einer erhöhten Harnausscheidung führen soll. Die D. wird bei Steinbildung in den ableitenden Harnwegen und als unterstützende Maßnahme bei Infektionen letzterer angewendet. Zur D. dienen Zubereitungen z. B. aus Birkenblättern, Brennnesselblättern, Goldrutenkraut, Hauhechelwurzel, Liebstöckelwurzel, Orthosiphonblättern, Petersilienkraut/-wurzel, Schachtelhalmkraut, Spargelwurzelstock und Wacholderbeeren.

Dysmenorrhö: schmerzhafte Regelblutung, die durch krampfartiges Zusammenziehen der Gebärmuttermuskulatur ausgelöst wird. Die Ursachen der D. sind verschiedenartig und gynäkologisch zu klären. Zur unterstützenden Behandlung ist neben Bettruhe und Wärme in der Volksmedizin auch die Anwendung von Teedrogen üblich, z. B. werden Kamillenblüten, Gänsefinger-, Frauenmantel-, Hirtentäschel-, Schafgarbenkraut und weiße Taubnesselblüten genutzt.

Dyspepsie: Verdauungsstörung mit Magenbeschwerden, Durchfall und Erbrechen. Ursachen der Erkrankung sind, insbesondere bei Säuglingen, Infektionen mit Bakterien und Viren, ferner Störungen durch Enzymmangel, der Magen-Darm-Bewegung oder der Darmflora. Die Behandlung richtet sich nach der Ursache der D. Neben diätetischen

Maßnahmen werden in der Volksmedizin Stopfmittel, z. B. schwarzer Tee, frisch geriebene Äpfel und Heidelbeeren, benutzt. Bei D. der Kleinkinder werden reizmildernder Haferschleim sowie Fertigarzneimittel aus Johannisbrotfrüchten verwendet. In schweren Fällen werden ärztlich auch krampflösende Mittel und Antibiotika verordnet.

Eberesche, *Gemeine Eberesche, Vogelbeerbaum, Sorbus aucuparia:* ein bis 8 m hoher Baum aus der Familie der Rosengewächse (Rosaceae). Der Stamm und die Äste der E. besitzen eine glatte Borke. Die wechselständigen Blätter sind unpaarig gefiedert, die Fiederblätter ungleich stachelspitzig gezähnt. Die kleinen weißen Blüten stehen in vielblütigen Schirmrispen. Sie besitzen einen unangenehmen Geruch. Die Frucht ist eine kugelige, erbsengroße und in reifem Zustand orangerote Beere.

▷ *Blütezeit:* Mai, Juni.

▷ *Vorkommen:* Die E. ist in Europa und Teilen Asiens heimisch. Sie ist auf trockenen und feuchten Standorten verbreitet und in Gebüschen und Wäldern bis in die Berglagen anzutreffen. Die E. wird auch als Alleebaum angepflanzt.

▷ *Drogengewinnung:* Die Früchte der E. werden zur Reifezeit in den Monaten Oktober und November geerntet und an schattigen, gut belüfteten Plätzen getrocknet. Eine Nachtrocknung mit künstlicher Wärme bis 50 °C ist erforderlich, um eine Schimmelbildung zu vermeiden.

▷ *Drogenbeschreibung:* Die Droge (E.nfrüchte, Vogelbeeren, Sorbi fructus) besteht aus den getrockneten orangeroten, annähernd kugeligen und stark gerunzelten Früchten. Der Fruchtstiel und der 5zipflige Kelchrest können vorhanden sein. Die Droge ist geruchlos und schmeckt säuerlich.

Inhaltsstoffe: Die E.nfrüchte enthalten Fruchtsäuren, z. B. Sorbinsäure, Parasorbinsäure, Apfelsäure und Ascorbinsäure, Gerbstoffe, Pektin, Zucker und Sorbitol. In den Samen ist eine geringe Menge Amygdalin (Blausäureglykosid) enthalten.

▷ *Wirkung und Verwendung:* Die E.nfrüchte wirken aufgrund des Fruchtsäuregehaltes, besonders der Parasorbinsäure, schwach abführend und harntreibend. Die Droge wird nur in der Volksmedizin als mildes Abführmittel und harntreibendes Mittel verwendet.

Zur Bereitung des Teeaufgusses wird 1 Teelöffel grob zerkleinerte Droge (3 g) mit 1 Tasse (150 ml) siedendem Wasser übergossen und 10 bis 15 Minuten bedeckt stehengelassen. Der Teeaufguß wird durch ein Sieb abgegossen. 3- bis 4mal täglich wird ein Eßlöffel Tee eingenommen. Die Bereitung eines Kaltwasserauszuges (10stündiges Stehenlassen der Droge mit Wasser) ist ebenfalls möglich.

Für die Bereitung von Kompotten und Spirituosen werden die Früchte besonders zuckerreicher, veredelter E. verwendet.

▷ *Nebenwirkungen:* Beim Verzehr größerer Mengen der frischen Früchte können Erbrechen, Durchfall und entzündliche Hautreaktionen auftreten. Vergiftungen durch das Amygdalin sind kaum möglich, da die Substanz nur in den meist unzerkaut verschluckten Samen enthalten ist.

▷ *Geschichtliches:* Die von den Vögeln gern gefressenen Früchte der E. dienten seit alter Zeit für den Vogelfang. In den Kräuterbüchern des 16. und 17. Jhs. wurden die gerbstoffreichen Früchte als adstringierendes und stopfendes Mittel vor allem gegen Durchfälle und Erbrechen empfohlen. In neuerer Zeit entstand durch Auslese eine Sorte mit gerbstoffarmen Früchten, die als vitaminreiches Obst genutzt werden können. ↑ **Tafel 12**

Eberraute, *Eberreis, Stabwurz, Artemisia abrotanum:* ein bis 1,20 m hoher Halbstrauch mit krautigen Zweigen aus der Familie der Korbblütengewächse (Asteraceae). Die Pflanze besitzt aufrechte Stengel und oft einen buschartigen Wuchs. Die auf der Unterseite behaarten Blätter sind doppelt fiederteilig, die oberen auch ungeteilt. Die Endzipfel der Blätter sind weniger als 1 mm breit. Die kleinen gelben Blütenköpfchen bilden endständige rispige Trauben. Die Frucht ist eine Achäne. Die Pflanze besitzt einen angenehmen zitronenähnlichen Geruch.

▷ *Blütezeit:* Juli bis Oktober.

▷ *Vorkommen:* Die E. ist in Südosteuropa, Nordafrika und Westasien heimisch. Die Pflanze ist durch Kultivierung in Europa und Amerika eingebürgert. In den mittleren und nördlichen Gebieten Europas ist die E. seltener anzutreffen und bildet keine Samen aus.

▷ *Drogengewinnung:* In den Monaten Juli bis September werden die oberen Teile des Krautes geerntet und an schattigen, gut belüfteten Plätzen getrocknet.

▷ *Drogenbeschreibung:* Die Droge (E.nkraut, Abrotani herba) besteht aus den getrockneten oberirdischen Teilen. Die Schnittdroge ist gekennzeichnet durch die schmalen, auf der Unterseite behaarten Blattstücke und zahlreiche kleine gelbe Blütenköpfchen. Der Geruch der Droge ist zitronenähnlich, der Geschmack aromatisch und bitter.

▷ *Inhaltsstoffe:* Die Droge enthält ätherisches Öl, Bitterstoffe, Gerbstoffe und in geringer Menge das Alkaloid Abrotanin.

▷ *Wirkung und Verwendung:* Der Teeaufguß der Droge wirkt aufgrund des ätherischen Öl- und Bitterstoffgehaltes fördernd auf die Bildung von Magen- und Gallensaft. Die Droge wird in der Volksmedizin zur Verbesserung des Appetits und der Verdauung verwendet. Zur Bereitung des Teeaufgusses werden 2 Teelöffel Droge (2 g) mit 1 Tasse (150 ml) siedendem Wasser übergossen und 10 bis 15 Minuten bedeckt stehengelassen. Der Teeaufguß wird durch ein Sieb abgegossen. Jeweils 30 Minuten vor den Mahlzeiten wird 1 Tasse Tee getrunken. Die E. wird auch als Gewürz für Fleischgerichte und bei der Herstellung von Spirituosen verwendet.

▷ *Nebenwirkungen:* nicht bekannt.

▷ *Geschichtliches:* Die Artemisiaarten, wahrscheinlich auch die E., wurden bereits im Altertum arzneilich verwendet. Dioskurides beschrieb die Anwendung der Samen gegen Atemnot, Krämpfe sowie als harntreibendes Mittel. Mit Wein vermischt eingenommen, galten die Samen als Mittel gegen tödliche Gifte. In Deutschland wurde die E. im 9. und 10. Jh. bekannt. Sie wurde z. B. im Capitulare de villis erwähnt. Paracelsus empfahl ihre Anwendung gegen Nervenschmerzen, Krämpfe sowie Spulwürmer.
↑ **Tafel 12**

Eberreis ↑ Eberraute.

Eberwurz *, *Große Eberwurz, Silberdistel, Stengellose Eberwurz, Wetterdistel, Carlina acaulis*: ausdauernde, bis 60 cm hohe Pflanze aus der Familie der Korbblütengewächse (Compositae). Die Pflanze bildet eine lange Pfahlwurzel. Der Stengel trägt meist nur 1 Blüte. Die Blätter sind rosettenartig angeordnet, fiederteilig und besitzen schmale stachelige Zipfel. Sie sind bis 30 cm lang. Die gestielten oder fast ungestielten Blütenköpfe sind bis 10 cm breit. Die inneren Blätter des Hüllkelches sind trockenhäutig und silberweiß oder rötlich, die äußeren rotbraunen Blätter des Hüllkelches sind fiederspaltig und stachelig. Die Röhrenblüten sind gelb oder bräunlichviolett. Die Frucht ist eine behaarte Achäne.

▷ *Blütezeit:* Juli bis September.

▷ *Vorkommen:* Die E. ist im südlichen Mitteleuropa und in Südeuropa heimisch. Sie wächst auf kalkhaltigen Böden, an steinigen Hängen und auf Trockenrasen.

▷ *Drogengewinnung:* Die Wurzeln werden in den Monaten September bis November gegraben, gewaschen und bei Temperaturen bis 35 °C getrocknet.

▷ *Drogenbeschreibung:* Die Droge (E., E.wurzel, Eberwurzel, Carlinae radix) besteht aus den getrockneten Wurzeln. Die Schnittdroge ist gekennzeichnet durch hellbraune, tieflängsrunzelige, oft etwas gedrehte Stücke. Sie lassen teilweise eine dünne braune Rinde und einen gelblichen, radial gestreiften Holzkörper, der in charakteristischer Weise stark zerklüftet ist, erkennen. Die Droge besitzt einen stark unangenehmen Geruch und schmeckt bittersüß und brennend aromatisch.

▷ *Inhaltsstoffe:* Die Eberwurzel enthält ätherisches Öl mit 80% Carlinaoxid. Außerdem sind Gerbstoffe, Inulin und Bitterstoffe enthalten.

▷ *Wirkung und Verwendung:* Die Droge wirkt aufgrund des ätherischen Öl- und Bitterstoffgehaltes harntreibend und appetitanregend. Auch eine leichte schweißtreibende und abführende Wirkung ist vorhanden. Die Droge findet in der Volksmedizin bei Verdauungsstörungen und gegen Darmparasiten Verwendung. Die Benutzung als Wurmmittel ist jedoch nicht zu empfehlen, da sicherer wirkende Arzneimittel zur Verfügung stehen. Zur Bereitung des Teeaufgusses wird 1 Teelöffel Droge (1,5 g) mit 1 Tasse (150 ml) siedendem Wasser übergossen und 10 bis 15 Minuten bedeckt stehengelassen. Der Teeaufguß wird durch ein Sieb abgegossen. Zur Förderung der Verdauung wird jeweils 30 Minuten vor den Mahlzeiten 1 Tasse Tee getrunken.

▷ *Nebenwirkungen:* nicht bekannt.

▷ *Geschichtliches:* Die Botaniker des 16. Jhs. hielten die E. für eine von Dioskurides gerühmte Arzneipflanze, doch war wohl eine verwandte Art (Carlina gummifera) gemeint. In den Kräuterbüchern des 16. und 17. Jhs. wurde die E.wurzel als giftabweisendes, schweiß- und harntreibendes Mittel, als Mittel gegen Steine und Eingeweidewürmer sowie gegen Pest und Fieber empfohlen. Die in Essig gekochte Wurzel sollte Flechten, Grind und Räude heilen. Auch im Aberglauben spielte die E. damals eine große Rolle.
↑ **Tafel 12**

Echinacea angustifolia ↑ Sonnenhut.

Echinacea purpurea ↑ Sonnenhut.

Edelgamander, *Gamander, Teucrium chamaedrys*: ein bis 30 cm hoher Halbstrauch aus der Familie der Lippenblütengewächse (Laminaceae). Der E. bildet aus einer Hauptwurzel weitkriechende holzige Wurzeln und stengeltreibende Bodenausläufer. Die Stengel sind meist aufsteigend und verzweigt, die älteren Zweige auch niederliegend. Sie sind 2reihig oder ringsum dicht behaart und oft rotviolett überlaufen. Die grünen Blätter stehen in dichten kreuzgegenständigen Paaren. Sie sind elliptisch und bis 3 cm lang. Der Blattrand ist gezähnt. Die Blätter sind beiderseits oder nur auf der Blattunterseite behaart. Die roten, selten weißen Blüten sind bis 1,2 cm lang. Sie stehen auf ziemlich langen Stielen und bilden eine einseitswendige Scheintraube. Der Kelch ist etwas glockig, oft rot überlaufen und behaart. Die Frucht ist ein kleines Nüßchen. Neben dem E. dienen auch der *Berggamander (Teucrium montanum)*, der *Poleigamander (Teucrium polium)*, der *Salbeigamander (Teucrium scorodonia)* und das *Katzenkraut (Teucrium marum)* zur Drogengewinnung.

▷ *Blütezeit:* Juli, August.

▷ *Vorkommen:* Der E. ist in Süd- und Mitteleuropa, in Nordafrika und Westasien heimisch. Die Pflanze bevorzugt kalkhaltige Böden und ist auf Fels- und Schotterfluren, an sonnigen Hängen, auf Trockenrasen und in trockenen Wäldern anzutreffen.

▷ *Drogengewinnung:* Das Kraut des E. wird in den Monaten Juli und August gesammelt und im Schatten an gut belüfteten Plätzen getrocknet.

▷ *Drogenbeschreibung:* Die Droge (E.kraut, Chamaedryos herba, Teucrii herba) besteht aus den getrockneten Stengeln, Blättern und Blüten. Die Schnittdroge ist gekennzeichnet durch dünne, 4kantige, violette oder grüne Stengelstücke, Blattstücke mit gezahntem Blattrand, violette Biüten oder -teile und behaarte, violette Blütenkelche. Die Droge besitzt einen aromatischen Geruch und einen aromatischen, etwas herben und bitteren Geschmack.

▷ *Inhaltsstoffe:* Das E.kraut enthält ätherisches Öl mit 60% Caryophyllen, ferner Bitterstoffe und Gerbstoffe sowie Saponine.

▷ *Wirkung und Verwendung:* Der Teeaufguß der Droge wirkt aufgrund des Bitterstoffgehaltes appetitanregend und verdauungsfördernd. Auch ein leicht stopfender Effekt wird durch den Gerbstoffgehalt hervorgerufen. Ferner soll die Droge eine gewisse galletreibende und schwach krampflösende Wirkung besitzen. Der Tee wird bei leichten Verdauungsbeschwerden und zur unterstützenden Behandlung von Hämorrhoiden und Gallenbeschwerden in der Volksmedizin verwendet. Zur Bereitung des Teeaufgusses wird 1 Teelöffel Droge (1,5 g) mit 1 Tasse (150 ml) siedendem Wasser übergossen und 10 bis 15 Minuten bedeckt stehengelassen. Der Teeaufguß wird durch ein Sieb abgegossen. Zur Anregung des Appetits und zur Förderung der Verdauung wird jeweils 30 Minuten vor den Mahlzeiten 1 Tasse Tee getrunken.

▷ *Nebenwirkungen:* nicht bekannt.

▷ *Geschichtliches:* Der E. wurde bereits im Mittelalter als Arzneipflanze benutzt. Die Kräuterbücher des 16. und 17. Jhs. empfahlen ihn gegen vielerlei Krankheiten, insbesondere gegen Milz- und Lebererkrankungen, als schweiß- und harntreibendes Mittel sowie als Wurmmittel, aber auch gegen Fieber, Gelb- und Wassersucht und Gicht. Noch im 18. Jh. war die Droge, die damals aus

Thüringen bezogen wurde, in allen Apotheken vorrätig. ↑ **Tafel 12**

Edelkastanie ↑ Eßkastanie.

Edelsalbei ↑ Salbei.

Efeu, *Gemeiner Efeu, Baumtod, Hedera helix:* immergrüner kletternder oder kriechender Strauch aus der Familie der Araliengewächse (Araliaceae). Die derben, auf der Oberseite glänzend grünen Blätter sind 3- bis 5eckig, gelappt, an den blühenden Trieben eiförmig und mattgrün. Die unscheinbaren grünlichgelben Blüten sind in halbkugeligen Dolden vereint. Die Frucht ist eine schwarze Beere.

▷ *Blütezeit:* August bis Oktober.

▷ *Vorkommen:* Der E. ist in den gemäßigten Klimazonen Europas heimisch. Er wird teilweise auch als Ziergewächs angepflanzt. Die Pflanze bevorzugt Laubmischwälder, Felsen und Mauern, an denen sie mit Haftwurzeln emporwächst.

▷ *Drogengewinnung:* Die Blätter und Triebspitzen des E. werden ganzjährig gesammelt und mit künstlicher Wärme bis 50 °C getrocknet.

▷ *Drogenbeschreibung:* Die Droge (E.kraut, E.blätter, Hederae herba, Hederae helicis folium) besteht aus den getrockneten Blättern und Sproßteilen. Die lederigen Blätter sind auf der Oberseite dunkelgrün und auf der Unterseite hellgrün. Die Sproßteile sind grün oder grünlichbraun und längsrinnig. Die Droge besitzt einen schwach wahrnehmbaren Geruch und einen schwach kratzenden und bitteren Geschmack.

▷ *Inhaltsstoffe:* Die Droge enthält etwa 5% eines Saponingemisches, das zum größten Teil aus Hederacosiden besteht. Ferner kommen Flavonoide und ätherisches Öl vor.

▷ *Wirkung und Verwendung:* Die Extrakte der Droge (Fertigarzneimittel) wirken aufgrund des Saponingehaltes schleimlösend sowie krampflösend auf die Bronchialmuskulatur. Sie werden bei Husten, Keuchhusten und Bronchitis mit krampfartigen Beschwerden verwendet.

▷ *Nebenwirkungen:* Bei Anwendung von Arzneimitteln, die E.extrakt enthalten, nicht bekannt. Die Verwendung eines E.blättertees wird aufgrund möglicher Reizerscheinungen im Magen und Darm nicht empfohlen. Der Verzehr von E.früchten kann zu schweren Vergiftungen führen, die durch Übelkeit, Erbrechen, Kopfschmerzen und Atembeschwerden gekennzeichnet sind.

▷ *Geschichtliches:* Der in Mitteleuropa heimische, aber auch den Römern bekannte E. wurde zuerst von Hildegard von Bingen als Arzneipflanze erwähnt. In den Kräuterbüchern des 16. und 17. Jhs. wurde berichtet, daß der E. nur selten innerlich angewendet werde. Einige zerstoßene Beeren, mit Wasser oder Wein eingenommen, sollten bei Steinleiden helfen, auch wurden die Beeren mitunter als Brech-, Abführ- und Fiebermittel sowie gegen Wassersucht und Pest verwendet. Die mit Wein aufgekochten Blätter legte man zur Heilung auf alte Geschwüre und Wunden, frisch zerstoßene Blätter auf Hühneraugen. ↑ **Tafel 13**

Ehrenpreis, *Echter Ehrenpreis, Grundheil, Waldehrenpreis, Wundkraut, Veronica officinalis:* ausdauernde, bis 15 cm hohe Pflanze aus der Familie der Braunwurzgewächse (Scrophulariaceae). Im Frühjahr treibt die Pflanze aus einem kriechenden Wurzelstock niederliegende rauhhaarige Sprosse mit aufsteigenden Seitenzweigen und aufrechten Blütenständen. Die kurzgestielten, gegenständigen Blätter sind derb, glänzend dunkelgrün, verkehrt-eiförmig oder elliptisch und besitzen einen meist stumpf gekerbten Rand. Die Blüten haben eine hellblaue, hellviolette, selten weibliche Blütenkrone mit dunkleren Adern. Sie stehen in einem traubigen kurzgestielten Blütenstand in den Achseln der Blätter. Der Blütenkelch ist wie die Blütenkrone 4zählig. Die Frucht ist eine 3eckige oder verkehrt-herzförmige Kapsel.

▷ *Blütezeit:* Juni bis August.

▷ *Vorkommen:* Der E. ist in Europa, Teilen Asiens und Nordafrikas und in Nordamerika heimisch. Die Pflanze wächst auf mäßig trockenen Magerrasen, in Heiden, Wäldern, auf Schlägen und an Waldsäumen in der Ebene und im Gebirge.

▷ *Drogengewinnung:* Das blühende Kraut der Pflanze wird in den Monaten Juni bis August geerntet und schnell an schattigen, gut belüfteten Plätzen getrocknet. Dabei sollen die Blüten nicht abfallen und die Blätter nicht braun werden.

▷ *Drogenbeschreibung:* Die Droge (E.kraut, Veronicae herba) besteht aus den getrockneten Stengeln mit Blättern und Blüten. Die Schnittdroge ist gekennzeichnet durch die spröden, graugrünen Blattstücke mit stumpf gekerbtem Rand und rauher Behaarung. Ferner sind Teile der Blütenstände mit blauen oder rötlichen, dunkelgeaderten Blüten sowie behaarte, runde, grüne oder blauviolette Stengelstücke und vereinzelt auch annähernd herzförmige Früchte vorhanden. Die Droge riecht schwach aromatisch und schmeckt schwach bitter.

▷ *Inhaltsstoffe:* Das E.kraut enthält Gerbstoffe, Bitterstoffe, wenig ätherisches Öl, Aucubin und andere Iridoidglykoside sowie Pflanzensäuren (Chlorogen- und Kaffeesäure).

▷ *Wirkung und Verwendung:* Der Teeaufguß der Droge wirkt aufgrund des ätherischen Ölgehaltes leicht auswurffördernd. Die enthaltenen Gerbstoffe haben einen stopfenden Effekt. Die Droge wird in der Volksmedizin zur Anregung des Appetits, bei Verdauungsbeschwerden (Bitterstoffwirkung), bei Husten, Gicht und rheumatischen Beschwerden verwendet. Zur Bereitung des Teeaufgusses wird 1 gehäufter Teelöffel Droge (1,5 g) mit 1 Tasse (150 ml) siedendem Wasser übergossen und 10 bis 15 Minuten bedeckt stehengelassen. Der Teeaufguß wird durch ein Sieb abgegossen. Bei Husten wird 2- bis 3 mal täglich 1 Tasse Tee zwischen den Mahlzeiten getrunken.

▷ *Nebenwirkungen:* nicht bekannt.

▷ *Geschichtliches:* Der E. wurde von den antiken und mittelalterlichen Schriftstellern noch nicht erwähnt. ↑ **Tafel 13**

Eibisch, *Echter Eibisch, Heilwurz, Samtpappel, Weiße Malve, Althaea officinalis*: ausdauernde, bis 1,50 m hohe Pflanze aus der Familie der Malvengewächse (Malvaceae). Der E. bildet einfache oder verzweigte, etwa fingerdicke Wurzeln und aufrechte unverzweigte oder wenig verzweigte Stengel. Die Blätter sind gestielt, schwach 3- bis 5lappig, am Rand gezähnt und wie der Stengel weißfilzig behaart. Die gestielten Blüten sind 5zählig, hellrosa, hellviolett oder fast weiß und 3 bis 5 cm breit. Sie besitzen einen silbrig behaarten Kelch und stehen büschelartig gehäuft in den Achseln der Blätter. Die scheibenförmige Frucht ist aus zahlreichen kreisrund angeordneten Teilfrüchten zusammengesetzt.

▷ *Blütezeit:* Juli bis September.

▷ *Vorkommen:* Der E. ist wahrscheinlich in Europa, Sibirien, Nordafrika und Westasien heimisch. Die Pflanze bevorzugt lehmig-tonige Ackerflächen und nicht zu trockene salzhaltige Böden, wächst aber auch auf feuchten Wiesen und in Ufernähe.

▷ *Drogengewinnung:* Die 2jährigen Wurzeln des E. werden in den Monaten Oktober und November (im Sommer führt die E.wurzel wenig Schleim) gerodet, von der holzigen Hauptwurzel befreit und gewaschen. Die stärkeren Wurzeln werden längsgespalten. Die Trocknung erfolgt bei einer Temperatur bis 35 °C. Üblich ist in einigen Ländern auch das Entfernen der Rinde durch Schälen. Dadurch wird die Trocknung der Droge beschleunigt und sie erhält ein besseres Aussehen. Die E.blätter werden in den Monaten Mai und Juni gesammelt und an schattigen, warmen, gut belüfteten Plätzen getrocknet. Die Anwendung künstlicher Wärme bis 40 °C ist möglich. Blätter, die Rostpilzbefall in Form kleiner brauner Flecke zeigen, sollen nicht verwendet werden. Die Drogen stammen aus dem feldmäßigen Anbau, der unter anderem in Ungarn, Belgien, Frankreich und Rußland betrieben wird.

▷ *Drogenbeschreibung:* Die Wurzeldroge (E.wurzel, Althaeae radix) besteht aus graubraunen (ungeschälte Droge) oder gelblichweißen (geschälte Droge) E.wurzeln. Die Schnittdroge ist gekennzeichnet durch gelblichweiße, würfelige Wurzelstücke. Charakteristisch sind die sich ablösenden Bastfasergruppen, die der Droge ein faseriges Aussehen verleihen. Der Geruch der E.wurzel ist eigentümlich und schwach, der Geschmack schleimig und etwas süßlich. Die Blattdroge (E.blätter, Althaeae folium) besteht aus den getrockneten Blättern. Die Schnittdroge ist gekennzeichnet durch die graugrünen Blattstücke, die eine deutliche Nervatur auf der Unterseite zeigen und auf beiden Seiten dicht samtartig behaart sind. Die Blattdroge ist nahezu geruchlos und hat einen faden und schleimigen Geschmack.

▷ *Inhaltsstoffe:* Die Wurzeln und Blätter enthalten als wichtigsten Bestandteil Schleim, die Wurzeln ferner Zucker, Pektin und Stärke, die Blätter auch eine geringe Menge Gerbstoff.

▷ *Wirkung und Verwendung:* Die Kaltauszüge aus den Wurzeln und Blättern wirken aufgrund des hohen Schleimgehaltes reizmildernd. Sie werden vor allem zur Linderung von Reizhusten und Entzündungen im Rachenraum verwendet. Weniger häufig ist die Anwendung bei Reizungen des Magen-Darm-Kanals und äußerlich bei Entzündungen und Verbrennungen der Haut. Die E.wurzel ist eine der wichtigsten Schleimdrogen. Sie wird allein oder als Bestandteil von Hustentees verwendet. Zur Bereitung des Kaltauszuges wird 1 Eßlöffel Droge (15 g) mit 1 Tasse kaltem Wasser (150 ml) übergossen und unter gelegentlichem Umrühren 90 Minuten stehengelassen. Der Auszug wird durch ein Sieb abgegossen und nur leicht erwärmt. Durch Erhitzen werden die

Schleimstoffe teilweise abgebaut (Wirkstoffverlust). Mehrmals täglich wird 1 Tasse frisch bereiteter Tee getrunken. Eine besonders für Kinder geeignete Zubereitung ist der E.sirup, der aus dem Kaltwasserauszug und Zuckersirup hergestellt wird. Er wird teelöffelweise oder als Zusatz z. B. zu Fencheltee gegeben. Die E.blätter finden vor allem als Bestandteil von Hustentees Verwendung. Der Kaltwasserauszug aus der E.wurzel wird, mit einem Salbeiteeaufguß gemischt, auch bei Entzündungen der Mundschleimhaut zum Spülen und Gurgeln verwendet.

▷ *Nebenwirkungen:* nicht bekannt.

▷ *Geschichtliches:* Der E. wurde bereits in der Antike arzneilich genutzt. Schon Theophrastos erwähnte die Pflanze als Hustenmittel. Dioskurides empfahl den E. als erweichendes, zerteilendes und eröffnendes Mittel sowie als Mittel gegen Harnverhalten, Durchfälle, Ischias, Zittern und innerliche Zerreißungen. Die Blätter sollten, mit etwas Öl aufgelegt, Verwundungen und Brandwunden heilen. Auch im Mittelalter und in der frühen Neuzeit wurde der E. als Arzneipflanze hoch geschätzt und vielfach in Gärten gezogen. Hinsichtlich der medizinischen Anwendung folgten die Kräuterbücher des 16. und 17. Jhs. im wesentlichen den Angaben der antiken Schriftsteller. ↑ **Tafel 13**

Eiche, *Quercus:* bis 40 m hohe Bäume aus der Familie der Buchengewächse (Fagaceae). Die *Trauben- oder Winter-E. (Quercus petraea)* besitzt einen fast bis zum Wipfel durchgehenden Stamm. Die Blattstiele sind 1 bis 3 cm lang, die Blattspreite verjüngt sich zum Blattstiel keilförmig. Die etwas lederigen, grünen Blätter sind gelappt, mit den größeren Lappen in der Mitte der Blattspreite. Die männlichen Blüten bilden grünliche Kätzchen, die am Grund neuer Triebe hängen. Die weiblichen Blüten sind sitzend und haben 3 Narben. Der Fruchtstiel ist kürzer als 1 cm. Die Frucht (Eichel) befindet sich in einem Fruchtbecher. Die *Stiel-E. (Quercus robur)* besitzt einen Stamm, der sich gewöhnlich am Beginn der häufig mächtigen Krone teilt. Die Blattstiele der wechselständigen Blätter sind sehr kurz, der Grund der Blattspreite ist schwach herzförmig. Die Blätter sind dunkelgrün und gelappt. Der größte Lappen der Blattspreite befindet sich an der Blattspitze. Die jungen Blätter sind etwas seidig behaart. Die männlichen Blüten sind kätzchenartig und hängend, die weiblichen Blüten stehen meist einzeln. Die Fruchtstiele sind 3 bis 8 cm lang. Die bis zu 3 cm lange Frucht sitzt in einem Fruchtbecher. Es existieren viele Sorten mit etwas unterschiedlichem Aussehen.

▷ *Blütezeit:* Mai.

▷ *Vorkommen:* Die beiden E.narten sind in Europa, Nordafrika und Westasien heimisch. Sie wachsen meist in Laub- und Nadelwäldern einzeln, die Stiel-E. bildet mitunter auch kleinere Bestände.

▷ *Drogengewinnung:* Sammelgut ist die Rinde jüngerer Bäume (bis zu einem Alter von 15 Jahren), Äste oder von Stockausschlägen. Die glatte sogenannte Spiegelrinde wird wegen des besseren Aussehens bevorzugt. Sie wird vor der Entwicklung der Blätter in den Monaten April und Mai von abgeschlagenen Ästen geschält und getrocknet. Eine Nachtrocknung mit künstlicher Wärme bei Temperaturen bis 50 °C ist möglich.

▷ *Drogenbeschreibung:* Die Droge (E.nrinde, Quercus cortex) besteht aus der getrockneten Rinde. Die Schnittdroge ist gekennzeichnet durch häufig 4eckige, bis 4 mm dicke Rindenstücke mit glatter, etwas glänzender, hellgrauer oder graubrauner Außenseite und rotbrauner, längsstreifiger Innenseite. Der Bruch ist grobfaserig. Die Droge besitzt einen schwachen Geruch und einen schwach bitteren, stark zusammenziehenden Geschmack.

▷ *Inhaltsstoffe:* Die E.nrinde enthält Gerbstoffe, Phlobaphene und Harz.

▷ *Wirkung und Verwendung:* Der wäßrige Auszug der E.nrinde wirkt aufgrund des Gerbstoffgehaltes stark adstringierend auf die Haut und auf Schleimhäute. Dieser Effekt wird äußerlich bei Entzündungen der Haut, Frostschäden, Fußschweiß und zur unterstützenden Behandlung von Hämorrhoiden in Form von Umschlägen und Bädern sowie innerlich bei Magen-Darm-Störungen (Fertigerzeugnisse) genutzt. Zur Bereitung des Auszuges werden 100 bis 200 g Droge mit 1 Liter siedendem Wasser übergossen und stehengelassen, bis die Flüssigkeit nur noch handwarm ist. Der durch ein Sieb abgegossene Auszug wird verwendet.

▷ *Nebenwirkungen:* Bei äußerlicher Anwendung nicht bekannt. Die innerliche Gabe des Teeaufgusses ist nicht zu empfehlen, da aufgrund der starken Gerbstoftwirkung Störungen im Magen- und Darmbereich auftreten können.

▷ *Geschichtliches:* Wegen ihres dauerhaften Holzes und ihrer für die Schweinemast wichtigen Früchte wurde die E. geschätzt. Die Blätter, Eicheln und Rinde dieses Baumes fanden auch arzneiliche Verwendung. Als zusammenziehende und stopfende Mittel wurden sie gegen Durchfälle, übermäßige Monatsblutung und Blutspeien sowie äußerlich gegen Zahnschmerzen verwendet. Getrocknete und pulverisierte Eicheln gebrauchte man gegen Steinleiden, Eichenlaub und Zubereitungen daraus gegen Fieber, Sodbrennen, Mundfäule und Zahnfleischentzündungen, aber auch als Hautpflegemittel. ↑ **Tafel 13**

Einreibung: flüssige Arzneizubereitung, die zur äußerlichen Anwendung dient. Als Trägerstoffe werden z. B. Wasser, fette Öle, flüssige Paraffine oder Alkohol verwendet. Darin können die Wirkstoffe gelöst, emulgiert oder fein suspendiert sein. Hautreizende E. z. B. mit Extrakten aus Spanischpfefferfrüchten sowie ätherischen Ölen von Lavendel, Rosmarin, Wacholder, Kiefer und Eukalyptus werden bei rheumatischen Beschwerden benutzt, Campherspiritus und Franzbranntwein dienen auch zur Vorbeugung gegen das Wundliegen bei langer Bettlägerigkeit.

Einschlafstörungen: verzögerter Eintritt des Schlafes. Die Ursachen der E. können sehr unterschiedlich sein, z. B. zu spätes oder zu schweres Abendessen, abendlicher Genuß von Kaffee, Tee oder Alkohol, psychische Belastung oder Erregung sowie Schmerzen. Für behandlungsbedürftige E. stehen Einschlafmittel mit starker, aber kurzer Wirkung zur Verfügung. Pflanzliche Fertigarzneimittel, die eine milde schlafanstoßende Wirkung haben, enthalten Auszüge z. B. aus Baldrianwurzel, Haferkraut, Hopfenzapfen, Melissenblättern und Passionsblumenkraut. Auch Teedrogen sind geeignet, E. zu beseitigen. Allein oder als Bestandteil von Teemischungen (Beruhigungstee) werden Baldrianwurzel, Hopfenzapfen, Melissenblätter, Pfefferminzblätter, Johanniskraut, Lavendel- und Orangenblüten verwendet.

Einzeldroge ↑ Monodroge.

Eisenbart ↑ Eisenkraut.

Eisenhart ↑ Eisenkraut.

Eisenhut, Blauer: * †, *Apolloniakraut, Mönchskappe, Aconitum napellus:* ausdauernde, bis 1,50 m hohe Pflanze aus der Familie der Hahnenfußgewächse (Ranunculaceae). Der E. überdauert mit 2, seltener 3 knolligen oder rübenförmigen, fleischigen Wurzeln. Die Mutter- und Tochterknolle sind meist miteinander verbunden. Der Stengel ist aufrecht, einfach oder verästelt. Die wechselständigen Blätter haben eine große, tief eingeschnittene und 3- bis 7teilige Blattspreite. Sie sind auf der Oberseite dunkel- und auf der Unterseite hellgrün. Die dunkelvioletten helmartigen Blüten stehen in einer lockeren Endtraube oder in den Achseln der oberen Blätter. Sie besitzen 5 ungleiche, auffällig gestaltete, blütenblattartige Kelchblätter. Die eigentlichen Kronblätter liegen versteckt in der Blütenhülle. Die Frucht ist eine Balgkapsel. Es sind mehrere Unterarten bekannt, die in isolierten Arealen vorkommen.

▷ *Blütezeit:* Juni bis August.

▷ *Vorkommen:* Der E. ist in den Gebirgen der klimatisch gemäßigten Gegenden Europas heimisch. Die Pflanze ist in Hochstaudenfluren, Gebüschen, Erlenwäldem und schattigen Laubwäldern anzutreffen. Der E. wird als Arzneipflanze kultiviert und in Gärten gezogen.

▷ *Drogengewinnung:* Nach der Blütezeit im September werden die Tochterknollen des E. gesammelt, von den Wurzeln und Mutterknollen befreit und schnell bei Temperaturen von 40 bis 50 °C getrocknet.

▷ *Drogenbeschreibung:* Die Droge (Eisenhutknollen, Aconiti tuber) besteht aus den rübenförmigen getrockneten Tochterknollen. Sie sind 6 bis 8 cm lang, bis 2 cm dick, hart, prall oder etwas längsrunzelig, außen dunkelbraun und innen weiß. Die Reste der Knospen und runde Wurzelnarben sind vorhanden. Die Droge ist geruchlos und schmeckt süßlich, dann kratzend und scharf.

▷ *Inhaltsstoffe:* Die Eisenhutknollen enthalten bis 1,5% Diterpen-Alkaloide, unter denen das ↑ Aconitin überwiegt, außerdem sind Zucker und Stärke vorhanden.

▷ *Wirkung und Verwendung:* Die Eisenhutknollen werden zur Aconitingewinnung und zur Herstellung standardisierter Fertigerzeugnisse, die zur Behandlung von Nervenschmerzen und Entzündungen dienen, eingesetzt. Die Eisenhuttinktur wurde aufgrund des Alkaloidgehaltes früher für Einreibungen bei Nervenschmerzen, Gicht und rheumatischen Beschwerden sowie innerlich bei grippalen, fieberhaften Erkrankungen verwendet.

▷ *Nebenwirkungen,* Giftwirkung: Aconitinhaltige Arzneimittel sind bei entprechendem Wirkstoffgehalt stark wirksam und müssen streng nach ärztlicher Verordnung angewendet werden. Bei Überdosierung können schwere Vergiftungserscheinungen, z. B. Übelkeit, schweres Erbrechen, Schwäche und Durchfall, Schmerzen und

Lähmungserscheinungen, auftreten. Aufgrund des Alkaloidgehaltes sind alle Teile der Pflanze stark giftig. Wegen der vorhandenen Risiken wird die Droge in Deutschland nicht mehr therapeutisch verwendet.

▷ *Geschichtliches:* Das Kraut Akoniton wurde von den antiken Schriftstellern oft erwähnt und galt als gefährliche Giftpflanze, aus der auch Pfeilgift hergestellt wurde. Hierbei dürfte es sich jedoch überwiegend um andere Aconitumarten gehandelt haben. In den Alpen und den höheren Mittelgebirgen, wo die Art häufig vorkommt, bereiteten die Hirten aus E. Giftköder gegen Raubtiere (Wölfe, Füchse). Die alten Kräuterbücher warnten vor einer medizinischen Verwendung. Lediglich eine äußerlich anzuwendende Salbe gegen Läuse wurde aus dem E. hergestellt. Erst seit dem 19. Jh. wird die Pflanze für bestimmte Arzneimittel genutzt. ↑ **Tafel 14**

Eisenkraut, *Echtes Eisenkraut, Eisenbart, Eisenhart, Eisenreich, Verbena officinalis:* einjähriges, bis 80 cm hohes Kraut aus der Familie der E.gewächse (Verbenaceae). Die Pflanze bildet einen hohen, im unteren Teil verholzenden 4kantigen Stengel. Die gegenüberstehenden Seitenäste sind kürzer als der Haupttrieb. Die gegenständigen, rauh behaarten Blätter sind länglich, die mittleren 3spaltig mit großem Endzipfel. Die Blüten stehen in schmalen Ähren. Sie haben eine hellviolette oder hellrötliche Blütenkrone, die im unteren Teil zu einer etwas gebogenen Röhre verwachsen ist und oben einen 5spaltigen, undeutlich 2lappigen Saum besitzt. Die Frucht ist eine in 4 Nüßchen zerfallende Spaltfrucht.

▷ *Blütezeit:* Juli, August.

▷ *Vorkommen:* Das E. ist in Europa, dem Mittelmeergebiet, Nordafrika und Westasien heimisch. Die Pflanze ist auf mäßig trockenen oder feuchten Schuttplätzen, Weiden, an Wegrändern, Mauern und Gräben anzutreffen.

▷ *Drogengewinnung:* Sammelgut des E. sind die Blätter und die oberen Teile der Stengel, die in den Monaten Juli bis September abgeschnitten und an schattigen, gut belüfteten Plätzen, auch mit künstlicher Wärme bis 40 °C, getrocknet werden.

▷ *Drogenbeschreibung:* Die Droge (E., Verbenae herba) besteht aus den getrockneten Blättern und den oberen Stengelteilen mit Blüten und Früchten. Die Schnittdroge ist gekennzeichnet durch die graugrünen, borstig behaarten Blattstücke mit netzförmiger Nervatur und kantige, längsgerillte, grau- oder blaugrüne Stengelstücke. Daneben sind rötlichweiße Blütenblätter und die in 4 Nüßchen zerfallenden Spaltfrüchte vorhanden. Die Droge besitzt keinen deutlich wahrnehmbaren Geruch und schmeckt herb und bitter.

▷ *Inhaltsstoffe:* Die Droge enthält die Iridoidglykoside Verbenalin, Hastatosid und Verbenin, ferner Gerbstoffe, Bitterstoffe und wenig ätherisches Öl.

▷ *Wirkung und Verwendung:* Der Teeaufguß der Droge besitzt aufgrund des Gerbstoffgehaltes eine leicht adstringierende und entzündungshemmende Wirkung. Außerdem wirkt er auch schwach harntreibend sowie durch den Bitterstoffgehalt fördernd auf die Magensaftbildung. Die Droge wird in der Volksmedizin zur Anregung des Stoffwechsels und des Appetits, bei schlecht heilenden Wunden und rheumatischen Beschwerden, aber auch gegen Erschöpfung und Schlaflosigkeit sowie als leichtes Herzmittel benutzt.

▷ *Nebenwirkungen:* nicht bekannt.

▷ *Geschichtliches:* Das E. stand bereits in der Antike in hohem Ansehen und galt als Glückspflanze. Es wurde von Hildegard von Bingen erwähnt. In den Kräuterbüchern des 16. und 17. Jhs. wurde es als „Haupt- und Wundkraut" vor allem gegen Kopf- und Zahnschmerzen, Augenentzündungen, Haarausfall, Husten, Gelbsucht, Durchfall, Ruhr, Eingeweidewürmer, Kropf und Gicht empfohlen. Das E. diente damals auch als Zauberpflanze, mit ihm sollte man Eisen härten und Gewitter vertreiben können. ↑ **Tafel 14**

Eisenreich ↑ Eisenkraut.

Ekzem: häufige allergische, akut oder chronisch verlaufende Hautentzündung, bei der äußere und innere Entstehungsursachen zusammenwirken. Das E. ist durch Rötung und Bläschenbildung der Haut sowie Juckreiz gekennzeichnet. Es bedarf ärztlicher Behandlung. Als pflanzliche Mittel können bei bestimmten E.formen z. B. Kamillenblütentee und Eichenrindenabkochung (für Umschläge) sowie pflanzliche Teerpräparate verwendet werden. In der Volksmedizin wird auch Brennessel- und Ehrenpreistee benutzt.

Elettaria cardamomum ↑ Kardamome.

Eleutherococcus ↑ Eleutherokokk.

Eleutherococcus senticosus ↑ Eleutherokokk.

Eleutherokokk, *Eleutherococcus, Taigawurzel, Eleutherococcus senticosus:* mehrjähriger, 2 bis 3 m, seltener 5 bis 7 m hoher Strauch aus der Familie der Araliengewächse (Araliaceae). Die Pflanze besitzt geradestehende Zweige, die im Jugendstadium bürstenartig mit langen, dünnen, hellbraunen Dornen bedeckt sind. Die Blätter sind langgestielt, handförmig und 5zählig geteilt. Die kleinen weiblichen Blüten sind gelblich, die männlichen violett. Sie stehen in kugeligen Blütenständen. Die beerenartige Frucht ist schwarz.

▷ *Blütezeit:* Juli.

▷ *Vorkommen:* Die Pflanze ist in China, Japan, Korea, dem Amurgebiet und der Mandschurei heimisch. Sie ist auch in Sibirien und Korea, besonders in Laub-Zedern-Wäldern und Laub-Tannen-Wäldern sowie in den Gebirgen bis etwa 800 m Höhe anzutreffen.

▷ *Drogengewinnung:* Sammelgut sind die Wurzeln der wildwachsenden E.pflanzen.

▷ *Drogenbeschreibung:* Die Droge (E.wurzel, Eleutherococcuswurzel, Eleutherococci radix) besteht aus den getrockneten Wurzeln. Sie sind meist verzweigt, bis 1 cm dick und auf der Außenseite braun oder graubraun und längsfurchig. Der Querschnitt läßt eine schmale Rinde und einen hellgelbbräunlichen oder hellgraubräunlichen Holzkörper erkennen. Die Droge besitzt keinen deutlich wahrnehmbaren Geruch und Geschmack.

▷ *Inhaltsstoffe:* Die Droge enthält verschiedene Oleanolsäureglykoside (Eleutheroside). Ferner kommen

Lignane, Cumarine, Pektine, Stärke und Farbstoffe vor.

▷ *Wirkung und Verwendung:* Der Extrakt der E.wurzel besitzt eine fördernde Wirkung auf die körperliche und geistige Leistungsfähigkeit. Er wird in Form von Fertigarzneimitteln als Vorbeugungsmittel z. B. gegen körperliche Überanstrengung und Erkältungskrankheiten verwendet. Außerdem wird eine allgemeine Erhöhung der Widerstandskraft des Organismus bewirkt. Im Tierversuch ließ sich eine Schutzwirkung gegen Streßeinflüsse nachweisen.

▷ *Nebenwirkungen:* nicht bekannt. Bei Bluthochdruck sollen E.präparate nicht angewendet werden.

▷ *Geschichtliches:* Die Wurzeln der Pflanze werden arzneilich erst in jüngster Zeit verwendet. ↑ **Tafel 14**

Emenagoga: die Monatsblutung der Frau regulierende Arzneimittel. Die E. fördern das Eintreten der Blutung und können Beschwerden beim Ausbleiben lindern. In der Volksmedizin werden z. B. Petersilienfrüchte, Taubnesselblüten, Thymianblätter, Gänsefingerkraut, Kamillenblüten und römische Kamille als E. verwendet.

Emesis ↑ Erbrechen.

Emetika ↑ Brechmittel.

Emetin: Alkaloid der Brechwurzel. Das E. besitzt eine haut- und schleimhautreizende Wirkung. E. führt nach oraler Aufnahme zu einer verstärkten Durchblutung der Magenschleimhaut sowie reflektorisch zu vermehrter Sekretion der Bronchialschleimhaut. In niedriger Dosierung wirkt E. auswurffördernd (Hustenpräparate mit Brechwurzelextrakt). Bei Gabe größerer Mengen (mehr als 30 mg je Dosis) wirkt E. als starkes Brechmittel. Es wird in Form des Brechwurzelsirups bei Vergiftungen angewendet, um eine Magenentleerung durch Erbrechen zu erreichen.

Emodine: Aglykone der Anthrachinonglykoside (↑ Anthranoide). Die E., z. B. Frangula-, Rheum- oder Aloe-Emodin, werden bei der Anwendung von Faulbaumrinde, Sennesblättern und -früchten, Rhabarberwurzel und Aloe als Abführmittel unter Einwirken der Darmbakterien am Wirkungsort im Darm gebildet. In reduzierter Form (als Anthrone und Anthranole) bewirken sie durch Reizung der Dickdarmwand die Abführwirkung dieser Drogen.

Emulsion: feine Verteilung kleiner Flüssigkeitströpfchen (disperse Phase) in einer anderen Flüssigkeit (Dispersionsmittel). Die E. enthält entweder eine fettähnliche Flüssigkeit (lipophiles Öl) in Wasser oder Wasser in Öl verteilt. Sie wird durch Emulgatoren (z. B. fettsaure Salze) stabilisiert und durch Zusätze (Alginate, Zelluloseether) verdickt. Die E. wird als Arzneiform häufig verwendet, z. B. dient eine E.ssalbe mit Erdnußöl und einem hohen Wasseranteil als Kühlsalbe. Eine E. in Form eines Linimentes mit Methylsalicylat als Wirkstoff wird als Einreibung bei rheumatischen Beschwerden benutzt. Die zur Hautpflege verwendeten kosmetischen Lotionen (z. B. Reinigungsmilch), Cremes und Salben stellen meist E. dar, in denen auch ätherische Öle und Extrakte (ölige Auszüge), z. B. aus Kamillen- oder Ringelblumenblüten, Schafgarbenkraut und Rosmarinblättern, enthalten sind.

endokrin: in den Blutkreislauf Stoffe absondernd.

Engelkraut ↑ Arnika.

Engelsüß, *Gemeiner Tüpfelfarn, Polypodium vulgare:* ausdauernde, bis 50 cm hohe Pflanze aus der Familie der Tüpfelfarngewächse (Polypodiaceae). Das E. besitzt einen dicht unter oder über der Erdoberfläche kriechenden verzweigten Wurzelstock, der auf der Oberseite dicht mit braunen Spreuschuppen besetzt ist. Im Frühjahr wachsen aus ihm einzelne, einfach gefiederte Blätter (Wedel). Die jüngeren Blätter sind in charakteristischer Weise eingerollt, die älteren besitzen eine im Umriß länglich-lanzettliche Blattspreite, auf deren Unterseite der stark hervortretende Mittelnerv und zahlreiche braune Tüpfel (Sori) erkennbar sind.

▷ *Sporenreife:* August, September.

▷ *Vorkommen:* Das E. ist auf der gesamten nördlichen Erdhalbkugel in klimatisch gemäßigten Gebieten verbreitet. Die Pflanze wächst vor allem an schattigen Mauern, Felsabhängen, in sauren Eichen- sowie Dünen- und Kiefernwäldern.

▷ *Drogengewinnung:* Die Wurzelstöcke des E. werden in den Monaten März und April sowie September und Oktober gesammelt, von Spreuschuppen, Wedelresten und Wurzeln befreit und an luftigen Plätzen getrocknet.

▷ *Drogenbeschreibung:* Die Droge (E.wurzelstock, Polypodii rhizoma) besteht aus den getrockneten Wurzelstöcken. Sie sind 5 bis 10 cm lang, bis 8 mm dick, außen dunkel- oder schwarzbraun, fein längsrunzelig und innen meist gelblichbraun. Die Wurzelstöcke tragen auf der Oberseite kreisrunde, 1 bis 4 mm hohe Blattnarben und auf der Unterseite kleine höckerige Wurzelnarben. Die Droge besitzt einen schwachen, etwas ranzigen Geruch und schmeckt süßlich, später etwas kratzend und bitterlich.

▷ *Inhaltsstoffe:* Die Droge enthält Gerbstoffe, Bitterstoffe, Saponine, Schleimstoffe und wenig ätherisches Öl.

▷ *Wirkung und Verwendung:* Die Droge besitzt aufgrund des Saponingehaltes eine schwach auswurffördernde Wirkung. Die Zubereitungen der Droge (Pulver, Abkochung) wurden bei Erkrankungen der Atemwege sowie als mildes Abführmittel benutzt. Der E.wurzelstock hat keine medizinische Bedeutung mehr, da seine Wirkung zu unsicher ist. Als ↑ Husten- und ↑ Abführmittel stehen sicherer wirkende Drogen zur Verfügung. Der E.wurzelstock wird zur Herstellung von Kräuterlikören (Boonekamp) verwendet.

▷ *Nebenwirkungen:* nicht bekannt.

▷ *Geschichtliches:* Die Farne wurden bereits im Altertum von den griechischen und römischen Schriftstellern als Mittel gegen Eingeweidewürmer, Wanzen und Flöhe, aber auch als Abtreibungs- und empfängnisverhütendes Mittel genannt, doch handelte es sich dabei wohl um den Wurm- und Adlerfarn. Im deutschen Mittelalter spielten die Farne eine große Rolle im Aberglauben und galten als Zauberpflanzen. Als Arzneipflanze erschien das E. in der „Physica“ der Hildegard von Bingen unter dem Namen Steinfarn. In den Kräuterbüchern des 16. und

17. Jhs. wurde das E. wegen seines süßlich schmeckenden Wurzelstocks auch als Süßwurz bezeichnet. Der Wurzelstock wurde als schleimlösendes und abführendes Mittel, aber auch gegen Krätze und Geschwüre verwendet. Pulverisiert und mit Weißwein oder Honig vermischt eingenommen sollte er als Mittel gegen den Kropf wirksam sein. ↑ **Tafel 14**

Engelwurz, *Echte Engelwurz, Brustwurz, Erzengelwurz, Große Engelwurz, Angelica archangelica:* meist 2jährige (selten bis 4jährige), krautige, bis 2,5 m hohe Pflanze aus der Familie der Doldengewächse (Umbelliferae). Aus der angenähert rübenförmigen Wurzel entwickelt sich erst im 2. Vegetationsjahr ein bis 5 mm dicker, etwas schwammiger Wurzelstock, der dicht mit Wurzeln besetzt ist. Der hohe Stengel ist markig, fein gerillt, oft bläulich bereift, mehr oder minder rotbraun und im oberen Teil verzweigt. Er trägt große, ein- bis dreifach fiederschnittige Laubblätter. Die oberen Blätter sitzen auf großen, aufgeblasenen Blattscheiden. Die grünlichen, grünlichweißen oder gelblichen langgestielten Blüten sind in großen halbkugeligen Doppeldolden vereint. Die Frucht ist eine breitgeflügelte Spaltfrucht.

▷ *Blütezeit:* Juni bis August.

▷ *Vorkommen:* Die E. ist mit verschiedenen Unterarten und Varietäten in den gemäßigten Klimazonen Europas und Asiens, besonders in den nördlichen Regionen, heimisch. Sie ist auf nährstoffreichen, feuchten Wiesen, Flachmooren, an Gräben und Flußufern sowie in Erlenwäldern anzutreffen. Die E. wird kultiviert.

▷ *Drogengewinnung:* Die Wurzelstöcke und Wurzeln mindestens 2jähriger Pflanzen werden in den Monaten Oktober bis Dezember gegraben, gewaschen, längsgespalten und bei etwa 35 °C getrocknet. Die Droge stammt ausschließlich aus dem Anbau.

▷ *Drogenbeschreibung:* Die Droge (Angelikawurzel, Theriakwurzel, Angelicae radix) besteht aus den getrockneten Wurzelstöcken mit zahlreichen Adventivwurzeln. Die Schnittdroge ist gekennzeichnet durch außen grau-, rötlich- oder schwarzbraune, längsfurchige Wurzelstücke, die innen einen gelblichen Holzkörper erkennen lassen. Daneben sind quergeringelte, unregelmäßig geformte Teile des Wurzelstocks enthalten. Die Droge besitzt einen stark würzigen Geruch und einen zunächst aromatischen, später scharfen, bitteren und anhaltend brennenden Geschmack. Sie kann vor allem mit den Wurzeln von Liebstöckel verwechselt werden.

▷ *Inhaltsstoffe:* Die Angelikawurzel enthält bis 1,3% ätherisches Öl, das zu 80 bis 90% aus Terpenkohlenwasserstoffen (besonders Phellandrene und Pinen) besteht. Daneben sind Furanocumarine (Angelicin, Bergapten, Xanthotoxin), Cumarine, etwas Gerbstoff, Bitterstoffe, Saccharose und Pflanzensäuren (Chlorogen- und Kaffeesäure) vorhanden.

▷ *Wirkung und Verwendung:* Die Angelikawurzel gehört zu den aromatischen Bittermitteln. Für die Wirkung sind vor allem das ätherische Öl und die Bitterstoffe bestimmend. Sie bewirken eine Steigerung der Magensaftbildung, verbessern den Appetit und fördern die Verdauung. Ferner ist ein blähungstreibender und schwach krampflösender Effekt vorhanden. Die Droge wird bei Völlegefühl,

Blähungen und leichten krampfartigen Magen-Darm-Störungen sowie Appetitlosigkeit verwendet. Zur Bereitung des Teeaufgusses wird 1 Teelöffel Droge (2 bis 4 g) mit 1 Tasse (150 ml) siedendem Wasser übergossen und 10 bis 15 Minuten bedeckt stehengelassen. Der Teeaufguß wird durch ein Sieb abgegossen. 1 Tasse Tee wird mäßig warm 30 Minuten vor den Mahlzeiten getrunken. In der Volksmedizin wird die Angelikawurzel als Hustenmittel, harntreibendes Mittel, aber auch bei nervöser Schlaflosigkeit benutzt. Die Droge dient außerdem als Rohstoff zur Herstellung von Gewürzextrakten und wird für Kräuterliköre verwendet. Das leicht hautreizend wirkende ätherische Öl (Angelikaöl, Oleum Angelicae) ist Bestandteil von Einreibungen. Sie dienen zur Behandlung rheumatischer Beschwerden.

▷ *Nebenwirkungen:* Die in der Droge enthaltenen Furanocumarine können eine vorübergehende Überempfindlichkeit gegen intensives Sonnenlicht oder künstliche UV-Strahlung (Solarium, Höhensonne) hervorrufen.

▷ *Geschichtliches:* Die E. war in den nordischen Ländern, besonders auf Island und in Norwegen, sehr geschätzt und wurde wahrscheinlich schon sehr früh als Kulturpflanze angebaut. Die jungen Stengel und Blattstiele dienten als Gemüse. In Mitteleuropa wird die E. anscheinend erst seit dem 14. Jh. kultiviert. Im 16. Jh. war sie bereits eine häufige Gartenpflanze und wurde auch arzneilich verwendet. Sie galt als Mittel gegen Gifte, vor allem aber gegen die Pest und andere Infektionskrankheiten. Außerdem wurde sie als schweißtreibendes, magenstärkendes und verdauungsförderndes Mittel sowie gegen Husten und Brustkrankheiten verwendet. Noch im 18. Jh. wurde sie vielfältig als Arzneipflanze gebraucht.
↑ **Tafel 15**

Enteritis ↑ Darmkatarrh.

Entwesung: Maßnahme zur Abtötung von Vorratsschädlingen (Insekten) in Drogen. Bei geringfügigem Befall mit Insekten können Drogen durch chemische (Phosphorwasserstoff) oder physikalische (Wärmeanwendung, Kälteanwendung mit flüssiger Luft, Druckgasverfahren mit flüssiger Kohlensäure) Methoden entwest werden. Die abgetöteten Insekten werden mechanisch (Siebung, Windsichtung) entfernt. Bei massivem Insektenbefall müssen die Drogen vernichtet werden.

Entzündung: örtlich begrenzte Reaktion des Körpers auf eine bakterielle Infektion sowie chemische, mechanische, physikalische und andere schädigende Reize. Typische Kennzeichen der E. sind Durchblutungsstörungen mit Flüssigkeitsansammlungen im Gewebe (Ödem), Rötung, Hitze und Schmerz. Die E. verläuft akut oder chronisch. Auch Zubereitungen aus Pflanzen sind zur Heilung einer E. geeignet. Bei E. im Mund- und Rachenraum werden zum Spülen und Gurgeln alkoholische Extrakte (Tinktur, Fluidextrakt) oder der Teeaufguß aus Ringelblumen- und Kamillenblüten, Myrrhe oder Salbeiblättern verwendet. Bei Haut-E. werden Abkochungen aus Eichenrinde, die eine adstringierende und entzündungshemmende Gerbstoftwirkung besitzen, genutzt. In der Volksmedizin kommen bei E.

auch frische Spitzwegerich- und Pestwurzblätter, z. B. bei wundgelaufenen Füßen, zur Anwendung. Bei der chronischen rheumatischen E. werden Tees z. B. aus Weidenrinde, Stiefmütterchenkraut, Ringelblumenblüten, Goldrutenkraut und Primelwurzel zur unterstützenden Behandlung verwendet.

Enzian, Gelber*, *Hermer, Hochwurz, Gentiana lutea:* ausdauernde Pflanze aus der Familie der Enziangewächse (Gentianaceae). Der G.E. bildet bis armdicke, wenig verzweigte Pfahlwurzeln und eine Rosette grundständiger, elliptischer Blätter. Erst nach 4 bis 8 Jahren wird ein bis 1,40 m hoher, hohler, fingerdicker, im oberen Teil geriefter Stengel ausgetrieben. Die elliptischen Blätter sind gegenständig, sitzend, ganzrandig und bläulichgrün. Die gelben gestielten Blüten stehen, in reichblütigen Scheinquirlen angeordnet, in den Achseln der oberen, zu schalenförmigen Tragblättern umgebildeten Laubblätter. Die Blütenkrone ist fast bis zum Grund 5- bis 6teilig. Die Frucht ist eine bis 6 cm lange spitzkegelförmige Kapsel, die zahlreiche geflügelte Samen enthält. Zur Drogengewinnung werden in anderen Ländern auch die folgenden Enzianarten verwendet. Der *Purpurenzian* (Gentiana purpurea)* besitzt eine außen purpurrote, innen gelbliche Blütenkrone. Die unteren Blätter sind gestielt, die oberen sitzend. Der *Ungarnenzian* (Gentiana pannonica)* hat eine bläulichpurpurne, schwarzrot punktierte, selten weiße Blütenkrone. Die Kelchzipfel sind zurückgekrümmt. Der *Tüpfelenzian (Gentiana punctata)* ist durch seine blaßgelbe, schwarzpurpurn punktierte Blütenkrone und die aufrechten Kelchzipfel charakterisiert.

▷ *Blütezeit:* Juni bis August (für alle Enzianarten zutreffend).

▷ *Vorkommen:* Der G. E. ist in den Karpaten und den Gebirgen in Frankreich, Spanien, Portugal, Italien und Süddeutschland heimisch. Er ist auf Kalkböden, Magerrasen und Hochgrasfluren in den Alpen und im Alpenvorland, im Schwarzwald und in anderen Gebirgen Europas anzutreffen. Der Purpurenzian meidet kalkarme Böden und wächst in subalpinen und alpinen Gebieten. Auch der Ungarnenzian meidet kalkreiche Böden und ist vor allem in den östlichen subalpinen Gebieten sowie den Karpaten anzutreffen. Der Tüpfelenzian wächst auf kalkarmen Böden in den österreichischen und Schweizer Alpen.

▷ *Drogengewinnung:* Die Wurzeln mehrjähriger (bis 7jähriger) blühender und fruchttragender Pflanzen werden in den Monaten Mai/Juni bis Oktober gegraben, gewaschen und häufig längsgespalten. Die Trocknung erfolgt mit künstlicher Wärme bei Temperaturen bis 60 °C.

▷ *Drogenbeschreibung:* Die Droge (Enzianwurzel, Gentianae radix) besteht aus den getrockneten Wurzeln und Wurzelstöcken. Die Schnittdroge ist gekennzeichnet durch gelbbraune, innen hellere, unregelmäßige Stücke, die teilweise mit grob runzeligem Kork bedeckt sind. Häufig ist die schmale Rinde und die dunkle Kambiumzone als Abgrenzung zum Holzkörper erkennbar. Im Wasser quellen die Stücke stark. Die Droge besitzt einen schwach wahrnehmbaren Geruch und schmeckt zuerst etwas süßlich, dann stark und anhaltend bitter.

▷ *Inhaltsstoffe:* Die Droge enthält Bitterstoffe (Secoiridoidglykoside), unter denen das Amarogentin der bitterste bisher bekannte Naturstoff ist. Der ↑ Bitterwert (58.000.000) ist sehr hoch. Daneben sind Xanthome, wenig ätherisches Öl, Zukker und Pektine vorhanden.

▷ *Wirkung und Verwendung:* Die Droge bewirkt aufgrund des Bitterstoffgehaltes eine Vermehrung der Magen- und Gallensaftbildung. Sie wirkt appetitanregend und wird auch bei Entzündungen der Magenschleimhaut infolge Magensäuremangels sowie bei Verdauungsbeschwerden wie Völlegefühl und Blähungen sowie Gärungsdurchfällen angewendet. Die Enzianwurzel ist die am häufigsten benutzte Bitterstoffdroge. Sie wird vor allem als Bestandteil von Magentees und zur Herstellung von alkoholischen Extrakten (Magentropfen, Enziantinktur, bittere Tinktur) verwendet. Zur Bereitung des Teeaufgusses wird 1 Teelöffel Droge (1 g) mit 1 Tasse (150 ml) siedendem Wasser übergossen und 10 bis 15 Minuten bedeckt stehengelassen. Der Teeaufguß wird durch ein Sieb abgegossen. Die Einnahme von Enzianzubereitungen soll 30 Minuten vor den Mahlzeiten erfolgen. Für die Herstellung von Bitterschnäpsen wird auch die fermentierte Droge verwendet. Beim langsamen Trocknen macht die Droge einen Fermentationsprozeß durch. Es bilden sich Aromastoffe, die am „Enzianbitter" geschätzt werden.

▷ *Nebenwirkungen:* Bei empfindlichen Personen (oder bei Anwendung zu hoher Dosen) können Magenbeschwerden, Brechreiz und Kopfschmerzen auftreten. Bei Magen- und Darmgeschwüren soll die Droge nicht verwendet werden.

▷ *Geschichtliches:* Der G. E. war als Arzneipflanze bereits zur Zeit von Dioskurides bekannt. Damals wurde er gegen den Biß giftiger Tiere, gegen Seitenstechen, Sturzverletzungen, innere Zerreißungen, Krämpfe und Geschwüre verwendet. Auch in Deutschland wurde der G. E. seit langem als Arzneipflanze geschätzt. H. Bock erwähnte ihn in seinem Kräuterbuch (1551) als die gebräuchlichste Wurzel, vor allem jedoch als Magenmittel. Daneben diente er im 16. und 17. Jh. als Pest- und Fiebermittel sowie als Mittel gegen Koliken, Durchfall, Eingeweidewürmer und andere Erkrankungen. In den Alpenländern wurde aus den Wurzeln des G. E, der Enzianschnaps hergestellt. ↑ **Tafel 15**

Enzianschnaps: Destillat aus Enzianwurzel mit Alkohol. Der E. ist bitterstofffrei und wird als Genußmittel verwendet.

Enzyme, *früher Fermente:* in der lebenden Zelle gebildete Eiweißstoffe, die durch eine spezifisch katalytische Wirkung Stoffwechselabläufe beschleunigen (Biokatalysatoren). Die E. bewirken auch Stoffumwandlungen in Pflanzenteilen (z. B. Senfölbildung durch Myrosinase), die zur Drogengewinnung dienen. Durch die Trocknung werden die E. inaktiviert und die Haltbarkeit der Drogen wird verbessert.

Ephedra ↑ Meerträubel.

Ephedrin: Alkaloid des Meerträubels, das auch synthetisch hergestellt wird. Das E. bewirkt eine Erweiterung der Bronchien und eine Blutdrucksteigerung. Medizinisch wird E. besonders bei Bronchialasthma und Bronchitis mit krampfartigen Beschwerden angewendet. Als Bestandteil in Schnupfenmitteln bewirkt es eine Abschwellung der Nasenschleimhaut.

Epilobium angustifolium ↑ Weidenröschen, Kleinblütiges.

Epilobium montanum ↑ Weidenröschen, Kleinblütiges.

Epilobium obscurum ↑ Weidenröschen, Kleinblütiges.

Epilobium palustre ↑ Weidenröschen, Kleinblütiges.

Epilobium parviflorum ↑ Weidenröschen, Kleinblütiges.

Epilobium roseum ↑ Weidenröschen, Kleinblütiges.

Eppich ↑ Sellerie.

Equisetum arvense Ackerschachtelhalm.

Erbrechen, *Emesis*: vom Brechzentrum im Gehirn gesteuerter Vorgang, der zur Entleerung des Magens führt. Das E. kann reflektorisch z. B. durch Geruchs- und Geschmacksempfindungen, psychische Belastung sowie durch Brechmittel (Emetin, Brechwurzelsirup) ausgelöst werden. Es kann außerdem eine Begleiterscheinung in den ersten 3 Schwangerschaftsmonaten sowie bei verschiedenen Erkrankungen sein. Zur Behandlung des E. dienen Arzneimittel (Antiemetika) mit spezifischer dämpfender Wirkung auf das Brechzentrum. Bei E. ist ferner gepulverte Ingwerwurzel wirksam.

Erdbeerblätter ↑ Walderdbeere.

Erdnußöl: gereinigtes fettes Öl aus den reifen, von der Samenschale befreiten Samen der in tropischen und einigen subtropischen Gebieten kultivierten Erdnuß (Arachis hypogaea). Das E. wird aus den Samen durch Kaltpreßung gewonnen. Es ist eine klare, farblose oder schwach gelbliche Flüssigkeit mit schwach nußartigem Geruch und Geschmack. Das E. besteht aus Estern der Öl-, Linol-, Palmitin-, Arachin-, Stearin- und anderer Fettsäuren. Es ist ein wichtiger pharmazeutischer Grundstoff für Arzneiöle, Salben, Pasten und Linimente. Auch für ölige Augentropfen und Injektionslösungen wird E. verwendet. Das E. ist außerdem Bestandteil von kosmetischen Erzeugnissen (z. B. Hautpflegemittel) und wird als Speiseöl benutzt.

Erdrauch, *Gemeiner Erdrauch, Ackerraute, Fumaria officinalis:* einjähriges, bis 50 cm hohes Kraut aus der Familie der E.gewächse (Fumariaceae). Die Pflanze bildet einen oder mehrere zierliche, aufrechte oder aufsteigende, längsgerillte, verzweigte Stengel. Die wechselständigen Blätter sind im unteren Teil gestielt, im oberen Teil sitzend angeordnet, doppelt oder 3fach gefiedert und wie der Stengel bläulichgrün bereift. Die gespornten, rosa bis dunkelrot gefärbten Blüten stehen in lockeren reichblütigen Trauben. Die beiden Kelchblätter sind schmaler als die Kronblätter. Die Frucht ist eine kugelige Schließfrucht, die ein Nüßchen enthält.

▷ *Blütezeit:* Mai bis Oktober.

▷ *Vorkommen:* Der E. ist in Europa, Teilen Asiens und Nordafrikas heimisch. Die Pflanze ist als Unkraut auf Äckern, Brachland, Schuttflächen, in Gärten und Weinbergen vielfach anzutreffen.

▷ *Drogengewinnung:* Die oberirdischen Teile des E. werden in den Monaten Mai bis August abgeschnitten und an einem schattigen, gut belüfteten Platz getrocknet. Die

Anwendung künstlicher Wärme bis 35 °C ist möglich.

▷ *Drogenbeschreibung:* Die Droge (E.kraut, Fumariae herba) besteht aus dem getrockneten Kraut. Die Schnittdroge ist gekennzeichnet durch die hell- oder braungrünen, hohlen, längsgerillten Stengelstücke, die stark geschrumpften rotvioletten Blüten und feingerunzelte, leicht bereifte, grau- oder bräunlichgrüne Fiederblattstückchen. Vereinzelt können auch grüne kugelige Früchte und kleine braune Samen enthalten sein. Die Droge ist nahezu geruchlos und besitzt einen bitterlichen, etwas salzigen Geschmack.

▷ *Inhaltsstoffe:* Die Droge enthält Alkaloide, z. B. Fumarin, ferner Bitterstoffe, Schleim, Harz und Flavonoide.

▷ *Wirkung und Verwendung:* Der Teeaufguß der Droge besitzt eine leichte krampflösende Wirkung. Sie wird bei krampfartigen Beschwerden im Bereich der Gallenblase und des Magen-Darm-Traktes verwendet.
Zur Bereitung des Teeaufgusses werden 1 bis 2 Teelöffel Droge (2–4 g) mit 1 Tasse (150 ml) siedendem Wasser übergossen und 10 bis 15 Minuten bedeckt stehengelassen. Der Teeaufguß wird durch ein Sieb abgegossen. Zur Förderung der Verdauung wird jeweils 1 Tasse Tee vor den Mahlzeiten getrunken.

▷ *Nebenwirkungen:* nicht bekannt.

▷ *Geschichtliches:* Der E. wurde als Arzneipflanze bereits von Dioskurides erwähnt. Die Kräuterbücher des 16. und 17. Jhs. empfahlen ihn als schweißtreibendes und blutreinigendes Mittel sowie gegen Skorbut, Krätze, Syphilis und Nasenbluten. Der E. diente als Arzneimittel gegen gerötete Augen und gegen Schleimhautentzündungen des Mundes. Eine große Rolle spielte die Pflanze auch im Aberglauben als Liebeszauber. ↑ **Tafel 15**

Erfrierung: allgemeine oder örtliche Körperschädigung durch Kälteeinwirkung. Eine leichte örtliche E. ist durch Rötung und Schwellung (Frostbeulen), eine schwere E. durch Blasenbildung und bläulichrote Verfärbung, schwerste Formen durch Gewebezerstörung gekennzeichnet. Zur Behandlung leichter örtlicher E. an Händen und Füßen werden Bäder und Umschläge mit Eichenrindenabkochung benutzt. Bei E. der Nase und der Ohren wird eine campherhaltige Frostsalbe angewendet.

Ergobasin ↑ Ergometrin.

Ergometrin, *Ergobasin:* Säureamidalkaloid des Mutterkorns. Das E. wirkt wehenfördernd. Es wird jedoch seltener genutzt, größere Bedeutung besitzt das partialsynthetisch hergestellte Methyl-E., das bei Anwendung in der Nachgeburtsperiode durch Gebärmutterkontraktion eine Blutstillung bewirkt.

Ergotamin: Alkaloid des Mutterkorns. Die Substanz ruft an der Gebärmutter bei entsprechender Anwendung eine Dauerkontraktion hervor und wird deshalb nach der Geburt zur Blutstillung verwendet. In Kombination mit anderen Arzneistoffen dient E. auch zur Behandlung von Migräne.

Erkältungsinfekt ↑ Erkältungskrankheit.

Erkältungskrankheit, *Erkältung, Erkältungsinfekt:* meist virusbedingte Infektion der oberen Luftwege. Die E. ist ansteckend und tritt am häufigsten in der naßkalten Jahreszeit auf. Meist beginnt sie als ↑ Schnupfen. Eine E. kann auftreten, wenn die Widerstandsfähigkeit des Organismus z. B. durch Unterkühlung, Durchnässung oder Zugluft vermindert ist. Die E. ist durch ↑ Husten, ↑ Schnupfen, ↑ Heiserkeit, ↑ Halsschmerzen, Temperaturanstieg, Gliederschmerzen und Krankheitsgefühl gekennzeichnet. Bei einer E. sollten stärkere körperliche Anstrengungen vermieden werden, reichlich Flüssigkeit (1,5 bis 2 Liter pro Tag) aufgenommen, für gut belüftete, nicht zu trockene Räume und eine vitaminreiche Kost sowie warme Kleidung gesorgt werden. Zur Behandlung dienen symptomatische Maßnahmen, z. B. Bettruhe, Schwitzen (Einnahme von Lindenblüten- und Holundertee), ↑ Hustenmittel, schmerzstillende, eventuell auch fiebersenkende Arzneimittel bei Körpertemperaturen über 39 °C, Befeuchten und Desinfizieren der Rachenschleimhaut z. B. mit Kamillen-, Salbei- oder Spitzwegerich-Zubereitungen, Abschwellen der Nasenschleimhaut durch Nasensprays, -tropfen oder Inhalieren von ätherischen Ölen (Minzöl, Pfefferminzöl, Eukalyptusöl, Cineol). Einen fördernden Effekt auf die Abwehrkräfte des Körpers können Zubereitungen (Fertigarzneimittel) aus Echinacea haben, ↑ Grippe.

Erzengelwurz ↑ Engelwurz.

Eserin ↑ Physostigmin.

Eßkastanie, *Echte Kastanie, Edelkastanie, Maronenbaum, Castanea sativa:* stattlicher, bis 30 m hoher Baum aus der Familie der Buchengewächse (Fagaceae). Die wechselständigen Blätter sind ungeteilt, länglich-lanzettlich, bis 18 cm lang, derb und am Rand buchtig gezähnt. Die männlichen Blüten bilden gelbliche, perlschnurförmige, aufrechte Kätzchen. Die weiblichen Blüten befinden sich in einer grünen, vielschuppigen Hülle. Der mit 4 Klappen aufspringende Fruchtbecher ist stachelig und umschließt mehrere braune Nüsse.

▷ *Blütezeit:* Juni.

▷ *Vorkommen:* Die E. ist in Südeuropa, Kleinasien und Nordafrika verbreitet und seit der Römerzeit nördlich der Alpen eingebürgert. Sie bevorzugt sommerwarme Gebiete und wird als Nutz- und Zierbaum kultiviert.

▷ *Drogengewinnung:* Die Blätter der E. werden in den Monaten September und Oktober gesammelt und unter Anwendung künstlicher Wärme bis 45 °C getrocknet.

▷ *Drogenbeschreibung:* Die Droge (E.nblätter, Edelkastanienblätter, Castaneae folium) besteht aus den getrockneten Blättern. Die Schnittdroge ist gekennzeichnet durch lederige, auf der Oberseite glänzend dunkelgrüne, auf der Unterseite hellgrüne Blattstücke mit starker Mittelrippe und parallelen Seitennerven, die teilweise den buchtig gezahnten Blattrand mit stachelspitzigen Blattzähnen erkennen lassen. Hellbraune Teile der Mittelrippe und Blattstiele können vorhanden sein.

▷ *Inhaltsstoffe:* Die Droge enthält Gerbstoffe, Harz, Pektin und Flavonoide.

▷ *Wirkung und Verwendung:* Die Droge wird nur in der Volksmedizin als auswurfförderndes Mittel

(Expektorans) verwendet. Zur Bereitung des Teeaufgusses wird 1 Eßlöffel Droge (5 g) mit 1 Tasse (150 ml) siedendem Wasser übergossen und 10 bis 15 Minuten bedeckt stehengelassen. Der Teeaufguß wird durch ein Sieb abgegossen. Bei Husten wird 3mal täglich 1 Tasse Tee zwischen den Mahlzeiten getrunken. Das E.nmehl wird in der Volksmedizin Südeuropas gegen leichte Durchfallerkrankungen benutzt. Die E.nfrüchte (Maronen) werden geröstet gegessen und aromatisiert zu Süßwaren verarbeitet.

▷ *Nebenwirkungen:* nicht bekannt.

▷ *Geschichtliches:* Die E. verbreitete sich bereits im Altertum über den gesamten Mittelmeerraum und gelangte durch die Römer auch nach Mitteleuropa, wo sie sich in einigen warmtrockenen Gebieten (z. B. im Rheingebiet) eingebürgert hat. Im Capitulare de villis wurde die E. unter den Bäumen, die auf den kaiserlichen Landgütern angepflanzt werden sollten, erwähnt. Bei Hildegard von Bingen wurde sie unter dem deutschen Namen Kestenbaum genannt. Die Kräuterbücher des 16. und 17. Jhs. warnten vor einem übermäßigen Genuß der Kastanien, da sie z. B. Blähungen und Verstopfungen verursachen. Lediglich die innere Schale der Früchte wurde wegen ihrer adstringierenden Wirkung gegen Blutungen und den Weißfluß der Frauen empfohlen. ↑ **Tafel 15**

Estragon, *Dragon, Artemisia dracunculus:* ausdauernde, bis 1,20 m hohe Pflanze aus der Familie der Korbblütengewächse (Asteraceae). Der E. bildet unterirdische Wurzelstöcke, aus denen aufrechte verzweigte Stengel austreiben. Die Blätter sind ungeteilt, linealisch und unbehaart. Die unscheinbaren kugeligen Blütenköpfchen sind klein, weißlich und stehen an den Enden der Stengel oder Seitenzweige in Rispen. Die Frucht ist eine kleine Achäne. Sie reift in Mitteleuropa meist nicht aus. Es existieren mehrere Kulturformen.

▷ *Blütezeit:* August bis Oktober.

▷ *Vorkommen:* Der E. ist in Südosteuropa, Teilen Asiens und in Nordamerika heimisch und in Mitteleuropa eingebürgert. Die Pflanze wird kultiviert, ist aber auch verwildert auf Schutthalden und an Wegrändern anzutreffen.

▷ *Drogengewinnung:* Die oberen blütentragenden Teile des Sprosses werden in den Monaten Juni und Juli geschnitten. Die Trocknung erfolgt an schattigen Plätzen bei Temperaturen bis 35 °C.

▷ *Drogenbeschreibung:* Die Droge (E.kraut, Dragonkraut, Dracunculi herba) besteht aus dem getrockneten Kraut. Die Schnittdroge ist gekennzeichnet durch die grünen, markigen Teile des Stengels, schmallanzettliche grüne Blattstücke und die kleinen Blütenköpfchen. Der Geruch der Droge ist aromatisch, der Geschmack etwas aromatisch und bitter.

▷ *Inhaltsstoffe:* Der E. enthält ätherisches Öl, Gerbstoffe, Flavonoide, Pflanzensäuren und Bitterstoffe.

▷ *Wirkung und Verwendung:* Der Teeaufguß der Droge fördert aufgrund des ätherischen Öl- und Bitterstoffgehaltes die Magensaftbildung und wirkt appetitanregend. Die Droge wurde früher in der Volksmedizin als appetitanregendes Mittel verwendet. Die günstigen Effekte des E. auf die Verdauung werden bei der Verwendung als Gewürz für Kräuteressig, Marinaden, Salate, Soßen und Suppen genutzt. Die Blätter und zarten Triebspitzen können von April bis zum Frosteintritt geerntet werden. Die Würzkraft des getrockneten E. ist wesentlich geringer.

▷ *Nebenwirkungen:* nicht bekannt.

▷ *Geschichtliches:* Der E. gelangte schon in alter Zeit in den Orient. Von dort brachten wohl die Kreuzfahrer des Mittelalters den E. nach Mitteleuropa. Zuerst wurde er Ende des 13. Jhs. in Italien erwähnt. Ende des 16. Jhs. war der E. in den deutschen Gärten bereits weit verbreitet. Er diente damals als Gewürz- und auch als Arzneipflanze. Der E. wurde in den damaligen Kräuterbüchern als appetitanregendes, verdauungsförderndes, schweiß-, harn- und menstruationstreibendes Mittel empfohlen. ↑ **Tafel 16**

Eucalyptus globulus ↑ Eukalyptus.

Eugenol: farbloses, intensiv nach Nelken riechendes Öl; Hauptbestandteil des Nelken-, Pimentblätter- und Bayöls. Das E. wirkt örtlich schmerzstillend, desinfizierend und ätzend. Es wird in der Stomatologie zum Abtöten des Zahnnervs, zur Desinfektion von Wurzelkanälen und als schmerzstillendes Mittel bei entzündeter Zahnpulpa benutzt. Das E. ist auch Bestandteil von Mundwässern und Zahnpasten.

Eucalyptol ↑ Cineol.

Eukalyptus, *Blaugummibaum, Fieberbaum, Eucalyptus globulus:* schnellwüchsiger, bis 60 m hoher Baum aus der Familie der Myrtengewächse (Myrtaceae). Die dünneren, fast sitzenden Jugendblätter haben eine bläulichweiße, breit-herzförmige Blattspreite. Später kommt es zur Ausbildung eines Blattstiels und zu einer Verringerung der Spreite. Die älteren herabhängenden Folgeblätter sind bis 25 cm lang, graugrün, schmallanzettlich und etwas sichelförmig gebogen. Der Mittelnerv tritt, besonders auf der Unterseite, hervor. Die sitzenden Blüten haben eine verkehrt-kegelförmige Achse, an deren Rand die zahlreichen prächtig rötlichgelb gefärbten Staubblätter unmittelbar ansitzen. Ein Blütenkelch und Blütenblätter sind nicht vorhanden. Die Frucht ist eine Kapsel. Zur Drogengewinnung werden auch noch einige andere E.arten mit ähnlichem Aussehen verwendet.

▷ *Vorkommen:* Der E. ist in Australien heimisch. Die E.arten bilden 90% der Waldbestände Australiens. Von dort sind einige Arten auch in das Mittelmeergebiet und in die tropischen Gebiete Afrikas, Asiens und Südamerikas verpflanzt worden. Sie dienen aufgrund ihrer Schnellwüchsigkeit zur Trockenlegung von Sümpfen und liefern auch hochwertiges Nutzholz. Die Kulturen werden auch zur Gewinnung des ätherischen E.öls genutzt.

▷ *Drogengewinnung:* Die Blätter älterer Bäume werden gesammelt und getrocknet. Eine größere Bedeutung als die E.blätter hat das ätherische E.öl (Oleum Eucalypti, Eucalypti Aetheroleum), das durch Wasserdampfdestillation und Reinigung mit Natronlauge aus den Blättern und Zweigspitzen gewonnen wird.

▷ *Drogenbeschreibung:* Die Droge (E.blätter, Eucalypti folium) besteht aus den getrockneten Blättern (Folgeblätter). Die Schnittdroge ist gekennzeichnet durch die dicken, steifen, grau- oder bläulichgrünen Blattstücke mit zahlreichen braunen Korkwarzen. Teilweise sind der knorpelig verdickte Blattrand und der Mittelnerv erkennbar. Die Droge besitzt einen charakteristischen aromatischen Geruch und schmeckt etwas bitter und zusammenziehend.

▷ *Inhaltsstoffe:* Die E.blätter enthalten bis 3% ätherisches Öl mit dem Hauptbestandteil Cineol, ferner Gerbstoffe, Bitterstoffe und Harz. Die Zusammensetzung des ätherischen Öls (eine klare, meist farblose Flüssigkeit) der E.arten ist unterschiedlich. Medizinisch verwendbar sind nur solche E.öle, die sich von hustenreizenden Bestandteilen (Aldehyde) durch Reinigungsverfahren befreien lassen.

▷ *Wirkung und Verwendung:* Das ätherische Öl wird nach Einnahme von E.zubereitungen (Teeaufguß, Tinktur, Fertigarzneimittel) teilweise über die Lunge ausgeschieden. Es wirkt in den Bronchien und der Lunge auswurffördernd und desinfizierend sowie krampflösend. Der E.blättertee wird vor allem bei Erkältungskrankheiten mit Husten, Bronchitis und Rachenentzündungen angewendet. Zur Bereitung des Teeaufgusses wird 1 Teelöffel Droge (2 bis 3 g) mit 1 Tasse (150 ml) siedendem Wasser übergossen und 10 bis 15 Minuten bedeckt stehengelassen. Der Teeaufguß wird durch ein Sieb abgegossen, 2mal täglich wird 1 Tasse Tee getrunken. Wesentlich häufiger als die E.blätter wird das E.öl verwendet. Als Bestandteil von Inhalationsmitteln und Einreibungen dient es zur Behandlung von Erkrankungen der Atmungsorgane. Außerdem ist es in hautreizenden Salben und Einreibungen gegen rheumatische Beschwerden enthalten. Auch der Zusatz zu Hustenbonbons und -pastillen ist üblich.

▷ *Nebenwirkungen:* Bei empfindlichen Personen können auch bei normaler Dosierung Übelkeit, Erbrechen und Durchfall auftreten. Bei Entzündungen des Magen-Darm-Kanals und der Gallenwege soll E.blättertee nicht getrunken werden (Reizwirkung des ätherischen Öls). Bei Säuglingen und Kleinkindern sollten E.zubereitungen nicht im Gesicht, speziell an der Nase angewendet werden.

▷ *Geschichtliches:* Australisches E.öl wurde um 1866 in Deutschland eingeführt. ↑ **Tafel 16**

Euphrasia rostkoviana ↑ Augentrost.

Expektoranzien: Stoffe, die den Auswurf aus verschleimten und entzündeten Atemwegen fördern, indem sie das Bronchialsekret verflüssigen und vermehren. Wirksame pflanzliche E. sind die ätherischen Öle, z. B. Eukalyptus-, Latschenkiefern-, Anis-, Fenchel-, Thymian- und Quendelöl, oder auch deren Hauptbestandteile, z. B. Anethol, Menthol oder Cineol. Bei Aufnahme durch den Mund (z. B. Hustenbonbon, Tee) kommt es wahrscheinlich zu einer Anreicherung der wirksamen Stoffe in der Bronchialschleimhaut und direkt oder reflektorisch durch Reizung der Magenschleimhaut zur Anregung der Sekretbildung. Sie erfolgt auch, wenn ätherische Öle inhaliert werden (Dampfbad, Hustenabreibung). Als E. wirksam sind außerdem Pflanzenstoffe, die als Saponine bezeichnet werden und z. B.

in der Schlüsselblume, dem Efeu, Süßholz und der Senegakreuzblume vorkommen. ↑ Hustentee.

Extractum ↑ Extrakt.

Extractum fluidum ↑ Fluidextrakt.

Extrakt, *Extractum:* mit Lösungsmitteln hergestellter Auszug meistens aus Drogen. Als Lösungsmittel werden vor allem Wasser und Alkohole verschiedener Konzentration verwendet. Der E. kann flüssig (↑ Fluidextrakt, Tinktur) oder durch nachträgliches Eindampfen dickflüssig (Dick-E.) oder trocken (Trokken-E.) sein. Bei der Herstellung des E. kann eine Anreicherung der Wirkstoffe aus der Droge erreicht werden. Ferner ist die Einstellung auf einen bestimmten Wirkstoffgehalt leichter möglich. Der E. läßt sich exakt dosieren und einfach anwenden.

Extraktionsmittel: zum Ausziehen von Drogen benutzte Flüssigkeit. Das E. besitzt für bestimmte Drogeninhaltsstoffe ein hohes Lösungsvermögen. Oft ist es auch zur Abtrennung nicht erwünschter Inhaltsstoffe, z. B. Bitterstoffe, Schleimstoffe, Harze und Farbstoffe geeignet, wenn diese sich in ihm nicht oder nur geringfügig lösen. Als E. werden vor allem Wasser, Alkohole, Ether, Halogenkohlenwasserstoffe (z. B. Methylenchlorid), Öle und verflüssigtes Kohlendioxid verwendet. Bei der Auswahl der E. ist neben den Lösungseigenschaften für pflanzliche Wirkstoffe auch wesentlich, ob das E. als Bestandteil in der Arzneizubereitung verbleibt, da in diesem Fall nur gesundheitlich unbedenkliche E. eingesetzt werden dürfen.

Fallkraut ↑ Arnika.

Färberkrapp, *Färberröte, Rubia tinctorum:* ausdauerndes, bis 1 m hohes Kraut aus der Familie der Rötegewächse (Rubiaceae). Die Pflanze überwintert mit einem schwarzbraunen Wurzelstock. Der F. bildet im Frühjahr einen aufsteigenden, 4kantigen und rauhbehaarten Stengel. Die ganzrandigen Blätter sind quirlförmig angeordnet. Die kleinen gelben Blüten stehen in fächerförmigen Blütenständen an den Zweigenden. Die Frucht ist eine dunkle Steinfrucht.

▷ *Blütezeit:* Juni, Juli.

▷ *Vorkommen:* Der F. ist in Vorder- und Mittelasien heimisch und auch in Mittel-, West- und Südeuropa sowie Nordafrika eingebürgert. Früher wurde die Pflanze auch zur Farbstoffgewinnung kultiviert.

▷ *Drogengewinnung:* Die Wurzelstöcke und Wurzeln 2- oder 3jähriger Pflanzen werden in den Monaten September und Oktober gegraben, gewaschen und meist in Trokkenanlagen bei Temperaturen bis 50 °C getrocknet.

▷ *Drogenbeschreibung:* Die Droge (Krappwurzel, Färberwurzel, Rubia tinctorum radix) besteht aus den getrockneten, rötlichen, dünnen Wurzelstöcken und Wurzeln. Charakteristische Merkmale der Krappwurzel sind die dünne, leicht abblätternde Korkschicht, eine schmale dunkel- bis schwarzbraune Rinde und ein ziegelroter Holzkörper, der im Querbruch erkennbar ist. Die Droge ist geruchlos und schmeckt süßlich, später schwach bitter und herb.

▷ *Inhaltsstoffe:* Die Droge enthält Hydroxyanthrachinonverbindungen, die in der Pflanze an Zucker gebunden vorliegen (z. B. Ruberythrinsäure und Lucidin). Bereits beim Trocknen der Droge wird ein Teil davon gespalten, wobei sich die im frischen Zustand zunächst gelbe Wurzel rot färbt.

▷ *Wirkung und Verwendung:* Die Extrakte der Krappwurzel besitzen eine schwach krampflösende Wirkung. Außerdem wird durch die Ruberythrinsäure die Bildung von Calciumoxalat- und Calciumphosphatharnsteinen verzögert und die Auflösung von Harnkonkrementen gefördert.

▷ *Nebenwirkungen:* In Tierversuchen wurden Leberschäden und Veränderungen des Erbgutes festgestellt. Aus diesem Grund sind krappwurzelhaltige Humanarzneimittel in Deutschland nicht mehr zugelassen.

▷ *Geschichtliches:* Der im östlichen Mittelmeergebiet verbreitete F. wurde bereits im klassischen Altertum als Färberpflanze angebaut. Dioskurides und Plinius erwähnten in ihren Schriften jedoch auch eine arzneiliche Verwendung. Im Capitulare de villis erscheint die Pflanze unter dem fränkischen Namen Warentia. Der für das Rotfärben unentbehrliche Krappfarbstoff wurde seit 1860 durch billigere Teerfarbstoffe abgelöst, worauf der F.anbau zurückging. Um den südfranzösischen Anbau zu stützen, ließ Napoleon III. um 1870 die Hosen der französischen Armee mit dem Krappfarbstoff rot färben. Als Arzneimittel spielte der F. nur eine untergeordnete Rolle, doch fanden die Wurzeln noch im 18. Jh. medizinische Verwendung. ↑ **Tafel 16**

Färberkraut ↑ Alkannawurzel.

Färberkrautwurzel ↑ Alkannawurzel.

Färberröte ↑ Färberkrapp.

Färberwurzel ↑ Färberkrapp.

Farnwurzel ↑ Wurmfarn.

Faulbaum, *Pulverholz, Frangula alnus, Rhamnus frangula:* sommergrüner, bis 4 m hoher Strauch oder Baum aus der Familie der Kreuzdorngewächse (Rhamnaceae). Die bei jungen Sträuchern grüne oder dunkel überlaufene Rinde ist bei älteren Sträuchern oder Bäumen graubraun und durch weißgraue quergestellte Lentizellen (Korkwarzen) charakteristisch gezeichnet. Die Zweige sind im Unterschied zum Kreuzdorn dornenlos. Die wechselständigen Blätter sind dünn und ganzrandig. Die unscheinbaren kleinen grünlichweißen Blüten sind 5zählig. Sie stehen in blattachselständigen Trugdolden. Die Frucht ist eine beerenartige Steinfrucht, die anfangs grün, dann rot und während der Reife schwarz ist.

▷ *Blütezeit:* Mai, Juni.

▷ *Vorkommen:* Der F. ist in Europa, Sibirien, Vorder- und Mittelasien sowie in Nordwestafrika heimisch und in Nordamerika eingebürgert. Typische Standorte der Pflanze sind Gebüsche, Schlaggehölze, Moore und bodensaure Wälder.

▷ *Drogengewinnung:* Die Rinde des F. wird im Mai bis Juli von abgeschlagenen Ästen und Zweigen ringförmig vom Holz abgelöst. In dieser Zeit läßt sich die Rinde verhältnismäßig leicht abschälen. Die Rinde wird in der Sonne oder mit künstlicher Wärme bei Temperaturen bis 40 °C getrocknet. Sie wird vor der Verwendung 1 Jahr gelagert oder kurzzeitig auf 80 bis 100 °C erhitzt, um die Anthracenglykoside in die besser verträglichen oxidierten Formen zu überführen.

▷ *Drogenbeschreibung:* Die Droge (F.rinde, Frangulae cortex) besteht aus der getrockneten Rinde. Die Schnittdroge ist gekennzeichnet durch dünne, gebogene Rindenstücke mit dunkelgrauem Kork, weißgrauen Lentizellen und gelbroter bis rötlichbrauner, etwas glänzender Innenseite. Der Geruch der Droge ist schwach wahrnehmbar, der Geschmack schleimig, süßlich und bitter.

▷ *Inhaltsstoffe:* Die Droge enthält Anthrachinonglykoside (Anthranoide) mit den Glucofrangulinen A und B als Hauptverbindungen. In der frischen Rinde liegen die Glucofranguline zum überwiegenden Teil in Form der reduzierten Glykoside vor. Ferner kommen Gerbstoffe vor. Das Vorhandensein von Saponinen und Bitterstoffen ist nicht eindeutig geklärt.

▷ *Wirkung und Verwendung:* Die Droge wirkt aufgrund des Anthrachinonglykosidgehaltes abführend. Die Anthrachinonglykoside werden im Dickdarm durch die Darmbakterien und eventuell auch durch körpereigene Enzyme gespalten und zu Anthronen bzw. Anthranolen reduziert. Diese hemmen die Aufnahme von Wasser und Salzen aus dem Darm und führen zu einem vermehrten Einstrom von Wasser und Salzen. Dadurch kommt es zu einer Volumenzunahme des Darminhaltes, ferner zu verstärkter Darmbewegung (Peristaltik) und Stuhldrang. Diese Wirkung tritt 6 bis 8 Stunden nach Einnahme des F.rindentees ein und kann in abgeschwächter Form mehrere Tage anhalten. Die

F.rinde wird allein oder in Mischung mit anderen Drogen als Abführtee verwendet. Sie ist auch Bestandteil von Fertigarzneimitteln. Die Wirkung der F.rinde ist im Vergleich zu der von Sennesblättern (↑ Senna) und Rhabarberwurzel (↑ Medizinalrhabarber) milder. Entzündungen im Afterbereich und Hämorrhoiden sowie chronische Verstopfung sind Anwendungsgebiete für den zeitweiligen Gebrauch von F.rindenzubereitungen.
Zur Bereitung des Teeaufgusses wird 1 Teelöffel Droge (2,5 g) mit 1 Tasse (150 ml) siedendem Wasser übergossen und 10 bis 15 Minuten bedeckt stehengelassen. Der Teeaufguß wird durch ein Sieb abgegossen. Vor dem Schlafengehen wird 1 Tasse Tee getrunken. Die Dosierung muß individuell abgestimmt werden, so daß die gewünschte Wirkung mit der geringstmöglichen Drogenmenge erzielt wird.

▷ *Nebenwirkungen:* bei üblicher Anwendung nicht bekannt. Bei zu hoher Dosierung können Bauchschmerzen und Übelkeit auftreten. Die Zubereitungen der Droge sollten ohne ärztliche Verordnung nicht über längere Zeit (1–2 Wochen) eingenommen werden, da durch einen Dauergebrauch die Neigung zu Stuhlverstopfung verstärkt wird und gesundheitliche Schäden möglich sind. Auch während der Schwangerschaft und Stillzeit ist die Anwendung nicht zu empfehlen. Die Wirkung bestimmter Herzmittel und anderer Arzneimittel kann verstärkt werden.

▷ *Geschichtliches:* In den Schriften des Mittelalters wird der F. nur selten genannt, und zwar unter den Namen Frangula, Bourdena und Avornus. Zuerst erwähnte der Italiener Petrus de Crescentiis 1305 die Rinde des Avornus als Abführmittel. Im 17. und 18. Jh. war der F. als Abführmittel, insbesondere bei den ärmeren Bevölkerungsschichten, allgemein bekannt. Noch S. Kneipp empfahl einen Absud der Beeren und Rinde sowie den F.wein als wirksames Abführmittel. Außerdem wurde die Rinde auch zur Bekämpfung von Krätze und Ausschlägen, von Gallen- und Leberleiden, Bleich- und Wassersucht und als Arzneimittel gegen Geschwüre und Würmer bei Mensch und Tieren verwendet. Aus den Zweigen wurde eine besonders geeignete Holzkohle für die Schießpulverbereitung gewonnen, daher auch der Name Pulverholz. ↑ **Tafel 16**

Feigenbaum, *Echter Feigenbaum, Fīcus carica:* sommergrüner oder immergrüner, bis 10 m hoher Baum oder Strauch aus der Familie der Maulbeergewächse (Moraceae). Der F. besitzt große 3lappige Blätter. Die zahlreichen unscheinbaren Blüten befinden sich auf der Innenwand des krugartig ausgebildeten Blütenstandbodens. Bei dieser Kulturform existieren nur weibliche Blüten. Aus dem gesamten Blütenstand bildet sich die beerenartige, birnenförmige Sammelfrucht (Feige). Die etwas lederige Außenhaut umschließt ein zuckerreiches Gewebe, das durch Verschleimung der Mittellamellen seine charakteristische Beschaffenheit erhält. Die darin enthaltenen kleinen Körner sind die eigentlichen Steinfrüchtchen.
▷ *Vorkommen:* Der F. ist in Mittel- und Süditalien, Griechenland und Vorderasien heimisch und wird im Mittelmeergebiet, in Südafrika, Kalifornien und Australien kultiviert.

▷ *Drogengewinnung:* Die Feigen werden vor allem in der Zeit von Juni bis Oktober (Mittelmeergebiet) geerntet und getrocknet.

▷ *Drogenbeschreibung:* Die Droge (Feigen, Caricae fructus) besteht aus den getrockneten Sammelfrüchten. Sie werden meist scheibenförmig zusammengepreßt und sind auf der Außenseite gelblichbraun und weißlich bestäubt, grobrunzelig oder faltig. Sie besitzen einen kurzen Stiel. Das Innere der Feigen ist von weicher und zäher Beschaffenheit. Sie enthalten zahlreiche gelbe, kleinkörnige Früchtchen. Die Droge besitzt keinen deutlichen Geruch und schmeckt schleimig und angenehm süß.

▷ *Inhaltsstoffe:* Die Feigen enthalten bis 70% Invertzucker, ferner Pektin, Schleim, etwas Fett, Eiweiß, Fruchtsäuren, Vitamine und Enzyme.

▷ *Wirkung und Verwendung:* Die Feigen hemmen vor allem aufgrund des Gehaltes an Fruchtsäuren die Flüssigkeitsaufnahme aus dem Darm. Dadurch kommt es zu einer Volumenvergrößerung des Darminhaltes und zur Anregung der Darmbewegung (Peristaltik). Feigen werden als mildes Abführmittel verwendet. Sie werden in Form des Feigensirups oder (neben anderen Drogen) als Bestandteil von sogenannten Früchtewürfeln benutzt. In einigen Ländern sind die Feigen auch ein Bestandteil der Nahrung. Die getrockneten, gepulverten Sammelfrüchte werden als Kaffeesurrogat verwendet.

▷ *Nebenwirkungen:* Bei hautempfindlichen Personen kann eine Lichtüberempfindlichkeit hervorgerufen werden.

▷ *Geschichtliches:* Die ältesten Hinweise auf die Nutzung der Feigen durch den Menschen (etwa 5000 v. Chr.) stammen von Ausgrabungen bei Gezer (Israel). Alte Kulturen des F. in Syrien, Ägypten und Arabien lassen sich bis in das 3. Jahrtausend v. Chr. belegen. In den Schriften des Dioskurides wurde die heilkräftige Wirkung des Saftes erwähnt. Der F. wurde sowohl im Capitulare de villis als auch im St.-Gallener Klosterplan aus dem Jahr 820 und im 12. Jh. von Hildegard von Bingen genannt. In den Kräuterbüchern des 16. und 17. Jhs. wurden getrocknete Feigen als Mittel gegen verschiedene Krankheiten und Beschwerden, insbesondere gegen Pest, Masern und Pocken, empfohlen. ↑ **Tafel 17**

Feldkümmel ↑ Kümmel.

Feldrittersporn ↑ Ackerrittersporn.

Feldthymian ↑ Sandthymian.

Fenchel, *Bitterfenchel, Gemeiner Fenchel, Foeniculum vulgare:* eine ein- oder mehrjährige, bis 2 m hohe Pflanze aus der Familie der Doldengewächse (Umbelliferae). Der F. bildet eine spindelförmige Wurzel, die einen aufrechten, nach oben ästigen, stielrunden, fein gerillten und bläulich bereiften Stengel austreibt. Die wechselständigen Blätter haben lange Blattscheiden und eine 2- bis 3fach gefiederte Blattspreite mit fadenförmigen Zipfeln. Die kleinen gelben Blüten sind 5zählig und stehen in 4 bis 25 Döldchen, die meist ungleich lange Stiele besitzen. Sie sind zu einer Dolde mit einem Durchmesser von etwa 15 cm vereinigt. Die Frucht ist eine Spaltfrucht, die in 2 Teilfrüchte zerfällt. Die ganze Pflanze ist unbehaart. Die Früchte des sehr ähnlichen Süß-F.

(Gewürz-F., Römischer F.) werden ebenfalls arzneilich verwendet.

▷ *Blütezeit:* Juni bis August.

▷ *Vorkommen:* Der F. ist im Mittelmeergebiet heimisch. Er wird in Europa, Asien, Teilen Afrikas und Südamerikas angebaut. Die Pflanze ist nur in Kulturen anzutreffen.

▷ *Drogengewinnung:* Die Früchte des F. werden zur Reifezeit im September und Oktober geerntet. Die beste Qualität wird durch manuelles Ernten der reifen Dolden gewonnen (KammF.). Vorwiegend sind jedoch der maschinelle Schnitt des Krautes und das Ausdreschen der Früchte üblich. Die so gewonnene Droge enthält infolge des ungleichmäßigen Reifegrades größere und kleinere Früchte. Die Trocknung erfolgt mit künstlicher Wärme bei Temperaturen bis 40 °C.

▷ *Drogenbeschreibung:* Die Droge (F.früchte, Foeniculi fructus) besteht aus den getrockneten gelblichgrünen oder gelbbraunen Spaltfrüchten, die häufig in ihre beiden Teilfrüchte zerfallen sind. Die F.frucht ist oft leicht gekrümmt, bis 12 mm lang und bis 4 mm breit. Jede Teilfrucht besitzt 5 hellere, starke Rippen. Die Randrippen treten am meisten hervor. Am oberen Ende sind das Griffelpolster, am unteren Ende häufig Reste des Fruchtstiels vorhanden. Die Droge besitzt, besonders beim Zerdrücken, einen stark würzigen, charakteristischen Geruch. Der Geschmack ist anfangs süßlich, dann etwas brennend und bitter. Der Süß-F. besitzt diesen schwach bitteren Geschmack nicht, sein Teeaufguß ist weniger aromatisch.

▷ *Inhaltsstoffe:* Die F.früchte enthalten mindestens 4% ätherisches Öl, das zu 50 bis 70% aus dem süßlich schmeckenden trans-Anethol und zu mindestens 12% aus dem bitteren Fenchon besteht. Daneben kommen Methylchavicol (= Estragol bis 5%), Anisaldehyd und Terpenkohlenwasserstoffe vor. Außerdem sind in den F.früchten fettes Öl, Proteine, Flavonoide, Zucker und Schleim vorhanden. Süßer Fenchel enthält mindestens 2% ätherisches Öl mit 80 bis 95% Anethol, ca. 1% Fenchon und höchstens 10% Methylchavicol.

▷ *Wirkung und Verwendung:* Die Droge wirkt aufgrund des ätherischen Ölgehaltes schleimlösend, auswurffördernd, antiseptisch, schwach krampflösend und blähungstreibend. Die F.früchte werden vor allem gegen Blähungen und krampfartige Beschwerden im Magen-Darm-Bereich, besonders bei Säuglingen und Kleinkindern, sowie zur Schleimlösung in den Atemwegen verwendet. Zur Bereitung des Teeaufgusses wird 1 Teelöffel Droge (2,5 g) gequetscht, mit 1 Tasse (150 ml) siedendem Wasser übergossen und 10 bis 15 Minuten bedeckt stehengelassen. Der Teeaufguß wird durch ein Sieb abgegossen. Zur Erleichterung des Abhustens und bei Blähungen wird 2- bis 4mal täglich eine Tasse Tee warm zwischen den Mahlzeiten getrunken. Bei Säuglingen und Kleinkindern kann der Tee auch der Milch oder Breinahrung zugesetzt werden. Das Quetschen der Früchte ist erforderlich, um das in Ölstriemen befindliche ätherische Öl freizusetzen. In der Volksmedizin wird der F.tee auch zur Förderung der Milchbildung bei stillenden Müttern verwendet. Die Abkochung diente als Augenwasser bei Ermüdungserscheinungen der Augen. Eine Selbstbehandlung der Augen ohne ärztliche Anweisung ist jedoch aufgrund möglicher

Schädigungen nicht zu empfehlen. Die F.früchte sind Bestandteil zahlreicher Teemischungen gegen Husten, Magen- und Darmbeschwerden und Stuhlverstopfung. Insbesondere der Zusatz der F.früchte zu abführenden Drogen hat sich aufgrund der etwas erregenden Wirkung des F.öls auf die Darmmuskulatur bewährt. Die Droge wird außerdem zur Herstellung von F.honig und -sirup sowie Hustenbonbons verwendet. Diese Zubereitungen dienen zur unterstützenden Behandlung von Rachenkatarrh und Husten. Die F.tinktur wird Hustenmixturen zugesetzt und als Geschmackskorrigens für Arzneien verwendet. Die F.früchte werden auch in der Likörindustrie verarbeitet. Das ätherische Fenchelöl wird wie die Früchte bei Verdauungsbeschwerden wie leichte krampfartige Beschwerden im Magen-Darm-Bereich, Völlegefühl, Blähungen sowie bei Katarrhen der oberen Luftwege verwendet. Die übliche Dosierung ist 0,1 bis 0,6 ml, entsprechend 5 bis 30 Tropfen auf Zucker pro Tag. Fenchelöl soll ohne Rücksprache mit einem Arzt oder Apotheker jedoch nicht über mehrere Wochen eingenommen werden. Fenchelöl wird zu Hustenbonbons, Zahncreme und Mundwässern verarbeitet.

▷ *Nebenwirkungen:* in Einzelfällen allergische Reaktionen.

▷ *Geschichtliches:* Wahrscheinlich wurde der im Mittelmeergebiet beheimatete F. bereits im alten Ägypten kultiviert. Bei Dioskurides hieß er Marathon und fand eine ausführliche Darstellung als Arzneipflanze. Plinius empfahl ihn in seinem Heilmittelbuch vor allem als Augenmittel. Von den Römern übernahmen die Deutschen die Pflanze mit ihrem lateinischen Namen Foeniculum. Der F. fand in dem Capitulare de villis ebenso Erwähnung wie im St.-Gallener Klosterplan von 816 und in der „Physica" der Hildegard von Bingen (12. Jahrh.). In den Gärten des 16. Jhs. war der F. bereits weit verbreitet. Er wurde hauptsächlich als Arzneipflanze gezogen und fand vor allem als Augen- und Hustenmittel, als beruhigendes, verdauungsförderndes und milchtreibendes Mittel vielfache Verwendung. Der F. war aber auch eine Würzpflanze. Die Samen dienten als Gewürz für Salate, Käse und Backwaren, die Blätter bildeten einen Bestandteil der Aalsuppe. ↑ **Tafel 17**

Fenchelhonig: Mischung aus ↑ Fenchelsirup und Bienenhonig etwa im Verhältnis 1:1. Mitunter enthält die Mischung auch noch etwas Fenchelöl. Der F. wird als mildes Hustenmittel besonders für Kinder verwendet.

Fenchelsirup: aus einem Fenchelextrakt mit Zucker hergestellte Zubereitung. Dazu werden 50 g Fenchelfrüchte zerquetscht, mit 25 g Alkohol (Primasprit, Weingeist) vermischt und mit 3 Liter Wasser übergossen. Die Mischung wird 24 Stunden bei Zimmertemperatur unter öfterem Umrühren stehengelassen und anschließend durch ein Leinentuch gegossen und abgepreßt. Aus 200 g der Flüssigkeit und 300 g Zukker wird durch Erhitzen (bis zum Lösen des Zuckers) der F. bereitet. Er wird als mildes Hustenmittel besonders für Kinder verwendet.

Fenchel, Wilder ↑ Fenchel.

Fermente ↑ Enzyme.

Fertigarzneimittel, *Fertigpräparate:*

zu Abgabe an Patienten/Verbraucher hergestelltes Arzneimittel. Das F. muß in bezug auf die Darreichungsform (z. B. Flüssigextrakt, Tablette, Salbe), die Wirksamkeit, Unbedenklichkeit und Qualität den arzneimittelrechtlichen Bestimmungen entsprechen und dem pharmazeutischen Unternehmer durch die zuständige Bundesoberbehörde zugelassen sein. Die F. werden überwiegend industriell hergestellt.

Fettleber: Fetteinlagerung in das Lebergewebe infolge krankhafter Störungen des Leberstoffwechsels. Ursachen der F. sind z. B. fehlerhafte Ernährung (zu hohes Fettangebot), Stoffwechselstörungen (besonders Diabetes), Gifteinwirkung (z. B. Alkohol, bestimmte Lösungsmittel). Die Behandlung der Erkrankung richtet sich nach der Ursache. Als pflanzliche Präparate werden Zubereitungen aus ↑ Mariendistel therapeutisch bei F. verwendet.

Fettsäuren, pflanzliche: meist unverzweigte, kettenförmige Monocarbonsäuren mit gerader Kohlenstoffzahl, die in Pflanzen überwiegend gebunden vorliegen. Die p. F. können gesättigt oder ungesättigt (mit Doppelbindungen zwischen benachbarten Kohlenstoffatomen), kurz- oder langkettig, gerad- oder verzweigtkettig sein. Durch Esterbindung mit Glycerol bilden die p. F. Pflanzenfette. Zu den am häufigsten in Pflanzen vorkommenden gesättigten p. F. gehören Palmitin- und Stearinsäure, zu den ungesättigten Öl-, Linol- und Linolensäure. Die Zusammensetzung der p. F. in Fetten und Ölen bestimmt deren physikalische und chemische Eigenschaften. Mit steigendem Anteil an ungesättigten p. F. sinkt der Schmelzpunkt der Fette und die Oxydationsempfindlichkeit (Ranzigwerden) steigt. Die ungesättigten p. F. sind für die menschliche Ernährung unentbehrlich. Sie werden auch als essentielle p. F. bezeichnet. Ein genügend hoher Anteil in der Nahrung (Leinöl, Olivenöl, Weizenkeimöl) kann der Arteriosklerose vorbeugen. Einige p. F., z. B. Öl- und Stearinsäure, werden in Form ihrer Alkalisalze für die Herstellung von Arzneimitteln und Kosmetika benutzt.

Fettsucht, *Adipositas:* Krankheit, die mit übermäßiger Gewichtszunahme durch Ansammlung von Körperfett verbunden ist. Die Ursachen der F. sind erbliche Faktoren, bestimmte Erkrankungen (Fehlfunktion ↑ endokriner Drüsen) und vor allem das Mißverhältnis zwischen Nahrungsaufnahme und Nahrungsbedarf. Die F. ist behandlungsbedürftig, da sie die Ursache für Folgeerkrankungen (z. B. Diabetes, Herz-Kreislauf-Erkrankungen) sein kann. Die Behandlung besteht vor allem in diätetischen Maßnahmen und körperlicher Bewegung. Zeitweilig kann die Gabe von Appetitzüglern und die Regulierung des Stuhlgangs mit Abführmitteln zweckmäßig sein. Die Verwendung von abführenden „Entfettungs-" und Schlankheitstees, die z. B. Sennesblätter und -früchte, Faulbaumrinde oder Rhabarberwurzel enthalten, kann nicht befürwortet werden. Zur Regulierung des Stuhlgangs sollten vielmehr Quellstoffe wie Flohsamen, Flohsamenschalen und Leinsamen sowie ballaststoffreiche Nahrung eingesetzt werden.

Fichte, *Gemeine Fichte, Rotfichte, Rottanne, Pi̱cea a̱bies:* ein bis 50 m hoher Baum aus der Familie der Kieferngewächse (Pinaceae). Die F. bildet einen geraden und säulenförmigen Stamm. Die Rinde ist im oberen Teil rotbraun, im unteren Teil dunkelbraun oder grau. Sie blättert in dünnen Schuppen ab. Die Krone ist spitz und pyramidenförmig. Die Äste stehen entweder annähernd waagerecht ab oder sind abwärts gebogen. Die Nadeln sind grün, fest, biegsam, auf der Unterseite der Zweige gescheitelt und kurz stachelspitzig. Die Nadeln sitzen einem kleinen rhombischen Polster auf, das beim Nadelabfall als Höcker zurückbleibt. Die rotgelben männlichen Blüten besitzen zahlreiche spiralig angeordnete Staubblätter mit 2 Pollensäcken. Die roten weiblichen Blüten sind zapfenförmig, zur Blütezeit aufrecht, zur Reifezeit hängend. Die hängenden zylindrischen Zapfen fallen als Ganzes ab. Sie sind bis 18 cm lang und bis 2,5 cm dick. Die Samen sind spitz-eiförmig, bis 5 mm lang und bis 2,5 mm breit.

▷ *Blütezeit:* April bis Juni.

▷ *Vorkommen:* Die F. ist in Europa heimisch. Sie ist im Nadelwaldgürtel Nordeuropas sowie in den Bergländern und Hochebenen des östlichen Mittel- und Südeuropas verbreitet, kommt aber auch in den Nadelholzforsten des Flachlandes vor. Neben der Kiefer ist sie der verbreitetste Nadelbaum Mitteleuropas.

▷ *Drogengewinnung:* Aus dem F.nholz wird durch trockene Destillation der pharmazeutisch verwendete Teer gewonnen.

▷ *Drogenbeschreibung:* Die Droge (Nadelholzteer, Pinaceae pix) ist eine dickflüssige, schwarzbraune Masse. Sie besitzt einen charakteristischen harzähnlichen Geruch.

▷ *Inhaltsstoffe*: Der Nadelholzteer besteht aus einem komplexen Gemisch von aliphatischen und aromatischen Kohlenwasserstoffen, Phenolen, Aldehyden und Harzsäuren.

▷ *Wirkung und Verwendung:* Der Nadelholzteer wirkt entzündungshemmend, juckreizstillend und antiinfektiös. Er wird allein oder in Kombination mit anderen Stoffen in Badezusätzen, Lotionen und Salben verarbeitet, die zur Behandlung von Ekzemen und juckenden Dermatosen dienen. Der Nadelholzteer wird in der Therapie von Hauterkrankungen zunehmend durch andere Wirkstoffe ersetzt.

▷ *Nebenwirkungen:* Bei empfindlichen Personen können bei der Anwendung auch Hautreizungen auftreten.

▷ *Geschichtliches:* Bereits Hildegard von Bingen führte die F. als Arzneipflanze in ihrer „Physica“ auf. In den älteren Kräuterbüchern wurde das aus dem F.nharz gewonnene Terpentinöl als Einreibung und zur Herstellung von Pflastern bei rheumatischen Beschwerden und Gicht empfohlen. Ein aus grünen F.nzweigen hergestellter Absud galt als wirksames Mittel gegen Skorbut. ↑ **Tafel 17**

Ficus carica ↑ Feigenbaum.

Fieberbaum ↑ Eukalyptus.

Fieberklee ↑ Bitterklee.

Fieberkraut ↑ Tausendgüldenkraut.

Fiebermoos ↑ Isländisches Moos.

Fieberrinde ↑ Chinarindenbaum.

fiebersenkende Mittel ↑ Antipyretika.

Fieberweidenrinde ↑ Weiden.

Filipendula ulmaria ↑ Mädesüß.

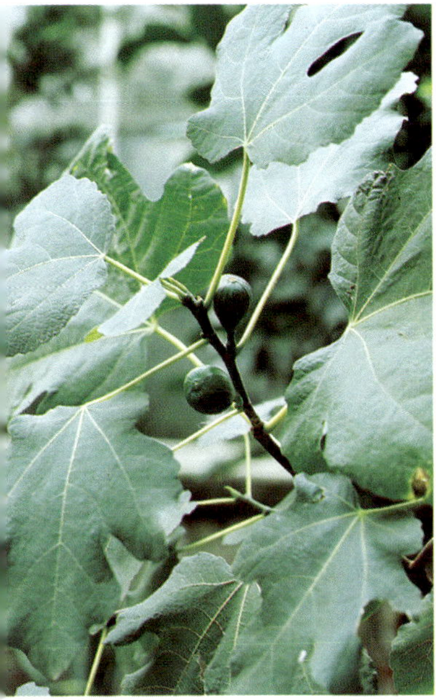
Feigenbaum

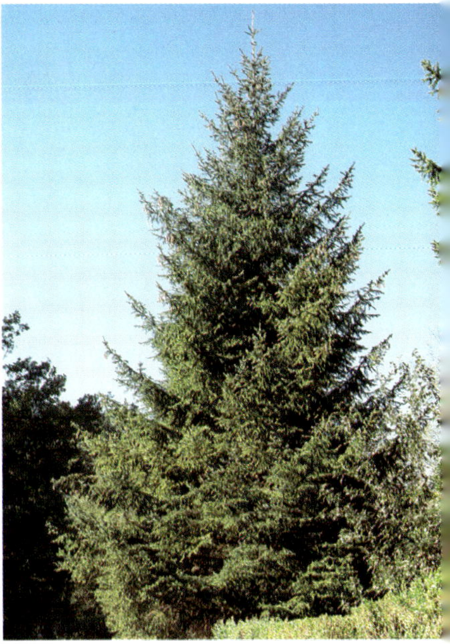
Fichte

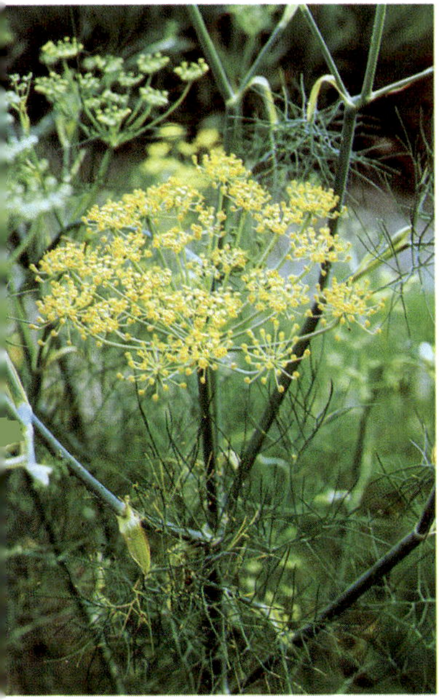
Fenchel

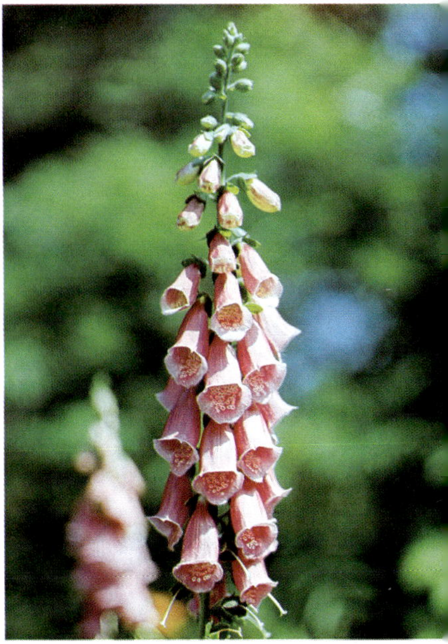
Fingerhut, Roter

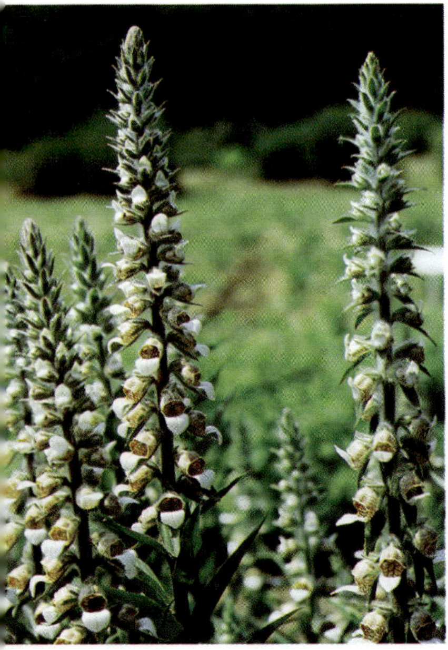

Fingerhut, Wolliger

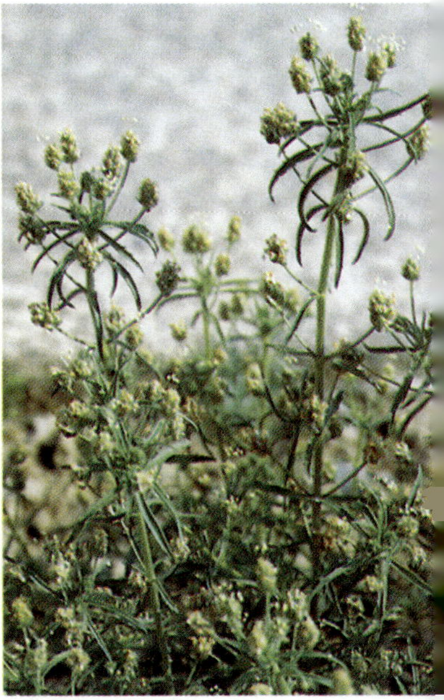

Flohkraut

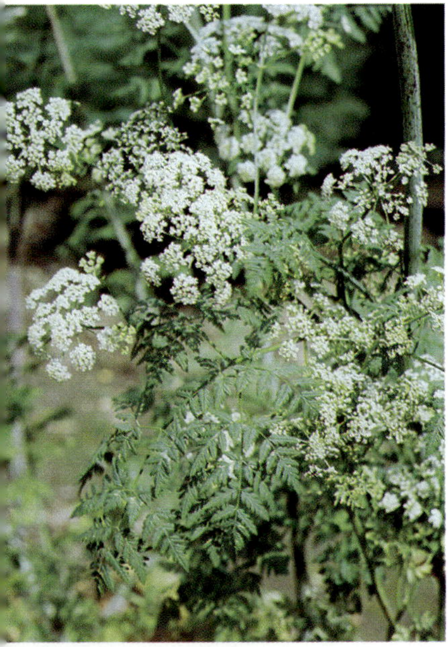

Fleckenschierling

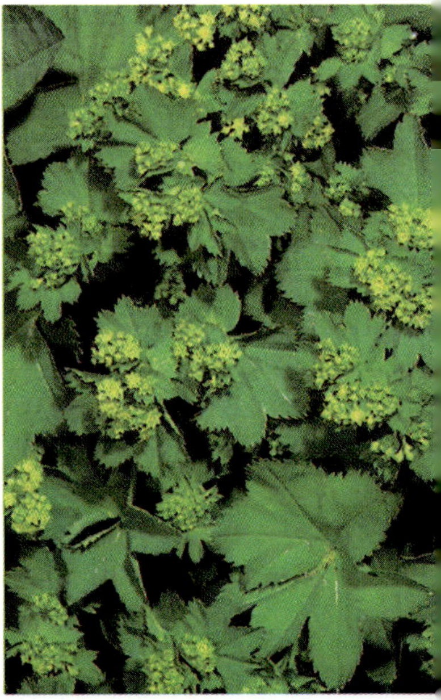

Frauenmantel

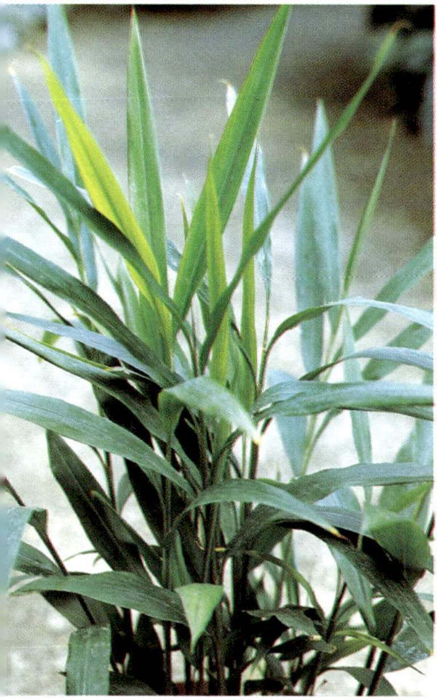

Galgant

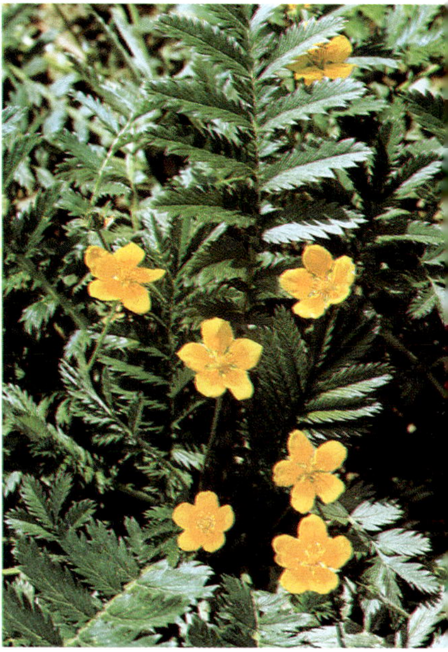

Gänsefingerkraut

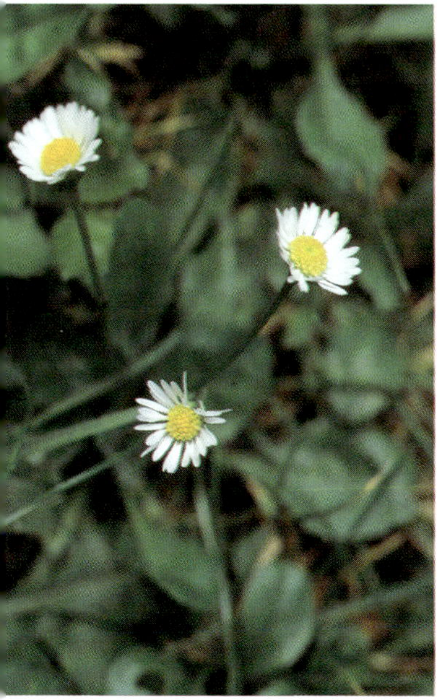

Gänseblümchen

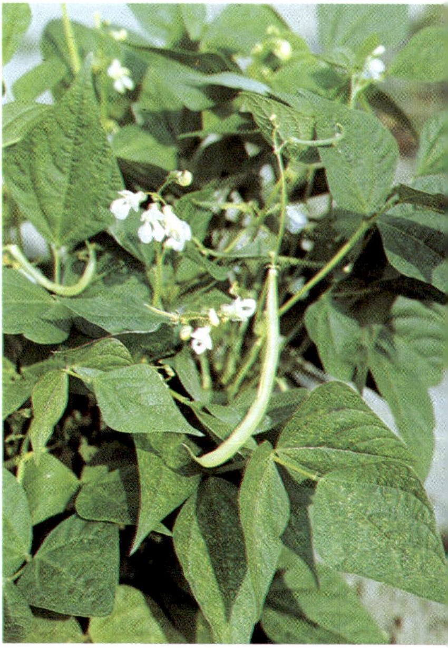

Gartenbohne

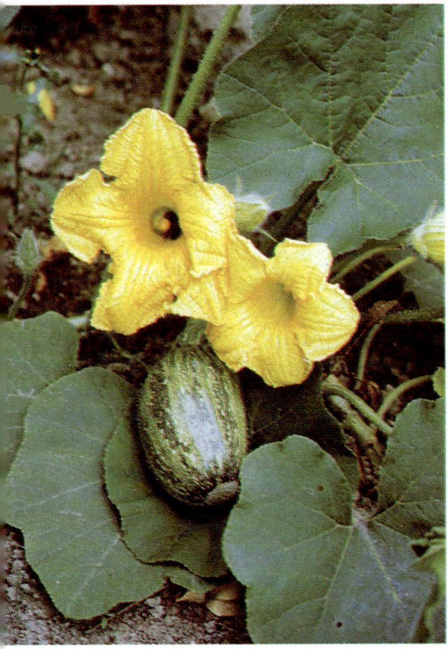

Gartenkürbis

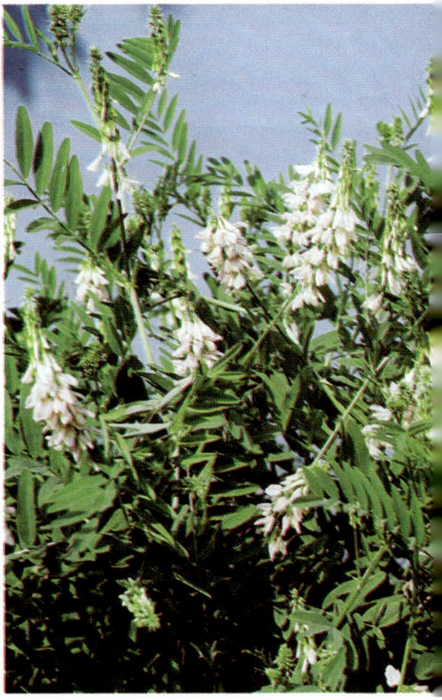

Geißraute

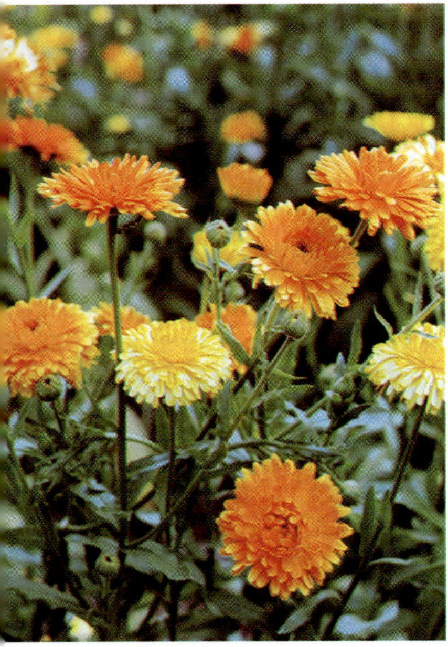

Gartenringelblume

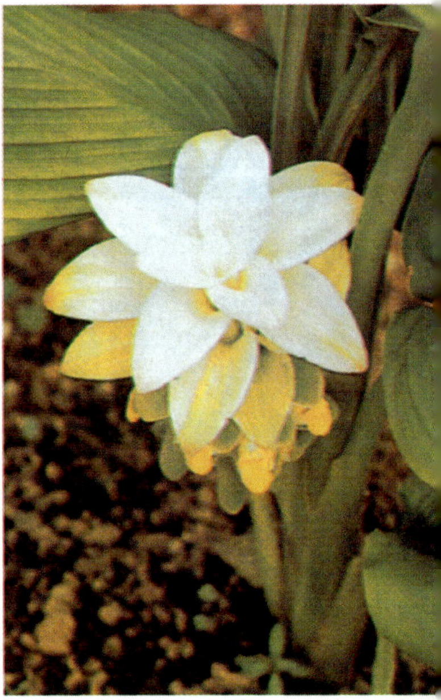

Gelbwurzel

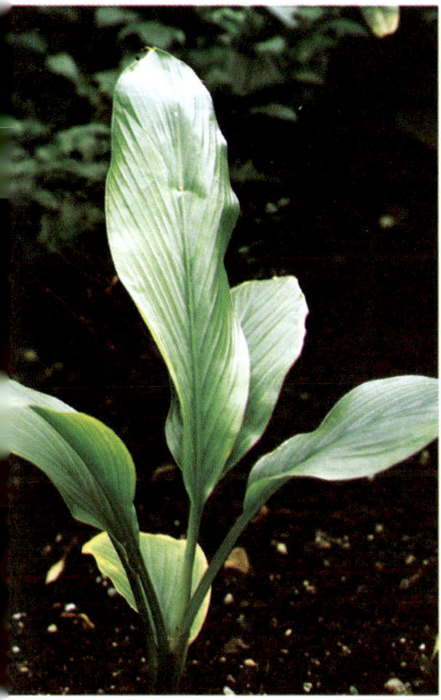
Gelbwurz, Javanische

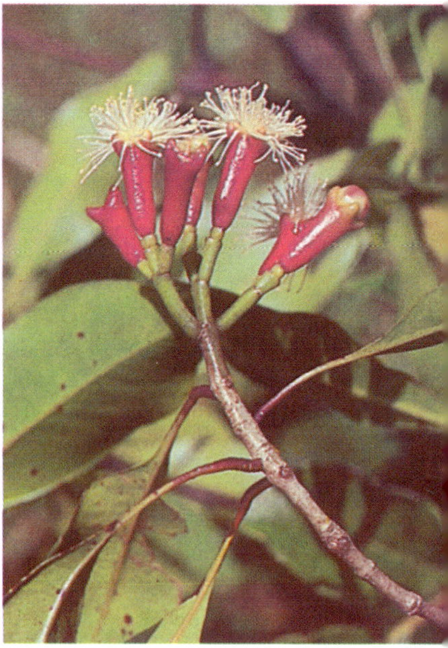
Gewürznelkenbaum

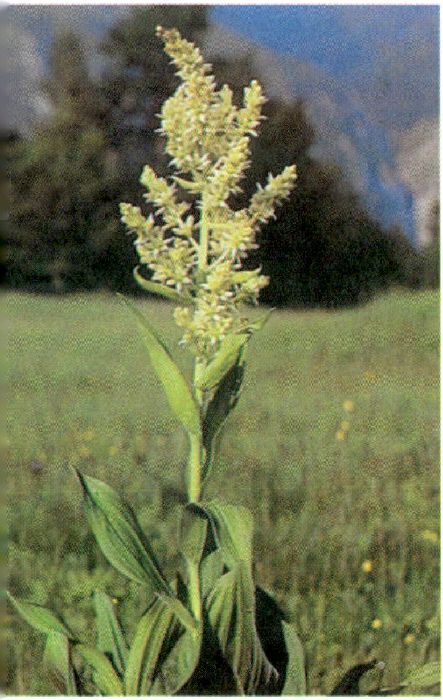
Germer, Weißer

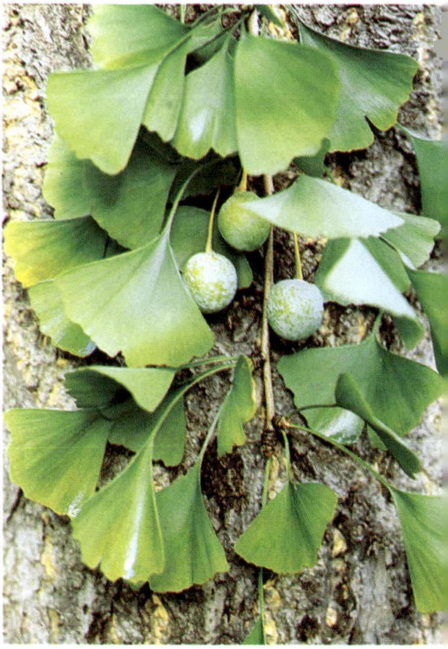
Ginkgobaum

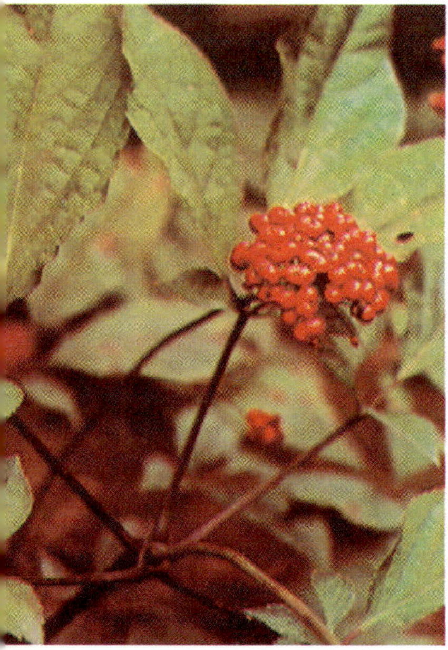

Ginseng

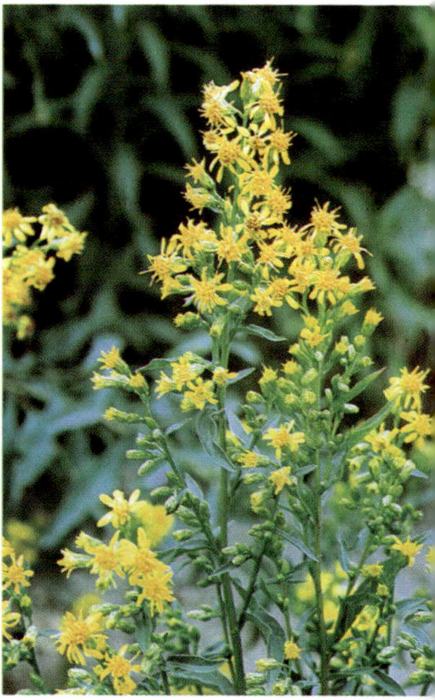

Goldrute

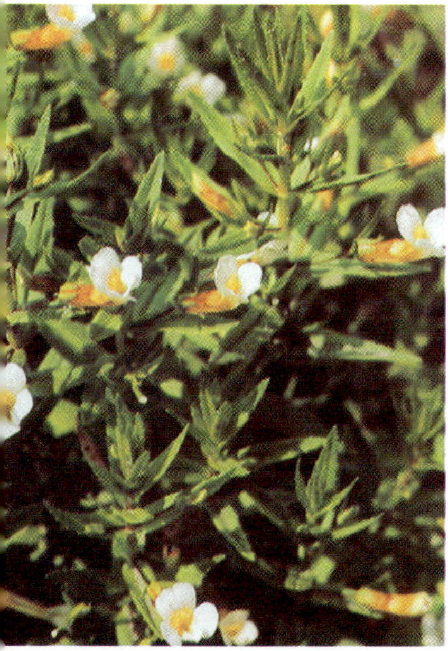

Gnadenkraut

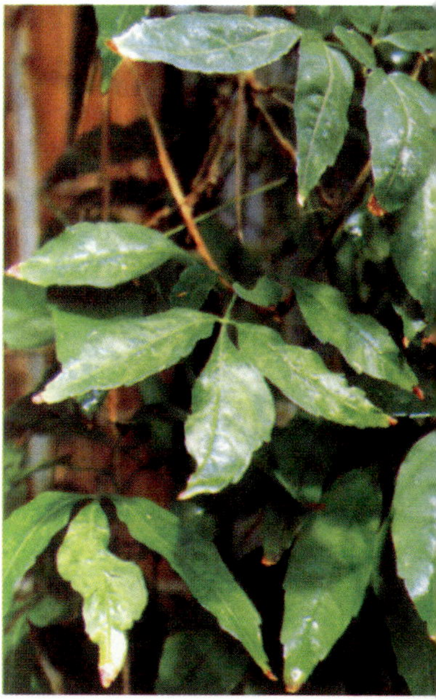

Guarana

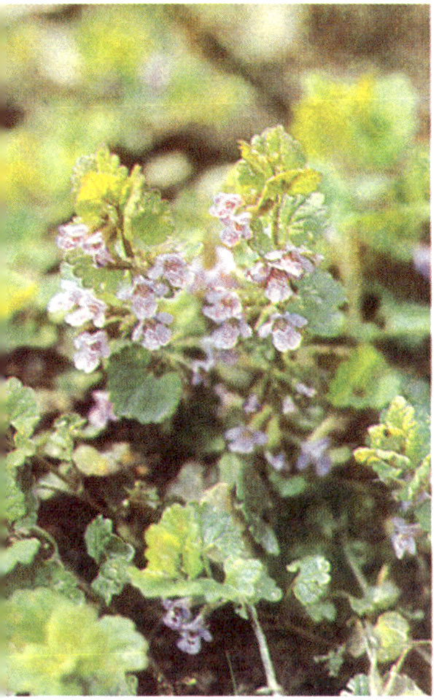

Gundermann

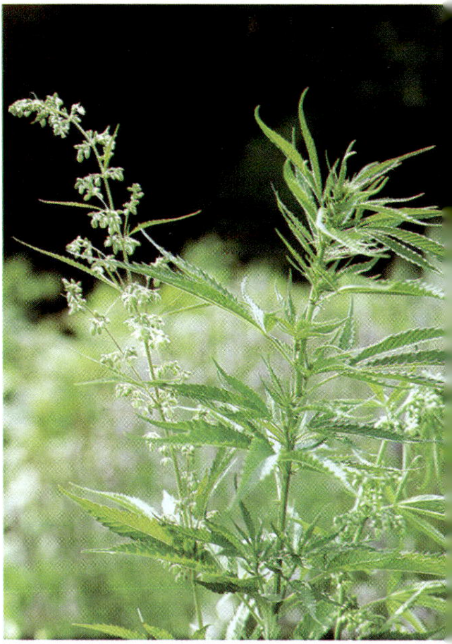

Hanf, Indischer

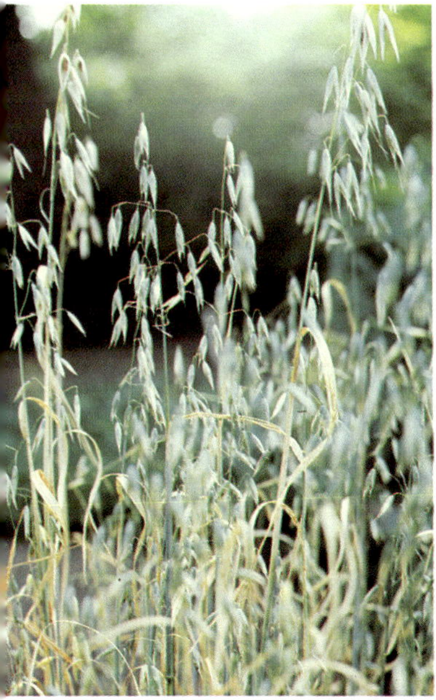

Hafer

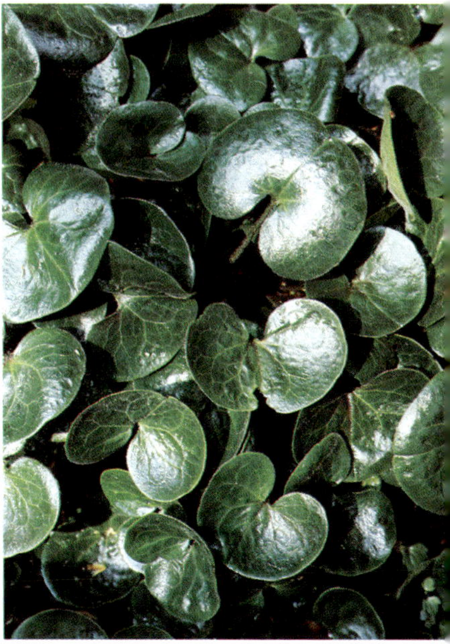

Haselwurz

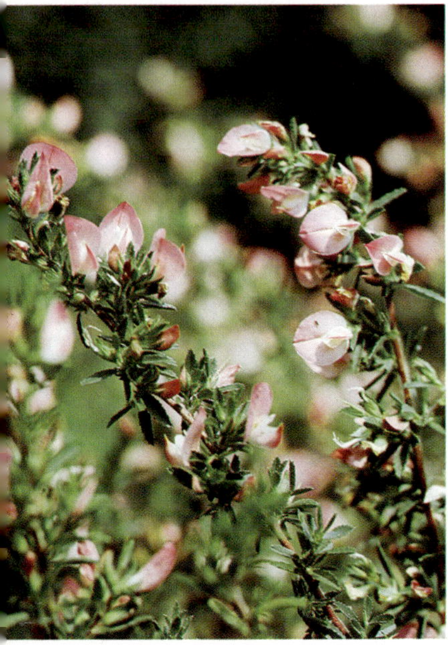
Hauhechel

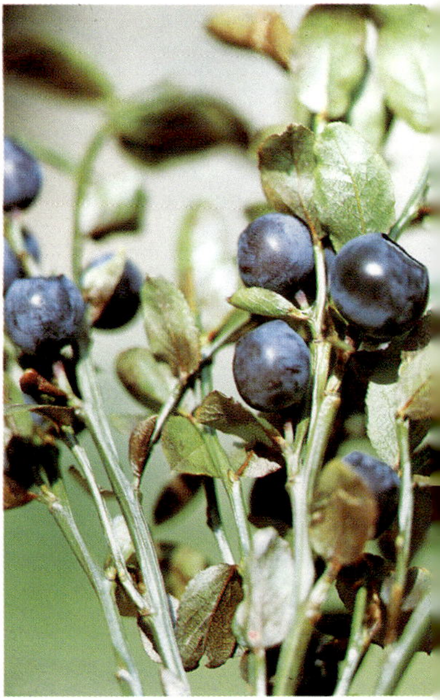
Heidelbeere

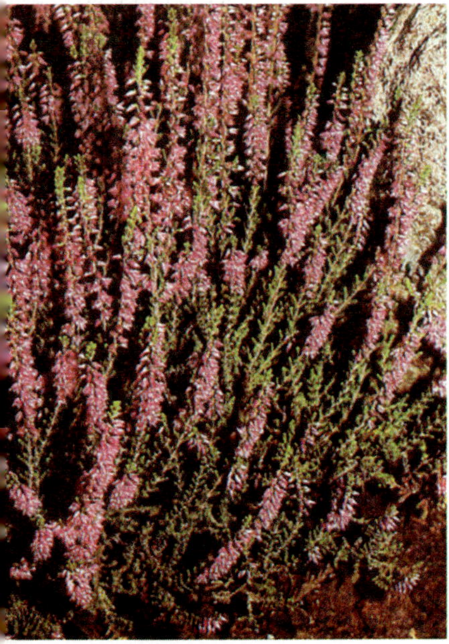
Heidekraut

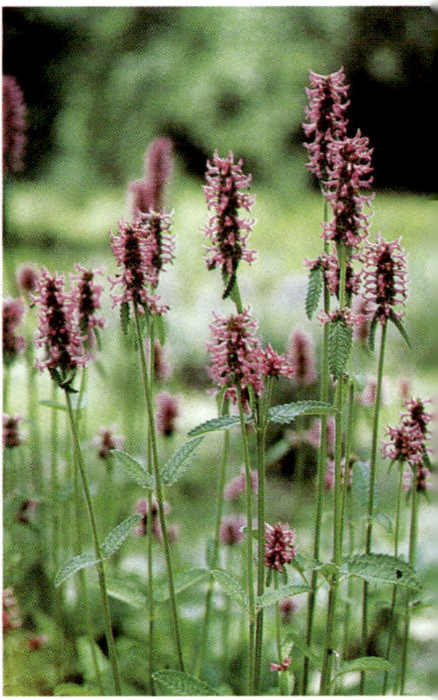
Heilziest

Filzklette ↑ Klette, Große.

Fingerhut, Roter †, *Digitalis purpurea:* 2jähriges, bis 1,50 m hohes Kraut aus der Familie der Braunwurzgewächse (Scrophulariaceae). Die Pflanze bildet im 1. Vegetationsjahr eine bodenständige Blattrosette, deren gestielte Blätter auch im Winter grün bleiben, im 2. Jahr den aufrechten, beblätterten und blütentragenden Stengel. Die Stengelblätter sind eiförmig bis lanzettlich, runzelig, auf der Oberseite feinflaumig und auf der Unterseite angedrückt graufilzig behaart. Der Blattrand ist gekerbt. Die röhrig-glockigen Blüten sind purpurrot oder weißlich, innen rotgefleckt mit weißer Umrandung und nickend. Sie bilden eine einseitswendige Blütentraube. Die Frucht ist eine Kapsel.

▷ *Blütezeit:* Juni bis August.

▷ *Vorkommen:* Der R. F. ist in West-, Südwest- und Mitteleuropa heimisch und vor allem in einigen Mittelgebirgen, z. B. im Harz, Schwarzwald, Odenwald, Taunus und Thüringer Wald, auf Waldschlägen und an -säumen verbreitet. Der R. F. wird auch als Zierpflanze in Gärten gezogen und als Arzneipflanze kultiviert.

▷ *Drogengewinnung:* Die Blätter des R. F. werden im 1. Jahr in den Monaten September bis November, im 2. Jahr vor der Blüte bei trockenem Wetter geerntet und schnell bei Temperaturen bis 60 °C getrocknet, um Wirkstoffverluste zu vermeiden.

▷ *Drogenbeschreibung:* Die Droge (Digitalis-purpurea-Blätter, Fingerhutblätter, Digitalis purpurea folium) besteht aus den getrockneten Blättern. Sie sind bis 40 cm, selten bis 50 cm lang, eiförmig oder lanzettlich und in den Stiel verschmälert. Die Blattspreite ist auf der Oberseite weich behaart, auf der Unterseite dicht behaart und beiderseits mattgrün. Der Blattrand ist gekerbt. Der Hauptnerv und die bogenförmig verlaufenden Seitennerven treten auf der Unterseite deutlich hervor. Die Droge besitzt einen schwachen Geruch und schmeckt bitter. Zur Verarbeitung in der Apotheke ist in einigen Ländern die auf einen konstanten Wirkstoffgehalt eingestellte gepulverte Droge vorgeschrieben.

▷ *Inhaltsstoffe:* Die Droge enthält etwa 30 Herzglykoside. Die therapeutisch wichtigsten Verbindungen sind die Purpureaglykoside A und B. Daneben sind Saponine und Flavonoide in der Droge vorhanden.

▷ *Wirkung und Verwendung:* Aufgrund des Gehaltes an Herzglykosiden, welche die Leistung des geschwächten (insuffizienten) Herzens verbessern, wurde die Droge medizinisch zur Steigerung der Kontraktionskraft des Herzens sowie zur Senkung des Blutdrucks und zur Ödemausschwemmung verwendet. Die Droge dient zur Herstellung herzwirksamer Arzneimittel auf der Basis des reinen Wirkstoffs (↑ Digitoxin, aus Purpureaglykosid A gebildet). Die Tinktur und der wäßrige Auszug des R. F. besitzen keine Bedeutung mehr, da Digitoxin sicherer anwendbar ist.

▷ *Nebenwirkungen,* Giftwirkung: Die Herzglykoside erfordern eine exakte Dosierung, um bei sicherer therapeutischer Herzwirkung Nebenwirkungen zu vermeiden. Anzeichen einer Überdosierung sind Übelkeit und Erbrechen. Beim Auftreten von Nebenwirkungen ist der Arzt zu informieren. Die ganze Pflanze ist aufgrund des Glykosidgehaltes giftig.

▷ *Geschichtliches:* Der R. F. wurde von den Iren schon im 5. Jh. gegen Kindbettfieber äußerlich verwendet. Ein Arzneibuch des 13. Jhs. aus Südwales erwähnte seine Anwendung gegen Geschwülste des Unterleibs, gegen Abszesse und Kopfschmerzen. Die Kräuterbuchautoren des 16. Jhs. beschrieben den R. F. zwar ausführlich, erwähnten aber die medizinische Verwendung kaum. Erst nachdem der englische Arzt William Withering (1741 bis 1799) im Jahr 1775 die Blätter erfolgreich gegen die Wassersucht infolge Herzschwäche eingesetzt hatte, wurde die Herzwirksamkeit der Inhaltsstoffe des R. F. bekannt. ↑ **Tafel 17**

Fingerhut, Wolliger †, *Digitalis lanata:* 2jähriges, bis 1 m hohes Kraut aus der Familie der Braunwurzgewächse (Scrophulariaceae). Die Pflanze bildet im 1. Vegetationsjahr eine bodenständige Blattrosette, deren Blätter auch im Winter grün bleiben und im 2. Jahr einen beblätterten und blütentragenden Stengel. Die Stengelblätter sind schmallanzettlich, sitzend und wie die Rosettenblätter kahl. Auf der Blattunterseite treten die Blattnerven deutlich hervor und verlaufen fast parallel. Die röhrig-glockigen Blüten stehen in langen, traubigen Blütenständen. Sie sind hellbräunlich bis violett, gelbbraun geadert und besitzen eine weiße Unterlippe. Die Frucht ist eine Kapsel. Die oberen Teile der Sproßachse sind stark drüsigflaumig behaart.

▷ *Blütezeit:* Juli, August.

▷ *Vorkommen:* Der W. F. ist im Balkangebiet und in Südwestasien heimisch. Er wird in mehreren europäischen Ländern kultiviert. Wildwachsend kommt der W. F. vereinzelt in Österreich auf sonnigen Trockenrasen oder Brachfeldern vor.

▷ *Drogengewinnung:* Die Blätter des W. F. werden im 1. Jahr im Spätsommer und Herbst, im 2. Jahr vor der Blüte geerntet und möglichst schnell bei Temperaturen bis 60 °C getrocknet, um Wirkstoffverluste zu vermeiden.

▷ *Drogenbeschreibung:* Die Droge (Digitalis-lanata-Blätter, Digitalis lanatae folium) besteht aus den getrockneten Blättern. Sie sind bis 20 cm lang und bis 2,5 cm (selten bis 3,5 cm) breit, tiefgrün und fast kahl. Der Hauptnerv und 2 bogenförmige Seitennerven treten deutlich hervor. Der Blattrand ist glatt, in der Nähe der Blattspitze auch schwach gezähnt. Die Droge ist nahezu geruchlos und schmeckt stark bitter. Zur Verarbeitung in der Apotheke ist in einigen Ländern die auf einen konstanten Wirkstoffgehalt eingestellte gepulverte Droge vorgeschrieben.

▷ *Inhaltsstoffe:* Die Droge enthält etwa 60 Herzglykoside (herzwirksame Glykoside). Die therapeutisch wichtigsten Verbindungen sind die Lanatoside A, B und C. Daneben kommen auch herzunwirksame Glykoside, ferner Steroidsaponine und Flavonoide vor.

▷ *Wirkung und Verwendung:* Aufgrund des Gehaltes an Lanatosiden, welche die Leistung des geschwächten (insuffizienten) Herzens verbessern, wurde die Droge medizinisch zur Steigerung der Kontraktionskraft des Herzens sowie zur Senkung des Blutdrucks und zur Ödemausschwemmung verwendet. Die Droge dient zur Herstellung herzwirksamer Arzneimittel auf der Basis des reinen Wirkstoffs (↑ Digoxin, aus Lanatosid C gebildet). Die Tinktur und der wäßrige Auszug des W. F. besitzen keine Bedeutung mehr, da Digoxin sicherer anwendbar ist.

▷ *Nebenwirkungen*, Giftwirkung: Die Herzglykoside erfordern eine exakte Dosierung, um bei sicherer therapeutischer Herzwirkung Nebenwirkungen zu vermeiden. Anzeichen einer Überdosierung sind Übelkeit und Erbrechen. Beim Auftreten von Nebenwirkungen ist der Arzt zu informieren. Die ganze Pflanze ist aufgrund des Glykosidgehaltes giftig.

▷ *Geschichtliches:* Der W. F. kommt in Mitteleuropa nicht wild vor und da er früher auch nicht als Gartenpflanze gezogen wurde, fand er in den mittelalterlichen Schriften und in den Kräuterbüchern keine Erwähnung. ↑ **Tafel 18**

Fingerkraut ↑ Gänsefingerkraut.

Fingerkraut, Aufrechtes ↑ Blutwurz.

Flachs ↑ Lein.

Flachssamen ↑ Lein.

Flatulenz ↑ Blähung.

Flavonoide: in den meisten Pflanzen vorkommende phenolische Verbindungen mit charakteristischer chemischer Struktur. Zu den F. werden die Flavone, Flavonole, Flavanone und Anthocyanidine gezählt. Die F. liegen teilweise als Pigmente im Zellsaft der Pflanzen an Zucker gebunden vor. Sie sind in allen Organen der Pflanzen vorhanden, überwiegen aber in den oberirdischen Teilen. In der Pflanze dienen sie wahrscheinlich zur Anlockung von Insekten (Blütenfarben), zum Schutz vor Schadinsekten-, Viren- und Pilzbefall sowie zur Regulierung von Wachstumsvorgängen. Einige F. wirken entzündungshemmend, krampflösend, gefäßerweiternd, gallensaft-, schweiß- und harntreibend. Bestimmte Flavonoiddrogen, z. B. Birkenblätter, Goldrutenkraut, Holunderblüten, Lindenblüten, Kamillenblüten, Orangenblüten, Ringelblumen und Salbeiblätter, werden deshalb arzneilich verwendet.

Flechte, Isländische ↑ Isländisches Moos.

Fleckenschierling †, *Gefleckter Schierling, Conium maculatum:* 2jähriges, bis 1,80 m hohes Kraut aus der Familie der Doldengewächse (Umbelliferae). Die Pflanze treibt aus einer spindelförmigen Wurzel einen aufrechten, fein gerillten und bläulich bereiften Stengel, der im unteren Teil rötlich gefleckt ist. Die Blätter sind kahl, 2- bis 4fach gefiedert, dunkel- oder graugrün. Die kleinen weißen Blüten besitzen 5 Kronblätter und stehen in 10- bis 20strahligen flachen Dolden. Die Frucht ist eine kleine Spaltfrucht (Doppelachäne).

▷ *Blütezeit:* Juli, August.

▷ *Vorkommen:* Der F. ist in Europa, Westasien und Nordafrika heimisch und in Nord-, Mittel- und Südamerika eingebürgert. Die Pflanze ist häufig in Siedlungsnähe an Mauern, Zäunen, Weg- und Ackerrändern, auf Brachland und in Gebüschen an nicht zu trockenen Plätzen anzutreffen.

▷ *Drogengewinnung:* Im 2. Vegetationsjahr wurden in den Monaten Juni bis September die Blätter und blühenden Zweigspitzen des F. gesammelt und rasch getrocknet.

▷ *Drogenbeschreibung:* Die Droge (Schierlingskraut, Conii herba) besteht aus den getrockneten Blättern und blütentragenden Sproßspitzen ohne die groben, rotgefleckten Teile des Stengels. Die Stengelteile sind längsgerillt, bis auf die Knoten hohl und unbehaart. Die Spitzen der dünnen, grünen Blätter lassen häufig ein farbloses häutiges spitzes Läppchen erkennen. Die Früchte sind annähernd eiförmig, bis 3,5 mm lang, graugrün oder bräunlichgrau und kahl. Sie lassen die wellig gekerbten Hauptrippen erkennen. Die Droge riecht unangenehm und schmeckt widerlich salzig, bitter und scharf.

▷ *Inhaltsstoffe:* Das Schierlingskraut enthält Alkaloide, vor allem Coniin, Conicein, Conhydrin und Methylconiin. Ferner sind ätherisches Öl, Cumarine und Chlorogensäure enthalten.

▷ *Wirkung und Verwendung:* Das Schierlingskraut wurde aufgrund des Alkaloidgehaltes als beruhigendes, krampflösendes und schmerzstillendes Mittel verwendet. Wegen der Gefahr von Giftwirkungen ist diese Verwendung nicht mehr üblich.

▷ *Nebenwirkungen;* Giftwirkung: Vergiftungen sind durch Brennen im Mund, Lähmungen der Zunge und Erbrechen gekennzeichnet. Aufgrund des Alkaloidgehaltes ist die ganze Pflanze stark giftig. Es sind Verwechslungen von Anisfrüchten mit F.sfrüchten vorgekommen.

▷ *Geschichtliches:* Die Schierlingsfrüchte wurden aufgrund ihrer starken Giftwirkung im Altertum als Hinrichtungsmittel (Schierlingsbecher) benutzt, fanden aber auch als Arzneimittel Verwendung. Im 12. Jh. wurde die Pflanze von Hildegard von Bingen erwähnt. Im Mittelalter war der F. eine Hexenpflanze und Bestandteil der sogenannten Hexensalbe. Die Kräuterbücher des 16. und 17. Jhs. nannten ihn vor allem als gefährliche Giftpflanze, auch für Weidetiere. In der Medizin wurde der F. damals lediglich äußerlich gegen Geschwülste und Geschwüre benutzt. ↑ **Tafel 18**

Fliederbusch ↑ Holunder, Schwarzer.

Fliedertee ↑ Holunder, Schwarzer.

Flohkraut, *Plantago afra:* einjähriges, aufrechtes Kraut aus der Familie der Wegerichgewächse (Plantaginaceae). Das F. besitzt linealisch-lanzettliche Blätter. In den oberen Blattachseln stehen Blütenzweige mit ährenartigen Blütenständen. Die Deckblätter der Blüten sind eiförmig-lanzettlich mit einer Mittelrippe und durchsichtigen, seitlichen Blattspreiten. Die Blüten besitzen vier Kelchblätter und eine scheibenförmige Blütenkrone mit vier durchsichtigen Blütenblättern. Die Frucht ist eine kleine zweifächrige Deckelkapsel.

▷ *Vorkommen:* Das F. ist im Mittelmeerraum und im westlichen Asien heimisch. Es wird vor allem in Frankreich, Spanien, Israel, Rußland (europäischer Teil), Indien, Pakistan, Japan, auf Kuba und in Südbrasilien angebaut.

▷ *Drogengewinnung:* Die reifen Samen werden getrocknet.

▷ *Drogenbeschreibung:* Die Droge (Flohsamen, Plantago-afra-Samen, Psylli semen) besteht aus den reifen, getrockneten Samen. Sie sind etwa 2 bis 3 mm lang, bis 1,5 mm breit, länglich-eiförmig, am Rücken gewölbt. Ihre Oberfläche ist dunkel rotbraun und etwas glänzenddurchsichtig. In Wasser eingelegt bildet sich schnell eine farblose, durchscheinende Schleimschicht um die Samen. Sie sind geruchlos und schmecken fade.

▷ *Inhaltsstoffe:* Flohsamen enthalten bis 12% Schleim (Polysaccharide) in der äußeren Schicht der Samenschale. Ferner kommen geringe Mengen ↑ Aucubin und ↑ Alkaloide vor.

▷ *Wirkung und Verwendung:* Aufgrund des hohen Schleimgehaltes der Samen kommt es im Darm zur Quellung, dadurch zu einer Volumenzunahme des Darminhaltes und zu einer Beschleunigung seiner Darmpassage. Festgestellt wurde ferner eine Senkung des Blut-Cholesterolgehaltes. Die stuhlerweichende Wirkung tritt nach 12 bis 24 Stunden ein. Die maximale Wirkung wird nach 2 bis 3 Tagen erreicht.
Flohsamen werden bei Stuhlverstopfung (Obstipation) und bei Erkrankungen wie Hämorrhoiden, aber auch in der Schwangerschaft, wenn ein weicher Stuhl erwünscht ist, angewendet. Die empfohlene Tagesdosis ist 12 bis 40 g. Die Samen werden unzerkleinert mit wenig Wasser kurz vorgequollen und dann mit reichlich Flüssigkeit (150 ml Wasser auf 5 g Droge) eingenommen. Der Abstand zu den Mahlzeiten oder zur Einnahme von Arzneimitteln sollte mindestens 1/2 bis 1 Stunde betragen. Die Samen können auch mit 150 ml Wasser mehrere Stunden quellen, dann wird die Mischung kurz aufgekocht und durch ein Sieb abgegossen. Die Einnahme erfolgt am besten frühmorgens nüchtern sowie abends. Eine Kur zur Normalisierung des Stuhlgangs soll 6 bis 8 Wochen dauern. Auf reichliche Flüssigkeitsaufnahme ist zu achten (2 bis 3 Liter pro Tag).
Flohsamen werden ferner bei Reizdarm und bei Durchfall verwendet.

▷ *Hinweis:* Bei Durchfällen, die länger als 3–4 Tage andauern, muß ein Arzt konsultiert werden. In der Volksmedizin werden Flohsamen auch bei Entzündungen im Magen-Darm-Bereich, äußerlich bei Furunkulose und zur Schmerzlinderung bei Gicht und Rheuma benutzt. Die Wirksamkeit ist bei diesen Anwendungen bisher nicht ausreichend belegt.

▷ *Nebenwirkungen:* in Einzelfällen allergische Reaktionen wie Hautentzündungen, Nasenlaufen, Bindehautentzündung. Die Wirkung von Arzneimitteln (z. B. Mittel gegen Diabetes, Herzglykoside) kann beeinträchtigt oder verstärkt werden. Bei Einnahme mit zu wenig Flüssigkeit kann es zur Verstopfung der Speiseröhre kommen. Bei Darmverschluß darf keine Einnahme erfolgen.

▷ *Geschichtliches:* F. ist eine Droge der Neuzeit. Berichte über seine Verwendung in der antiken und mittelalterlichen Medizin fehlen.
↑ **Tafel 18**

Flohsamen, Indische ↑ Psyllium, Indisches.

Flores: Blüten, Blütendroge; z. B. F. Chamomiliae: Kamillenblüten.

Fluidextrakt, *Extractum fluidum:* dünnflüssiger alkoholischer Auszug aus getrockneten Drogen. Meist wird das Mengenverhältnis von Droge zu Extraktionsmittel so gewählt, daß 1 Gewichtsteil Droge 1 oder 2 Gewichtsteile F. ergibt. Der F. besitzt gegenüber der Tinktur eine höhere Wirkstoffkonzentration. Die Herstellung des F. erfolgt durch kontinuierliche Extraktion (↑ Perkolation) der Droge. Der F., z. B. Baldrian-, Thymian- oder Salbei-F., wird als Arzneimittel tropfenweise eingenommen.

Foeniculum vulgare ↑ Fenchel.

Föhre ↑ Waldkiefer.

Folia: Blätter, Blattdroge; z. B. F. Salviae: Salbeiblätter.

Fragaria vesca ↑ Walderdbeere.

Frangulin, *Frangulosid*: Anthrachinonverbindung (Glykosid) der Faulbaumrinde. Es werden F.A und F.B unterschieden, die bei der Lagerung aus dem Gluco-F.A oder B entstehen. Das F. besteht aus Frangula-Emodin und Zucker (Rhamnose). Im Dickdarm wird F. gespalten und das Frangula-Emodin in die reduzierte Form (Anthron) überführt. Das Anthron ist die eigentliche Wirkform, die die Abführwirkung bedingt, ↑ Faulbaum.

Frangulosid ↑ Frangulin.

Franzbranntwein: verdünnter Alkohol (40–45%), der Campher und Äthylacetat gelöst enthält. Der F. wirkt durchblutungsfördernd. Er wird z. B. als Einreibung bei Muskelschmerzen, Zerrungen, Prellungen oder gegen Wundliegen verwendet.

Frauendistel ↑ Mariendistel.

Frauenflachs ↑ Leinkraut.

Frauenkraut ↑ Zitronenmelisse.

Frauenmantel, *Gemeiner Frauenmantel, Alchemistenkraut, Marienmantel, Alchemilla xanthochlora, Alchemilla vulgaris:* ausdauernde, bis 50 cm hohe Pflanze aus der Familie der Rosengewächse (Rosaceae). Der F. bildet aufstrebende Stengel. Die langgestielten grundständigen Blätter sind 7- bis 9fach gelappt. Die Blätter des Blütenstandes sind nur sternförmig eingeschnitten. Die einzelnen Blattlappen sind am Blattrand bis zum Grund gesägt. Die Blätter erscheinen zottig behaart und sind auch im ausgewachsenen Zustand mehr oder minder gefaltet. Die kleinen unscheinbaren Blüten sind gelblichgrün, 4zählig und stehen in reichblütigen ringdoldigen Blütenständen. Sie haben einen glockigen Kelch, dessen 4 Zähne etwa so lang wie der Kelchbecher sind. Die Frucht ist ein 1samiges Nüßchen. Als Stammpflanze ist auch die Alchemilla xanthochlora zugelassen, die zur Sammelart Alchemilla vulgaris gehört.

▷ *Blütezeit:* Mai bis September.

▷ *Vorkommen:* Der F. ist in Europa und Westasien heimisch und im östlichen Nordamerika eingebürgert. Die Pflanze ist insbesondere auf nährstoffreichen Wiesen und Weiden, in lichten Wäldern und Gebüschen, aber auch auf Schuttplätzen und Feldern anzutreffen. Sie wird besonders in Polen, Tschechien, Bulgarien und Ungarn angebaut.

▷ *Drogengewinnung:* Die oberirdischen Teile des F. werden in den Monaten Mai bis August abgeschnitten. Die Pflanzenteile werden in dünner Schicht an einem schattigen, luftigen Ort getrocknet.

▷ *Drogenbeschreibung:* Die Droge (F.kraut, Alchemillae herba) besteht aus den getrockneten oberen Teilen der Pflanze. Die Schnittdroge ist gekennzeichnet durch mehr oder minder ineinandergefaltete behaarte oder unbehaarte hellgraue oder braungrüne Blattstücke, die auf der Unterseite die Hauptnerven erkennen lassen. Vielfach sind Blatteile vorhanden, die den grob gesägten Blattrand zeigen. Daneben sind mehr oder minder behaarte Stengelstücke und kleine Blüten enthalten. Die Droge ist geruchlos und besitzt einen etwas bitteren Geschmack.

▷ *Inhaltsstoffe:* Das F.kraut enthält Gerbstoffe (Ellagtannine), Flavonoide, Bitterstoffe und wenig ätherisches Öl.

▷ *Wirkung und Verwendung:* Der Teeaufguß der Droge ist aufgrund des Bitterstoff- und Gerbstoffgehaltes bei Verdauungsstörungen, leichten Magen-Darm-Katarrhen, Blähungen und leichten Durchfallerkrankungen wirksam. Die Droge wird vor allem in der Volksmedizin verwendet, hier auch zur Behandlung von Beschwerden in den Wechseljahren und bei ausbleibender Regelblutung. Die Wirksamkeit bei diesen Anwendungsgebieten ist bisher nicht belegt. Zur Bereitung des Teeaufgusses wird 1 Teelöffel Droge (2 g) mit 1 Tasse (150 ml) siedendem Wasser übergossen und 10 bis 15 Minuten bedeckt stehengelassen und dann abgegossen. Mehrmals täglich wird 1 Tasse Tee zwischen den Mahlzeiten getrunken.

▷ *Nebenwirkungen:* nicht bekannt.

▷ *Geschichtliches:* Der in Mitteleuropa hauptsächlich in den Hoch- und Mittelgebirgen vorkommende F. wurde erstmalig 1485 als Arzneipflanze erwähnt. Der F. galt damals als eines der besten Wundkräuter und wurde außerdem zur Behandlung von Brüchen, Weißfluß und Epilepsie empfohlen. ↑ **Tafel 18**

Fraxinus ornus ↑ Mannaesche.

Freisamtee ↑ Stiefmütterchen.

Frischpflanzen: Arzneipflanzen oder Teile von ihnen, die in frischer Form als Arzneimittel oder zur Herstellung von Arzneimitteln verwendet werden. Die Anwendung von F. als Arzneimittel, z. B. das Auflegen frischer zerkleinerter Spitzwegerichblätter auf entzündete Hautflächen und Wunden, erfolgt mitunter in der Volksmedizin. Die F. dienen zur Herstellung von Fertigarzneimitteln. Sie werden sofort nach der Ernte verarbeitet, da während des Welkens bereits Wirkstoffveränderungen eintreten. Kann die Verarbeitung nicht umgehend erfolgen, so müssen die F. kühl, tiefgefroren oder auch in Ethanol aufbewahrt werden. Die F. enthalten zum Teil andere wirksame Inhaltsstoffe als die aus ihnen durch Trocknung gewonnenen Drogen. Deshalb können die Anwendungsgebiete für Zubereitungen aus F. und Drogen der gleichen Pflanze unterschiedlich sein.

Frischsaft, Frischpflanzensaft: durch Auspressen oder Ausschleudern frischer Pflanzenteile gewonnene Flüssigkeit. Zur Gewinnung von F. eignen sich besonders saftreiche Pflanzenteile, z. B. Wurzeln (Sellerie, Rettich, Möhre) und Früchte (Kirschen, Himbeeren). Die F. sind zum schnellen Verbrauch bestimmt oder müssen z. B. durch Zugabe von Alkohol oder Konservierungsmitteln oder durch Erhitzen haltbar gemacht werden. Einige Fertigarzneimittel enthalten F.

Fruchtsäuren, *Pflanzensäuren, organische:* in wäßriger Lösung sauer reagierende Pflanzenstoffe, z. B. aus Pflaumen, Feigen, Hibiskusblüten oder Weinbeeren. Zu den F. gehören z. B. Hibiskus-, Zitronen-, Äpfel-, Wein- und Ascorbinsäure. Einige F., *z. B.* Hibiskus- und Äpfelsäure, werden vom Körper schwer resorbiert und wirken dann als milde Abführmittel. Der saure Geschmack der F. wird meist durch gleichzeitig enthaltene Schleimstoffe, z. B. in Himbeeren, überdeckt.

Fruchtzucker ↑ Fructose.

Fructose, *Fruchtzucker*: einzige, in höheren Pflanzen vorkommende Ketohexose (Zucker mit einer Ketogruppe im Molekül). Die F. kommt frei in Früchten und im Honig, gebunden im Rohrzucker und in Polyfruktosanen (Inulin) vor. Therapeutisch wird F. als Infusionslösung zur Behandlung von Lebererkrankungen, zur künstlichen Ernährung und bei akuter Alkoholvergiftung verwendet. Die Substanz ist ein Süßungsmittel für Diabetikerlebensmittel.

Frühjahrskur: Maßnahmen, die zur Verminderung eines zu hohen Körpergewichts, zur Regulierung der Körperausscheidungen auf natürliche Weise, zu erhöhter Vitaminzufuhr und damit zu einer Förderung der körperlichen Leistungsfähigkeit führen sollen. Dazu gehören diätetische Maßnahmen, z. B. Reduzierung der Nahrungsaufnahme oder Orientierung auf ballaststoffreiche Kost und Einschränkung der Aufnahme von Fetten, Kochsalz und Kohlenhydraten sowie erhöhte Vitamingaben (Obsttage, Safttage). Außerdem werden pflanzliche Mittel angewendet, welche die Funktion des Darmes, der Nieren, der Leber und Galle sowie der Haut anregen sollen. Auch Teemischungen (harntreibender Tee, Stoffwechsel-, Blutreinigungstee, schweißtreibender Tee), Pflanzensäfte oder -extrakte, z. B. aus Löwenzahn, Brennesseln, Brunnenkresse, Schafgarbe sowie Salate mit frischen Brennesseln, Löwenzahn, Brunnenkresse, Zwiebeln und Rettich werden zur F. verwendet. Die F. besitzt ihren traditionellen Ursprung in den Fastenzeiten.

Frühjahrsmüdigkeit: Leistungsabfall, der infolge eines Defizits an bestimmten Nahrungsbestandteilen (z. B. Mangel an Vitaminen, insbesondere an Vitamin C) und auch Witterungseinflüssen verstärkt im Frühjahr auftreten kann. Zur Beseitigung der F. kommt der Zusammensetzung der Nahrung, vor allem einem hohen Anteil an Obst und Gemüse, Bedeutung zu. Bei einem Vitamin-C-Defizit kann die zusätzliche Gabe entsprechender Präparate nützlich sein.

Frühlingsadonisröschen ↑ Adonisröschen.

Frühlingssalat: Salat mit den ersten jungen Pflanzenteilen im Frühjahr. Als Salatpflanzen werden z. B. Löwenzahn (zarte Blätter ohne Blüten), Gemüsefenchel, Sauerampfer, Spinat, Brennesseln oder Kopfsalat verwendet. Zum Würzen dienen Schnittlauch, Petersilie, Kerbel, Gartenkresse und Portulak. Der F. soll eine zusätzliche Vitaminzufuhr gewährleisten und die Abwehrkräfte des Organismus gegen Erkrankungen stärken.

Frühlingsteufelsauge ↑ Adonisröschen.

Frühstückstee ↑ Haustee.

Fuchs, Leonhart, Botaniker und Arzt, * 17. Januar 1501 Wemding, † 10. Mai 1566 Tübingen. F. zählt zu den bedeutendsten Medizinern des 16. Jhs.. Er gab 1542 in seinem Kräuterbuch (deutsch 1543 unter dem Titel „New Kreuterbuch") eine systematische Darstellung von Pflanzen unter Berücksichtigung der Pflanzennamen, botanischen Beschreibungen, Standorte, Blütezeiten und der medizinischen Verwendung. Bemerkenswert an diesem Buch waren auch die meisterhaft von Veit Rudolf Speckle ausgeführten Holzschnitte der Pflanzen. F. erhielt neben O. Brunfels und H. Bock den Beinamen „Vater der Botanik".

Fucus vesiculosus ↑ Tang.

Fucus serratus ↑ Tang.

Fumaria officinalls ↑ Erdrauch.

Funktionelle Störungen ↑ Psychovegetative Störungen.

Furanocumarine, *Furocumarine:* Cumarine mit einem ankondensierten Furanring. Die F. sind besonders in den Familien der Rautengewächse (z. B. Zitrusarten und Weinraute) und Doldengewächse (Petersilie, Zahnstocherkraut und Engelwurz) verbreitet. Zu ihnen gehören z. B. Psoralen, Bergapten, Xanthotoxin, Imperatorin, Angelicin und Pimpinellin. Einige F., besonders Psoralen, Bergapten und Xanthotoxin, besitzen eine starke photosensibilisierende Wirkung, das heißt, sie erzeugen in entsprechender Konzentration (die in Tees nicht erreicht wird) eine Lichtüberempfindlichkeit. Die Psoralenderivate werden in Kombination mit ultraviolettem Licht bei der Photochemotherapie der Schuppenflechte angewendet.

Furocumarine ↑ Furanocumarine.

Furunkel: schmerzhafte, tiefgehende Entzündung eines Haarbalgs und des umgebenden Gewebes. Ursache des F. ist die Infektion mit bestimmten Bakterien (Staphylokokken). Dadurch kommt es zu einer örtlichen Zerstörung (Nekrose) des Gewebes und zur Eiterbildung. Zur Behandlung dienen neben chirurgischen Maßnahmen zur Eiterentfernung auch Breiumschläge und entzündungshemmende Salben. Als erweichendes Mittel für Breiumschläge werden in der Volksmedizin geschrotete Lein- oder Bockshornsamen benutzt.

Fußschweiß: übermäßige Schweißabsonderung der Füße, wobei es durch Zersetzung zu unangenehmem Geruch kommt, mitunter auch zu Hautentzündungen und -zerstörungen, vor allem bei hinzukommender Pilzerkrankung. Zur Behandlung dienen tägliche Waschungen, Fußpuder sowie Fußbäder mit zusammenziehenden, die Haut schwach gerbenden und die Schweißsekretion hemmenden Bestandteilen. Dazu werden auch Auszüge aus Gerbstoffdrogen, z. B. Eichenrinde oder Tormentillwurzel, verwendet. Zur Bereitung der Abkochung werden 100 g Droge mit 0,8 Liter Wasser angesetzt. Die Mischung wird auf 0,6 Liter eingekocht, filtriert und dem Fußbad zugesetzt.

Galactagoga ↑ milchtreibende Mittel.

Galega officinalis ↑ Geißraute.

Galen, *Galenus, Galenos, griechisch-römischer Arzt, * 129 Pergamon (Kleinasien), † um 199 Rom; war von 157/61 Gladiatorenarzt in Pergamon, von 162 an Leibarzt mehrerer römischer Kaiser und galt über ein Jahrtausend als größte medizinische Autorität. G. faßte das ärztliche Wissen seiner Zeit in einem System zusammen und führte Tiersektionen und -experimente durch. Seine Arzneimittellehre hat die Pharmazie und Medizin bis in die Neuzeit beeinflußt. Erst Paracelsus wandte sich gegen ihn. G. beschrieb Arzneipflanzen, Drogen und die aus ihnen hergestellten Zubereitungen (Galenika) sowie ihre medizinische Verwendung.*

Galenik: traditionelle Bezeichnung für Arzneimitteltechnologie, pharmazeutische Technologie (Herstellen aller Arzneiformen). Ursprünglich wurde unter G. nur das Herstellen von Zubereitungen aus Drogen, die eine komplexe Mischung von Drogeninhaltsstoffen enthielten, z. B. Tinkturen, Extrakte, Mixturen, Pillen, Dekokte und Elixiere, verstanden.

Galeopsis segetum ↑ Saathohlzahn.

Galgant, *Echter Galgant, Alpinia officinarum:* ausdauernde, bis 1,50 m hohe Pflanze aus der Familie der Ingwergewächse (Zingiberaceae). Die Pflanze bildet stark verzweigte, waagerecht unter der Erdoberfläche kriechende Wurzelstöcke. Die schmal-lanzettlichen Blätter sind bis 2 cm breit und bis 30 cm lang. Die weißen, fein rot gestreiften Blüten stehen in endständigen Blütentrauben. Die Frucht ist eine Kapsel.

▷ *Vorkommen:* Der G. ist in den Dschungelgebieten Südchinas sowie auf Hainan heimisch und wird auch in Indien und Thailand kultiviert.

▷ *Drogengewinnung:* Die ausgegrabenen Wurzelstöcke 4- bis 5jähriger, aber auch bis 10jähriger Pflanzen werden gewaschen, in 5 bis 10 cm lange Stücke geteilt und getrocknet.

▷ *Drogenbeschreibung:* Die Droge (G., Galangae rhizoma) besteht aus den getrockneten, 1 bis 2 cm dicken, rotbraunen und mitunter verzweigten Wurzelstockstücken. Diese tragen meist noch Reste der Stengel sowie gewellte, ringförmig um die Wurzelstöcke verlaufende gelblichweiße Narben oder Reste der sogenannten Niederblätter. Auf der Unterseite sind Wurzelnarben, vereinzelt auch Reste der Wurzeln vorhanden. Die Schnittdroge ist gekennzeichnet durch bräunliche unregelmäßige Stücke, die zum Teil die gewellten Narben der Niederblätter und rundliche Wurzelnarben erkennen lassen. Die Droge riecht würzig und schmeckt brennend und scharf.

▷ *Inhaltsstoffe*: Die Droge enthält 0,5% bis 1% ätherisches Öl mit Terpenen, Sesquiterpenen und Eugenol. Für den scharfen Geschmack der Droge sind wahrscheinlich die Diarylheptanoide verantwortlich. Daneben sind Gerbstoffe und Flavonoide vorhanden.

▷ *Wirkung und Verwendung:* Die Zubereitungen der Droge (Teeaufguß, Tinktur) bewirken durch die scharf schmeckenden Stoffe eine Anregung der Magensaftbildung. Ferner ist eine krampflösende, entzündungshemmende und antibakterielle Wirkung vorhanden. Vor

allem die G.tinktur (Tagesdosis 2 bis 4 g) wird als appetitanregendes Mittel und zur Verbesserung der Verdauung verwendet. Auch die Kombination mit Extrakten aus Enzian, Zimt, Kümmel, Kalmus und anderen Drogen ist üblich (Fertigarzneimittel). Zur Förderung der Verdauung wird auch der Teeaufguß verwendet.
Zur Bereitung des Teeaufgusses wird 1 Teelöffel grob gepulverte Droge (2 g) mit 1 Tasse (150 ml) siedendem Wasser übergossen und 10 bis 15 Minuten bedeckt stehengelassen. Der Teeaufguß wird durch ein Sieb abgegossen. Jeweils 30 Minuten vor den Mahlzeiten wird 1 Tasse Tee getrunken.

▷ *Nebenwirkungen:* nicht bekannt.

▷ *Geschichtliches:* Der G. ist eine sehr alte chinesische Arzneipflanze. In Deutschland wurde die Droge schon im 8. Jh. verwendet. Im 12. Jh. wurde der G. in der „Physica" der Hildegard von Bingen erwähnt. Im Mittelalter war er ein vielbenutztes Arzneimittel. Die Kräuterbücher des 16. und 17. Jhs. empfahlen die Wurzel als magen- und verdauungsstärkendes Mittel sowie gegen Blähungen und Verstopfungen, gegen Schwindelanfälle, Ohnmacht und Seekrankheit. ↑ **Tafel 19**

Galium odoratum ↑ Waldmeister.

Gallenblasenentzündung, *Cholecystitis:* meist durch Bakterien hervorgerufene Entzündung der Gallenblase, oft bei gleichzeitig vorhandenen Gallensteinen. Symptome der G. sind Druckschmerzen im rechten Oberbauch, Fieber, Unverträglichkeit für fetthaltige Speisen, Kaffee, Hülsenfrüchte, gebratene und geräucherte Fleischwaren. Bei Beteiligung der Gallenwege kommt es häufig zur Gelbsucht. Die Behandlung der akuten G. erfolgt mit Antibiotika und diätetisch. Zur unterstützenden Behandlung dienen in der Besserungsphase auch Teedrogen (↑ Leber- und Gallentee).

Gallenkolik, *Gallensteinkolik:* heftige krampfartige an- und abschwellende Schmerzen im rechten und mittleren Oberbauch, die gürtelförmig in den Rücken bis zum rechten Schulterblatt ausstrahlen und von Übelkeit und Erbrechen begleitet sein können. Zur Deckung des Flüssigkeitsbedarfs bei der erforderlichen Nahrungskarenz wird Pfefferminz-, Kamillen- oder dünner schwarzer Tee verwendet. Als krampflösende und schmerzdämpfende Arzneimittel werden unter anderem Injektionen, Zäpfchen und Tabletten angewendet, die als pflanzliche Wirkstoffe Atropin, Papaverin oder Morphin enthalten.

Gallensteine: in der Gallenblase oder den Gallengängen infolge Stoffwechselstörungen entstandene einzelne oder zahlreiche steinähnliche Gebilde verschiedener Größe. Sie bestehen aus Cholesterol, Bilirubin und Calciumverbindungen. Die G. können die Ursache für eine ↑ Gallenkolik sein.

Gallensteinkolik ↑ Gallenkolik.

Gallen- und Lebertee ↑ Leber- und Gallentee.

galletreibender Tee ↑ Leber- und Gallentee.

Gamander ↑ Edelgamander.

Gänseblümchen, *Maßliebchen, Tausendschön, Bellis perennis:* ausdauerndes Kraut aus der Familie der Korbblütengewächse (Asteraceae). Das G. bildet eine Rosette grundständiger, spatelförmiger, beiderseits abstehend behaarter Blätter. Die blattlosen, bis 15 cm hohen Blütenstengel tragen an der Spitze ein Blütenkörbchen mit weißen Zungenblüten, die auf der Unterseite und zur Spitze hin meist rötlich angelaufen sind, und gelben Röhrenblüten. Die Frucht ist eine kleine Achäne.

▷ *Blütezeit:* April bis weit in den Spätherbst.

▷ *Vorkommen:* Das G. ist in Europa und Kleinasien heimisch. Die Pflanze ist insbesondere auf frischen, nährstoffreichen Wiesen und Parkrasen anzutreffen und wird auch als Zierpflanze mit gefüllten roten oder weißen Zungenblüten kultiviert.

▷ *Drogengewinnung:* Die Blütenköpfchen des G. werden bei trockenem Wetter in den Monaten April bis September mit einem kurzen Stück des Blütenstiels abgeschnitten und an schattigen, gut belüfteten Plätzen getrocknet.

▷ *Drogenbeschreibung:* Die Droge (G.blüten, Bellidis flos) besteht aus den getrockneten ganzen Blütenkörbchen, an denen die weißlichen Zungenblüten und die gelben Röhrenblüten erkennbar sind. Die Droge besitzt einen schwach wahrnehmbaren Geruch und einen schwach bitteren Geschmack.

▷ *Inhaltsstoffe:* Die Droge enthält wenig ätherisches Öl, Triterpensaponine, Gerbstoffe, Flavonoide und Schleim.

▷ *Wirkung und Verwendung:* Die Schleimstoffe der Droge wirken schwach reizmildernd, die Saponine und das ätherische Öl erleichtern das Abhusten bei Katarrhen der Atemwege. Die Gerbstoffe wirken etwas stopfend sowie heilungsfördernd. Die Droge wird in der Volksmedizin bei Husten, Hautkrankheiten, ausbleibender Regelblutung und leichten Durchfallerkrankungen verwendet. Die Wirksamkeit ist nicht belegt. Ferner dient sie als Schmuckdroge für Teemischungen.

▷ *Nebenwirkungen:* nicht bekannt.

▷ *Geschichtliches:* Gefüllte G. mit weißen, rosa oder roten Blüten wurden bereits 1539 als Gartenpflanzen genannt und sind unter dem Namen „Tausendschönchen“ in zahlreichen Sorten auch heute noch beliebte Zweijahresblumen der Gärten. Als Arzneipflanze wurde das G. bereits im „Gart der Gesundheit“ (1485) genannt und in den Kräuterbüchern des 16. Jhs. als vielseitiges Arzneimittel empfohlen, insbesondere als Wundheilmittel. Im 18. Jh. hatten die Apotheken Kraut und Blüten der Wildpflanze, aber auch die Blüten der roten Gartenform als Arzneimittel vorrätig. In der Volksmedizin wurden Kraut und Blüten des G. unter anderem bei Bluthusten und Blutharnen, Wassersucht und Steinbildung verwendet. ↑ **Tafel 19**

Gänsefingerkraut, *Fingerkraut, Gänserich, Silberblatt, Potentilla anserina:* ausdauernde, bis 80 cm hohe Pflanze aus der Familie der Rosengewächse (Rosaceae). Die Pflanze treibt im Frühjahr aus einem kurzen ästigen Wurzelstock rosettenartig die charakteristischen unterbrochenen, unpaarig gefiederten Blätter aus. Sie sind bis 20 cm lang und haben meist 7 bis 12 große Fiederpaare mit tiefgesägtem Blattrand. Diese sind anfangs beiderseitig, später nur auf der Blattunterseite silbrig behaart. Die Pflanze bildet Ausläufer, die an den Knoten Wurzeln und Blätter austreiben. Folge dieser vegetativen Vermehrung durch Ausläufer ist die Bildung von größeren dichten Beständen des G. Die 5zähligen leuchtendgelben Blüten sind langgestielt. Die Frucht ist eine trockene Sammelfrucht. Es existieren 2 Unterarten mit etwas abweichendem Aussehen.

▷ *Blütezeit:* Mai bis August.

▷ *Vorkommen:* Das G. ist in den klimatisch gemäßigten Zonen der Erde weit verbreitet. Die Pflanze bevorzugt nicht zu trockenes Brachland (Viehweiden), feuchte Wiesen, Äkker, Uferzonen, Wege und ist häufig in der Nähe von Siedlungen anzutreffen.

▷ *Drogengewinnung:* Das Kraut der Pflanze wird kurz vor und während der Blütezeit in den Monaten Mai bis August ohne Wurzeln abgeschnitten und an schattigen, gut belüfteten Plätzen getrocknet. Häufiges Umwenden des Pflanzenmaterials ist zweckmäßig. Trockentemperaturen bis etwa 40 °C können angewendet werden.

▷ *Drogenbeschreibung:* Die Droge (G., Anserinae herba) besteht aus dem getrockneten Kraut. Die Schnittdroge ist gekennzeichnet durch die am Rand scharf gesägten Blattstückchen, die auf der Unterseite weiß glänzend und dicht filzig behaart, auf der Oberseite hell- bis dunkelgrün und wenig behaart sind. Außerdem sind grüne oder gelbbraune, weich behaarte Stengelstücke und gelbe Blütenblatteile, Blüten und Blütenknospen enthalten. Die Droge besitzt keinen deutlichen Geruch und schmeckt schwach zusammenziehend.

▷ *Inhaltsstoffe:* Die Droge enthält Gerbstoffe (überwiegend Ellagtannine) und Flavonoide sowie Phenolcarbonsäuren. Daneben wurden Stoffe unbekannter Struktur nachgewiesen, die eventuell eine krampflösende Wirkung besitzen.

▷ *Wirkung und Verwendung:* Der Teeaufguß der Droge wirkt aufgrund des Gerbstoffgehaltes bei innerlicher und äußerlicher Anwendung adstringierend, leicht stopfend und entzündungswidrig. Die krampflösende Wirkung ist nicht belegt. Der Teeaufguß findet vor allem in der Volksmedizin zur unterstützenden Behandlung unspezifischer Durchfallerkrankungen mit leichten krampfartigen Magen-Darm-Beschwerden Anwendung, ferner bei leichten Entzündungen der Mund- und Rachenschleimhaut sowie bei leichten ↑ Dysmenorrhoe-Beschwerden. Er wird außerdem als Gurgelmittel bei Entzündungen des Zahnfleischs und des Rachenraums sowie als Zusatz zu Bädern bei Schwellungen und Entzündungen der Haut benutzt. Zur Bereitung des Teeaufgusses wird 1 Teelöffel Droge (2 g) mit 1 Tasse (150 ml) siedendem Wasser übergossen und 10 bis 15 Minuten bedeckt stehengelassen. Der Teeaufguß wird durch ein Sieb abgegossen. Mehrmals täglich wird 1 Tasse Tee zwischen den Mahlzeiten getrunken.

▷ *Nebenwirkungen:* nicht bekannt, allerdings könnten bei einem Reizmagen die Beschwerden verstärkt werden.

▷ *Geschichtliches:* Die Art wurde von Hildegard von Bingen als Arzneipflanze genannt. Die Kräuterbücher des 16. und 17. Jhs. bezeichneten das

G. als ein gutes Wundkraut und empfahlen es außerdem als blutstillendes und gynäkologisches Mittel sowie gegen Nierensteine, geschwollene Füße, Glieder- und Hüftweh, Zahnschmerzen, entzündete Augen und gegen Flecken im Gesicht. ↑ **Tafel 19**

Gänsekraut ↑ Beifuß.

Gänsekresse ↑ Hirtentäschel.

Gänserich ↑ Gänsefingerkraut.

Gärungsdyspepsie: Störung der Kohlenhydratverdauung mit Magenbeschwerden, Erbrechen, Blähungen und schaumigen Durchfällen. Die Behandlung der G. erfolgt mit diätetischen Maßnahmen (reine Eiweiß- und Fettkost ohne Kohlenhydrate), Stopfmitteln, z. B. Papaveralkaloide, und krampflösenden Mitteln zur Ruhigstellung des Darmes. Zur unterstützenden Behandlung dient Knoblauch (Frischdroge, Fertigarzneimittel).

Ganzdroge: unzerkleinerte Pflanze oder Teile (Blätter, Blüten, Rinde, Wurzeln, Früchte) von dieser, die ein grobes Sieb (Maschenweite etwa 5,6 mm) nicht passieren. Zur Teebereitung wird die G. grob zerkleinert.

Gartenbohne, *Bohne, Schmuckbohne, Phaseolus vulgaris:* einjährige krautige Pflanze mit aufrechtem Stengel *(Buschbohne)* oder windend *(Stangenbohne)* aus der Familie der Hülsenfruchtgewächse (Fabaceae). Die Laubblätter sind langgestielt, wechselständig und 3zählig. In den Blattachseln entspringen traubig angeordnete weiße, rötliche, gelbe oder violette Blüten. Die Frucht ist eine grüne oder gelbliche hängende glatte Hülse mit mehreren Samen. Die G. wird in vielen Varietäten kultiviert.

▷ *Blütezeit:* Juni bis September.

▷ *Vorkommen:* Die G. ist im subtropischen Amerika heimisch. Sie ist eine alte Kulturpflanze, die in allen europäischen Ländern angebaut wird.

▷ *Drogengewinnung:* Die Früchte der G. werden in den Monaten August bis Oktober geerntet. Nach dem Entfernen der Samen werden die Fruchtschalen meist bei künstlicher Wärme bis 50 °C getrocknet. Die Droge stammt ausschließlich aus Kulturen.

▷ *Drogenbeschreibung:* Die Droge (Bohnenhülsen, Bohnenschalen, Phaseoli pericarpium) besteht aus den reifen getrockneten Fruchtschalen. Auf der Außenseite sind sie gelblichweiß bis hellbräunlich und etwas gerunzelt, auf der Innenseite von einem dünnen weißlichen, seidig glänzenden Häutchen bedeckt. Reste des Fruchtstiels können vorhanden sein. Die Droge besitzt keinen deutlichen Geruch und einen schwach schleimigen Geschmack.

▷ *Inhaltsstoffe:* Die Droge enthält Amine, Aminosäuren, z. B. Arginin, ferner Kieselsäure, Zucker und Hemicellulosen.

▷ *Wirkung und Verwendung:* De Bohnenschalen haben eine schwache harntreibende Wirkung. Sie werden allein oder als Bestandteil von harntreibendem Tee zur Förderung der Harnbildung bei Katarrhen der Harnwege sowie zur Vorbeugung der Bildung von Harnsteinen verwendet. In der Volksmedizin ist die Unterstützung der Diabetesbehandlung mit dem Tee üblich. Diese Anwendung ist bisher jedoch wissenschaftlich nicht begründet. Ob der relativ hohe

Chromgehalt der Droge einen antidiabetischen Effekt bewirkt, ist nicht ausreichend untersucht. Der therapeutische Wert der B.nschalen ist umstritten.
Zur Bereitung des Teeaufgusses wird 1 Eßlöffel Droge (5 g) mit 1 Tasse (150 ml) siedendem Wasser kurz aufgekocht und 10 bis 15 Minuten stehengelassen. Der Teeaufguß wird durch ein Sieb abgegossen. 2- bis 3mal täglich wird 1 Tasse Tee warm getrunken.

▷ *Nebenwirkungen:* nicht bekannt.

▷ *Geschichtliches:* Die von den Indianern Südamerikas und Mexikos kultivierte G. gelangte im 16. Jh. über Südeuropa nach Deutschland. Bereits Ende des 16. Jhs. gab es mehrere Sorten, deren Zahl sich ständig weiter vergrößerte. Außer als Gemüsepflanze wurde die G. bald auch medizinisch verwendet. Das aus den Samen hergestellte Mehl diente zur Behandlung von Geschwülsten und Beulen, als Hautpflegemittel sowie als Mittel gegen Durchfälle und Ruhr. Ein aus den Blüten gebranntes Wasser sollte bei Steinleiden helfen. Mit dem Dampf gekochter Bohnen wurden bestimmte Formen der Taubheit behandelt.
↑ **Tafel 19**

Gartenkürbis, *Kürbis, Cucurbita pepo:* einjährige niederliegende oder mit Ranken kletternde krautige Pflanze aus der Familie der Kürbisgewächse (Cucurbitaceae). Ihre Triebe können eine Länge bis etwa 10 m erreichen. Die Stengel sind kantig und steif behaart. Die wechselständigen, meist 5lappigen Blätter besitzen ebenfalls eine steife Behaarung. Die gestielten männlichen und weiblichen Blüten kommen auf einer Pflanze vor. Sie haben eine glockige, bis etwa 10 cm breite leuchtendgelbe Blumenkrone. Die Frucht ist eine vielsamige Beere, die einen Durchmesser bis zu etwa 40 cm haben kann. Sie besitzt eine derbe, lederige Schale, faseriges, festes Fleisch und einen stumpf 5kantigen gerippten Fruchtstiel. Als Gemüse-, Öl- und Zierpflanze existieren vom G. zahlreiche Sorten. Heute wird zur Drogengewinnung der weichschalige steirische Ölkürbis bevorzugt.

▷ *Blütezeit:* Juni bis August.

▷ *Vorkommen:* Der G. ist wahrscheinlich im tropischen Mittelamerika heimisch und weltweit als Kulturpflanze verbreitet.

▷ *Drogengewinnung:* Sammelgut sind die Samen des G., die nach der Fruchtreife im Oktober aus dem Fruchtfleisch herausgelöst werden. Die Trocknung kann bei Zimmertemperatur erfolgen, meist jedoch unter Anwendung künstlicher Wärme.

▷ *Drogenbeschreibung:* Die Droge (Kürbissamen, Cucurbitae semen) besteht aus den getrockneten Samen. Sie sind eiförmig, an einem Ende verjüngt, die beiden flachen Seiten etwas gewölbt, etwa doppelt so lang (bis 2,5 cm) wie breit und deutlich erhaben berandet. Die Kürbissamen sind weißlich, grünlich oder erdfarben, die Außenseite ist meist von einem dünnen farblosen Häutchen überzogen. Die Droge besitzt keinen deutlichen Geruch und schmeckt ölig-süßlich.

▷ *Inhaltsstoffe:* Die Kürbissamen enthalten 1% Steroide, besonders Sterole und deren Glucoside, fettes Öl, Eiweiß, Zucker, Tocopherole (Vitamin E) und Spurenelemente, vor allem Selen, Kupfer, Mangan und Zink. Die giftigen Cucurbitacine sind höchstens in Spuren vorhanden (cucurbitacinhaltige Samen schmecken bitter). Art und Menge der Inhaltsstoffe sind sortenabhängig.

▷ *Wirkung und Verwendung:* Die Kürbissamen werden zur unterstützenden Behandlung von Funktionsstörungen der Blase mit Beschwerden beim Wasserlassen (Folge einer vergrößerten Prostata) verwendet. Die Anwendung beruht auf klinischen Erfahrungen. Möglicherweise haben die Sterole einen positiven Effekt. Von den Samen werden morgens und abends 1 bis 2 gehäufte Eßlöffel (bis etwa 30 g) mit etwas Flüssigkeit gegessen. Die Einnahme muß zur Erzielung einer deutlichen Wirkung über längere Zeit (bis zu einigen Monaten) erfolgen. Früher wurde die Droge auch zur Behandlung von Bandwurmbefall angewendet, inzwischen gibt es dafür jedoch wirksamere Arzneimittel.

▷ *Nebenwirkungen:* nicht bekannt.

▷ *Geschichtliches:* Durch die spanischen Eroberer gelangte der G. Anfang des 16. Jhs. nach Süd- und anschließend nach Mitteleuropa. In Deutschland wurde er zuerst 1536 von O. Brunfels als Pepo erwähnt. Die Kürbissamen wurden bereits im 17. Jh. arzneilich verwendet. Ein aus den unreifen Früchten gebranntes Wasser diente damals als Kühlungsmittel bei hohem Fieber sowie bei Augen- und Ohrenentzündungen, Kopfschmerzen und Gicht.
↑ **Tafel 20**

Gartenmalve ↑ Stockmalve.

Gartenmohn ↑ Schlafmohn.

Gartenmöhre ↑ Möhre.

Gartenpetersilie ↑ Petersilie.

Gartenpfingstrose ↑ Pfingstrose.

Gartenraute ↑ Weinraute.

Gartenringelblume, *Goldblume, Ringelblume, Ringelrose, Studentenblume, Totenblume, Calendula officinalis:* einjähriges, selten zweijähriges, bis 70 cm hohes Kraut aus der Familie der Korbblütengewächse (Compositae). Die Pflanze bildet einen aufrechten, kantigen Stengel mit wechselständigen Blättern. Diese sind breitlanzettlich, ganzrandig und sitzend. Die Blütenköpfchen haben einen Durchmesser von 3 bis 9 cm und stehen an den Enden der Stengel. Die zahlreichen Zungenblüten sind orange (es existieren auch gefüllte Zuchtformen mit nur wenigen Röhrenblüten). Die Früchte sind kahnförmig gekrümmt und haben einen kurzstacheligen Rücken.

▷ *Blütezeit:* Juni bis Oktober.

▷ *Vorkommen:* Die G. ist wahrscheinlich im Mittelmeergebiet heimisch. Sie wird in verschiedenen Ländern, vor allem im Mittelmeerraum und auf dem Balkan, als Zier- und Arzneipflanze in vielen Sorten kultiviert. Mitunter ist sie auch verwildert anzutreffen.

▷ *Drogengewinnung:* Die voll entfalteten Blütenköpfchen der G. werden in den Monaten Juni bis August ohne Stiel abgeschnitten und bei Temperaturen bis 35 °C an schattigen, gut belüfteten Plätzen getrocknet.

▷ *Drogenbeschreibung:* Die Droge (Ringelblumenblüten, Ringelblumen, Calendulae flos) besteht aus den getrockneten Blütenköpfchen. Die Schnittdroge ist gekennzeichnet durch die goldgelben, 3zähnigen geschrumpften Zungenblüten sowie grüne Teile des Hüllkelches. Daneben sind die viel kleineren Röhrenblüten und ganz vereinzelt die gekrümmten, kahnförmigen Früchte enthalten. Die Droge besitzt einen schwach eigenartigen Geruch und schmeckt leicht bitter und salzig.

▷ *Inhaltsstoffe:* Die Ringelblumenblüten enthalten bis 0,4% ätherisches Öl, in dem unter anderem Menthon und Isomenthon, Terpinen, Cadinole und Caryophyllen enthalten sind. Ferner kommen in der Droge Flavonoide, Oleanolsäureglykoside (Saponine), Triterpenalkohole, Sterole und Carotinoide vor.

▷ *Wirkung und Verwendung*: Die Zubereitungen der Droge (Tinktur, Teeaufguß, Salbe) wirken antimikrobiell, entzündungshemmend und heilungsfördernd. Das Wirkprinzip konnte bisher noch nicht eindeutig geklärt werden. Hauptanwendungsgebiete der Ringelblumenzubereitungen sind Entzündungen der Haut und Schleimhäute, kleine Riß-, Quetsch- und nicht offene Brandwunden. Die Ringelblumenblüten dienen auch als Schmuckdroge für Teemischungen.
Zur Bereitung des Teeaufgusses wird 1 gehäufter Teelöffel Droge (1 g) mit 1 Tasse (150 ml) siedendem Wasser übergossen und 10 bis 15 Minuten bedeckt stehengelassen. Der Teeaufguß wird durch ein Sieb abgegossen. Bei Entzündungen im Mund- und Rachenraum wird mit dem warmen Teeaufguß mehrmals täglich gespült oder gegurgelt. Zur Wundbehandlung wird geeignetes textiles Material mit dem Teeaufguß getränkt und auf die Wunde gelegt. Der Umschlag wird mehrmals täglich erneuert. Die innerliche Anwendung des Teeaufgusses bei Gallenblasenbeschwerden ist nicht mehr üblich, da besser wirksame Arzneimittel zur Verfügung stehen.
Die Ringelblumenblüten finden in der Volksmedizin (auch die ganze frische Pflanze) neben der Wundbehandlung eine vielfältige Anwendung. Sie werden als schweiß- und harntreibendes, die Muttermilchbildung förderndes Mittel sowie gegen Wundschmerz, Fußpilz und Wurmbefall benutzt. Die Selbstbehandlung größerer oder schlecht heilender Wunden ist nicht zu empfehlen. Das gilt auch für die Anwendung bei Wurmbefall, da sicherer wirkende Arzneimittel zur Verfügung stehen.

▷ *Nebenwirkungen:* nicht bekannt.

▷ *Geschichtliches:* Ob die Griechen und Römer die G. bereits gekannt und genutzt haben, ist ungewiß. Um 900 nannte sie der Mönch Notker als Zierpflanze, im 12. Jh. erwähnten sie Hildegard von Bingen unter dem Namen Ringula und Albertus Magnus als Arzneimittel gegen den Biß giftiger Tiere sowie gegen Milz- und Leberverstopfung. Die G. wurde vermutlich bereits im 12. Jh. als Zier- und auch als Arzneipflanze gezogen. Sie diente medizinisch vor allem als schweißtreibendes Mittel, gegen Leberleiden und Gelbsucht, Herzklopfen und Menstruationsbeschwerden, aber auch gegen die Pest. ↑ **Tafel 20**

Gartenthymian ↑ Thymian.

Gastritis ↑ Magenschleimhautentzündung.

Gastroenteritis ↑ Magen-Darm-Katarrh.

Gastroenterokolitis ↑ Magen-Darm-Katarrh.

Gebräuchliche Ochsenzunge ↑ Ochsenzunge.

Gefleckter Schierling ↑ Fleckenschierling.

Gegenanzeige, *Kontraindikation:* Grund, ein bestimmtes Arzneimittel nicht anzuwenden. Das kann z. B. das Vorliegen von Krankheiten oder Umständen (wie Schwangerschaft, Stillzeit), bei denen Arzneimittel nicht oder erst nach Rücksprache mit einem Arzt angewendet werden darf, sein. Auf die G. wird gegebenenfalls in der Gebrauchsinformation eines Fertigarzneimittels hingewiesen.

Gegengift, *Antidot:* Stoff, der toxische Wirkungen aufhebt und bei Vergiftungen angewendet wird. Bei bestimmten Arzneimittelvergiftungen werden als pflanzliche G. Atropin und Physostigmin angewendet.

Geißklee ↑ Geißraute.

Geißraute, *Echte Geißraute, Geißklee, Galega officinalis:* ausdauernde, bis 1 m hohe Pflanze aus der Familie der Hülsenfruchtgewächse (Fabaceae). Die Pflanze besitzt einen mehrköpfigen Wurzelstock, der mehrere aufrechte Stengel austreibt. Die Blätter sind kräftig grün, kurzgestielt und unpaarig gefiedert. Die 9 bis 17 stachelspitzigen Fiederblättchen sind ganzrandig und lanzettlich. Die Blüten haben eine bläulichweiße Blütenkrone. Sie befinden sich in langgestielten Blütentrauben. Die Frucht ist eine Hülse.

▷ *Blütezeit:* Juni bis August.

▷ *Vorkommen:* Die G. ist in Mittel-, Süd- und Osteuropa heimisch. Die Pflanze ist auf nährstoffreichen Lehm- und Tonböden, in Auen, an Ufern und Gräben anzutreffen und wird auch als Zierpflanze kultiviert.

▷ *Drogengewinnung:* Das Kraut der G. wird in der Blütezeit geerntet. Die Trocknung erfolgt an schattigen, warmen, gut belüfteten Plätzen.

▷ *Drogenbeschreibung:* Die Droge (G.nkraut, Galegae herba) besteht aus den getrockneten oberirdischen Teilen der Pflanze. Die Schnittdroge ist gekennzeichnet durch die hellgrünen Fiederblattstücke, die auf der Unterseite einen kräftigen Mittelnerv und annähernd parallel verlaufende Seitennerven erkennen lassen. Daneben sind weißgelbe oder violettblaue Blüten und grüne, meist längsgerillte Stengelteile vorhanden. Die Droge besitzt keinen deutlichen Geruch und schmeckt leicht bitter. Beim Kauen wird der Speichel hellgrün gefärbt.

▷ *Inhaltsstoffe:* Die Droge enthält das Galegin und andere Guanidinderivate. Daneben sind Flavonoide, Gerbstoffe, Bitterstoffe und Saponine in geringer Menge vorhanden.

▷ *Wirkung und Verwendung:* Das Galegin und die anderen Guanidinderivate der G. besitzen eine blutzuckersenkende Wirkung. Mit dem Teeaufguß der Droge ist diese Wirkung aufgrund einer zu geringen Wirkstoffkonzentration nicht zu erzielen. Die Verwendung des G.nkrautes in der Volksmedizin als Diabetikertee ist auch wegen der Gefahr von toxischen Wirkungen des Galegins nicht zu vertreten.

▷ *Nebenwirkungen:* nicht bekannt.

▷ *Geschichtliches:* Obwohl die wärmeliebende G. auch im Mittelmeergebiet vorkommt, wurde sie von den antiken Schriftstellern nicht erwähnt, sondern erst um 1300 von dem Italiener Petrus de Crescentiis als Galega aufgeführt. Um 1600 wurde sie schon in vielen deutschen Gärten als Arznei-, Zier- und Bienenfutterpflanze gezogen. Als Arzneipflanze wurde die G. vor allem gegen Pest und Fleckfieber, Pocken und Masern, aber auch als schweißtreibendes Mittel sowie zum Vertreiben der Eingeweidewürmer gebraucht. ↑ **Tafel 20**

Gelbsenf ↑ Senf, Weißer.

Gelbwurzel, *Kurkuma, Curcuma domestica:* ausdauernde, bis 1 m hohe Pflanze aus der Familie der Ingwergewächse (Zingiberaceae). Die Pflanze bildet Wurzelstöcke mit rundlichen Haupt- und walzenförmigen Seitentrieben (Nebenknollen). Die Blätter sind lanzettlich und bis 1 m lang. Ihre Spreite ist dünn und ganzrandig. Die großen gelben Blüten stehen zu mehreren in den Achseln großer, grünlichweißer Deckblätter. Sie bilden einen endständigen, bis 20 cm langen Blütenstand. Die Blüten besitzen einen röhrenförmigen 3lappigen Kelch und eine im unteren Teil trichterförmig verwachsene 3zipflige Krone. Die Frucht ist eine Kapsel.

▷ *Vorkommen:* Die G. ist in Südasien heimisch. Sie wird in Indien, auf Ceylon, in China, auf den Philippinen, in Teilen Afrikas und Südamerikas kultiviert.

▷ *Drogengewinnung:* Die walzenförmigen Nebenknollen werden gegraben, wenn die Blätter zu welken beginnen (Dezember bis Januar). Sie werden von den anhaftenden Wurzeln befreit, in Wasser gekocht und anschließend getrocknet. Durch diese Behandlung wird der Farbstoff aus den Sekretzellen in der Droge gleichmäßig verteilt und sie erhält die charakteristische gelbe Färbung.

▷ *Drogenbeschreibung:* Die Droge (G.wurzelstock, Curcumawurzel, Curcumae longae rhizoma) besteht aus den getrockneten Wurzelstöcken. Die Schnittdroge besteht aus orangegelben, bestäubten Stücken, an denen mitunter noch die gelbbräunliche Rinde erkennbar ist. Die Droge riecht aromatisch und schmeckt bitter, brennend und würzig. Der Speichel wird beim Kauen gelb gefärbt.

▷ *Inhaltsstoffe:* Der G.wurzelstock enthält atherisches Öl, das vorwiegend aus Sesquiterpenen besteht. Daneben sind gelbe Curcuminoide (Dicinnamoylmethanderivate) und Bitterstoffe vorhanden.

▷ *Wirkung und Verwendung:* Die Droge besitzt eine deutliche galletreibende Wirkung. Ferner ist ein beachtlicher entzündungshemmender Effekt vorhanden. Hauptanwendungsgebiete sind Verdauungsbeschwerden, besonders bei funktionellen Störungen der ableitenden Gallenwege. Extrakte aus Curcumawurzelstock sind Bestandteil von Fertigarzneimitteln gegen derartige Beschwerden. Bei Verschluß der Gallenwege darf keine Anwendung erfolgen, bei Gallensteinen nur nach Rücksprache mit einem Arzt.

Bei akuten Beschwerden, die länger als eine Woche andauern oder periodisch wiederkehren wird Rücksprache mit einem Arzt empfohlen.

Zur Bereitung des Teeaufgusses werden 1 bis 2 Teelöffel Droge (ca. 1,3 g) mit 1 Tasse (150 ml) siedendem Wasser übergossen. Nach 10 bis 15 Minuten wird der Teeaufguß durch ein Sieb abgegossen. 2mal täglich wird 1 Tasse frisch bereiteter Aufguß getrunken. In der Volksmedizin findet die gepulverte Droge bei Gallenbeschwerden, zur Förderung der Verdauung und als blähungstreibendes Mittel Anwendung. Mehrmals täglich wird 1 Messerspitze der gepulverten Droge (0,5 bis 1 g) mit reichlich Flüssigkeit eingenommen. Die Droge wird vor allem als Bestandteil von Gewürzmischungen, z. B. Curry, verwendet und dient auch zur Herstellung der Worcestersauce.

▷ *Nebenwirkungen:* in üblicher Dosierung nicht bekannt.

▷ *Geschichtliches:* Die G. aus Indien war bereits im Altertum in Europa bekannt. Sie wurde mit Ingwer wegen des scharfen Geschmacks und Safran wegen der gelben Farbe verglichen und deshalb als „Crocus indicus" bezeichnet. In den Kräuterbüchern des 16. und 17. Jhs. wurde sie als harntreibende, magen- und leberstärkende Droge, als Mittel gegen Gelbsucht, Menstruationsanomalien, Wassersucht und Fieber empfohlen. ↑ **Tafel 20**

Gelbwurz, Javanische, *Curcuma xanthorrhiza:* ausdauernde Pflanze aus der Familie der Ingwergewächse (Zingiberaceae). Die J. G. bildet rundliche, knollenförmige Wurzelstöcke. Aus diesen entspringen kurze Sproßachsen, die im unteren Teil Niederblätter und darüber bis 1 m lange Laubblätter tragen. Die Blätter sind dünn, ganzrandig und lanzettlich. Sie besitzen einen langen scheidenartigen Blattstiel. Die gelben Blüten sind im unteren Teil trichterförmig verwachsen, besitzen eine 3zipflige Krone und stehen in den Achseln großer Deckblätter. Sie sind zu Wickeln vereinigt und bilden einen bis 20 cm langen Blütenstand. Die Frucht ist eine Kapsel.

▷ *Vorkommen:* Die J. G. ist auf der Malaiischen Halbinsel und in Indonesien heimisch und auch in Teilen Indiens verbreitet.

▷ *Drogengewinnung::* Die Wurzelstöcke der J. G. werden im 2. Vegetationsjahr geerntet, wenn das Kraut zu welken beginnt. Sie werden gewaschen, von den Wurzeln befreit und in Scheiben oder Längsviertel geschnitten. Häufig werden sie auch geschält. Die Trocknung erfolgt bei Temperaturen bis 55 °C.

▷ *Drogenbeschreibung:* Die Droge (Javanische Gelbwurz, indischer Lebertee, Curcuma xanthorrhicae rhizoma, Temoe lawak, Temu lawak) besteht aus den getrockneten, zerteilten Wurzelstöcken. Die Schnittdroge ist gekennzeichnet durch die Bruchstücke der nur wenige Millimeter dicken, etwas gebogenen orangegelben oder graubraunen Wurzelstockscheiben oder -stücke. Der Bruch der Stücke ist glatt und feinkörnig. Die Droge riecht kräftig aromatisch und schmeckt würzig, leicht bitter und scharf.

▷ *Inhaltsstoffe:* Die Droge enthält bis 12% ätherisches Öl, das vorwiegend aus Sesquiterpenen besteht. Daneben sind gelbe Diferuloylmethanfarbstoffe, besonders Curcumin und andere Curcuminoiden (bis 2%), und viel Stärke vorha nden.

▷ *Wirkung und Verwendung*: Die Zubereitungen der Droge (Teeaufguß, Extrakte) wirken aufgrund des ätherischen Öl- und Diferuloylmethanfarbstoffgehaltes fördernd auf die Gallensaftbildung und -ausscheidung. Die Curcuminoide besitzen auch eine entzündungshemmende und antibakterielle

Wirkung. Zubereitungen aus der Droge werden als Fertigarzneimittel zur Behandlung von Verdauungsbeschwerden, auch bei chronischen Formen der Gallenblasenentzündung verwendet.
Bei Verschluß der Gallenwege soll keine Anwendung erfolgen, bei Gallensteinen nur nach Rücksprache mit einem Arzt.
Zur Teebereitung wird 1/2 Teelöffel der grob gepulverten Droge (1 g) mit 1 Tasse (150 ml) siedendem Wasser übergossen und 10 bis 15 Minuten stehengelassen. Der Teeaufguß wird durch ein Sieb abgegossen. 2 mal täglich jeweils vor oder zu den Mahlzeiten wird 1 Tasse Tee getrunken. Der Tee wird auch als verdauungsförderndes und blähungstreibendes Mittel verwendet.

▷ *Nebenwirkungen:* bei längerem Gebrauch Magenbeschwerden.

▷ *Geschichtliches:* Der japanische Gelbwurzwurzelstock ist in Java als Gallenmittel seit Jhn. in Gebrauch. Verwendung fand auch der Preßsaft aus den frischen Wurzelstöcken. ↑ **Tafel 21**

Gelenkerkrankung, degenerative, *Abnutzungskrankheit:* durch chronischen Verschleiß entstandener Abnutzungsschaden an der Wirbelsäule und den Gelenken. Die Ursachen einer d. G. sind Fehlbildungen der Gelenke, Fehlhaltung, Übergewicht, mechanische Überlastung durch Beruf oder Sport, Stoffwechselstörungen und Verletzungen. Die Folgen der Erkrankung sind Einschränkung der Beweglichkeit, Entzündungen und Schmerzen. Zur unterstützenden Behandlung und Schmerzlinderung dienen hautreizende Einreibungen mit ätherischen Ölen, Campher und Methylsalicylat, Pflaster mit Capsaicin als Wirkstoff, Voll- und Teilbäder mit hautreizenden Zusätzen (Fertigpräparate mit ätherischen Ölen, Campher, Isobornylacetat, Methylsalicylat) sowie Wärmebehandlungen mit Leinsamenumschlägen. In der Volksmedizin werden auch Teedrogen, z. B. Löwenzahn-, Brennessel- und Stiefmütterchenkraut, benutzt, die den Stoffwechsel fördern und das Bindegewebe kräftigen sollen.

Genesung ↑ Rekonvaleszenz.

Gentiana lutea ↑ Enzian, Gelber.

Gentiana pannonica ↑ Enzian, Gelber.

Gentiana punctata ↑ Enzian, Gelber.

Gentiana purpurea ↑ Enzian, Gelber.

Gentiopikrin ↑ Gentiopikrosid.

Gentiopikrosid, *Gentiopikrin:* Bitterstoff der Enzianwurzel und des Tausendgüldenkrautes. Die Substanz löst noch in großer Verdünnung die Geschmacksempfindung „bitter" aus. Das G. führt durch Erregung der Geschmacksnerven reflektorisch zu einer erhöhten Speichel- und Magensaftbildung. Aufgrund des G.gehaltes werden beide Drogen als Magenmittel verwendet.

Geraniol: ungesättigter Alkohol, der in vielen ätherischen Ölen, z. B. im Koriander- und Melissenöl, enthalten ist. Das G. und dessen Esterverbindung mit Essigsäure, das Geranylacetat, bestimmen den Geruch und Geschmack ätherischer Öle mit. Das G. wird wegen seines angenehm rosenartigen Geruchs für Genußmittel und Kosmetika verwendet.

Geranium robertianum ↑ Ruprechtskraut.

Gerbstoffe: Pflanzenstoffe, die mit Eiweißen der Haut und der Schleimhäute Anlagerungsverbindungen (adstringierende Wirkung) bzw. unlösliche, wenig quellbare Verbindungen bilden (Gerbwirkung). Die G. wirken dadurch adstringierend (zusammenziehend), reizmildernd, entzündungswidrig und örtlich schwach schmerzstillend. Auch Kapillarblutungen werden gestillt. Die Sekretionstätigkeit von Haut- (Schweißbildung) und Schleimhautdrüsen wird eingeschränkt. Auf Wunden bilden sich feine Häutchen, die das Austrocknen fördern und die Entwicklung und das Eindringen von Bakterien hemmen. Äußerlich werden Extrakte aus Gerbstoffdrogen (z. B. Abkochung aus Eichenrinde oder Ratanhiatinktur) bei Mund- und Rachenschleimhautentzündungen, bei leichten lokalen Blutungen, Frostbeulen, Hautjucken, Hämorrhoiden und übermäßiger Schweißabsonderung angewendet. Innerlich dienen gerbstoffhaltige Zubereitungen zur unterstützenden Behandlung bestimmter Formen der Magenschleimhautentzündung und des Darmkatarrhs. Sie wirken auf die Schleimhaut reizmildernd, stopfend und verhindern die Aufnahme toxischer Stoffe. In hohen Dosen können die G. die Magenschleimhaut reizen und brecherregend wirken.

Geriatrika: Mittel zur Prophylaxe und Behandlung von Alters- und vorzeitigen Abnutzungserscheinungen. Obwohl die Wirkung derartiger Mittel auf die natürlichen Abbauvorgänge wissenschaftlich noch nicht ausreichend untersucht ist, werden seit Jhn. auch pflanzliche Zubereitungen, z. B. aus Ginsengwurzel, Knoblauchzwiebeln, Rosmarinblättern sowie Weißdornblüten und -blättern, als G. benutzt.

Germer, Weißer †, *Weiße Nieswurz, Veratrum album:* ausdauernde, bis 1,50 m hohe Pflanze aus der Familie der Liliengewächse (Liliaceae). Der W. G. besitzt einen aufrechten, beblätterten und im oberen Teil behaarten Stengel, der eine 30 bis 60 cm lange Blütenrispe trägt. Die Blätter sind wechselständig, breit bis elliptisch, ganzrandig und besitzen lange Blattscheiden. Die Blüten sind weiß und außen grünlich oder beiderseits gelblich bis grünlich. Die Frucht ist eine Kapsel.

▷ *Blütezeit:* Juni bis August.

▷ *Vorkommen:* Der W. G. ist eine Gebirgspflanze. Er wächst auf Weiden, Hochstaudenfluren und Moorwiesen in den Gebirgen Europas, Ostsibiriens und Alaskas.

▷ *Drogengewinnung:* Die Wurzelstöcke des W. G. werden zusammen mit den 2 bis 3 mm dicken Wurzeln im Frühjahr oder Herbst gegraben, gewaschen, häufig längsgeschnitten und bei Temperaturen bis 50 °C getrocknet.

▷ *Drogenbeschreibung:* Die Droge (weiße Nieswurz, Veratri albi rhizoma) besteht aus den getrockneten Wurzelstöcken und Wurzeln. Der häufig längsgeschnittene Wurzelstock ist bis 3 cm dick und bis 8 cm lang, eiförmig oder walzig und grau- oder schwarzbraun. Im oberen Teil sind die Reste der Blätter und die Stengelbasen erkennbar. Seitlich entspringen viele runzelige, 2 bis 3 mm dicke Wurzeln. Die geruchlose Droge besitzt einen scharfen und bitteren Geschmack, das Pulver reizt zum Niesen.

▷ *Inhaltsstoffe:* Die Droge enthält Alkaloide, vor allem die Protoveratrine A und B. Ferner sind Harz, Fett, Pflanzensäuren und Bitterstoffe vorhanden.

▷ *Wirkung und Verwendung:* Die Droge wirkt aufgrund des Alkaloidgehaltes blutdrucksenkend. Ihre Verwendung als Herz- und Kreislaufmittel ist nicht mehr üblich, da sicherer wirkende Arzneimittel zur Verfügung stehen. Das Drogenpulver war Bestandteil von Schnupftabak (Reizwirkung durch spitze Calciumoxalatkristalle).

▷ *Nebenwirkungen,* Giftwirkung: Vergiftungserscheinungen sind Taubheitsgefühl im Mund und in den Gliedmaßen, Brechreiz, Wahrnehmungsstörungen und Pulsverlangsamung sowie Durchfall. Aufgrund des Alkaloidgehaltes sind alle Teile der Pflanze giftig.

▷ *Geschichtliches:* Ob mit dem von den alten griechischen Ärzten, unter anderem von Dioskurides, als Arzneipflanze genannten Elleborus leukos der W. G. gemeint war, läßt sich schwer entscheiden. Diese Pflanze wurde damals als brecherregendes Mittel sowie zur Bekämpfung von Mäusen, Fliegen und Läusen verwendet, Im 16. und 17. Jh. wurde der W. G. hauptsächlich zur Herstellung von Niespulver genutzt. ↑ **Tafel 21**

Geum urbanum ↑ Nelkenwurz.

Gewürzdrogen: Pflanzen oder Teile von ihnen, die frisch oder in getrockneter Form zum Würzen von Lebensmitteln dienen. Die G. werden den Lebensmitteln (Speisen, Konserven) meist nur in geringen Mengen zugesetzt, um ihnen eine spezifische Geruchs- und Geschmacksnuance zu verleihen sowie die Haltbarkeit und die Bekömmlichkeit zu verbessern. Die G. können, richtig ausgewählt und dosiert, den Appetit durch Anregung der Bildung von Verdauungssäften fördern und die Verdauung erleichtern.
Zu den G. gehören viele Drogen, deren charakteristische Bestandteile ätherische Öle oder Scharfstoffe (z. B. Inhaltsstoffe von Paprika, Ingwer, Galgant) sind. Häufig wird zwischen Würzgemüse (Wurzeln, Zwiebeln) und Würzkräutern unterschieden. Viele Gewürzpflanzen werden in Garten- oder Feldkulturen angebaut. Einige sind zugleich auch Arzneipflanzen, z. B. Anis, Fenchel, Wurzelpetersilie, Wermut, Kümmel und Thymian. Die von tropischen oder subtropischen Pflanzen gewonnenen G. werden als klassische Gewürze bezeichnet. Dazu zählen z. B. Sternanis, Vanille, Nelken, Ingwer, Galgant, Kardamom, Zimt, Curcumawurzelstock, Lorbeer, Muskat, Pfeffer, Paprika, Pomeranzen und Safran.
Wichtige heimische G. sind Basilikum, Beifuß, Bohnenkraut, Dill, Engelwurz, Estragon, Koriander, Kresse, Kümmel, Liebstöckel, Majoran, Origano (Dost), Petersilie, Salbei, Senf, Thymian, Wacholder und Ysop.

▷ *Geschichtliches:* Früheste Hinweise auf die Verwendung von G. stammen aus China, Indien und Ägypten aus dem Zeitraum von 3000 bis 5000 v. Chr. In der Antike kamen die G. vor allem aus Indien und Ceylon nach Griechenland und ins Römische Reich, aber auch die G. des Mittelmeergebietes wurden benutzt. Gewürzkarawanen zogen vom Persischen Golf und vom Roten Meer durch Arabien und trafen am Ostufer des Mittelmeeres in der phönizischen Stadt Tyros zusammen. Hier erfolgte der Handel mit Gewürzen vor allem über den Seeweg. Im Verlauf der Kreuzzüge (seit 1096) kamen die klassischen Gewürze auch nach Mitteleuropa. Ihr Gebrauch war jedoch lange Zeit aufgrund des hohen Preises vornehmlich den herrschenden Klassen vorbehalten. Die Seereisen der Gewürzsucher aus Spanien und Portugal führten Ende des 15. und Anfang des 16. Jhs. zu den großen geographischen Entdeckungen und eröffneten die direkten Seeverbindungen zu den Gewürzländern Asiens. Gegen Ende des 19. Jhs. wurden die meisten klassischen Gewürzpflanzen hauptsächlich in den Kolonien Großbritanniens, Frankreichs und der Niederlande angebaut.

Gewürzkalmus ↑ Kalmus.

Gewürzkörner ↑ Pimentbaum.

Gewürznelkenbaum, *Syzygium aromaticum:* immergrüner, bis 20 m hoher Baum aus der Familie der Myrtengewächse (Myrtaceae). Der G. bildet in der Jugend eine pyramidenförmige Baumkrone, später spreizen die Zweige stärker auseinander und hängen auch herab. Die gegenständigen Blätter sind länglich, glänzend, lederig und ganzrandig. Die radiären Blüten stehen in endständigen Rispen. Beim Aufblühen werden die weißen Kronblätter als zusammenhängende Kappe abgeworfen. Die Frucht ist eine Steinfrucht.

▷ *Vorkommen:* Der G. ist auf den Molukken und den südlichen Philippinen heimisch. Er wird in mehreren tropischen Ländern in den feuchtwarmen Niederungen bis 300 m Höhe kultiviert. Die Hauptanbaugebiete der Droge sind Madagaskar, Sansibar, Indonesien, Ceylon und die Länder des tropischen Amerikas.

▷ *Drogengewinnung:* Die Blütenknospen werden kurz vor dem Aufblühen geerntet, da zu diesem Zeitpunkt der Gehalt an ätherischem Öl am höchsten ist. Durch anschließendes Trocknen verfärben sich die weißen Blütenblätter, der kräftig rot gefärbte Kelch und der rote Fruchtknoten tiefbraun. Das ätherische Öl wird aus der Droge durch Wasserdampfdestillation gewonnen.

▷ *Drogenbeschreibung:* Die Droge (Gewürznelken, Caryophylli flos) besteht aus den getrockneten Blütenknospen. Sie besitzen einen undeutlich 4kantigen, etwas zusammengedrückten und braunen Unterkelch, der sich im oberen Teil in 4 derbe, annähernd 3eckige und abstehende Kelchzipfel verbreitert. Diese umgeben eine kugelige Knospe. Sie besteht aus 4 gelbbraunen oder dunkelbraunen, nach innen gewölbten Kronblättern, die sich muschelförmig überdecken. Sie schließen den Griffel und zahlreiche nach innen gekrümmte Staubblätter ein. Die Gewürznelken sind 12 bis 17 mm lang. Die Droge riecht stark aromatisch, der Geschmack ist brennend und würzig.

▷ *Inhaltsstoffe*: Die Droge enthält bis 20% ätherisches Öl, das bis zu 95% aus ↑ Eugenol besteht. Außerdem sind Flavonoide, phenolische Pflanzensäuren, Sterolglykoside und fettes Öl vorhanden.

▷ *Wirkung und Verwendung:* Die Droge wirkt aufgrund des Eugenolgehaltes antiseptisch, leicht hautreizend, örtlich schmerzlindernd und blähungstreibend. Die Gewürznelken werden nur selten in Kombination mit anderen Drogen in Fertigarzneimitteln als blähungstreibendes und Magenmittel benutzt. Hauptverwendungszweck der Droge ist die Gewinnung des ätherischen Öls und der Einsatz als Gewürz. Nelkenöl und Eugenol werden in der Zahnheilkunde als antiseptisches, leicht ätzendes und schmerzstillendes Mittel verwendet.

▷ *Nebenwirkungen:* nicht bekannt.

▷ *Geschichtliches:* Die Gewürznelken gehören zu den ältesten Gewürzen. Den Chinesen waren sie schon im 3. Jh. v. Chr. bekannt. Ein erster Hinweis auf die Verwendung der Gewürznelken in Europa ist aus der Zeit des römischen Kaisers Konstantin (4. Jh.) überliefert. Nelkenöl wurde schon im 15. Jh. destilliert. Die antiseptischen Wirkungen des Nelkenöls sind seit Jhn. bekannt, so trugen bei Epidemien die Ärzte des Mittelalters Ketten aus Nelken um den Hals und kauten Nelken. ↑ **Tafel 21**

Gewürzsafran ↑ Safran.

Gicht, *Arthritis urica:* Stoffwechselerkrankung, die durch eine vermehrte Bildung von Purinverbindungen und/oder eine Störung der Harnsäureausscheidung gekennzeichnet ist. Krankheitsfördernde Einflüsse können eine Über- oder Fehlernährung, reichlicher Alkoholgenuß und Bewegungsmangel, aber auch eine chronische Unterfunktion der Nieren oder Arzneimittelnebenwirkungen sein. Die G. ist häufig mit Übergewichtigkeit, Störungen des Eiweiß- und Glucosestoffwechsels und Diabetes verbunden. Folgen der Stoffwechselstörungen sind akute und sehr schmerzhafte Gelenkentzündungen durch abgelagerte harnsaure Salze, z. B. an der Großzehe, den Fingern, am Sprung- oder Ellenbogengelenk. Die chronische Verlaufsform führt zu G.knoten in Gelenknähe und am Ohrknorpel sowie zu Nierenschädigungen (G.niere). Zur Behandlung der G. dienen neben diätetischen Maßnahmen (Reduzierung des Körpergewichts und des Fettverbrauchs, Deckung des Eiweißbedarfs mit Milch und Eiereiweiß, reichliche Flüssigkeitszufuhr) spezifische Arzneimittel, beim akuten G.anfall z. B. Colchicin. Zur Unterstützung der chronischen G. werden in der Volksmedizin auch harntreibende Teedrogen (ohne Reizung der Nieren) angewendet. Dazu gehören z. B. Birkenblätter, Brennessel-, Löwenzahn- und Schachtelhalmkraut sowie Hauhechelwurzel.

Gichtrose ↑ Pfingstrose.

Gichtrübe ↑ Zaunrübe, Rote.

Gicht- und Rheumatee ↑ Rheumatee.

Giftpflanzen: Pflanzen, die beim Verzehr durch toxische Wirkung ihrer Inhaltsstoffe auf den Organismus vorübergehende oder bleibende Schädigungen der Gesundheit verursachen oder den Tod herbeiführen können. Viele G. sind zugleich wertvolle Arzneipflanzen, z. B. Roter und Wolliger Fingerhut, Tollkirsche und Maiglöckchen. Der Umgang mit ihnen setzt spezielle Kenntnisse voraus. Durch G. können insbesondere Kinder gefährdet werden.

Ginger ↑ Ingwer.

Gingerole: nicht flüchtige Scharfstoffe aus Ingwerwurzel. Auch aufgrund des Gingerolgehaltes (neben dem ätherischen Öl) wird Ingwer als Gewürz und Magenmittel verwendet. Die G. fördern die Magensaftbildung und bewirken eine Erhöhung des Tonus der Darmmuskulatur sowie eine verstärkte Darmbewegung (Peristaltik). Sie sind wahrscheinlich auch an der brechreizhemmenden Wirkung des Ingwers beteiligt.

Gingivitis ↑ Zahnfleischentzündung.

Ginkgobaum, *Tempelbaum, Ginkgo biloba*: sommergrüner, bis 30 m hoher Baum aus der Familie der Ginkgogewächse (Ginkgoaceae). Ein charakteristisches Merkmal sind die 6 bis 8 cm breiten, fächerförmigen, 2lappigen, auch 2spaltigen oder ungeteilten Blätter mit gegabelten Nerven. Der G. ist 2häusig. Die grünen Blüten stehen in den Blattachseln an Kurztrieben. Die männlichen Blüten enthalten zahlreiche Staubblätter, die an einer langen Achse stehen. Die Pollenkörner werden vom Wind übertragen. Die weiblichen Blüten besitzen 2 Samenanlagen. Die reife pflaumenartige Frucht ist langgestielt, gelblichgrün, kugelig und besitzt einen Durchmesser von etwa 2 bis 3 cm. Sie enthält einen holzigen Steinkern, der von einer harzigen, fleischigen Schicht umgeben ist.

▷ *Blütezeit:* April bis Juni.

▷ *Vorkommen:* Der G. ist in Südostchina heimisch. Er wird als Parkbaum in vielen Ländern angepflanzt und zur Drogengewinnung kultiviert.

▷ *Drogengewinnung:* Sammelgut sind die grünen Blätter des G., die in den Sommermonaten gepflückt und anschließend getrocknet werden.

▷ *Drogenbeschreibung:* Die Droge (Ginkgoblätter, Ginkgo folium) besteht aus den getrockneten grünen, gestielten, fächerförmigen Blättern mit den gegabelten Blattnerven. Die Droge ist geruchlos und besitzt einen schwach säuerlichbitteren Geschmack.

▷ *Inhaltsstoffe:* Die Ginkgoblätter enthalten verschiedene Flavonoide (Kämpferol, Quercetin, Ginkgetin), Pflanzensäuren, Ginkgolide (Diterpene), Sesquiterpene, Gerbstoffe sowie wenig ätherisches Öl.

▷ *Wirkung und Verwendung:* Die Extrakte aus Ginkgoblättern bewirken eine deutliche Steigerung der Gehirndurchblutung. Der Wirkungsmechanismus ist im einzelnen noch nicht aufgeklärt. Die Ginkgoblätterextrakte werden auf einen bestimmten Flavonoidgehalt standardisiert und zu Fertigarzneimitteln verarbeitet. Diese werden in Form von Dragees und Tropfen zur Behandlung von Hirnleistungsstörungen als Folge von Durchblutungsstörungen verwendet. Eine mangelhafte Hirndurchblutung kann sich z. B. durch Schwindelerscheinungen, Kopfschmerzen, Ohrensausen, Gedächtnisschwäche, Orientierungsstörungen und Störungen des Sprechvermögens äußern. Auch periphere Durchblutungsstörungen, z. B. infolge diabetischer oder nikotinbedingter Gefäßschäden, werden mit Ginkgoblätterextrakten behandelt.
Die Droge ist zur Teebereitung nicht geeignet. Die Samenkerne des G. werden in China und Japan in gerösteter Form gegessen. Blätterextrakte werden zur Hautpflege in Kosmetika verwendet.

▷ *Nebenwirkungen:* Bei der Anwendung von Ginkgopräparaten sind selten leichte Magen-Darm-Beschwerden, Kopfschmerzen oder allergische Hautreaktionen beobachtet worden.

▷ *Geschichtliches:* Der G. hat sich zumeist nur in den Tempelhainen Chinas und Japans erhalten können, doch wurde in neuerer Zeit noch ein

Wildvorkommen in einem Gebirge im Südosten Chinas entdeckt. Die erste Nachricht über diesen Baum brachte 1712 der deutsche Arzt Engelbert Kaempfer, der sich von 1690 bis 1692 in Japan aufgehalten hatte, wobei er den japanischen Namen Gin-kyo (Silberaprikose) als Ginkgo wiedergab. 1754 erfolgte seine Einführung nach Westeuropa. In Mitteleuropa wurde er zuerst um 1770 in Wien angepflanzt und im Laufe der nächsten Jahrzehnte zu einem beliebten, wenn auch insgesamt selten gebliebenen Parkbaum.

↑ **Tafel 21**

Ginseng, *Kraftwurz, Panax ginseng:* ausdauernde, bis etwa 60 cm hohe Pflanze aus der Familie der Araliengewächse (Araliaceae). Der G. bildet aus einer meist spindelförmigen, einfachen oder 2schenkligen Wurzel unverzweigte Stengel mit quirlständigen, langgestielten, gefingerten, bis 20 cm langen Blättern. Die radiären weißlichgrünen Blüten stehen in endständigen, 15- bis 30strahligen doldenartigen Blütenständen. Die Frucht ist eine rote Beere.

▷ *Blütezeit:* Juni bis August.

▷ *Vorkommen:* Der G. ist in den Gebirgswäldern Ostasiens (Nordkorea, Mandschurei, Ussurigebiet) heimisch und wird in China, Japan, Russland und Korea angebaut. *Panax quinquefolius,* in den feuchten Wäldern Nordamerikas wachsend, wird ebenfalls kultiviert und liefert die amerikanische G.wurzel.

▷ *Drogengewinnung:* Die Wurzeln 6- bis 8jähriger G.pflanzen werden im Herbst gegraben. Je nach Aufbereitung der Wurzeln wird zwischen weißer und roter G.wurzel unterschieden. Bei der weißen G.wurzel wird der Kork zum Teil durch Schaben entfernt und die Wurzel in der Sonne oder bei 100 bis 120 °C getrocknet. Die rote G.wurzel wird durch Brühen der Wurzeln mit Wasser und anschließendes Trocknen gewonnen. Dadurch erhält die Droge ein rötliches, etwas durchscheinendes und hornartiges Aussehen. Sie wird vor allem aus China und Südkorea nach Europa importiert.

▷ *Drogenbeschreibung:* Die Droge (G.wurzel, Kraftwurzel, Ginseng radix) besteht aus den getrockneten zylindrischen, bis 20 cm langen und nach unten verschmälerten Wurzeln. Sie sind im oberen Teil querrunzelig, von der Mitte an bisweilen ein oder mehrfach geteilt. Oft sind kopfartige Sproßreste erkennbar. Auch faserige Wurzelteile werden verwendet. Die bis 3 mm dicke hellbraune bis gelbe Rinde enthält zerstreut angeordnete, sehr kleine orangerote Harzbehälter. Das Innere ist weiß bis gelblich, hornartig hart und spröde. Die Droge besitzt einen schwach aromatischen Geruch und einen anfangs leicht bitteren, dann süßlichen und schleimigen Geschmack.

▷ *Inhaltsstoffe:* Die Droge enthält mehr als 10 Saponine, die als Ginsenoside (oder Panaxoside) bezeichnet werden. Ferner sind geringe Mengen von ätherischem Öl sowie Zucker und Stärke vorhanden.

▷ *Wirkung und Verwendung:* Die G.zubereitungen (Teeaufguß und standardisierte Drogenpulver und Extrakte enthaltende Fertigarzneimittel) sind aufgrund des Ginsenosidgehaltes gegen Ermüdungserscheinungen des menschlichen Organismus wirksam. Die Wirkung kommt durch eine Anregung des Hirnstoffwechsels, eine Förderung der Leberfunktion und eine

Aktivierung der Muskulatur zustande. Die G.wurzel dient nicht zur Behandlung von Krankheiten, sondern sie ist ein Mittel, das einen günstigen Einfluß auf die Abwehrbereitschaft des Organismus gegenüber schädlichen äußeren Einflüssen besitzt, die Anfälligkeit gegenüber Krankheiten vermindert und die Genesung nach Erkrankungen unterstützt.
Zur Bereitung des Teeaufgusses wird 1 gehäufter Teelöffel grob gepulverte Droge (3 g) mit 1 Tasse (150 ml) siedendem Wasser übergossen und 10 bis 15 Minuten bedeckt stehengelassen. Der Teeaufguß wird durch ein Sieb abgegossen. Täglich werden 1 bis 3 Tassen Tee getrunken. Die Wirkung von G.präparaten setzt allmählich ein, so daß sie über mehrere Wochen eingenommen werden müssen.
In Ostasien spielt die Droge als Stärkungsmittel eine große Rolle. Ein Einfluß auf die Abbauvorgänge im Organismus während des Alterns konnte bisher nicht nachgewiesen werden.

▷ *Nebenwirkungen:* bei üblicher Dosierung nicht bekannt. Bei hoher Dosierung oder langdauernder Anwendung sind Schlaflosigkeit, Nervosität und Durchfälle möglich.

▷ *Geschichtliches:* In Ostasien wird G. seit etwa 2 Jahrtausenden verwendet, 1610 wurde die Pflanze durch Holländer nach Europa gebracht. ↑ **Tafel 22**

Ginsenoside, *Panaxoside:* Triterpensaponine aus der Ginsengwurzel. Die G. wirken verschiedenartig. Sie beeinflussen z. B. Vorgänge im Nervensystem, regen den Eiweiß- und Nucleinsäurestoffwechsel sowie die Lungenfunktion an und wirken insgesamt der Ermüdung des Organismus entgegen. Aufgrund des Ginsenosidgehaltes wird die Ginsengwurzel als kräftigendes und stärkendes Mittel verwendet.

Glandulae: Drüsen; z. B. G. Lupuli: Hopfendrüsen.

Glechoma hederacea ↑ Gundermann.

Glucose, *Traubenzucker, Dextrose:* das in der Natur am weitesten verbreitete Monosaccharid (einfacher Zucker). Die G. kommt frei in süßen Früchten, z. B. in Weintrauben, sowie im Honig vor. Die Hauptmenge der G. liegt jedoch in Pflanzen gebunden in Form von Oligosacchariden (aus 2 bis 8 Zuckern aufgebaut), Polysacchariden (Stärke, Zellulose) und in vielen Glykosiden vor. Die G. wird als Kräftigungsmittel (Energiespender) bei körperlicher Belastung, zur Infusion für die parenterale Ernährung nach Operationen, als Süßungsmittel für Lebensmittel sowie als pharmazeutischer Hilfsstoff, z. B. für Tabletten und Dragees, verwendet.

Glucosinolate: Senfölverbindungen mit Glucose, die in Pflanzen, z. B. Meerrettich, Schwarzer Senf, vorliegen. Bei Verletzung des Pflanzengewebes oder Wärmeeinwirkung werden die G. in scharf riechende Senföle und Glucose durch ein pflanzeneigenes Enzym (Myrosinase) gespalten. Drogen, die G. enthalten, werden als appetitanregende Mittel (Gewürze) und äußerlich in Form hautreizender Zubereitungen (z. B. Breiumschlag mit Senfsamen) verwendet.

Glycine max ↑ Sojabohne.

Glycyrrhiza glabra ↑ Süßholz.

Glykoside: Naturstoffe oder synthetische Verbindungen, die sich in Zukker (z. B. Glucose, Mannose, Galactose, Rhamnose) und das Aglykon (mit verschiedenartiger chemischer Struktur) spalten lassen. Zu den G. gehören z. B. die Digitalis-G. (↑ Digitoxin und ↑ Gitoxin), viele ↑ Flavonoide (z. B. Rutosid, Hyperosid und Quercetin), ↑ Saponine und ↑ Anthranoide. Das Aglykon der G. besitzt meist die spezifische, therapeutisch nutzbare Wirkung, die Verbindung mit Zucker ergibt die Wasserlöslichkeit der G. und beeinflußt die Aufnahme in den Organismus (Transportform).

Glykoside, herzwirksame ↑ Herzglykoside.

Gnadenkraut †, *Gratiola officinalis:* ausdauernde, bis 30 cm hohe Pflanze aus der Familie der Braunwurzgewächse (Scrophulariaceae). Aus einem kriechenden dünnen Wurzelstock wird ein aufsteigender 4kantiger Stengel gebildet, der meist einfach oder wenig verzweigt ist. Die kreuzgegenständigen Blätter sind bis 5 cm lang, lanzettlich und halb stengelumfassend. Sie sind drüsig punktiert, ganzrandig oder besitzen einen entfernt gesägten Blattrand. Die gestielten, traubig angeordneten Blüten stehen in den Achseln der Laubblätter. Sie besitzen eine bis 1 cm lange 2lippige, weiße oder rötlich überlaufene Blütenkrone. Die Frucht ist eine kleine Kapsel mit 2 Fächern.

▷ *Blütezeit:* Juni bis August.

▷ *Vorkommen:* Das G. ist in Europa (die nördlichen Teile ausgenommen) und Westasien heimisch. Die Pflanze wächst auf mäßig nährstoffreichen, kalkarmen Moor- und Sumpfwiesen sowie an Gräben und Tümpeln.

▷ *Drogengewinnung:* Das Kraut der Pflanze wird in den Monaten Juni bis August gesammelt und getrocknet verwendet.

▷ *Drogenbeschreibung:* Die Droge (G., Gratiolae herba) besteht aus den getrockneten oberirdischen Teilen der Pflanze. Die Schnittdroge ist gekennzeichnet durch die geschrumpften hellgrünen oder bräunlichen, drüsig punktierten Blattstücke, die auf der Unterseite den Haupt- und 2 bis 4 parallele Seitennerven erkennen lassen. Ferner sind 4kantige violette Stengelstücke sowie Teile der Blüten und braune, eiförmig zugespitzte Früchte vorhanden. Die Droge ist geruchlos und schmeckt bitter und brennend.

▷ *Inhaltsstoffe:* Die Droge enthält das giftige Cucurbitacinglykosid Elatericid, ferner Gerbstoffe, Harz und etwas ätherisches Öl.

▷ *Wirkung und Verwendung:* Die Zubereitungen der Droge wirken aufgrund des Cucurbitacingehaltes stark abführend. Die Droge wurde früher als Abführmittel sowie bei Gicht, chronischen Hautleiden und als harntreibendes Mittel verwendet. Die Selbstbehandlung mit der Droge ist wegen möglicher Giftwirkungen nicht zu empfehlen.

▷ *Nebenwirkungen,* Giftwirkung: In höheren Dosen verursacht die Droge blutige Durchfälle, Erbrechen, Krämpfe, Störung der Herztätigkeit und Atemlähmung.

▷ *Geschichtliches:* Das G. wurde zuerst von italienischen Botanikern des 15. Jhs. beschrieben. Die Kräuterbücher des 16. und 17. Jhs. kennzeichneten das G. als starkes Abführ- und Brechmittel und empfahlen es gegen

Geschwülste, Wassersucht, Harnverhalten und langwieriges Fieber, rieten jedoch zugleich zu einer vorsichtigen Dosierung. ↑ **Tafel 22**

Goldblume ↑ Gartenringelblume.

Goldrute, *Riesengoldrute, Goldwundkraut, Solidago gigantea:* ausdauernde, bis 1,5 m hohe Pflanze aus der Familie der Korbblütengewächse (Compositae). Die G. bildet einen knotigen Wurzelstock, der aufrechte, höchstens im oberen Teil verzweigte Stengel austreibt. Die Blätter sind sitzend, wechselständig und lanzettlich, die grundständigen Blätter sind in einen langen geflügelten Stiel verschmälert. Die gelben Blütenköpfchen stehen in aufrechter, meist schmaler, allseitswendiger Rispe, seltener in einem traubigen Blütenstand. Sie besitzen 5zählige Röhrenblüten und 8 bis 12 randständige Zungenblüten. Der Hüllkelch ist glockenförmig und setzt sich aus zahlreichen dachziegelförmig übereinander liegenden Schuppenblättern zusammen. Die Frucht ist eine behaarte Achäne. Zur Drogengewinnung wird auch die *Kanadische G. (Solidago canadensis)* verwendet.

▷ *Blütezeit:* Juni bis September.

▷ *Vorkommen:* Die G. ist in Nordamerika heimisch, in Europa eingebürgert. Die Pflanze ist verwildert in Auenwäldern und an Uferböschungen zu finden, vielfach jedoch als Zierpflanze in Gärten. Die Kanadische G. kommt an Bahndämmen und auf Schuttplätzen vor.

▷ *Drogengewinnung:* Die blütentragenden Teile der G. werden in den Monaten August bis September gesammelt. Das Pflanzenmaterial wird in dünner Schicht an luftigen, schattigen Plätzen getrocknet. Die Anwendung künstlicher Wärme bis 40 °C ist möglich. Das G.nkraut stammt aus Wildvorkommen.

▷ *Drogenbeschreibung:* Die Droge (G.nkraut, Goldwundkraut, Riesengoldrutenkraut, Solidaginis herba) besteht aus den getrockneten oberirdischen Teilen. Die Schnittdroge ist gekennzeichnet durch die runden, längsgestreiften, markigen Teile des Stengels und die geschrumpften grau- bis braungrünen Blattstücke. Daneben sind die charakteristischen gelben Blütenköpfchen sowie einzelne Blüten mit weißlichem Pappus und die Hüllkelchblätter, die eine glänzende Innenseite besitzen, enthalten. Die Droge ist geruchlos und schmeckt herb und leicht zusammenziehend.

▷ *Inhaltsstoffe:* Das G.nkraut enthält verschiedene Flavonoide, unter anderem Rutosid, Quercetin und Kämpferol, Anthocyanidine, Triterpensaponine, das Phenolglykosid Leiocarposid und ätherisches Öl mit 40 bis 46% Cadinen.

▷ *Wirkung und Verwendung:* Der Droge wird eine hartreibende, schwach krampflösende und entzündungshemmende Wirkung zuerkannt. Die Saponine und das Leiocarposid erwiesen sich im Tierversuch als ödemhemmend. Zubereitungen aus der Droge werden zur Erhöhung der Harnmenge bei Entzündungen der Nieren und der Blase sowie zur Durchspülung bei entzündlichen Erkrankungen der ableitenden Harnwege, Harnsteinen und Nierengries, auch zur Vorbeugung, verwendet. Die volkstümliche Anwendung, z. B. bei Rheuma, Gicht, Diabetes, Hämorrhoiden, inneren Blutungen und chronischem Ekzem, ist nicht ausreichend belegt.
Zur Bereitung des Teeaufgusses

werden 1 bis 2 Teelöffel Droge (3 bis 5 g) mit 1 Tasse (150 ml) siedendem Wasser übergossen und 10 bis 15 Minuten bedeckt stehengelassen. Der Teeaufguß wird durch ein Sieb abgegossen. 3mal täglich wird 1 Tasse Tee zwischen den Mahlzeiten getrunken.
Die Anwendung des Teeaufgusses bei chronischen Nierenerkrankungen ist ohne ärztliche Anweisung nicht zu empfehlen.
In der Volksmedizin wird die Droge auch bei rheumatischen Beschwerden benutzt.

▷ *Nebenwirkungen:* nicht bekannt.

▷ *Geschichtliches:* Die G. wurde im 16. und 17. Jh. vor allem als Wundkraut verwendet. Nach H. Bock war die Verwendung bereits bei den Germanen (Solidago virgaurea) üblich. Zur Wundbehandlung wurde das Drogenpulver auf die Wunde gestreut oder frisch zerstampftes Kraut aufgelegt. Die G. galt auch als harntreibendes Mittel, das bei Harnverhaltung und Nierensteinen Anwendung fand. ↑ **Tafel 22**

Goldwundkraut ↑ Goldrute.

Gottvergess ↑ Schwarznessel.

Granulat-Tee ↑ Instant-Tee.

gras ↑ Haschisch.

Graslinde ↑ Linde.

Graswurzel ↑ Quecke.

Gratiola officinalis ↑ Gnadenkraut.

Griechisch Heu ↑ Bockshornklee.

Grippaler Infekt ↑ Erkältungskrankheit.

Grippe, *Influenza, Virusgrippe:* akute Infektionskrankheit des Menschen, die epidemisch und von Zeit zu Zeit sogar als Pandemie auftritt. Hervorgerufen durch Influenzaviren, wird sie vor allem durch Tröpfcheninfektion verbreitet; Eintrittspforten sind die Schleimhäute der oberen Atemwege. Plötzlicher Beginn mit erheblichem Krankheitsgefühl, Frösteln, hohem Fieber, Gliederschmerzen, Heiserkeit und trockenem, schmerzhaftem Husten sind kennzeichnend. Häufige Komplikationen der G. sind bakterielle Lungenentzündung, Herz- und Kreislaufversagen und Entzündungen der Nasennebenhöhlen. ↑ Erkältungskrankheit.

Grippeprophylaxe: Vorbeugung gegen eine Infektion mit Grippeviren. Die wirksamste Form der G. ist die Grippeschutzimpfung mit Grippeimpfstoff. Der Impfschutz ist erst mehrere Wochen nach der Impfung voll ausgebildet. Er hält 6 bis 12 Monate an. Zur Vorbeugung gegen Grippe nach erfolgter Unterkühlung des Körpers in der kalten Jahreszeit (nasse Füße, Zugluft) kann das Trinken von heißem Lindenblütentee wirksam sein. Zur G. werden auch Zubereitungen des Sonnenhutes verwendet.

Grippetee ↑ schweißtreibender Tee.

Grundheil ↑ Ehrenpreis.

Grüne Nieswurz ↑ Christrose.

grüner Senf ↑ Senf, Schwarzer.

Guarana, *Paullinia cupana:* bis 12 m lang wachsender, immergrüner Schlingstrauch aus der Familie der Seifenbaumgewächse (Sapindaceae). Die Pflanze besitzt lang gestielte, unpaarig gefiederte Blätter.

Die 5 Fiederblätter sind eiförmig, kurzgestielt und haben einen grob gezähnten Rand. Die Blütenstände sind rispig, bis 20 cm lang und befinden sich in den Blattachseln. Die weißen, etwas unscheinbaren Blüten sind kurzgestielt. Der dreifächrige Fruchtknoten enthält in jedem Fach 1 bis 2 Samenanlagen. In der Regel kommt jedoch nur 1 Same zur Entwicklung. Die einsamige Kapselfrucht ist zugespitzt, haselnußgroß und rot. Sie springt mit 3 Klappen auf. Die reifen Samen sind kugelrund und am Grunde becherartig von einem Samenmantel umfaßt.

▷ *Blütezeit:* Juni bis Juli.

▷ *Vorkommen:* Die Guaranapflanze ist im Amazonasgebiet in Brasilien und Venezuela heimisch. Es sind etwa 150 Varietäten bekannt. Hauptanbaugebiet ist die Gegend um Mauès in Brasilien, wo vor allem die Varietät „sorbilis“ kultiviert wird.

▷ *Drogengewinnung:* Die Droge (Paullinia-cupana-Samen, Guaranasamen, Guaranae semen) sind die ganzen gerösteten Samen. Als Guarana wird eine aus den geschälten, getrockneten, gerösteten und gepulverten Samen durch Zusatz von Wasser bereitete Masse bezeichnet. Aus der teigigen Masse werden bis 20 cm lange Stangen oder auch kleine Figuren geformt, die anschließend durch Rösten getrocknet und durch Räuchern haltbar gemacht werden. Auch die getrockneten Samen sind handelsüblich.

▷ *Drogenbeschreibung:* Die Paullinia-cupana-Samen sind kugelig oder einseitig abgeflacht, glänzend dunkelbraun, mit großem hellbraunem Nabelfleck. Die Samenschale ist dünn, spröde und läßt sich leicht ablösen. Die Samen besitzen keinen deutlich wahrnehmbaren Geruch und schmecken bitter.

▷ *Inhaltsstoffe:* Die Paullinia-cupana-Samen enthalten mindestens 3% Coffein, und damit etwa dreimal soviel wie die Kaffeebohne, sowie Gerbstoffe (Tannine). Ferner kommen Rohfaser, Fette, Stärke, Harze, Eiweiß und wenig Theobromin und Theophyllin (dem Coffein chemisch verwandte Stoffe) vor.

▷ *Wirkung und Verwendung:* Paullinia-cupana-Samen bzw. Guarana wirken aufgrund des Coffeingehaltes anregend. Die belebende Wirkung wird jedoch deutlich nur bei Ermüdeten beobachtet. Die Wirksamkeit von Coffein ganz allgemein ist individuell unterschiedlich ausgeprägt. Im Vordergrund steht die Schlafhemmung und die Verbesserung der körperlichen Leistungsfähigkeit. Bei älteren Menschen kann auch eine schlaffördernde Wirkung auftreten, die durch eine Gegensteuerung des vegetativen Nervensystems verursacht wird. Bedingt durch den Gerbstoffgehalt ist ein leicht stopfender Effekt vorhanden. Auch eine appetithemmende Wirkung ist wahrnehmbar. Die Anregung von Atmung, Herzleistung und Skelettmuskulatur bedingt die Anwendung von Guarana-Präparaten zur kurzzeitigen Beseitigung von Ermüdungserscheinungen in Form von Erschöpfung, Abgespanntheit und Leistungsabfall. Die Wirksamkeit bei Kopfschmerzen ist ebenfalls auf das Coffein zurückzuführen. Auch Diät-Produkten zur Reduzierung des Körpergewichts wird Guarana zugesetzt. Ferner enthalten sogenannte „Energy-Drinks“ z.T. Guarana-Extrakt.

▷ *Nebenwirkungen:* Guarana-Präparate können Einschlafstörungen, Übererregbarkeit, nervöse Unru-

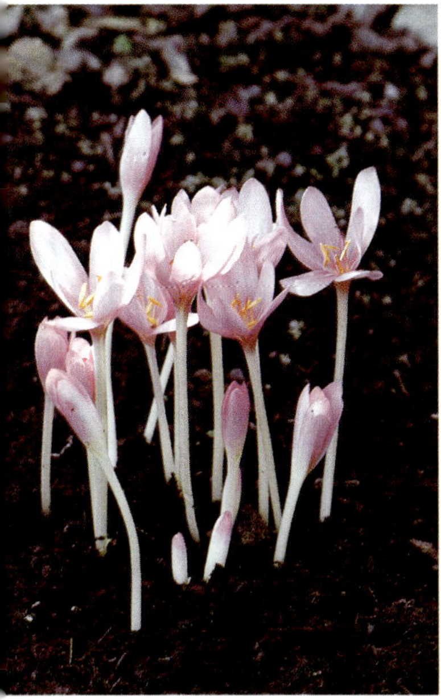
Herbstzeitlose

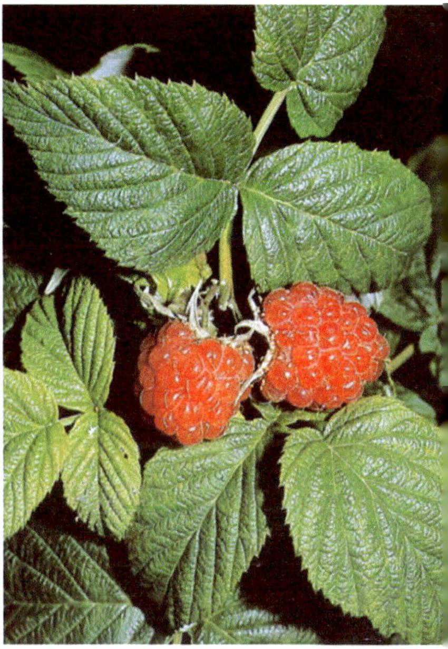
Himbeere

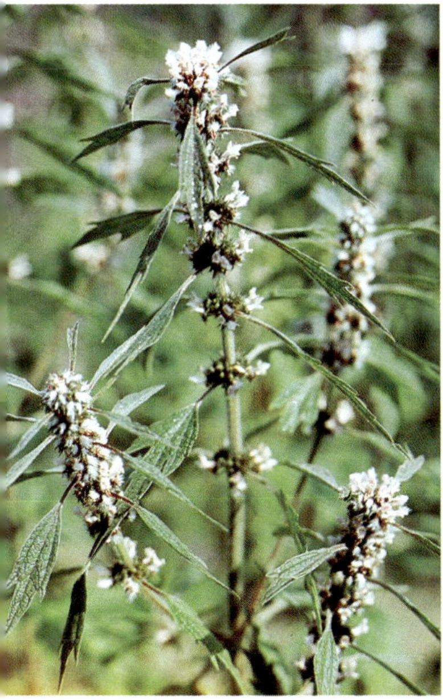
Herzgespann

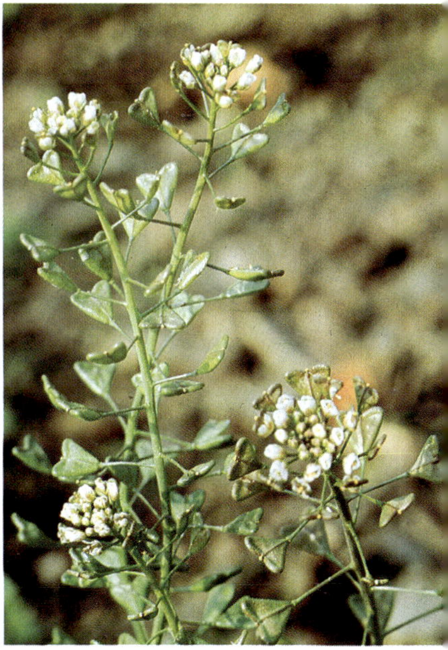
Hirtentäschel

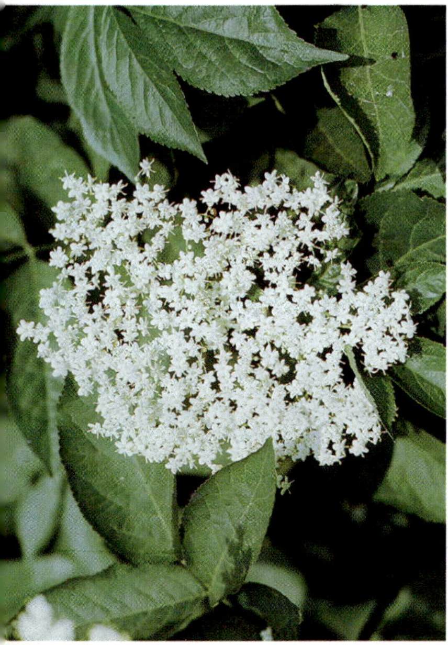

Holunder, Schwarzer

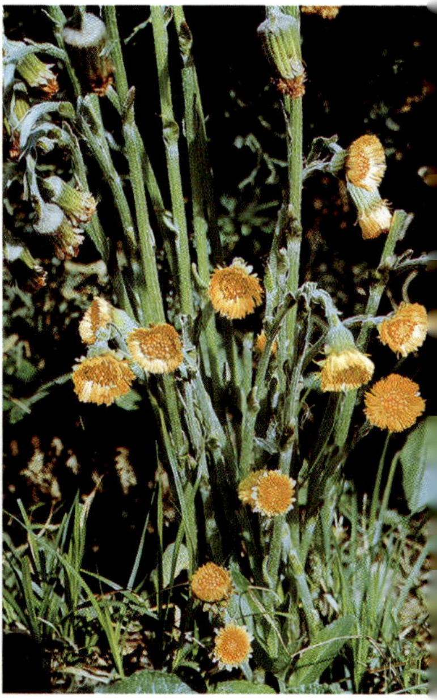

Huflattich

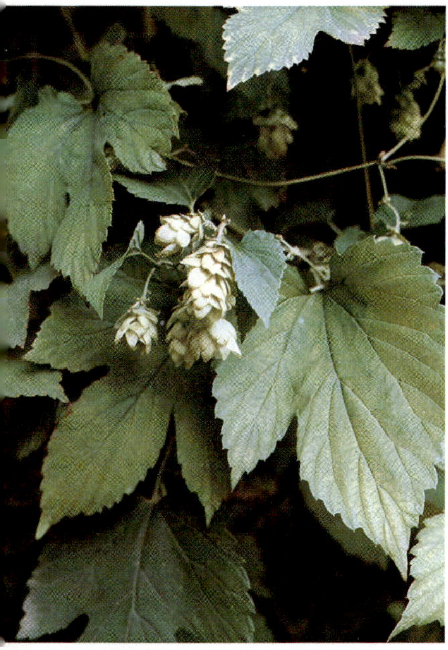

Hopfen

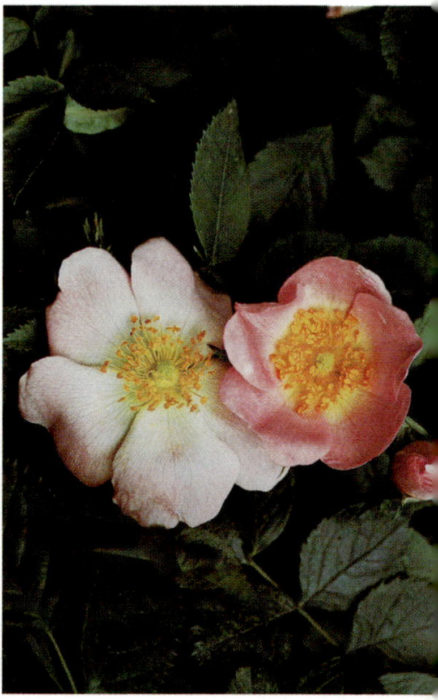

Hundsrose

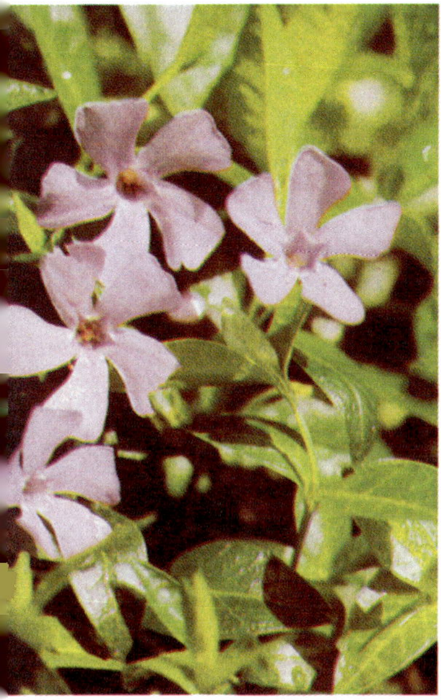

Immergrün

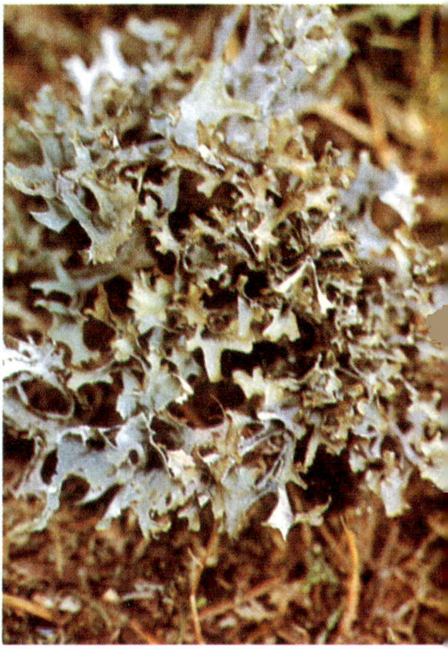

Isländisches Moos

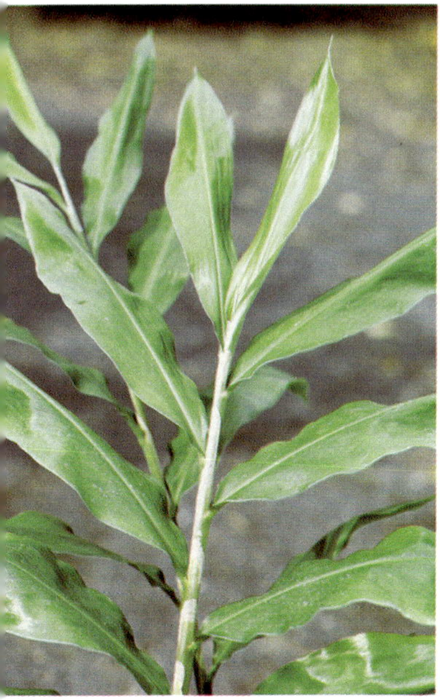

Ingwer

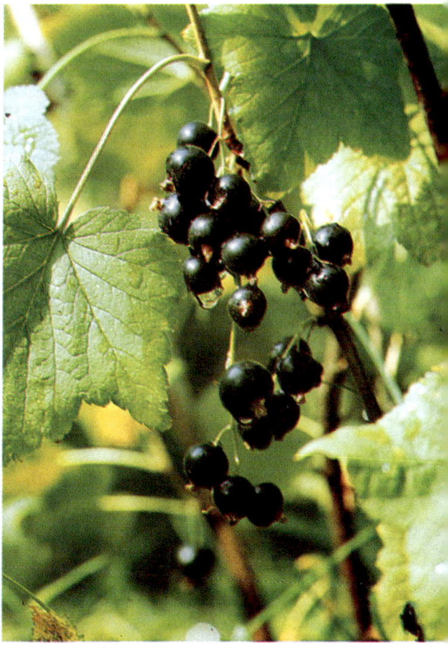

Johannisbeere, Schwarze

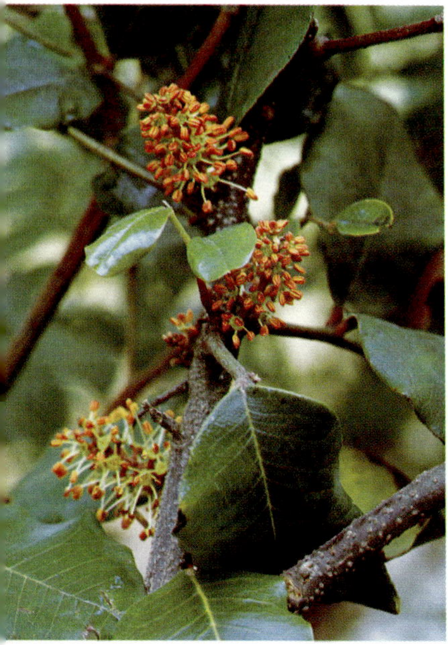

Johannisbrotbaum

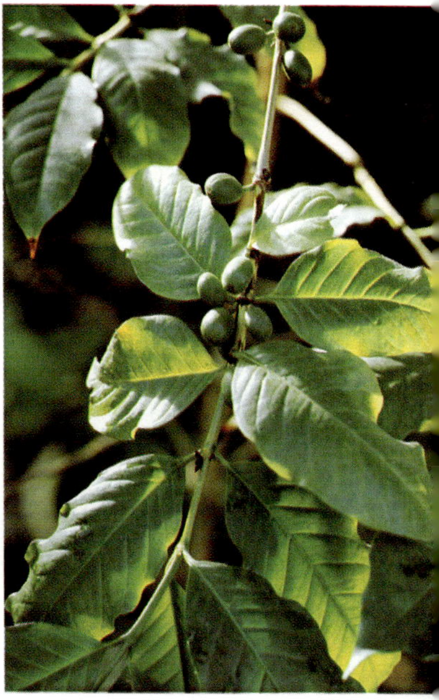

Kaffeestrauch

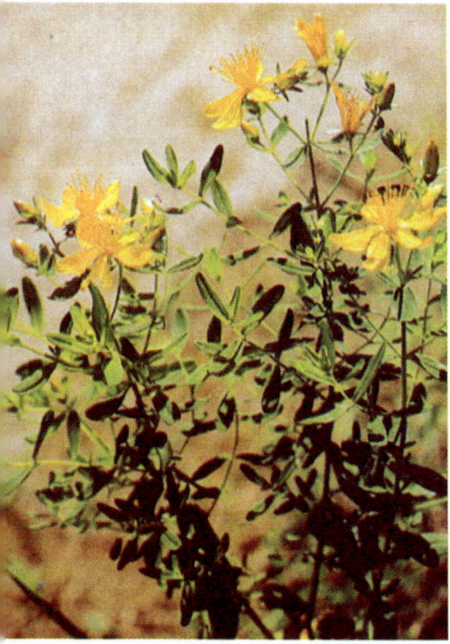

Johanniskraut

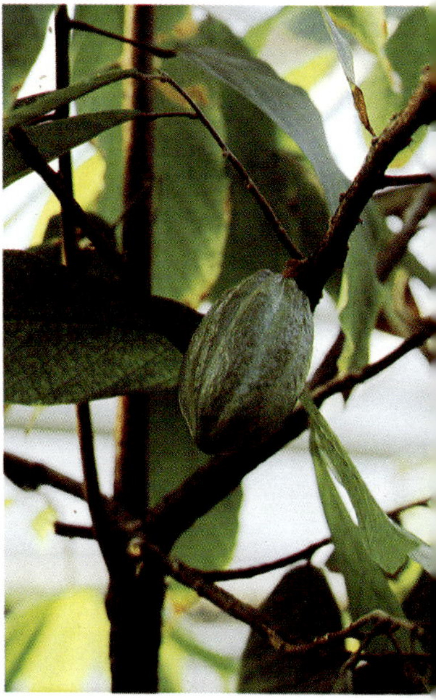

Kakaobaum

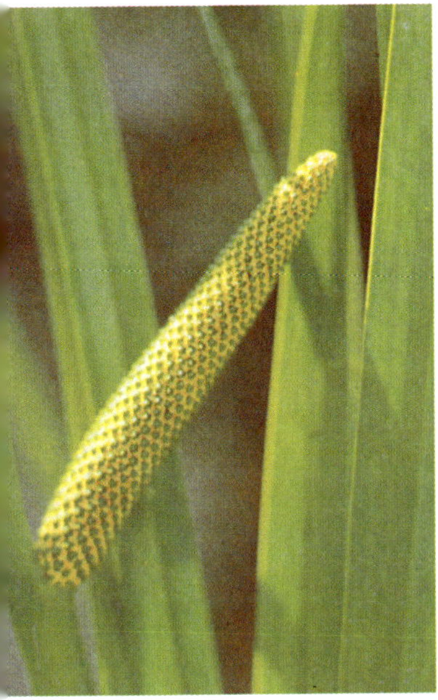

Kalmus

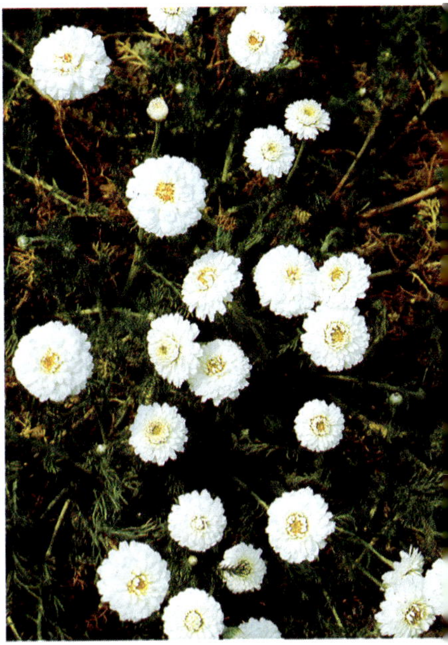

Kamille, Römische

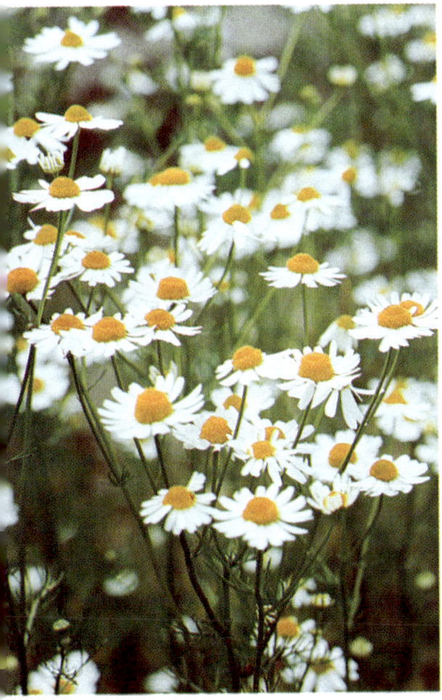

Kamille

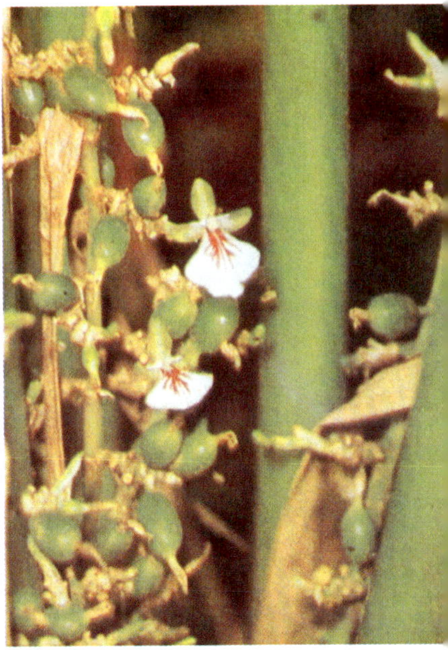

Kardamompflanze

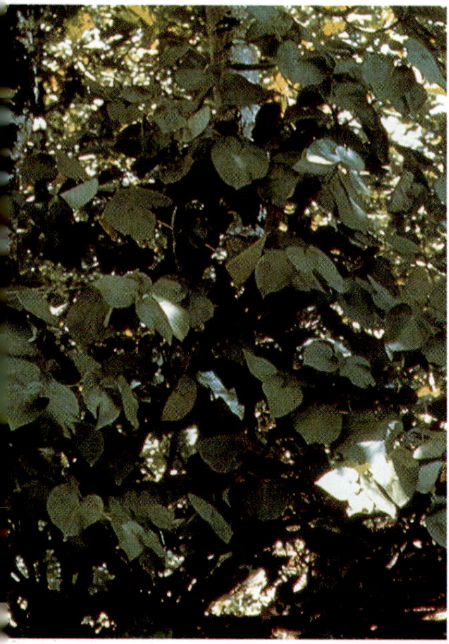

Kavapflanze

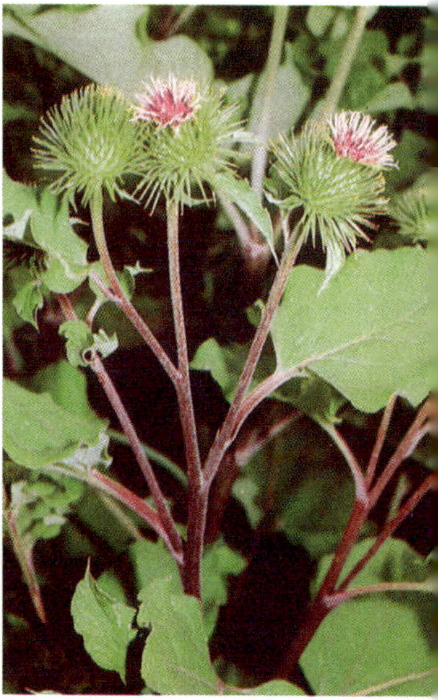

Klette, Große

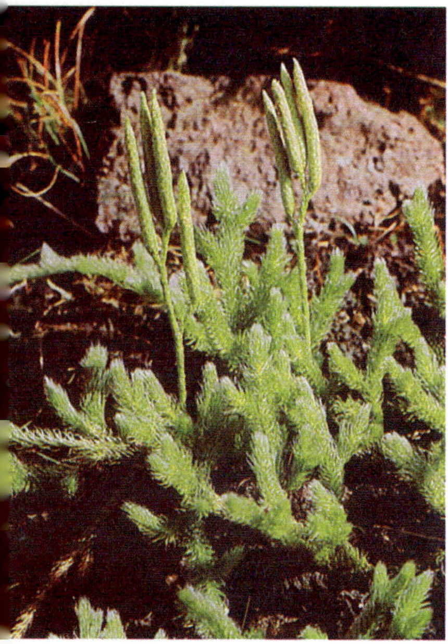

Keulenbärlapp

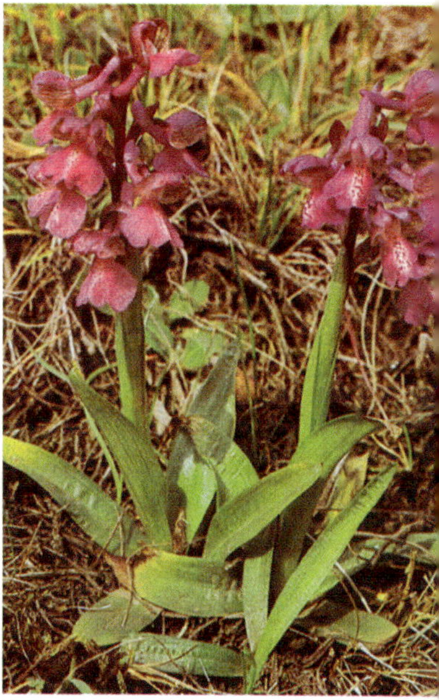

Knabenkraut

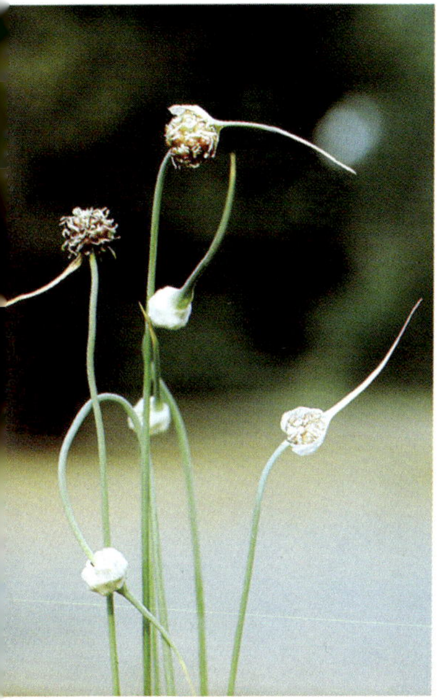
Knoblauch

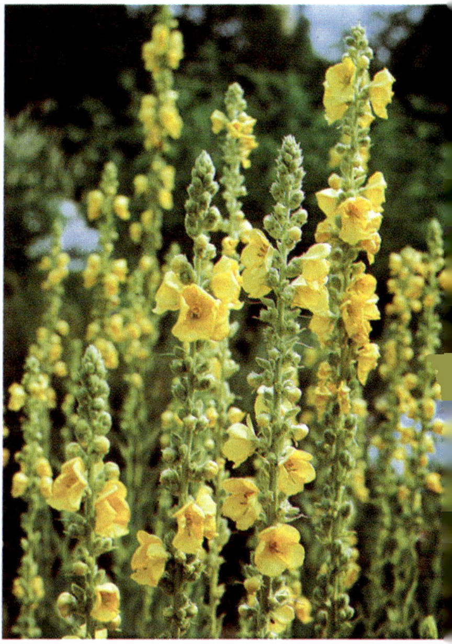
Königskerze

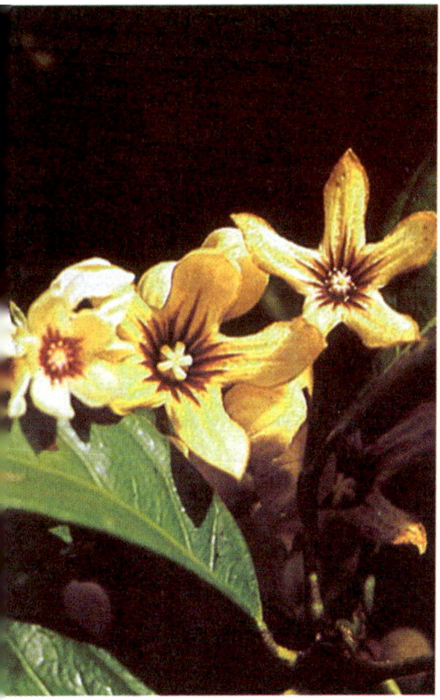
Kolabaum

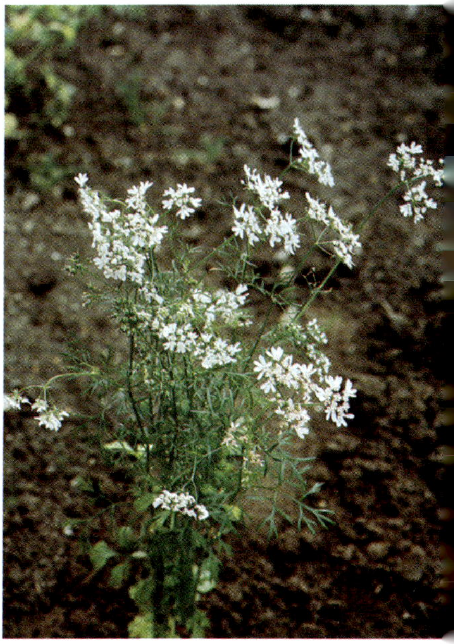
Koriander

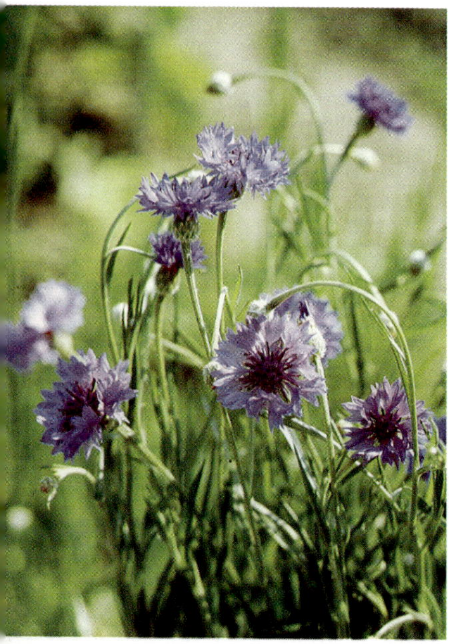

Kornblume

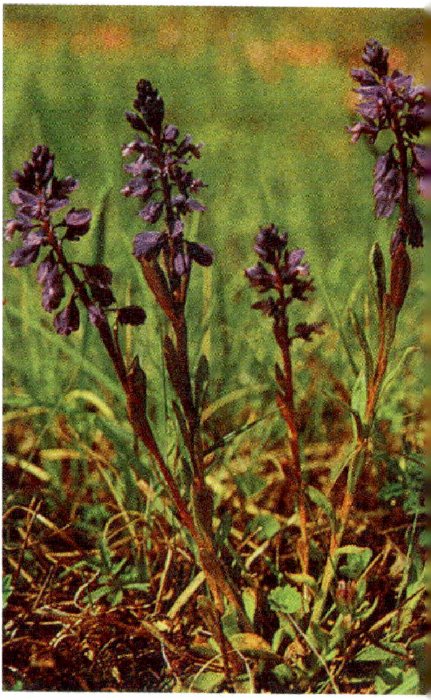

Kreuzblume, Bittere

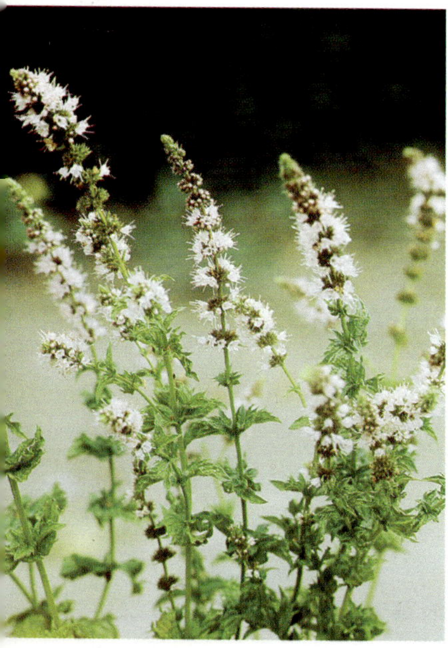

Krauseminze

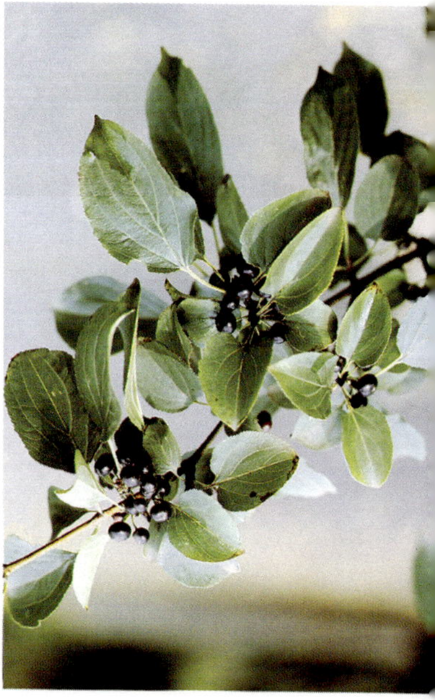

Kreuzdorn

hezustände und Magenbeschwerden verursachen. Bei Magen- und Zwölffingerdarmgeschwüren dürfen Guarana-Präparate nicht genommen werden. Dies gilt auch für die Stillzeit, da das Verhalten und Befinden der Säuglinge beeinträchtigt wird.

▷ *Geschichtliches:* Erste Berichte über die Verwendung von Guarana bei den Quaramis-Indianern in Südamerika zur Herstellung eines bitteren Getränkes stammen von einem Jesuitenpater aus dem Jahr 1669. Alexander von Humboldt erwähnte 1822 die therapeutischen Eigenschaften. Guarana wurde in Deutschland seit dem 19. Jh. vor allen gegen Migräne und gegen Durchfall als Arzneimittel verwendet. ↑ **Tafel 22**

Gummiharz: aus Pflanzen bei Verletzung ausgetretener Milchsaft (Latex), der an der Luft zu klumpigen Massen mit aromatischem Geruch erstarrt ist. Die G. enthalten 30 bis 60% Harzbestandteile, 5 bis 10% ätherisches Öl und einen wasserlöslichen Polysaccharidanteil. Beim Erstarren des Milchsaftes entsteht durch Oxydation, Polymerisation und Enzymreaktionen ein sehr komplex zusammengesetztes Stoffgemisch. Pharmazeutische Bedeutung besitzt das G. des Myrrhenbaumes, das in Form der Myrrhentinktur (↑ Myrrhe) angewendet wird.

Gundelrebe ↑ Gundermann.

Gundelrebenkraut ↑ Gundermann.

Gundermann, *Gundelrebe, Glechoma hederacea:* ausdauernde, bis 40 cm hohe Pflanze aus der Familie der Lippenblütengewächse (Lamiaceae). Der G. bildet einen kriechenden Stengel, der auch im Winter belaubt ist. Die unteren Knoten des Stengels sind bewurzelt. Die gegenständigen, gestielten Blätter sind nierenförmig und auf der Unterseite oft rotviolett überlaufen. Der Blattrand ist deutlich gekerbt. Die 2lippigen blauvioletten Blüten stehen meist zu zweit oder zu mehreren in den Achseln der Laubblätter. Die 5 Kronblätter sind zu einer geraden Röhre verwachsen. Die Frucht zerfällt bei der Reife in 4 einsamige Klausen (Nüßchen). Der G. bildet oberirdische, bis 1 m lange beblätterte Ausläufer und tritt dadurch häufig in größeren, dichten Beständen auf.

▷ *Blütezeit:* April bis Juni.

▷ *Vorkommen:* Der G. ist in Europa und Teilen Asiens heimisch. Die Pflanze ist auf nährstoffreichen, nicht zu trockenen Böden vor allem an Waldsäumen, auf Kahlschlägen, in Gebüschen, krautreichen Wäldern und auf Wiesen anzutreffen.

▷ *Drogengewinnung:* Die oberirdischen blühenden Teile der Pflanze werden in den Monaten April bis Juni abgeschnitten. Die Trocknung erfolgt in dünner Schicht an schattigen, luftigen Plätzen bei Temperaturen bis 35 °C.

▷ *Drogenbeschreibung:* Die Droge (Gundelrebenkraut, Glechomae herba) besteht aus den getrockneten Blättern, Stengeln und Blüten sowie Ausläufern. Die Schnittdroge ist gekennzeichnet durch die grob runzeligen, auf der Oberseite dunkelgrünen und auf der Unterseite hellgrünen Blattstücke. Mitunter ist an ihnen der deutlich gekerbte Blattrand erkennbar. Daneben sind dünne, 4kantige, häufig rotviolette Ausläufer- und Stengelteile und Teile der blauvioletten Blüten enthalten. Die Droge besitzt einen schwach würzigen, aromatischen Geruch und einen gewürzhaften, bitteren, dann kratzenden Geschmack.

▷ *Inhaltsstoffe:* Das Gundelrebenkraut enthält wenig ätherisches Öl, Gerbstoffe, Bitterstoffe, z. B. Glechomin, und Saponine.

▷ *Wirkung und Verwendung:* Der Teeaufguß der Droge wirkt aufgrund des Gerbstoffgehaltes stopfend. Die Saponine und das ätherische Öl wirken schleimlösend und erleichtern das Abhusten. Die Bitterstoffe regen die Magensaftbildung an. Das Gundelrebenkraut wird nur in der Volksmedizin bei Magen-Darm-Katarrh, leichten Durchfallerkrankungen und Husten angewendet.
Zur Bereitung des Teeaufgusses wird 1 gehäufter Teelöffel Droge (2 g) mit 1 Tasse (150 ml) siedendem Wasser übergossen und 10 bis 15 Minuten bedeckt stehengelassen. Der Teeaufguß wird durch ein Sieb abgegossen. Täglich werden 1 bis 3 Tassen Tee zwischen den Mahlzeiten getrunken.

▷ *Nebenwirkungen:* nicht bekannt.

▷ *Geschichtliches:* Der G. läßt sich in den Schriften der Antike nirgends mit Sicherheit nachweisen. Dagegen war er eine alte germanische Arznei- und Zauberpflanze, Hildegard von Bingen erwähnte ihn als Arzneipflanze. Die Kräuterbücher des 16. und 17. Jhs. empfahlen ihn z. B. als Mittel gegen entzündete Augen, Ruhr, Fisteln, Grind und Geschwüre, gegen Eingeweidewürmer, Halsentzündungen sowie gegen Taubheit und Ohrensausen.
↑ **Tafel 23**

Gurgelmittel: wäßrige Arzneizubereitungen, die Drogenauszüge (z. B. Arnika-, Myrrhen-, Ratanhia-, Salbeitinktur, Kamillenextrakt) oder Salze (z. B. Aluminium-, Kaliumchlorid) enthalten und zur Behandlung von Erkrankungen des Mund- und Rachenraumes verwendet werden. Die G. wirken antiseptisch, adstringierend, entzündungshemmend und deodorierend. Das G. soll lauwarm angewendet werden. Die Gurgeldauer beträgt mindestens 1 Minute.

Gurkenkraut ↑ Boretsch.

Gurunuß ↑ Kolabaum.

Hafer, *Saathafer, Avena sativa:* einjährige, bis 1 m hohe krautige Pflanze aus der Familie der Süßgräser (Gramineae). Aus einem Wurzelbündel treibt der H. knotige Halme, die in rispenartigen Blütenständen enden. Die hellgrünen Blätter umschließen den Halm und besitzen eine linealische Blattspreite und -scheide. Die überhängenden Ährchen werden von 2 Spelzen bedeckt. Sie sind grannenlos oder kurz begrannt. Die Frucht ist ein Korn (Karyopse).

▷ *Blütezeit:* Juni bis August.

▷ *Vorkommen:* Herkunft unbekannt. Er wird auf der ganzen Erde mit Ausnahme der Tropen als wichtige Getreidepflanze angebaut.

▷ *Drogengewinnung:* Die oberirdischen Teile der Pflanze werden zur Blütezeit geerntet und frisch verarbeitet oder getrocknet.

▷ *Drogenbeschreibung:* Die Drogen des H. sind das frische (H.kraut, Avenae sativae herba) und das getrocknete Kraut (H.stroh, Stramentum Avenae, Avenae sativae stramentum). Die Droge H.stroh ist gekennzeichnet durch die knotigen Halme, die ganzrandigen Blätter und die lockeren Rispen, deren Ährchen jeweils von 2 Spelzen bedeckt werden. Sie besitzt keinen deutlich wahrnehmbaren Geruch und Geschmack. Außerdem werden die gequetschten Körner (H.flocken) verwendet.

▷ *Inhaltsstoffe:* Das H.kraut enthält Kohlenhydrate, Saponine, Flavonoide, Kieselsäure und Calciumsalze. Bestandteile der H.körner sind Fett, Zucker, Eiweiß, 50 bis 60% Stärke, B-Vitamine, Enzyme, Calciumsalze und Kieselsäure.

▷ *Wirkung und Verwendung:* Das frische H.kraut und die daraus hergestellten Zubereitungen (Tinktur, Preßsaft) wirken mild beruhigend, ohne daß diese Wirkung bisher bestimmten Inhaltsstoffen zugeordnet werden kann. Die Zubereitungen werden allein oder als Bestandteil von pflanzlichen Kombinationspräparaten als milde Beruhigungs- und Schlafmittel verwendet. Aus dem getrockneten H.stroh werden Bäder zur unterstützenden Behandlung von entzündlichen Hauterkrankungen bereitet. Für ein Vollbad werden 100 g geschnittenes H.stroh mit 3 Liter Wasser 20 Minuten gekocht. Die Flüssigkeit wird durch ein Sieb abgegossen und dem Bad zugesetzt. Bei größeren Hautverletzungen und akuten, unklaren Hautkrankheiten sollte keine Selbstmedikation erfolgen.
In der Volksmedizin finden ebenfalls die H.flocken Verwendung. Aus ihnen wird der H.schleim bereitet, der, besonders bei Kindern, zur unterstützenden Behandlung von Magen- und Darmentzündungen, Verdauungsbeschwerden und Durchfall geeignet ist. Dabei wird die reizmildernde Wirkung des Schleims sowie die stopfende der Calciumverbindungen genutzt.

▷ *Nebenwirkungen:* nicht bekannt.

▷ *Geschichtliches:* Der Anbau des H. begann erst in der Bronzezeit. In Mitteleuropa gewann er von der mittleren vorrömischen Eisenzeit an zunehmend an Bedeutung. Im 16. und 17. Jh. waren bereits mehrere Sorten bekannt. Der H. diente nicht nur als Pferdefutter, sondern spielte in Form von Grütze und Mehl auch in der menschlichen Ernährung eine große Rolle. Der H.brei wurde auch medizinisch verwendet, z. B. in Form von Umschlägen gegen Koliken und Menstruationsbeschwerden, außerdem diente er als Schönheitsmittel. ↑ **Tafel 23**

Hagebutten ↑ Hundsrose.

Hagebuttenstrauch ↑ Hundsrose.

Hagedorn ↑ Weißdorn.

Hagedornbeeren ↑ Weißdorn.

Hagrose ↑ Hundsrose.

Halsentzündung ↑ Mandelentzündung.

Haltbarkeit, *Verwendbarkeitsdauer:* Zeitraum, in dem ein Arzneimittel oder Lebensmittel uneingeschränkt seinen Gebrauchswert behält. Drogen und pflanzliche Zubereitungen besitzen nur eine begrenzte H., da bei der Lagerung Veränderungen der Inhaltsstoffe (z. B. Verflüchtigung ätherischer Öle, Umwandlung von Gerbstoffen in unlösliche und damit wertlose Produkte) auftreten. Unter Berücksichtigung der H. werden für Drogen und pflanzliche Erzeugnisse Verwendbarkeitsfristen festgelegt. Sie betragen für Teedrogen meist 18 bis 24 Monate. Bei Fertigarzneimitteln ist die H. auf der Verpackung angegeben.

Hamamelis virginiana ↑ Zaubernuß, Virginische.

Hämatom ↑ Bluterguß.

Hammelmöhre ↑ Pastinak.

Hämorrhoiden: knotenförmige Erweiterungen der Venen am After (außen und innen). Die H. können anlagebedingt oder z. B. infolge chronischer Stuhlverstopfung, Bindegewebsschwäche, Herz-Kreislauf-Erkrankungen, eines Leberleidens oder Blutstauung im Becken bei Schwangerschaft erworben sein. Schwere Formen der H. werden chirurgisch versorgt. Bei leichteren Formen finden auch pflanzliche Präparate Anwendung, die fördernd auf die Blutzirkulation, entzündungshemmend und juckreizlindernd wirken. Vor allem werden Zubereitungen der Virginischen Zaubernuß und Roßkastanie (Salbe, Zäpfchen), Kamillen- und Schafgarbentee zum Spülen sowie Abführmittel gegen die häufig zugleich bestehende Stuhlverstopfung verwendet.

Hämostyptikum ↑ blutstillendes Mittel.

Hanf, Indischer †, *Cannabis sativa:* einjährige, bis 2 m hohe krautige Pflanze aus der Familie der Maulbeergewächse (Moraceae). Die Pflanze bildet einen aufrechten, meist verzweigten, behaarten Stengel. Die gegenständigen Blätter sind langgestielt und 3- bis 5- oder 7zählig geteilt. Die Teilblättchen sind lanzettlich und besitzen einen gesägten Blattrand. Die obersten Blätter sind mitunter auch ungestielt. Die Pflanze ist 2häusig. Die weiblichen Pflanzen sind größer als die männlichen. Die männlichen Blüten sind weißlichgrün und zu rispenartigen Blütenständen vereinigt. Die weiblichen Blüten bilden Scheinähren und werden von behaarten Vorblättern kapuzenartig umschlossen. Die Frucht ist eine einsamige Schließfrucht.

▷ *Vorkommen:* Der I. H. ist in Vorderasien, Südostrußland und Indien heimisch. Eine Unterart wird in Teilen Europas und in Nordamerika als

Faserpflanze und zur Ölgewinnung kultiviert.

▷ *Drogengewinnung:* Zur Blütezeit oder beginnenden Fruchtbildung werden die Zweigspitzen der weiblichen Pflanze gesammelt und getrocknet.

▷ *Drogenbeschreibung:* Die Droge (Indischer Hanf, Haschischkraut, Cannabis indicae herba) besteht aus den getrockneten Krautteilen oder abgestreiften Blättern, Blüten und Früchten. Die Blätter lassen auf der dunkelgrünen Oberseite eine helle, drüsige Punktierung erkennen. Die Blattunterseite ist leicht behaart und läßt die Haupt- und Seitennerven deutlich hervortreten. Der Blattrand ist nach unten umgerollt. Die Früchte sind glänzend, hell- oder braungrün, bis 5 mm lang und bis 2 mm breit. Sie enthalten jeweils einen schwarzgesprenkelten Samen. Behaarte Stengelteile können ebenfalls vorhanden sein. Die Droge riecht kräftig würzig und schmeckt würzig.

▷ *Inhaltsstoffe:* Die Droge enthält bis 2% Tetrahydrocannabinole, ätherisches Öl, Flavonoide, Pektin und Pflanzensäuren. Das Kraut der Faserpflanze enthält praktisch keine Tetrahydrocannabinole und wird heute zunehmend industriell z. B. zur Herstellung von Textilien und Dämmstoffen genutzt.

▷ *Wirkung und Verwendung:* Die Droge wurde aufgrund des Tetrahydrokannabinolgehaltes früher gegen Nervenschmerzen und Migräne sowie als Beruhigungsmittel verwendet. Wegen der Suchtgefahr wird sie nicht mehr benutzt.

▷ *Nebenwirkungen:* Bei der Anwendung kann es zur Gewöhnung (Sucht) kommen. ↑ Haschisch.

▷ *Geschichtliches:* Die Droge ist als Genuß- und Rauschmittel seit dem Altertum bekannt. Sie fand z. B. im Papyrus Ebers Erwähnung und soll von den Assyrern als Räuchermittel bereits im 7. und 8. Jh. v. Chr. verwendet worden sein. Über die Benutzung als Rauschmittel bei den Skythen am Kaspischen Meer berichtete der Geschichtsschreiber Herodot im 5. Jh. v. Chr. Von Galen wurde die Droge als Genußmittel beschrieben. In Europa ist der I. H. wahrscheinlich im 17. Jh. bekannt geworden. Aufnahme in die Arzneikunde fand die Droge erst im 19. Jh. Sie wurde z. B. als leichtes Beruhigungs- und Schlafmittel, mitunter auch bei Magen- und Darmstörungen verwendet. ↑ **Tafel 23**

Hanfnessel ↑ Brennessel.

Hanfnessel, Bleiche ↑ Saathohlzahn.

Hanfweide ↑ Weiden.

Hängebirke ↑ Sandbirke.

Harnblumen ↑ Sandstrohblume.

Harnkrautwurzel ↑ Hauhechel.

harntreibende Mittel, *Aquaretika, Diuretika:* Stoffe und Zubereitungen, die eine vermehrte Harnausscheidung bewirken. Dieser Effekt kann z. B. erzielt werden, wenn die Rückresorption von Natrium- und Chloridionen in den Nieren gehemmt wird. Bei der Ausscheidung beider Ionen wird osmotisch Wasser gebunden und der Harnfluß dadurch erhöht. Auf diese Weise wirken z. B. Birkenblätter- und Orthosiphonblättertee. Auch durch eine verstärkte Nierendurchblutung mit erhöhter Filtrationsrate der Nieren wird die Harnbildung gesteigert (z. B. durch Coffein und Theophyllin). Ebenfalls zu vermehrter Harnbildung führt die Reizung des Nierengewebes durch Anwenden von Drogen, die ätherisches Öl enthalten. Pflanzliche h. M. sind z. B. Wacholderbeeren, Hauhechel-, Petersilien- und Liebstöckelwurzel, Ackerschachtelhalm-, Goldruten- und Heidekraut sowie Orthosiphon- und Birkenblätter. Sie werden als Einzeldroge oder Teemischung *(harntreibender Tee, Species diureticae)* verwendet. Harntreibend wirkende Inhaltsstoffe sind Flavonoide, Saponine, ätherisches Öl, Fruchtsäuren und Kaliumsalze. Bei der Anwendung eines harntreibenden Tees wird auch durch die erhöhte Flüssigkeitszufuhr eine harntreibende Wirkung erzielt. Auch Kaffee und schwarzer Tee besitzen aufgrund ihres Coffein- und Theophyllingehaltes einen harntreibenden Effekt, der durch gleichzeitigen Alkoholgenuß wesentlich verstärkt wird. Die harntreibende Wirkung wird therapeutisch vor allem bei Wasseransammlung im Gewebe (Ödem) oder zur verstärkten Durchströmung des Nierenbeckens und der harnableitenden Organe, z. B. bei entzündlichen Erkrankungen oder Harnsteinen, genutzt. Auch bei bestimmten rheumatischen Erkrankungen werden h. M. zur unterstützenden Behandlung verwendet. Pflanzliche h. M., die lediglich die Ausscheidung von Wasser fördern, werden als Aquaretika bezeichnet. ↑ Aquarese.

harntreibender Tee ↑ harntreibende Mittel.

Harnwegsentzündungen, *Harnwegsinfekt:* entzündliche Erkrankungen der ableitenden Harnwege, die durch bakterielle Infektionen verursacht werden. Dazu gehören die Nierenbecken-, Blasen- und Harnröhrenentzündung. Kennzeichen der H. sind Harndrang, Schmerzen in der Nieren- und Blasengegend sowie beim Wasserlassen. Die H. können auch mit Fieber verbunden sein. Zur Behandlung dienen Arzneimittel mit spezifischer Wirksamkeit gegen die Erreger (z. B. Antibiotika). Als unterstützende Maßnahme werden Teedrogen, z. B. Blasen- und Nierentee, Bärentraubenblätter, Birkenblätter, Brennesselblätter, Heidelbeerblätter und Liebstöckelwurzel, verwendet.

Harpagophytum ↑ Teufelskralle.

Harze, *Resinae:* fettlösliche, nichtflüchtige, flüssige, halbfeste oder feste, nichtkristalline Körper, die in zahlreichen Pflanzen vorkommen. Sie lösen sich nicht in Wasser, dagegen häufig in Ethanol. Sie bestehen aus einer Vielzahl von Stoffen, häufig Di- und Triterpenen. Nach der Zusammensetzung werden Terpen-H. (z. B. Colophonium), Benz-H. (z. B. Benzoe) und Gummi-H. (z. B. Myrrhe) unterschieden. Viele H. werden bereits in der gesunden Pflanze gebildet. Oft enthält die unverletzte Pflanze jedoch nur wenig (Nadelhölzer) oder kein Harz (Benzoe, Perubalsam). Erst nach Verletzung kommt es zu einer intensiven Harzbildung. Zu den pharmazeutisch verwendeten H. gehören z. B. ↑ Myrrhe, ↑ Benzoe und ↑ Perubalsam. H., die in ätherischem Öl gelöst sind, werden auch als Balsame bezeichnet. Auf der Haut wirken H. desinfizierend und wundheilend, in Form von Einreibungen durchblutungsfördernd, nach Aufnahme durch die Haut auch schleimlösend in den Atemwegen.

Haschisch, *pot, gras, khif, joint:* aus der weiblichen Hanfpflanze (Cannabis sativa) gewonnenes Harz. Der H. enthält 2 bis 8% Tetrahydrocannabinole, die eine Rauschwirkung verursachen und eine psychische Abhängigkeit der H.raucher erzeugen. H. wird wie ↑ Marihuana als Rauschmittel mit Tabak vermischt geraucht. Die Wirkung setzt in Form einer angeregten Stimmung nach wenigen Minuten ein, kann sich aber nicht selten auch in einer ängstlichen, gereizten, auch aggressiven Stimmung äußern. Bei höheren Dosen können Wahnvorstellungen, Nachlassen des Gedächtnisses, Fehleinschätzung der Zeit und Störung des Denkvermögens eintreten. Körperliche Reaktionen auf H.anwendung sind Herzschlagbeschleunigung, Rötung der Augenbindehaut, Harndrang und Trockenheit im Mund. Bei höheren Dosen treten Übelkeit, Erbrechen und Taubheitsgefühl in den Gliedmaßen auf. Die mißbräuchliche Daueranwendung führt zu Persönlichkeitsveränderungen, die sich z. B. in Antriebsschwäche, Leistungsabfall und Vernachlässigung der persönlichen Hygiene äußern können. Aufgrund der gesundheitlichen und gesellschaftlichen Gefahren des H.rauchens ist der Vertrieb von H. zu Genußzwekken in vielen Ländern streng untersagt.

Haschischkraut ↑ Hanf, Indischer.

Haselwurz † *, *Asarum europaeum:* ausdauernde, bis 10 cm hohe immergrüne Pflanze aus der Familie der Osterluzeigewächse (Aristolochiaceae). Die H. bildet einen kriechenden verzweigten Wurzelstock, aus dem sich im Frühjahr neue Laubsprosse entwickeln. Jeder Laubsproß besitzt 3 oder 4 bräunlichgrüne, schuppenförmige Niederblätter und kurze aufsteigende Stengel mit 2 nierenförmigen, lederigen, glänzend dunkelgrünen Laubblättern. Diese haben häufig einen rotbräunlich überlaufenen Stiel, der wie die anderen Teile der Pflanze zottig behaart ist. In den Achseln der beiden Laubblätter sitzt eine unscheinbare glockenförmige, etwas nickende Blüte. Die 3teilige Blütenkrone ist innen dunkelbraunrot, außen rötlich oder bräunlich. Die Frucht ist eine vielsamige Kapsel.

▷ *Blütezeit:* März bis Mai.

▷ *Vorkommen:* Die H. ist in Europa und Sibirien heimisch. Die Pflanze ist in Laubwäldern, Gebüschen und an schattigen Plätzen verbreitet, im nördlichen Flachland Mitteleuropas jedoch selten anzutreffen.

▷ *Drogengewinnung:* Der Wurzelstock der H. wird im August mit den Wurzeln gegraben, gewaschen und getrocknet oder frisch verwendet.

▷ *Drogenbeschreibung:* Die Droge (H.wurzel, Asari radix) besteht aus den getrockneten Wurzelstöcken und Wurzeln. Sie ist gekennzeichnet durch die bis 3 mm dicken, oft stumpf 4kantigen, außen grau- oder dunkelbraunen, innen weißlichen, etwas längsgestreiften Wurzelstockstücke und fadenförmige Wurzelteile. Die Droge besitzt einen würzigen, etwas an Campher erinnernden Geruch und schmeckt brennend, bitter, scharf und pfefferartig. Das Pulver reizt zum Niesen.

▷ *Inhaltsstoffe:* Die H.wurzel enthält ätherisches Öl, das in Abhängigkeit von der Herkunft zu 90% aus trans-Isoasaron, trans-Isomethyleugenol oder trans-Isoelemicin bestehen kann. Daneben sind Pflanzensäuren, Harz und Schleim vorhanden.

▷ *Wirkung und Verwendung:* Die örtlich stark reizende Wirkung und der pfefferartig brennende Geschmack der Droge werden durch das trans-Isoasaron hervorgerufen. Die Extrakte der Droge wirken brecherregend, abführend und harntreibend. Früher wurde die H.wurzel als Brechmittel und Niespulver verwendet. In der Volksmedizin wurde sie bei Erkrankungen der Niere, der Harnwege und der Leber sowie bei Entzündungen der Atemwege benutzt. Der H.wurzeltee soll nicht mehr verwendet werden, da schädliche Wirkungen nicht auszuschließen sind.

▷ *Nebenwirkungen,* Giftwirkung: für den Trockenextrakt nicht bekannt. Vergiftungserscheinungen sind beschrieben worden und durch Brennen im Mund- und Rachenraum, starke Übelkeit, Erbrechen und Magenschmerzen sowie schweren Durchfall gekennzeichnet. Die ganze Pflanze ist aufgrund der Inhaltsstoffe giftig.

▷ *Geschichtliches:* Die H. war bereits bei den Griechen und wohl auch bei den Römern sowie im Mittelalter als Arzneipflanze bekannt. Sie stellte das wichtigste Brechmittel dar. Die Kräuterbücher des 16. und 17. Jhs. kannten die Pflanze ebenfalls als Brechmittel, nannten aber noch weitere Anwendungsbereiche, z. B. die Trunksucht. Wegen der fruchtabtreibenden Wirkung warnten sie vor dem Gebrauch durch Schwangere. Das aus dem Wurzelstock bereitete Pulver diente auch zur Herstellung von Schnupfpulvern.
↑ **Tafel 23**

Haudornwurzel ↑ Hauhechel.

Hauhechel, *Dornige Hauhechel, Onōnis spinōsa:* ein bis 80 cm hoher Hālbstrau̅ch aus der Familie der Hülsenfruchtgewächse (Fabaceae). Die Pflanze bildet eine kräftige, bis 50 cm lange Pfahlwurzel. Aus ihr treiben aufrechte, im unteren Teil verholzende, meist stark dornige Stengel, die im Winter bis zum Grund absterben. Der Stengel ist ein- oder zweireihig weich behaart. Die unteren Blätter sind 3zählig, die oberen einfach. Die lockeren traubigen Blütenstände sind dicht beblättert und tragen in den Blattwinkeln dornige Kurztriebe mit 1 bis 3 Blüten. Die Blüten besitzen eine kräftig rosarote Blütenkrone. Die Frucht ist eine Hülse, die mindestens so lang wie der Kelch ist.

▷ *Blütezeit:* Mai bis September.

▷ *Vorkommen:* Die H. ist in Europa, Westasien und Nordafrika heimisch. Sie ist wildwachsend auf Halbtrockenrasen, wechseltrockenen Wiesen, Weiden und Ödland anzutreffen und wird in einigen Ländern auch angebaut.

▷ *Drogengewinnung:* Die Wurzeln der H. werden in den Monaten August bis Oktober gegraben und von der Erde durch Abklopfen und Waschen befreit. Zur Trocknung, die bei Temperaturen bis 50 °C erfolgen kann, werden die dicken Wurzelstücke längs gespalten.

▷ *Drogenbeschreibung:* Die Droge (H.wurzel, Haudornwurzel, Harnkrautwurzel, Ononidis radix) besteht aus den getrockneten Wurzeln mehrjähriger Pflanzen. Die Schnittdroge ist gekennzeichnet durch außen schwarz- bis graubraune, innen gelblichweiße, unregelmäßige, zähe und faserige Stücke. Eine charakteristische Struktur zeigt die Querschnittsansicht. Auf eine schwarze schuppige Borke folgt eine dünne bräunliche Rinde, die den gelblichweißen Holzkörper umgibt, in dem die bräunlichen Holzteile und die dazwischenliegenden weißen, ungleich breiten Markstrahlen die auffallend radiale Streifung hervorrufen. Die Droge besitzt einen schwach wahrnehmbaren Geruch und einen etwas herben, süßlichen, deutlich kratzenden Geschmack.

▷ *Inhaltsstoffe:* Die H.wurzel enthält bis 0,1% ätherisches Öl, dessen Hauptbestandteile trans-Anethol, ferner Carvon und Menthol sind. Daneben sind Flavone, z. B. Ononin, Triperpene, vor allem α-Onocerin, und Sterole vorhanden.

▷ *Wirkung und Verwendung:* Der Teeaufguß der Droge wirkt leicht harntreibend. Bisher ist nicht sicher bekannt, welche Drogeninhaltsstoffe diese Wirkung bedingen. Die Droge wird allein oder als Bestandteil von harntreibenden Teemischungen zur Förderung der Harnausscheidung bei Nierenbecken- und Blasenkatarrh und zur Vorbeugung gegen Harnsteinbildungen verwendet. In der Volksmedizin wird die H.wurzel auch bei Gicht und rheumatischen Beschwerden benutzt. Der H.wurzeltee soll jeweils nur einige Tage angewendet werden, da die Wirksamkeit mit zunehmender Anwendungsdauer nachläßt. Nach einer Pause von mehreren Tagen kann die Anwendung wiederholt werden. Sie ist nicht zu empfehlen bei Ödemen (Wasseransammlung im Körper) infolge eingeschränkter Herz- und Nierentätigkeit.
Zur Bereitung des Teeaufgusses werden 2 Teelöffel Droge (3 bis 4 g) mit 1 Tasse (150 ml) siedendem Wasser übergossen und 30 Minuten warm gehalten. Der Teeaufguß wird durch ein Sieb abgegossen. 2- bis 3mal täglich wird 1 Tasse Tee zwischen den Mahlzeiten getrunken.
Hinweis: Auf reichliche Flüssigkeitszufuhr ist zu achten.

▷ *Nebenwirkungen:* nicht bekannt.

▷ *Geschichtliches:* Die H.arten wurden bereits von antiken Autoren als Unkraut, aber auch als Arzneipflanzen aufgeführt. So erwähnte Dioskurides die H.wurzel als harntreibendes Mittel und, in Essig gekocht, als Mundspülwasser gegen Zahnschmerzen. Die Kräuterbücher des 16. und 17. Jhs. empfahlen ein aus der Pflanze hergestelltes Wasser gegen Steinleiden, Harnverhalten und Gelbsucht sowie gegen Menstruationsstörungen und Feigwarzen.
↑ **Tafel 24**

Hauhechel, Dornige ↑ Hauhechel.

Haustee, *Frühstückstee, Kräutertee:* Droge oder Teemischung für den täglichen Gebrauch. Zur Herstellung von H. werden Drogen verwendet, die einen möglichst wohlschmeckenden Tee ergeben und keine spezifischen Wirkungen (abführend, harntreibend, stopfend) aufweisen. Als H. werden besonders Pfefferminzblätter, Kamillenblüten, Hagebutten und Hibiskusblüten benutzt. Die Drogen werden allein und in Mischungen verwendet. Zur Bereitung des Teeaufgusses wird 1 Teelöffel bis 1 Eßlöffel des H. mit 1 Tasse (150 ml) siedendem Wasser übergossen und 10 bis 15 Minuten bedeckt stehengelassen. Der Teeaufguß wird durch ein Sieb abgegossen.

Hautjucken: Begleiterscheinung mehrerer Haut- und Stoffwechselkrankheiten (z. B. Diabetes, Leberkrankheiten). Die Ursache des Juckreizes ist bisher nicht bekannt, deshalb ist nur eine symptomatische Behandlung möglich. Das H. wird durch Zubereitungen, die einen gewissen Kühleffekt haben, gemildert. Es werden z. B. alkoholische Lösungen (0,5 bis 2%) von Menthol, Lavendelöl, Thymol und Teerzubereitungen verwendet.

Hautpilzerkrankung, *Dermatomykose:* durch Faden- und Sproßpilze sowie Hefen hervorgerufene Hauterkrankung. Die Pilze finden in der Hornschicht der Oberhaut, den hornigen Anhangsgebilden (Haare, Nägel) günstige Nährböden und rufen Entzündungen, Juckreiz und Nagelzerstörung hervor. Voraussetzung für eine Heilung der H. ist die Identifizierung des Erregers. Zur Behandlung dienen Arzneimittel mit spezifischer Wirksamkeit gegen die verschiedenen Pilze und Hefen. Von den pflanzlichen Inhaltsstoffen, die gegen Hautpilze wirksam sind, haben bisher Substanzen aus Benzoeharz und Holzteer eine gewisse Bedeutung erlangt (Fertigarzneimittel). Zur unterstützenden Behandlung der mit Pilzbefall verbundenen Hautentzündungen werden in der Volksmedizin Ringelblumenblütenzubereitungen (Teeaufguß zu Waschungen, Salbe) benutzt.

Hautreizmittel: Stoffe und Zubereitungen, die durch örtliche Hautreizung eine verstärkte Durchblutung und ein Wärmegefühl erzeugen. Dieser Effekt kann eine Linderung von Schmerzen und das Abklingen von entfernt im Körper gelegenen Entzündungen bewirken. Der Wirkungsmechanismus ist im einzelnen noch nicht bekannt. Durch den örtlichen Reiz wirken H. (Pflaster, Einreibung) entzündungshemmend und schmerzstillend, z. B. bei rheumatischen Beschwerden, Prellungen und Zerrungen. Als pflanzliche H. werden vor allem Zubereitungen aus Spanischem Pfeffer (Capsicumpflaster), Senf (Breiumschlag) sowie Einreibungen mit Allylsenföl (Allylisothiocyanat), Methylsalicylat, Campher und ätherischen Ölen, z. B. Rosmarinöl, angewendet.

Heckenranke ↑ Zaunrübe, Rote.

Heckenrose ↑ Hundsrose.

Hedera helix ↑ Efeu.

Heideflechte ↑ Isländisches Moos.

Heidekraut, *Besenheide, Brandheide, Calluna vulgaris:* immergrüner, bis 80 cm hoher Zwergstrauch aus der Familie der Heidekrautgewächse (Ericaceae). Die Pflanze besitzt niederliegende oder aufrechte, stark verzweigte Sprosse, die dicht mit nadelförmigen Blättern bewachsen sind. Die linealisch-lanzettlichen, kreuzgegenständigen Blätter haben eine Länge von 1 bis 4 mm und sind dachziegelartig angeordnet. Die Blüten stehen locker und mehr oder weniger zahlreich in einer einseitswendigen Traube. Auffallend sind die 4 blumenblattartigen, violettrosa gefärbten Kelchblätter, die die 4lappige, blaßrosarote, selten weiße, glockenförmige Krone überdecken. Die Frucht ist eine kleine 4fächerige Kapsel.

▷ *Blütezeit:* Juni bis Oktober.

▷ *Vorkommen:* Das H. ist in der gemäßigten Klimazone der Erde verbreitet und wächst in Europa und Westsibirien auch in den nördlichen Gebieten. Die Pflanze ist auf Heiden, Magerrasen, Mooren und in Kiefernwäldern anzutreffen und bildet häufig große Bestände.

▷ *Drogengewinnung:* Sammelgut des H. sind die blütentragenden, wenig verholzten oberen Krautteile, die in den Monaten August und September geerntet werden. Teilweise werden auch nur die Blüten abgestreift. Die Trocknung des Krautes kann mit künstlicher Wärme bis 60 °C erfolgen.

▷ *Drogenbeschreibung:* Die Droge (H., Callunae herba) besteht aus den getrockneten Zweigen, Blättern und Blüten. Die Schnittdroge ist gekennzeichnet durch die kleinen, violettrosafarbenen, seidig glänzenden, strohigen Blüten, deren 4 blütenblattartige Kelchblätter nach innen umgeschlagen sind und die meist blaßrosaroten, glockenförmigen Blütenkronen überdecken. Daneben sind kleine Zweigstücke mit 4reihig dachziegelig angeordneten Blättern und vereinzelt schwarzbraune Zweigstücke vorhanden. Die Droge besitzt einen schwach aromatischen Geruch und einen herben und bitterlichen Geschmack.

▷ *Inhaltsstoffe:* Das H. enthält Gerbstoffe, wenig ätherisches Öl, die Flavonglykoside Quercitrin und Myricitrin, das Hydrochinonglykosid Arbutin sowie Schleimstoffe und Kieselsäure.

▷ *Wirkung und Verwendung:* Die Gerbstoffe des H. wirken schwach stopfend, ferner besitzt die Droge eine schwach harntreibende Wirkung, die durch den Gehalt an Flavonglykosiden bedingt ist. Aufgrund ihrer insgesamt schwachen Wirkung ist die Verwendung in Haustees möglich. In der Volksmedizin gilt die Droge als harn- und schweißtreibendes Mittel, das u. a. bei Entzündungen der Harnwege, rheumatischen Beschwerden sowie als Bestandteil von sogenannten Blutreinigungs- und Diabetikertees Verwendung findet. Da die Wirksamkeit nicht belegt ist, wird eine therapeutische Verwendung nicht befürwortet.

▷ *Nebenwirkungen:* nicht bekannt.

▷ *Geschichtliches:* Eine arzneiliche Verwendung des H. ist erst aus dem 16. Jh. überliefert. Der H.tee wurde bei Milz- und Steinleiden und die Abkochung der Blüten bei Leib- und Lendenschmerzen angewendet. Ein aus den Blüten hergestelltes Öl wurde gegen Flechten empfohlen. ↑ **Tafel 24**

Heidelbeere, *Bickbeere, Blaubeere, Schwarzbeere, Vaccinium myrtillus:* immergrüner, stark verzweigter, bis 50 cm hoher Strauch aus der Familie der Heidekrautgewächse (Ericaceae). Die Zweige sind grün und scharf 4kantig. Die wechselständigen Blätter sind kurzgestielt, eiförmig und hellgrün. Sie besitzen einen fein gesägten Blattrand. In ihren Achseln befinden sich einzeln oder zu zweit die hängenden grünlichen oder rötlichen Blüten. Der grüne Kelch ist mit dem Fruchtknoten verwachsen. Die Kronblätter sind krugförmig und bilden eine kleine Öffnung. Die reife Frucht ist eine kugelige, blauschwarze, vielsamige Beere.

▷ *Blütezeit:* April.

▷ *Vorkommen:* Die H. ist in Europa, Sibirien und im nordwestlichen Nordamerika heimisch. Die Pflanze bildet weitkriechende unterirdische Ausläufer und dadurch häufig größere Bestände.

▷ *Drogengewinnung:* Sammelgut sind die Blätter und die reifen Früchte der H. Die Blätter werden in den Monaten Juni bis August von den

Zweigen abgestreift. Sie werden in dünner Schicht an schattigen, gut belüfteten Plätzen getrocknet, wobei sie mehrfach umgewendet werden müssen. Die Anwendung künstlicher Wärme bis 40 °C ist möglich. Die reifen Früchte werden möglichst unverletzt abgepflückt, in der Sonne vorgetrocknet und, sobald sie runzelig geworden sind, unter Anwendung künstlicher Wärme bis 50 °C und häufigem Wenden getrocknet.

▷ *Drogenbeschreibung:* Die Blattdroge (Heidelbeerblätter, Myrtilli folium) besteht aus den getrockneten Blättern. Die Schnittdroge ist gekennzeichnet durch hell- oder dunkelgrüne Blattstücke, die teilweise den fein gesägten Blattrand erkennen lassen. Die Blattdroge ist geruchlos und schmeckt schwach zusammenziehend.
Die Fruchtdroge (H.n, Blau-, Bick-, Schwarzbeeren, Myrtilli fructus) besteht aus den getrockneten reifen Beeren. Sie sind kugelig, grobrunzelig, blauschwarz und oft kurzgestielt. Im blauschwarzen Fruchtfleisch befinden sich 4 bis 5 Fächer mit zahlreichen braunroten Samen. Die Fruchtdroge ist geruchlos und besitzt einen säuerlich-süßen, schwach zusammenziehenden Geschmack.

▷ *Inhaltsstoffe:* Die Blattdroge enthält Catechingerbstoffe, Flavonoide, Neomyrtillin, Phenolcarbonsäuren und Iridoide sowie Mangansalze. In geringen Mengen können Arbutin und Hydrochinon enthalten sein. Auch Alkaloide (Myrtin und Epimyrtin) wurden nachgewiesen.
Die Fruchtdroge enthält Gerbstoffe, ferner Anthocyane (Farbstoffe), Flavonoide, Fruchtsäuren, Zucker und Pektine.

▷ *Wirkung und Verwendung:* Die Blattdroge dient in der Volksmedizin aufgrund des Gerbstoffgehaltes bei äußerlicher Anwendung als adstringierendes und entzündungshemmendes Mittel. Außerdem wird der Teeaufguß in der Volksmedizin bei Blasenschwäche, Diabetes, Gicht und Hauterkrankungen verwendet. Da die Wirksamkeit nicht belegt ist, kann eine therapeutische Verwendung von Zubereitungen aus Heidelbeerblättern wegen möglicher Risiken nicht empfohlen werden.
Die Fruchtdroge wird zur unterstützenden Behandlung akuter, unspezifischer Durchfallerkrankungen verwendet. Dabei wird die stopfende Wirkung der Gerbstoffe und Pektine genutzt.
Zur Bereitung des Teeaufgusses werden 1 bis 2 Eßlöffel gequetschte Droge (8 bis 15 g) mit 1 Tasse (150 ml) Wasser übergossen und 10 Minuten gekocht. Die Flüssigkeit wird durch ein Sieb abgegossen und ist nach dem Abkühlen gebrauchsfertig. Die gequetschte Droge kann auch 2 Stunden lang mit kaltem Wasser ausgezogen werden. Es wird mehrmals täglich 1 Tasse frisch bereiteter Teeaufguß kalt getrunken, bis der Durchfall abgeklungen ist.
Hinweis: Sollte der Durchfall länger als 3 bis 4 Tage andauern, ist ein Arzt aufzusuchen.

▷ *Nebenwirkungen:* nicht bekannt, die Blätter gelten jedoch als schwach giftig.

▷ *Geschichtliches:* Die im mittleren und nördlichen Europa seit langer Zeit als Beerenobst gesammelte H. wurde auch als Arzneipflanze verwendet. So erwähnte sie bereits Hildegard von Bingen in ihren Schriften. Die Kräuterbücher des 16. und 17. Jhs. gaben sie als zusammenziehendes, stopfendes und kühlendes Mittel an. Die getrockneten Beeren wurden gegen Erbrechen, Durchfall und Blutungen verwendet. Am Ende des 19. Jhs. gewannen die Heidelbeerblätter eine gewisse Bedeutung als Mittel gegen Diabetes. ↑ **Tafel 24**

Heilanzeige ↑ Indikation.

Heildistel ↑ Benediktenkraut.

Heilkräuter ↑ Arzneipflanzen.

Heilmittel ↑ Arzneimittel.

Heilpflanzen ↑ Arzneipflanzen.

Heilwegerich ↑ Spitzwegerich.

Heilwurz ↑ Eibisch.

Heilziest, *Echter Ziest, Gemeine Betonie, Stachys officinalis:* mehrjähriges, bis 60 cm hohes Kraut aus der Familie der Lippenblütengewächse (Lamiaceae). Der H. treibt einen aufsteigenden, 4kantigen, wenig verzweigten Stengel aus. Dieser trägt 2 bis 3 kleine Blattpaare. Die grundständigen Blätter bilden eine Rosette. Sie sind langgestielt, bis 12 cm lang und bis 4 cm breit. Die Blattspreite ist eiförmig oder elliptisch und am Grund abgerundet oder tief herzförmig. Der Blattrand ist gekerbt. Die Blüten stehen in dichten endständigen Scheinähren. Sie besitzen glockige rauhhaarige Kelche, die oft violett überlaufen sind. Die Blütenblätter sind zu einer weißen Röhre mit rosafarbenen oder roten Lippen verwachsen. Die Frucht zerfällt in 4 einsamige Klausen (Nüßchen).

▷ *Blütezeit:* Juli, August.

▷ *Vorkommen:* Der H. ist in Europa, Nordafrika und Westasien heimisch. Die Pflanze wächst auf wechselfeuchten Moorwiesen, Halbtrokken- und Magerrasen, in trockenen, lichten Wäldern und an Waldbächen.

▷ *Drogengewinnung:* Das Kraut des H. wird in den Monaten Juli und August gesammelt und an gut belüfteten, schattigen Plätzen getrocknet. Die Anwendung künstlicher Wärme bis 40 °C ist möglich.

▷ *Drogenbeschreibung:* Die Droge (H.kraut, Betonienkraut, Betonicae herba) besteht aus dem getrockneten Kraut. Es ist gekennzeichnet durch 4kantige Stengelteile und geschrumpfte grüne Blätter, die den gekerbten Blattrand erkennen lassen sowie meist violette Kelche und dunkelrote Blüten. Die Droge riecht schwach aromatisch und schmeckt etwas bitter und zusammenziehend.

▷ *Inhaltsstoffe:* Das H.kraut enthält Gerbstoffe, Bitterstoffe, Betonicin, Stachydrin und Turicin (Betaine) sowie ätherisches Öl.

▷ *Wirkung und Verwendung:* Die Droge besitzt aufgrund des Gerbstoffgehaltes eine leicht stopfende Wirkung. In der Volksmedizin wird das H.kraut mitunter bei leichten Durchfallerkrankungen verwendet.

▷ *Nebenwirkungen:* nicht bekannt.

▷ *Geschichtliches:* Der H. war bereits im Altertum eine geschätzte Arzneipflanze, die z. B. bei Dioskurides und Plinius Erwähnung fand. Der H. wurde auch in den karolingischen Garteninventaren aufgeführt. Wegen seiner medizinischen Verwendung wurde er damals und später

nicht nur in der freien Natur gesammelt, sondern auch vielfach im Garten kultiviert. In den Schriften der Hildegard von Bingen fand der H. ebenfalls Erwähnung. Er muß damals ein sehr beliebtes und viel besprochenes Arznei- und Zaubermittel gewesen sein. In den Kräuterbüchern des 16. und 17. Jhs. wurde behauptet, daß es kaum eine Krankheit gäbe, die nicht mit dem H. zu kurieren sei. Entsprechend umfangreich waren dann auch die speziellen Anwendungsempfehlungen.
↑ **Tafel 24**

Heiserkeit: belegte, rauhe, heisere oder tonlose Stimme als Begleiterscheinung von Erkrankungen des Rachenraumes und des Kehlkopfs. Jede Form der H., die länger als 4 Wochen unverändert bestehen bleibt, sollte fachärztlich begutachtet werden, um bösartige Veränderungen am Kehlkopf auszuschließen. Zur unterstützenden Behandlung der H. können auch reizmildernde Teeaufgüsse aus Huflattichblüten oder -blättern, Malvenblüten, Spitzwegerichkraut (mit Honig gesüßt) sowie Eibischsirup und Hustenteemischungen verwendet werden.

Helenenkraut ↑ Alant.

Helianthus annuus ↑ Sonnenblume.

Helichrysum arenarium ↑ Sandstrohblume.

Helleborus niger ↑ Christrose.

Helleborus viridis ↑ Christrose.

Hepatitis, *Leberentzündung:* durch Viren oder leberschädigende Stoffe (Alkohol, bestimmte Arzneimittel, Giftstoffe) ausgelöste Erkrankung der Leber. Die ärztliche Behandlung der H. richtet sich nach der Ursache. Bei bestimmten nichtinfektiösen Formen der H. werden auch pflanzliche Arzneimittel, die Extrakte aus Mariendistelfrüchten, Schöllkraut, Löwenzahnkraut oder javanischer Gelbwurz enthalten, zur Behandlung angewendet.

Herba: Kraut, Krautdroge; z. B. wird als Absinthii herba der krautige, arzneilich verwendete Teil des Wermuts bezeichnet.

Herbizide ↑ Pflanzenschutzmittel.

Herbstzeitlose †, *Wiesensafran, Colchicum autumnale:* ausdauernde, bis 40 cm hohe Knollenpflanze aus der Familie der Liliengewächse (Liliaceae). Die Pflanze bildet aus einer bis 7 cm langen braunschuppigen Knolle einen stark verkürzten, unterirdischen Stengel und breit-lanzettliche Blätter. Sie erscheinen mit der Fruchtkapsel im Frühjahr. Die hellvioletten oder rosafarbenen, 6zipfligen Blüten sind trichterförmig zu langen Kronröhren verwachsen. Sie erscheinen erst im Herbst. Die Frucht, eine eiförmige Kapsel mit zahlreichen kleinen schwarzbraunen Samen, wird in den Monaten Juni und Juli reif.
▷ *Blütezeit:* August bis Oktober.
▷ *Vorkommen:* Die H. ist in Mittel-, Süd- und Westeuropa sowie Nordafrika heimisch. Sie ist auf nährstoffreichen, feuchten Wiesen und Auen besonders in Berggegenden anzutreffen.
▷ *Drogengewinnung:* Die Früchte der H. werden in den Monaten Juni und Juli, wenn sie eine gelbbraune Farbe bekommen haben, abgeschnitten und im Schatten getrocknet. Dabei reifen die Samen nach und lassen sich nach dem Öffnen der Kapseln leicht entfernen.

▷ *Drogenbeschreibung:* Die Droge (H.nsamen, Colchici semen) besteht aus den getrockneten Samen. Sie sind matt schwärzlichbraun, annähernd kugelig und 1 bis 3 mm dick. Der charakteristische Wulst der H.nsamen (Rest des Samenstiels) ist in der Droge zu einer kleinen Spitze geschrumpft. Die Droge ist geruchlos und schmeckt scharf und bitter.

▷ *Inhaltsstoffe:* Die H.nsamen enthalten ↑ Colchicin (bis 1%), das sich vor allem in der Samenschale befindet, sowie chemisch ähnliche Verbindungen. Außerdem sind fettes Öl, Eiweiß und Gerbstoffe vorhanden. Das Colchicin kommt auch in geringer Konzentration in den Knollen und Blättern vor.

▷ *Wirkung und Verwendung:* Die Extrakte der Droge besitzen aufgrund des Colchicingehaltes eine schmerzstillende Wirkung bei Gicht. Sie werden als spezifisch wirkendes Mittel (standardisierte Fertigarzneimittel) im akuten Gichtanfall angewendet. Die Droge dient zur Gewinnung des Alkaloides Colchicin.

▷ *Nebenwirkungen,* Giftwirkung: Auch bei üblicher Dosierung können Durchfall und Erbrechen auftreten. Colchicinhaltige Arzneimittel dürfen nicht während der Schwangerschaft angewendet werden. Bei Aufnahme von Pflanzenteilen können Vergiftungen auftreten. Sie sind gekennzeichnet durch Übelkeit, verstärkten Speichelfluß, Erbrechen, schwere Durchfälle, Krämpfe und Herzrhythmusstörungen. Alle Teile der Pflanze sind giftig.

▷ *Geschichtliches:* Dioskurides beschrieb eine in Griechenland vorkommende Colchicumart als gefährliche Giftpflanze und warnte vor der Verwechslung ihrer Zwiebel mit der Küchenzwiebel. Als Gegenmittel empfahl er das Trinken von Kuhmilch. Eine arzneiliche Verwendung wurde nicht angegeben. Im 12. Jh. führte Hildegard von Bingen die H. unter den Arzneipflanzen auf. Damals wurde sie als Mittel gegen Ausschläge, Gicht und Kopfläuse verwendet. In gleicher Weise erwähnten sie auch die Autoren des 16. und 17. Jhs., doch warnten einige ausdrücklich vor übermäßiger und innerer Anwendung. ↑ **Tafel 25**

Hermer ↑ Enzian, Gelber.

Herniaria glabra ↑ Bruchkraut, Kahles.

Herniaria hirsuta ↑ Bruchkraut, Kahles.

Herzbeschwerden, funktionelle: infolge neurovegetativer Störungen auftretende Beschwerden wie Herzdruck, Herzstiche, Lufthunger, Engegefühl und Herzschlagbeschleunigung. Zur Behandlung dienen krampflösende und beruhigende Herzmittel. Pflanzliche Mittel, die zur Linderung von f. H. verwendet werden, enthalten Extrakte aus Baldrian, Weißdorn, Rosmarin und Adonisröschen. Zur äußerlichen Anwendung dient eine Herzsalbe, die z. B. Campher oder Rosmarinöl als Wirkstoff enthält.

Herzgespann, *Löwenschwanz, Herzkraut, Mutterkraut, Leonurus cardiaca:* ausdauernde, bis 1 m hohe Pflanze aus der Familie der Lippenblütengewächse (Lamiaceae). Das H. treibt aus einem Wurzelstock mehrere aufrechte, 4kantige, grüne, mitunter rotviolette und weiß behaarte Stengel. Die gegenständigen, langgestielten Blätter sind meist auf der Oberseite dunkelgrün, auf der Unterseite hellgrün und beiderseits weiß behaart. Die unteren Blätter sind 3- bis 7spaltig, am Grund herzförmig, die oberen sind 3lappig und zum Blattstiel hin keilförmig verschmälert. Die kleinen rosafarbenen Blüten stehen in reichblütigen, dicht beblätterten Scheinähren. Die Blütenkrone ist zottig behaart und deutlich länger als der Kelch. Die Frucht ist eine in 4 Klausen (Nüßchen) zerfallende Spaltfrucht. Zur Drogengewinnung wird auch das ähnliche Fünflappige Herzgespann, Leonurus lobatus, verwendet.

▷ *Blütezeit:* Juni bis September.

▷ *Vorkommen:* Das H. ist in Europa, Teilen Asiens und in Nordafrika heimisch. Die Pflanze wächst vor allem auf mäßig trockenen, nährstoffreichen Böden, auf Schuttplätzen, auf Brachland und an Gräben. Sie wird in einigen Ländern kultiviert.

▷ *Drogengewinnung:* Die oberen Teile der Pflanze werden in den Monaten Juli bis September geerntet. Die Trocknung erfolgt an schattigen, gut belüfteten Plätzen. Die Anwendung künstlicher Wärme bei Temperaturen bis 35 °C ist möglich.

▷ *Drogenbeschreibung:* Die Droge (H.kraut, Leonuri herba) besteht aus dem blühenden getrockneten Kraut. Die Schnittdroge ist gekennzeichnet durch zahlreiche Blütenkelche mit starren, nach außen gekrümmten Zähnen, rosafarbene Blütenkronen und Blattstücke, die auf der Oberseite schwarz- oder graugrün und auf der Unterseite hellgraugrün sind. Daneben sind 4kantige, hohle, grüne oder rotviolett überlaufene Stengelstücke vorhanden. Die Droge ist geruchlos und schmeckt schwach bitter und leicht zusammenziehend.

▷ *Inhaltsstoffe:* Die Droge enthält Bitterstoffe, Gerbstoffe, Flavonoide, Iridoide, Di- und Triterpene sowie geringe Mengen ätherischen Öls.

▷ *Wirkung und Verwendung:* Das H.kraut wirkt aufgrund des Gerbstoffgehaltes schwach stopfend, durch die Bitterstoffe auch verdauungsfördernd. Es soll außerdem eine schwach beruhigende Wirkung haben. Welche Inhaltsstoffe an dieser Wirkung beteiligt sind, ist bisher nicht bekannt. H.kraut findet bei nervösen Herzbeschwerden Anwendung.
Zur Bereitung des Teeaufgusses wird 1 Teelöffel Droge (1,5 g) mit 1 Tasse (150 ml) siedendem Wasser übergossen und 10 bis 15 Minuten bedeckt stehengelassen. Der Teeaufguß wird durch ein Sieb abgegossen. Zur Beruhigung und Förderung der Verdauung wird 2- bis 3mal täglich 1 Tasse Tee getrunken.

▷ *Nebenwirkungen:* nicht bekannt.

▷ *Geschichtliches:* Das H. wurde gegen Herzbeschwerden benutzt. Als Arzneipflanze fand das H. zuerst im 15. Jh. Verwendung. Die Kräuterbücher des 16. und 17. Jhs. nannten die Pflanze vor allem als Mittel gegen Herzbeschwerden, Keuchen und Atembeschwerden, Krämpfe sowie Gliederlähmung, aber auch als harntreibendes, menstruations- und geburtsförderndes Mittel.
↑ **Tafel 25**

Herzglykoside, *herzwirksame Glykoside, Cardenolide:* überwiegend Pflanzenstoffe, die aus einem Steroidaglykon und Zucker (z. B. Rhamnose und Digitoxose) zusammengesetzt sind. Die H. steigern die Leistungsfähigkeit des Herzmuskels. Sie sind vor allem in Hahnenfußgewächsen (Adonisröschen), Liliengewächsen (Maiglöckchen, Meerzwiebel) und Braunwurzgewächsen (Roter und Wolliger Fingerhut) enthalten. Die H. werden überwiegend als Reinstoffpräparate (z. B. Digitoxin, Gitoxin) bei Herzkrankheiten benutzt.

Herzinsuffizienz, *Herzschwäche:* Unvermögen des Herzens, bei Belastung oder bereits im Ruhezustand die für den Stoffwechsel erforderliche Blutmenge in den Körperkreislauf zu pumpen, bzw. das zurückströmende (venöse) Blut aufzunehmen.
Die Schwäche der Pumpenfunktion des Herzens führt zu einer Abnahme der Sauerstoffsättigung des Blutes. Als Ursachen der H. kommen u. a. krankhafte Veränderungen und mangelhafte Durchblutung des Herzmuskels sowie Herzinfarkt in Betracht. Folgen der H. sind u. a. Störungen der Atmung, der Nierenfunktion, die Ausbildung von Ödemen und eine verminderte Leistungsfähigkeit der Muskulatur.
Zur Behandlung leichter Formen der H. dienen z. B. ↑ Weißdorn-Präparate, schwere Formen werden u. a. mit Arzneimitteln aus ↑ Fingerhut oder ↑ Maiglöckchen behandelt.

Herzkraut ↑ Herzgespann.

Herzmittel, Kardiaka: Arzneimittel mit spezifischer Wirkung auf die Tätigkeit des Herzens. Dazu gehören die Kardiotonika (z. B. Digoxin, Digitoxin), welche die Kontraktionskraft der Herzmuskulatur erhöhen, ferner die Antiarrhythmika (z. B. Ajmalin, Chinidin) sowie die Koronarmittel (z. B. Theophyllin), die einen fördernden Einfluß auf die Durchblutung der Herzgefäße haben. Als unspezifische H. werden Zubereitungen aus Weißdorn bezeichnet. Sie werden unter anderem zur unterstützenden Behandlung bei leichten Formen von Herzschwäche (z. B. Altersherz) angewendet.

Herzrhythmusstörungen: Funktionsstörungen des Herzens, die z. B. durch unregelmäßige Schlagfolge oder anfallartig auftretenden beschleunigten Herzschlag gekennzeichnet sind. Die H. können verschiedene Ursachen haben (Erregungsbildungs- und Erregungsleitungsstörungen, Entzündungen, vegetative Veränderungen). Zur Behandlung dienen spezifisch wirksame Arzneimittel (Antiarrhythmika). Von den pflanzlichen Wirkstoffen haben Ajmalin aus Rauwolfiawurzel sowie Chinidin aus der Chinarinde therapeutische Bedeutung. Zur unterstützenden Behandlung werden als unspezifische Herz- und Kreislaufmittel Zubereitungen aus Weißdorn verwendet.

Herzsalbe: Arzneimittel zur unterstützenden Behandlung bei leichten funktionellen Herzbeschwerden. Diese äußern sich z. B. als Schmerzen in der Herzgegend, Beklemmungsgefühl, Atemnot, Herzangst oder Herzklopfen. Sie können durch eine H. günstig beeinflußt werden. Wirksame Bestandteile sind Campher und ätherische Öle, z. B. Rosmarinöl. Die H. wird mehrmals täglich kräftig in der Herzgegend einmassiert. Sie bewirkt eine leichte Hautreizung, wodurch reflektorisch eine beruhigende Wirkung auf das Herz ausgeübt wird.

Herztonikum: unspezifisches Herz- und Kreislaufmittel, das einen fördernden und kräftigenden Effekt auf die Herztätigkeit ausübt. Ein H. wird vorbeugend oder unterstützend bei leichten Herzbeschwerden oder altersbedingter Einschränkung der Leistungsfähigkeit des Herzens angewendet. Bestandteile dieser Präparate sind Extrakte aus Weißdorn, auch in Kombination mit Rotwein.

Herzwein: weiniger Auszug aus Petersilienkraut, der in der Volksmedizin gegen nervöse Herzbeschwerden verwendet wird. Als H. werden auch Zubereitungen aus Weißdorn mit Rotwein bezeichnet. Die Wirksamkeit ist nicht belegt.

Heublumen: Gemisch getrockneter Blüten, Samen, Blatt- und Stengelteile von Wiesenpflanzen, z. B. Quecke (Agropyron repens), Lolch (Lolium-Arten), Trespe (Bromus-Arten) und Schwingel (Festuca-Arten). Die H. werden durch Absieben von Heu gewonnen. Ihre Zubereitungen (Aufguß, H.säckchen) bewirken eine Schmerzlinderung, Entkrampfung und verbesserte Durchblutung des behandelten Gewebes. Sie werden in der Volksmedizin bei rheumatischen Beschwerden sowie krampfartigen Schmerzen (Koliken) im Bereich des Magens und der Harnblase verwendet. Zur Bereitung eines H.bades (Vollbad) werden 500 g H. mit 3 Liter Wasser übergossen und kurz zum Sieden erhitzt. Nach 30 Minuten wird der Aufguß durch ein Sieb abgegossen und dem Badewasser zugesetzt.
Das *H.säckchen* wird in der benötigten Größe aus Leinen angefertigt, mit H. zur Hälfte gefüllt und dann zugenäht. Es wird in einem geeigneten Gefäß mit siedendem Wasser übergossen und 10 bis 15 Minuten bedeckt stehengelassen. Anschließend wird das H.säckchen kräftig ausgepreßt, in ein Tuch eingeschlagen und auf die zu behandelnde Stelle aufgelegt, die mit einem Wolltuch so abgedeckt wird, daß das heiße H.säckchen (40 bis 45 °C) dicht anliegt. Es wird entfernt, sobald es abgekühlt ist.

Heufieber ↑ Heuschnupfen.

Heu, Griechisch ↑ Bockshornklee.

Heusamen, griechischer ↑ Bockshornklee.

Heuschnupfen, *Heufieber, Pollenallergie:* allergische Erkrankung, die durch Blütenstaub von Gräsern, Bäumen und Sträuchern ausgelöst wird. Symptome des H. sind Juckreiz in der Nase, Niesen und starke Sekretbildung, auch Augenbindehautentzündung, asthmatische Anfälle und Hautjucken. Die Behandlung erfolgt mit spezifischen Arzneimitteln (Antiallergika). In der Volksmedizin gilt bei H. der Brennesseltee als wirksames Mittel.

Hexenbesen ↑ Mistel.

Hexenhasel ↑ Zaubernuß, Virginische.

Hexenkraut ↑ Keulenbärlapp.

Hexenschuß, *Lumbago:* plötzlich auftretender starker und andauernder Lendenkreuzschmerz. Die Ursache des H. ist eine Veränderung der natürlichen Lage einer Bandscheibe oder die Blockierung eines Wirbelgelenkes im Lendenbereich mit Druck auf den Ischiasnerv. Zur unterstützenden Behandlung finden Hautreizmittel (Pflaster mit hautreizenden und krampflösenden Wirkstoffen, z. B. Capsaicin, Arnika- und Tollkirschenextrakt, oder Einreibungen und heiße Bäder mit Zusätzen von ätherischen Ölen (z. B.

Rosmarin- und Dostenöl), Campher, Methylsalicylat und Isobornylacetat Anwendung. Durch die Hautreizung und Wärmeanwendung wird die Durchblutung gefördert und die Verspannung der Muskulatur gemildert. Auf diese Weise kann eine Verringerung der Schmerzen und eine Verbesserung der Beweglichkeit erreicht werden.

Hibiscus sabdariffa ↑ Roseneibisch.

Hildegard von Bingen, älteste deutsche Mystikerin, * 1098 Bemersheim bei Alzey, † 17. September 1179 als Äbtissin des Benediktinerklosters Rupertsberg bei Bingen. H. gründete zwischen 1147 und 1150 das Kloster Rupertsberg bei Bingen. Neben mystisch-prophetischen Schriften verfaßte sie auch ein in 2 Teilen überliefertes naturbeschreibendes Werk (Teil 1 die „Physica und Teil 2 „Causae et curae"). Beide Teile sind eine wichtige Quelle naturkundlicher Kenntnisse des frühen Mittelalters in Mitteleuropa. In der Physica wurde auch die Nutzung von Arzneipflanzen berücksichtigt.

Himbeere, *Rubus idaeus:* eine halbstrauchige, bis 2 m hohe Pflanze aus der Familie der Rosengewächse (Rosaceae). Die H. bildet schwach verholzte, stachelige, im 1.Vegetationsjahr blütenlose Stengel, die im 2. Jahr an den Seitenzweigen Blüten ausbilden und nach der Fruchtreife absterben. Die meist 3- bis 5zähligen, gefiederten Blätter sind auf der Unterseite filzig behaart, auf der Oberseite kahl und am Rand ungleich scharf gesägt. Die Stacheln auf den Mittelnerven und Blattstielen sind viel kleiner als bei der Brombeere. Die meist nickenden Blüten stehen in lockeren traubigrispigen Blütenständen. Die 5 weißen Kronblätter sind kürzer als die Kelchblätter. Die Frucht ist eine zur Reifezeit rote, bei Kulturformen auch gelbe Sammelfrucht, die sich leicht vom Blütenboden ablöst. Sie besteht aus zahlreichen Steinfrüchten.

▷ *Blütezeit:* Mai bis August.

▷ *Vorkommen:* Die H. ist in Europa, Nordamerika und in den klimatisch gemäßigten Teilen Asiens heimisch. Sie wächst auf Waldschlägen, in Staudenfluren, Gebüschen und lichten Wäldern in der subarktischen und kühleren gemäßigten Klimazone der nördlichen Halbkugel der Erde. Die H. wird in Gärten kultiviert.

▷ *Drogengewinnung:* Die unverholzten Triebe und die Blätter der H. werden in den Monaten Juni bis September geerntet. Die Droge wird in dünner Schicht an schattigen Plätzen, auch unter Anwendung künstlicher Wärme bis 50 °C getrocknet. Dabei ist ein häufiges Umwenden des Trockengutes zweckmäßig.

▷ *Drogenbeschreibung:* Die Droge (Himbeerblätter, Rubi idaei folium) besteht aus den getrockneten Blättern und Stengelteilen. Die Schnittdroge ist gekennzeichnet durch die auf der Oberseite dunkel- oder braungrünen und auf der Unterseite filzig behaarten Blattstücke. Sie lassen zum Teil den scharf gesägten Blattrand erkennen. Daneben sind Teile der grünen oder rötlich angelaufenen Blattstiele und Stengel enthalten. Die Behaarung bedingt ein Zusammenhaften der Droge. Sie besitzt einen schwachen Geruch und schmeckt herb und zusammenziehend.

▷ *Inhaltsstoffe:* Die Himbeerblätter enthalten Gerbstoffe, Flavonoide und etwas Vitamin C.

▷ *Wirkung und Verwendung:* Die Droge wirkt aufgrund des Gerbstoffgehaltes adstringierend und entzündungswidrig. Der Himbeerblättertee wird in der Volksmedizin als mildes Mittel gegen leichte Durchfälle und äußerlich bei Schleimhautentzündungen des Mund- und Rachenraumes zum Spülen und Gurgeln verwendet. Die Wirksamkeit ist jedoch nicht belegt, so daß eine therapeutische Anwendung nicht empfohlen wird.
Zur Bereitung des Teeaufgusses als Haustee wird 1 Teelöffel Droge (1,5 g) mit 1 Tasse (150 ml) siedendem Wasser übergossen und 10 bis 15 Minuten bedeckt stehengelassen. Der Teeaufguß wird durch ein Sieb abgegossen.
In Teemischungen dienen Himbeerblätter auch als Stabilisierungsdroge, um ein Entmischen der Einzelbestandteile zu verhindern. Hauptverwendungszweck der Droge ist die Herstellung von Hausteemischungen.

▷ *Nebenwirkungen:* nicht bekannt.

▷ *Geschichtliches:* Die H. wurde bereits in urgeschichtlicher Zeit als Sammelfrucht genutzt. Dioskurides empfahl eine aus den mit Honig zerriebenen Blüten hergestellte Salbe gegen Augenentzündungen und Gesichtsrose, ebenso sein römischer Zeitgenosse Plinius. In der Mitte des 16. Jhs. erwähnte H. Bock das Himbeerwasser als kühlendes Getränk für Fieberkranke. In den damaligen Kräuterbüchern wurde es weiterhin zur Stärkung des Herzens, gegen Ohnmachten, starke Durchfälle und Ruhr sowie zur Stärkung schreckhafter, schwächlicher und zu Ohnmachten neigender Schwangerer empfohlen. Aufgeführt wurden auch Sirup, Spiritus, Essig und Wein aus Himbeeren. ↑ **Tafel 25**

Himmelsbrot ↑ Mannaesche.

Himmelstau ↑ Mannaesche.

Hippophaë rhamnoides ↑ Sanddorn.

Hirtentäschel, *Gemeines Hirtentäschel, Gänsekresse, Täschelkraut, Capsella bursa-pastoris:* einjähriges oder zweijähriges, bis 80 cm hohes Kraut aus der Familie der Kreuzblütengewächse (Cruciferae). Die Pflanze bildet aufrechte Stengel, die fast das ganze Jahr über blühen und fruchten können oder aber nach dem Austreiben im Herbst und der Fruchtreife im kommenden Sommer absterben. Das H. bildet eine Rosette grundständiger Laubblätter. Diese sind ungeteilt oder fiederspaltig. Die Stengelblätter sind kleiner, sitzend und meist runzelig eingerollt. Die Blüten stehen in einem doldig gedrängten Blütenstand, der sich zu einer langen Blütentraube streckt. Die Blüten sind weiß, 4zählig und wenig auffällig. Die Frucht ist ein herzförmiges, vielsamiges Schötchen.

▷ *Blütezeit:* März bis Oktober.

▷ *Vorkommen:* Das H. ist in den klimatisch gemäßigten Zonen Europas und in Nordafrika heimisch. Es ist über die ganze Erde als Kulturbegleiter verbreitet und auf Wegen, Wiesen, Brachland, Feldrainen, an See- und Flußufern anzutreffen.

▷ *Drogengewinnung:* Das blühende Kraut des H. einschließlich der grundständigen Blätter wird in den Monaten Mai bis August gesammelt. Die Pflanzenteile werden in dünner Schicht an schattigen, luftigen Plätzen, auch unter Anwendung künstlicher Wärme bis 40 °C, schnell getrocknet. Pflanzen, die einen weißlichen Belag zeigen (Pilzbefall), sollen nicht gesammelt werden. Die Droge stammt aus Wildvorkommen.

▷ *Drogenbeschreibung:* Die Droge (H.kraut, Bursae pastoris herba) besteht aus den getrockneten Stengeln mit Blättern, Blüten und Früchten. Die Schnittdroge ist gekennzeichnet durch die langgestielten, herzförmigen, flachgedrückten grünen oder gelben Schötchen mit zahlreichen rotbraunen Samen. Daneben sind viele grüne, markige, meist kantige oder gerillte Stengelteile, Reste der zusammengeballten Blütenstände und wenige Blattfragmente enthalten. Die Droge besitzt einen schwach unangenehmen Geruch und einen scharfen und bitteren Geschmack.

▷ *Inhaltsstoffe:* Die Droge enthält Flavonoide, ein Peptid, Pflanzensäuren und Kaliumsalze.

▷ *Wirkung und Verwendung:* Die Extrakte der Droge wirken schwach blutstillend. Diese Wirkung soll durch das Peptid hervorgerufen werden. Das H.kraut wird zur Behandlung von Nasenbluten und starken Monatsblutungen verwendet.
Hinweis: Sollten die Blutungen anhalten, ist ein Arzt aufzusuchen.
Zur Bereitung des Teeaufgusses werden 1 bis 2 Teelöffel Droge (2 bis 4 g) mit 1 Tasse (150 ml) siedendem Wasser übergossen und 10 bis 15 Minuten bedeckt stehengelassen. Der Teeaufguß wird durch ein Sieb abgegossen. 2- bis 4 mal täglich wird eine Tasse Tee warm zwischen den Mahlzeiten getrunken.

▷ *Nebenwirkungen:* nicht bekannt.

▷ *Geschichtliches:* Bei den antiken und mittelalterlichen Schriftstellern fand das H. keine Erwähnung. Erst die Kräuterbücher des 16. und 17. Jhs. empfahlen es gegen Nasen- und Wundbluten, gegen Blutspeien und Blutharnen, Durchfall, Ruhr und starke Monatsblutungen. Das mit Essig zerstoßene Kraut wurde bei Fieber den Patienten auf den Puls gelegt. Der in die Ohren geträufelte Saft aus H. sollte Ohrenschmerzen lindern. ↑ **Tafel 25**

Hochwurz ↑ Enzian, Gelber.

Höchstmenge ↑ Maximal zulässige Rückstandsmenge.

Hohlzahn ↑ Saathohlzahn.

Holderblüten ↑ Holunder, Schwarzer.

Holderbusch ↑ Holunder, Schwarzer.

Holunder, Schwarzer, *Fliederbusch, Deutscher Flieder, Holderbusch, Sambucus nigra:* Strauch oder bis 7 m hoher Baum aus der Familie der Geißblattgewächse (Caprifoliaceae). Die Rinde des Stammes und der älteren Zweige ist graubraun und rissig, die der jüngeren Zweige grün und mit zahlreichen grauen Punkten (Lentizellen) bedeckt. Die Zweige besitzen ein weißes weiches Mark. Die Blätter sind unpaarig gefiedert. Die Fiederblätter haben einen gesägten Rand. Die gelblichweißen, unangenehm riechenden Blüten stehen in schirmförmigen flachen Blütenständen (Trugdolden). Sie besitzen verwachsene 5zipflige Kronblätter und einen 5zipfligen Kelch. Der Fruchtstand ist überhängend, seine Äste sind zur Fruchtreife purpurn bis violett gefärbt. Die Frucht ist eine zur Reifezeit glänzend schwarze, saftige, 3samige Beere.

▷ *Blütezeit:* Juni, Juli.

▷ *Vorkommen:* Der S. H. ist in Europa, Westasien und Nordafrika heimisch und auch in West- und Mittelasien sowie Nordamerika verbreitet. Die Pflanze ist auf Schlägen, in Gebüschen und krautreichen Wäldern, an Flüssen, vereinzelt auch in Gärten anzutreffen. Die Droge stammt aus Wildbeständen.

▷ *Drogengewinnung:* Die Blüten des S. H. werden in den Monaten Juni und Juli bei trockenem Wetter mit den Blütenständen abgeschnitten. Sie sind sehr empfindlich und dürfen beim Ernten nicht gedrückt werden. Die Trocknung in dünner Schicht muß schnell erfolgen und wird an schattigen, gut belüfteten Plätzen durchgeführt. Beim langsamen Trocknen tritt unerwünschte Braunfärbung ein. Die Anwendung künstlicher Wärme bis 35 °C ist möglich. Die Trugdolden können auch an Fäden aufgehängt werden. Nach erfolgter Trocknung werden die Blüten durch vorsichtiges Reiben auf einem Sieb (Rebeln) von den Blütenständen getrennt. Sie sollen ihre gelblichweiße Farbe behalten und dürfen sich nicht braun verfärben.

▷ *Drogenbeschreibung:* Die Droge (Holunderblüten, Aalhornblüten, Fliedertee, Holderblüten, Sambuci flos) besteht aus den kleinen, 3 bis 4 mm großen, stark geschrumpften gelblichweißen Blüten mit verwachsener Blütenkrone. Häufig sind die Kelche von den Blütenkronen getrennt. In der Droge sind auch Teile der Blütenstände und Blütenknospen vorhanden. Die Holunderblüten riechen schwach eigenartig und schmecken schleimigsüßlich.

▷ *Inhaltsstoffe:* Die Droge enthält bis 0,2% ätherisches Öl mit einem hohen Anteil an Fettsäuren (bis 1,8%), Flavonoide, vor allem Rutosid, Pflanzensäuren, z. B. Chlorogensäure, p-Cumarsäure, Kaffee- und Ferulasäure, Triterpensäuren, Schleimstoffe und Gerbstoffe.

▷ *Wirkung und Verwendung:* Die Holunderblüten werden als schweißtreibendes Mittel verwendet. Es ist nicht bekannt, welche Inhaltsstoffe diesen Effekt auf die Schweißdrüsen haben. Die Holunderblüten werden allein oder in Kombination z. B. mit Lindenblüten, Hagebutten und Süßholz als schweißtreibendes Mittel zur Behandlung fieberhafter Erkältungskrankheiten genutzt.
Zur Bereitung des Teeaufgusses werden 2 Teelöffel Droge (3–4 g) mit 1 Tasse (150 ml) siedendem Wasser übergossen und 5 Minuten stehengelassen. Der Teeaufguß wird durch ein Sieb abgegossen. 1 bis 2 Tassen Tee werden möglichst heiß, auch mit Honig oder Zucker gesüßt, getrunken. Der heiße Tee ist zur Einleitung einer Schwitzkur geeignet. Die Verwendung eines schweißtreibenden Tees ist besonders am Nachmittag und Abend wirksam, während es am Vormittag meist nicht zu dem erwünschten Schweißausbruch kommt. In der Volksmedizin dient der Holundertee aufgrund des Gerbstoffgehaltes auch zum Gurgeln.
Die getrockneten Früchte werden ebenfalls verwendet. Sie wirken aufgrund ihres Fruchtsäuregehaltes mild abführend und werden Abführtees zugesetzt. Der Saft wird bei Kopf-, Herz- und Nervenschmerzen verwendet. Die Wirksamkeit ist nicht belegt.

▷ *Nebenwirkungen:* nicht bekannt.

▷ *Geschichtliches:* Die Funde in stein- und bronzezeitlichen Siedlungen belegen, daß bereits in der Urgeschichte die Früchte des S. H. gesammelt und gegessen wurden. Frühzeitig wurde er auch als Arzneipflanze genutzt. Die antiken Schriftsteller erwähnten ihn als abführendes, harntreibendes und gynäkologisches Mittel sowie als Mittel gegen Wassersucht, Schlangenbisse, Entzündungen und Geschwülste. In den medizinischen und botanischen Schriften des deutschen Mittelalters wurde der S. H. ausführlich besprochen, zumal er auch im Volksglauben ein ganz besonderes Ansehen genoß. Die Kräuterbücher des 16. und 17. Jhs. nannten ebenfalls zahlreiche Anwendungsmöglichkeiten. ↑ **Tafel 26**

Homöopathie: Methode zur Behandlung von Krankheiten, die durch den Leipziger Arzt Samuel Hahnemann (1755 bis 1843) begründet wurde. Ein Grundsatz der H. ist die sogenannte Ähnlichkeitsregel (similia similibus curentur; „Ähnliches wird durch Ähnliches geheilt"). Nach den Vorstellungen Hahnemanns sollten die Wirkungen, die Arzneimittel in hohen Dosen bei Gesunden auslösen (Arzneimittelbild = Wirkungsrichtung und Wirkungsumfang eines Arzneimittels), gleichzeitig einen Hinweis für die Anwendung dieser Arzneimittel in hohen Verdünnungen bei bestimmten Krankheitsbildern geben. Auf eine exakte Krankheitsdiagnose wurde verzichtet. Die von Hahnemann durchgeführten Untersuchungen waren die ersten systematischen Arzneimittelversuche am Menschen. Die vom Begründer der H. eingeführte stufenweise Verdünnung der Arzneistoffe und Zubereitungen (↑ Potenzierung) sollte zu einer Wirkungsverstärkung infolge Energiezuführung durch das Schütteln oder Verreiben der Arzneistoffmischungen führen. Inzwischen geht die H., die auch als *Reiz- oder Regulationstherapie* bezeichnet wird, von der Annahme aus, daß die Regulationsvorgänge eines erkrankten Organismus durch Arzneimittel, in denen die Wirkstoffe in hoher Verdünnung vorliegen, in spezifischer Weise beeinflußt werden können (Steigerung der Abwehrkräfte des Organismus). Eine Wirksamkeit homöopathischer Arzneimittel ist damit lediglich bei einem noch intakten Regulationssystem des Organismus (Stoff-, Energie- und Informationsaustausch im Körper zur Steuerung der Organfunktionen) zu erwarten. Sie können deshalb nur zur Behandlung bestimmter Erkrankungen verwendet werden. Als Ausgangsstoffe für homöopathische Arzneimittel, von denen stark wirksame auch rezeptpflichtig sind, werden sowohl anorganische Verbindungen (z. B. Bariumcarbonat, Calciumphosphat, Natriumchlorid, Schwefel, Salz- und Salpetersäure) als auch organische Stoffe (z. B. Creosol, Pikrinsäure, Zinkvalerianat), überwiegend jedoch pflanzliche (meist aus frischen Pflanzen) sowie tierische Drogen benutzt. Die homöopathischen Arzneistoffe und Zubereitungen werden auch in Mischungen (Kombinationspräparate als Fertigarzneimittel) verwendet. Die H. hat sich trotz der wissenschaftlichen Bedenken einen Platz in der Behandlung von Krankheiten erhalten können und zählt nach dem Arzneimittelgesetz zu den besonderen Therapierichtungen.

Hopfen, *Gemeiner Hopfen, Humulus lupulus:* rechtswindende Kletterpflanze aus der Familie der Maulbeergewächse (Moraceae). Die 2häusige Pflanze überdauert mit einer starken, weitverzweigten Wurzel. Sie bildet bis 12 m lange Stengel, die Kletterhaken besitzen. Die Blätter sind langgestielt und meist handförmig geteilt. Die Pflanze ist rauh behaart. Die männlichen Blütenstände sind rispig, die weiblichen ährig (H.dolden). Ihre Blüten vergrößern sich zu eiförmigen Fruchtständen (H.zapfen). Die zuerst gelblichgrünen, später gelbbraunen Fruchtschuppen besitzen am Grund zahlreiche Harzdrüsen (H.drüsen). Die Frucht ist eine Nuß. Vom H. existieren mehrere Varietäten und Zuchtsorten, die sich durch Blattform und Drüsendichte unterscheiden.

▷ *Blütezeit:* Juli, August.

▷ *Vorkommen:* Der H. ist in Europa, Westsibirien, Westasien und Nordamerika verbreitet. Seine ursprüngliche Heimat ist nicht bekannt. Wildwachsend ist die Pflanze in Auen- und Niederungswäldern sowie Gebüschen und an Zäunen anzutreffen. Die weiblichen Pflanzen werden zur Drogengewinnung in Dauerkulturen angebaut. Die Kulturen bestehen meist langjährig und fallen in der Landschaft durch die hohen Klettergerüste für die H.pflanzen auf. In diesen Kulturen werden die weiblichen Pflanzen vegetativ vermehrt, eine Bestäubung der Zapfen darf nicht erfolgen.

▷ *Drogengewinnung:* Die Fruchtstände werden bei Reifebeginn in den Monaten Juli bis September maschinell oder manuell geerntet und bei 40 bis 50 °C getrocknet.

▷ *Drogenbeschreibung:* Die Droge (H.zapfen, Lupuli strobulus) besteht aus den getrockneten Blütenständen. Die Schnittdroge ist gekennzeichnet durch die dünnen, trockenhäutigen, hellgelblichgrünen Stückchen der Neben- und der Vorblätter. Sie sind deutlich parallelnervig und tragen teilweise gelbe Drüsenhaare. Die Droge besitzt einen aromatischen Geruch und schmeckt bitter. Eine weitere Droge des H. (H.drüsen, H.mehl, Lupuli glandula), die aus den Drüsenhaaren besteht, wird von den H.früchten durch Absieben gewonnen. Sie bildet ein grünlichgelbes oder orangegelbes, klebriges Pulver. Die Droge riecht stark würzig und schmeckt würzig und bitter.

▷ *Inhaltsstoffe:* Die H.zapfen enthalten Bitterstoffe, unter denen Humulon und Lupulon überwiegen. Alle Bitterstoffe sind wenig stabil. Sie werden bei der Lagerung allmählich in harzige Komponenten umgewandelt. Dabei bildet sich auch Methylbutenol. Der Bitterstoffgehalt ist in den H.zapfen höher als in den H.früchten. Beide enthalten ätherisches Öl (darin wurden bisher mehr als 100 Bestandteile nachgewiesen). In den H.zapfen sind ferner Gerbstoffe (in den H.drüsen in geringer Menge) sowie Flavonoide und Harze enthalten.

▷ *Wirkung und Verwendung:* Die H.zubereitungen (H.tee, H.extrakt) wirken mild beruhigend und schlaffördernd. Diese Wirkung wird auch auf den Gehalt der Droge an flüchtigem Methylbutenol zurückgeführt. Aufgrund des Bitterstoffgehaltes wirkt die Droge außerdem verdauungsfördernd und appetitanregend, da sie die Magensaftbildung fördert. Die H.zapfen werden allein oder als Bestandteil von Beruhigungstees bei Unruhe, Angst, Spannungszuständen und Schlafstörungen angewendet. Die H.extrakte sind in verschiedenen Fertigarzneimitteln

(Tropfen, Dragees, Zäpfchen) enthalten.
Zur Bereitung des Teeaufgusses wird 1 gehäufter Eßlöffel Droge (0,5 g) mit 1 Tasse (150 ml) siedendem Wasser übergossen und 15 Minuten bedeckt stehengelassen. Der Teeaufguß wird durch ein Sieb abgegossen. 2- bis 3mal täglich und vor dem Schlafengehen wird eine Tasse Tee getrunken.
In der Volksmedizin wird die Droge auch bei Blasenentzündungen und äußerlich zur Behandlung von Hautverletzungen angewendet. Sie gilt ferner als Mittel gegen sexuelle Übererregbarkeit (Anaphrodisiakum). Die H.drüsen werden als Beruhigungsmittel (je Einnahme 1 Messerspitze; 0,3 g) benutzt. Der Hauptverwendungszweck des H. ist der Einsatz in der Bierbrauerei. Die H.bitterstoffe verleihen dem Bier den würzigen Geschmack und wirken konservierend.

▷ *Nebenwirkungen:* nicht bekannt.

▷ *Geschichtliches:* Für die Bierbrauerei wurde der H. in Mitteleuropa seit dem Mittelalter überall in Sonderkulturen angebaut, worauf noch zahlreiche Flur- und Ortsnamen (z. B. Hoppegarten bei Berlin) hinweisen. Daneben erfolgte in Niederungsgebieten (z. B. im Spreewald) noch bis in das 18. Jh. eine Nutzung des wildwachsenden H. Schon im 18. Jh. dienten Kraut, Ausläufer und Fruchtdolden des H. auch als Arzneimittel, insbesondere gegen Verstopfung, Harnverhalten und Ausbleiben der Regelblutung. Die Extrakte aus der Droge wurden in Form von Salben und Bädern bei Hauterkrankungen genutzt. Außerdem fanden auch sogenannte H.kissen (mit H.zapfen gefüllte Kopfkissen), deren Wirksamkeit bei Schlafstörungen durch die flüchtigen Hopfeninhaltsstoffe erklärbar ist, Verwendung. ↑ **Tafel 26**

Hortulus: Lehrgedicht des Abtes Walahfrid Strabo aus Reichenau (9. Jh.) über den Anbau von Nutz- und Arzneipflanzen in einem Klostergarten. Das Gedicht war in lateinischer Sprache verfaßt und ist ein wertvoller Sachzeuge der klösterlichen Arzneipflanzenkulturen.

Huflattich, *Brandlattich, Brustlattich, Tussilago farfara:* ausdauernde, bis 15 cm hohe krautige Pflanze aus der Familie der Korbblütengewächse (Asteraceae). Im zeitigen Frühjahr treibt der H. aus einem mehrköpfigen Wurzelstock zahlreiche behaarte Blütenstiele aus, die mit rötlichen schuppenförmigen Niederblättern besetzt sind und jeweils ein endständiges Blütenköpfchen tragen. Letzteres wird von einem glokkigen Hüllkelch umgeben. In dem Blütenköpfchen befinden sich 30 bis 40 gelbe Scheibenblüten, die von einem Kranz zahlreicher gelber Zungenblüten umgeben werden. Die Früchte besitzen eine Haarkrone (Pappus). Nach der Blütezeit erscheinen im Mai die grundständigen, langgestielten, bis 25 cm breiten, rundlich herzförmigen Laubblätter. Der Blattrand ist unregelmäßig buchtig gezähnt. Die Blätter sind auf der Unterseite weißfilzig behaart. Die Blattstiele sind seitlich etwas zusammengedrückt und glatt.

▷ *Blütezeit:* Februar bis April.

▷ *Vorkommen:* Der H. ist in Europa, Nord- und Westasien sowie in Nordafrika heimisch. Die Pflanze ist auch in Nordamerika vielfach eingebürgert. Der H. wächst auf feuchten

Äckern, in Uferbereichen, an Wegrändern und Bahndämmen, besonders auf tonigen oder lehmigen Böden.

▷ *Drogengewinnung:* Die H.blüten (Blütenköpfchen) werden ohne Stiel zu Blühbeginn in den Monaten März und April gesammelt. Ältere Blütenköpfchen zerfallen nach dem Trocknen und sind minderwertig. Die Trocknung erfolgt in dünner Schicht bei Temperaturen bis 40 °C. Die H.blätter werden ohne Blattstiele in den Monaten Mai und Juni gesammelt. Sie besitzen einen hohen Wassergehalt und verschimmeln bei unsachgemäßer Behandlung schnell. Zur Trocknung werden sie weitflächig ausgebreitet und bei Temperaturen bis 40 °C getrocknet. Bei der Sammlung ist die Verwechslung mit den Blättern der Pestwurz (Großer Huflattich) zu vermeiden. Diese sind meist deutlich größer als die H.blätter. Die Drogen stammen ausschließlich von wildwachsenden Pflanzen.

▷ *Drogenbeschreibung:* Die Blütendroge (H.blüten, Farfarae flos) besteht aus den getrockneten goldgelben, bis 1,5 cm großen Blütenköpfchen, die von rötlichen Hüllkelchblättern umgeben sind. Auf dem Blütenboden befinden sich gelbe Röhrenblüten mit einreihigem Haarkranz, die von den geschrumpften gelben Zungenblüten umgeben sind. Diese besitzen eine fadenförmige Zunge, einen kleinen bräunlichen Fruchtknoten und einen mehrreihigen Haarkranz. Die Droge riecht etwas honigartig und schmeckt schleimig und etwas bitter. Die Blattdroge (H.blätter, Farfarae folium) besteht aus den getrockneten Blättern. Die Schnittdroge ist gekennzeichnet durch etwas runzelige, auf der Oberseite gelbgrüne Blattstücke, die teilweise den unregelmäßig gezahnten, oft blauviolett angelaufenen Rand erkennen lassen. Die mit dem dichten weißen Haarfilz bedeckte Unterseite der Blattstücke bedingt ein klumpiges Zusammenhaften der einzelnen Teile. Daneben kommen vereinzelt Stücke des rinnigen Blattstiels vor. Die Droge besitzt keinen deutlich wahrnehmbaren Geruch und schmeckt schleimig-süßlich.

▷ *Inhaltsstoffe:* Die H.blüten enthalten ätherisches Öl, Terpene, Flavonoide, Pflanzensäuren, Schleimpolysaccharide, Inulin und geringe Mengen von Pyrrolizidinalkaloiden.
Die H.blätter enthalten Schleim und Inulin, ferner Gerbstoffe, Bitterstoffe und geringe Mengen Flavonoide sowie Pflanzensäuren. Pyrrolizidinalkaloide können in Spuren vorhanden sein.

▷ *Wirkung und Verwendung:* Beide Drogen werden aufgrund des Schleimgehaltes zur Reizmilderung bei Schleimhautentzündungen im Mund- und Rachenraum sowie zur Milderung eines trockenen Reizhustens bei Bronchialkatarrh verwendet. Sie werden allein oder als Bestandteil von Hustentees benutzt. Die Wirksamkeit der Verwendung von H.blüten ist nicht belegt. Wegen des Gehaltes an Pyrrolizidinalkaloiden und des damit verbundenen potentiellen Risikos wird sie nicht empfohlen.
Zur Bereitung des Teeaufgusses wird 1 gehäufter Eßlöffel Droge (2,5 g) mit 1 Tasse (150 ml) siedendem Wasser übergossen und 10 bis 15 Minuten bedeckt stehengelassen. Der Teeaufguß wird durch ein Sieb abgegossen. 2 mal täglich, möglichst morgens nach dem Aufstehen und abends vor dem Schlafengehen, wird eine Tasse Tee,

auch mit Honig gesüßt, getrunken (Tagesdosis 4,5 bis 6 g Droge).
Die Blätter können außerdem zu Dampfbädern verwendet werden. Dazu wird 1 gehäufter Eßlöffel Blüten- oder Blattdroge mit 2 Liter siedendem Wasser übergossen. In der Volksmedizin wird der Teeaufguß zu Bädern und Umschlägen bei Hautentzündungen (wundgelaufene Füße) benutzt. Auch das Auflegen der frischen, gewaschenen Blätter auf schmerzende entzündete Gelenke ist in der Volksmedizin üblich.

▷ *Nebenwirkungen:* nicht bekannt. Die in der Droge enthaltenen giftigen Alkaloide sind im Teeaufguß nur in niedriger Konzentration enthalten. In Fertigarzneimitteln ist der Alkaloidgehalt auf einen sehr niedrigen Wert begrenzt, so daß die aufgenommene Menge an Pyrrolizidinalkaloiden pro Tag 1 µg nicht überschreitet. Die Anwendungsdauer soll auf 4 bis 6 Wochen pro Jahr begrenzt sein.
▷ *Gegenanzeigen:* Schwangerschaft und Stillzeit.

▷ *Geschichtliches:* Der H. wurde schon von Dioskurides und Plinius als Arzneipflanze erwähnt. Auch im Mittelalter fand er Verwendung, wie eine Beschreibung der Hildegard von Bingen belegt. Die Kräuterbücher des 16. und 17. Jhs. empfahlen den H. als Mittel gegen Engbrüstigkeit, Asthma, Husten und Schwindsucht. Die Blätter wurden gegen Geschwüre und Entzündungen verwendet. ↑ **Tafel 26**

Huflattich, Falscher ↑ Pestwurz.

Huflattich, Großblättriger ↑ Pestwurz.

Humulus lupulus ↑ Hopfen.

Hundeblume ↑ Löwenzahn.

Hundsgras ↑ Quecke.

Hundsrose, *Hagebuttenstrauch, Hagrose, Heckenrose, Rosa canina:* ein bis 1,50 m hoher, vereinzelt auch bis 5 m hoher kräftiger Strauch aus der Familie der Rosengewächse (Rosaceae). Die Äste und Zweige der H. hängen meist etwas über und haben wie der Stamm rückwärts gebogene Stacheln. Die Blätter sind unpaarig gefiedert und am Grund beiderseits geflügelt. Sie bestehen meist aus 5 bis 7 Fiederblättchen mit gesägtem Rand. Die hellrötlichen oder weißen Blüten sind ungefüllt, duftlos und stehen einzeln oder in mehrblütigen Doldenrispen. Sie besitzen einen etwa 2 cm langen Stiel, 5 Blütenblätter und 5 Kelchblätter, die nach dem Verblühen zurückgeschlagen sind. Aus dem Kelchbecher bildet sich die bei der Reife kräftig rote Scheinfrucht (Hagebutte). Im Inneren enthält sie zahlreiche harte Früchte (Nüßchen) sowie Juckreiz verursachende Härchen. Von der H. existieren zahlreiche Unterarten und Formen. Die Früchte der Alpenrose, Rosa pendulina, werden ebenfalls verwendet.
▷ *Blütezeit:* Juni.
▷ *Vorkommen:* Die H. ist in Europa, Westasien und Nordafrika heimisch und auch in Nordasien und Nordamerika verbreitet. Sie ist in lichten, warmen Wäldern, Gebüschen, an Waldrändern und auf sonnigen Heidehängen anzutreffen.
▷ *Drogengewinnung:* Die Hagebutten werden zu Beginn der Reife in den Monaten September bis November, wenn sie bereits rot gefärbt, aber noch fest sind, gesammelt. Sie werden von Stielen und Kelchresten be-

freit und bei Temperaturen zwischen 75 und 80 °C etwa 30 Minuten vorgetrocknet und anschließend bei 40 bis 45 °C getrocknet. Ebenfalls entfernt wird der größte Teil der Haare und Früchte.

▷ *Drogenbeschreibung:* Die Droge (Hagebuttenschalen, Fructus Cynosbati sine semine, Rosae pseudofructus) besteht aus den getrockneten Schalen der Scheinfrüchte. Die Hagebutten sind 1 bis 2 cm lang, 0,6 bis 1,5 cm dick, rundlich oder eiförmig, glänzend rot oder bräunlichrot, hart, eingefallen und runzelig. Am oberen Ende ist meist eine stumpf 5eckige Scheibe aus den Resten der 5 Kelchblätter erkennbar. In der Mitte der Scheibe befindet sich ein etwa 1 mm breites Loch, die Griffelröhre. Im Inneren sind die hellen, steifen Haare und die bis 5 mm langen und bis 3 mm dicken, gelbbraunen, 3- bis mehrkantigen, abgeplatteten Früchte vorhanden. Die Schnittdroge ist gekennzeichnet durch die an den Rändern mehr oder minder eingerollten Bruchstücke mit glänzend roter oder bräunlichroter Außenseite und z. T. hell behaarter Innenseite. Daneben sind vereinzelt die charakteristischen Früchte vorhanden. Der Geruch der Droge ist schwach fruchtig, der Geschmack süßlich-sauer.

▷ *Inhaltsstoffe:* Die Droge enthält Fruchtsäuren, insbesondere L-Ascorbinsäure (mindestens 0,3%) und L-Dehydroascorbinsäure (Vitamin C), Pektine, wenig Gerbstoff, Zucker sowie rote und gelbe Farbstoffe (Carotinoide). Die Früchte enthalten fettes und wenig ätherisches Öl sowie Spuren von Ascorbinsäure.

▷ *Wirkung und Verwendung:* Der Teeaufguß aus Hagebutten wirkt aufgrund des Fruchtsäure- und Pektingehaltes schwach abführend. Unsicher ist die harntreibende Wirkung. Die Droge wird als Bestandteil von schweißtreibenden (Grippetee), harntreibenden und abführenden Teemischungen verwendet. Ferner dient sie als Vitamin-C-Spender (der Wert ist aufgrund des mitunter geringen Vitamin-C-Gehaltes der Droge zweifelhaft). Wegen ihres angenehmen, schwach säuerlichen Geschmacks finden Hagebutten vor allem als Haustee Verwendung, die therapeutische Verwendung wird nicht empfohlen.
Zur Bereitung des Aufgusses als Haustee wird 1 Eßlöffel Droge (5 g) mit 1 Tasse (150 ml) kaltem Wasser angesetzt und 12 Stunden bedeckt stehengelassen. Der Ansatz wird erhitzt und der Tee durch ein Sieb abgegossen. Die Droge kann auch mit siedendem Wasser überbrüht und der Tee nach 10 bis 15 Minuten durch ein Sieb abgegossen werden. Frische Hagebutten werden zu Süßmost, Marmelade und Fruchtwein verarbeitet.

▷ *Nebenwirkungen:* nicht bekannt.

▷ *Geschichtliches:* Die heimischen Wildarten der Rose wurden im Mittelalter medizinisch verwendet und zwar in erster Linie die Scheinfrüchte. Die Hagebutten oder das daraus hergestellte Mus wurde als Leber- und Lungenmittel, zur Blutreinigung, gegen Nasenbluten, Nierensteine, Durchfälle, Ruhr, Erbrechen, verdorbenen Magen, Blutspeien, übermäßige Monatsblutungen und Gonorrhö benutzt. Aus den Samen wurde ein durchfallstillendes Mittel sowie ein Pulver zur Zahnfleischstärkung bereitet. Besondere Beachtung fanden außerdem die durch die Rosengallwespe hervorgerufenen „Schlafäpfel", die als schlaffördernd galten und kleinen Kindern unter das Kopfkissen gelegt wurden. ↑ **Tafel 26**

Husten, *akute Bronchitis:* der mechanischen Säuberung von Luftröhre und Bronchien dienender Schutzreflex. Beim H. erfolgt ein durch bestimmte Reize reflektorisch oder bewußt ausgelöstes stoßweises Herauspressen der Atemluft bei nur spaltförmigem Öffnen der Stimmritze im Kehlkopf. Durch das H. entsteht eine hohe Luftströmung in den Bronchien, die Sekret, Eiter und Fremdkörper nach außen befördert. Der H. kann ein Symptom von Erkrankungen der Bronchien und der Lunge sein. Es wird zwischen einem trockenen Reizhusten und einem feuchten Husten, der mit der Bildung eines zähen Sekrets verbunden ist, unterschieden. Beide Formen des H. erfordern eine unterschiedliche Behandlungweise. Bei trockenem Reizhusten werden Arzneimittel, die den Hustenreiz dämpfen (↑ Antitussiva), verwendet.
Bei verschleimten Bronchien helfen schleimlösende Mittel (↑ Expektoranzien, Hustentee). Sie erleichtern das Abhusten des verflüssigten Schleimes.

Hustenmittel, *Antitussiva:* Mittel, die bei Erkrankungen der Atemwege, die mit Husten verbunden sind, verwendet werden. Nach ihrer Wirkungsweise werden sie in ↑ Hustensedativa und ↑ Expektoranzien unterteilt.

Hustenmixtur ↑ Hustensaft.

Hustensaft, Hustenmixtur: Mischung aus Zuckersirup und Pflanzenextrakten, die bei Husten angewendet wird. Zur Herstellung werden z. B. Extrakte aus Fenchelfrüchten, Efeublättern, Süßholzwurzel und Thymianblättern benutzt. Dem H. können zur Linderung von trockenem Reizhusten Codein oder bei krampfartigem Husten Ephedrin zugesetzt werden. Ein H. mit einem Zuckeranteil von 40 bis 66% wird als *Hustensirup* bezeichnet. Der Zucker dient als Geschmackskorrigens, besitzt aber auch eine schleimverflüssigende Wirkung.

Hustensedativa: Mittel, die den Hustenreiz lindern. Die H. werden vor allem bei schmerzhaftem trockenem Reizhusten angewendet. Ihre Wirkung kann durch Dämpfung des Hustenzentrums im Gehirn, z. B. durch Codein, oder durch lokale Reizminderung erfolgen. Für letzteres sind schleimhaltige Drogen geeignet. Sie werden allein oder als Hustenteemischung verwendet, z. B. Eibischwurzel, Leinsamen, Huflattichblätter, Isländisches Moos, Malvenblätter und -blüten. Der Schleim besitzt eine reizmildernde Wirkung auf die entzündete Rachenschleimhaut und dämpft den reflektorisch ausgelösten Hustenreiz.

Hustensirup ↑ Hustensaft.

Hustentee, *Bronchialtee, Species tussiculares:* Mischung von Drogen, die bei Husten angewendet wird. Die Drogen wirken reizmildernd (↑ Hustensedativa), auswurffördernd (↑ Expektoranzien) oder desinfizierend. Als bakterienhemmend wirkende Bestandteile enthält der H. z. B. Thymian-, Sandthymian- oder Spitzwegerichkraut. Die Wirkung des H. kann durch einen Zusatz von Honig, der schleimverflüssigend wirkt, erhöht werden.

Hydroxyanthrachinone ↑ Anthranoide.

Hyoscyamin: Alkaloid (Tropasäureester des Tropins) der Tollkirsche, des Stechapfels und des Bilsenkrauts. Das H. ist die optisch aktive Form des ↑ Atropins (zur Wirkung s. dort). Es ist Bestandteil von Tollkirschenextrakten, die zur Behandlung von Schmerzen bei Magengeschwüren, Gallenkoliken und Krämpfen der Bronchialmuskulatur dienen.

Hyoscyamus niger ↑ Bilsenkraut.

Hypericum perforatum ↑ Johanniskraut.

Hypericin: phenolische Verbindung (Naphthodianthron), die im Johanniskraut vorkommt. Sie dient als Leitsubstanz für die ↑ Standardisierung von Johanniskrautzubereitungen. H. besitzt eine photosensibilierende Wirkung und kann bei äußerlicher Anwendung öliger Johanniskrautzubereitungen (Behandlung oberflächlicher Hautentzündungen) Lichtüberempfindlichkeitsreaktionen hervorrufen.

Hyperosid: Flavonoid, das in Pflanzen weit verbreitet ist. Das H. wirkt schwach harntreibend, z. B. im Birkenblättertee.

Hypertonie ↑ Bluthochdruck.

Hypnotika ↑ Schlafmittel.

Hypotonie: Blutdruck unter der altersbedingten Norm. Die H. kann infolge erblicher Veranlagung (konstitutionell) oder vorübergehend bei bestimmten Erkrankungen auftreten. Sie ist nur bei vorhandenen Beschwerden behandlungsbedürftig. Zur Behandlung der H. werden neben physiotherapeutischen Maßnahmen (körperliches Training, Massage, Bäder) auch blutdruckerhöhende Arzneimittel verwendet. Von den pflanzlichen Arzneistoffen besitzt das Ephedrin des Meerträubels therapeutische Bedeutung. Ferner werden ein Presssaft sowie ein Bad aus Rosmarinblättern als traditionell angewendete Arzneimittel (Fertigpräparate) zur Kreislaufanregung verwendet.

Hyssopus officinalls ↑ Ysop.

Ibn Sina ↑ Avicenna.

Igelkopf ↑ Sonnenhut.

Igelkopf, Purpurfarbener ↑ Sonnenhut.

Igelkopf, Schmalblättriger ↑ Sonnenhut.

Ilicium verum ↑ Sternanis.

Immergrün †, *Kleines Immergrün, Gemeines Immergrün, Vinca minor:* immergrüne halbstrauchige Pflanze aus der Familie der Hundsgiftgewächse (Apocynaceae). Das I. bildet niederliegende kriechende Stengel, die an den Knoten Wurzeln und Büschel von aufrechten, bis 20 cm hohen blühenden Sprossen treiben. Die nichtblühenden Sprosse sind bis 60 cm lang und wurzeln erneut. Die Blütensprosse verholzen am Grund. Sie tragen kurzgestielte, lanzettliche, am Grund schmaler werdende lederige, harte Blätter. Diese sind bis 5 cm lang, glattrandig, auf der Oberseite glänzend grün und auf der Unterseite hellgrün. Die langgestielten Blüten stehen einzeln in den Blattachseln. Sie besitzen eine stieltellerförmige 5zählige Blütenkrone und einen trichterförmigen Kelch. Die Blütenkrone ist hellblau, rotviolett, selten weiß oder rosa. Die Frucht ist ein Balgfrüchtchen.

▷ *Blütezeit:* April, Mai.

▷ *Vorkommen:* Das I. ist im Mittelmeergebiet heimisch. Es ist auch in Mittel- und Osteuropa sowie Kleinasien verbreitet. Das I. wird als Arznei- und Zierpflanze kultiviert. Die Pflanze wächst in krautreichen Laubwäldern, im Schatten von Hekken und Gebüschen.

▷ *Drogengewinnung:* Die jungen Triebe der Pflanze werden zur Blütezeit geerntet und mit künstlicher Wärme bei Temperaturen bis 45 °C getrocknet.

▷ *Drogenbeschreibung:* Die Droge (I.kraut, Vincae minoris herba) besteht aus dem getrockneten Kraut. Sie ist gekennzeichnet durch glatte Stengelteile und grüne lederige Blätter, deren Rand etwas nach unten umgerollt ist. Die Droge besitzt keinen deutlich wahrnehmbaren Geruch und schmeckt bitter und zusammenziehend.

▷ *Inhaltsstoffe:* Das I.kraut enthält eine große Anzahl von Alkaloiden, von denen das Vincamin das wichtigste ist (25 bis 65% der Gesamtalkaloide).

▷ *Wirkung und Verwendung:* Das I.kraut dient zur Alkaloidgewinnung. Das Vincamin wirkt blutdrucksenkend, beruhigend und fördert die Durchblutung des Gehirns. Es dient zur Herstellung von Arzneimitteln, die in der Geriatrie verwendet werden. In der Volksmedizin gilt das I.kraut als harntreibendes und verdauungsförderndes Mittel. Die Anwendung ist aufgrund des Gehaltes an stark wirksamen Alkaloiden und geringer oder fehlender Wirkung nicht vertretbar.

▷ *Nebenwirkungen:* Bei Anwendung der Droge können eine starke Blutdrucksenkung sowie Herz-Kreislauf- und Atembeschwerden auftreten.

▷ *Geschichtliches:* Das I. gelangte wohl erst im Mittelalter als Gartenpflanze nach Mitteleuropa, wo es dann an geeigneten Stellen vielfach verwilderte und sich einbürgerte. Im 16. Jh. war es in den Gärten bereits weit verbreitet und wurde auch medizinisch verwendet. Es diente vor allem als wundheilendes und blutstillendes Kraut und wurde ferner gegen Durchfälle, Ruhr, Nasenbluten, Blutspeien, Weißfluß, Zahnschmerzen sowie Mandel- und Zahnfleischentzündung verwendet. ↑ **Tafel 27**

Immortelle ↑ Sandstrohblume.

Immunstimulierung: Anregung von Abwehrmechanismen im Organismus zur Steigerung seiner Widerstandsfähigkeit gegen Krankheiten. Zahlreiche Pflanzen besitzen Inhaltsstoffe (z. B. Polysaccharide), die auch in geringer Konzentration eine I. bewirken können. Die Voraussetzung für deren Wirksamkeit sind ein intaktes körpereigenes Regulationssystem, der richtige Zeitpunkt der Anwendung, eine optimale Dosierung und die richtige Darreichungsform. Die I. besitzt in der Vorbeugung und Linderung von Krankheiten, bei denen Regulationsvorgänge eine Rolle spielen, z. B. Erkältungskrankheiten, bestimmte rheumatische Erkrankungen und Infektionen, Bedeutung. Arzneipflanzen, die eine I. bewirken können, sind z. B. Linde, Sonnenhut, Lebensbaum, Wilder Indigo, Gartenringelblume, Kamille, Schafgarbe, Arnika, Eibisch, Mistel, Zaunrübe, Kalmus, Weißer Germer und Walnuß. Die therapeutische Bedeutung ist noch nicht ausreichend untersucht.

Impotenz: Unfähigkeit zur Zeugung. Als Ursache kommen psychische und organische Störungen in Betracht. Zur unterstützenden Behandlung der I. werden auch ↑ Aphrodisiaka, z. B. Yohimbin, angewendet.

Indianertabak ↑ Lobelie.

Indikation, *Heilanzeige, Anwendungsgebiet:* die sich bei einer Erkrankung ergebende Notwendigkeit, bestimmte diagnostische und therapeutische Maßnahmen, z. B. Röntgenaufnahmen, Operationen, vor allem aber eine arzneiliche Behandlung, durchzuführen. Dabei können auch Phytopharmaka angewendet werden.

Infektion, *Ansteckung:* Eindringen krankheitserregender Mikroorganismen (Bakterien, Viren, Pilze, Rikkettsien) in den Körper. Die I. ist meist mit der Auslösung bestimmter Krankheitserscheinungen infolge Vermehrung und Einwirkung der Erreger verbunden. Zur Abwehr einer I. dienen im Körper bestimmte Mechanismen, die bis zu einem gewissen Grad auch beeinflußbar sind, z. B. Steigerung der Widerstandsfähigkeit durch Abhärtung. Bei erfolgter I. mit Krankheitserregern und unzureichender Abwehrkraft des Organismus werden Arzneimittel mit spezifischer Wirksamkeit (Antibiotika, Sulfonamide) angewendet. Auch viele Pflanzenstoffe sind gegen Krankheitserreger wirksam, z. B. ätherische Öle und Gerbstoffe. Die ätherischen Öle, z. B. Thymianöl, wirken wachstumshemmend auf Bakterien. Sie sind bei Anwendung als Gurgelmittel gegen eine I. des Mund- und Rachenraumes wirksam. Bei der Einnahme eines Hustentees wird das ätherische Öl über die Atemwege teilweise ausgeschieden und wirkt dort antibakteriell und antiseptisch. Bei Anwendung von gerbstoffhaltigen Zubereitungen, z. B. Eichenrinden- und Salbeitee gegen eine I. der Haut oder der Schleimhaut, wird ebenfalls die bakterienhemmende Wirkung genutzt. Es sind auch Pflanzen bekannt (↑ Sonnenhut, Linde), welche die Abwehrkräfte des Körpers gegen eine I. steigern können. Sie finden z. B. vorbeugend gegen Erkältungskrankheiten Anwendung.

Influenza ↑ Grippe.

Infus ↑ Aufguß.

Ingwer, *Zingiber officinale:* ausdauerndes, bis 1,50 m hohes Kraut aus der Familie der I.gewächse (Zingiberaceae). Die Pflanze bildet einen kurzen, dicken und geweihartig verzweigten Wurzelstock, aus dem blütentragende Sprosse sowie Laubsprosse mit bis 20 cm langen ungeteilten, linealisch-lanzettlichen Blättern austreiben. Die Blüten stehen in mehr oder weniger dicht gedrängten Ähren. Die Frucht ist eine Kapsel.

▷ *Vorkommen:* Der I. stammt wahrscheinlich aus Südasien und ist nur als Kulturpflanze bekannt. Seine Hauptanbaugebiete sind China und Vietnam, Bengalen und Malabar, Japan, Australien, Westafrika und Jamaika.

▷ *Drogengewinnung:* Die Wurzelstöcke werden nach dem Absterben der oberirdischen Teile der Pflanzen in den Monaten Januar und Februar ausgegraben, meist von der dichten Korkschicht befreit und in kochendes Wasser gegeben. Dies geschieht, um die in den Wurzelstöcken vorhandene Stärke zu binden. Anschließend erfolgt die Trocknung. Die Droge wird bei bestimmten Sorten nach dem Schälen mit schwefliger Säure oder Calciumchloridlösung gebleicht, mitunter gegen Schädlinge auch gekalkt.

▷ *Drogenbeschreibung:* Die Droge (I., I.wurzel, Ginger, Zingiberis rhizoma) besteht aus den getrockneten, etwas flachgedrückten, nur in einer Ebene sich verzweigenden und ganz vom Kork befreiten Wurzelstöcken. Die Oberfläche ist fein längsstreifig und graugelblich. Die Schnittdroge besteht aus unregelmäßig geformten, gelblichen Stükken, aus denen bisweilen kurze, steife Spitzen (Gefäßbündel) herausragen. Die Droge besitzt einen charakteristischen aromatischen Geruch und schmeckt brennend scharf und aromatisch.

▷ *Inhaltsstoffe:* Die Droge enthält bis etwa 3% ätherisches Öl, dessen Hauptbestandteil das Zingiberen (Sesquiterpen) ist. Ferner ist ein scharfschmeckendes Harzgemisch (Shogaole, Zingeron, Gingerole) vorhanden. Die Zusammensetzung differiert je nach Herkunft.

▷ *Wirkung und Verwendung:* Die I.wurzel steigert den Speichelfluß, erhöht den Tonus der Darmmuskulatur und die Darmbewegung (Peristaltik). Sie ist aber auch gegen Brechreiz wirksam. Bisher ist nicht bekannt, welche Inhaltsstoffe diese Wirkungen hervorrufen. Die I.wurzel wird als Magenmittel bei Verdauungsbeschwerden infolge zu geringer Magensäurebildung verwendet.
Zur Bereitung des Teeaufgusses wird 1/2 Teelöffel frisch gepulverte Droge (1 g) mit 1 Tasse (150 ml) kaltem Wasser angesetzt und aufgekocht. Die Mischung wird 10 bis 15 Minuten bedeckt stehengelassen und durch ein Sieb abgegossen. Jeweils 30 Minuten vor den Mahlzeiten wird 1 Tasse Tee getrunken. Die Teebereitung ist nicht mehr gebräuchlich. Als Mittel gegen Brechreiz kann 1 knapper Teelöffel (2 g) frisch gepulverte Droge mit etwas Flüssigkeit eingenommen

werden. Die I.wurzel dient ferner als Geruchs- und Geschmackskorrigens, z. B. für Mundwässer. In der Volksmedizin wird I.tee als auswurfförderndes Hustenmittel und äußerlich als adstringierendes Mittel bei Entzündungen der Haut und der Mundschleimhaut verwendet. Die I.wurzel wird jedoch hauptsächlich als Gewürz für die Pfefferkuchenbäckerei, die Likör- und Curryherstellung und die Bereitung des Ingwerbiers benutzt. Außerdem werden aus ihr durch Kochen mit Zuckersirup und durch Überziehen mit Schokoladenguß Süßigkeiten hergestellt.

▷ *Nebenwirkungen:* nicht bekannt.

▷ *Geschichtliches:* Der I. wurde in China und Indien bereits im Altertum angebaut. In den überlieferten Schriften aus China und den Sanskritschriften wurde die Pflanze mehrfach erwähnt. Auch in Europa wurde die I.wurzel bereits im Altertum arzneilich verwendet. Im Mittelalter zählte sie zu den beliebten Gewürzen. Die I.wurzel wurde in Deutschland erstmals im 9. Jh. erwähnt. Hildegard von Bingen führte sie in ihrer „Physica" als Arzneidroge auf. Die Kräuterbücher des 16. und 17. Jhs. erwähnten den aus Vorderindien importierten I. sowohl als Küchengewürz als auch als Arzneidroge. Die I.wurzel wurde als magenstärkendes, appetitanregendes und verdauungsförderndes Mittel benutzt. ↑ **Tafel 27**

Ingwer, Deutscher ↑ Kalmus.

Inhalation: eine Behandlungsform bei Erkrankungen der oberen Luftwege, bei der durch Einatmen des Arzneimittels eine Wirkung erzielt wird. Die Wirkstoffe werden fein verteilt in Form von Dämpfen, Stäuben oder als feinstverteilte Flüssigkeiten direkt an den Erkrankungsherd gebracht oder über die Schleimhaut der Atemwege in die Blutbahn aufgenommen. Die I. wird angewendet, wenn eine infektionshemmende, schleimverflüssigende und atmungserleichternde Wirkung erzielt oder das Abschwellen der Schleimhäute sowie das Weitstellen der Bronchien erreicht werden soll. Sie dient zur Behandlung akuter und chronischer Entzündungen der Atemwege und der Lunge sowie des Asthmas und der Tuberkulose. Die I. kann als Dampfbad oder mit speziellen Inhalatoren (Zerstäuber) durchgeführt werden. Zur Bereitung eines Dampfbades werden z. B. neben Salzen natürlicher Heilquellen auch ätherische Öle enthaltende Drogen mit krampf- und sekretlösender, entzündungswidriger und hustenstillender Wirkung verwendet. Besonders geeignet sind Kamillenblüten, Salbeiblätter oder Thymianblätter (1 bis 2 Eßlöffel Droge). Die Droge (oder eine Zubereitung, z. B. Inhalieröle, Kamillenextrakt) wird in einer Schüssel mit 0,5 bis 1 Liter siedendem Wasser übergossen. Kopf und Gefäß werden mit einem Handtuch so überdeckt, daß möglichst wenig Dampf entweichen kann. Besser geeignet sind spezielle Inhalatoren. Die aufsteigenden Dämpfe werden eingeatmet, besonders tiefes Einatmen sollte jedoch vermieden werden. Soll die I. der Behandlung von Schnupfen dienen, so ist nur durch die Nase einzuatmen. Dampfbäder können mehrmals täglich für die Dauer von 5 bis 10 Minuten angewendet werden. Nach dem Dampfbad wird das Gesicht mit kaltem Wasser abgespült und abgetrocknet.

Insektizide: Pflanzenschutz- und Vorratsschutzmittel, die gegen Schadinsekten eingesetzt werden. Die I. werden auch beim Anbau von Arzneipflanzen in Feldkulturen sowie in der Vorratshaltung von Drogen angewendet. Zum Schutz der Verbraucher von Drogen sowie der Nutztiere (Bienen, Vögel, Fische) gelten für I. besondere Anwendungsvorschriften und Karenzzeiten.

Instant-Tees: leicht lösliches Pulver von Trockenextrakten aus Drogen. Die Trockenextrakte können mit Hilfsstoffen vermischt sein, die ein Verklumpen der I. durch Feuchtigkeitsaufnahme verhindern. Üblich ist auch ein Verfahren, bei dem der Drogenextrakt zusammen mit einem Trägerstoff (meistens Zucker) getrocknet wird. Derartige I. enthalten relativ wenig Wirkstoff und einen hohen Zuckeranteil. I. werden sowohl arzneilich z. B. als Husten- oder Abführtee als auch als Lebensmittel (Frühstücks- oder Erfrischungstee) verwendet.

Inula helenium ↑ Alant.

Inulin, Alantstärke, Dahlin, Kompositenstärke: stärkeähnliches Polysaccharid; im Unterschied zu Stärke ist das Molekül nicht aus Glucose-, sondern aus etwa 30 Fructosemolekülen zusammengesetzt. Das I. bildet, im Zellsaft gelöst, das Reservekohlenhydrat der Korbblütengewächse (z. B. Löwenzahn, Klette, Wegwarte) und kommt unter anderem auch in Glockenblumengewächsen vor. Das I. dient zur Gewinnung von Fructose (Fruchtzucker). Es wird als Diagnostikum zur Nierenfunktionsprüfung und als Diabetikernährmittel verwendet.

Invertzucker: Gemisch aus gleichen Teilen Glucose und Fructose, das natürlich z. B. in Feigen (bis zu 70%) vorkommt. Der I. wird in Form von Infusionslösungen zur Ernährung nach Operationen sowie als Süßungsmittel verwendet.

Iridoide: Pflanzenstoffe, die Oxydationsprodukte von Monoterpenen darstellen. Ihr Name leitet sich vom Iridoial ab, das in bestimmten Ameisen (Iridomyrmex-Arten) vorkommt. Die I. liegen teilweise in der Pflanze an Zucker gebunden vor, z. B. die Bitterstoffe im Enzian (Gentiopikrosid, Amarogentin), Veronikosid im Ehrenpreis oder Verbenalin im Eisenkraut. Auch die Valepotriate des Baldrians sind I. Die biologischen Wirkungen der I. sind sehr unterschiedlich.

Iris germanica ↑ Schwertlilie, Deutsche.

Isländisches Moos, *Cetraria islandica:* eine bodenständige, bis 10 cm hohe Strauchflechte aus der Familie der Schüsselflechten (Parmeliaceae). Die Pflanze bildet einen aufrechten, geweihartig verzweigten und laubförmig verbreiterten Flechtenkörper (Thallus, Lebensgemeinschaft zwischen einem höheren Fadenpilz und einer Alge). Die Oberseite der Lappen des Flechtenkörpers, die häufig rinnig eingerollt sind, ist graugrünlich oder bräunlich, die Unterseite ist grauweißlich und besitzt viele vertieft liegende Atemöffnungen. Der Rand ist mit zahlreichen kurzen schwarzen Wimpern besetzt. *Cetraria ericetorum* ist kleinwüchsiger und wird ebenfalls zur Drogengewinnung verwendet.

▷ *Verbreitung*: Das I. M. ist in den arktischen Gebieten, den Mittel- und Hochgebirgen Nord-, Mittel- und Osteuropas sowie in Nordamerika verbreitet. Das I. M. kommt besonders auf windgeschützten Kämmen, in lichten Bergwäldem, auf Mooren und Heiden vor.

▷ *Drogengewinnung:* Die ganze Pflanze wird in den Monaten April bis Oktober gesammelt, von fremden Pflanzenteilen befreit und an der Luft getrocknet.

▷ *Drogenbeschreibung:* Die Droge (Isländisches Moos, Isländische Flechte, Heideflechte, Fieber-, Lungen-, Purgiermoos, Lichen islandicus) besteht aus den getrockneten Flechtenkörpern. Die Schnittdroge ist gekennzeichnet durch steife, brüchige Flechtenstücke, die teilweise verzweigt, gebogen, eingerollt und am Rand bewimpert sind. Die Oberseite dieser Stücke ist graugrünlich oder braun, die Unterseite grauweißlich oder hellbräunlich und mit kleinen weißen Flecken versehen. Die Droge ist brüchig, wird aber beim Befeuchten mit Wasser weich und lederig. Sie besitzt einen schwach wahrnehmbaren Geruch und schmeckt schleimig und bitter.

▷ *Inhaltsstoffe:* Das I. M. enthält etwa 50% wasserlösliche Polysaccharide (Schleimstoffe) mit den Hauptkomponenten Lichenin (celluloseartige Verbindung) und Isolichenin (stärkeähnliche Verbindung). Daneben sind bitterschmeckende Flechtensäuren, z. B. Fumarprotocetrar-, Usnin- und Lichesterinsäure, vorhanden.

▷ *Wirkung und Verwendung:* Die Droge wird vor allem bei Schleimhautreizungen im Mund- und Rachenraum und damit verbundenem Reizhusten verwendet. Neben den Schleimstoffen sind dafür wahrscheinlich auch die antibiotisch und bakteriostatisch wirksamen Flechtensäuren von Bedeutung. Bei Reizungen der Magenschleimhaut wirkt die Droge ebenfalls, bedingt durch ihren hohen Schleimgehalt, reizmildernd. Aufgrund des bitteren Geschmacks (Flechtensäuren) regt die Droge die Magensaftbildung an und ist bei Appetitlosigkeit und Verdauungsbeschwerden wirksam. In der Volksmedizin wird die Droge sehr vielseitig verwendet. Sie wird als unterstützendes Mittel bei Lungenleiden, aber auch zur Förderung der Muttermilchbildung, als Stärkungsmittel und äußerlich bei schlecht heilenden Wunden (bakteriostatische Wirkung der Flechtensäuren) benutzt. Extrakte der Droge sind Bestandteil löslicher Hustentees und verschiedener Hustenpräparate.

Zur Bereitung des Teeaufgusses werden 1 bis 2 Teelöffel Droge (2 bis 4 g) mit 1 Tasse (150 ml) kaltem Wasser übergossen und 1 bis 2 Stunden unter öfterem Umrühren bedeckt stehengelassen. Der Teeaufguß wird kurz aufgekocht und durch ein Sieb abgegossen. Bei Husten wird mehrmals täglich 1 Tasse frisch bereiteter Tee getrunken. Der bittere Geschmack kann durch Zucker oder Süßstoff etwas überdeckt werden. Bei akuten Beschwerden, die länger als eine Woche andauern oder periodisch wiederkehren, sollte ein Arzt konsultiert werden.

▷ *Nebenwirkungen:* nicht bekannt.

▷ *Geschichtliches:* In den nordischen Ländern wurde das I. M. in den älteren Zeiten als Nahrungsmittel genutzt. Die am Feuer getrocknete und dann zerstoßene Flechte diente zur Bereitung von Suppe, aber auch zu Brot und dünnen Kuchen wurde sie verbacken. In Form des Tees wurde die Droge gegen hartnäckigen Husten, Auszehrung und Schwindsucht verwendet. Die in Mitteleuropa vielfach seltene Art fand in den Kräuterbüchern des 16. und 17. Jhs. keine große Beachtung. Erst die Empfehlungen von Carl von Linné (1707 bis 1778) förderten die medizinische Anwendung. ↑ **Tafel 27**

Isopetasin ↑ Petasin.

Jamaikapfeffer ↑ Pimentbaum.

Javatee ↑ Orthosiphon.

Jelängerjelieber ↑ Bittersüß.

Johannisbeere, Schwarze, *Ahlbeere, Gichtbeere, Ribes nigrum:* kräftiger, bis 2 m hoher Strauch aus der Familie der Steinbrechgewächse (Saxifragaceae). Die S.J. bildet aufrechte, erst hell, später schwärzlich berindete Äste. Die wechselständigen, gestielten Blätter sind 3- bis 5lappig und am Grund herzförmig. Sie besitzen auf der Unterseite gelbliche Drüsen und einen doppelt gesägten Blattrand. Die kleinen gelblichen Blüten stehen in überhängenden Trauben in den Blattachseln. Die Frucht ist eine zur Reifezeit schwarze Beere mit würzigem Geschmack.

▷ *Blütezeit:* April, Mai.

▷ *Vorkommen:* Die S.J. ist wahrscheinlich im nördlichen Mitteleuropa heimisch und in Europa, Kanada, Asien und Australien verbreitet. Die Pflanze wird vielfach als Obststrauch kultiviert. Mitunter ist sie auch wildwachsend in Erlenwäldern und Grauweidengebüschen anzutreffen.

▷ *Drogengewinnung:* Sammelgut sind die Blätter der S.J., die in den Monaten Mai und Juni abgepflückt und bei Temperaturen bis 45 °C getrocknet werden.

▷ *Drogenbeschreibung:* Die Droge (Schwarze Johannisbeerblätter, Ribes nigri folium) besteht aus den getrockneten Blättern. Die Schnittdroge ist gekennzeichnet durch etwas runzelige Blattstückchen, die auf der dunkelgrünen Oberseite an den Nerven eingesenkt sind und auf der hellgraugrünen Unterseite die netzartige Nervatur und die Drüsen als Punktierung erkennen lassen. Einzelne Blattstücke zeigen den doppelt gesägten Blattrand. Die Blattstücke haften häufig mehrschichtig aneinander. Die Droge ist nahezu geruchlos und schmeckt schwach säuerlich und zusammenziehend.

▷ *Inhaltsstoffe:* Die Droge enthält Gerbstoffe (Catechine), Procyanidine, Pflanzensäuren, z. B. Ascorbinsäure (Vitamin C), wenig ätherisches Öl und Zucker.

▷ *Wirkung und Verwendung:* Der Teeaufguß der Droge besitzt eine geringe harntreibende Wirkung und wird zur Erhöhung der Harnmenge verwendet. Die Droge findet vor allem als Frühstückstee, meist gemischt mit anderen Drogen, Verwendung. In der Volksmedizin wird sie bei Erkrankungen der Harnwege, rheumatischen Beschwerden und leichten Durchfallerkrankungen eingesetzt. Die Wirksamkeit ist nicht belegt.
Zur Bereitung des Teeaufgusses werden 2 Teelöffel Droge (1,5 g) mit 1 Tasse (150 ml) siedendem Wasser übergossen und 10 bis 15 Minuten stehengelassen. Der Teeaufguß wird durch ein Sieb abgegossen. Der Tee kann warm oder kalt, auch gesüßt, mehrmals täglich getrunken werden. Die frischen Früchte, besonders der daraus bereitete ungesüßte Saft, werden in der Volksmedizin als Vorbeugungsmittel (hoher Vitamin-C-Gehalt) gegen Erkältungskrankheiten, ferner bei leichten Durchfallerkrankungen sowie Magenschmerzen genutzt. Sie werden auch zur Herstellung von Likören verwendet.

▷ *Nebenwirkungen:* nicht bekannt.

▷ *Geschichtliches:* Obwohl die S.J. bereits im 16. Jh. als Gartenpflanze aufgeführt wurde, erlangte sie erst im 19. Jh. größere Bedeutung als Obststrauch. Die arzneiliche Verwendung der Blätter als Mittel gegen Gicht und rheumatische Beschwerden ist aus dem 16. Jh. überliefert. Ein aus den schwarzen Johannisbeeren hergestellter Sirup war ein beliebtes Hausmittel gegen Keuchhusten und Brustkatarrh. Der brandenburgische Leibarzt Elßholz berichtete 1663, daß die Landleute die Beeren in heißen Wein gaben und die Flüssigkeit gegen Steinleiden verwendeten. Die Blätter der S. J. fanden später bei Kneippkuren Verwendung. ↑ **Tafel 27**

Johannisblume ↑ Arnika.

Johannisblut ↑ Johanniskraut.

Johannisbrotbaum, *Ceratonia siliqua:* immergrüner, 5 bis 10 m hoher Strauch oder Baum aus der Familie der Hülsenfruchtgewächse (Fabaceae). Der J. besitzt wechselständige, lederige Blätter, die unpaarig gefiedert sind. Die Blüten haben keine Blütenblätter. Sie sind zu vielblütigen, trauben- oder kätzchenförmigen Blütenständen vereinigt, die direkt an den Ästen sitzen. Die Frucht ist eine bis 20 cm lange Hülse.

▷ *Vorkommen:* Der J. ist im östlichen Mittelmeergebiet und im Vorderen Orient heimisch. Er wird in mehreren Mittelmeerländern, ferner in Indien, Argentinien, Australien, Kalifornien sowie in Süd- und Ostafrika kultiviert.

▷ *Drogengewinnung:* Die Ernte der Früchte erfolgt, wenn diese reif und schon etwas eingetrocknet sind. Aus den Samen wird nach Entfernen der Samenschale durch Mahlen das Johannisbrotkernmehl gewonnen.

▷ *Drogenbeschreibung:* Die Droge (Johannisbrot, Karoben, Ceratoniae fructus) besteht aus den getrockneten, bis 20 cm langen und 2 bis 3 cm breiten gekrümmten Hülsen mit glänzender dunkelbrauner Außenhaut und braunrotem Fruchtfleisch. Die Hülsen enthalten zahlreiche glänzend braunrote, harte Samen. Die Droge besitzt einen schwach wahrnehmbaren Geruch und schmeckt süß. Das Johannisbrotkernmehl ist ein weißes, geruch- und geschmackloses Pulver.

▷ *Inhaltsstoffe:* Die Früchte enthalten 40 bis 50% Invertzucker, Pektine, Schleimstoffe und Gerbstoffe. Das Johannisbrotkernmehl besteht zu 90% aus wasserlöslichem Carubin, einem Polysaccharid.

▷ *Wirkung und Verwendung:* Das aus den Früchten (ohne Samen) hergestellte Johannisbrotfruchtwandmehl wird aufgrund seines Gerbstoffgehaltes gegen Durchfallerkrankungen, besonders bei Kindern, verwendet. Es kann bei Säuglingen auch vorbeugend der Flaschennahrung zugesetzt werden. Die Johannisbrotfrüchte werden als Trockenobst gegessen und dienen auch als Viehfutter. Das Johannisbrotkernmehl findet in der Kinderheilkunde anstelle von Maismehl oder Puddingpulver zum Verdicken der Nahrung bei häufigem Erbrechen infolge Verdauungsstörungen oder Brechhustens Verwendung. Es wird auch zur Herstellung von speziellen Diätlebensmitteln und Fruchtsäften verwendet. Technisch wird das Johannisbrotkernmehl in der Textil- und Papierindustrie zur Herstellung von Appreturen und zum Verleimen von Papier benutzt.

▷ *Nebenwirkungen:* nicht bekannt.

▷ *Geschichtliches:* Der J. wurde im Orient bereits lange vor unserer Zeitrechnung kultiviert. Die weitere Verbreitung ging vor allem auf den Einfluß der Araber zurück. Die arzneiliche Verwendung der Früchte war im Altertum in Ägypten üblich (16. Jh. v. Chr.), worauf die Erwähnung im Papyrus Ebers hinweist. Die griechischen und römischen Ärzte des Altertums verwendeten die unreifen Früchte. In den Kräuterbüchern des 16., 17. und 18. Jhs. wurde die damals aus dem Mittelmeergebiet importierte und in den Apotheken geführte Droge oder ein daraus hergestellter Sirup als Mittel gegen Husten und Sodbrennen empfohlen. ↑ **Tafel 28**

Johanniskraut *, *Blutkraut, Echtes Johanniskraut, Johannisblut, Tüpfelhartheu, Hypericum perforatum:* ausdauernde, bis etwa 60 cm hohe Pflanze aus der Familie der Teestrauchgewächse (Hypericaceae). Die Pflanze treibt im Frühjahr aus einem verzweigten Wurzelstock aufrechte, 2kantige, markige und verzweigte Stengel. Die gegenständigen Blätter sind oval-länglich, ganzrandig und durchscheinend punktiert (Ölbehälter im Mesophyll). Die Blüten stehen in endständigen rispenartigen Blütenständen. Sie besitzen lanzettliche, sehr spitze Kelchblätter. Die 5 Blütenblätter sind gelb und zeigen zahlreiche dunkle Punkte oder Striche. Die Frucht ist eine vielsamige Kapsel.

▷ *Blütezeit:* Mai bis August.

▷ *Vorkommen:* Das J. ist in Europa, Westasien und Nordafrika heimisch. Es ist auch in Australien sowie in Nord- und Südamerika eingebürgert. Die Pflanze wächst an Waldsäumen, Bahndämmen, Wegrändern, in Gebüschen, Eichenwäldern und auf trockenen Grasflächen.

▷ *Drogengewinnung:* Das blühende Kraut der Pflanze wird in den Monaten Juli und August abgeschnitten und in Bündeln auf Schnüren aufgezogen. Die Trocknung erfolgt an schattigen, gut belüfteten Plätzen oder in speziellen Anlagen bei Temperaturen bis 35 °C.

▷ *Drogenbeschreibung:* Die Droge (J., Hyperici herba) besteht aus den getrockneten oberirdischen Teilen der Pflanze. Die Schnittdroge ist gekennzeichnet durch die gelbgrünen, hohlen, verholzten, mit 2 einander gegenüberliegenden Längsleisten versehenen Stengelteile und die gelben bis gelbbraunen Kronblätter, die zahlreiche dunkle Punkte oder Striche erkennen lassen. Neben vielen Blütenknospen sind auch ganze 5zählige Blüten mit vielen Staubblättern in der Droge enthalten. Ferner sind hell- oder braungrüne, durchscheinend punktierte Blattstücke sowie die rotbraunen Kapselfrüchte vorhanden. Die Droge besitzt einen schwach aromatischen Geruch und schmeckt bitter und etwas zusammenziehend.

▷ *Inhaltsstoffe:* Das J. enthält ↑ Hypericin (rot fluoreszierender Farbstoff) und hypericinähnliche Stoffe, wenig ätherisches Öl, Flavonoide, u. a. Hyperosid und Quercitrin, Gerbstoffe sowie die Phloroglucinverbindung Hyperforin.

▷ *Wirkung und Verwendung:* Ein Auszug der Droge wirkt mild beruhigend, antidepressiv und stimmungsaufhellend. Diese Wirkung tritt jedoch erst nach regelmäßiger Einnahme über mehrere Wochen ein. Das J. wird zur Behandlung von leichten Depressionen, nervöser Unruhe und Erschöpfung sowie

von Schlafstörungen und anderen psychovegetativen Störungen verwendet.
Zur Bereitung eines Teeaufgusses wird 1 Eßlöffel Droge (2 g) mit 1 Tasse (150 ml) siedendem Wasser übergossen und 10 bis 15 Minuten bedeckt stehengelassen. Der Teeaufguß wird durch ein Sieb abgegossen. Bei nervöser Unruhe und Schlafstörungen werden morgens und abends 1 Tasse Tee getrunken. In der Volksmedizin wird das J. bei Durchfallerkrankungen (Gerbstoffwirkung) und als harntreibendes Mittel (Flavonoidwirkung) bei rheumatischen Beschwerden benutzt. Auch zur Heilungsförderung von Entzündungen im Leber- und Gallenbereich sowie zur Wundheilung wird das J. eingesetzt. Daneben wird es als Bestandteil von Teemischungen, z. B. Beruhigungstee, verwendet. Die J.extrakte sind Bestandteil hautpflegender Kosmetika. In der Volksmedizin findet auch das Johannisöl (Oleum Hyperici) als Wundheilmittel bei Verbrennungen und Sonnenbrand Verwendung.

▷ *Nebenwirkungen:* Bei hellhäutigen Personen kann es nach langdauernder, insbesondere äußerlicher Anwendung der Droge zur Ausbildung einer Überempfindlichkeit gegen Sonnenlicht (Photosensibilisierung durch Hypericin) kommen. Sie äußert sich durch sonnenbrand-ähnliche Entzündungen der Hautpartien, die stärkerer Sonnenbestrahlung ausgesetzt waren. Auch die Benutzung von Höhensonne und Solarien sollte deshalb mit Vorsicht erfolgen. Bei H.zubereitungen, wie sie zur Behandlung von depressiven Zustände verwendet werden, sind Überempfindlichkeitsreaktionen gegen Sonnenlicht bisher nicht beobachtet worden. Weitere Nebenwirkungen sind nicht bekannt.

▷ *Geschichtliches:* Das J. besaß im Altertum und im Mittelalter als Arzneipflanze Bedeutung, worauf die Erwähnung der Pflanze in den Schriften von Dioskurides und den Kräuterbüchern des 16. und 17. Jhs. hinweist. Es wurde gegen viele Beschwerden und Krankheiten empfohlen, z. B. Melancholie und nervöse Zustände, Epilepsie oder äußerliche und innerliche Wunden. Mit dem J., das um den Johannistag (24. Juni) in Blüte steht und dessen roter Blütensaft an Blut erinnert, waren vielfältige abergläubische Vorstellungen verbunden, die auch in den volkstümlichen Bezeichnungen für die Pflanze, z. B. Johannisblut, Christi Kreuzblut, Herrgottsblut, Ausdruck fanden. ↑ **Tafel 28**

joint ↑ Haschisch.

Juglans regia ↑ Walnuß.

Juniperus communis ↑ Wacholder.

Juniperus sabina ↑ Sadebaum.

Kaffeestrauch, *Bergkaffee, Coffea* arabica: immergrüner Strauch oder bis 10 m hoher Baum aus der Familie der Rötegewächse (Rubiaceae). Der K. wird in Kulturen meist strauchartig bis zu einer Höhe von 3 m gehalten. Die ganzrandigen, 6 bis 20 cm langen, 2,5 bis 6 cm breiten Blätter sind elliptisch und lederig. Die weißen, stark duftenden Blüten sind 5zählig und stehen zu 4 bis 18 in achselständigen Büscheln. Die Frucht ist eine kirschgroße, zuerst grüne, dann rote und zuletzt violette Steinfrucht (Kaffeekirsche) mit 2 Samen (Kaffeebohnen).

Zur Drogengewinnung werden auch die folgenden Arten verwendet. Der *Kongo-* oder *Robustakaffee (Coffea canephora)* ist ein bis 15 m hoher Baum. Die Blütenstände bestehen im Unterschied zum K. aus 40 bis 60 Blüten, die Früchte sind kleiner. Der *Liberiakaffee (Coffea liberica)* ist ebenfalls ein sehr großer Baum, der eine Höhe bis 15 m erreicht. Die Früchte sind jedoch größer als beim K. und besitzen ein sehr festes Fruchtfleisch.

▷ *Vorkommen*: Der K. ist im Hochland von Äthiopien heimisch und wird in Südamerika, besonders Brasilien, Mittelamerika, Afrika und Teilen Asiens, besonders in Indonesien, angebaut. Der Kongo- und der Liberiakaffee werden vor allem im tropischen Westafrika kultiviert. Coffea arabica liefert etwa 80% der Welternte, der Rest stammt von Coffea robusta.

▷ *Drogengewinnung:* Die Bearbeitung der reifen Früchte erfolgt entweder nach dem überwiegend angewandten Naßverfahren oder dem Trokkenverfahren. Beim Naßverfahren werden sie gequetscht und einem bis 36stündigen Gärprozeß unterworfen. Die Samen werden durch Waschen vom Fruchtfleisch getrennt. Von den getrockneten Samen werden maschinell die anhaftende Hornschale und die Samenschale (Silberhäutchen) entfernt. Nach dem Trockenverfahren werden die Früchte im Freien getrocknet, einem Fermentationsprozeß unterworfen und maschinell geschält. Das Rösten erfolgt bei 200 bis 250 °C. Durch diesen Prozeß werden das typische Kaffeearoma und die braune Farbe der Samen erzielt. Durch Rösten der Samen bis zur Schwarzfärbung (Verkohlung) wird Kaffeekohle hergestellt.

▷ *Drogenbeschreibung:* Die Droge (Kaffeebohnen, Kaffeesamen, Coffeae Semen) besteht aus den auf einer Seite abgeflachten, auf der anderen Seite gewölbten Samen, Sie besitzen auf der flachen Seite eine gerade Längsfurche. Im ungerösteten Zustand sind sie hart, gelblichgrün, geruchlos und besitzen einen bitteren Geschmack. Die Droge Kaffeekohle (Coffeae carbo) besteht aus den verkohlten Samen.

▷ *Inhaltsstoffe:* Die Kaffeebohnen enthalten ↑ Coffein (bis 2,5%), das in der ungerösteten Droge an Chlorogensäure gebunden ist. Daneben sind ↑ Theobromin und ↑ Theophyllin vorhanden. Weitere Bestandteile sind fettes Öl, Eiweiß und Gerbstoffe. In den gerösteten Kaffeebohnen sind auch flüchtige Röstprodukte enthalten, aus denen mehr als 300 Stoffe isoliert wurden. In der Kaffeekohle sind Coffein, Gerbstoffe und Phenole enthalten.

▷ *Wirkung und Verwendung:* Die Kaffeebohnen werden medizinisch nur in Form der gepulverten Kaffeekohle verwendet. Aufgrund des Gerbstoff- und Phenolgehaltes wirkt die Droge adstringierend. Durch die Oberflächenbeschaffenheit des Pulvers besitzt sie ferner ein hohes Aufnahmevermögen für Stoffe, die aus dem Magen-Darm-Kanal entfernt werden sollen. Die Droge (Fertigerzeugnisse) wird bei Durchfallerkrankungen, die mit Gärungserscheinungen verbunden sind, benutzt.

Eine Tasse Kaffee (mit 5 g Kaffee bereitet) enthält 50 bis 100 mg Coffein. Die Wirkung des Kaffees ist mit der des Coffeins praktisch identisch. Der Kaffee wirkt leistungssteigernd und kann Ermüdungszustände beseitigen. Die Wirkung wird individuell jedoch unterschiedlich empfunden. Bei übermäßigem Genuß können Erregungszustände, Herzklopfen und Schlaflosigkeit auftreten. Für die bei magen- und darmüberempfindlichen Personen mitunter auftretenden Nebenwirkungen, wie Aufstoßen, Durchfall, krampfartige Beschwerden, sind vermutlich die Chlorogensäure und die ätherischen Röstöle verantwortlich. Die Chlorogensäure führt zu vermehrter Salzsäurebildung im Magen und zur Steigerung der Gallenausscheidung und der Darmbewegung.

▷ *Nebenwirkungen:* bei Anwendung der Kaffeekohle nicht bekannt.

▷ *Geschichtliches:* Ursprünglich wurde die Kaffeebohne als Anregungsmittel gekaut. Das Aufbrühen der reifen Früchte und schließlich das Rösten der Bohnen geht auf arabische Traditionen zurück. Etwa im 16. Jh. wurde der K. im Jemen erstmalig in größerem Umfang angepflanzt. Die Bezeichnung „Mokka" wurde von der Stadt gleichen Namens übernommen. Über den Hafen dieser Stadt erfolgte die Ausfuhr des Kaffees aus dem Jemen. Von Arabien breitete sich der Gebrauch des Kaffees nach Westen aus und wurde 1615 über die Türkei nach Europa eingeführt. 1554 gab es bereits Kaffeehäuser in Konstantinopel. Nach Deutschland kamen die ersten Informationen über den Kaffee 1582 durch Leonhard Rauwolf, der ihn im Jahr 1573 in einem Kaffeehaus in Aleppo kennengelernt hatte. 1645 wurde in Venedig das erste Kaffeehaus eröffnet. Bald danach gelangte der Kaffee auch nach Frankreich, England, in die Niederlande und von dort um 1670 nach Deutschland. Das erste deutsche Kaffeehaus wurde von einem englischen Kaufmann 1679 in Hamburg errichtet. Seit dem 18. Jh. wurde der Kaffee auch als Arzneimittel verwendet. ↑ **Tafel 28**

Kaiserwurz ↑ Meisterwurz.

Kakaobaum, *Theobroma cacao:* ein bis 20 m hoher, in Kulturen auf 3 bis 4 m gestutzter Baum aus der Familie der Kakaogewächse (Sterculiaceae). Der K. besitzt glänzende, dunkelgrüne, ledrige Blätter, die bis 10 cm lang und glattrandig sind. Die kleinen weißen oder rötlichen Blüten sitzen in großer Zahl direkt am Stamm und an den stärkeren Ästen in den Achseln abgestorbener Laubblätter (Kauliflorie). Die Frucht ist eine 10 bis 20 cm lange und 5 bis 10 cm dicke gurkenähnliche Schließfrucht (Beere) mit zahlreichen, bis 1,5 cm langen bohnenförmigen Samen (Kakaobohnen). Es existieren mehrere Unterarten und Zuchtformen mit rundlichen, spindelförmigen, glatten oder gerippten Früchten.

▷ *Blütezeit*: ganzjährig.

▷ *Vorkommen*: Der K. ist als Unterholzpflanze wahrscheinlich im tropischen Regenwald in Mittelamerika und im tropischen Südamerika (oberes Amazonasgebiet) heimisch. Die wichtigsten Anbaugebiete befinden sich im tropischen Westafrika und in Brasilien sowie auf Java und den Philippinen.

▷ *Drogengewinnung:* Die Früchte des K. werden nach der Ernte, die ganzjährig erfolgt, einer 24stündigen Nachreife überlassen. Die entnommenen Samen, an denen noch Teile des Fruchtmuses haften, werden einem Gärprozeß (bis zu 8 Tagen) unterzogen, der zur Ausbildung des typischen Kakaoaromas führt. Ferner werden die Bitterstoffe zum Teil zerstört und es entsteht durch Kondensation der Gerbstoffe die braunrote Farbe der Samen. Diese werden von der Schale befreit, gemahlen, alkalisiert und zur Gewinnung des Kakaofettes ausgepreßt. Zur Herstellung von Kakaopulvern werden die Samen bei Temperaturen bis 140 °C geröstet, gebrochen, von den Keimwurzeln und den Schalenteilen befreit und gemahlen. Durch Heißpressung wird ein Teil des Fettes (Kakaomasse) entfernt.

▷ *Drogenbeschreibung:* Die Droge (Kakaobutter, Kakaofett, Cacao oleum) ist eine etwas spröde, weiße oder gelbliche Masse. Sie besitzt einen leichten Kakaogeruch, einen milden Geschmack und schmilzt bei Körpertemperatur.

▷ *Inhaltsstoffe:* Die geschälten, gerösteten Kakaosamen enthalten die Alkaloide ↑ Theobromin (1 bis 2%), ↑ Coffein (bis 0,3%) und wenig ↑ Theophyllin. Daneben sind Gerbstoffe und 50 bis 60% Fett enthalten. Die Droge Kakaofett besteht zu 97 bis 99% aus den Glyceriden der Öl-, Palmitin-, Linolen- und Stearinsäure.

▷ *Wirkung und Verwendung:* Aufgrund des Schmelzverhaltens wird Kakaobutter als Trägersubstanz für Zäpfchen und Vaginalkugeln verwendet. Die Bedeutung ist durch den Einsatz halbsynthetischer Zäpfchenmassen mit besseren Verarbeitungseigenschaften stark zurückgegangen. Das Kakaopulver wirkt aufgrund seines Theobromin- und geringen Coffeingehaltes harntreibend, jedoch nur schwach anregend. In der Volksmedizin wird die stopfende Wirkung seiner Gerbstoffe gegen leichte Durchfallerkrankungen genutzt. Dazu wird das Kakaopulver nur mit Wasser angerührt. Die Kakaoschalen dienen zur Theobromingewinnung und als Genußmittel (Kakaoschalentee, Kakaotee). Zur Schokoladenherstellung wird das entfettete Kakaopulver unter Zusatz von Zukker, Milchpulver, Lecithin, Vanillin und Kakaobutter verarbeitet.

▷ *Geschichtliches:* Der K. war in den indianischen Hochkulturen Mittel- und Südamerikas bereits in vorkolumbianischer Zeit kultiviert worden. Aus den Samen des von den Mayas Cacau genannten Baumes wurde das Getränk choco lati („Kakaowasser“) bereitet. Die Samen dienten auch als Zahlungsmittel. Nach der Entdeckung und Eroberung Amerikas brachten die Kolonialmächte den K. aus seiner mittel- und südamerikanischen Heimat nach und nach in alle tropischen Länder. 1520 gelangte der erste Kakao nach Spanien und wurde von dort auch in andere europäische Länder gebracht. In der Mitte des 17. Jhs. führte der niederländische Leibarzt des brandenburgischen Kurfürsten Friedrich Wilhelm die bereits in den Niederlanden eingebürgerte Schokolade auch in Berlin ein. Die erste deutsche Schokoladenfabrik entstand 1765 im Auftrag des Fürsten Wilhelm von Schaumburg-Lippe in Steinhude. Das Kakaopulver wurde zunächst als Nähr- und Stärkungsmittel, später dann überwiegend als Genußmittel verwendet. ↑ **Tafel 28**

Kakaofett ↑ Kakaobaum.

Kalmus, *Echter Kalmus, Magenwurz, Gewürzkalmus, Acorus calamus:* ausdauernde, bis 1,50 m hohe Sumpfpflanze aus der Familie der Aronstabgewächse (Araceae). Die Pflanze bildet einen bis 3 cm dicken und bis 50 cm langen verzweigten Wurzelstock. Die Stengel sind 3kantig. Die Blätter sind schwertförmig. Die unscheinbaren gelbgrünen Blüten bilden kolbenartige, bis 8 cm lange Blütenstände. Die Frucht ist eine Beere.

▷ *Blütezeit*: Juni bis Juli.

▷ *Vorkommen*: Der K. ist in Süd- und Ostasien heimisch, in Europa und Nordamerika eingebürgert. Die Pflanze kommt in nicht austrocknenden Sümpfen, an Teich- und Bachufern oder in nassen Gräben vor. In Europa ist die triploide Chromosomenrasse verbreitet, die sich ausschließlich vegetativ vermehrt.

▷ *Drogengewinnung:* In den Monaten März bis Oktober werden die Wurzelstöcke des K. gegraben. Nach der Reinigung und Entfernung der Faserwurzeln werden sie in Stücke geschnitten und bei Temperaturen bis 35 °C getrocknet. Mitunter werden sie vor der Trocknung auch geschält.

▷ *Drogenbeschreibung:* Die Droge (K.wurzelstock, K.wurzel, Calami rhizoma) besteht aus den getrockneten Wurzelstöcken. Die Schnittdroge ist gekennzeichnet durch bräunlichweiße oder rötlichweiße Stückchen. Sie besitzen (ungeschälte Droge) teilweise eine gelblichbraune oder dunkelgraubraune, mitunter auch grünlichbraune oder rötlichbraune Außenseite. Auf dieser können die Wurzelansätze als kleine rundliche Löcher und die annähernd 3eckigen Blattbasenansätze erkennbar sein. Die Droge besitzt einen aromatischen Geruch und einen würzigen, scharfen und bitteren Geschmack.

▷ *Inhaltsstoffe:* Die Droge enthält bis 6% ätherisches Öl mit dem charakteristischen Bestandteil ↑ Asaron (in europäischem K. nur in geringer Menge vorhanden und im amerikanischen K. fehlend), ferner sind Bitterstoffe, darunter Acoron, Gerbstoffe und Schleim vorhanden.

▷ *Wirkung und Verwendung:* Die Droge wirkt aufgrund des Gehaltes an Bitterstoff und ätherischem Öl appetitanregend, blähungstreibend und fördernd auf die Magensaftsekretion. Der K.wurzelstock wird meist als Bestandteil von Teemischungen (Magentee) oder als alkoholischer Auszug (K.tinktur, -wein) benutzt.

Zur Bereitung des Teeaufgusses wird 1/2 Teelöffel der grob gepulverten Droge (1,5 g) mit 1 Tasse (150 ml) Wasser angesetzt und kurz aufgekocht. Nach 5 Minuten wird der Teeaufguß durch ein Sieb abgegossen. Zur Förderung der Verdauung wird 30 Minuten vor den Mahlzeiten 1 Tasse Tee getrunken.

Das aus der Droge durch Wasserdampfdestillation gewonnene ätherische Öl (K.öl, Calami oleum) dient in Mund- und Gurgelwässern als desinfizierender und desodorierender Zusatz. Der Gebrauch der Droge als Beruhigungsmittel in der Volksmedizin ist nicht mehr üblich. Die geriebene Droge wird auch als Gewürz für Rohkostsalate und Kompotte benutzt. Früher wurde außerdem die in Zuckersirup gekochte Droge (Deutscher Ingwer) als Genußmittel verwendet.

▷ *Nebenwirkungen:* nicht bekannt. Die im Tierversuch beobachtete krebserregende Wirkung des Asarons ist bei der üblichen Dosierung von K.wurzelzubereitungen ohne Bedeutung. Wegen des potentiellen Risikos soll die Anwendung von K.-bädern jedoch unterbleiben. In Erzeugnissen aus Kalmus, die den lebensmittelrechtlichen Bestimmungen unterliegen (Kalmuswein, Bitterliköre) dürfen höchstens 1 mg/Liter Asaron enthalten sein.

▷ *Geschichtliches:* Der K. wurde in der 2. Hälfte des 16. Jhs. aus Indien eingeführt und zunächst in den Gärten gezogen. Als nährstoffliebende Sumpfpflanze breitete er sich an Teichen und Seen aus und fehlt kaum in einer Landschaft Mitteleuropas. Sein aromatisch riechender Wurzelstock fand eine vielfältige arzneiliche Verwendung, in erster Linie als Magen- und Verdauungsmittel, aber auch gegen Vergiftungen, Leberbeschwerden, Harnverhalten, Skorbut, Zittern, Kopfschmerzen und als Aphrodisiakum. ↑ **Tafel 29**

Kaltauszug, *Mazerat:* Drogenauszug, der mit Wasser, Alkohol und anderen Lösungsmitteln bei Zimmertemperatur gewonnen wird. Zur Herstellung des K. wird die Droge mit der vorgeschriebenen Flüssigkeitsmenge versetzt und mehrere Stunden bei 15 bis 25 °C stehengelassen. Anschließend wird der K. durch ein Sieb abgegossen. Er kann kalt oder angewärmt verwendet werden. Die Bereitung eines K. ist vor allem bei schleimhaltigen (Leinsamen, Eibischwurzel) sowie bei den Drogen zweckmäßig, die unerwünschte, im kalten Wasser nicht lösliche Inhaltsstoffe (z. B. Gerbstoffe der Bärentraubenblätter) enthalten. Die Nachteile des K. sind die teilweise geringe Überführung von wirksamen Inhaltsstoffen in das Lösungsmittel sowie die Aufnahme von Keimen, die auf den Drogen meist vorhanden sind und nur mit siedendem Wasser abgetötet werden können.

Kamille, *Echte Kamille, Kleine Kamille, Deutsche Kamille, Mägdeblume, Chamomilla recutita (Matricaria chamomilla):* eine einjährig überwinternde, bis 80 cm hohe Pflanze aus der Familie der Korbblütengewächse (Asteraceae). Die K. besitzt einen meist verzweigten Stengel, an dessen Enden die Blütenköpfchen stehen. Die Blätter sind 2- bis 3fach fiederschnittig mit fast fadenförmigen Zipfeln. Die Blütenkörbchen werden halbkugelförmig von 20 bis 30 braunberandeten grünen Hüllblättern umschlossen. Die zahlreichen gelben röhrenförmigen 5zähligen Scheibenblüten sind von einem Kranz weißer, bis 9 mm langer Zungenblüten umgeben. Die Spreublättchen und ein Pappus fehlen. Der Blütenboden ist anfangs flach, später kegelförmig und, im Unterschied zu dem verwandter Arten, hohl. Es existieren Zuchtsorten mit besonders großen Blüten oder mit einem hohen Gehalt an bestimmten Inhaltsstoffen.

▷ *Blütezeit:* Mai bis August.

▷ *Vorkommen:* Die K. ist in Europa,

Westasien und Nordafrika heimisch sowie in Nordamerika und Australien eingebürgert. Die Pflanze wächst auf sandigen bis lehmigen Böden, als Unkraut auf sauren Akkerflächen und Brachland, auf Wiesen und an Wegrändern in der Ebene und im Gebirge. Sie wird in vielen Ländern (z. B. Argentinien, Ägypten, Deutschland, Bulgarien, Ungarn, Tschechien, Spanien) in großem Umfang kultiviert.

▷ *Drogengewinnung:* Die Blüten der K. werden während der Blütezeit in den Monaten Mai bis August gesammelt. Sie werden entweder maschinell mit speziellen Erntemaschinen oder manuell mit sogenannten Pflückkämmen kurzstielig geerntet. Das Erntegut ist druckempfindlich und muß umgehend in einer dünnen Schicht ausgebreitet und an gut belüfteten, schattigen Plätzen oder auch mit künstlicher Wärme bei Temperaturen bis 40 °C getrocknet werden.

▷ *Drogenbeschreibung:* Die Droge (K.nblüten, Matricariae flos) besteht aus den getrockneten ganzen und mehr oder minder zerfallenen Blütenkörbchen. Der charakteristische Blütenstandsboden ist hellgrünlich oder gelblichgrünlich, kegelförmig und hohl. Die Zungenblüten sind weißlich, die Röhrenblüten gelblich. Die Teile der Blütenstiele sollen nicht länger als 3 cm sein. Die Droge besitzt einen charakteristisch aromatischen Geruch und einen aromatischen und etwas bitteren Geschmack.

▷ *Inhaltsstoffe:* Die K.blüten enthalten mindestens 0,4% ätherisches Öl. Die wirksamen Bestandteile des ätherischen Öls sind das blaue Chamazulen, Bisabolol, Bisabololoxide und sogenannte En-in-Dicycloether. Daneben kommen Monoterpene wie Pinen, Camphen und Limonen vor. Das Chamazulen kommt in der Droge nicht vor. Es entsteht erst bei der Destillation aus einer natürlichen Vorstufe, dem Matricin. Die Zusammensetzung des ätherischen Öls hinsichtlich des Chamazulen- und Bisaboloidgehaltes kann in Abhängigkeit von Sorte und Standort stark variieren. In der Droge ist eine größere Zahl von wasserlöslichen Flavonoiden enthalten, vor allem Apigenin, ferner Cumarine und Kamillenpolysaccharide (Schleimstoffe).

▷ *Wirkung und Verwendung:* Die K.nblüten gehören in Europa zu den Drogen, die eine vielfältige Anwendung finden und deren Wirksamkeit wissenschaftlich weitestgehend untersucht und bestätigt ist. Die K.nblüten wirken entzündungshemmend, wundheilend und krampflösend. Ferner sind bestimmte K.ninhaltsstoffe gegen Bakterien und Pilze wirksam. An der entzündungshemmenden, heilungsfördernden Wirkung der K.nblütenzubereitungen (Teeaufguß, Fluidextrakt, standardisierte wäßrig-alkoholische Extrakte) sind sowohl die Bestandteile des ätherischen Öls (Chamazulen, Bisaboloide und En-In-Dicycloether) als auch die wasserlöslichen Flavonoide beteiligt. Auch die krampflösenden Effekte auf die Muskulatur sind durch diese beiden Wirkstoffkomplexe bedingt. Die K.nblütenzubereitungen werden vor allem bei Magen-Darm-Beschwerden, z. B. Blähungen, leichte krampfartige Beschwerden, Entzündungen der Magenschleimhaut, aber auch bei Entzündungen der Mund- und Rachenschleimhaut sowie der oberen Atemwege und Verletzungen der Haut ange-

wendet. Die K.nblüten sind auch Bestandteil von Teemischungen, z. B. Magen- oder Leber- und Gallentee.
Zur Bereitung des Teeaufgusses wird 1 gehäufter Eßlöffel Droge (3 g) mit 1 Tasse (150 ml) siedendem Wasser übergossen und 10 bis 15 Minuten bedeckt stehengelassen. Der Teeaufguß wird durch ein Sieb abgegossen. 3- bis 4mal täglich wird 1 Tasse Tee warm zwischen den Mahlzeiten getrunken. Bei Entzündungen der Mund- und Rachenschleimhaut wird mit dem frisch bereiteten Tee mehrmals täglich gespült oder gegurgelt. Besser geeignet sind alkoholisch-wäßrige Extrakte der K., da bei der Teebereitung etwa 70% des ätherischen Öls im Drogenrückstand verbleiben. Zur Unterstützung anderer therapeutischer Maßnahmen bei Magengeschwüren wird der Tee für eine ↑ Rollkur benutzt und bei leerem Magen getrunken. Für Umschläge wird ein Leinentuch mit dem warmen Tee getränkt und aufgelegt. Bei Entzündungen der oberen Atemwege und auch bei chronischem Schnupfen ist ein K.ndampfbad geeignet. Dazu werden in einem Gefäß 5 bis 10 g K.nblüten mit 1 Liter siedendem Wasser übergossen. 5 bis 10 Minuten lang werden (Kopf und Gefäß mit einem großen Tuch abgedeckt) die K.ndämpfe eingeatmet. Die Droge dient auch zur Herstellung hautpflegender kosmetischer Präparate. Kamillenöl wird für Aroma-Extrakte in der Lebensmittelindustrie, als Duftstoff in der Parfümerie/Kosmetik, als Wirkstoff in Arzneimitteln und in Naturwaren-Produkten verwendet.

▷ *Nebenwirkungen:* Ständiger Gebrauch in hoher Dosierung kann eventuell Schwindel, Bindehautentzündungen und nervöse Unruhe verursachen. Allergische Reaktionen (Schnupfen, Asthma) treten ganz selten auf.

▷ *Geschichtliches:* Wahrscheinlich wurde die Echte K. bereits in der Antike als Arzneipflanze verwendet, doch ist es schwierig, sie unter den von Schriftstellern der Antike genannten K.narten eindeutig zu identifizieren. Im 16. Jh. galt sie in Deutschland als eine der wichtigsten Arzneipflanzen und wurde gegen viele Krankheiten und Beschwerden verwendet, wobei die Empfehlungen der alten Kräuterbücher oft mehrere Druckseiten füllten. Zusammenfassend hieß es bei Dioskurides, die K. erweicht, heilt und beruhigt. ↑ **Tafel 29**

Kamille, Römische, *Große Kamille, Chamaemelum nobile:* ausdauernde bis 30 cm hohe Pflanze aus der Familie der Korbblütengewächse (Asteraceae). Die Pflanze bildet mehrere aufsteigende, selten aufrechte, einfache oder verzweigte Stengel. Die wechselständigen Blätter sind doppelt fiederspaltig, bis 4 cm lang, flaumig behaart oder fast kahl. Das am Ende der Stengel stehende Blütenköpfchen wird von schmal-lanzettlichen, sich dachziegelartig überdeckenden Hüllblättern umgeben. Der Blütenstandboden ist kegelförmig, markig und mit Spreublättern besetzt. Bei der zur Drogengewinnung verwendeten Varietät fehlen die Röhrenblüten ganz oder sind nur in geringer Zahl in der Mitte des Köpfchens vorhanden. Die Zungenblüten sind weiß und bis etwa 0,7 cm lang. Die Frucht ist eine kahle Achäne.

▷ *Blütezeit*: Juni bis September.
▷ *Vorkommen*: Die R. K. ist im südlichen und westlichen Europa sowie in Nordafrika heimisch. Zur Drogengewinnung wird eine Varietät kultiviert, die fast ausschließlich Zungenblüten bildet, Kulturen existieren in Belgien, Frankreich, Großbritannien, Polen, Tschechien, den USA und Argentinien.
▷ *Drogengewinnung:* Die Blüten werden in den Monaten Juni und Juli kurz vor dem vollständigen Aufblühen ohne Stiele geerntet und bei etwa 35 °C getrocknet. Die Droge stammt aus Kulturen.
▷ *Drogenbeschreibung:* Die Droge (Römische Kamille, Chamomillae romanae flos, Anthemidis flos) besteht aus den weißen oder gelblichweißen, bis 1,5 cm großen Blütenköpfchen. Auf der Unterseite sind die schmal-lanzettlichen, sich dachziegelartig überdeckenden Hüllkelchblätter erkennbar. Die Zungenblüten lassen 4 annähernd parallel verlaufende Nerven, eine unregelmäßig 3zähnige Spitze und einen kurzen gelbbraunen Fruchtknoten erkennen. Die Droge besitzt einen aromatischen Geruch und einen bitteren und aromatischen Geschmack.
▷ *Inhaltsstoffe:* Die Droge enthält mindestens 0,7% ätherisches Öl, das vorwiegend aus Estern der Angelica-, Methacryl-, Tiglin- und Isobuttersäure besteht, ferner Bitterstoffe, Flavonoide, Pflanzensäuren und Triterpene.

▷ *Wirkung und Verwendung:* Die R. K. wird in einigen Ländern wie die Echte Kamille verwendet. Der Teeaufguß der Droge besitzt aufgrund des ätherischen Öl- und Flavonoidgehaltes eine entzündungshemmende, antibakterielle und krampflösende Wirkung. Die Bitterstoffe bedingen eine Anregung von Appetit und Verdauung. Der Tee wird bei Beschwerden wie Völlegefühl, Blähungen und leichten krampfartigen Magen-Darm-Störungen, ferner bei Menstruationsstörungen sowie Entzündungen im Mund- und Rachenraum angewendet. Da die Wirksamkeit nicht belegt ist, wird die therapeutische Verwendung nicht empfohlen. Benutzt wird die Droge zum Aufhellen blonder Haare. Dazu werden die Haare mit einem konzentrierten Teeaufguß gespült.

▷ *Nebenwirkungen:* selten allergische Reaktionen.

▷ *Geschichtliches:* Bereits Dioskurides beschrieb unter dem Namen Anthemis drei verschiedene Kamillenarten des Mittelmeergebietes als Arzneipflanzen, doch ist hier wie auch bei den römischen Schriftstellern schwer zu entscheiden, welche Arten im einzelnen gemeint waren. In Mitteleuropa ist die R. K. erst seit dem 16. Jh. nachweisbar, wurde damals aber bereits in vielen Gärten angebaut. Man zog sie der Echten Kamille vor, weil diese oftmals durch die wirkungslose oder unangenehm riechende Hundskamille verfälscht wurde. Ebenso wie die Echte Kamille fand die R. K. in der damaligen Medizin eine ausgedehnte Verwendung. In der ersten Hälfte des 20. Jhs. wurde sie vor allem als Mittel bei Menstruationsbeschwerden verwendet. ↑ **Tafel 29**

Kaneelbaum ↑ Ceylonzimtbaum.

Kaneel, echter ↑ Ceylonzimtbaum.

Kapaloe ↑ Aloe.

Kapsel: einzeldosierte Zubereitung mit einer Hülle, die vorwiegend aus Gelatine besteht. Die K. dienen zur Aufnahme von festen oder flüssigen Arzneistoffen. Auch pflanzliche Wirkstoffe, z. B. Knoblauchextrakt, ätherische Öle und Vitamine, werden in K. eingeschlossen, um die Einnahme zu erleichtern.

Kapsonnentau ↑ Sonnentau, Afrikanischer.

Karayagummi, *indischer Tragant, Sterkuliagummi:* Harz, das aus der Stamm- und Zweigrinde der in Indien, Pakistan und Teilen Afrikas vorkommenden Sterkuliaarten gewonnen wird. Die Droge ähnelt dem Tragant und besteht aus unregelmäßigen gelblichen oder rötlichbraunen, durchscheinenden Stücken. Der K. schmeckt schleimig und riecht schwach nach Essigsäure. Die Droge enthält bis 75% Schleim, freie Essigsäure, Gerbsäure und Mineralstoffe. Der K. wird wegen seiner starken Quellfähigkeit im Darm als mildes Abführmittel, besonders bei chronischer Verstopfung, verwendet (Tagesdosis 4 bis 8 g). Er dient auch als Hilfsstoff bei der Tablettenherstellung sowie als Dickungs- und Füllmittel in der Lebensmittelindustrie und ist Bestandteil von Klebstoffen und Haftmitteln für Zahnprothesen.

Kardamompflanze, *Malabarkardamome, Elettaria cardamomum:* mehrjährige, 2 bis 3 m hohe Staudenpflanze aus der Familie der Ingwergewächse (Zingiberaceae). Die Pflanze bildet kräftige, fleischige Wurzelstöcke, aus denen beblätterte Scheinstengel mit bis 60 cm hohen Blütenständen hervorgehen. Die Blätter sind lanzettlich, stark zugespitzt, bis 60 cm lang. Die Frucht ist eine 3fächerige Kapsel.

▷ *Blütezeit*: Januar bis Mai.

▷ *Vorkommen*: Die K. ist im südwestlichen Vorderindien heimisch. Die Droge stammt von der vor allem an der Malabarküste, aber auch in Sri Lanka, Mittelamerika und Ostafrika kultivierten K.

▷ *Drogengewinnung:* Etwa 3 Jahre nach dem Anbau wird mit der Ernte begonnen. Die Kapselfrüchte werden in den Monaten Oktober bis Dezember geerntet und getrocknet. Nach etwa 7 Jahren müssen neue Kulturen angelegt werden.

▷ *Drogenbeschreibung:* Die Droge (K.n, Malabar-K.n, K.nfrüchte, Cardamomi fructus) besteht aus den ganzen Kapselfrüchten. Sie sind grünlichgrau oder hellgelblich, stumpfkantig, 1 bis 2 cm lang und etwa 1 cm dick. Die Frucht wird durch Häutchen in 3 Fächer geteilt, in denen sich jeweils 5 bis 8 Samen befinden. Diese sind kantig, braun und besitzen eine runzelige Oberfläche. Sie sind von einem farblosen Häutchen überzogen, das sich nach dem Einlegen in Wasser leicht abziehen läßt. Die Droge riecht stark aromatisch und besitzt einen würzig-brennenden Geschmack. Die ganzen Früchte sind besser haltbar, da die Fruchtschale das Austrocknen der Samen und die Verflüchtigung des ätherischen Öls verhindert. Zum arzneilichen Gebrauch oder zur Verwendung als Gewürz werden nur die Samen benutzt. Die gepulverte Droge ist nur begrenzt haltbar.

▷ *Inhaltsstoffe:* Die Kardamomen enthalten ätherisches Öl mit dem Hauptbestandteil Cineol (über 50%), ferner Terpineol, Terpenylacetat, Linalool und Linalylacetat.

▷ *Wirkung und Verwendung:* Aufgrund des Gehaltes an ätherischem Öl wirkt die Droge blä-

hungstreibend und verdauungsfördernd. Die Bildung von Magensaft und Gallenflüssigkeit wird angeregt. Die Kardamomen werden bei Verdauungsbeschwerden verwendet. Als mittlere Tagesdosis gelten 1,5 g bzw. 1 bis 2 g Tinktur. Die K.n werden pharmazeutisch vor allem zur Aromatisierung unangenehm schmeckender Arzneien verwendet.
In der Hauptsache dienen K.n, zusammen mit Zimt, Nelken und Ingwer als Gewürz bei der Weihnachtsbäckerei (Gewürz-, Leb-, Honigkuchen, Printen). Kleinste Mengen können auch für Süßspeisen, Kompotte, Fleisch- und Fischgerichte benutzt sowie dem Kaffee kurz vor dem Überbrühen (verbessert Aroma und Verträglichkeit) zugesetzt werden.

▷ *Nebenwirkungen:* nicht bekannt. Bei Gallensteinleiden soll die Anwendung nur nach Rücksprache mit einem Arzt erfolgen.

▷ *Geschichtliches:* die K. ist eine alte Kulturpflanze Indiens. Die Früchte kamen als Gewürz schon frühzeitig nach Europa und wurden von Dioskurides und Plinius auch als Arzneimittel erwähnt. Durch den Gewürzhandel gelangten die Samen im Mittelalter auch nach Deutschland. In den Kräuterbüchern des 16. und 17. Jhs. wurden sie vor allem als magenstärkendes und verdauungsförderndes Arzneimittel genannt. ↑ **Tafel 29**

Kardobenediktenkraut ↑ Benediktenkraut.

Karenzzeit: bei Anwendung von Pflanzenschutz- oder Vorratsschutzmitteln einzuhaltende Wartezeit zwischen der letzten Behandlung und der Ernte oder Verwendung der Pflanzenprodukte. Die Einhaltung der K. schließt Schädigungen von Menschen und Nutztieren durch toxische Rückstände in den Ernteprodukten und Vorratsgütern aus. Die K. werden für die Feld- und Forstwirtschaft, den Obst-, Gemüse- und Arzneipflanzenanbau und auch für Drogenlager festgelegt.

Karmelitergeist, *Spiritus Melissae compositus:* Lösung von Citronell-, Muskat-, Zimt- und Nelkenöl in verdünntem Alkohol. Der K. wird (teilweise auch mit etwas abgewandelter Rezeptur) als Magenmittel bei leichten krampfartigen Schmerzen sowie äußerlich als Einreibung bei rheumatischen Beschwerden verwendet. Das älteste Erzeugnis dieser Art wurde aus Melisse, Zitrone, Zimt, Nelken, Muskat, Koriander und Angelikawurzel bereits 1611 von den Karmeliterinnen in Paris hergestellt.

Karotte ↑ Möhre.

Käsepappel, Große ↑ Malve, Wilde.

Käsepappel, Kleine ↑ Wegmalve.

Kassiazimtöl ↑ Zimtöl, Chinesisches.

Kassie ↑ Senna.

Kastanie, Echte ↑ Eßkastanie.

Kataplasma ↑ Breiumschlag.

Katarrh: Schleimhautentzündung mit wäßrigen, stark schleimigen und mitunter auch zellhaltigen Absonderungen. Die Ursachen für einen K. können verschiedenartig sein. Infektionen mit Bakterien oder Viren, die Reizwirkung von Stäuben oder schleimhautschädigenden Stoffen, aber auch psychische Faktoren können einen K. auslösen. Die Behandlung eines K. ist abhängig von der Ursache und dem betroffenen Organ. ↑ Blasenkatarrh, Bronchialkatarrh, Darmkatarrh, Magen-Darm-Katarrh, Magenschleimhautentzündung.

Kath, *Kat-Tee:* Blätter des in Ostafrika wachsenden K.strauches (Catha edulis). Die Droge enthält Nor-Pseudoephedrin (Cathin), Ephedrin und Terpenalkaloide. Sie wird von den Eingeborenen als anregendes und appetithemmendes Mittel gekaut. Der Genuß von K. kann zur psychischen Abhängigkeit führen.

Katzenbart ↑ Orthosiphon.

Katzenkraut ↑ Edelgamander.

Katzenkraut ↑ Pfefferminze.

Katzenpfötchen ↑ Sandstrohblume.

Katzenwedel ↑ Ackerschachtelhalm.

Katzenwurzel ↑ Baldrian.

Kautschuk: geronnener, gereinigter Milchsaft (Latex) verschiedener, besonders in Hinterindien und Indonesien kultivierter Heveaarten. Der K. bildet braune, durchscheinende, elastische Platten. Er enthält Globuloide und Tocotrienol. Der K. wird pharmazeutisch zur Herstellung von Heftpflastern verwendet.

Kavapflanze: *Kava-Kava, Kavapfeffer, Piper methysticum:* aufrechter, 2 bis 3 m hoher, ausdauernder zweihäusiger Strauch aus der Familie der Pfeffergewächse (Piperaceae). Die K. besitzt auffällig knotige Äste mit kurzgestielten, breit-ovalen, herzförmigen Blättern. Die unscheinbaren männlichen Blüten sind in einem ährenartigen Blütenstand vereinigt (weibliche Blüten sind nicht bekannt). Charakteristisch sind die bis 10 kg schweren, verästelten, saftigen Wurzelstöcke mit vielen Wurzeln.

▷ *Vorkommen:* Die Heimat der K. ist nicht bekannt. Kulturformen werden auf allen Pazifikinseln angebaut.

▷ *Drogengewinnung:* Die Wurzelstöcke werden geschält, meist von den Wurzeln befreit, zerschnitten und getrocknet.

▷ *Drogenbeschreibung:* Die Droge (Kava-Kava-Wurzelstock, Kava-Kava rhizoma) besteht aus den getrockneten Wurzelstöcken. Die Stücke sind 1 bis 5 cm dick, außen weißlich oder hellgraubraun. Die Droge riecht erdig-aromatisch und erzeugt beim Kauen ein langanhaltendes Taubheitsgefühl (Anästhesie) auf der Zunge.

▷ *Inhaltsstoffe:* Der Kava-Kava-Wurzelstock enthält Kavapyrone (mindestens 3%) wie Kawain, Dihydrokawain, Methysticin und Dihydromethysticin, ferner geringe Mengen ätherisches Öl, Flavonoide und Stärke.

▷ *Wirkung und Anwendung:* Zubereitungen aus der Droge wirken spannungslösend (anxiolytisch). Auch eine beruhigende, krampflösende und muskelerschlaffende Wirkung (Tierversuch) ist vorhanden. Fertigarzneimittel mit Extrakten aus Kava-Kava-Wurzelstock werden bei nervösen Angst-, Spannungs- und Unruhezuständen angewendet.
Die Dauer der Anwendung ohne ärztlichen Rat ist auf 3 Monate zu begrenzen.

▷ *Nebenwirkungen:* Bei länger andauernder Anwendung kann es zu einer vorübergehenden Gelbfärbung der Haut kommen. Die Sehleistung und das Reaktionsvermögen im Straßenverkehr können beeinträchtigt werden. Allergische Hautreaktionen treten selten auf. In der Schwangerschaft und Stillzeit sollten Kava-Kava-Präparate nicht eingenommen werden.

▷ *Geschichtliches:* Die Bereitung eines Kavatrunkes aus den fermentierten Wurzelstöcken ist bei den Einwohnern Polynesiens seit Jhn. überliefert. Er wurde und wird zur Nervenberuhigung, Schlafförderung und als Anregungsmittel verwendet. ↑ **Tafel 30**

Kegelblume, Schmalblättrige ↑ Sonnenhut.

Kellerhals ↑ Seidelbast.

Keuchhusten, *Pertussis:* Infektionskrankheit der Atemwege, die mit heftigen Hustenanfällen verbunden ist und durch das Bakterium Bordetella pertussis verursacht wird. Der K. bedarf ärztlicher Behandlung. Vorbeugend wird eine Schutzimpfung durchgeführt. Die Behandlung erfolgt mit Antibiotika. Zur Linderung des Hustenreizes dienen Fertigarzneimittel, z. B. mit Efeuextrakten sowie Codein. Zur Durstlöschung kann löffelweise Zitronensaft gegeben werden.

Keulenbärlappt *, *Gewöhnlicher Bärlapp, Große Wolfsklaue, Hexenkraut, Kolbenbärlapp, Schlangenmoos, Lycopodium clavatum:* ausdauernde immergrüne, bis 30 cm hohe Pflanze aus der Familie der Bärlappgewächse (Lycopodiaceae). Der K. bildet kriechende, bis über 1 m lange und rundum dichtbeblätterte Triebe mit bogig aufsteigenden Seitenzweigen. Die grünen schmalen Blätter sind anliegend oder fast waagerecht abstehend und besitzen eine weiße, haarförmige Spitze. Die keulenförmigen, bis 4 cm langen Sporenähren (Sporophyllstände) stehen aufrecht zu zweit oder dritt am Ende locker beblätterter Stengel.

▷ *Blütezeit* (Sporenreife): Juli, August.

▷ *Vorkommen*: Der K. ist auf Heiden und in trockenen Nadelwäldern, vor allem auf sandigen Böden, insbesondere in den nördlichen Gebieten Europas und Asiens, verbreitet.

▷ *Drogengewinnung:* Die Sporenähren werden in den Monaten Juli und August gesammelt und auf einer Unterlage getrocknet. Anschließend werden sie ausgeklopft. Die herausgefallenen Sporen werden durch Sieben von Verunreinigungen befreit und bilden die Droge.

▷ *Drogenbeschreibung:* Die Droge (Bärlappsporen, Lycopodium) ist ein feines blaßgelbes, sich samtartig anfühlendes, leicht anhaftendes und bewegliches Pulver. Es ist geruch- und geschmacklos.

▷ *Inhaltsstoffe:* Die Bärlappsporen enthalten bis 45% Sporonin (Kohlenhydrat) sowie 40 bis 50% fettes Öl. Das frische Kraut enthält Clavatoxin sowie das Alkaloid Lycopodin.

▷ *Wirkung und Verwendung:* Die Bärlappsporen wurden als Einhüllmittel für die in der Apotheke angefertigten Pillen eingesetzt. In der Volksmedizin wurden die Bärlappsporen auch als Wundstreupuder benutzt. Ferner wird das getrocknete Kraut des K. als harntreibendes Mittel bei Blasen- und Nierenbeschwerden verwendet.

▷ *Nebenwirkungen:* bei Bärlappsporen nicht bekannt. Die Pflanze ist aufgrund des Toxingehaltes giftig. Vergiftungen mit dem getrockneten Kraut sind jedoch nicht bekannt.

▷ *Geschichtliches:* Noch im 16. und 17. Jh. rechnete man den K. zu den Moosen. Damals wurde er, insbesondere das Sporenpulver, gegen Blasensteine und Ruhr sowie zum Blutstillen verwendet. Später wurden die Sporen vor allem gegen das Wundliegen kleiner Kinder und gegen Ausschläge eingesetzt. Eine große Rolle spielte der K. im Aberglauben und in der Volksmedizin. Durch Anzünden des Sporenpulvers wurden bei Theateraufführungen Blitze und Feuererscheinungen erzeugt. ↑ **Tafel 30**

Keulenkopf, Roter ↑ Mutterkorn.

Keuschlamm ↑ Mönchspfeffer.

Khellakraut ↑ Zahnstocherkraut.

khif ↑ Haschisch.

Kiefer ↑ Bergkiefer, Waldkiefer.

Kiefer, Gemeine ↑ Waldkiefer.

Kieselsäure: siliciumhaltige, anorganische Verbindung, die in löslicher oder unlöslicher Form mineralischer Bestandteil vieler Pflanzen ist. Die K. ist z. B. in Brennesseln, Lungenkraut, Odermennig, Ackerschachtelhalm, Spitzwegerich und Vogelknöterich enthalten. Die kieselsäurehaltigen Drogen, besonders das Schachtelhalmkraut, wurden früher zur Behandlung von Anfangsstadien der Lungentuberkulose verwendet, da sie eine Abkapselung, bessere Vernarbung und eine Förderung der Heilung bewirken sollten. Sie dienten auch als blutstillende Mittel. Möglicherweise führt die K. bei Infektionskrankheiten zu einer Steigerung der Abwehrkräfte des Organismus.

Klapperschlangenwurz ↑ Senegakreuzblume.

Klapperschlangenwurzel ↑ Senegakreuzblume.

Kleie: Teile der Frucht- und Samenschale von Getreidekörnern, die vom Mehl abgetrennt werden. Die Weizen-K. wird zur Regulierung des Stuhlgangs bei chronischer Verstopfung verwendet. Mehrmals täglich werden 1 bis 2 Eßlöffel mit viel Flüssigkeit eingenommen. Durch den Dehnungsreiz, den die unverdauliche K. auf die Darmwand ausübt, wird der Stuhldrang verstärkt.

Kleinblättrige Linde ↑ Linde.

Klette, Große, *Arctium lappa:* 2jährige, 1,50, selten bis 3 m hohe krautige Pflanze aus der Familie der Korbblütengewächse (Asteraceae). Die G. K. besitzt eine fleischige, braune, spindelförmige, bis 0,60 m lange Wurzel, die ästig verzweigt ist. Sie bildet im 1. Vegetationsjahr eine große Blattrosette, im 2. Jahr einen kräftigen, kantigen, reich verästelten Stengel, der oft rot überlaufen ist, und wechselständige Blätter. Die Blätter sind ganzrandig und gestielt, auf der Unterseite kahl oder schwach graufilzig behaart. Die rotvioletten kugeligen Blütenköpfchen stehen an den Stengelspitzen in lockeren Schirmtrauben. Die zahlreichen Hüllkelchblätter sind an der Spitze hakig einwärts gebogen und mitunter behaart. Die Frucht ist eine Achäne. Zur Drogengewinnung werden auch die *Filzklette (Arctium tomentosum)* und die *Kleine Klette (Arctium minus)* verwendet.

▷ *Blütezeit*: Juli, August.

▷ *Vorkommen*: Die K. ist in Europa und Teilen Asiens heimisch. Sie wird auch in einigen Ländern, z. B. Bulgarien, Jugoslawien, Polen und Ungarn, angebaut. Wildwachsend sind die Kletten besonders auf mäßig trockenen, humusreichen Schuttplätzen, an Wegrändern, Dämmen und auch in Ufernähe anzutreffen.

▷ *Drogengewinnung:* In den Monaten März bis April und September bis Oktober werden die 2jährigen Wurzeln gegraben, gewaschen und je nach Stärke längs gespalten. Die Trocknung erfolgt bei Temperaturen bis 40 °C.

▷ *Drogenbeschreibung:* Die Droge (Klettenwurzel, Bardanae radix) besteht aus den getrockneten Wurzeln. Die Schnittdroge ist gekennzeichnet durch die harten, hornartigen, unregelmäßigen Stücke mit teilweise längsrunzeliger, graubrauner oder schwärzlichbrauner Außenseite (Korkschicht). Im Inneren ist mitunter eine radiale Streifung des Holzkörpers sowie ein schwammiges, zerrissenes Mark erkennbar. Die Droge besitzt einen schwach wahrnehmbaren Geruch und schmeckt schleimig, süßlich und dann bitter.

▷ *Inhaltsstoffe:* Die Droge enthält bis 45% Inulin (Kohlenhydrat), ferner Schleim, wenig ätherisches Öl, fettes Öl, verschiedene Pflanzensäuren, Kohlenwasserstoffe und Bitterstoffe.

▷ *Wirkung und Verwendung:* Die Klettenwurzel (Teeaufguß) wird ausschließlich in der Volksmedizin verwendet. Sie gilt als harntreibendes, leicht abführendes und die Leber- und Gallenfunktion förderndes Mittel. Weitere Anwendungsgebiete der Droge sind Blasensteinleiden und rheumatische Beschwerden. Auch die äußerliche Anwendung bei Ekzemen und schlecht heilenden Hautdefekten ist üblich.
Da die Wirksamkeit nicht belegt ist, wird die therapeutische Verwendung jedoch nicht empfohlen. In kosmetischen Erzeugnissen wird mitunter noch das Klettenwurzelöl, ein Auszug aus der Droge mit Oliven- oder Erdnußöl, zur Förderung des Haarwuchses verwendet. Die Wirksamkeit ist umstritten.

▷ *Nebenwirkungen:* nicht bekannt.

▷ *Geschichtliches:* Die medizinische Verwendung der Kletten im Altertum wurde in den Schriften von Galen, Dioskurides und Plinius erwähnt. Auch im Mittelalter waren sie im Gebrauch und wurden z. B. von Hildegard von Bingen in ihrer „Physica" genannt. Im 16. und 17. Jh. wurde besonders die Klettenwurzel verwendet. Die damaligen Kräuterbücher empfahlen sie als giftabweisendes, blutreinigendes, schweiß- und harntreibendes Mittel, gegen Husten, Seitenstechen und Lungenkrankheiten sowie als Haarwuchsmittel. ↑ **Tafel 30**

Klette, Kleine ↑ Klette, Große.

klimakterische Beschwerden: Hitzewallungen, verstärktes Schwitzen, innere Unruhe und Schlafstörungen sowie Neigung zu erhöhtem Körpergewicht infolge der hormonellen Umstellung. Zur Behandlung werden z. B. eine Östrogenlangzeittherapie sowie Beruhigungsmittel (z. B. Fertigarzneimittel mit Tollkirschenextrakt und Ergotamin) angewendet. Unterstützend wirken Einschränkungen des Kaffee- und Alkoholverbrauchs, Bevorzugen von pflanzlicher, kalorienarmer und vitaminreicher Kost zur Stuhlregulierung, aber auch das Vermeiden von Nikotin. Bei übermäßigem Schwitzen finden Salbeitee oder Salbeiextrakte (Fertigarzneimittel) Anwendung. Bei Angst- und Unruhezuständen werden Kava-Kava-Präparate angewendet. In der Volksmedizin wird gegen die innere Unruhe regelmäßiges Trinken von Schafgarbentee empfohlen.

Knabenkraut, Kleines *, *Salepknabenkraut, Orchis morio:* ausdauernde, bis 30 cm hohe Pflanze aus der Familie der Knabenkrautgewächse (Orchidaceae). Das K. K. bildet Wurzelknollen und einen aufrechten Stengel. Die grundständigen Blätter sind lanzettlich, die oberen umfassen den Stengel scheidenartig. Die Blüten sind rot, selten weiß und grün längsgestreift und stehen in einem lockeren ährenartigen Blütenstand. Die Kronblätter sind bis auf die Lippe helmartig zusammengeneigt und bilden einen Sporn. Die Frucht ist eine Kapsel. Zur Drogengewinnung werden auch andere Knabenkrautarten, z. B. das Stattliche (Orchis mascula) und das Helm-Knabenkraut (Orchis militaris), verwendet.

▷ *Blütezeit*: April bis Juni.

▷ *Vorkommen*: Das K. K. ist in Süd- und Mitteleuropa, Teilen Asiens und in Nordwestafrika heimisch. Die Pflanze wächst auf Trockenrasen und Weiden sowie in lichten Wäldern.

▷ *Drogengewinnung:* Die Tochterknollen werden in den Monaten Mai und Juni gesammelt, gereinigt, von der Korkschicht befreit und mit siedendem Wasser gebrüht. Die Trocknung erfolgt mit künstlicher Wärme bei Temperaturen bis 40 °C.

▷ *Drogenbeschreibung:* Die Droge (Salep, Salep tuber) besteht aus den getrockneten Wurzelknollen. Sie sind fast kugelig oder eiförmig bis länglich, bis 4 cm lang und bis 3 cm dick. Die Außenseite ist graubräunlich oder gelblich, glatt oder rauh. An der Spitze ist ein eingeschrumpfter Knospenrest oder eine Narbe vorhanden. Der Bruch ist hornartig. Die Droge ist geruchlos und besitzt einen faden und schleimigen Geschmack.

▷ *Inhaltsstoffe:* Die Droge enthält etwa 50% Schleim, ferner Stärke, Eiweiß und Zucker.

▷ *Wirkung und Verwendung:* Die Droge wirkt aufgrund des Schleimgehaltes schleimhauteinhüllend und reizmildernd. In Form des Salepschleims wurde sie vor allem gegen Durchfallerkrankungen bei Kindern verwendet. Zur Bereitung des Schleimes wurde die gepulverte Droge mit wenig Weingeist und siedendem Wasser versetzt und bis zum Erkalten geschüttelt. Wegen des Vorhandenseins anderer Schleimstoffe ist die medizinische Verwendung kaum noch üblich. In der Volksmedizin wurde die Droge auch als Kräftigungsmittel benutzt.

▷ *Nebenwirkungen:* nicht bekannt.

▷ *Geschichtliches*: Die Salep wurde bereits im Altertum medizinisch und auch als Nahrungsmittel verwendet. Ende des 15. Jhs. fand die Droge in Deutschland Erwähnung. Ursprünglich stammte sie aus dem Orient und wurde erst im 18. Jh. durch die Knollen der einheimischen Knabenkräuter ersetzt.

↑ **Tafel 30**

Knackweide ↑ Weiden.

Kneipp, Sebastian, katholischer Pfarrer, * 17. Mai 1821 Stefansried bei Ottobeuren, † 17. Juni 1897 Wörishofen; schuf hier 1881 eine Wasserkuranstalt zur Durchführung der von ihm erprobten, später erweiterten Diät-, Bewegungs- und Wassertherapie. Sie dienen der Abhärtung, Anregung der Kreislauftätigkeit und Steigerung der Widerstandskraft des Körpers. Die Anwendung von heißen und kalten Umschlägen und Duschen, Wassertreten oder Bewegungstherapie ist z. B. zur Behandlung von Herz-Kreislauf- oder Atemwegserkrankungen und Stoffwechselstörungen geeignet.

Knoblauch, *Allium sativum:* ausdauerndes, bis 80 cm hohes Kraut aus der Familie der Liliengewächse (Liliaceae). Die Pflanze bildet aus einer Hauptzwiebel einen aufrechten Stengel. Die Hauptzwiebel ist von mehreren, fast gleichgroßen Tochterzwiebeln umgeben und wird gemeinsam mit diesen von einer weißlichen, häutigen Schale eingeschlossen. Der Stengel trägt ungefähr bis zur Mitte linealische Blätter, die ganzrandig und etwa 1 cm breit sind. Die Blüten stehen in wenigblütigen Scheindolden, die von langen, geschnäbelten und einblättrigen Hüllen umgeben sind. Diese fallen nach dem Aufblühen ab. Zwischen den weißen oder rötlichen Blüten befinden sich etwa 1 cm große Brutzwiebeln. Es gibt auch Zuchtformen, die keinen Blütenstand ausbilden.

▷ *Blütezeit*: Juni, Juli.

▷ *Vorkommen*: Der K. ist wahrscheinlich in Südwestasien heimisch, jedoch nur in Kulturen bekannt. Er wird fast überall als Gewürz- und Arzneipflanze angebaut.

▷ *Drogengewinnung:* In den Monaten September und Oktober, nach dem Absterben der Blätter, werden die Zwiebeln geerntet und in Bündeln im Schatten aufgehängt.

▷ *Drogenbeschreibung:* Die Droge (K.zwiebel, Allii sativi bulbus) besteht aus den reifen, nicht getrockneten Zwiebeln. Sie sind annähernd kugelig oder eiförmig und haben einen Durchmesser von etwa 4 cm. Auf dem harten, flachen, unterseits von den Resten der Wurzeln besetzten Zwiebelkuchen befindet sich die länglich-eiförmige Hauptzwiebel und um diese die dicht aneinanderschließenden, kantigen Nebenzwiebeln (sogenannte Zehen). Diese sind an der Außenseite konvex, an der Innenseite konkav gekrümmt. Sie bestehen jeweils aus einem fleischigen Niederblatt des Wurzelstockes. Jede Zwiebel ist von weißlichen oder rötlichen papierartigen Hüllen umgeben. Die Hauptzwiebel und die Nebenzwiebeln befinden sich in einer gemeinsamen Hülle von trokkenhäutigen, weißlichen Niederblättern. Die Droge besitzt einen eigentümlich durchdringenden Geruch und schmeckt scharf brennend.

▷ *Inhaltsstoffe*: Als qualitätsbestimmenden Inhaltstoff enthält die Knoblauchzwiebel Alliin, das beim Schneiden und Pressen durch das in den Zellen getrennt vom Alliin vorhandene Enzym Alliinase in Allicin umgewandelt wird. Knoblauch enthält relativ hohe Konzentrationen an Adenosin. Weitere Inhaltsstoffe sind ätherisches Öl, γ-Glutamylpeptide, Scordinine, Aminosäuren, Neutralfette, Phospholipide, Glycolipide, Thioglycoside, Saponine, Kohlenhydrate, Vitamine (A, B_1, B_2 und Nicotinsäureamid), Mineralien und Spurenelemente, z. B. Selen.

▷ *Wirkung und Verwendung:* Das Allicin und wahrscheinlich auch andere Bestandteile der K.zwiebel wirken hemmend auf verschiedene Bakterien. Die antibakterielle Wirkung scheint jedoch nur der frischen Knoblauchzwiebel zuzukommen. Sie spielt besonders in den warmen Ländern eine Rolle zur Konservierung von Fleisch und anderen Lebensmitteln. Dem ätherischen Öl, das nach Aufnahme in den Organismus teilweise mit der Atemluft, aber auch durch die Haut ausgeschieden wird, wird eine sekretlösende, leicht krampflösende und im Bereich der Bronchien und des Rachenraumes desinfizierende Wirkung zugesprochen. Neben den frischen K.zwiebeln und K.preßsaft findet K. in Form von Trockenpulver-, Ölmazerat- und Ölpräparaten (Fertigarzneimittel) Verwendung. K.zubereitungen fördern den Abbau von ↑ Radikalen, die Erniedrigung der Cholesterin- und Triglyzeridspiegel, eine Blutdrucksenkung, den Abbau kleinerer Blutgerinnsel sowie die Durchblutung und wirken so dem Entstehen und der Fortentwicklung einer Arteriosklerose entgegen. Die Hauptbedeutung der K.präparate liegt in der Prophylaxe (Unterstützung diätetischer Maßnahmen zur Senkung der Blutfette). Auch eine schwach blutzuckersenkende Wirkung konnte für K.zwiebeln nachgewiesen werden. Schließlich besitzen K.zubereitungen eine positive Wirkung auf die körperliche Aktivität und Widerstandskraft. Da K.zwiebeln die Verdaulichkeit verschiedener Speisen, z. B. Salate, Soßen, Fleisch- und Wildgerichte, verbessern, finden sie vielfältige Verwendung als Küchengewürz. Der K. ist in Geruch und Geschmack wesentlich intensiver als Bärlauch, Zwiebel oder Schnittlauch und kann deshalb sparsam angewendet werden.

▷ *Nebenwirkungen:* bei üblicher Dosierung nicht bekannt. Bei zu hohen Dosen können Magenreizungen auftreten. Eine bestehende Blutungsneigung kann verstärkt werden.

▷ *Geschichtliches:* Im Vorderen Orient wurde der K. seit frühester Zeit als Gewürz- und Arzneipflanze verwendet. Schon die beim Bau der ägyptischen Pyramiden beschäftigten Arbeiter aßen die frischen K.zwiebeln, um sich gegen Krankheiten zu schützen. Damals gab es bereits Kulturformen, die sich über das ganze Mittelmeergebiet verbreiteten und durch die Römer auch nach Mitteleuropa kamen. Als Arzneipflanze fand der K. vielfältige Verwendung. Bereits Dioskurides beschrieb ihn ausführlich und nannte ihn als wurm- und harntreibendes Mittel sowie als Arznei gegen Schlangenbiß und Zahnschmerzen. Im Mittelalter spielte der K. vor allem als Arzneimittel der Landbevölkerung, aber auch im Aberglauben und in den Volksbräuchen eine große Rolle. Die Kräuterbücher des 16. und 17. Jhs. empfahlen ihn unter anderem als appetitanregendes und verdauungsförderndes Mittel, aber auch als Mittel gegen Durchfallerkrankungen, Pest, Wassersucht, Gelbsucht, Krätze und Husten.
↑ **Tafel 31**

Knollenpetersilie ↑ Petersilie.

Koks ↑ Cocain.

Kolabaum, *Echter Kolabaum, Cola nitida:* ein bis 25 m hoher Baum aus der Familie der Sterkuliengewächse (Sterculiaceae). Er ist mit bis zu 25 cm langen und 10 cm breiten derben Blättern dicht belaubt. Die radiären Blüten sind blaßgelb, mit glockenförmigem und blütenblattartigem Kelch, jedoch ohne Kronblätter. Sie stehen in reichblütigen Rispen. Die Frucht ist eine bis 12 cm lange sternförmige Balgkapsel, die 2 bis 6 Samen enthält. Zur Drogengewinnung wird auch der Gewöhnliche K. *(Cola acuminata)* verwendet.

▷ *Vorkommen*: Beide K.arten sind in den feuchten Urwaldgebieten Westafrikas heimisch. Sie werden auch z. B. in Indien, Südamerika und auf den Antillen kultiviert.

▷ *Drogengewinnung:* Die in der Frucht enthaltenen Samen werden von der Samenschale befreit und getrocknet. Zur Inaktivierung von Enzymen wird die Droge auch kurzzeitig auf 110 °C erhitzt oder mit siedendem Alkohol behandelt.

▷ *Drogenbeschreibung:* Die Droge (Kolasamen, Kolanuß, Bissy- oder Gurunuß, Colae semen) besteht aus den getrockneten Samenkernen. Sie sind oft in die beiden Keimblätter zerfallen. Die Kolasamen sind verschieden gestaltet, meist rundlicheiförmig oder etwas kantig, 2,5 bis 4 cm lang, außen runzelig, braun oder rotbraun und innen zimtbraun. Sie sind sehr hart und haben einen körnigen Bruch. Die Droge ist geruchlos und schmeckt etwas zusammenziehend und bitterlich.

▷ *Inhaltsstoffe:* Die Droge enthält bis 3% Coffein (Colanin) und wenig Theobromin, ferner sind Gerbstoffe (Colatannine), fettes und ätherisches Öl, Proteine, Stärke und Zellulose vorhanden. Bei der Trocknung der Droge ohne Inaktivierung der Enzyme wird die Bindung der Catechingerbstoffe gespalten und das Coffein oder Theobromin freigesetzt.

▷ *Wirkung und Verwendung:* Der Coffein-Catechin-Komplex der Kolasamen wird schnell vom Organismus aufgenommen. Es verursacht im Unterschied zum Coffein keine Beschleunigung des Herzschlags und bewirkt eine geringere Erhöhung des Blutdrucks. Außerdem wird die Herzleistung verstärkt. Die harntreibende Wirkung ist geringer als beim Coffein. Die Droge dient zur Herstellung von Kolaextrakten, Kolawein und Kolatinktur. Diese Zubereitungen werden als Anregungsmittel bei Abgespanntheit, Appetitlosigkeit, Ermüdung sowie als Kräftigungsmittel nach Erkrankungen verwendet. Die Tagesdosis beträgt 2 bis 6 g. Als Einzeldosis werden 1 bis 3 g Drogenpulver eingenommen. Der größte Teil der Droge wird zur Herstellung von Erfrischungsgetränken benutzt. Die Kolagetränke können bis etwa 30 mg Coffein je 100 ml Flüssigkeit enthalten. In den Ursprungsländem werden auch die frischen Samen verzehrt.

▷ *Nebenwirkungen:* bei üblicher Dosierung nicht bekannt, bei höherer Dosierung Einschlafstörungen, Übererregbarkeit, nervöse Unruhezustände, eventuell Magenbeschwerden. Bei Magen- und Zwölffingerdarmgeschwüren soll keine Anwendung erfolgen.

▷ *Geschichtliches:* Die aus Westafrika stammende Droge ist in Europa erst seit Ende des vergangenen Jhs. bekannt. Von den Eingeborenen wurde der K. schon seit langem kultiviert und seine Früchte waren auch in Zentral- und Nordafrika ein gesuchter Tauschartikel. Anfang des 19. Jhs. gelangte der K. durch Sklaven nach Amerika. Dort wird er seitdem besonders auf den Antillen mit gutem Erfolg angebaut. Der Droge kommt in Afrika große Bedeutung im kultischen und sozialen Leben zu. Sie gilt als Symbol der Freundschaft und gehört zum Ritual bei festlichen Anlässen. ↑ **Tafel 31**

Kolbenbärlapp ↑ Keulenbärlapp.

Kolik: krampfartige, schmerzhafte Kontraktionen eines Hohlorgans. Eine K. kann im Bereich des Magen-Darm-Kanals, der Nieren und der Gallenblase auftreten. Zur Schmerzbehandlung dienen krampflösende und schmerzdämpfende Arzneistoffe, z. B. Papaverin und Morphin aus Schlafmohn und Atropin aus der Tollkirsche. Bei leichten krampfartigen Beschwerden im Verdauungsbereich werden auch Kamillenblütenzubereitungen verwendet. ↑ Gallenkolik, Nierenkolik.

Kollaps: akute Blutverteilungsstörung im Körper durch Versagen des peripheren Kreislaufs, Absinken des Blutdrucks und mangelhafte Durchblutung des Gehirns. Der K. kann mit Blässe, Schwäche, Schweißausbruch, Absinken der Körpertemperatur und Neigung zu Ohnmacht oder Bewußtlosigkeit verbunden sein. Die Behandlung eines leichten K. erfolgt durch Hinlegen und Frischluftzufuhr. Bei bestimmten K.formen werden Herzglykoside sowie Anregungsmittel, z. B. Coffein und Lobelin, angewendet.

Kölle ↑ Bohnenkraut.

Kombinationsarzneimittel: Fertigarzneimittel, das Extrakte aus mehreren Drogen enthält. Der Wirksamkeitsnachweis ist mitunter nur schwer zu erbringen, da durch die Vielzahl der Einzelkomponenten die Wirkstoffe nur in geringer Konzentration vorliegen. Für die Zulassung eines K. muß der pharmazeutische Unternehmer jedoch belegen können, daß alle Bestandteile des K.s einen Beitrag zur Wirksamkeit leisten.

Kompositenstärke ↑ Inulin.

Kongokaffee ↑ Kaffeestrauch.

Königskerze, *Gemeine Königskerze, Stallkerze, Windblume, Windblumenkönigskerze, Verbascum phlomoides:* 2jährige, krautige Pflanze aus der Familie der Braunwurzgewächse (Scrophulariaceae). Die Pflanze treibt im 1. Vegetationsjahr aus einer spindelförmigen, ästigen Pfahlwurzel eine Rosette großer Blätter, die im Winter absterben. Im 2. Jahr wird ein bis 2 m hoher Stengel ausgebildet. Die am Rand schwach gekerbten Blätter sind länglich-eiförmig, die unteren breit-elliptisch. Die mittleren und oberen Blätter laufen am Stengel kurz herab. Die Blätter sind wie die Stengel dicht filzig behaart. Die leuchtend gelben Blüten sind 3 bis 5 cm breit und besitzen 2 kleine und 3 größere, wollig behaarte, verwachsene Blütenblätter. Sie stehen zu Büscheln vereinigt in den Achseln kleiner Blätter und bilden einen endständigen ährenartigen Blütenstand. Die Frucht ist eine Kapsel. Die Großblumige K. (Verbascum densiflorum) wird ebenfalls zur Drogengewinnung verwendet. Sie wird bis 3 m hoch und besitzt deutlich gekerbte Blätter.

▷ *Blütezeit*: Juli bis September.

▷ *Vorkommen*: Beide K.narten sind in Mittel-, Ost- und Südosteuropa, im westlichen Asien und in Nordwestafrika heimisch. Sie sind auf mäßig trockenen Brachflächen, auf steinigen, sonnigen Plätzen und auch an Flußufern anzutreffen. Die Großblütige K. wird in mehreren europäischen Ländern und in Ägypten kultiviert.

▷ *Drogengewinnung:* In den Monaten Juli und August werden die vollentfalteten Blüten bei trockener Witterung am Vormittag (nachdem der Tau abgetrocknet ist) ohne Kelche gesammelt und schnell bei Temperaturen bis 45 °C getrocknet. Das Sammelgut ist vorsichtig zu behandeln, um eine Braunverfärbung zu vermeiden. Die getrocknete Droge ist in dicht schließenden Behältern aufzubewahren, da sie leicht Feuchtigkeit anzieht.

▷ *Drogenbeschreibung*: Die Droge (K.nblüten, Wollblumen, Verbasci flos) besteht aus den getrockneten goldgelben Blütenkronen. Vereinzelt sind auch rötlichgelbe oder kleine gelbe Staubblätter vorhanden. Die Droge besitzt einen angenehmen, schwach honigartigen Geruch und schmeckt süßlich und schleimig.

▷ *Inhaltsstoffe:* Die Droge enthält Flavonoide, z. B. Apigenin, Luteolin, Rutosid und Kämpferol. Außerdem sind die Iridoide Aucubin und Catalpol sowie Saponine, Pflanzensäuren, Schleime, Invertzucker und sehr wenig ätherisches Öl vorhanden.

▷ *Wirkung und Verwendung:* Die Droge wirkt aufgrund des Schleim- und Saponingehaltes reizlindernd bei Husten und Rachenkatarrh sowie etwas auswurffördernd. Die K.nblüten werden allein oder in Mischung mit anderen Drogen bei Husten und Heiserkeit verwendet. Die Droge wird in der Volksmedizin als harntreibendes Mittel bei rheumatischen Beschwerden und äußerlich zur Förderung der Wundheilung benutzt. Die Wirksamkeit für diese Anwendungsgebiete ist nicht belegt.

Zur Bereitung des Teeaufgusses wird 1 Eßlöffel Droge (1 g) mit 1 Tasse (150 ml) siedendem Wasser übergossen und 10 bis 15 Minuten bedeckt stehengelassen. Der Teeaufguß wird durch ein Sieb abgegossen. Mehrmals täglich wird 1 Tasse Tee warm getrunken. Der Tee kann auch mit Zucker oder Honig gesüßt werden.

Bei Beschwerden, die länger als eine Woche andauern oder periodisch wiederkehren, wird die Rücksprache mit einem Arzt empfohlen.

Die K.nblüten werden auch zur Aromatisierung von Likören benutzt.

▷ *Nebenwirkungen:* nicht bekannt.

▷ *Geschichtliches:* Bereits die antiken Schriftsteller Dioskurides und Plinius berichteten über die Heilwirkungen des Krautes Phlomos oder Verbascum, bei dem es sich wahrscheinlich um eine K. gehandelt hat. Man verwendete die Wurzeln gegen Durchfall, Krämpfe, Quetschungen und Zahnschmerzen, die Blätter wurden bei Ödemen, Augenentzündungen und brandigen Geschwüren aufgelegt. Im 12. Jh. wurde die K. von Hildegard von Bingen als Arzneimittel erwähnt. Die Kräuterbücher des 16. und 17. Jhs. empfahlen vor allem den Absud der Blüten und Blätter gegen Husten und Heiserkeit, aber auch als Fieber- und Schmerzmittel, den Saft der Pflanze als Mittel gegen Pest und gegen Warzen. ↑ **Tafel 31**

Königskraut ↑ Basilikum.

Konjunktivitis ↑ Bindehautentzündung.

Konservierung: Maßnahme zur Verbesserung der Haltbarkeit und Verlängerung der Verwendbarkeitsdauer von Stoffen und Zubereitungen. In Abhängigkeit von der Art und Beschaffenheit pflanzlicher Drogen und der aus ihnen hergestellten Zubereitungen, z. B. Tinkturen, Flüssig-, Dick- und Trockenextrakte, werden unterschiedliche K.smethoden angewendet. Eine K. von Pflanzenteilen erfolgt vor allem durch die Trocknung, die meist einen ausreichenden Schutz gegen die Vermehrung von Bakterien, Hefen und Schimmelpilzen bei der Lagerung gewährleistet, außerdem Enzyme abtötet und chemische Veränderungen in den Pflanzenteilen zumindest verlangsamt. Fette und fette Öle müssen teilweise mit K.smitteln versetzt werden, um das Ranzigwerden zu verhindern. Die Pflanzenextrakte bilden in Gegenwart von Wasser meist einen guten Nährboden für Bakterien, Hefen und Schimmelpilze. Durch Zusatz von Alkohol kann eine K. erreicht werden. Bei wäßrigen Pflanzenextrakten wird eine Hitzebehandlung (Heißextraktion, Heißabfüllung und luftdichter Verschluß der Behältnisse) durchgeführt. Als K.smittel natürlichen Ursprungs werden Ascorbinsäure und Tocopherole (Vitamin E) als Oxidationsschutz und Sorbinsäure gegen Mikroorganismen verwendet.

Kontamination: Verschmutzung, Verseuchung, auch Ansteckung mit Krankheitserregern. Eine K. von Arzneipflanzen und den aus ihnen gewonnenen Drogen und Zubereitungen kann unter bestimmten Umständen durch Mikroorganismen (Bakterien, Hefen, Schimmelpilze), Schwermetalle, vor allem Blei, Radionuklide und Pflanzenschutzmittel erfolgen. Die Mikroorganismen, die auf Teedrogen vorkommen, sind mit Ausnahme der Schimmelpilze (bei Verwendung verschimmelter Drogen) harmlos, da sie bei der Bereitung des Teeaufgusses mit siedendem Wasser überwiegend abgetötet werden. Schwermetalle sind in Drogen nur in sehr geringen Mengen nachweisbar. Zur Vermeidung einer massiven K. mit Schwermetallen ist das Sammeln von Arzneipflanzen in der unmittelbaren Nähe von Autobahnen oder stark befahrenen Straßen zu unterlassen. Eine K. von Drogen mit Pflanzenschutz- und Vorratsschutzmitteln kann sich z. B. durch den Einsatz von Herbiziden auf Kulturflächen oder die Bekämpfung von Lagerschädlingen ergeben. Eine unzulässige K. von Drogen wird durch die Qualitätskontrolle ausgeschlossen.

Kontraindikation ↑ Gegenanzeige.

Konzentrationsschwäche: Verminderung der Leistungsfähigkeit des Gehirns. ↑ Ginkgo, Ginseng, Guarana

Kopfschmerz: Symptom verschiedener örtlicher (Erkrankungen des Zentralnervensystems, der Halswirbelsäule, der Augen) oder allgemeiner Erkrankungen. Der K. tritt häufig auch bei psychischer Überlastung oder neurotischen Störungen auf. Er bedarf bei häufigem Auftreten der ärztlichen Klärung. Für eine kurzzeitige symptomatische Behandlung werden Schmerzmittel verwendet. Einige K.mittel enthalten als pflanzliche Wirkstoffe Coffein, Codein oder Ergotamin.

Korbweide ↑ Weiden.

Koriander, *Wanzenkraut, Coriandrum sativum:* einjährige, bis 60 cm hohe Pflanze aus der Familie der Doldengewächse (Umbelliferae). Der K. treibt aus einer dünnen Pfahlwurzel aufrechte Stengel, die sich im oberen Teil verzweigen. Die grundständigen Blätter haben breite Endabschnitte und sterben bald ab. Die oberen Blätter sind 2- bis 3fach gefiedert und besitzen schmal-linealische Zipfel. Die langgestielten Blütendolden sind 3- bis 5strahlig. Sie stehen endständig oder in den Achseln der Blätter. Die Blüten haben weiße oder zartrosafarbene Kronblätter. Die Frucht ist eine Spaltfrucht, die selten in die beiden Teilfrüchte zerfällt. Die ganze (frische) Pflanze besitzt einen unangenehmen Geruch.

▷ *Blütezeit:* Juni, Juli.

▷ *Vorkommen:* Der K. ist in Nordafrika und im östlichen Mittelmeergebiet beheimatet und kommt auch in Ostasien, Nord- und Südamerika verwildert vor. Als Gewürzpflanze wird er in Europa (z. B. Italien, Frankreich, Niederlande) kultiviert. Wildwachsend ist der K. in Europa mitunter auf mäßig trockenen Brachflächen und kalkhaltigen Ackerflächen als Unkraut anzutreffen.

▷ *Drogengewinnung:* Die Droge stammt aus dem feldmäßigen Anbau. Die reifen gelblichbraunen K.früchte werden in den Monaten Juni und Juli geerntet. Die Dolden mit reifen Früchten werden ausgeschnitten und auf einer Unterlage getrocknet. Dabei fallen die Früchte ab.

▷ *Drogenbeschreibung:* Die Droge (K.früchte, Coriandri fructus) besteht aus den getrockneten reifen, kugeligen, gelblichbraunen Spaltfrüchten, die nur vereinzelt in ihre Teilfrüchte zerfallen. Die ganze, bis 5 mm große Frucht besitzt 10 geschlängelte Haupt- und 8 gerade, deutlich hervortretende Nebenrippen. Im Inneren der ganzen Frucht ist ein Hohlraum. Die Droge riecht würzig und schmeckt angenehm aromatisch.

▷ *Inhaltsstoffe:* Die K.früchte enthalten etwa 1% ätherisches Öl, das zu 60 bis 70% aus Linalool besteht und daneben noch etwa 20% Terpenkohlenwasserstoffe (Pinen, Cineol, Campher) enthält. Der „Wanzengeruch" der frischen Pflanze wird durch aliphatische Aldehyde, u. a. trans-Tridecenal, hervorgerufen.

▷ *Wirkung und Verwendung:* Die K.früchte wirken aufgrund des Gehaltes an ätherischen Ölen verdauungsfördernd, schwach krampflösend und blähungstreibend. Sie werden deshalb allein oder als Bestandteil von Teemischungen bei Appetitlosigkeit und Verdauungsbeschwerden, wie Völlegefühl, Blähungen und leichten krampfartigen Magen-Darm-Störungen, verwendet. Die Droge verbessert auch die Bekömmlichkeit von frischem Brot, Hülsenfrüchten und Kohlarten.
Zur Bereitung des Teeaufgusses wird 1 Teelöffel Droge (1 bis 3 g) gequetscht, mit 1 Tasse (150 ml) siedendem Wasser übergossen und 10 bis 15 Minuten bedeckt stehengelassen. Der Teeaufguß wird durch ein Sieb abgegossen. Mehrmals täglich wird 1 Tasse Tee zwischen den Mahlzeiten getrunken. Zur Förderung des Appetits soll die Einnahme 30 Minuten vor den Mahlzeiten erfolgen. In der Volksmedizin werden Zubereitungen aus der Droge als Bestandteil von Einreibungen bei rheumatischen

Beschwerden verwendet. Größere Bedeutung besitzen die K.früchte jedoch als Gewürz. Sie sind Bestandteil des Curry sowie anderer Gewürzmischungen und können zu Fisch, Rinderbraten, Wild, Suppen und Backwaren, speziell Weihnachtsgebäck, verwendet werden. Die K.früchte werden kurz vor dem Gebrauch im Mörser zerrieben, da K.pulver schnell sein Aroma verliert. Das isolierte ätherische Öl wird auch bei der Tabak- und Parfümherstellung benutzt.

▷ *Nebenwirkungen:* nicht bekannt.

▷ *Geschichtliches:* Im Vorderen Orient wurde der K. schon in ältester Zeit als Gewürz- und Arzneipflanze verwendet. So fanden sich K.früchte in den Gräbern der Pharaonen. Griechen und Römer aromatisierten den Wein mit K. Die arzneiliche Verwendung im Altertum ist durch die Schriften von Hippokrates, Dioskurides und Galen belegt. Von den Römern gelangte der K. in die Gärten Mitteleuropas. Bereits das Capitulare de villis erwähnte ihn als Coriandrum, ebenso der St.-Gallener Klosterplan aus dem Jahre 816. In den Kräuterbüchern des 16. und 17. Jhs. galten die K.früchte nach einer Vorbehandlung mit Essig als Arznei vor allem gegen Verdauungsstörungen und Durchfallerkrankungen sowie als vorbeugendes Mittel gegen die Pest. Das aus den Früchten destillierte Öl wurde gegen Kopf- und Zahnschmerzen und als schlafförderndes Mittel verwendet. Daneben diente der K. schon damals als Küchen- und Backgewürz. ↑ **Tafel 31**

Kornblume, *Centaurea* cyanus: ein einjähriges, bis 70 cm hohes Kraut aus der Familie der Korbblütengewächse (Asteraceae). Die Pflanze bildet einen aufrechten, kantigen und meist verästelten Stengel. Die Blätter sind lineal-lanzettlich, die unteren oft fiederspaltig. Die bis 3 cm breiten Blütenköpfchen stehen einzeln an den Zweigenden. Die randständigen trichterförmigen Strahlenblüten sind steril, die inneren Röhrenblüten sind fruchtbar. Beide sind kräftig blau gefärbt. Die Frucht ist eine kleine Achäne.

▷ *Blütezeit:* Mai bis Juli.

▷ *Vorkommen:* Die K. ist im Mittelmeergebiet heimisch und als Getreideunkraut fast über die ganze Welt verbreitet. Die Pflanze ist insbesondere auf sandigen bis lehmigen, meist sauren Ackerflächen oder auf Brachland und an Schuttplätzen von der Ebene bis in mittlere Gebirgslagen anzutreffen. Die Verbreitung geht jedoch durch den Herbizideinsatz und die Saatgutreinigung zurück.

▷ *Drogengewinnung:* Die Blüten der K. werden ohne Kelche in den Monaten Juni bis August gesammelt und schnell an gut belüfteten, schattigen Plätzen getrocknet, damit sie sich nicht verfärben.

▷ *Drogenbeschreibung:* Die Droge (K.nblüten, Cyani flos) besteht aus den getrockneten blauen Strahlenblüten. Die Schnittdroge ist gekennzeichnet durch die stark geschrumpften Strahlenblüten und Teile von ihnen. Sie haben eine fadenförmige Röhre, die sich nach oben in einen schief trichterförmigen Teil mit 6- bis 8spaltigen, 3eckigen Lappen verbreitert. Die Droge besitzt keinen deutlich wahrnehmbaren Geruch und schmeckt schwach süßlich und schwach salzig.

▷ *Inhaltsstoffe:* Die Droge enthält den blauen Anthocyanfarbstoff Succi-

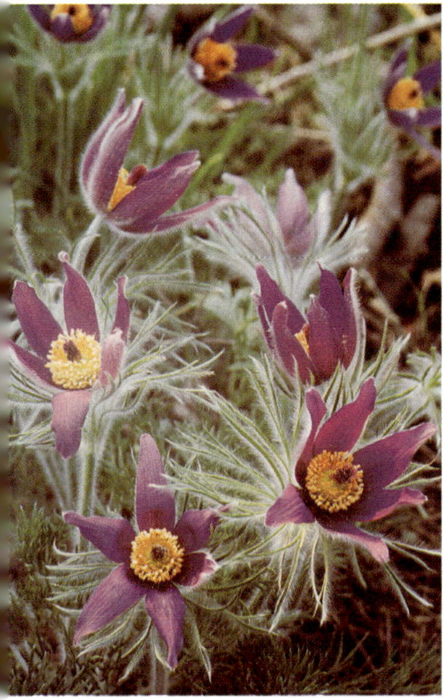

Kuhschelle

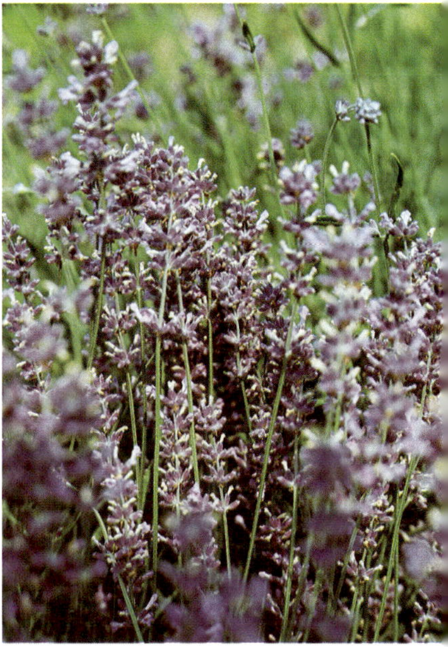

Lavendel

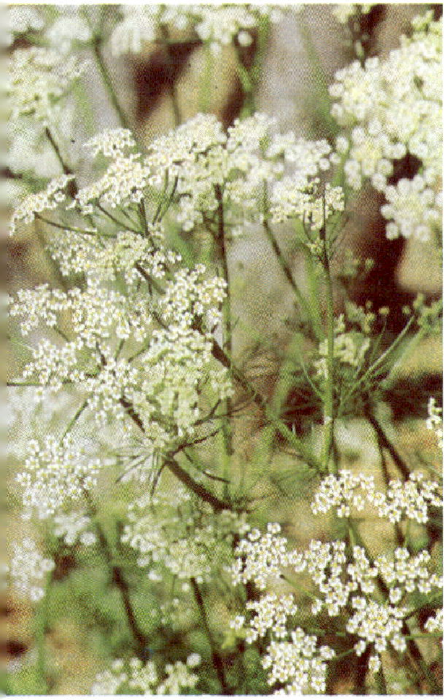

Kümmel

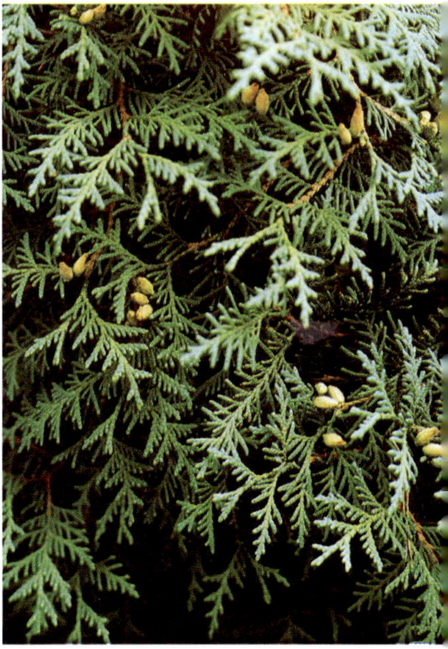

Lebensbaum

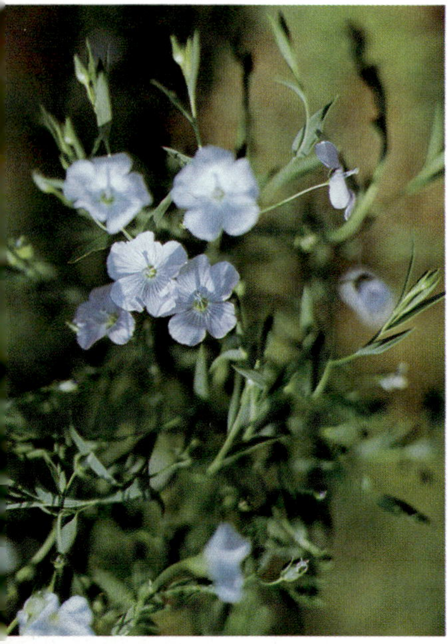

Lein

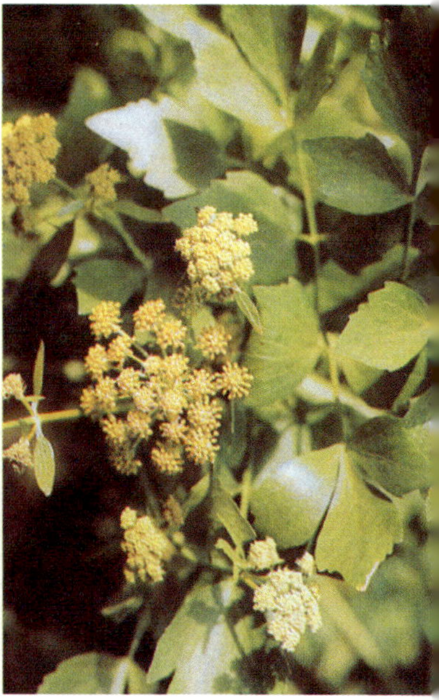

Liebstöckel

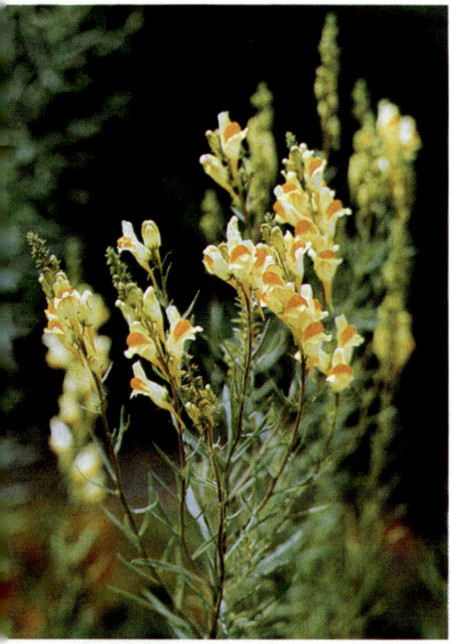

Leinkraut

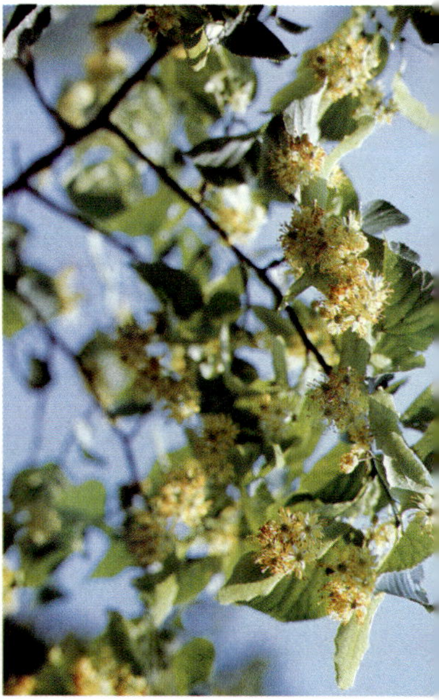

Linde

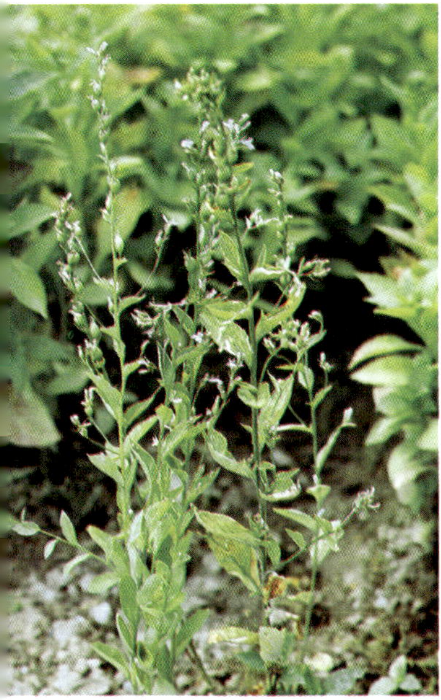
Lobelie

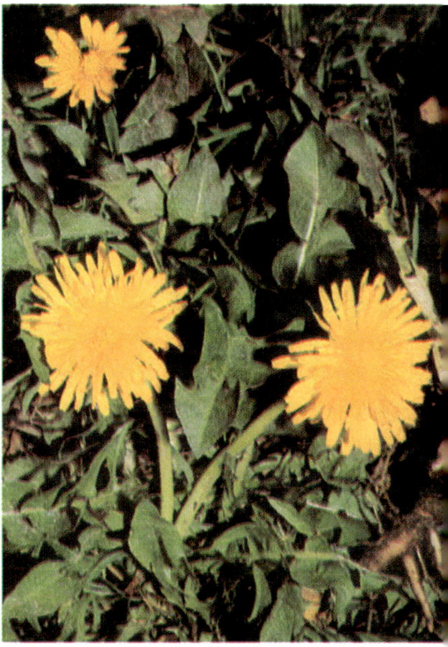
Löwenzahn

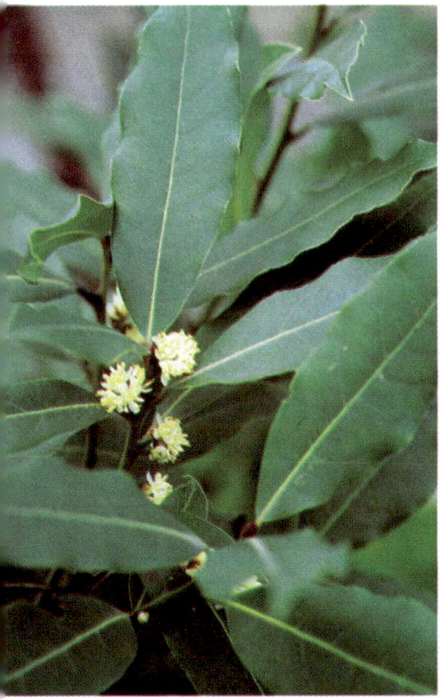
Lorbeerbaum

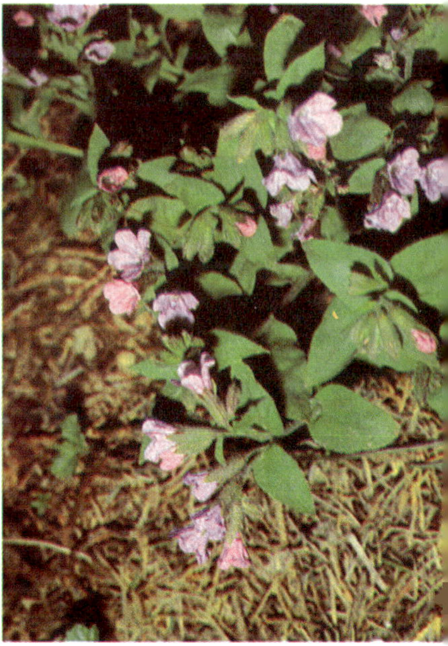
Lungenkraut

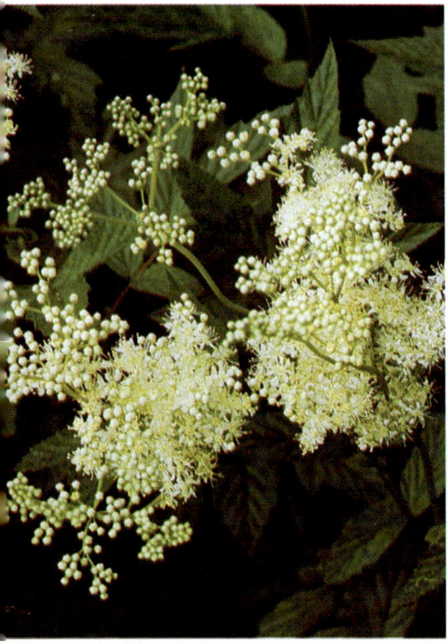

Mädesüß

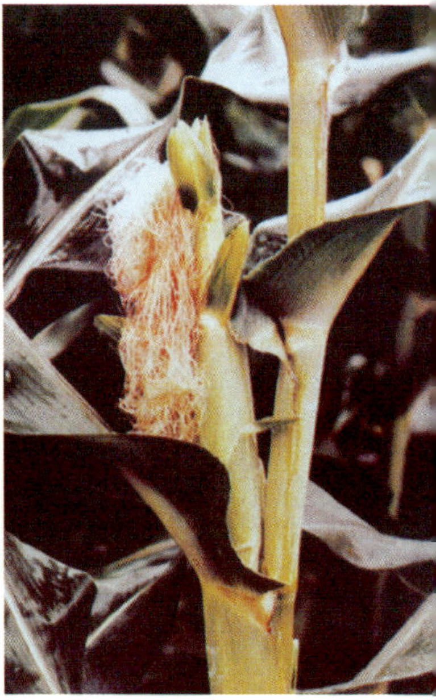

Mais

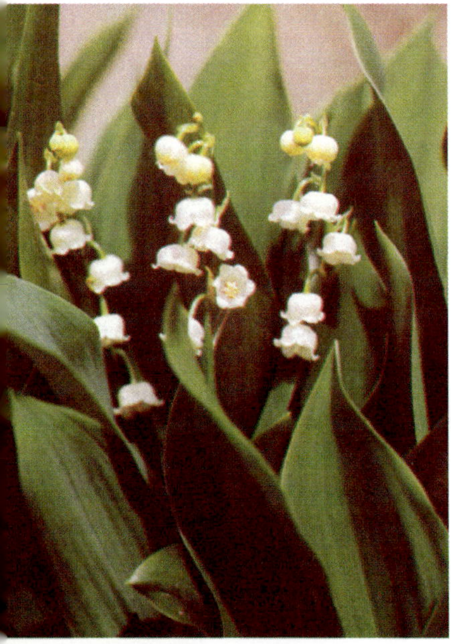

Maiglöckchen

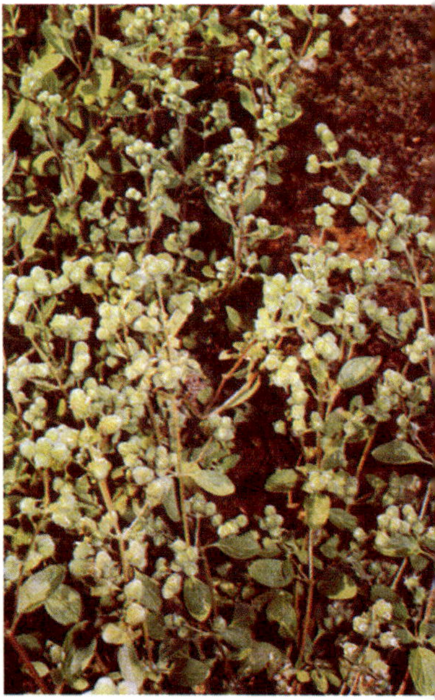

Majoran

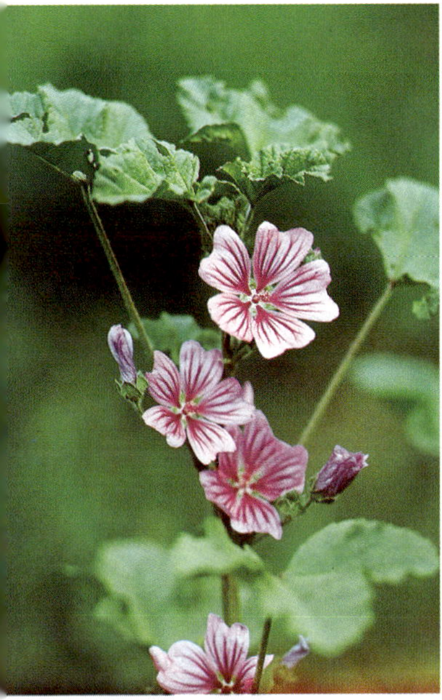

Malve, Wilde

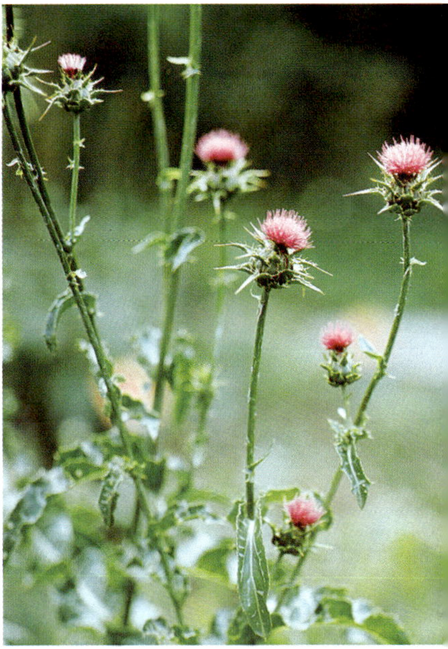

Mariendistel

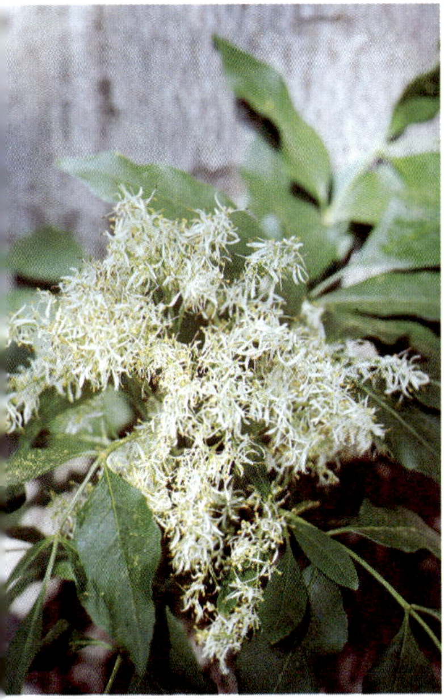

Mannaesche

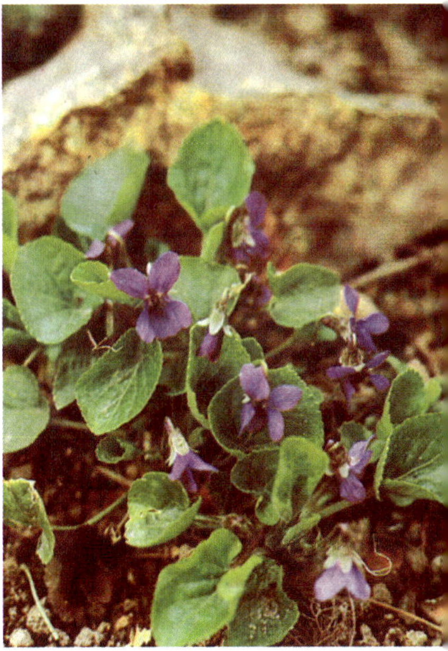

Märzveilchen

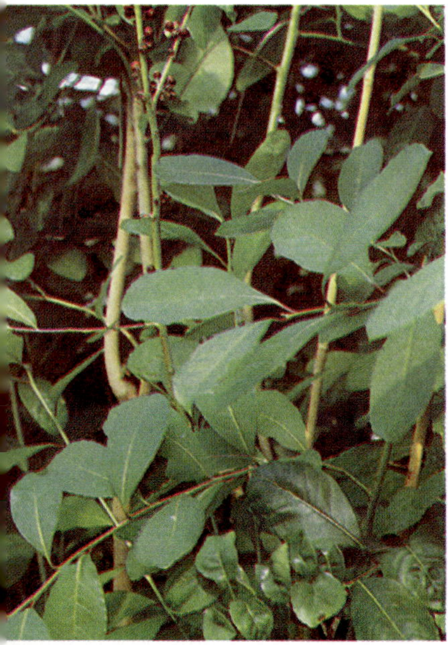

Matestrauch

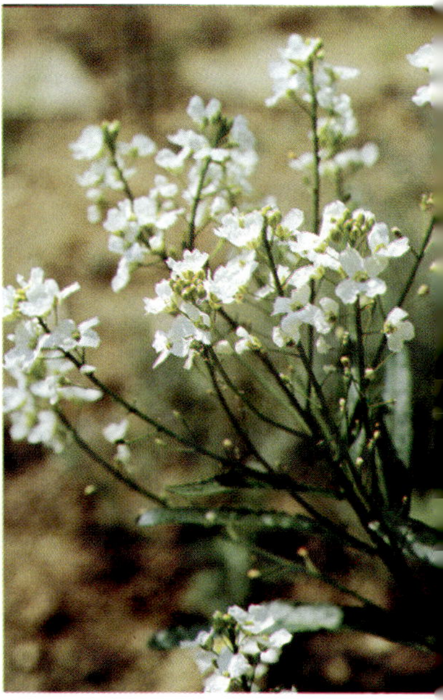

Meerrettich

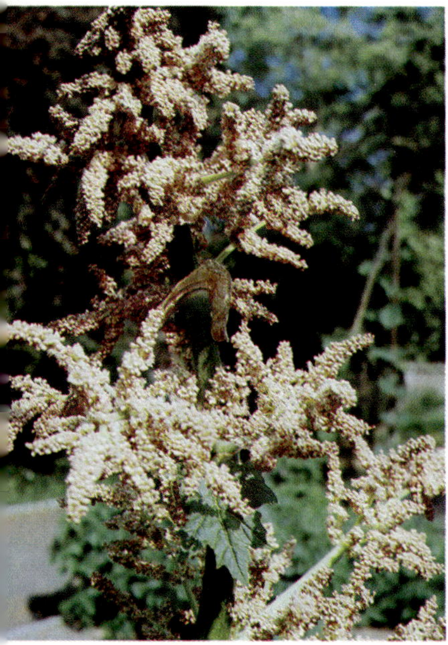

Medizinalrhabarber

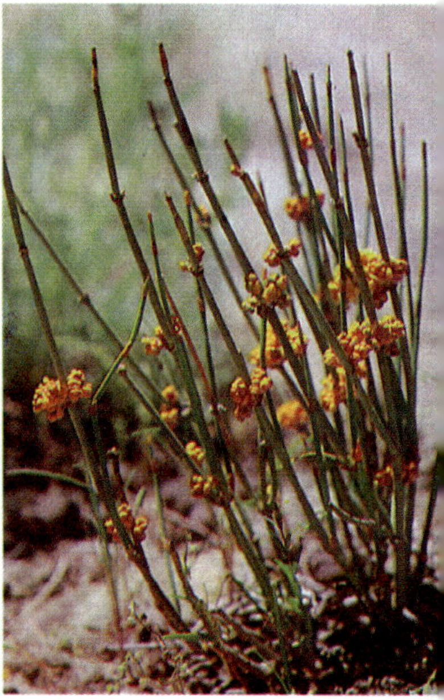

Meerträubel

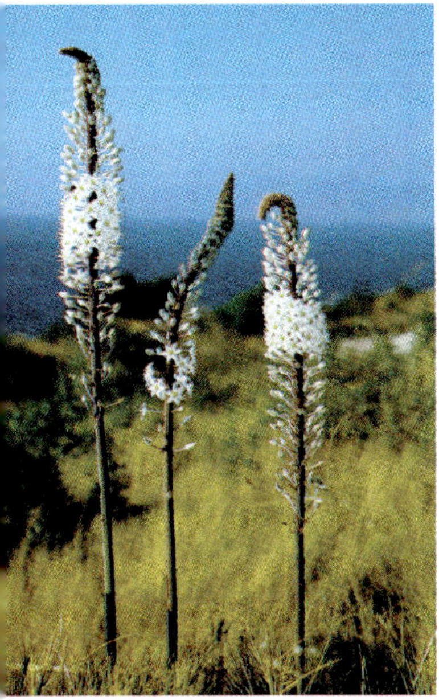

Meerzwiebel

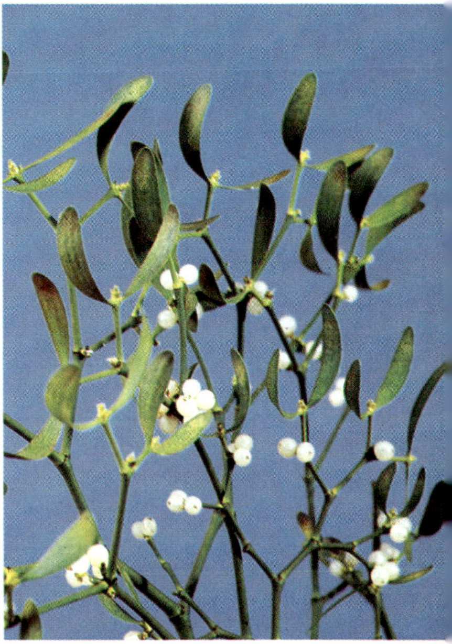

Mistel

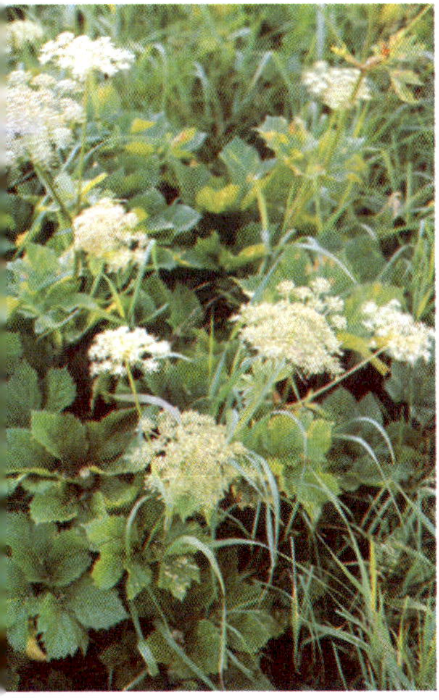

Meisterwurz

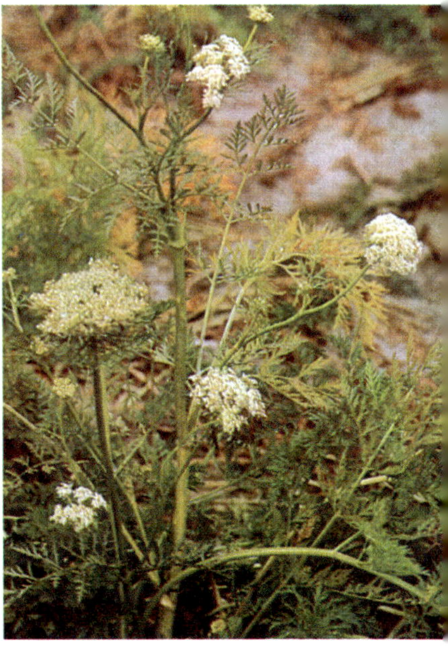

Möhre

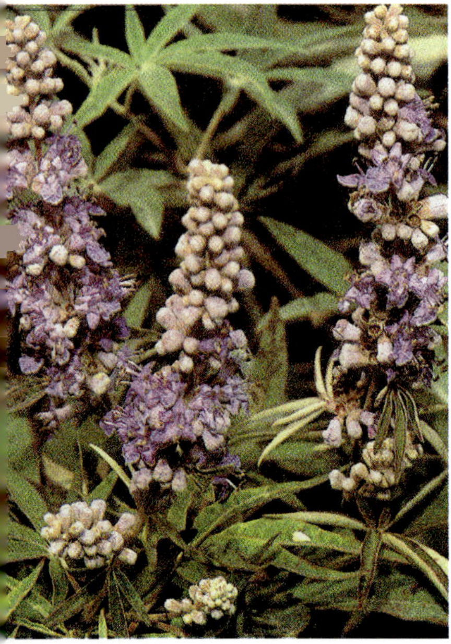

Mönchspfeffer

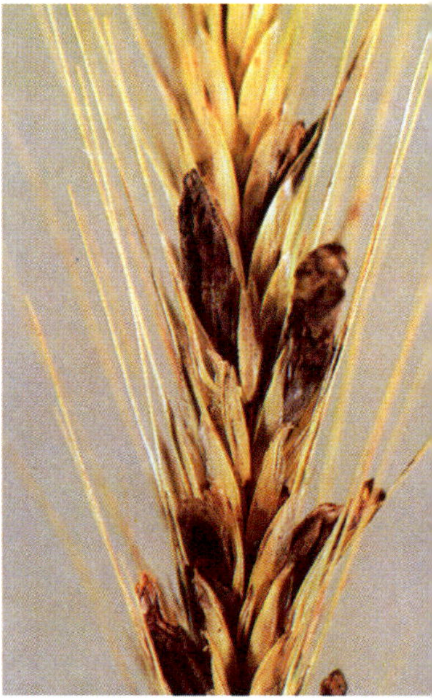

Mutterkornpilz

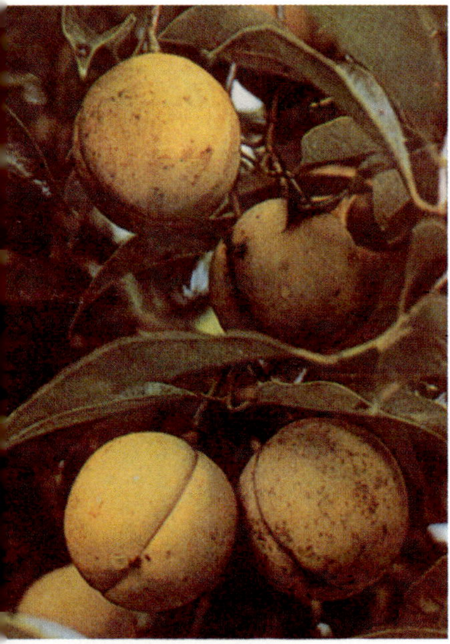

Muskatnußbaum

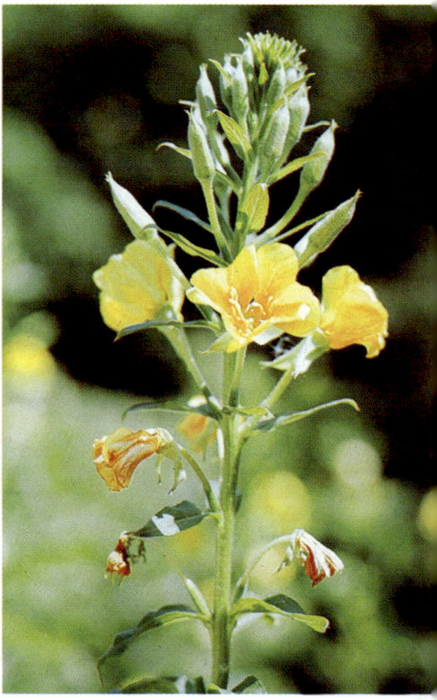

Nachtkerze

nylcyanin (= Centaurocyanin), den Bitterstoff Centaurein, ein Flavon (Apigeninderivat, das ebenfalls zum blauen Farbstoffkomplex gehört), Schleim und anorganische Salze.

▷ *Wirkung und Verwendung:* Die Droge wirkt aufgrund des Bitterstoffgehaltes fördernd auf die Magensaftsekretion. Auch eine schwache harntreibende Wirkung ist vorhanden. Der K.nblütentee wird in der Volksmedizin als husten- und harntreibendes Mittel, gegen Verstopfung, Menstruationsstörungen und bei Appetitlosigkeit verwendet. Die Wirksamkeit ist nicht belegt, so daß eine therapeutische Anwendung nicht empfohlen wird. Die K.nblüten werden als Schmuckdroge für Teemischungen benutzt.
Zur Bereitung des Teeaufgusses wird 1 Eßlöffel Droge (1 g) mit 1 Tasse (150 ml) siedendem Wasser übergossen und 10 bis 15 Minuten bedeckt stehengelassen. Der Teeaufguß wird durch ein Sieb abgegossen.

▷ *Nebenwirkungen:* nicht bekannt.

▷ *Geschichtliches:* Die K. ist wahrscheinlich im Mittelalter arzneilich genutzt worden, da Hildegard von Bingen eine Pflanze beschrieb, bei der es sich möglicherweise um die K. handelte. Die Kräuterbücher des 16. und 17. Jhs. empfahlen sie als Heilmittel gegen Wassersucht, Pest und fiebrige Erkrankungen, Gelbsucht, Augenentzündungen, geschwollene Glieder und Harnverhalten. ↑ **Tafel 32**

Korrigens: Zusatz zu Arzneimitteln, um einen schlechten Geschmack oder unangenehmen Geruch abzuschwächen oder zu überdecken. Als Geruchs-K. dienen vor allem ätherische Öle, z. B. Pfefferminz-, Zitronen- oder Zimtöl, als Geschmacks-K. z. B. Vanillin, Zucker und Kirschsirup.

Kraftwurz ↑ Ginseng.

Kraftwurzel ↑ Ginseng.

Krammetsbeeren ↑ Wacholder.

Krampfadern, *Varizen:* Venenerweiterung infolge Blutstauung bei Venenwandschwäche, insbesondere an den Beinen. Die Ursache der K. können z. B. erbliche Faktoren, Schwangerschaft, Stuhlverstopfung, Fettsucht oder langes Stehen sein. Zur Behandlung dienen auch pflanzliche Zubereitungen, besonders aus Roßkastaniensamen und ↑ Hamamelisblättern. Starke K. bedürfen ärztlicher Behandlung.

krampflösende Mittel, *Spasmolytika:* Arzneimittel, die zu einer Erschlaffung der glatten Muskulatur von Organen führen. Sie lösen krampfartige, schmerzhafte Zusammenziehungen (Spasmen), z. B. des Magens, des Darms, der Gefäße und der Bronchien. Zu den stark wirksamen pflanzlichen k. M. gehören Atropin und Papaverin. Die k. M. sind wirksame Schmerzmittel, z. B. bei Koliken des Magen-Darm-Kanals, der Gallenwege, bei Nervenschmerzen und Spasmen der Bronchialmuskulatur. Eine krampflösende Wirkung besitzen auch weitere Pflanzenstoffe, z. B. das Khellin des Zahnstocherkrauts, das Krampfzustände der Bronchialmuskulatur aufhebt. Die Flavonoide der Gartenringelblume und der Kamille sowie das ätherische Öl des Korianders, Kümmels und Fenchels wirken schwach krampflösend.

Kranewitterbeeren ↑ Wacholder.

Krappwurzel ↑ Färberkrapp.

Krätze, *Skabies:* durch die K.milbe (Sarcoptes scabiei) verursachte übertragbare Hauterkrankung. Befallen werden insbesondere weiche Hautpartien, z. B. Achselfalten, Handgelenke, Zwischenfingerräume, die Rumpfvorderseite und das Gesäß. Durch die von der weiblichen Milbe in die Oberhaut gebohrten Gänge für die Eiablage kommt es zu starkem Juckreiz der befallenen Hautpartien und mitunter auch zu sekundären Infektionen, eitrigen Wunden und Ekzemen. Zur Behandlung der K. dienen spezifische Arzneimittel (Kontaktinsektizide). Für die unterstützende Behandlung werden Holzteer- oder Perubalsamzubereitungen verwendet.

Krauseminze, *Mentha aquatica var. crispa, Mentha longifolia var. crispa, Mentha spicata var. crispa:* unter diesem Namen werden 3 verschiedene krausblättrige Varietäten der Bach-, Roß- und Ährenminze aus der Familie der Lippenblütengewächse (Lamiaceae) zusammengefaßt. Die Pflanzen bilden bis 60 cm hohe 4kantige Stengel, die im oberen Teil verzweigt sind. Die Blätter sind kreuzgegenständig, bis 7 cm lang und am Rand auffällig fransig gezähnt. Die hellvioletten kleinen Blüten stehen zu Scheinquirlen vereinigt in ährenförmigen Blütenständen. Die 5zipflige Blütenkrone überragt den 5zähnigen rauhhaarigen Kelch deutlich. Die Frucht zerfällt in 4 einsamige Teilfrüchte.

▷ *Blütezeit*: August, September.

▷ *Vorkommen*: Die K. ist nur in Kulturen bekannt. Es existieren verschiedene Sorten, die durch züchterische Maßnahmen entstanden sind. Die K. wird in mehreren europäischen Ländern und den USA angebaut.

▷ *Drogengewinnung:* Das Kraut der K. wird zu Beginn der Blüte geerntet und in speziellen Anlagen bei Temperaturen bis 35 °C getrocknet. Nach dem Zerkleinern werden Blatt- und Stengelteile getrennt.

▷ *Drogenbeschreibung:* Die Droge (K.blätter, Krauseminzblätter, Menthae crispae folium) besteht aus den getrockneten Blättern und Triebspitzen. Die Schnittdroge ist gekennzeichnet durch die leicht zerbrechlichen Blattstücke. Auf der dunkelgrünen Oberseite ist die Blattfläche zwischen den eingesenkten Nerven etwas blasig vorgewölbt, auf der hellgraugrünen Unterseite tritt die Nervatur stark hervor. Der Blattrand läßt die scharf zugespitzten und wellenförmig verbogenen Randzähne erkennen. Vereinzelt sind Bruchstücke der dunkelvioletten Blütenstände und 4kantige, violette Stengelstücke vorhanden. Das Aussehen der Droge kann je nach Herkunft etwas unterschiedlich sein. Die Droge riecht und schmeckt würzig, hat im Unterschied zu Pfefferminzblättern jedoch keinen kühlenden Nachgeschmack.

▷ *Inhaltsstoffe:* Die Droge enthält ätherisches Öl (2,5%), dessen Hauptbestandteil Carvon ist, daneben das charakteristisch riechende Dihydrocuminalkoholacetat, Cineol, Limonen und Phellandren. In den K.blättern sind weiterhin Gerbstoffe (Rosmarinsäure), Bitterstoffe und mehrere Flavonoide, z. B. Apigenin und Luteolin, vorhanden.

▷ *Wirkung und Verwendung:* Der Teeaufguß der Droge fördert vor allem aufgrund des Gehaltes an ätherischen Ölen die Sekretion von Magensaft und Gallenflüssigkeit. Er wirkt durch den Bitterstoffgehalt appetitanregend, aber auch blähungstreibend und verdauungsfördernd. Das Wirkungsspektrum der K. ist dem der Pfefferminze ähnlich. Die Hauptanwendungsgebiete sind Verdauungsbeschwerden, z. B. Appetitlosigkeit, Blähungen oder kolikartige Leibschmerzen.

Zur Bereitung des Teeaufgusses wird 1 Eßlöffel Droge (1,5 g) mit 1 Tasse (150 ml) siedendem Wasser übergossen und 10 bis 15 Minuten bedeckt stehengelassen, Der Teeaufguß wird durch ein Sieb abgegossen. 3- bis 4mal täglich wird 1 Tasse Tee warm zwischen den Mahlzeiten getrunken. Große Bedeutung besitzt das aus der Droge durch Wasserdampfdestillation gewonnene ätherische K.öl (Krauseminzöl, Spearmint Oil), das im Unterschied zum Pfefferminzöl kein Menthol enthält. Es wird vor allem zur Aromatisierung von Zahnpasta, Mundwässern, Kaugummi und Zuckerwaren verwendet. Seine charakteristische Geschmacksnote wird oft der des Pfefferminzöls vorgezogen.

▷ *Nebenwirkungen:* nicht bekannt.

▷ *Geschichtliches:* Bereits in altägyptischen Gräbern fanden sich Kränze aus Minzenblättern. Auch von den Griechen und Römern wurden verschiedene Minzen angebaut und medizinisch verwendet. Die Römer brachten diese Kulturminzen nach Mitteleuropa und mit ihnen den Namen. Das Capitulare de villis erwähnte 4 Minzenarten. In den Kräuterbüchern des 16. Jhs. wurde eine große Zahl von Minzenarten und -sorten aufgeführt. Als Arzneipflanze wurde besonders die K. empfohlen, vor allem als magenstärkendes, verdauungsförderndes und schweißtreibendes Mittel, aber auch als Mittel gegen Schluckauf, Erbrechen und Sodbrennen, gegen Eingeweidewürmer, Koliken, Nasenbluten sowie gegen Hundebisse. Bei dieser K. handelte es sich jedoch um keine eigene Art, sondern um krausblättrige Formen, die in der Kultur bei vielen Minzenarten und Hybriden auftreten. ↑ **Tafel 32**

Kräuterbücher: gedruckte Sammlungen von Arzneipflanzenbeschreibungen und Hinweisen zu ihrer medizinischen Verwendung im Mittelalter. Als Vorläufer der K. sind die Schriften der antiken Medizin (z. B. Papyrus Ebers, Hippokrates, Plinius und Galen) und des frühen Mittelalters (Avicenna, Hildegard von Bingen) anzusehen. Das erste Kräuterbuch erschien bereits 1484, wenige Jahre nach der Erfindung der Buchdruckerkunst. Es war in lateinischer Sprache verfaßt und mit zahlreichen Holzschnitten bebildert. 1485 erschien in deutscher Sprache das Kräuterbuch („Gart der Gesundtheit") des Frankfurter Arztes Johann Wonnecke von Cuba (genannt Kaup), das ebenfalls mit Holzschnitten der Pflanzen illustriert war. 1491 erschien das Kräuterbuch „Hortus sanitas". Die K. des 16. Jhs. unterschieden sich von ihren Vorgängern dadurch, daß sie die Systematik des Pflanzenreichs und die Pflanzenanatomie, dem Erkenntnisstand dieser Zeit angepaßt, berücksichtigten. Insbesondere die K. von O. Brunfels, H. Bock und L. Fuchs zeichneten sich durch die Genauigkeit in der Beschreibung der Pflanzen und die künstlerische Meisterschaft der Holzschnitte aus. Die K.

enthielten daneben auch Hinweise zur arzneilichen Wirkung der Pflanzen. Andere bedeutende K. wurden von Conrad Gesner (1516 bis 1565), Adam Lonitzer (1528 bis 1586) und Carolus Clusius (1526 bis 1609) geschrieben.

Kräuterkissen, *Kräutersäckchen:* mit Drogen gefülltes Leinensäckchen, das arzneilich verwendet wird. Das K. wird in der Volksmedizin zur Linderung von Schmerzen (rheumatische Beschwerden, Koliken) und z. B. zur Erweichung von Geschwüren benutzt. Die Droge wird in ein Leinensäckchen gefüllt und 5 Minuten in siedendes Wasser gelegt. Es wird, so warm wie möglich (die Temperatur richtet sich nach der Verträglichkeit), auf die erkrankte Körperstelle aufgelegt und mit einem Tuch bedeckt.

Kräutersäckchen ↑ Kräuterkissen.

Kräutertee ↑ Haustee.

Kreislaufregulationsstörung: Versagen der Gefäßregulation und normalen Blutverteilung im Organismus. Die Anzeichen einer K. sind z. B. ein labiler Blutdruck, Kopfschmerzen, Schwindel, Herzbeschwerden und Leistungsschwäche. Die Ursachen einer K. können z. B. Schlafmangel, Überlastung, Rekonvaleszenz nach schweren Krankheiten, Klimakterium sowie hormonelle, neurologische oder psychiatrische Krankheiten sein. Zur Behandlung der K. dienen z. B. therapeutische Bäder sowie Fertigarzneimittel mit beruhigender Wirkung, die unter anderem Ergotamin und Tollkirschenextrakt oder Rauwolfiaalkaloide enthalten.

Kren ↑ Meerrettich.

Kreosot: aus Buchenteer gewonnene Substanz. Das K. ist eine gelbliche, ölige Flüssigkeit mit durchdringendem Geruch. Bestandteile des K. sind verschiedene phenolische Verbindungen (Guajacol, Methylguajacol sowie Kreosol und Kresole). Das K. wirkt desinfizierend. Es wurde früher bei Lungenentzündung, als Bestandteil von Hustenpräparaten sowie als Desinfektionsmittel verwendet. In der Therapie hat es jedoch heute keine Bedeutung mehr und ist durch andere Stoffe ersetzt.

Kreuzblume, Bittere, *Kreuzkraut, Polygala amara:* ausdauerndes, bis 15 cm hohes Kraut aus der Familie der Kreuzblumengewächse (Polygalaceae). Die Pflanze treibt aus einem verzweigten Wurzelstock zahlreiche aufrechte oder aufsteigende dünne, fast kahle Stengel, die nicht verästelt sind. Die Blätter sind lanzettlich, ganzrandig, spitz und meist in der Mitte am breitesten. Am Grund wird eine Blattrosette gebildet. Die blauen, seltener rötlichen Blüten besitzen bis 6 mm lange Flügel und ein Anhängsel, das vom Blütenschiffchen deutlich abgeschnürt ist und Fransen trägt. Sie sind zu einem traubigen Blütenstand vereinigt. Die Frucht ist eine Kapsel.

▷ *Blütezeit*: Mai, Juni.

▷ *Vorkommen*: Die B. K. ist in den Gebirgen Mittel- und Südeuropas heimisch. Sie wächst besonders auf kalkreichem Boden in Quellfluren, auf trockenen, wärmeren Berghängen und Halbtrockenrasen. Die Pflanze ist nicht sehr häufig anzutreffen.

▷ *Drogengewinnung:* Das blühende Kraut wird in den Monaten Mai und Juni (auch mit den Wurzeln) geerntet und an einem schattigen, luftigen Ort getrocknet.

▷ *Drogenbeschreibung:* Die Droge (Kreuzblumenkraut, bitteres Kreuzblumenkraut, Polygalae amarae herba) besteht aus dem getrockneten Kraut und Teilen der Wurzeln. Die Schnittdroge ist gekennzeichnet durch kleine Teile der Blütenstände mit Resten der blauen, weißen oder rötlichen Blütenblätter, dicke, leicht runzelige, hell- oder dunkelgrüne Blattstücke, fein längsgerillte Stengelstücke und gelbbraune, dünne Wurzelstücke. Mitunter sind auch häutig gerundete Fruchtkapseln und kleine braungelbe Samen vorhanden. Die Droge ist geruchlos und besitzt einen stark bitteren Geschmack. Eine nicht bitter schmeckende Droge ist nicht verwendbar.

▷ *Inhaltsstoffe:* Die B. K. enthält Bitterstoffe, Gerbstoffe, das Phenolglykosid Gaultherin, wenig ätherisches Öl und Saponine.

▷ *Wirkung und Verwendung:* Der Teeaufguß der Droge wirkt aufgrund des Bitterstoffgehaltes anregend auf die Magensaftbildung. Die Saponine und das Gaultherin wirken schwach auswurffördernd und erleichtern das Abhusten. Die Droge wird in der Volksmedizin bei Appetitlosigkeit, Husten und bei Katarrhen der oberen Atemwege verwendet. Die Wirksamkeit ist nicht belegt.

Zur Bereitung des Teeaufgusses wird 1 Teelöffel Droge (1,5 g) mit 1 Tasse (150 ml) siedendem Wasser übergossen und 10 bis 15 Minuten bedeckt stehengelassen. Der Teeaufguß wird durch ein Sieb abgegossen. Bei Appetitlosigkeit und Verdauungsbeschwerden wird jeweils 30 Minuten vor den Mahlzeiten 1 Tasse Tee getrunken.

▷ *Nebenwirkungen:* nicht bekannt.

▷ *Geschichtliches:* Bereits Dioskurides nannte eine Pflanze Polygalon, durch deren Genuß die Milchabsonderung gefördert werden sollte. Auch die Kräuterbücher des 16. Jhs. führten die B. K. auf. Im 18. Jh. empfahl es Detharding als wirksames Mittel bei Erstickungsanfällen. ↑ **Tafel 32**

Kreuzdorn, *Purgierkreuzdorn, Rhamnus catharticus:* ein bis 3 m hoher Strauch oder Baum aus der Familie der K.gewächse (Rhamnaceae). Der K. besitzt meist sparrig abstehende Äste. Die Zweige sind annähernd kreuzgegenständig und an den Spitzen meist dornig. Die schief kreuzgegenständigen Blätter sind bis 6 cm lang, elliptisch oder rundlich und besitzen bogige Blattnerven und kleine Nebenblätter. Der Blattrand ist feinkerbig gesägt. Die kleinen Blüten sind gelblichgrün, 4- oder 5zählig und stehen meist büschelig in den Blattachseln. Die Frucht ist eine glänzend schwarze, erbsengroße Steinbeere mit 4 hartschaligen Samen. Es existieren 5 Varietäten, die sich in der Wuchsform, Blattform und -behaarung unterscheiden.

▷ *Blütezeit:* Mai, Juni.

▷ *Vorkommen:* Der K. ist in Europa, Nordwestafrika und Westasien heimisch. Er wächst vor allem in Gebüschen, lichten Wäldern und an sonnigen, trockenen Orten.

▷ *Drogengewinnung:* Die reifen Früchte des K. werden in den Monaten September und Oktober geerntet und bei Temperaturen bis 45 °C getrocknet.

▷ *Drogenbeschreibung:* Die Droge (K.früchte, K.beeren, Rhamni cathartici fructus) besteht aus den getrockneten Früchten. Sie sind kugelig, glänzend schwarz, stark runzelig und haben einen Durchmesser von 4 bis 8 mm. Die Droge besitzt einen etwas unangenehmen Geruch und schmeckt anfangs süß, später bitter.

▷ *Inhaltsstoffe*: Die Droge enthält mehrere ↑ Anthranoide (z. B. Glucofranguline, Franguline), Flavonoide und Pektin.

▷ *Wirkung und Verwendung:* Die Droge wirkt aufgrund des Gehaltes an Anthranoiden mild abführend. Sie wird in der Volksmedizin vor allem bei Kindern zur Beseitigung von Stuhlverstopfung verwendet. 1 bis 2 Teelöffel Droge (2 g) werden zerstoßen, mit 1 Tasse (150 ml) Wasser angesetzt und 8 Stunden stehengelassen. Die Flüssigkeit wird durch ein Sieb abgegossen. Morgens oder abends wird 1 Tasse Tee getrunken. Die Bereitung des Teeaufgusses mit siedendem Wasser ist ebenfalls üblich.
Auch die Rinde des K. wird als Abführmittel benutzt.

▷ *Nebenwirkungen:* Bei zu hoher Dosierung können Erbrechen, starker Durchfall und Nierenreizung auftreten. Der Teeaufguß soll nur wenige Tage lang eingenommen werden. Bei längerer Anwendung ist ein Arzt zu fragen.

▷ *Geschichtliches:* Auffällig ist, daß der K. in den Kräuterbüchern des 16. Jhs. nur vereinzelt erwähnt wurde. H. Bock gab 1551 zur Behandlung von Fäule und Entzündungen im Mund- und Rachenraum an, die Blätter und die Rinde des K. aufzukochen. Aus den unreifen Früchten wurde damals ein gelber, aus den reifen Früchten ein grüner Farbstoff hergestellt. Im 17. Jh. wurden die Beeren und die Rinde hauptsächlich als Abführmittel, aber auch als Mittel gegen Wassersucht und Gicht verwendet. ↑ **Tafel 32**

Kreuzkraut ↑ Kreuzblume, Bittere.

Kriechwurzel ↑ Quecke.

Kronsbeere ↑ Preiselbeere.

Küchenschelle ↑ Kuhschelle.

Küchenzwiebel ↑ Zwiebel.

Kuhblume ↑ Löwenzahn.

Kuhbohnen ↑ Bockshornklee.

Kuhhornklee ↑ Bockshornklee.

Kuhhornsamen ↑ Bockshornklee.

Kuhschelle * †, *Gemeine Küchenschelle, Kuhschelle, Pulsatilla vulgaris:* ausdauernde, bis 50 cm hohe Pflanze aus der Familie der Hahnenfußgewächse (Ranunculaceae). Die Pflanze treibt im Frühjahr mehrere grundständige Blätter oder einen bis etwa 10 cm hohen Sproß. Die grundständigen grünen oder gelbgrünen Blätter sind scheidig gestielt, 2- bis 3fach fiederspaltig und besitzen schmale Zipfel. Unterhalb der Blüte befinden sich, quirlförmig angeordnet, 3 am Grund zu einer Scheide verwachsene, seidig behaarte Hochblätter. Am Sproßende befindet sich eine aufrechte oder schwach geneigte Blüte. Sie besitzt 6 längliche, spitze, am Grund glokkige, außen seidig behaarte, blütenblattartige, hellviolette Kelchblätter. Die Frucht ist ein einsamiges Nüßchen. Alle Teile junger Pflanzen sind seidig behaart. Die ebenfalls zur Drogengewinnung verwendete *Wiesen-K. (Pulsatilla pratensis)* ähnelt der Gemeinen K., besitzt jedoch nickende violette Blüten mit purpurnen oder schwarzvioletten Staubblättern.

▷ *Blütezeit*: März, April.

▷ *Vorkommen*: Beide K.narten sind im nördlichen, mittleren und südlichen Europa verbreitet. Die K. ist besonders auf kalkhaltigen, sonnigen Abhängen, trockenen Heiden und in lichten, trockenen Kiefernwäldern anzutreffen.

▷ *Drogengewinnung:* Gegen Ende der Blütezeit wurden die oberirdischen Teile der K. gesammelt und getrocknet.

▷ *Drogenbeschreibung:* Die Droge (K.nkraut, Küchenschellenkraut, Pulsatillae herba) besteht aus dem getrockneten Kraut. Sie ist gekennzeichnet durch die seidig behaarten Stengel, Blätter und die blauvioletten Blüten. Die Blätter lassen parallel verlaufende Hauptnerven erkennen. Die Droge ist geruchlos und schmeckt herb und etwas bitter.

▷ *Inhaltsstoffe:* Das K.nkraut enthält in geringer Menge die Alkaloide Anemonin und Protoanemonin (frische Pflanzenteile), ferner Saponine und Gerbstoffe.

▷ *Wirkung und Verwendung:* Das K.nkraut wurde früher auch in der Volksmedizin bei Nervenschmerzen und Migräne, Keuchhusten und Bronchitis, Kreislaufstörungen, aber auch als harntreibendes Mittel bei Gicht und rheumatischen Beschwerden sowie als schweißtreibendes Mittel bei Grippe verwendet. Die Anwendung ist wegen der unsicheren Wirkung nicht zu empfehlen.

▷ *Nebenwirkungen, Giftwirkung*: Aufgrund des Protoanemoningehaltes des frischen Krautes kann es bei hautempfindlichen Personen bei Berührung der Pflanze zu starken Hautreizungen kommen. Alle Teile der Pflanze sind giftig.

▷ *Geschichtliches:* Die Kräuterbücher des 16. und 17. Jhs. empfahlen den Wurzelstock der K. gegen die Pest und gegen Gifte. Ein aus den Blättern gebranntes Wasser wurde ebenfalls gegen die Pest, aber auch gegen Fieber, Pocken und Masern verwendet. Äußerliche Einreibungen mit diesem Wasser sollten bei Zittern, Gliederlähmung und Krämpfen helfen sowie Flecken im Gesicht beseitigen. Der Saft der Pflanze oder das zerstoßene Kraut galt als Arzneimittel gegen Warzen und Muttermale. In den östlichen Teilen Deutschlands wurde statt der dort kaum noch vorkommenden Echten K. die Wiesen-K. verwendet. ↑ **Tafel 33**

Kukuruz ↑ Mais.

Kulturapfel ↑ Apfelbaum.

Kümmel, *Echter Kümmel, Feldkümmel, Wiesenkümmel, Carum carvi:* 2jährige, bis 1 m hohe krautige Pflanze mit spindelförmiger Wurzel aus der Familie der Doldengewächse (Umbelliferae). Im 2. Vegetationsjahr treibt die Pflanze einen aufrechten, kantig gerieften Stengel mit fiederteiligen Blättern. Die Blütenstände sind mittelgroße zusammengesetzte Dolden mit weißen oder rötlichen Blüten. Die Frucht ist eine Spaltfrucht, die bei der Reife in die beiden Teilfrüchte zerfällt.

▷ *Blütezeit*: Mai bis Juli.

▷ *Vorkommen*: Der K. ist in Europa und Asien heimisch und auch in Afrika, Nordamerika und Neuseeland verbreitet. Er wird in Kulturen angebaut, vor allem in Polen, Ostdeutschland, den Niederlanden und Ägypten. Die Pflanze ist wildwachsend an Ackerrainen und auf Wiesen (besonders nach dem 1. Schnitt) sowie auf Schutthalden anzutreffen.

▷ *Drogengewinnung:* Die Ernte des K. erfolgt vor der Vollreife in den Monaten Juni und Juli, um ein Abfallen der Früchte zu vermeiden. Zu diesem Zeitpunkt ist auch der Gehalt an ätherischem Öl am höchsten. Die Trocknung erfolgt an einem warmen, luftigen Ort. Das Erntegut wird mehrfach umgeschaufelt, um eine Schimmelbildung zu vermeiden.

▷ *Drogenbeschreibung:* Die Droge (K., K.früchte, Carvi fructus) besteht aus den 3 bis 6 mm langen, in der Mitte etwa 1 mm dicken braunen Teilfrüchten. Sie sind schwach sichelförmig gekrümmt, beiderseits zugespitzt und besitzen auf der gewölbten Rückenseite 5 deutlich hervortretende helle Rippen. Der Geruch der K.früchte ist charakteristisch aromatisch, der Geschmack würzig-aromatisch.

▷ *Inhaltsstoffe:* Die K.früchte enthalten 3 bis 7% ätherisches Öl, dessen geruchsbestimmender Bestandteil das Carvon ist (50 bis 80%); außerdem fettes Öl, Proteine, Kohlenhydrate und Flavonoide.

▷ *Wirkung und Verwendung:* Das ätherische Öl des K. wirkt im Magen-Darm-Kanal krampflösend und regt die Bildung von Magen- und Gallensaft an. Die K.früchte besitzen deshalb eine deutlich blähungstreibende, appetitanregende und verdauungsfördernde Wirkung. Sie sind die wichtigste Droge, die gegen Blähungen Verwendung findet. Der günstige beruhigende Effekt bei infektiösen Darmerkrankungen und Gärungsdyspepsien mit Durchfall beruht auf der keimhemmenden Eigenschaft des ätherischen Öls. Die K.früchte werden allein oder in Mischung mit anderen Drogen, z. B. Kamillenblüten, Tausendgüldenkraut, Pfefferminzblättern und Ringelblumenblüten, ferner als alkoholischer Extrakt als blähungstreibendes Mittel sowie als Magenmittel bei Verdauungsbeschwerden (Völlegefühl, leichte krampfartige Magen-Darm-Störungen) verwendet.
Zur Bereitung des Tees wird 1 Teelöffel K. (2 bis 3 g) gequetscht, mit 1 Tasse (150 ml) siedendem Wasser überbrüht und 10 bis 15 Minuten bedeckt stehengelassen. Der Teeaufguß wird durch ein Sieb abgegossen. 2- bis 4mal täglich wird eine Tasse frisch bereiteter Tee warm zwischen den Mahlzeiten getrunken. In der Volksmedizin wird K. auch als Mittel zur Förderung der Milchabsonderung stillender Mütter verwendet. Das ätherische Öl des K. (K.öl, Carvi oleum) wird ebenfalls arzneilich genutzt. Es ist Bestandteil von Mundwässern und hautreizenden Einreibungen.
Bei akuten Beschwerden, die länger als eine Woche dauern oder periodisch wiederkehren, wird die Rücksprache mit einem Arzt empfohlen.
Die Hauptmenge des K. wird als Gewürz und ferner zur Branntwein- und Likörherstellung („Kümmel") genutzt. K. ist ein bekanntes Brotgewürz und wird z. B. auch zu Kohlgemüse, Kartoffelgerichten oder würzigen Quarkspeisen sowie für bestimmte Käsesorten verwendet. Er verbessert die Verträglichkeit der Speisen.

▷ *Nebenwirkungen:* nicht bekannt.

▷ *Geschichtliches:* Wie Funde in Pfahlbauten aussagen, wurde der K. bereits in vorgeschichtlicher Zeit als Gewürz verwendet. In der Antike baute man jedoch nicht diese Art, sondern den im Mittelmeergebiet heimischen Kreuz-K. an, dessen Name im Mittelalter auch zur Bezeichnung für den hier wachsenden Wiesen-K. (Carum carvi) wurde. Das Capitulare de villis führte beide K.arten auf. Die Früchte des heimischen K., der in zunehmendem Maße auch in den Gärten angebaut wurde, dienten vor allem als Gewürz, daneben aber auch als Arzneimittel. Sie fanden vor allem bei Verdauungsbeschwerden, Husten und Menstruationsbeschwerden sowie als harntreibendes Mittel Anwendung. ↑ **Tafel 33**

Kümmel, römischer ↑ Schwarzkümmel.

Kürbis ↑ Gartenkürbis.

Kürbissamen ↑ Gartenkürbis.

Labiatengerbstoff ↑ Rosmarinsäure.

Lactagoga ↑ milchtreibende Mittel.

Lakritze ↑ Süßholz.

Lakritze, *Succus Liquiritiae:* eingedickter, wäßriger Extrakt aus Süßholzwurzel. Die L. wird zur Herstellung von Arzneimitteln (Hustenmittel, Mittel gegen Magengeschwüre) und Süßwaren verwendet. Zubereitungen aus L. sollen nicht länger als 6 Wochen angewendet werden, da es durch Kaliumverarmung des Organismus zu Wasseransammlungen im Gewebe (Ödeme), mitunter auch zu Herzbeschwerden kommen kann.

Lakritzenwurzel ↑ Süßholz.

Lamium album ↑ Taubnessel, Weiße.

Langblättriger Sonnentau ↑ Sonnentau, Afrikanischer.

Latsche ↑ Bergkiefer.

Latschenkiefernöl ↑ Bergkiefer.

Latschenöl ↑ Bergkiefer.

Laubholzmistel ↑ Mistel.

Laurus nobilis ↑ Lorbeerbaum.

Lavandula angustifolia ↑ Lavendel.

Lavendel, *Echter Lavendel, Kleiner Speik, Lavandula angustifolia:* ausdauernder, bis 60 cm hoher Halbstrauch aus der Familie der Lippenblütengewächse (Lamiaceae). Die Pflanze besitzt aufrechte oder aufsteigende verzweigte, im unteren Teil verholzte Äste. Im Frühjahr treiben sie steife aufrechte Zweige aus, die teilweise Kurztriebe besitzen. Die graugrünen Blätter sind gegenständig, bis etwa 5 cm lang, linealisch und nach unten umgerollt. Die blütentragenden Triebe sind nur am Grund beblättert. Die blauvioletten, stark riechenden Blüten stehen in unterbrochenen endständigen Scheinähren. Die Frucht zerfällt in 4 einsamige Klausen (Nüßchen).

▷ *Blütezeit*: Juli, August.

▷ *Vorkommen*: Der L. ist im Mittelmeergebiet heimisch, vor allem in Spanien und Frankreich, und wird hier, ferner in Bulgarien, Ungarn und Rußland kultiviert. Die Pflanze hat sich in Mitteleuropa nur in wenigen warmtrockenen Gebieten, z. B. dem „L.berg" zwischen Bingen und Bad Kreuznach, ferner bei Jena, Rudolstadt und Bad Blankenburg, einbürgern können, sonst ist sie nur in Gartenkulturen anzutreffen.

▷ *Drogengewinnung:* Die Blüten des L. werden mit den Kelchen vor dem vollständigen Aufblühen in den Monaten Juli und August gesammelt und in dünner Schicht getrocknet.

▷ *Drogenbeschreibung:* Die Droge (L.blüten, Lavandulae flos) besteht aus den getrockneten Blüten und Kelchen. Letztere sind röhrenförmig und blaugrau oder violett. Sie besitzen stark behaarte Längsrippen und 5 kleine Kelchzähne, von denen der größte ein ovales oder annähernd herzförmiges Lippchen bildet. Die in der Droge stark geschrumpften blauen oder auch bräunlich verfärbten Blüten haben eine 2lappige größere Oberlippe und eine 3lappige kleine Unterlippe. Da die Blüten beim Trocknen leicht abfallen, sind meist leere Kelche in der Droge vorhanden. Sie besitzt einen charakteristischen, angenehm aromatischen Geruch und einen bitteren Geschmack.

▷ *Inhaltsstoffe:* Die Droge enthält bis zu 3% ätherisches Öl (L.öl), das ihren charakteristischen Geruch bedingt.

Hauptbestandteil des L.öls ist das Linalylacetat (30 bis 50%), daneben sind Linalool (15 bis 50%), Ocimen, Cineol und Campher vorhanden. Außerdem kommen in der Droge Gerbstoffe, Cumarinverbindungen und Phenolcarbonsäuren vor.

▷ *Wirkung und Verwendung:* Die L.blüten wirken beruhigend und entblähend. Sie werden als mildes Beruhigungsmittel bei Unruhezuständen, nervöser Erschöpfung, Einschlafstörungen sowie bei nervösen Magen- und Darmbeschwerden verwendet. Auch ein fördernder Effekt auf die Gallensaftbildung ist vorhanden. Bisher ist nicht bekannt, welche Inhaltsstoffe im einzelnen diese Wirkungen bedingen. In der Volksmedizin wird die Droge als krampflösendes, blähungstreibendes Magenmittel und als harntreibendes Mittel benutzt. Auch der Zusatz zu Bädern (mildes Hautreizungsmittel) sowie die Herstellung von Kräuterkissen zur Förderung des Einschlafens sind üblich. Die volkstümliche Anwendung bei Migräne, Bronchialasthma und Krämpfen ist nicht ausreichend als wirksam belegt.
Zur Bereitung des Teeaufgusses werden 1 bis 2 Teelöffel Droge (1,5 bis 2 g) mit 1 Tasse (150 ml) siedendem Wasser übergossen und 10 bis 15 Minuten bedeckt stehengelassen. Der Teeaufguß wird durch ein Sieb abgegossen. Bis dreimal täglich, besonders vor dem Schlafengehen, wird eine Tasse Tee warm getrunken.
Das L.öl (Lavandulae aetheroleum), das aus den frischen Blütenständen durch Wasserdampfdestillation gewonnen wird, findet bei der Herstellung von kosmetischen Erzeugnissen (Parfüm) und hautreizenden Einreibungen (L.-spiritus, L.geist) Verwendung.

▷ *Nebenwirkungen:* Bei empfindlichen Personen kann die Droge aufgrund ihres Gehaltes an Cumarinverbindungen Kopfschmerzen bewirken.

▷ *Geschichtliches:* Im klassischen Altertum ist wahrscheinlich nicht der Echte L., sondern der Schopf-L. benutzt worden. Im Capitulare de villis wurde L. nicht genannt, doch führte Hildegard von Bingen eine Pflanze Lavendula auf. Wegen seines aromatischen Duftes wurde der Echte L. vor allem in Bauerngärten gepflanzt und unter anderem als Mottenpulver verwendet. In den Apotheken dienten die L.arten zur Herstellung verschiedener Arzneien und Räucherpulver sowie zur Gewinnung des L.öls. ↑ **Tafel 33**

Laxantia ↑ Abführmittel.

Lebensbaum, *Amerikanischer Lebensbaum, Abendländischer Lebensbaum, Thuja occidentalis:* immergrüner Strauch oder bis 20 m hoher Baum mit meist aufrechtem Gipfeltrieb aus der Familie der Zypressengewächse (Cupressaceae). Die Äste des L. sind waagerecht oder schräg verzweigt. Die Schuppenblätter sind stark zusammengedrückt. Sie haben teilweise auf der Rückseite einen rundlichen Drüsenhöcker. Die Oberseite ist dunkelgrün, die Unterseite matt hellgrün. Der L. ist einhäusig. Die männlichen Blüten sind kugelig und schwarzbraun. Sie befinden sich an den Zweigspitzen. Die weiblichen Blüten sind eiförmig, anfangs aufrecht, später bilden sich daraus hängende hellbraune, bis 1 cm lange Zapfen. Die Zapfenschuppen besitzen abstehende Spitzchen und sind dachziegelartig angeordnet. Die Samen befinden sich zu zweit unter einer Deckschuppe. Sie sind schmal geflügelt.

▷ *Blütezeit:* April, Mai.

▷ *Vorkommen:* Der L. ist in Nordamerika heimisch. Er wird vielfach als Ziergehölz gepflanzt.

▷ *Drogengewinnung:* Die jüngeren Zweige des L. werden abgeschnitten und an gut belüfteten Plätzen getrocknet.

▷ *Drogenbeschreibung:* Die Droge (L.spitzen, Thujae occidentalis summitas) besteht aus den getrockneten Zweigspitzen. Sie sind flachgedrückt, 2zeilig und gegliedert. Auf der Oberseite sind sie dunkelgrün und auf der Unterseite heller grün oder bräunlich. Die Blätter sind kreuzgegenständig angeordnet. Die an den Kanten befindlichen Blätter sind kielförmig zusammengedrückt. Die Droge riecht und schmeckt stark würzig.

▷ *Inhaltsstoffe:* Die Droge enthält ätherisches Öl mit Thujon, Pinen, Borneol und Campher. Daneben kommen Gerbstoffe, Bitterstoffe und Flavonoide, z. B. Quercitrin, vor.

▷ *Wirkung und Verwendung:* Die Droge wurde aufgrund des Gehaltes an ätherischen Ölen zu hautreizenden Zubereitungen (Salbe, Tinktur) verwendet. Die Extrakte der Droge (Fertigerzeugnisse) dienen zur Behandlung von Muskel- und Gelenkschmerzen. Die L.spitzen wurden früher mißbräuchlich als Mittel zur Fruchtabtreibung (Aborticum) benutzt.

▷ *Nebenwirkungen, Giftwirkung:* bei üblicher Anwendung nicht bekannt. Bei mißbräuchlicher Verwendung können Erbrechen, Durchfall, Krämpfe und Bewußtlosigkeit auftreten. Die ganze Pflanze ist aufgrund des Thujongehaltes giftig.

▷ *Geschichtliches:* Der L. kam wahrscheinlich bereits 1536 nach Frankreich, von wo er sich verhältnismäßig rasch verbreitete. 1576 war er bereits in Holland nachweisbar. Die Ausbreitung in die Parkanlagen und Gärten Deutschlands erfolgte im wesentlichen im 17. Jh.. Die relativ späte Einführung des L. bedingte eine arzneiliche Nutzung erst in jüngerer Zeit. Den L. hielt aber bereits Camerarius, der ihn schon 1586 in seinem Nürnberger Garten zog, für eine potentielle Arzneipflanze. ↑ **Tafel 33**

Leberschutz: Behandlung von akuten oder chronischen Schädigungen der Leber durch toxische Stoffe wie Alkohol, Tetrachlorkohlenstoff, Pilz- und Gewerbegifte. Zur Behandlung werden Fertigarzneimittel aus Mariendistelfrüchten verwendet.

Lebertee, indischer ↑ Gelbwurz, Javanische.

Leber- und Gallenmittel, *Cholagoga:* die Bildung und Ausscheidung von Gallensaft fördernde oder Entzündungen der Leber und Galle hemmende Mittel. Pflanzliche L. u. G. werden vor allem zur unterstützenden Behandlung z. B. nach dem Abklingen einer Gallenkolik oder bei Lebererkrankungen benutzt. Verwendung finden Fertigarzneimittel, die z. B. Kümmel- und Pfefferminzöl, Extrakte aus Faulbaumrinde, javanischem Gelbwurzwurzelstock, Pfefferminzblättern, Schöllkraut, Berberitzenwurzelrinde, Wermut-

und Schafgarbenkraut, aber auch Mariendistelfrüchte enthalten.

Leber- und Gallentee, *galletreibender Tee, Species cholagogae:* Teemischung, die Drogen mit einer die Gallensaftbildung und Gallensaftausscheidung fördernden, aber auch schwach krampflösenden und abführenden Wirkung enthält. Bestandteile des L. u. G. sind z. B. javanischer Gelbwurzwurzelstock, Schöllkraut, Pfefferminzblätter und Faulbaumrinde. Er wird zur unterstützenden Behandlung von Gallenbeschwerden verwendet.

Lecithin: Lipoid, das im wesentlichen aus Phosphatiden besteht. Besonders reich an L. sind Sojabohnen. Das L. ist ein Nebenprodukt der Sojaölgewinnung. Außerdem wird L. aus Raps, Erdnüssen und Weizenkeimen gewonnen. Es besitzt sehr gute Emulgatoreigenschaften und wird deshalb in der pharmazeutischen und in der Lebensmittelindustrie zur Herstellung von Emulsionen (Salben, Injektionslösungen, Mayonnaise, Margarine) benutzt. Fertigarzneimittel aus L. werden in der Erholungsphase nach Krankheiten zur Kräftigung und wegen des Gehaltes an ungesättigten Fettsäuren (Linol-, Linolen-, Ölsäure) auch zur Unterstützung diätetischer Maßnahmen bei leichteren Formen von Fettstoffwechselstörungen (hohe Cholesterinwerte) verwendet.

Lein, *Dreschlein, Flachs, Saatlein, Linum usitatissimum:* ein- oder zweijähriges, bis 1,5 m hohes Kraut aus der Familie der Leingewächse (Linaceae). Die Pflanze bildet aufrechte schlanke, im oberen Teil verzweigte Stengel. Die wechselständigen Blätter sind schmal-lanzettlich, graugrün bereift, kahl und sitzend. Die 5zähligen blauen Blüten stehen am Ende der Zweige in lockeren rispigen Blütenständen und haben lange, aufrechte Blütenstiele. Die Blütenblätter sind auf der Unterseite hellgrau, weiß oder gelblich und am Rand fein gewimpert. Die Frucht ist eine durch 5 echte und 5 falsche Scheidewände in 10 Fächer geteilte Kapsel mit je 1 Samen in jedem Fach.

▷ *Blütezeit*: Juni, Juli.

▷ *Vorkommen*: Der L. ist wahrscheinlich im Mittelmeergebiet, in Vorderasien sowie in Nordafrika heimisch. Er ist eine der ältesten Kulturpflanzen, die in vielen Zuchtformen als Faser- und Ölpflanze weltweit angebaut wird. Wichtige Anbaugebiete befinden sich in Marokko, Argentinien, Kanada, Belgien, Ungarn, in Rußland und in der Türkei.

▷ *Drogengewinnung:* Die Samen des L. werden nach der Fruchtreife in den Monaten August bis September maschinell von den übrigen Teilen der Frucht abgetrennt und bei etwa 40 °C getrocknet.

▷ *Drogenbeschreibung:* Die Droge (L.samen, Flachssamen, Lini semen) besteht aus den ganzen getrockneten und gereinigten Samen. Sie sind glänzend gelblich oder rötlichbraun, 4 bis 6 mm lang, 2 bis 3 mm breit und bis 1,5 mm dick. Sie sind flach zusammengedrückt und oval. Das eine Ende ist abgerundet, das andere hat eine stumpfe, in der flachen Ebene etwas seitlich gebogene Spitze. Beim Einlegen in Wasser bildet sich um die Samen eine gallertartige Schleimhülle aus. Die nahezu geruchlose Droge schmeckt mild ölig und schleimig.

▷ *Inhaltsstoffe:* Die L.samen enthalten in der Samenschale bis 6% Schleim. Im Samen kommen 30 bis 45% fettes Öl vor, das zu einem erheblichen

Teil aus Glyceriden der Linol-, Linolen- und Ölsäure besteht. Ferner sind Eiweißstoffe, Phosphorverbindungen, Sterole und in geringer Menge das Blausäureglykosid Linamarin vorhanden.

▷ *Wirkung und Verwendung:* Aufgrund des hohen Schleimgehaltes quillt die Droge bei der Magen-Darm-Passage und führt zu einer Volumenvergrößerung des Darminhaltes. Durch den Dehnungsreiz kommt es zu einer Anregung der Darmbewegung (Peristaltik) besonders im Dickdarm und zum Stuhldrang. Die Wirkung des Schleimes wird durch den unverdaulichen Rohfaseranteil (Zellulose) der Samenschale unterstützt. Auch der Gleiteffekt des Schleimes und bei Einnahme der zerkleinerten Droge der des fetten Öls unterstützt die mild abführende Wirkung der Droge. Ihre Anwendung ist besonders bei chronischer Verstopfung angezeigt. Chronische Beschwerden sollten jedoch nicht ohne ärztlichen Rat behandelt werden. Die L.samen sind aufgrund ihres hohen Fettgehaltes sehr kalorienreich (100 g Droge haben einen Nährwert von etwa 1960 kJ oder 470 kcal). Das ist bei zu hohem Körpergewicht zu beachten. Um die Fettaufnahme zu vermeiden, empfiehlt es sich, die Samen unzerkleinert einzunehmen. Sie passieren dann unverdaut den Darm, sind allerdings etwas weniger wirksam.

Als Abführmittel wird 2- bis 3mal täglich 1 Eßlöffel Droge (10 g) unzerkleinert oder frisch geschrotet mit viel Flüssigkeit, auch mit Fruchtmus oder Honig, zu den Mahlzeiten eingenommen. Die Abführwirkung tritt nach 12 bis 24 Stunden, mitunter auch erst nach 36 Stunden ein. Ballaststoffe müssen im allgemeinen regelmäßig und über einen längeren Zeitraum eingenommen werden, um eine ausreichende Abführwirkung zu erzielen. Die L.samen sind auch zur Behandlung von entzündlichen Magen-Darm-Erkrankungen geeignet. Zur Bereitung des L.samenschleimes wird 1 Teelöffel oder 1 Eßlöffel Droge (5 bis 10 g) unzerkleinert mit 1 Tasse (150 ml) kaltem Wasser angesetzt und 20 bis 30 Minuten unter gelegentlichem Umrühren stehengelassen. Die Flüssigkeit wird abgegossen und etwas angewärmt. Mehrmals täglich wird 1 Tasse Schleim zwischen den Mahlzeiten getrunken, Der Schleim ist ferner als Gurgelmittel bei Heiserkeit und Entzündungen der Mundschleimhaut und des Rachenraumes geeignet. Zum Erweichen von Furunkeln und Geschwüren sowie zur Schmerzlinderung bei rheumatischen Beschwerden und Magengeschwüren werden die L.samen als heißer Breiumschlag (Kataplasma) verwendet. Dazu wird die Droge in ein Säckchen aus Verbandmull gegeben, das 10 Minuten in heißes Wasser gehängt wird. Das Säckchen wird heiß auf die zu behandelnde Stelle aufgelegt.

Die L.samen sollen in zerkleinerter Form nur kurzzeitig aufgehoben werden, da sie schnell ranzig werden und dann nicht mehr bekömmlich sind. Die handelsüblich zerkleinerte Droge wird entweder frisch geschrotet oder einem Röstprozeß zur Verbesserung der Haltbarkeit unterworfen.

Das aus L.samen durch Kaltpressung gewonnene L.öl ist aufgrund des hohen Anteils an ungesättigten Fettsäuren ein wertvolles Speiseöl. Leinsamen werden als Nahrungsmittel, besonders in Backwaren verwendet.

▷ *Nebenwirkungen:* Bei nicht ausreichender Flüssigkeitszufuhr während der Einnahme können Blähungen auftreten. Die gelegentlich behauptete Giftwirkung durch Blausäurebildung im Magen stellt bei der üblichen Dosierung keine Gefahr dar. Selbst bei Einnahme von 150 bis 300 g Droge je Tag wurden keine schädlichen Wirkungen beobachtet. Die L.samen enthalten das Blausäureglykosid Linamarin nur in geringer Menge. Die daraus durch das im Samen ebenfalls enthaltene Enzym Linase abgespaltene freie Blausäure wird im Körper sehr schnell in ungiftige Rhodanverbindungen umgewandelt und ausgeschieden. Das saure Milieu des Magens bewirkt auch eine teilweise Inaktivierung des Enzyms, so daß nur ein geringer Teil des Blausäureglykosids gespalten wird. Eine Anwendung bei Darmverschluß muß unterbleiben. Die Wirkung von Arzneimitteln kann durch die Schleimstoffe beeinträchtigt oder verzögert werden.

▷ *Geschichtliches:* Der L. wurde bereits in urgeschichtlicher Zeit als Kulturpflanze gezogen. Die Stammart ist wahrscheinlich der zweijährige L. (Linum bienne), der in Südwesteuropa wächst. In Mitteleuropa wurde der L. schon seit der Jungsteinzeit von der bäuerlichen Bevölkerung zur Gewinnung von Fasern und Öl angebaut. Bereits im Altertum fanden die L.samen auch arzneiliche Verwendung. Die Kräuterbücher des 16. und 17. Jhs. empfahlen L.samen und L.öl gegen vielerlei Krankheiten und Beschwerden. Umschläge mit L.samen wurden vor allem zur Erweichung von Geschwüren und Beulen sowie bei Koliken angewendet. Das L.öl diente unter anderem zur Behandlung von Verbrennungen und Verbrühungen.

↑ **Tafel 34**

Leinkraut, *Gemeines Leinkraut, Frauenflachs, Gelbes Löwenmaul, Linaria vulgaris:* ausdauerndes, bis 75 cm hohes Kraut aus der Familie der Braunwurzgewächse (Scrophulariaceae). Die Pflanze treibt im Frühjahr aus einem kriechenden, walzigen Wurzelstock einen aufrechten, meist nur im oberen Teil verzweigten Stengel. Die wechselständigen Blätter sind lineal-lanzettlich, kahl und ganzrandig. Die hellgelben Blüten stehen in den Achseln von Deckblättern dicht gedrängt an den Enden des Stengels und der Zweige. Sie sind am Gaumen orange gefärbt und besitzen eine 2spaltige Ober- und eine 3lappige Unterlippe. Ein Blütenblatt bildet einen 1,6 bis 3 cm langen Sporn, der mit Nektar gefüllt ist. Die Frucht ist eine eiförmige Kapsel mit scheibenförmigen Samen.

▷ *Blütezeit:* Juni bis Oktober.

▷ *Vorkommen:* Das L. ist in fast ganz Europa und Westasien verbreitet und in Nordamerika eingebürgert. Die Pflanze kommt auf sandigen, mäßig feuchten oder trockenen Brachflächen, Wegrändern, Schuttplätzen, Schlägen und als Ackerunkraut vor.

▷ *Drogengewinnung:* Das Kraut der Pflanze wird zur Blütezeit in den Monaten Juni bis August gesammelt und an schattigen, gut belüfteten Plätzen getrocknet. Die Anwendung künstlicher Wärme bis 50 °C ist möglich.

▷ *Drogenbeschreibung:* Die Droge (L., Linariae herba) besteht aus den getrockneten oberen Teilen der beblätterten Stengel mit den Blüten. Die Schnittdroge ist gekennzeichnet durch die gelben, wollig behaarten Blütenteile. Mitunter finden sich auch ganze Blüten mit orangerotem Gaumen und geradem Sporn. Die länglichen, feingerunzelten, auf der Oberseite dunkelgrünen und auf der Unterseite hellgrünen Blattstücke sind am Rand stark eingerollt. Häufig kommen grüne oder blauviolette Stengelstücke mit weißem Mark vor. Die Droge besitzt keinen deutlichen Geruch und schmeckt zunächst bitter, später scharf.

▷ *Inhaltsstoffe:* Das L. enthält die Flavonglykoside Linarin, Pektolinarin und Neolinarin, ferner Amygdalin, Gummi, Pektine und Ascorbinsäure.

▷ *Wirkung und Verwendung:* Die Droge wird nur in der Volksmedizin als harntreibendes und mildes Abführmittel, aber auch zur Behandlung von Hämorrhoiden (L.salbe) sowie zu Waschungen von Wunden und zu Umschlägen bei Erkrankungen der Haut verwendet. Die Wirksamkeit ist nicht belegt.

▷ *Nebenwirkungen:* nicht bekannt.

▷ *Geschichtliches:* Die Kräuterbücher des 16. und 17. Jhs. nannten das L. als harntreibendes Mittel. Außerdem empfahlen sie es zur Behandlung von Leberkrankheiten, Wassersucht und als Abführmittel. Der Saft der Pflanze sollte auf der Haut Flecken und Muttermale beseitigen. ↑ **Tafel 34**

Leitsubstanz: Drogeninhaltsstoff, der zur Standardisierung des pflanzlichen Arzneimittels mit Methoden der pharmazeutischen Analytik erfaßt wird. Als L.en werden ↑ Wirkstoffe oder typische Inhaltsstoffe ohne spezifische Wirkung ausgewählt, deren Gehalt ein Maß für die gleichbleibende Qualität und Haltbarkeit des Arzneimittels darstellt.

Leonurus cardiaca ↑ Herzgespann.

Leukocristin ↑ Vincristin.

Levisticum officinale ↑ Liebstöckel.

Liberiakaffee ↑ Kaffeestrauch.

Lichen: Moos, Flechte; z. B. L. islandicus: Isländisches Moos.

Liebersches Kraut ↑ Saathohlzahn.

Liebstengelwurzel ↑ Liebstöckel.

Liebstöckel, *Maggikraut, Levisticum officinale*: ausdauernde, bis 2 m hohe Pflanze aus der Familie der Doldengewächse (Umbelliferae). Die Pflanze treibt aus einem dicken Wurzelstock im Frühjahr zuerst eine Rosette grundständiger langgestielter Blätter, dann einen hohlen, im oberen Teil gerieften Stengel. Er trägt aufrecht abstehende Äste. Die Blätter sind 2- bis 3fach fiedrig geteilt, die Stiele engröhrig. Die unteren Blätter können bis 70 cm lang und 65 cm breit werden. Die blaßgelben, kelchlosen, zwittrigen Blüten stehen in vielstrahligen Doppeldolden am Ende der Zweige. Die Frucht ist eine kleine Doppelachäne. Die ganze Pflanze besitzt den charakteristischen Maggigeruch.

▷ *Blütezeit:* Juli, August.

▷ *Vorkommen:* Das L. ist in Westasien, dem Orient und Südeuropa heimisch. Die Pflanze wird z. B. in Deutschland, den Niederlanden, Polen, auf dem Balkan, in Rußland und in Nordamerika kultiviert. Sie ist mitunter auch verwildert auf Schuttplätzen anzutreffen.

▷ *Drogengewinnung:* Die Wurzeln von 2- bis 3jährigen Pflanzen werden im Oktober geerntet, durch Waschen von anhaftendem Erdreich befreit, die dickeren längs gespalten und schnell bei Temperaturen bis etwa 40 °C getrocknet. Die Aufbewahrung soll in dicht schließenden Behältern erfolgen, da die Droge leicht von Insekten befallen wird.

▷ *Drogenbeschreibung:* Die Droge (L.wurzel, Liebstengelwurzel, Maggiwurzel, Levistici radix) besteht aus dem kurzen, quergeringelten Wurzelstock, der in die verästelte Hauptwurzel übergeht. Die Schnittdroge ist gekennzeichnet durch gelb- oder dunkelrotbraune Wurzel- und Wurzelstockstücke, die außen längsgerunzelt, manchmal auch quergeringelt sind. Die Stücke lassen im Querschnitt einen gelblichen, gestreiften Holzkörper und eine breite, etwas schwammig-weiche, gelblich- oder rötlichbraune Rinde erkennen. Die Sekretgänge sind als dunkle Punkte erkennbar. Die Droge besitzt einen charakteristischen aromatischen Geruch und einen zuerst süßlich-würzigen, dann etwas bitteren Geschmack.

▷ *Inhaltsstoffe:* Die Droge enthält bis 1% ätherisches Öl, das bis zu 70% aus Alkylphthaliden (Ligustilid = Hauptkomponente) besteht, die den charakteristischen Maggigeruch verursachen. Weitere Inhaltsstoffe sind Cumarinverbindungen und Furanocumarine wie Bergapten und Psoralen.

▷ *Wirkung und Verwendung:* Das ätherische Öl des L. wirkt harntreibend.
Als Anwendungsgebiet für die L.wurzel gilt die Durchspülungstherapie bei entzündlichen Erkrankungen der ableitenden Harnwege sowie zur Vorbeugung von Nierengries. Zur Bereitung des Teeaufgusses werden 1 bis 2 Teelöffel Droge (2 bis 4 g) mit 1 Tasse (150 ml) siedendem Wasser übergossen und 10 bis 15 Minuten bedeckt stehengelassen. Der Teeaufguß wird durch ein Sieb abgegossen. Zur Durchspülungstherapie wird mehrmals täglich 1 Tasse Tee warm zwischen den Mahlzeiten, zur Verbesserung der Verdauung wird der Tee 30 Minuten vor den Mahlzeiten getrunken. In der Volksmedizin gilt L. als Magen- und blähungstreibendes Mittel sowie als schleimlösendes Mittel bei Katarrhen der Atemwege. Die L.wurzel und das Kraut (frisch) werden daneben als Küchengewürz zu Suppen und Soßen, Kochfisch und gekochtem Fleisch verwendet.

▷ *Nebenwirkungen:* Bei empfindlichen Personen können Unwohlsein und Schwindelgefühl auftreten. Aufgrund der örtlich reizenden Wirkung des ätherischen Öls soll L.wurzeltee bei Entzündungen der Nieren und der ableitenden Harnwege sowie bei eingeschränkter Nierentätigkeit nicht angewendet werden. Bei eingeschränkter Herz- oder Nierenfunktion soll keine Durchspülungstherapie durchgeführt werden. Die in der Droge vorhandenen Cumarinverbindungen können eine Überempfindlichkeit gegen Sonnenlicht erzeugen. Bei der Teebereitung gelangen jedoch nur so geringe Mengen dieser Verbindungen in den Aufguß, daß eine derartige Wirkung nur bei längerer Anwendung zu befürchten ist.

▷ *Geschichtliches:* Wahrscheinlich ist das L. mit der schon bei Dioskurides genannten Arzneipflanze Ligysticon identisch, deren Wurzeln und Samen er als verdauungsförderndes Magenmittel, als harntreibendes Mittel und Emmenagogum sowie als Mittel gegen den Biß giftiger Tiere empfahl. Als Levisticum wurde das L. dann im Capitulare de villis erwähnt und spielte auch bei den mittelalterlichen und frühneuzeitlichen Schriftstellern eine große Rolle. H. Bock z. B. pries es 1551 als Mittel gegen Magenbeschwerden, Melancholie, Schlangenbisse und anderes. Außer für den arzneilichen Gebrauch fand das L. Verwendung als Küchengewürz, worauf auch der Volksname „Maggikraut" hinweist. ↑ **Tafel 34**

Linalool: ungesättigter aliphatischer Alkohol (Terpen), Hauptbestandteil des ätherischen Korianderöles, ferner z. B. im Lavendelöl (bis 35%) und Rosmarinöl enthalten. Das L. besitzt eine schwach hautreizende, krampflösende und blähungstreibende Wirkung.

Linalylacetat: Esterverbindung des Linalools mit Essigsäure. Das L. ist z. B. im Orangenblütenöl (bis 25%) und im Lavendelöl (bis 50%) enthalten und als eine der geruchsbestimmenden Komponenten für die Qualität dieser ätherischen Öle entscheidend.

Linaria vulgaris ↑ Leinkraut.

Linde, *Tilia:* große Bäume aus der Familie der L.ngewächse (Tiliaceae). Die *Sommer L. (Gras-L., Früh-L., Großblättrige L., Tilia platyphyllos)* ist ein bis 30 m hoher Baum mit dunkelbraunen Ästen und behaarten Trieben. Die annähernd herzförmigen, gestielten Blätter sind auf der Oberseite kurzhaarig, auf der Unterseite in den Nervenwinkeln weißbärtig behaart und beiderseits grün. Aus den Blattachseln wachsen gestielte Blütenstände mit 2 bis 8 gelblichweißen Blüten und einem häutigen, zungenförmigen Hochblatt. Die radiären Blüten sind 5zählig und besitzen zahlreiche Staubblätter. Die Frucht ist eine filzige, rundliche, holzige Achäne.

Die *Winter-L. (Stein-L., Spät-L., Kleinblättrige L., Tilia cordata)* ist ein bis 25 m hoher Baum mit breiter, rundlicher Krone. Die jungen Triebe sind fein behaart. Die etwas asymmetrischen, am Grund flach herzförmigen Blätter sind fast unbehaart, auf der Oberseite matt dunkelgrün und auf der Unterseite blaugrün und in den Nervenwinkeln braunbärtig behaart. Die Blattzähne sind spitz. Aus den Blattachseln wachsen gestielte rispenartige Blütenstände mit 3 bis 16 Blüten. Der Stiel des Blütenstandes ist wie bei der Sommer-L. mit dem großen Hochblatt teilweise verwachsen. Die radiären gelblichweißen Blüten haben bis zu 30 Staubblätter. Die Frucht ist eine kugelige, einsamige Achäne und deutlich kleiner als bei der Sommer-L.

▷ *Blütezeit*: Sommer-L. Juni, Winter-L. Juni, Juli.

▷ *Vorkommen*: Beide L.narten sind in Europa und Vorderasien heimisch. Sie werden als Straßenbaum angepflanzt und sind mitunter verstreut in Laubwäldern anzutreffen.

▷ *Drogengewinnung:* Die voll entwickelten Blütenstände mit dem pergamentartigen Hochblatt werden kurz nach dem Aufblühen in den Monaten Juni und Juli an sonnigen Tagen geerntet und im Schatten getrocknet. Das Trockengut muß wiederholt gewendet werden. Die Blüten der Silber-L. werden nicht verwendet, da der Teeaufguß unangenehm schmeckt.

▷ *Drogenbeschreibung:* Die Droge (L.nblüten, Tiliae flos) besteht aus den getrockneten grünlichgelben Blütenständen beider L.narten. Die Schnittdroge ist gekennzeichnet durch die Teile der gelblichgrünen, auffällig netzaderigen Hochblätter und die stark geschrumpften gelblichweißen oder bräunlichweißen Blütenteile. Mitunter sind geschlossene Blütenknospen und auch kugelige graufilzige Fruchtknoten vorhanden. Die Droge riecht schwach aromatisch und schmeckt etwas süß und schleimig.

▷ *Inhaltsstoffe:* Die L.nblüten enthalten Schleim, Gerbstoffe, Flavonoide, vor allem Rutosid, Hyperosid, Quercitrin und Isoquercitrin sowie Kämpferolglykoside, Leukoanthocyane, Kaffee-, p-Cumar- und Chlorogensäure und sehr wenig ätherisches Öl, das den angenehmen Geruch der Droge bewirkt. In diesem sind unter anderem Farnesol, Geraniol, dessen Benzoesäureester und Eugenol als Geruchsträger enthalten.

▷ *Wirkung und Verwendung:* Die Droge wirkt aufgrund des Schleimstoffgehaltes reizmildernd. Sie wird allein oder als Bestandteil von Teemischungen bei Katarrhen der oberen Atemwege und bei Husten verwendet. Die L.nblüten wirken auch schweißtreibend, ohne daß bisher nachgewiesen werden konnte, welche Inhaltsstoffe diesen Effekt hervorrufen. Darüber hinaus führt die Gabe von L.nblütentee bei Erkältungskrankheiten möglicherweise zu einer Aktivierung der Abwehrkräfte im Organismus. In der Volksmedizin werden L.nblüten außerdem als mildes harntreibendes und krampflösendes Mittel, aber auch als Magen- und Beruhigungsmittel benutzt.

Zur Bereitung des Teeaufgusses werden 1 bis 2 Teelöffel Droge (2 bis 4 g) mit 1 Tasse (150 ml) siedendem Wasser übergossen und 5 bis 10 Minuten stehengelassen. Der Teeaufguß wird durch ein Sieb abgegossen. Zur Milderung des Hustenreizes werden ein- bis zweimal täglich 1 bis 2 Tassen Tee möglichst heiß getrunken. Bei akuten Beschwerden, die länger als eine Woche andauern oder periodisch wiederkehren, sollte Rücksprache mit einem Arzt genommen werden.

Zur Einleitung einer Schwitzkur kann die Drogenmenge auf 2 bis 3 Teelöffel je Tasse erhöht werden. Die zum Auslösen des Schwitzens erforderliche Flüssigkeitsmenge ist unterschiedlich, meist genügen 2 bis 3 Tassen.

▷ *Nebenwirkungen:* nicht bekannt.

▷ *Geschichtliches:* Die medizinische Verwendung der L. läßt sich jedoch erst aus dem Mittelalter belegen. So erwähnte sie Hildegard von Bingen im 12. Jh. als Arzneipflanze. Die Kräuterbücher des 16. und 17. Jhs. führten sowohl die Blüten als auch die Knospen und die Blätter der L. als Arzneimittel auf. ↑ **Tafel 34**

Liniment: zum Einreiben dienende Arzneiform. Das L. ist meist die Emulsion eines Fettes oder fettähnlichen Stoffes in Wasser, in die wirksame Arzneistoffe eingearbeitet sind. Beim Einreiben verdunstet das Wasser und die Wirkstoffe werden durch die Haut aufgenommen. Als pflanzliche Wirkstoffe werden z. B.

Menthol, Campher, ätherische Öle und Capsaicin verwendet. Die L. dienen vor allem zur Behandlung rheumatischer Beschwerden.

Linolensäure: essentielle (d. h. lebensnotwendige) Fettsäure, die vom Organismus nicht aufgebaut werden kann und deshalb mit der Nahrung zugeführt werden muß. Die L. kommt zusammen mit der ebenfalls flüssigen, doppelt ungesättigten Linolsäure in Form von Glyceriden in Fetten und fetten Ölen vor. Die genaue Funktion der L. im Organismus ist nicht bekannt, doch ist ein Angriffspunkt in den Membranlipiden der Zellen anzunehmen. Ein Mangel an L. hat wahrscheinlich einen begünstigenden Einfluß auf Alterungsprozesse der Blutgefäße. Die L. ist z. B. im Lein-, Erdnuß-, Raps-, Sesam- und Sonnenblumenöl enthalten. Zubereitungen mit einem erhöhten Gehalt an essentiellen Fettsäuren können vorbeugend gegen Arteriosklerose verwendet werden.

Linolsäure ↑ Linolensäure.

Linum usitatissimum ↑ Lein.

Lobelia Inflata ↑ Lobelie.

Lobelie †, *Indianertabak, Lobelia inflata:* bis 80 cm hohes Kraut aus der Familie der Glockenblumengewächse (Campanulaceae). Die Pflanze besitzt einen verzweigten, furchig-kantigen und behaarten Stengel. Die Blätter sind wechselständig. Die unteren besitzen eine bis 2 cm lange stumpfe Blattspreite, die in den kurzen Blattstiel schmal ausläuft. Die oberen Blätter sind kleiner, eiförmig oder lanzettlich und ungestielt. Sie besitzen einen ungleich kerbig gesägten Blattrand und sind beiderseits etwas behaart. Der traubige Blütenstand ist end- oder blattachselständig. Die weißliche oder bläuliche glockenförmige Blütenkrone ist 5zählig und 2lippig. Die Oberlippe ist bis zum Grund gespalten. Die Frucht ist eine kugelig aufgeblasene, 2fächerige Kapsel mit zahlreichen kleinen, länglichen Samen.

▷ *Blütezeit*: Juli, August.

▷ *Vorkommen*: Die L. ist im östlichen und mittleren Nordamerika heimisch. Sie wird in den USA, den Niederlanden, in Indien, Polen und Rußland angebaut.

▷ *Drogengewinnung:* Das Kraut der L. wird am Ende der Blütezeit geerntet und getrocknet.

▷ *Drogenbeschreibung:* Die Droge (L.nkraut, Lobeliae herba) besteht aus den getrockneten oberirdischen Teilen der Pflanze. Der furchig-kantige Stengel ist im unteren Teil häufig rotviolett. Die gelbgrünen Blätter sind fiedernervig und lassen teilweise den kerbig gesägten Blattrand erkennen. Die weiblichen oder hellbläulichen Blüten sind nur selten vorhanden. Die 2fächerigen, bis 5 mm dicken, häutigen, gelbbraunen Kapseln mit kleinen braunen Samen kommen häufig vor. Die Droge besitzt einen schwach wahrnehmbaren Geruch und schmeckt anfangs schwach, dann kräftig scharf und kratzend.

▷ *Inhaltsstoffe:* Das L.nkraut enthält etwa 6% Alkaloide, von denen das Lobelin eine gewisse therapeutische Bedeutung hat.

▷ *Wirkung und Verwendung:* Die Zubereitungen der L. (Tinktur, Extrakte) wurden aufgrund des Alkaloidgehaltes gegen asthmatische Beschwerden verwendet. Wegen der unsicheren Wirkung ist diese Anwendung nicht mehr üblich.

Mitunter werden L.nextrakte oder das reine ↑ Lobelin als Nikotinentwöhnungsmittel benutzt.

▷ *Nebenwirkungen:* nicht bekannt.

▷ *Geschichtliches:* Die L. ist bei den Indianern Nordamerikas seit langem bekannt. In Europa wird die Droge erst seit Beginn des 19. Jhs. arzneilich verwendet. ↑ **Tafel 35**

Lobelin: Hauptalkaloid der Lobelie. Das L. wirkt bei Injektion kurzzeitig anregend auf das Atemzentrum. Es wird mitunter bei Vergiftungen mit Kohlenmonoxid, aber auch mit Alkohol oder Schlafmitteln angewendet. Die Wirkung des L. ist nikotinähnlich. Das Nervensystem wird jedoch von L. im Unterschied zu Nikotin nicht so stark angeregt, die Erregung des Atemzentrums ist dagegen sehr viel ausgeprägter. Typisch für das L. ist auch die Erregung des Brechzentrums. Sie wird bei der Verwendung als Nikotinentwöhnungsmittel mitgenutzt. Nach der Einnahme kann es beim Rauchen zu Brechreiz und Ekelgefühl kommen und ein Widerwillen gegen Tabakgenuß erzeugt werden.

Lorbeerbaum, *Laurus nobilis:* ein bis 20 m hoher immergrüner Strauch oder Baum aus der Familie der Lorbeergewächse (Lauraceae). Der L. besitzt lanzettliche, am Rand etwas gewellte Blätter. Die Blüten sind radiär und besitzen gelbe Blütenblätter. Die Frucht ist eine ovale, schwarzblaue, beerenartige Steinfrucht.

▷ *Blütezeit*: März bis Mai.

▷ *Vorkommen*: Der L. ist in Kleinasien beheimatet und im gesamten Mittelmeergebiet in immergrünen Dikkichten, an feuchten Hängen und in Hecken verbreitet. Er wird in Süd- und Westeuropa, Nordafrika und in Rußland an der Schwarzmeerküste, in Transkaukasien und auf der Krim kultiviert.

▷ *Drogengewinnung:* Die Früchte des L. werden zur Reifezeit geerntet und getrocknet. Durch Auspressen unter Anwendung von Wärme oder durch Auskochen wird aus ihnen Lorbeeröl gewonnen.

▷ *Drogenbeschreibung:* Die Droge (Lorbeerfrüchte, Lorbeeren, Lauri fructus) besteht aus den einsamigen, etwa 1,6 cm langen und 1 cm dicken Steinfrüchten. Diese sind eiförmig, braun- oder blauschwarz, runzelig, oben durch den Griffelrest etwas zugespitzt und am Grund durch eine hellere Stielnarbe gekennzeichnet. Der locker in der Schale liegende Keimling zerfällt leicht beim Zerbrechen derselben in 2 große, bräunliche Keimblätter. Die Droge riecht würzig und schmeckt würzig, herb und bitter. Das Lorbeeröl ist grün und salbenartig. Es riecht würzig und schmeckt bitter.

▷ *Inhaltsstoffe:* Die Lorbeerfrüchte enthalten etwa 1% ätherisches Öl mit Pinen, Citral und Cineol und 30 bis 40% fettes Öl. Das ausgepreßte Lorbeeröl ist ein Gemisch von fettem und ätherischem Öl, das durch Chlorophyll grün gefärbt ist. Die Lorbeerblätter enthalten ätherisches Öl mit Cineol als Hauptbestandteil, ferner Pflanzensäuren und Bitterstoffe.

▷ *Wirkung und Verwendung:* Die gepulverte Droge regt aufgrund des Gehaltes an ätherischen Ölen die Magensaftsekretion an und wirkt appetitanregend. Früher war die Verwendung als Bittermittel, blähungstreibendes und harntreibendes Mittel üblich. Das Lorbeeröl dient in der Tiermedizin zur Euterpflege. Die Lorbeerblätter werden nicht arzneilich, sondern als Küchengewürz verwendet. Sie dienen zum Würzen von Fleisch, besonders Wild, Fischgerichten, für Soßen, Fischmarinaden, Gemüse (Sauerkraut) sowie zum Aromatisieren von Likören.

▷ *Nebenwirkungen:* Bei empfindlichen Personen können durch Lorbeeröl Hautreizungen auftreten; bei Verwendung der Lorbeerblätter als Gewürz nicht bekannt.

▷ *Geschichtliches:* Im Altertum spielte der L. nicht nur als kultische Pflanze eine große Rolle, sondern wurde auch arzneilich genutzt. Auch in Mitteleuropa, wo der frostempfindliche L. nur als Kübelpflanze gehalten werden kann, waren seine Blätter und Beeren seit dem Mittelalter ein geschätztes Arzneimittel und wurden auch in der Küche als Gewürz benutzt. Die Kräuterbücher des 16. und 17. Jhs. führten den L. als schweiß-, harn- und menstruationsförderndes Mittel sowie als Mittel gegen Gift und Pest, aber auch gegen Wespen- und Bienenstiche, Magenbeschwerden und Wassersucht auf. Das Lorbeeröl wurde z. B. gegen Flechten, Räude und Hautunreinheiten sowie zur Würmer- und Läusebekämpfung verwendet. ↑ **Tafel 35**

Lorbeerweide ↑ Weiden.

Löwenmaul, Gelbes ↑ Leinkraut.

Löwenschwanz ↑ Herzgespann.

Löwenzahn, *Gemeiner Löwenzahn, Bettseicher, Butterblume, Hundeblume, Kuhblume, Pusteblume, Taraxacum officinale:* ausdauernde Pflanze aus der Familie der Zichoriengewächse (Cichoriaceae). Die Pflanze treibt aus einem oft mehrköpfigen Wurzelstock, der in eine lange Pfahlwurzel übergeht, eine grundständige Blattrosette. Die grünen Blätter sind bis 25 cm lang, lanzettlich, stark gelappt und grobgezähnt. Die einzeln oder zu mehreren zusammenstehenden einköpfigen, blattlosen Blütenschäfte sind hohl und unbehaart. Das Blütenköpfchen besitzt zahlreiche leuchtend gelbe Blüten. Die kleinen Früchte sind braungelblich oder hellbraun und haben eine weiße, strahlenförmig ausgebreitete Haarkrone (Pappus). Die ganze Pflanze enthält einen weißen Milchsaft. Es existieren mehrere Unterarten und Varietäten, sowie großblättrige Zuchtformen.

▷ *Blütezeit*: April bis Juni.

▷ *Vorkommen*: Der L. ist auf der nördlichen Erdhalbkugel heimisch und wurde nach Südamerika eingeschleppt. In mehreren europäischen Ländern, z. B. Deutschland, Frankreich, wird er kultiviert. Die Pflanze ist vor allem auf Wiesen und Weiden, Unkrautfluren, Ackerflächen, Wegrändern und in lichten Wäldern verbreitet.

▷ *Drogengewinnung:* Das Sammelgut ist die ganze Pflanze, die in den Monaten April und Mai vor dem Aufblühen mit den Wurzeln aus der Erde gestochen wird. Die Trocknung erfolgt mit künstlicher Wärme bis 40 °C. Stärkere Wurzeln werden längshalbiert, um ein schnelleres Trocknen zu ermöglichen. Die Droge stammt aus Wildvorkommen und Kulturen.

▷ *Drogenbeschreibung:* Die Droge (L., L.kraut mit Wurzeln, Taraxaci radix cum herba) besteht aus den getrockneten Wurzeln, Blättern und Blütenstandsknospen. Die Schnittdroge ist gekennzeichnet durch die außen grob längsrunzeligen, dunkelbraunen Wurzelstücke, die im Querschnitt einen zentralen, gelben, porösen Holzkörper erkennen lassen. Ferner sind unbehaarte oder wollig behaarte, dunkelgrüne Blattstücke, rötlichviolette Blattstielteile, Blütenstandsknospen und vereinzelt auch geschrumpfte gelbe Zungenblüten vorhanden. Die Droge besitzt einen schwach wahrnehmbaren Geruch und schmeckt etwas bitter.

▷ *Inhaltsstoffe:* Der L. enthält Bitterstoffe (Tetrahydroridentin B und Taraxinsäureverbindungen), ferner Triterpene, Sterole, Fructose, Inulin, einen relativ hohen Anteil an Kaliumsalzen sowie Flavonoide und Cumarine.

▷ *Wirkung und Verwendung:* Die Zubereitungen (Teeaufguß, Extrakt, Frischpflanzenpreßsaft) des L. haben eine harntreibende Wirkung, die wahrscheinlich durch den hohen Gehalt an Kaliumverbindungen bedingt ist. Die Droge wird allein oder als Bestandteil von harntreibendem Tee zur unterstützenden Behandlung von rheumatischen Beschwerden und Nierensteinleiden eingesetzt. Die L.zubereitungen wirken aufgrund des Bitterstoffgehaltes auch appetitanregend und fördernd auf die Bildung von Magen- und Gallensaft. Der L.tee wird deshalb vorbeugend gegen Gallenkoliken, bei Störungen des Gallenabflusses sowie bei Verdauungsbeschwerden wie Völlegefühl und Blähungen verwendet. Auch eine allgemeine Anregung des Zellstoffwechsels und eine positive Wirkung auf das Bindegewebe werden dem L. zugeschrieben. In der Volksmedizin wird L. als „Blutreinigungsmittel", mildes Abführmittel und harntreibendes Mittel sowie zur Behandlung von Gicht und rheumatischen Beschwerden benutzt.

Zur Bereitung des Teeaufgusses werden 1 bis 2 Teelöffel Droge (1 bis 2,5 g) mit 1 Tasse Wasser (150 ml) kurz aufgekocht und 15 Minuten bedeckt stehengelassen. Der Teeaufguß wird durch ein Sieb abgegossen. Morgens und abends wird 1 Tasse frisch bereiteter Tee getrunken. Zur Erzielung der Wirkung ist es mitunter erforderlich, den Tee kurmäßig 4 bis 6 Wochen lang zu trinken. Auch zur Durchführung von Frühjahrskuren ist eine mehrwöchige Einnahme des Tees oder von Extrakten als Fertigarzneimittel zu empfehlen. Der aus frischen Blättern gewonnene Saft ist dafür ebenfalls geeignet. Keine Anwendung darf erfolgen bei Verschluß der Gallenwege. Bei Gallensteinen sollte die Anwendung nur nach Rücksprache mit einem Arzt erfolgen. Ganz junge Blätter können als Salat und Beijgabe zu Quarkspeisen verwendet werden.

▷ *Nebenwirkungen:* Magenbeschwerden. Bei empfindlichen Personen kann der Hautkontakt mit dem Milchsaft mitunter Hautentzündungen verursachen.

▷ *Geschichtliches:* Ob der L. bereits in der Antike genutzt worden ist, bleibt unklar. Die erste Erwähnung der Pflanze stammt aus arabischen Texten des 10. und 11. Jhs. Die mittelalterlichen Autoren erwähnten ihn nicht. Erst in den Kräuterbüchern des 16. Jhs. fand er eine umfangreiche Darstellung. Er wurde als blutreinigendes, harntreibendes, schleimlösendes und hustenlinderndes Mittel verwendet. Der Milchsaft sollte die Flecken in den Augen vertreiben. Das aus Kraut und Wurzeln des L. gebrannte Wasser war ein beliebtes Schönheitsmittel der Frauen. ↑ **Tafel 35**

Lumbago ↑ Hexenschuß.

Lungenentzündung, *Pneumonie:* meist durch Viren oder Bakterien sowie z. B. durch Störungen der Immunabwehr auftretende Erkrankung. Die L. bedarf ärztlicher Behandlung. Zur symptomatischen Behandlung dienen z. B. bei trockenem Reizhusten auch pflanzliche ↑ Hustensedativa. In der Volksmedizin wird der Thymiantee als unterstützendes Mittel verwendet.

Lungenkraut, *Echtes Lungenkraut, Blaue Schlüsselblume, Pulmonaria officinalis:* ausdauerndes, bis 20 cm hohes Kraut aus der Familie der Boretschgewächse (Boraginaceae). Die Pflanze treibt aus einem Wurzelstock eine Laubblattrosette und einen Blütensproß. Die Grundblätter der nicht blühenden Stengel sind langgestielt, eiförmig-lanzettlich und bedeutend größer als die wechselständigen, sitzenden oder herablaufenden, ganzrandigen Stengelblätter. Die Oberseite ist dunkelgrün, oft hell gefleckt, die Unterseite graugrün. Die Stengel, Blätter und Kelche sind rauh behaart. Die 5zähligen Blüten stehen in endständigen Wickeln. Die Blütenkrone ist anfangs rötlich oder rot, später blauviolett gefärbt und wie der Kelch zu einer Röhre verwachsen. Die Frucht zerfällt bei der Reife in 4 einsamige Nüßchen (Klausen).

▷ *Blütezeit:* März bis Mai.

▷ *Vorkommen:* Das L. ist in Europa heimisch und besonders in den Niederlanden, in Südschweden und in Südeuropa bis nach Norditalien verbreitet. Die Pflanze ist in krautreichen Laubmischwäldern, Gebüschen und in schattigen Bachtälern anzutreffen.

▷ *Drogengewinnung:* Sammelgut sind die blühenden oberirdischen Teile der Pflanze, die in den Monaten März bis Mai abgeschnitten und an schattigen, gut belüfteten Plätzen getrocknet werden.

▷ *Drogenbeschreibung:* Die Droge (L., Lungen- oder Schwindsuchttee, Pulmonariae herba) besteht aus den getrockneten Stengeln, Blättern und Blüten. Die Schnittdroge ist gekennzeichnet durch die oberseits dunkelgrünen und unterseits hellgrünen, mitunter heil gefleckten und borstig behaarten Blattstücke, die oft knäuelig aneinander haften. Ferner sind dunkelbraune Stengelteile mit schwarzbraunen geschrumpften Blattstielbasen und braune, borstig behaarte Blütenkelche sowie Blütenkronenteile vorhanden. Die Droge besitzt keinen deutlich wahrnehmbaren Geruch und schmeckt etwas schleimig.

▷ *Inhaltsstoffe:* Die Droge enthält bis 15% Mineralstoffe, darunter bis 3% Gesamtkieselsäure (lösliche und unlösliche), ferner Flavonoide Schleim und Gerbstoffe sowie Allantoin.

▷ *Wirkung und Verwendung:* Wie andere kieselsäurehaltige Drogen wurde das L. früher zur Behandlung von Lungenkrankheiten, z. B. Tuberkulose, verwendet. Wissenschaftlich ist diese Anwendung nicht begründet und auch nicht mehr üblich. Das L. wird nur noch in der Volksmedizin angewendet. Es wird als reizmilderndes (durch den Schleimgehalt) und auswurf-

förderndes Mittel bei Husten und Bronchialkatarrh sowie als Mittel gegen Durchfall benutzt. Äußerlich dient es bei Hautentzündungen als Zusatz zu Bädern und Umschlägen. Die Wirksamkeit ist nicht belegt, die Anwendung kann deshalb nicht empfohlen werden.
Zur Bereitung des Teeaufgusses werden 2 Teelöffel Droge (1,5 g) mit 1 Tasse (150 ml) siedendem Wasser übergossen und 10 Minuten bedeckt stehengelassen. Der Teeaufguß wird durch ein Sieb abgegossen. Als Hustentee wird mehrmals täglich 1 Tasse Tee, auch mit Honig gesüßt, warm getrunken.

▷ *Nebenwirkungen:* nicht bekannt.

▷ *Geschichtliches:* Die antiken Autoren erwähnten das L. nicht, da es im Mittelmeergebiet nicht vorkommt. Hildegard von Bingen nannte es Lungwurtz. Die Kräuterbücher des 16. und 17. Jhs. empfahlen es vor allem gegen Brust- und Lungenkrankheiten. ↑ **Tafel 35**

Lungenmoos ↑ Isländisches Moos.

Lungentee ↑ Lungenkraut.

Lycopodium ↑ Keulenbärlapp.

Lycopodium clavatum ↑ Keulenbärlapp.

Machandel ↑ Wacholder.

Machandelbeeren ↑ Wacholder.

Mädesüß, *Echtes Mädesüß, Großer Spierstrauch, Spiräe, Filipendula ulmaria:* ausdauernde, bis 1,50 m hohe Pflanze aus der Familie der Rosengewächse (Rosaceae). Das M. besitzt unpaarig gefiederte Blätter. Die einzelnen Fiederblättchen sind eiförmig und auf der Unterseite silbrig behaart. Sie besitzen einen doppelt gesägten Blattrand. Das endständige Fiederblatt ist deutlich größer als die übrigen und 3- bis 5spaltig. Die kleinen gelblichweißen Blüten besitzen sehr viele Staubgefäße und stehen in großen Trugdolden am Stengelende. Sie duften stark. Die Frucht ist ein Schließfrüchtchen.

▷ *Blütezeit*: Juni bis September.

▷ *Vorkommen*: das M. ist in Europa und Teilen Asiens heimisch. Die Pflanze ist auf nassen Wiesen, an Gräben, Quellen, in Hochstaudenfluren, Auen, Erlenwäldern und an Ufern verbreitet.

▷ *Drogengewinnung:* Die Blüten des M. werden in den Monaten Juni bis September abgestreift und in dünner Schicht an schattigen, gut belüfteten Plätzen getrocknet. Die Anwendung künstlicher Wärme bis 35 °C ist möglich.

▷ *Drogenbeschreibung:* Die Droge (Spierblumen, Mädesüßblüten, Spiraeae flos, Spiraeae ulmariae flos) besteht aus den getrockneten Blüten. Sie sind gelblichweiß, bis 5 mm breit und haben einen 5blättrigen Kelch. Oft sind bis 2 mm große Blütenknospen, verkehrt-eiförmige Kronblätter und zahlreiche sehr kleine Staubblätter vorhanden. Die Droge riecht schwach eigenartig und schmeckt zusammenziehend und bitter.

▷ *Inhaltsstoffe:* Die Droge enthält ätherisches Öl mit 75% Salicylalkohol, Flavonoide, Phenolglykoside, zum Teil als Salicylsäurederivate, Gerbstoffe und Schleim.

▷ *Wirkung und Verwendung:* Der Mädesüßblütentee wirkt schwach schweiß- und harntreibend. Die Mädesüßblüten werden bei Erkältungskrankheiten, zur Erhöhung der Harnmenge und in der Volksmedizin bei rheumatischen Beschwerden verwendet. Sie sind auch Bestandteil von Teemischungen, z. B. Grippetee, Rheumatee.
Zur Bereitung des Teeaufgusses werden 2 Teelöffel Droge (4 g) mit 1 Tasse (150 ml) kaltem Wasser übergossen und zum Sieden erhitzt. Der Teeaufguß wird nach 5 Minuten durch ein Sieb abgegossen. Bei fieberhaften Erkältungen wird 3mal täglich 1 Tasse frisch bereiteter Tee möglichst heiß getrunken.

▷ *Nebenwirkungen:* nicht bekannt, bei Überempfindlichkeit gegen Salicylate soll keine Anwendung erfolgen.

▷ *Geschichtliches:* Seit alter Zeit wurde das M. als Arzneipflanze verwendet. Es galt vor allem als Wurmkraut, aber auch als blutstillendes Wundkraut und wurde ferner gegen Durchfälle, Geschwülste, Krämpfe und Frauenleiden, Gicht, Pest und gegen Eingeweidewürmer sowie gegen eine Klauenkrankheit des Viehs angewendet. ↑ **Tafel 36**

Mägdeblume ↑ Kamille.

Magenbitter: verdauungsfördernde

Spirituose mit bitteraromatischen Kräuterauszügen oder -destillaten und einem Volumenanteil an Alkohol von meist 40%. Zur Herstellung des M. finden unter anderem Pomeranzenfrüchte, Angelikawurzel, Aloe, Koriander- und Fenchelfrüchte, Benedikten-, Tausendgülden- und Wermutkraut Verwendung.

Magen-Darm-Katarrh, *Gastroenteritis, Gastroenterokolitis:* Schleimhautentzündung des Magens und Darmes, oft verbunden mit Erbrechen, Durchfall, Leibschmerzen und Fieber. Der M. wird durch Bakterien, Viren, allergische Reaktionen oder Ernährungsfehler verursacht. Zur Behandlung dienen unter anderem krampflösende Arzneimittel, die Atropin oder Papaverin enthalten, sowie medizinische Kohle. Neben diätetischen Maßnahmen (Nulldiät, später Haferschleim) wird als bewährtes Hausmittel auch eine Apfeldiät angewendet. Hierzu werden je Tag 1 bis 1,5 kg frisch geriebene Äpfel (mit Schale, ohne Gehäuse) gegessen.

Magendistel ↑ Mariendistel.

Magengeschwür, *Ulcus ventriculi:* tiefer Defekt in der Magenschleimhaut. Die wichtigste Krankheitsursache ist eine Infektion mit dem Bakterium Helicobacter pylori. Als weitere Ursache für ein M. gilt die Einnahme sogenannter nichtsteroidaler Arzneimittel gegen rheumatische Beschwerden. Charakteristisch für ein M. sind periodische Oberbauchschmerzen in Abhängigkeit von der Nahrungsaufnahme. Schwere Formen sind u.U. mit Magenblutungen, Appetitlosigkeit und Gewichtsabnahme verbunden. Zur Behandlung werden Arzneimittel, die das Bakterium abtöten (Antibiotika) bzw. die Magensäurebildung regulieren, angewendet. Der Heilungsvorgang der Magenschleimhaut kann z. B. mit Zubereitungen aus ↑ Süßholzwurzel sowie ↑ Kamillentee, gefördert werden.

Magenkatarrh ↑ Magenschleimhautentzündung.

Magenmittel, *Stomachika:* Arzneimittel, die bei gestörter Magenfunktion Anwendung finden. Sie werden z. B. bei Appetitlosigkeit, nervösen Magenbeschwerden, Verdauungsbeschwerden (Dyspepsie) und in der Rekonvaleszenz benutzt. Die zur Herstellung von M. verwendeten Drogen enthalten als wirksame Bestandteile Bitterstoffe und ätherische Öle. ↑ Magentee.

Magensäureregulanz ↑ Antacidum.

Magenschleimhautentzündung, *Gastritis, Magenkatarrh:* Rötung und Schwellung der Magenschleimhaut verbunden mit krampfartigen Schmerzen im Oberbauch, Druckgefühl, Übelkeit. Akute Formen entstehen z. B. durch zu reichliche Mahlzeit oder Genußmittelmißbrauch (Alkohol, Nikotin), ferner durch verdorbene Nahrungsmittel, bestimmte Arzneimittel (Acetylsalicylsäure, nichtsteroidale Antirheumatika), starke seelische Belastung und Infektionen. Die M. kann auch chronisch verlaufen. Eine leichte M. wird durch Nahrungskarenz für 1 bis 2 Tage und durch Zufuhr von reichlich Flüssigkeit (dünner schwarzer Tee, Kamillen- oder Pfefferminztee) behandelt. Anschließend wird leichte Kost (Haferschleim, Reisbrei, Toastbrot) gegeben. Eine anhaltende M. bedarf ärztlicher Behandlung.

Magentee, *Species stomachicae:* Teemischung, die bei Magenbeschwerden, z. B. Appetitlosigkeit, Blähungen, leichten krampfartigen Zuständen und Völlegefühl, angewendet wird. Der M. enthält als wirksame Bestandteile Bitterstoffdrogen, die die Magensaftsekretion anregen, sowie blähungstreibende und schwach krampflösend wirkende Drogen. Für einen M. geeignete Drogen sind z. B. Kalmuswurzelstock, Kamillenblüten, Kümmelfrüchte, Pfefferminzblätter und Wermutkraut. Der M. soll 30 Minuten vor den Mahlzeiten getrunken werden, damit zum Zeitpunkt der Nahrungsaufnahme die verstärkte Bildung von Magensaft durch die Wirkstoffe des M. erreicht wird.

Magenwurz ↑ Kalmus.

Maggikraut ↑ Liebstöckel.

Maggiwurzel ↑ Liebstöckel.

Ma Huang ↑ Meerträubel.

Maiglöckchen * †, *Convallaria majalis:* ausdauernde, bis 20 cm hohe Pflanze aus der Familie der Liliengewächse (Liliaceae). Im Frühjahr treibt das M. aus einem kriechenden verzweigten Wurzelstock zuerst einige bald wieder absterbende Niederblätter und dann in jedem Jahr meist 2 langgestielte, elliptische oder lanzettliche, in den Blattstiel verlaufende ganzrandige Blätter mit parallelen Nerven. Die blütentragenden Stengel sind unbeblättert. Die stark duftenden Blüten befinden sich im oberen Teil in einseitswendigen Blütentrauben. In den Achseln kleiner Tragblätter steht jeweils eine gestielte, nickende, glokkenförmige, weiße Blüte, die einen 6zipfligen Rand besitzt. Die Frucht ist eine zur Reife leuchtend rote, 2- bis 6samige Beere.

▷ *Blütezeit:* Mai.

▷ *Vorkommen:* Das M. ist in Europa und den klimatisch gemäßigten Teilen Asiens heimisch. Die Pflanze ist in lichten Laubwäldern, wärmeliebenden Kiefernwäldern, Gebüschen und an Waldsäumen in der Ebene und im Gebirge anzutreffen. Sie wird vielfach auch in Gärten als Zierpflanze gezogen.

▷ *Drogengewinnung:* Die oberirdischen Teile der Pflanze werden während der Blütezeit gesammelt und schnell bei Temperaturen von 110 °C getrocknet.

▷ *Drogenbeschreibung:* Die Droge (M.kraut, Convallariae herba) besteht aus dem getrockneten blühenden Kraut. Die Schnittdroge ist durch die parallelnervigen, glänzend hell- oder kräftig grünen Blattstücke, dünnhäutige, silbrig glänzende oder rötliche Blattscheiden und die längsgerillten, plattgedrückten Teile der Blütenschäfte gekennzeichnet. Seltener sind gelblichweiße geschrumpfte Blüten vorhanden. Die Droge besitzt keinen deutlich wahrnehmbaren Geruch und schmeckt süßlich bitter, etwas scharf.

▷ *Inhaltsstoffe:* Die Droge enthält etwa 30 herzwirksame Glykoside (Cardenolide), von denen Convallatoxin, Convallosid, Convallatoxol, Convallatoxolosid und Lokujosid die Hauptglykoside sind. Je nach Herkunft kann der Glykosidgehalt stark variieren. In der Droge sind ferner Saponine und Flavonoide vorhanden.

▷ *Wirkung und Verwendung:* Die Zubereitungen des M.krautes verbessern aufgrund des Glykosidgehaltes die Herzleistung und werden bei leichten Formen von Herzschwäche, zur Förderung der

Herzleistung bei altersbedingter Herzschwäche sowie bei Unverträglichkeit anderer Herzmittel verwendet. Die M.extrakte sowie Glykosidkonzentrate werden als Fertigarzneimittel ausschließlich in standardisierter Form verwendet, das heißt, sie werden auf eine definierte Wirksamkeit eingestellt. Die medizinische Bedeutung ist jedoch stark zurückgegangen, da sicherer wirkende Arzneimittel zur Verfügung stehen.

▷ *Nebenwirkungen, Giftwirkung:* bei üblicher Dosierung selten. Es kommen jedoch Vergiftungen vor, z. B. durch den Verzehr der auffälligen roten Früchte. Sie äußern sich in Übelkeit, Erbrechen, Durchfall und Schwindelgefühl.

▷ *Geschichtliches:* In der Volksmedizin Mitteleuropas wurde das M. als Mittel gegen Kopfschmerz, Schwindel und Schlagfluß sowie als harntreibendes Mittel verwendet. Im alten Rußland diente der alkoholische Auszug der Blüten gegen Epilepsie. Die Kräuterbücher des 16. und 17. Jhs. empfahlen die aus den Blüten hergestellten Präparate gegen vielerlei Erkrankungen. Aus den Blüten wurde außerdem ein Niespulver sowie ein Schönheitsmittel bereitet. Zu dieser Zeit war das M. auch schon in den Gärten anzutreffen. ↑ **Tafel 36**

Maiholzrinde ↑ Weiden.

Mais, *Kukuruz, Zea mays:* einjähriges, bis 3 m hohes Kraut aus der Familie der Süßgräser (Gramineae). Die Pflanze bildet lange, lanzettliche, bis 4 cm breite Blätter. Die männlichen Blüten stehen in endständigen Rispen, die weiblichen in achselständigen langen Kolben, aus denen zur Blütezeit die langen fadenförmigen Griffel heraushängen. Die Frucht ist eine Karyopse.

▷ *Blütezeit:* Juli bis Oktober.

▷ *Vorkommen:* Der M. ist in Mittelamerika beheimatet und wird weltweit kultiviert.

▷ *Drogengewinnung:* Die M.griffel werden zur Blütezeit vor der Bestäubung gesammelt und rasch an schattigen und gut belüfteten Plätzen getrocknet.

▷ *Drogenbeschreibung:* Die Droge (M.griffel, M.narben, M.bart, M.haare, Maydis stigma) besteht aus den getrockneten fadenförmigen Griffeln der weiblichen Blüten. Die Schnittdroge ist gekennzeichnet durch die 5 bis 10 mm langen fadenförmigen Griffelstücke von hellgelblicher oder bräunlicher Farbe. Die Droge riecht eigentümlich, süßlich und schmeckt schwach süßlich.

▷ *Inhaltsstoffe:* Die Droge enthält wenig ätherisches Öl, fettes Öl, Schleime, Kaliumsalze, Polyphenole, Allantoin, Saponine und reduzierende Zucker.

▷ *Wirkung und Verwendung:* Die M.griffel wirken, vermutlich aufgrund des hohen Gehaltes an Kaliumsalzen, schwach harntreibend. Sie werden als mildes harntreibendes Mittel zur unterstützenden Behandlung von Blasen- und Nierenbeschwerden sowie Ödemen verwendet.

Zur Herstellung des Teeaufgusses wird 1 Teelöffel Droge (0,5 g) mit 1 Tasse (150 ml) siedendem Wasser übergossen und 10 bis 15 Minuten bedeckt stehengelassen. Die Droge kann auch mit kaltem Wasser angesetzt, kurz aufgekocht und der Tee nach einigen Minuten durch ein Sieb abgegossen werden. Zur

Förderung der Harnausscheidung wird mehrmals täglich 1 Tasse Tee getrunken. In der Volksmedizin wird die Droge auch als Mittel gegen Übergewicht, bei Gicht und rheumatischen Beschwerden sowie gegen Bettnässen verwendet. Eine blutzuckersenkende Wirkung besitzt die Droge nicht. Aus den M.früchten wird M.stärke gewonnen. Sie ist Bestandteil von Nährpräparaten, Pudern und Hilfsstoff bei der Tablettenherstellung. Das aus den Keimlingen gewonnene M.keimöl wird aufgrund seines hohen Gehaltes an ungesättigten Fettsäuren als wertvolles Speiseöl sowie zur Vorbeugung gegen Arteriosklerose verwendet.

▷ *Nebenwirkungen:* nicht bekannt.

▷ *Geschichtliches:* Der M. wurde in vorgeschichtlicher Zeit von den Urbewohnern Mexikos und Mittelamerikas aus der Teosinte, einem dort vorkommenden Wildgras, gezüchtet. Bereits vor 4000 Jahren gab es verschiedene Kultursorten. Bei der Entdeckung Amerikas fanden die Spanier den M. überall als wichtige Nährfrucht in Kultur und brachten ihn Anfang des 16. Jhs. nach Spanien. Bald danach gelangte er auch nach Mitteleuropa, wo er aber zunächst mehr als Zierpflanze gezogen wurde, Erst seit dem 17. Jh. wurde der M. in Europa auch als Getreide angebaut, erlangte als wärmeliebende Art jedoch nur in Südeuropa größere Bedeutung. Inzwischen gibt es Sorten, die sich bis an die Grenze der nördlichen gemäßigten Zone anbauen lassen. Eine arzneiliche Verwendung des M. erfolgte erst in jüngerer Zeit.

↑ **Tafel 36**

Majoran, *Wurstkraut, Origanum majorana:* ein- oder mehrjähriger, bis 50 cm hoher Halbstrauch aus der Familie der Lippenblütengewächse (Lamiaceae). Die Pflanze bildet relativ dünne, stark ästige Stengel, die oft rötlich überlaufen sind. Die gegenständigen Blätter sind elliptisch, bis 4 cm lang, kurzgestielt und wie die Stengel graufilzig behaart. Die Blüten stehen in Scheinquirlen an den Enden der Zweige. Die unscheinbaren rötlichen oder weißlichen, 2lippigen Blumenkronen sind meist nicht größer als die rundlichen Hochblätter, welche die Blütenstände fast verdecken. Die Früchte sind kleine hellbraune Nüßchen, die in Mitteleuropa jedoch nicht zur Reife gelangen. Die Pflanze besitzt einen stark aromatischen Geruch. Es werden verschiedene Zuchtsorten unterschieden, die z. B. durch Ein- oder Mehrjährigkeit, Wüchsigkeit und Früh- oder Spätreife charakterisiert sind.

▷ *Blütezeit:* Juli bis September.

▷ *Vorkommen:* Der M. ist in Südwestasien und Nordafrika heimisch und im Mittelmeergebiet eingebürgert. Die Pflanze wird in Mittel- und Südeuropa sowie in Nordamerika kultiviert.

▷ *Drogengewinnung:* Die oberen Teile des M. werden zur Blütezeit abgeschnitten und in dünner Schicht oder in speziellen Anlagen getrocknet. Die Stengelteile werden aus der Droge entfernt.

▷ *Drogenbeschreibung:* Die Droge (M.kraut, Majoranae herba) besteht aus den getrockneten Blüten, Blütenständen und Blättern. Sie ist gekennzeichnet durch die ganzen oder mehr oder minder zerfallenen rundlichen oder eiförmigen, hellgraugrünen, filzig behaarten Deckblätter der Blütenstände und die graufilzig behaarten Blattstückchen. Vereinzelt sind bis 4 mm lange, geschrumpfte Blüten vorhanden. Die Droge besitzt einen typisch aromatischen Geruch und Geschmack.

▷ *Inhaltsstoffe:* Das M.kraut enthält als wichtigsten Bestandteil das ätherische Öl (bis 3%), das den charakteristischen Geruch und Geschmack der Droge bedingt. Ferner sind in geringen Mengen Gerb- und Bitterstoffe, Phenole und Phenolglykoside enthalten.

▷ *Wirkung und Verwendung:* Das M.kraut wirkt aufgrund des ätherischen Öl- und Bitterstoffgehaltes fördernd auf die Magensaftbildung und die Verdauung sowie blähungstreibend. Diese Wirkungen werden bei Appetitlosigkeit, Verdauungsschwäche und Blähungskoliken kaum noch genutzt, da sie bei anderen Drogen, z. B. Wermut, Kalmus, Enzian und Pomeranzen, deutlicher ausgeprägt sind. Sie spielen aber bei der Verwendung des M. als Gewürz eine Rolle. Das M.kraut wird vor allem bei der Wurstbereitung, aber auch zu Schweine- und Gänsebraten, Lebergerichten, Pizza, Suppen und Soßen verwendet. Früher wurde aus der grob gepulverten Droge unter Zusatz von Weingeist und Ammoniakflüssigkeit mit Vaseline eine M.salbe (M.butter) hergestellt, die als Schnupfenmittel besonders für Kleinkinder Verwendung fand. Das aus der Droge durch Wasserdampfdestillation gewonnene M.öl (Majoranae aetheroleum) wurde in Linimenten zur äußerlichen Behandlung von Katarrhen der oberen Luftwege, Krämpfen im Magen-Darmbereich und Gallenbeschwerden benutzt. Die Wirksamkeit ist nicht belegt.

▷ *Nebenwirkungen:* nicht bekannt.

▷ *Geschichtliches:* Schon im Altertum wurde der M. als Gewürz- und Arzneipflanze genutzt. Im 16. Jh. war er als Pflanze der Küchengärten bereits weit verbreitet und wurde später an verschiedenen Stellen auch feldmäßig angebaut, z. B. im Spreewald. Genutzt wurde der M. vor allem als Küchengewürz und zur Wurstherstellung. In den Apotheken wurden aus dem Kraut und den Samen der Pflanze verschiedene Arzneien hergestellt, die vor allem zur Behandlung von Verdauungs- und Harnbeschwerden, Frauenkrankheiten, Ohrenerkrankungen und Schnupfen dienten, während das M.öl zu Einreibungen verwendet wurde. ↑ **Tafel 36**

Malabarkardamome ↑ Kardamome.

Malabarzimt ↑ Ceylonzimtbaum.

Malus domestica ↑ Apfelbaum.

Malva neglecta ↑ Wegmalve.

Malva sylvestris ↑ Malve, Wilde.

Malve, Blaue ↑ Malve, Wilde.

Malve, Mauritanische ↑ Malve, Wilde.

Malven, schwarze ↑ Stockmalve.

Malventee ↑ Roseneibisch.

Malve, Schwarze ↑ Stockmalve.

Malve, Weiße ↑ Eibisch.

Malve, Wilde, *Algiermalve, Blaue Malve, Große Käsepappel, Mauritanische Malve, Roßpappel, Malva sylvestris:* eine bis 1,50 m hohe, ein- oder zweijährige, auch ausdauernde Pflanze mit oft niederliegendem Stengel, der im unteren Teil auch verholzt sein kann. Die kräftig grünen, langgestielten Blätter sind 3- bis 7lappig. Die Blüten stehen zu mehreren in den Blattachseln. Die 5 Kronblätter sind bis 3 cm lang, 3- bis 4mal so lang wie der Kelch, an der Spitze tief ausgerandet, purpurn oder rosaviolett, mit dunkleren Längsstreifen. Die scheibenförmige Frucht zerfällt bei der Reife in meist 10 einsamige Teilfrüchte. Die Wegmalve, Malva neglecta, wird ebenfalls zur Drogengewinnung verwendet.

▷ *Blütezeit*: Juni bis Oktober.

▷ *Vorkommen*: Die W. M. ist in Europa, Sibirien, Vorder- und Mittelasien und in Nordwestafrika verbreitet, teilweise wird sie auch kultiviert. Wildwachsend ist die Pflanze auf nährstoffreichen Brachflächen anzutreffen.

▷ *Drogengewinnung:* Die Blätter und Blüten der W. M. werden in den Monaten Juni bis September gesammelt und an schattigen, gut belüfteten Plätzen in dünner Schicht getrocknet. Verfärbte oder durch Rostpilze befallene bräunlich gefleckte Blätter sind nicht verwendbar. Die Blüten werden ohne Stiel gesammelt und getrocknet.

▷ *Drogenbeschreibung:* Die Blattdroge (Malvenblätter, Malvae folium) besteht aus den getrockneten Blättern. Die Schnittdroge ist gekennzeichnet durch die dünnen, grünen, schwach behaarten und geschrumpften Blattstücke, die teilweise den kerbig gezahnten Blattrand erkennen lassen. Daneben sind Teile der dünnen, behaarten Blattstiele enthalten. Die Droge haftet mehr oder weniger klumpig zusammen. Sie besitzt keinen deutlich wahrnehmbaren Geruch und schmeckt schleimig.

Die Blütendroge (Malvenblüten, Malvae flos) besteht aus den getrockneten, stark geschrumpften Blüten. Die Schnittdroge ist gekennzeichnet durch die violettblauen, gefalteten Teile der Kronblätter. Daneben sind borstig behaarte, grüne Außenkelch- und Kelchteile sowie Staubblattröhren enthalten. Vereinzelt ist auch der abgeplattete, meist 10fächerige Fruchtknoten vorhanden.

▷ *Inhaltsstoffe:* Beide Drogen enthalten viel Schleim sowie kleine Mengen Gerbstoffe. Die Malvenblüten enthalten zusätzlich Anthocyane (Blütenfarbstoffe).

▷ *Wirkung und Verwendung:* Der Teeaufguß der Droge (Blätter und Blüten) wirkt aufgrund des Schleimgehaltes reizmildernd und entzündungshemmend. Die Gerbstoffe wirken mild adstringierend. Der Tee wird bei Katarrhen der oberen Luftwege, bei Husten und bei Schleimhautentzündungen im Mund- und Rachenraum angewendet.

Zur Bereitung des Teeaufgusses werden 2 Teelöffel Malvenblätter oder -blüten (3 bis 5 g) mit 1 Tasse (150 ml) siedendem Wasser übergossen und 10 bis 15 Minuten bedeckt stehengelassen. Der Teeaufguß wird durch ein Sieb abgegossen. Mehrmals täglich und vor dem Schlafengehen wird 1 Tasse Tee warm getrunken. Die Drogen können auch mit kaltem Wasser angesetzt werden. Der Teeaufguß wird nach mehrstündigem Stehenlassen abgegossen und angewärmt. In der Volksmedizin wird der Tee aus beiden Drogen äußerlich zu Umschlägen oder Bädern für die Wundbehandlung benutzt. Die Anwendung bei offenen oder nässenden Hautdefekten ist nicht zu empfehlen.

▷ *Nebenwirkungen:* nicht bekannt.

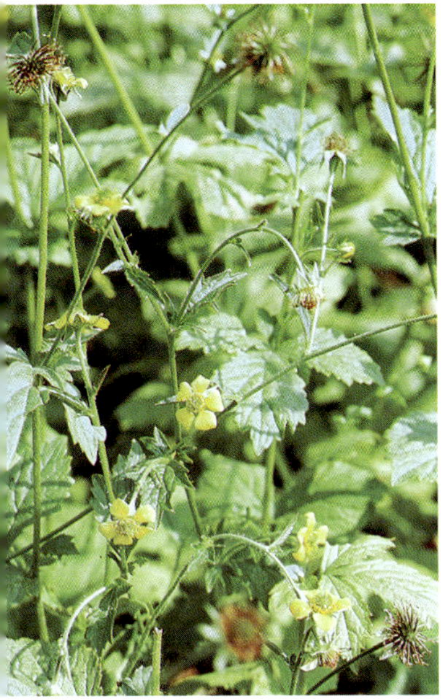

Nelkenwurz

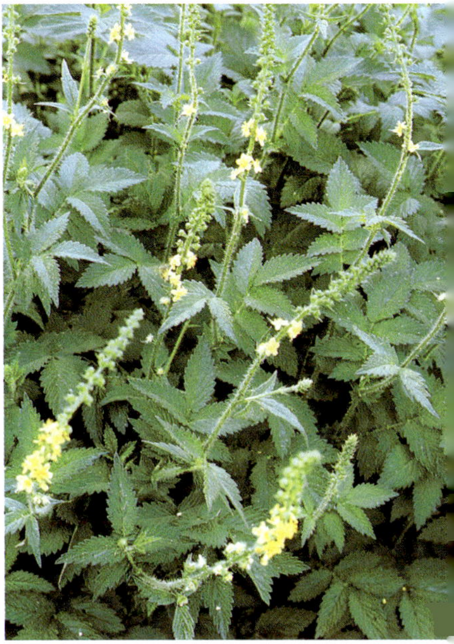

Odermennig, Kleiner

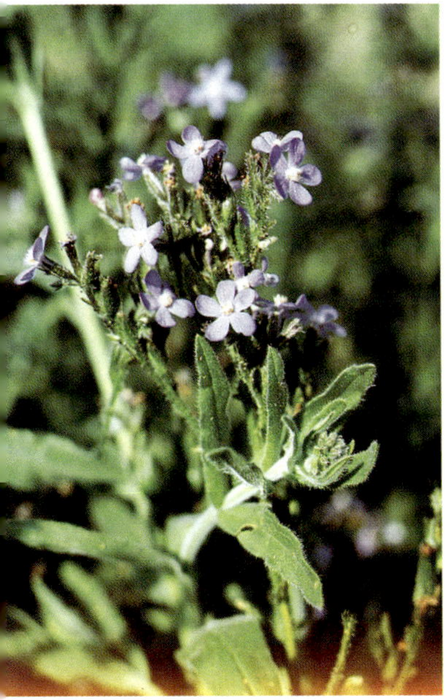

Ochsenzunge

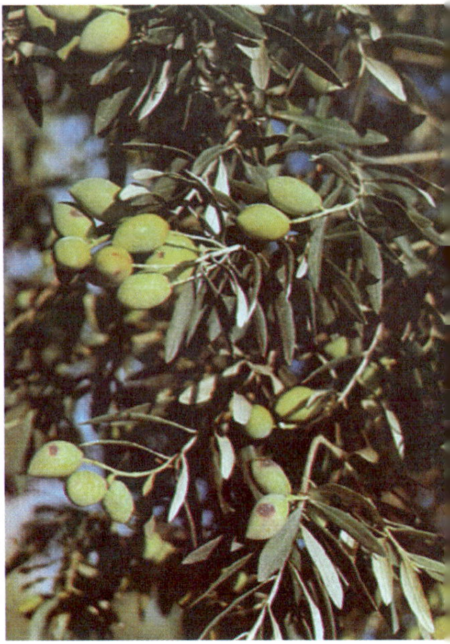

Ölbaum

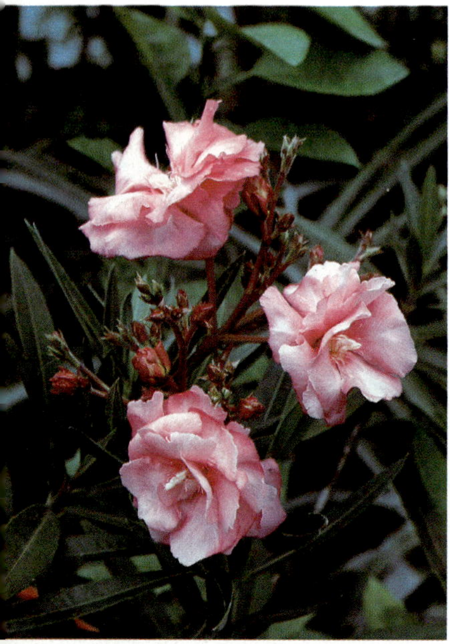

Oleander

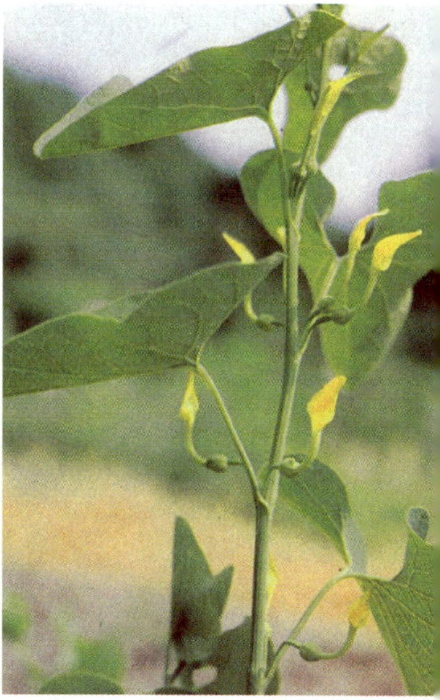

Osterluzei

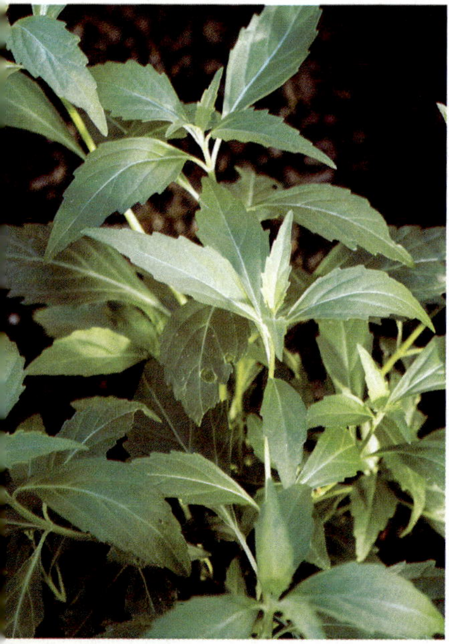

Orthosiphon

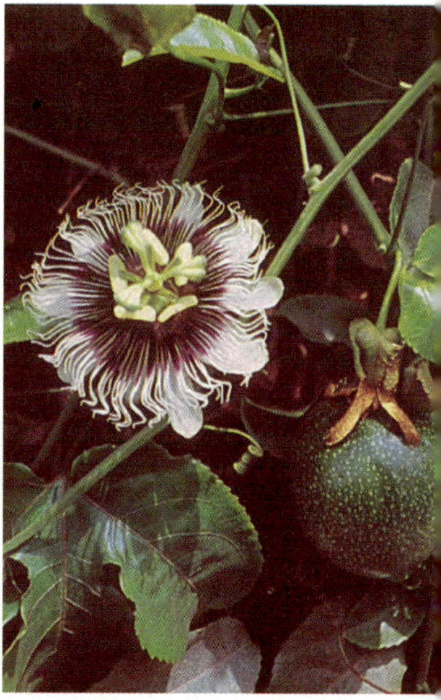

Passionsblume

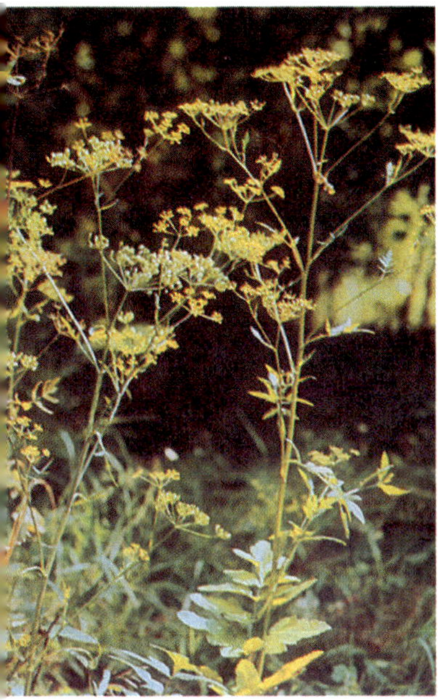
Pastinak

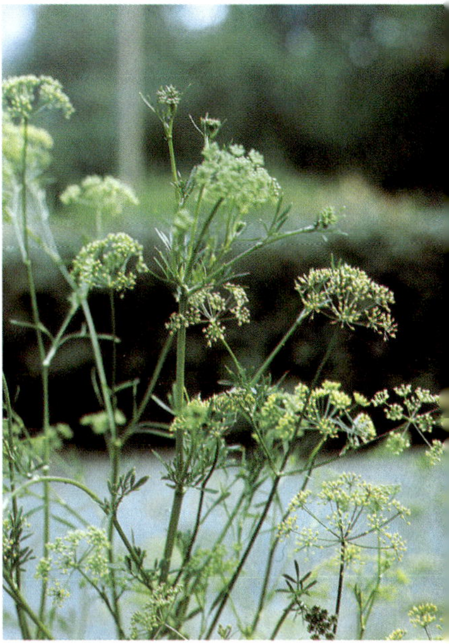
Petersilie

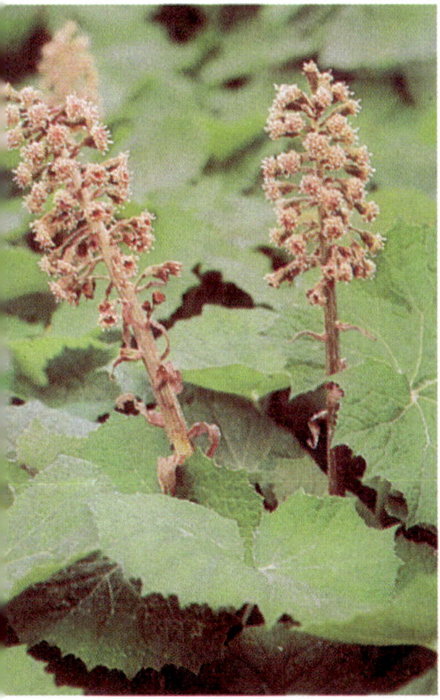
Pestwurz

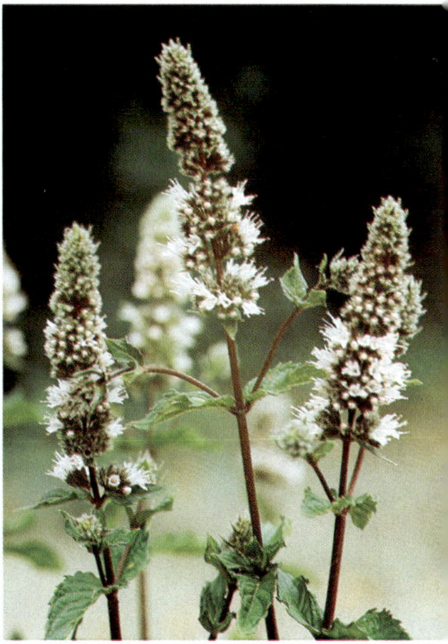
Pfefferminze

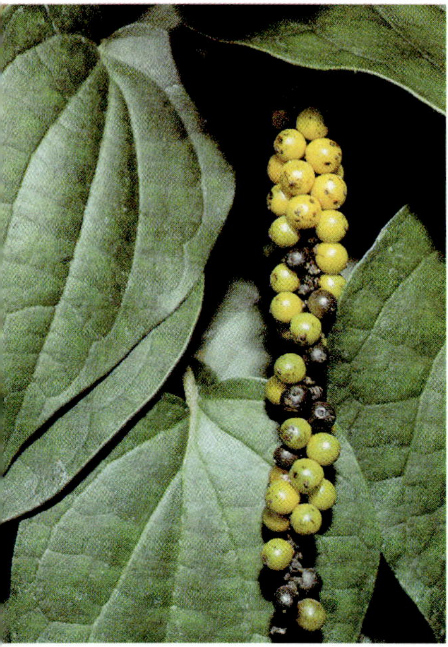

Pfeffer, Schwarzer

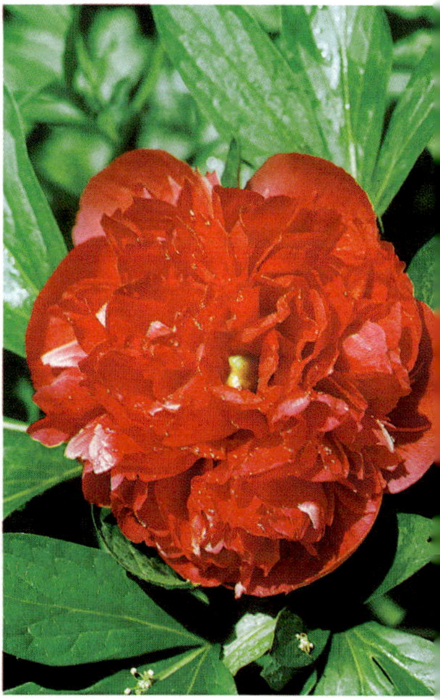

Pfingstrose

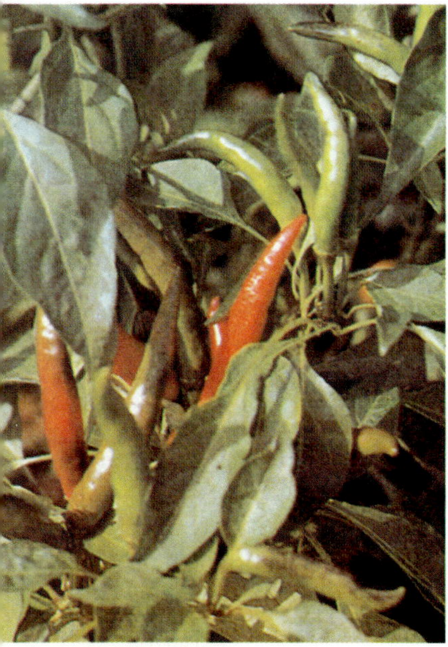

Pfeffer, Spanischer

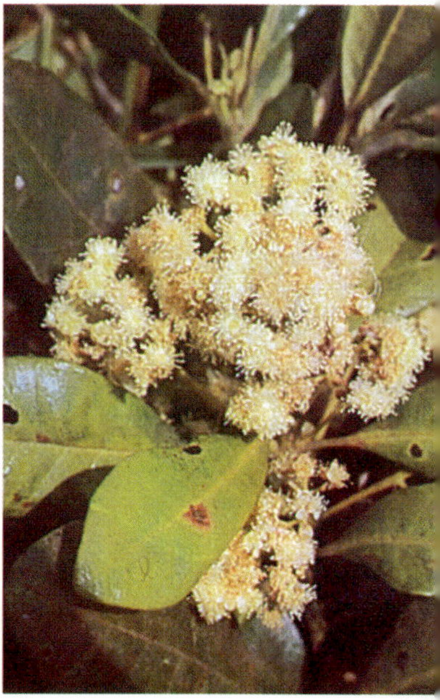

Pimentbaum

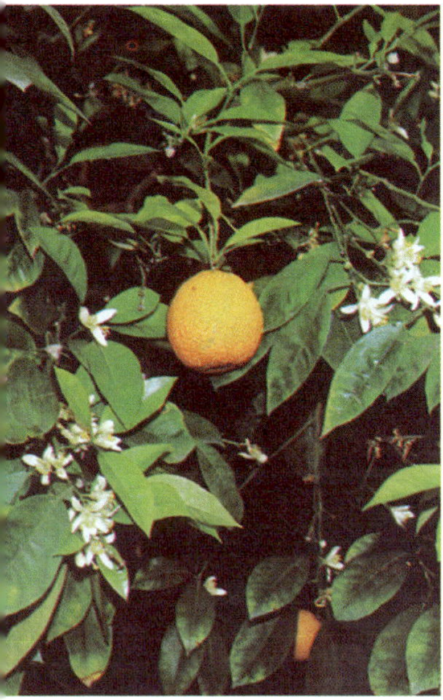

Pomeranze

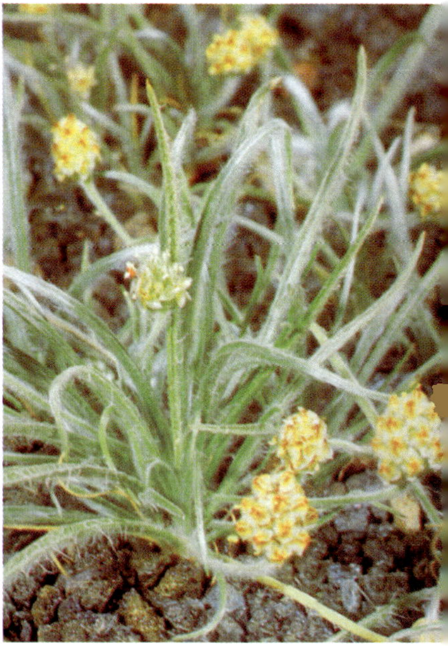

Psyllium, Indisches

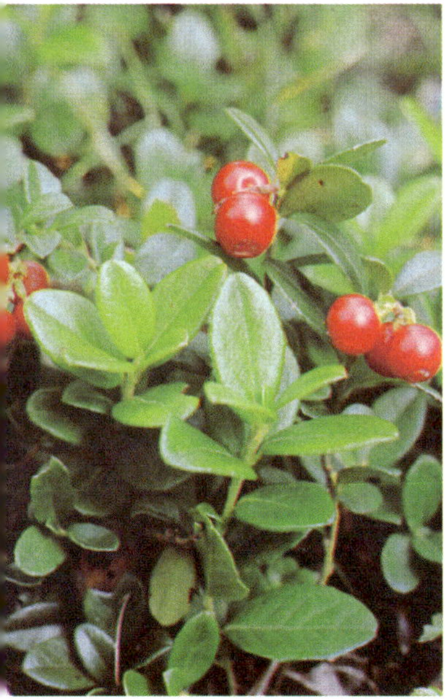

Preiselbeere

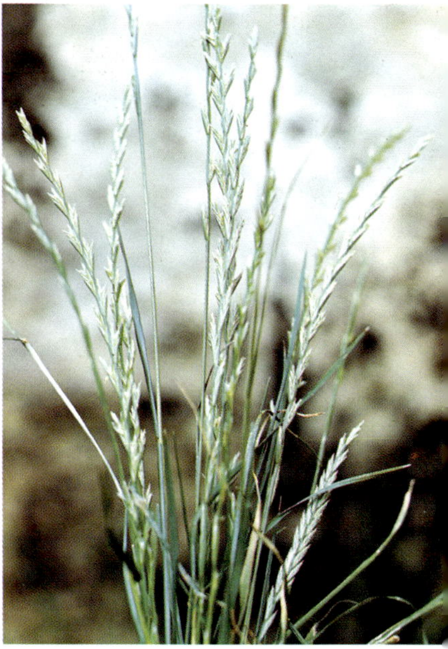

Quecke

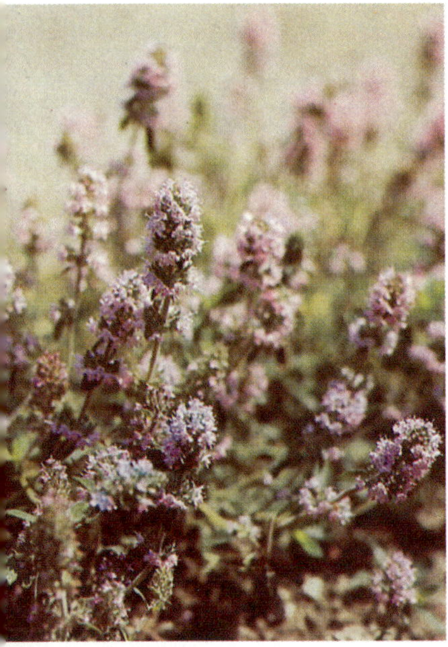

Quendel

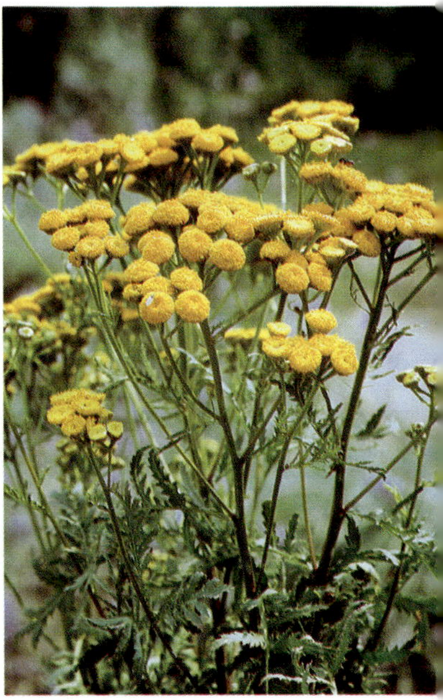

Rainfarn

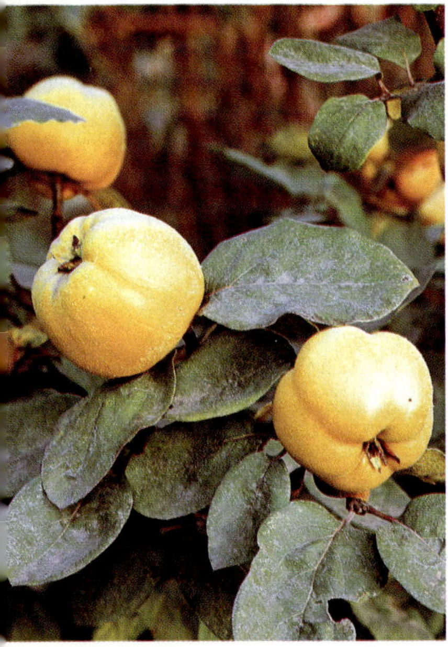

Quitte

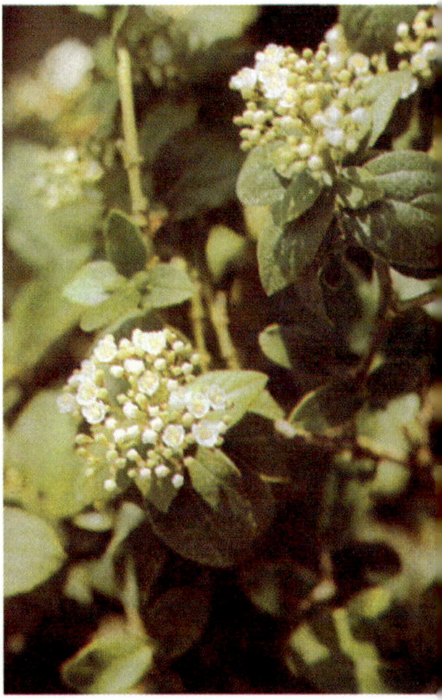

Rauwolfia

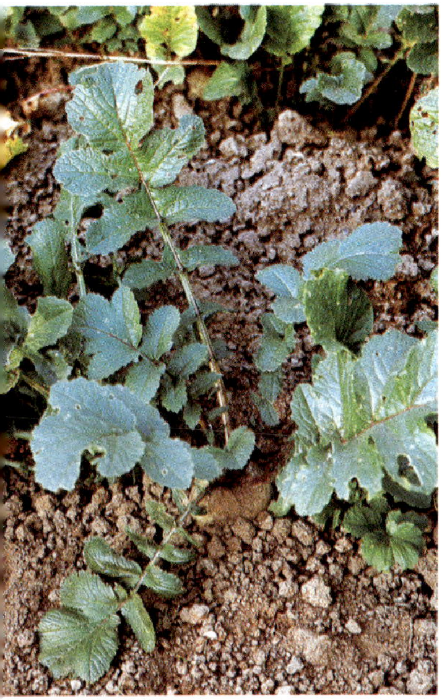

Rettich, Schwarzer

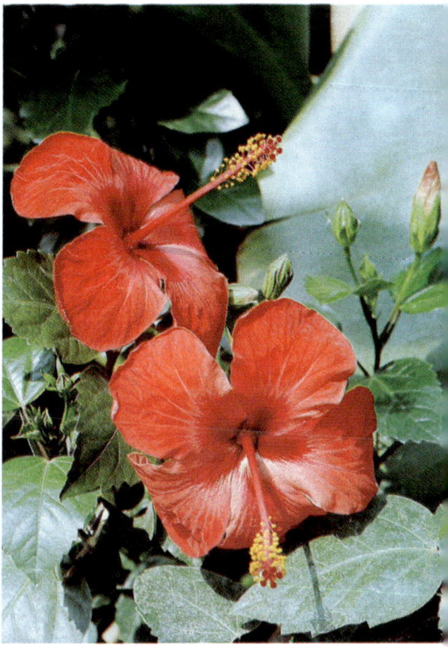

Roseneibisch

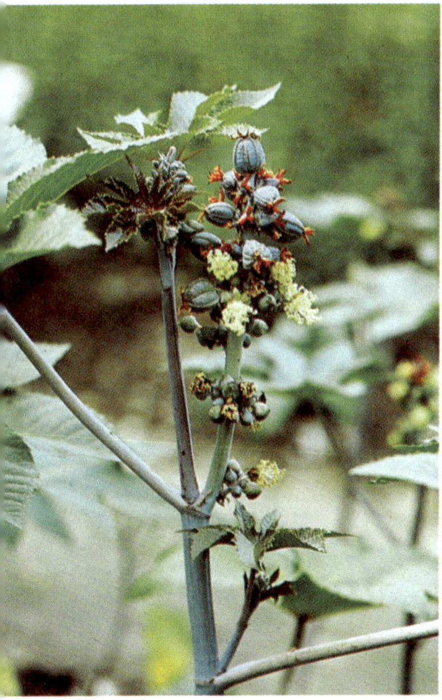

Rizinus

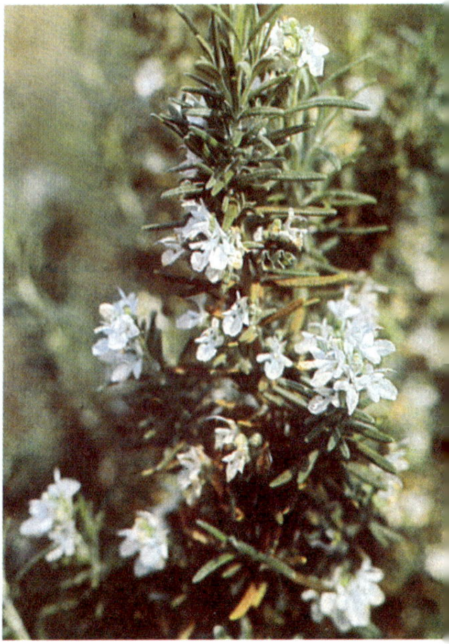

Rosmarin

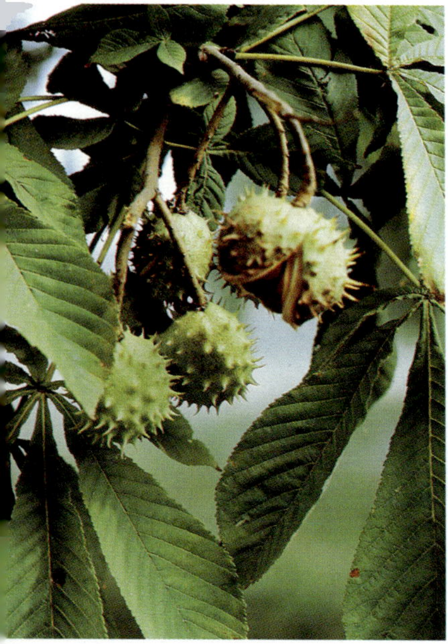

Roßkastanie

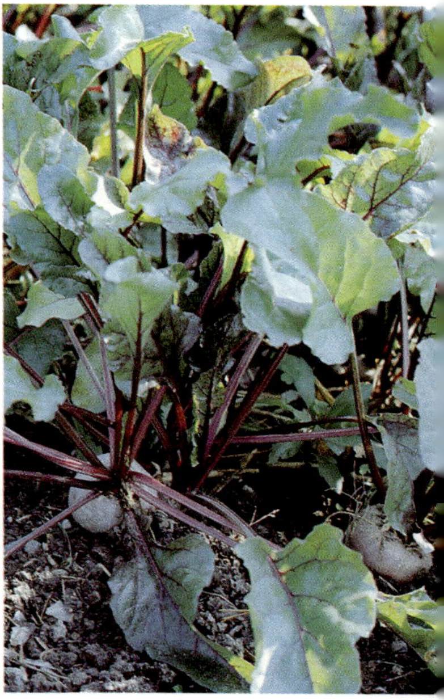

Rübe, Rote

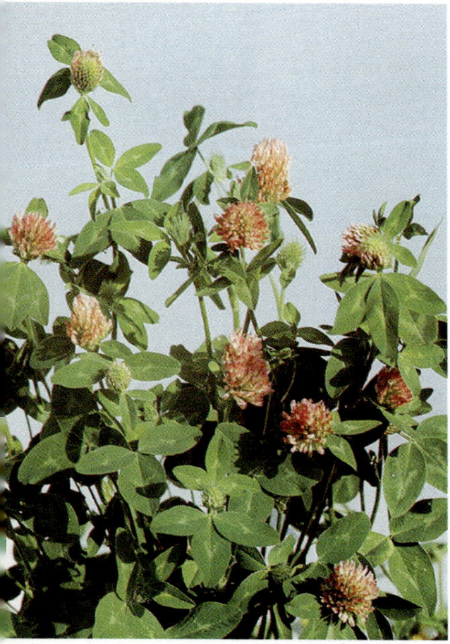

Rotklee

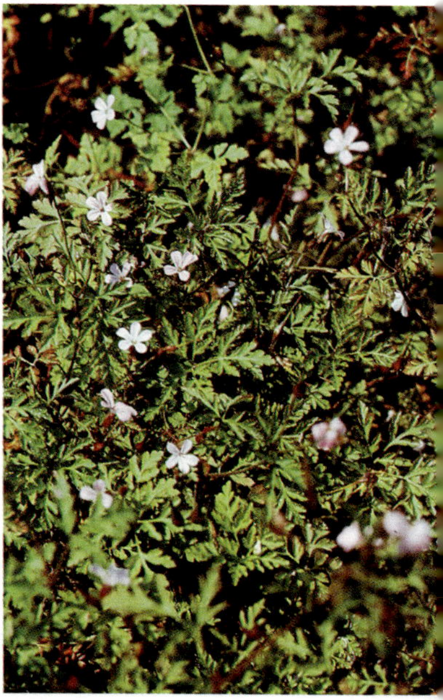

Ruprechtskraut

▷ *Geschichtliches:* Die W. M. gehört in Südeuropa zu den ältesten Nutzpflanzen und wurde bereits von dem griechischen Dichter Hesiod (9. Jh.) erwähnt. In den hippokratischen Schriften wurde sie als erweichendes Mittel genannt. Dioskurides empfahl die W. M. gegen Darmbeschwerden. Die frischen Blätter dienten als Umschläge, die gekochten (mit Öl aufgelegt) gegen Brandwunden. Auch bei Gebärmutterleiden und Vergiftungen wurde sie verwendet. Plinius erwähnte sie auch als geburtsförderndes Mittel und die Malvensamen als starkes Aphrodisiakum besonders für Frauen. Die Malven dienten damals aber auch als Nahrungsmittel, die Blätter wurden als Gemüse gekocht. Bei den Griechen und Römern, aber auch im deutschen Mittelalter wurde die W. M. als Arznei- und Gemüsepflanze in den Gärten angebaut. Mit den im Capitulare de villis als Malvas bezeichneten Pflanzen sind offenbar diese Art und die Wegmalve gemeint. Als Arzneipflanze fand die W. M. eine ausgedehnte Verwendung bei vielerlei Erkrankungen und Beschwerden, vor allem als erweichendes, reizmilderndes und schleimlösendes Mittel. ↑ **Tafel 37**

Mandelentzündung, *Halsentzündung, Angina, Tonsillitis:* akute Entzündung des Rachenraumes, insbesondere der Gaumenmandeln, die durch Bakterien (Streptokokken, Staphylokokken) hervorgerufen wird. Die M. beginnt mit dem Gefühl des Wundseins im Rachen, dann stellen sich Schluckbeschwerden, Zungenbelag und Mundgeruch sowie Behinderung beim Sprechen ein. Abgeschlagenheit, Fieber und Kopfschmerzen können weitere Symptome einer M. sein. Häufige Rückfälle führen zur chronischen M. Zur Anwendung kommen Arzneimittel (Antibiotika) mit spezifischer Wirksamkeit gegen die Entzündungserreger oder ein chirurgischer Eingriff (Mandelausschälung, Tonsillektomie). Zur unterstützenden Behandlung dienen physikalische Maßnahmen (zur Fiebersenkung Prießnitzumschlag, Schwitzen durch Trinken von heißem Linden- oder Holunderblütentee) und Gurgelmittel mit desinfizierender, entzündungshemmender und desodorierender Wirkung. Als Zusatz zum Gurgelwasser werden z. B. Kamillenextrakte oder Salbeifluidextrakt benutzt. Ferner werden Zubereitungen aus Spitzwegerich, Ratanhiawurzel, Myrrhe oder Thymian angewendet. Es sollte alle 2 Stunden mit einem Teeaufguß oder verdünnter Tinktur dieser Drogen gegurgelt werden. Unterstützt werden sollte die Behandlung durch Trinken von viel Flüssigkeit (1,5 bis 2 Liter täglich) und Lutschen von entsprechenden Präparaten, die Extrakte z. B. aus Salbei oder Thymian enthalten. Auch das Inhalieren mit ätherischen Öle der Kamille, des Salbeis oder Thymians kann nützlich sein.

Mannaesche, *Blumenesche, Fraxinus ornus:* ein 6 bis 15 m hoher Baum mit grauer, warzigkrustiger Rinde aus der Familie der Ölbaumgewächse (Oleaceae). Die M. besitzt meist unpaarig gefiederte Blätter, die kreuzweise gegenständig angeordnet sind. Die radiären Blüten sind gelblichweiß und haben eine doppelte Blütenhülle. Sie stehen in aufrechten Blütenrispen. Die Frucht ist eine geflügelte Nuß.

▷ *Blütezeit*: April bis Juni.

▷ *Vorkommen*: Die M. ist im südlichen Mitteleuropa, Südeuropa, Vorderasien und Australien verbreitet und kommt in den Alpen bis 1500 m Höhe vor. Vielfach wird sie auch als Zierbaum angepflanzt.

▷ *Drogengewinnung:* Die 4 bis 8 Jahre alten Bäume werden am Stamm horizontal angeschnitten (nur bis zum inneren Teil der Rinde). Aus den Einschnitten fließt ein bräunlicher Saft, der an der Luft in kurzer Zeit erstarrt und weißlich wird. Im Abstand von wenigen Tagen wird der erstarrte Saft gesammelt.

▷ *Drogenbeschreibung:* Die Droge (Manna, Himmelsbrot, Himmelstau) besteht aus dem eingetrockneten Saft. Die zerkleinerte Droge ist gekennzeichnet durch bröcklige, fein kristallinische, blaßgelbe oder weiße Stückchen. Die Droge besitzt einen honigartigen Geruch und einen süßen, etwas herben Geschmack.

▷ *Inhaltsstoffe:* Hauptbestandteil des Manna ist das Kohlenhydrat Mannitol (70 bis 90%), ferner sind Glucose, Fructose, Harz, Schleim und Spuren des Glykosids Fraxin vorhanden.

▷ *Wirkung und Verwendung:* Manna wirkt aufgrund des Mannitolgehaltes mild abführend. Die Droge hemmt die Flüssigkeitsaufnahme im Darm. Dadurch kommt es zu einer Volumenvergrößerung des Darminhaltes und zur Anregung der Darmbewegung (Peristaltik). Manna wird als mildes Abführmittel bei Stuhlverstopfung verwendet. Zubereitungsform für die Droge ist der Mannasirup (eine 10%ige Lösung der Droge in Zuckersirup).

▷ *Nebenwirkungen:* vereinzelt Übelkeit und Blähungen. Bei Darmverschluß darf keine Anwendung erfolgen.

▷ *Geschichtliches:* Das in der Bibel erwähnte Manna stammte nicht von der M., sondern von Tamarix gallica oder bestand aus Bruchstücken der Mannaflechte. Die Droge wurde von arabischen Ärzten als Abführmittel verwendet. Im 18. Jh. zählte die aus Italien eingeführte Droge zu den mild abführend und reinigend wirkenden Arzneimitteln. ↑ **Tafel 37**

Mannazucker ↑ Mannitol.

Mannitol, *Mannazucker: 6wertiger Zuckeralkohol:* Hauptbestandteil des Manna, des eingetrockneten Saftes der Mannaesche. Das M. ist im Honigtau, in Pilzen und Algen sowie in Wurzeln, Blättern und Früchten von Pflanzen enthalten. Die Substanz entsteht durch Reduktion von Mannose und Glucose. Sie wird durch Hydrierung von Traubenzucker oder Invertzucker hergestellt. Das M. ist nicht vergärbar und wird im Magen-Darm-Kanal nicht aufgenommen. Es schmeckt etwa halb so süß wie Zucker und wird als Süßungsmittel für Diabetikernahrung sowie als Füllstoff für Kautabletten und als mildes Abführmittel verwendet.

Mariendistel, *Frauendistel, Magendistel, Silybum marianum:* ein- oder zweijährige, bis etwa 1,50 m hohe Pflanze aus der Familie der Korbblütengewächse (Asteraceae). Die M. besitzt ungestielte, glänzend dunkelgrüne, an den Adern weißgefleckte Blätter. Der Blattrand ist welligbuchtig und stachelspitzig. Die Blütenköpfchen sind 5 bis 8 cm lang und tragen rotviolette Röhrenblüten, die von abstehenden, nach oben eingerollten Hüllblättern mit gelblichen, scharfen Dornen umgeben werden. Die Früchte sind Achänen.

▷ *Blütezeit*: Juli, August.

▷ *Vorkommen*: Die M. ist in Südeuropa, Kleinasien und Nordafrika heimisch. Die Pflanze ist in Nord- und Südamerika sowie Südaustralien eingebürgert und kommt in Mitteleuropa verwildert auf Schuttunkrautfluren und Viehweiden vor. Sie wird auch als Zierpflanze in Gärten gezogen und als Arzneipflanze angebaut.

▷ *Drogengewinnung:* Die reifen Früchte der M. werden in den Monaten August und September geerntet und von ihrem Haarkranz (Pappus) befreit.

▷ *Drogenbeschreibung:* Die Droge (M.früchte, Marienkörner, Stechkörner, Magendistelsamen, Cardui mariani fructus) besteht aus den schief-eiförmigen, länglichen, etwas flachgedrückten, 6 bis 7 mm langen, bis 3 mm breiten und etwa 1,5 mm dicken Früchten. Sie sind am oberen Ende mit einem gelblichen, ringförmigen, etwas vorspringenden Rand versehen, am unteren Ende befindet sich seitlich der rinnenförmige Nabel. Die Fruchtschale ist glänzend braunschwarz oder matt graubraun und dunkel- oder weißgrau gestrichelt. Die Droge ist geruchlos. Die Fruchtschale schmeckt bitter, die beiden Keimblätter des Samens schmecken ölig.

▷ *Inhaltsstoffe:* Die Droge enthält bis etwa 3% Silymarin, ein Gemisch verschiedener Flavonolignane, das sich ausschließlich in der Fruchtschale befindet. Die Hauptkomponenten sind Silybin, Silychristin und Silydianin. Ferner sind Flavonoide und in den Samen fettes Öl mit hohem Anteil an Linol- und Palmitinsäure vorhanden. Weitere Inhaltsstoffe sind Tocopherol (Vitamin E), Sterole, Eiweiß und etwas Schleim.

▷ *Wirkung und Verwendung:* Das Silymarin der Droge besitzt eine die Gallensaftbildung und -ausscheidung fördernde sowie leicht krampflösende und leberschützende Wirkung. Auch bei Schädigungen der Leber durch toxische Stoffe (z. B. Alkohol, Tetrachlorkohlenstoff) hat das Silymarin eine günstige Wirkung auf die Membranstabilisierung der Leberzellen. Die Droge dient vor allem zur unterstützenden Behandlung von funktionellen Verdauungsbeschwerden und Lebererkrankungen. Das isolierte Silybinin wird als Antidot (Gegenmittel) bei Vergiftungen mit Knollenblätterpilzen eingesetzt.
Zur Bereitung des Teeaufgusses wird 1 gehäufter Teelöffel der zerstoßenen Droge (3 bis 5 g) mit siedendem Wasser übergossen und 10 bis 15 Minuten bedeckt stehengelassen. Der Teeaufguß wird durch ein Sieb abgegossen. 3- bis 4mal täglich wird 1 Tasse Tee etwa 30 Minuten vor den Mahlzeiten getrunken. Die Anwendung sollte über einen längeren Zeitraum erfolgen, bis die gewünschte Wirkung erreicht ist. Günstiger als der Teeaufguß werden industriell hergestellte Präparate beurteilt, die auf einen konstanten Wirkstoffgehalt standardisiert sind und sich exakt dosieren lassen.

▷ *Nebenwirkungen:* Selten tritt Stuhlverflüssigung auf.

▷ *Geschichtliches:* Die M. wurde als Arzneipflanze schon von Dioskurides und Plinius genannt. Seit dem Mittelalter war die Pflanze auch in den mitteleuropäischen Gärten zu finden und in die damalige Marienverehrung einbezogen. Die alten

Kräuterbücher des 16. und 17. Jhs. empfahlen den Samen, Stechkörner genannt, als Mittel gegen Seitenstechen, Leberentzündung, Wasser- und Gelbsucht sowie gegen Steinleiden und das Kraut der M. gegen den Weißfluß. Noch im 18. Jh. wurde die Pflanze in dieser Weise verwendet. ↑ **Tafel 37**

Marienmantel ↑ Frauenmantel.

Marihuana: harzreiche Stengelspitzen mit Blüten und Blättern der weiblichen Hanfpflanze (Cannabis sativa). Das M. enthält 0,5 bis 2% Tetrahydrocannabinole, die seine Rauschwirkung und die psychische Abhängigkeit der M.raucher erzeugen. ↑ Haschisch.

Maronenbaum ↑ Eßkastanie.

Marrubium vulgare ↑ Andorn.

Marsdenia cundurango ↑ Kondurangostrauch.

Märzveilchen, *Duftveilchen, Wohlriechendes Veilchen, Viola odorata:* ausdauernde, bis 20 cm hohe Pflanze aus der Familie der Veilchengewächse (Violaceae). Sie bildet bis 20 cm lange Ausläufer, die aber erst im 2. Jahr Blüten bilden. Aus dem kurzen, dicken Wurzelstock treibt das M. eine Rosette grundständiger Blätter. Diese sind herzförmig und kahl. Die langgestielten Blüten stehen in den Achseln der Blätter. Der Blütenstiel trägt etwa in der Mitte 2 kleine Nebenblättchen. Die Blütenkrone ist dunkelviolett, selten weiß oder rosa. Die spornartige Ausstülpung des unteren Kronblattes ist gleichfarbig und überragt die Fortsätze des grünen Kelches. Die Frucht ist eine 3lappige Kapsel.

▷ *Blütezeit*: März, April.

▷ *Vorkommen*: Das M. ist in Westeuropa und im Mittelmeergebiet heimisch und in ganz Europa verbreitet. Es kommt besonders an Waldsäumen, Gebüschen, Bachufern und in Feldulmenwäldern vor. Es ist das einzige wildwachsende duftende Veilchen in Europa.

▷ *Drogengewinnung:* Die Wurzelstöcke des M. werden in den Monaten September und Oktober gegraben, gewaschen und bei Temperaturen bis 40 °C getrocknet.

▷ *Drogenbeschreibung:* Die Droge (M.wurzelstock, echte Veilchenwurzel, Violae odoratae rhizoma) besteht aus den getrockneten Wurzelstöcken. Die Schnittdroge ist gekennzeichnet durch die hellbraunen, mit dünnen Wurzeln besetzten Wurzelstockstücke. Im Querschnitt zeigen sie eine gelbe Rinde und einen weißen Holzkörper. Die Droge besitzt keinen deutlichen Geruch und schmeckt brennend scharf. Sie ist nicht identisch mit „Veilchenwurzel“, dem Wurzelstock verschiedener Irisarten.

▷ *Inhaltsstoffe:* Die Droge enthält Saponine, wenig ätherisches Öl mit Methylsalicylat und ein Alkaloid unbekannter Struktur.

▷ *Wirkung und Verwendung:* Die Zubereitungen der Droge (M.abkochung, M.sirup) wirken aufgrund des Saponingehaltes in niedriger Konzentration auswurffördernd, in höherer Konzentration dagegen brechenerregend. Die auswurffördernde Wirkung wird in der Volksmedizin bei Husten und Katarrhen der oberen Luftwege genutzt. Die Wirksamkeit ist nicht ausreichend belegt.
Der Veilchensirup dient als „Hustenmedizin“ und wird aus den frischen, von den Kelchen befreiten Blüten bereitet. Dazu werden

200 g M.blüten mit 350 ml siedendem Wasser übergossen und 24 Stunden stehengelassen. Anschließend wird die Masse ausgepreßt und die Flüssigkeit filtriert. Das Filtrat wird mit Wasser auf 350 g ergänzt und mit 650 g Zucker erhitzt, bis sich dieser gelöst hat. 3mal täglich wird 1 Eßlöffel des violett gefärbten Veilchensirups eingenommen.

▷ *Nebenwirkungen:* bei höherer Dosierung Brechwirkung.

▷ *Geschichtliches:* Bereits im Altertum wurde das M. auch arzneilich genutzt, gelangte aber erst im 10. Jh. als Zier- und Arzneipflanze nach Mitteleuropa. Als Bestandteil des Blumengartens wurde es um 1000 von Notker und im 12. Jh. von Hildegard von Bingen erwähnt. Im 16. Jh. war das M. als Gartenpflanze bereits weit verbreitet. Das Kraut, die Samen und die Blätter der Pflanze fanden Verwendung als Arzneimittel gegen vielerlei Beschwerden. Auch sein lieblicher Geruch wurde sehr geschätzt. ↑ **Tafel 37**

Maßliebchen ↑ Gänseblümchen.

Mastix: aus der Rinde des M.strauches (Pistacia lentiscus) gewonnenes Harz. Der M. bildet kleine, rundliche, hellgelbe Körner. Er besteht überwiegend aus Harzsäuren, außerdem sind Bitterstoffe und ätherisches Öl enthalten. Der M. wird zum Fixieren von Verbänden, für Zahnkitte, Drageelacke sowie für Mundwässer verwendet. Außerdem dient er als Aromastoff für alkoholische Getränke.

Mastodynie: Schmerzhaftigkeit der geschwollenen weiblichen Brust ohne organische Veränderungen; tritt beim ↑ prämenstruellen Syndrom auf.

Matestrauch, *Yerbabaum, Ilex paraguariensis:* kleiner, immergrüner Baum oder Strauch aus der Familie der Stechpalmengewächse (Aquifoliaceae). Der M. besitzt wechselständige, verkehrt-eiförmige, mehr oder minder zugespitzte, bis 20 cm lange, bis 2 cm breite, ledrige Blätter. Sie haben einen gesägt-gekerbten Rand, vor allem in der oberen Hälfte. Ihre Oberseite ist dunkelgrün, die Unterseite etwas heller. Die Blüten stehen zu 40 bis 50 in Büscheln vereinigt. Die Frucht ist eine runde, bis 8samige, rötliche Steinfrucht.

▷ *Vorkommen:* Der M. ist vorwiegend in Brasilien, Argentinien und Paraguay verbreitet.

▷ *Drogengewinnung:* Die Droge stammt überwiegend aus der Wildsammlung, z. T. aus Kulturen. Die Blätter werden nach der Ernte kurzzeitig hoch (300 bis 350 °C) erhitzt, um ein Schwarzwerden zu verhindern. Die Trocknung erfolgt meist bei 140 bis 250 °C.

▷ *Drogenbeschreibung:* Die Schnittdroge (Mate, Mate folium) besteht aus unregelmäßig zerbrochenen, glatten und steifen Blattstücken. Sie sind meist hellgrün bis bräunlichgrün, seltener bis dunkelbraun. Kantige braune Blattstiele kommen vereinzelt vor. Die Droge riecht schwach aromatisch und schmeckt zusammenziehend und etwas rauchig.

▷ *Inhaltsstoffe:* Mate enthält 0,3 bis2,4% Coffein, ferner Theobromin, Caffeoylchinasäuren, vor allem Chlorogensäure. Echte Gerbstoffe fehlen in der Droge. Das Coffein ist z.T. an die Säuren gebunden. Weiterhin sind Flavonoide, Triterpensaponine und wenig ätherisches Öl vorhanden.

▷ *Wirkung und Verwendung:* Mate wirkt aufgrund des Coffeingehaltes zentral anregend sowie harntreibend. Auch ein positiver Effekt auf die Herzfunktion im Sinne einer Förderung der Kontraktionsfähigkeit des Herzmuskels und der Schlagfrequenz ist vorhanden. Die Droge wird bei geistiger und körperlicher Ermüdung verwendet. In der Volksmedizin ist die Unterstützung von Reduktionsdiäten mit Mate üblich und aufgrund des Wirkungsprofils auch plausibel. In Südamerika, vor allem in Brasilien, gilt Mate als „Nationalgetränk".
Zur Bereitung eines Teeaufgusses wird 1 Teelöffel (2 g) Mate mit 1 Tasse (150 ml) heißem, nicht mehr sprudelnd kochendem Wasser übergossen und 5 bis 10 Minuten stehengelassen, bevor der Auszug durch ein Teesieb abgegossen wird. Die anregende Wirkung ist wie beim schwarzen Tee stärker und der Geschmack angenehmer, wenn der Auszug nach kürzerer Zeit abgegossen wird. Die mittlere Tagesdosis beträgt 3 g Mate. Die Droge wird auch in Filterbeuteln angeboten.

▷ *Nebenwirkungen:* nicht bekannt.

▷ *Geschichtliches:* Mate wird in den Herkunftsländern seit langem nicht nur als Anregungsmittel, sondern auch zur Magenstärkung, bei zu geringer Harnausscheidung, gegen Depressionen und vorbeugend gegen Fieber und Infektionen verwendet. ↑ **Tafel 38**

Matricaria chamomilla ↑ Kamille.

Matricin: nichtflüchtige, farblose Vorstufe (Sesquiterpen) des Chamazulens. Das M. ist in der Kamille und der Schafgarbe enthalten. Bei der Wasserdampfdestillation oder Extraktion der Drogen (Teebereitung, Tinkturenherstellung) wird es in das Chamazulen überführt. Das M. wirkt wie das Chamazulen entzündungshemmend.

Mauritanische Malve ↑ Malve, Wilde.

Maximal zulässige Rückstandsmenge, *Höchstmenge:* Grenzwert für Rückstände von Fremdstoffen, z. B. Pflanzenschutzmittel und Schwermetalle (Blei, Cadmium, Quecksilber), in Drogen, Lebensmitteln und Futtermitteln. Die Festlegung einer m. z. R. soll gewährleisten, daß aus den unvermeidlichen Rückständen in Ernteprodukten für den Verbraucher kein gesundheitliches Risiko entsteht. Mit der Nahrung und Zubereitungen der Teedrogen wird nur ein geringer Anteil der m. z. R. an Fremdstoffen täglich aufgenommen.

Mazerat ↑ Kaltauszug.

Mazeration: Extraktionsverfahren für Drogen, bei dem das Ausziehen mit einem Extraktionsmittel (z. B. verdünnter Alkohol) unter häufigem Umschütteln bei Zimmertemperatur erfolgt. Die M. dient zur Herstellung von Tinkturen. Die zerkleinerten Drogen werden mit dem Extraktionsmittel übergossen und 5 bis 7 Tage an einem vor Sonnenlicht geschützten Ort gelagert. Während dieser Zeit wird mehrmals täglich umgeschüttelt oder gerührt. Nach dem Abtrennen der Flüssigkeit wird der Drogenrückstand ausgepreßt. Die Wirkstoffausbeute bei der M. kann durch ständiges Schütteln des Ansatzes oder Anwenden höherer Temperaturen (Digestion) erhöht werden.

Medikamente ↑ Arzneimittel.

Medizinalrhabarber, *Rhabarber, Rheum palmatum:* ausdauernde, bis 2,5 m hohe Pflanze aus der Familie der Knöterichgewächse (Polygonaceae). Der M. bildet eine knollig oder rübenförmig verdeckte Wurzel, die zur Verholzung neigt. Die hohlen verholzenden Stengel sind aufrecht und kräftig. Die langgestielten großen Blätter sind handförmig gelappt und zugespitzt. Die älteren Blätter können einen Durchmesser bis zu 1 m erreichen. Die roten oder weißen Blüten sind traubig oder rispig angeordnet. Die Frucht ist ein geflügeltes Nüßchen. Zur Drogengewinnung werden auch der ähnliche *Südchinesische Rhabarber (Rheum officinale)* sowie Bastarde beider Arten verwendet.

▷ *Blütezeit:* Juni, Juli.

▷ *Vorkommen:* Der M. ist in Westchina und Osttibet heimisch und wird auch in mehreren europäischen Ländern angebaut. Der Südchinesische Rhabarber ist in Südwestchina, Südosttibet und Burma heimisch.

▷ *Drogengewinnung:* Die Wurzeln 4- bis 10jähriger M.pflanzen werden in den Monaten Oktober und November oder im zeitigen Frühjahr gegraben und von den Ansatzstellen der Blätter, Triebe und dünnen Wurzeln befreit. Die stärkeren Wurzeln werden längsgespalten. In einigen Herkunftsländern werden die Wurzeln bis zum Kambium geschält, teilweise gespalten, durchbohrt und zum Trocknen auf Schnüre gereiht. Die Anwendung künstlicher Wärme bis 45 °C ist möglich.

▷ *Drogenbeschreibung:* Die Droge (Rhabarberwurzel, Rhei radix) besteht aus den geschälten oder ungeschälten, getrockneten Wurzeln. Die Schnittdroge ist gekennzeichnet durch die gelblichbraunen oder gelblichweißen, meist marmorierten unregelmäßigen Wurzelstücke, die zum Teil eine schwarzbraune, rotbraune oder graubraune Korkschicht haben können. Der rotbraune Bruch ist körnig.
Die Droge besitzt einen eigentümlichen Geruch und schmeckt süßlich bitter und zusammenziehend.

▷ *Inhaltsstoffe:* Die Rhabarberwurzeln enthalten mehrere, überwiegend an Zucker gebundene Anthranoide (insgesamt mindestens 41%). Die Aglykone sind Rheumemodin, Aloeemodin, Rhein, Chrysophanol und Physcion. In der Droge sind ferner Gerbstoffe, Stärke, Pektine und Flavonoide vorhanden.

▷ *Wirkung und Verwendung:* Die Rhabarberwurzeln wirken aufgrund des Gehaltes an Anthranoiden abführend. In niedriger Dosierung, bedingt durch den Gerbstoffgehalt, auch etwas stopfend. Durch den bitteren Geschmack der Anthranoide wird die Magensaftbildung angeregt. Die Anthranoide entfalten ihre Wirkung im Darm. Hier werden sie von den Darmbakterien in die wirksamen Formen (Anthranole) umgewandelt. Diese reizen die Darmschleimhaut und führen zu einer verstärkten Schleimabsonderung und Darmbewegung (Peristaltik). Gleichzeitig wird die Aufnahme von Salzen und Wasser aus dem Darminhalt gehemmt und eine Stuhlerweichung bewirkt. Die Rhabarberwurzelzubereitungen (Pulver, Teeaufguß, Trockenextrakt) werden gegen akute Stuhlverstopfung, nach operativen Eingriffen am Mastdarm, bei Hämorrhoiden oder Leber- und Gallenerkrankungen, die häufig mit Verstopfung verbunden sind, angewendet. Als Abführmit-

tel wird 1 Teelöffel der gepulverten Droge (2 g) mit viel Flüssigkeit verrührt (auch mit Ingwerpulver oder Pfefferminzöl aromatisiert) abends eingenommen.
Zur Bereitung des Teeaufgusses wird 1/2 bis 1 Teelöffel Droge (1 bis 2 g) mit 1 Tasse (150 ml) siedendem Wasser übergossen und 10 bis 15 Minuten bedeckt stehengelassen. Der Teeaufguß wird durch ein Sieb abgegossen. Abends vor dem Schlafengehen, eventuell zusätzlich morgens, wird 1 Tasse Tee getrunken. Die Wirkung tritt meist nach 8 bis 12 Stunden ein. Die Anwendung sollte nur erfolgen, wenn durch eine Ernährungsumstellung und den Einsatz von Quellstoffen keine abführende Wirkung erreicht wird.
Zur unterstützenden Behandlung von Magen-Darm-Katarrhen wird mehrmals täglich 1 Eßlöffel Tee eingenommen. Als Magenmittel zur Verbesserung der Verdauung findet die Droge in Form einer mit Wein bereiteten Tinktur sowie in Kombination mit anderen Drogen in Fertigarzneimitteln Verwendung.
In der Spirituosenindustrie werden die Rhabarberwurzeln zu Bitterschnäpsen verarbeitet. Sie sind auch Bestandteil der sogenannten ↑ Schwedenkräuter.

▷ *Nebenwirkungen:* bei üblicher Dosierung und kurzzeitiger Anwendung nicht bekannt. Ständiger, ärztlich nicht kontrollierter Gebrauch ist jedoch zu vermeiden. Die Anthranoide der Droge sind wirksame Pflanzeninhaltsstoffe, die bei längerer Anwendung oder Überdosierung zu einem erhöhten Verlust von Wasser und Salzen führen. Zur Erzielung des Abführeffektes muß die Dosis dann erhöht werden. Insbesondere führt der Kaliumverlust zu einer Gewöhnung an das Abführmittel. Dies verstärkt die Neigung zur Verstopfung. Während der Schwangerschaft ist die Anwendung der Droge nicht zu empfehlen (reflektorische Erregung der Gebärmutter). Das gilt auch für die Stillperiode, da die M.wirkstoffe teilweise in die Muttermilch übergehen. Bei Anwendung von Herzglykosiden ist infolge möglicher Wirkungsveränderungen die Einnahme der Droge nicht zu empfehlen.

▷ *Geschichtliches:* Die Rhabarberpflanze wurde von den Chinesen schon in frühester Zeit angebaut und erstmals in einem um 2800 v. Chr. verfaßten Kräuterbuch erwähnt. Als Droge gelangte der M. um die Zeitwende auch in die Mittelmeerländer, wo er zuerst von Dioskurides um die Mitte des 1. Jhs. erwähnt wurde. Im Mittelalter war der M. sehr kostbar und selten und wurde daher nur wenig gebraucht. Die Kräuterbücher des 16. und 17. Jhs. empfahlen ihn als gelindes Abführmittel sowie gegen Leberleiden, Gelb- und Wassersucht, Wurmbefall und innere Blutungen. Angepflanzt wurde der M. in Mitteleuropa jedoch nicht. Die Droge wurde vor allem über Rußland eingeführt. ↑ **Tafel 38**

Medizinalweine, *medizinische Weine, Vina medicata:* Zubereitungen, die durch Lösen von Arzneistoffen in Wein hergestellt werden, z. B. Chinawein, Kalmuswein, Kondurangowein. Für die Herstellung von M. werden meist süße Weine verwendet. Die M. wirken appetitanregend und verdauungsfördernd.

medizinische Weine ↑ Medizinalweine.

Meerrettich, *Kren, Armoracia rusticana:* ausdauerndes, bis 1,50 m hohes Kraut aus der Familie der Kreuzblütengewächse (Cruciferae). Die Pflanze treibt aus einer langen zylindrischen Wurzel einen aufrechten Blütenstengel. Die großen, langgestielten, ovalen Grundblätter besitzen einen gekerbten Rand. Die sitzenden Stengelblätter sind fiederspaltig, die oberen linealisch und fast ganzrandig. Die weißen 4zähligen Blüten stehen in zusammengesetzten rispenartigen Blütenständen am Ende des Stengels. Die Frucht ist ein fast kugeliges oder ovales Schötchen.

▷ *Blütezeit:* Juni, Juli.

▷ *Vorkommen:* Der M. ist in Südrußland und der Ostukraine heimisch und in den anderen Teilen Europas, in Westasien und Nordamerika eingebürgert. Die Pflanze wird in Garten- und Feldkulturen angebaut und ist auch mitunter verwildert auf nicht zu trockenen Brachflächen anzutreffen.

▷ *Drogengewinnung:* Die Wurzeln, die im Sommer heranwachsen, werden im Herbst oder im Frühjahr gegraben und frisch verwendet.

▷ *Drogenbeschreibung:* Die Droge (M.wurzel, Armoraciae radix) besteht aus den gereinigten frischen Wurzeln. Die Wurzeln sind im oberen Teil oft mehrköpfig und in ihrem unteren Teil verzweigt. Die Außenseite ist deutlich quergeringelt, gelblich oder gelblichbraun. Der Querschnitt ist nahezu weiß. Die Wurzeln besitzen einen beißenden Geruch und schmecken scharf.

▷ *Inhaltsstoffe:* Die M.wurzeln enthalten Glucosinolate, aus denen durch Zuckerabspaltung (Enzymwirkung) Senföle (ätherische Öle) entstehen. Ferner sind Vitamin C, Aminosäuren und bakterizide Stoffe, sogenannte Phytoncide, enthalten.

▷ *Wirkung und Verwendung:* Die M.wurzeln wirken aufgrund des Senfölgehaltes appetitanregend und verdauungsfördernd, indem die Bildung von Magensaft angeregt wird. Auch eine schleimlösende, das Abhusten erleichternde sowie eine harntreibende Wirkung sind vorhanden. Anwendungsgebiete für den M. sind Katarrhe der oberen Atemwege, unterstützende Behandlung bei grippalen Infekten sowie leichte Muskelschmerzen. Als übliche Dosierung gelten 20 g frische Wurzel, Zubereitungen entsprechend, bei der äußerlichen Anwendung zu Umschlägen Zubereitungen mit höchstens 2% Senfölen. In der Volksmedizin findet die Droge mitunter bei rheumatischen Beschwerden, Verdauungsstörungen sowie grippalen Infekten Anwendung.

▷ *Nebenwirkungen:* Bei empfindlichen Personen sind allergische Reaktionen, z. B. Hautentzündungen, möglich.

▷ *Geschichtliches:* Erst im frühen Mittelalter kam der M. aus Südosteuropa nach Mitteleuropa. Im 12. Jh. erwähnte ihn Hildegard von Bingen als Arzneipflanze. Im 16. Jh. war er in den Gärten weit verbreitet und diente in erster Linie als Küchengewürz für Fleisch- und Fischspeisen. Die Kräuterbücher dieser Zeit empfahlen ihn gegen Skorbut, Gifte, Steine und Gelbsucht. Mit Honig zerstoßener M. diente als Haarwuchsmittel, sein vorsichtig in die Ohren geträufelter Saft sollte Geschwüre im Ohr heilen. ↑ **Tafel 38**

Meerträubel †, *Ephedra:* 2häusige, bis 1 m hohe Rutensträucher aus der Familie der M.gewächse (Ephedraceae). Die Pflanzen besitzen knotig gegliederte, grau- bis bräunlichgrüne, feinlängs gerillte, bis 2 mm dicke Rutenzweige. An den Knoten sitzen 2 kleine, bis 4 mm lange 3eckige Blätter einander gegenüber. Sie sind bis zur Mitte zu einer Röhre verwachsen. Die Blüten stehen in rundlichen, achselständigen Blütenständen. Die Frucht ist bei einigen Arten eine Scheinbeere. Zur Drogengewinnung werden *Ephedra sinica, E. shennungiana, E. distachia* und andere M.arten verwendet.

▷ *Vorkommen:* Das M. ist in Nordchina (Ephedra sinica), andere Arten im Mittelmeergebiet und in Indien heimisch. M.arten werden unter anderem in Mexiko, Australien, Japan und Pakistan kultiviert.

▷ *Drogengewinnung:* Sammelgut sind die wenig verholzten Rutenzweige des M., die im Herbst geschnitten und getrocknet werden.

▷ *Drogenbeschreibung:* Die Droge (Ephedrakraut, Ma Huang, Ephedrae herba) besteht aus den getrockneten oberirdischen Rutenzweigen. Die Schnittdroge ist gekennzeichnet durch die grau- oder bräunlichgrünen, 1 bis 2 mm dicken, meist breitgedrückten, längsgerillten Zweigstückchen. Vereinzelt sind braune Aststückchen und Reste der Blätter enthalten. Die Droge riecht aromatisch und schmeckt herb bitter.

▷ *Inhaltsstoffe:* Das Ephedrakraut enthält Alkaloide, unter denen L-Ephedrin das Hauptalkaloid darstellt. Daneben sind in der Droge Gerbstoffe und Flavonoide vorhanden.

▷ *Wirkung und Verwendung:* Aufgrund des Gehaltes an L-Ephedrin, das blutgefäßverengend und damit blutdruckerhöhend, bronchienerweiternd sowie zentral anregend wirkt und entzündete Schleimhäute zur Abschwellung bringt, wird die Droge unter anderem bei Asthma und Krampfhusten verwendet. Da L-Ephedrin billiger synthetisch hergestellt werden kann, wird die Droge nur noch in geringem Umfang zur Wirkstoffgewinnung benutzt.

▷ *Nebenwirkungen:* Schlaflosigkeit, Unruhe, Kopfschmerzen, Übelkeit, Erbrechen, beschleunigter Herzschlag, bei höherer Dosierung auch Blutdruckanstieg und Herzrhythmusstörungen. Die Zubereitungen sind nur zur kurzfristigen Anwendung geeignet.

▷ *Geschichtliches:* Die antiken Autoren Dioskurides und Plinius erwähnten eine Pflanze Ephedron (Ephedra), doch ist die Identität dieser Art nicht völlig klar. In den Kräuterbüchern des 16. und 17. Jhs. wurden zwar im Mittelmeergebiet heimische Ephedra-Arten aufgeführt, doch wurden diese damals offenbar kaum medizinisch verwendet. Die chinesische Droge wurde erst Ende des 19. Jhs. in Europa bekannt. ↑ **Tafel 38**

Meerzwiebel †, *Urginea maritima:* ausdauernde krautige, bis 1,50 m hohe Pflanze aus der Familie der Liliengewächse (Liliaceae). Die Pflanze bildet grundständige, lanzettliche Blätter, die zur Blütezeit verwelken. Die radiären weißen Blüten stehen in einem reichblütigen, traubigen Blütenstand. Die M. bildet eine schuppige, faust- bis kopfgroße und bis 3 kg schwere, zum Teil aus dem Boden herausragende Zwiebel. Von der M. gibt es eine Varietät mit weißer Zwiebel und eine Varietät mit rötlicher Zwiebel. Die Frucht ist eine eiförmige bis länglich dreifächrige Kapsel.

▷ *Blütezeit:* Juli bis Oktober.

▷ *Vorkommen:* Die M. (weiße Varietät) ist an den Küsten des Mittelmeers heimisch und besonders in Spanien, Portugal, auf Malta, Zypern, den Kanarischen Inseln und in Griechenland anzutreffen. Die rote Varietät ist vor allem in Algerien und Marokko verbreitet.

▷ *Drogengewinnung:* Die Zwiebeln werden nach der Blütezeit geerntet. Die mittleren fleischigen Zwiebelblätter der weißen Varietät werden in Streifen geschnitten und getrocknet. Die Droge wird auch als standardisiertes Pulver (auf eine konstante Wirkungsstärke eingestellt) verwendet (Scillae pulvis normatus).

▷ *Drogenbeschreibung:* Die Droge (M., Scillae bulbus) besteht aus den getrockneten und geschnittenen Zwiebelblätterstücken. Die gelblichweißen, mehrkantigen, geraden oder gekrümmten Stücke sind hornartig, fast glasig brechend und etwas durchscheinend. Die Droge ist fast geruchlos und schmeckt schleimig und stark bitter.

▷ *Inhaltsstoffe:* Die weiße Varietät der M. enthält etwa 15 herzwirksame Glykoside, vor allem Scillaren A und Proscillaridin A. Die rote Varietät enthält als Hauptglykosid Scillirosid. Ferner sind Schleimstoffe und Polyfructosane vorhanden.

▷ *Wirkung und Verwendung:* Die M.glykoside stärken die Herzleistung und wirken harntreibend. Die Zubereitungen (M.fluidextrakt, -tinktur, -essig) aus der Droge oder die isolierten Wirkstoffe werden bei leichten Formen von Herzschwäche und bei verminderter Nierenleistung verwendet. Aus der roten Varietät der M. wird ein hochwirksames Rattengift hergestellt. Die Glykoside sind für Nagetiere ein „Nervengift“.

▷ *Nebenwirkungen:* Übelkeit, Erbrechen, Magenbeschwerden.

▷ *Geschichtliches:* Die M. ist eine alte Arzneipflanze, die bereits im Altertum in Ägypten verwendet wurde. Dort wurde sie beispielsweise im Papyrus Ebers (etwa 1500 v. Chr.) erwähnt. Dioskurides und Plinius berichteten ebenfalls über die M. und empfahlen sie als Mittel gegen Wassersucht und Herzleiden. Im 16. Jh. war sie dann auch in Mitteleuropa bekannt. Sie wurde als Topf- und Kübelpflanze gezogen, doch gelangte ein Teil der Droge auch auf dem Seeweg aus dem Mittelmeergebiet ins Land. Die M. wurde gegen vielerlei Krankheiten und Beschwerden verwendet, z. B. gegen Husten, Magenbeschwerden, Zahnfleischbluten und Warzen. Außerdem diente sie auch zur Mäuse- und Rattenbekämpfung. ↑ **Tafel 39**

Mehlbeeren ↑ Weißdorn.

Mehldorn ↑ Weißdorn.

Meisterwurz, *Kaiserwurz, Ostruz, Peucedanum ostruthium:* ausdauernde, bis 1 m hohe krautige Pflanze aus der Familie der Doldengewächse (Umbelliferae). Die Pflanze treibt aus einem 2 bis 3 cm dicken und bis 10 cm langen Wurzelstock, der durch Blattscheidenreste quergeringelt ist, einen hohen, wenig verästelten, feingerieften und kahlen Stengel. Die grünen Blätter sind doppelt 3zählig und besitzen breiteiförmige Blattabschnitte. Die weißen oder rötlichen, 5zähligen Blüten stehen in vielblütigen Dolden an den Enden der Stengel oder an langen Stielen in den Blattachseln. Die Frucht ist eine kleine, breite, gelblichweiße Spaltfrucht.

▷ *Blütezeit:* Juli, August.

▷ *Vorkommen:* Die M. ist in den Alpen und den Pyrenäen sowie auf dem Balkan heimisch und auch in den Mittelgebirgen Europas auf feuchten Bergwiesen, in Staudenfluren, an Bächen und in Quellgebieten verbreitet. Die M. wird auch in Gartenkulturen als Gemüsepflanze angebaut.

▷ *Drogengewinnung:* Die Wurzelstöcke der M. werden im Herbst oder im Frühjahr vor dem Austreiben gegraben, von den seitlichen Ausläufern, Stengelresten und anhaftender Erde befreit und bei Temperaturen bis 35 °C getrocknet. Dikkere Wurzelstöcke werden längsgeteilt, um das Trocknen zu erleichtern.

▷ *Drogenbeschreibung:* Die Droge (M.wurzelstock, Imperatoriae rhizoma) besteht aus den getrockneten Wurzelstöcken. Die Schnittdroge ist gekennzeichnet durch die auf der Außenseite teils geringelten, teils gefurchten, graubraunen Wurzelstockstücke, die auf dem Querbruch ein großes, helles Mark und einen blaß gelblichen Holzteil erkennen lassen. Die Droge riecht stark aromatisch und schmeckt bitterlich und brennend. Sie muß in geschlossenen Behältern aufbewahrt werden, da sie leicht von Insekten befallen wird.

▷ *Inhaltsstoffe:* Die Droge enthält bis 1,4% ätherisches Öl, das ihren stark aromatischen Geruch verursacht, ferner Cumarine (Ostruthin, Peucedanin, Imperatorin) und Bitterstoffe.

▷ *Wirkung und Verwendung:* Die Droge wirkt aufgrund des Gehaltes an ätherischem Öl und bitter schmeckenden Substanzen fördernd auf die Bildung von Magensaft sowie blähungs- und harntreibend. Der M.wurzelstock wird in der Volksmedizin als harntreibendes Mittel bei Gicht und rheumatischen Beschwerden, als verdauungsförderndes Mittel, aber auch als leichtes Beruhigungsmittel verwendet. Er wird in Pulverform teelöffelweise (0,5 g je Einnahme) über den Tag verteilt eingenommen. Die Droge dient auch zur Herstellung von Bitterschnäpsen.

▷ *Nebenwirkungen:* nicht bekannt bei Verwendung der Droge. Die blühende Pflanze kann bei empfindlichen Personen allergische Reaktionen in Form von Hautentzündungen (Wiesendermatitis) verursachen.

▷ *Geschichtliches:* Die M. ist eine spezifisch deutsche Arzneipflanze, in der Antike war sie unbekannt. Im 16. und 17. Jh. spielte die M. als Arzneipflanze eine große Rolle. Wegen ihrer scharf schmeckenden Inhaltsstoffe wurde die Pflanze, vor allem die Wurzel, mit Vorliebe gegen pestartige ansteckende Krankheiten benutzt. Daneben nannten sie die Kräuterbücher als schweiß- und harntreibendes sowie als magenstärkendes Mittel und empfahlen ihre Anwendung bei Schlaganfällen, Epilepsie, Krämpfen und Koliken, Wassersucht sowie Zahnschmerzen. ↑ **Tafel 39**

Melaleuca alternifolia ↑ Teebaum.

Melancholie ↑ Depression.

Melilotus altissima ↑ Steinklee.

Melilotus officinalis ↑ Steinklee.

Melissa officinalis ↑ Zitronenmelisse.

Melisse ↑ Zitronenmelisse.

Melissengeist ↑ Zitronenmelisse.

Melissenöl, Indisches ↑ Citronellöl.

Melisse, Türkische ↑ Drachenkopf.

Mentha aquatica var. crispa ↑ Krauseminze.

Mentha longifolia var. crispa ↑ Krauseminze.

Mentha piperita ↑ Pfefferminze.

Mentha spicata var. crispa ↑ Krauseminze.

Menthol: Hauptbestandteil des ätherischen Öls bestimmter Minzenarten (Pfefferminze, Ackerminze). Das M. ist eine weiße, kristalline Substanz mit charakteristischem Geruch und erfrischendem, zugleich kühlendem Geschmack. Es wirkt auf die Schleimhäute schmerzstillend, sekretionshemmend und antiseptisch. Eine 0,5 bis 1%ige M.lösung wirkt deutlich juckreizstillend. Das M. wird äußerlich zu Einreibungen für die Behandlung von Nervenschmerzen und in Schnupfenpräparaten verwendet. Außerdem dient es zur Aromatisierung von Arzneimitteln (z. B. Lutschtabletten).

Menstruationsstörung: hormonal oder direkt an der Gebärmutter auftretende Störung des monatlichen Zyklus. Die M. kann in Form des Ausbleibens der Regelblutung, zu starker Blutung, aber auch in Form von Unterleibsbeschwerden, Brustspannen, Verstimmungen und Zyklusstörungen vorliegen. Als pflanzliche Arzneimittel gegen M. werden Päparate aus ↑ Traubensilberkerze und ↑ Mönchspfeffer verwendet.

Menyanthes trifoliata ↑ Fieberklee.

Meteorismus, *Blähsucht:* Luft- oder Gasansammlung im Darm mit subjektiven Erscheinungen wie Völlegefühl, Druck in der Magen-, Herz- oder Lebergegend sowie krampfartigen Beschwerden im gesamten Bauch, meist infolge einer Verdauungsstörung. Zur Behandlung dienen neben diätetischen Maßnahmen blähungstreibende Mittel, z. B. Fertigarzneimittel mit Kümmel- und Fenchelöl sowie Papaverin oder mit Extrakten aus Kalmuswurzelstock, Angelikawurzel, Kardobenediktenkraut, Pfefferminz- und Salbeiblättern. ↑ blähungstreibende Mittel.

Migräne: anfallartiger, meist einseitiger starker Kopfschmerz, stunden- bis tagelang anhaltend, der oft von Übelkeit und Erbrechen sowie Überempfindlichkeit gegen optische und akustische Reize begleitet wird; ursächlich kommen unter anderem eine konstitutionelle (oft auch erbliche) Veranlagung, Allergien und hormonale Störungen in Frage. Zur symptomatischen Behandlung der M. dienen gefäßerweiternde, schmerzstillende und leicht beruhigende Arzneimittel, die z. B. Ergotamin enthalten. In der Volksmedizin wird auch Schafgarben- und Primelblütentee als unterstützendes und vorbeugendes Mittel benutzt.

mikrobielle Verunreinigung ↑ Kontamination.

milchtreibende Mittel, *Galactagoga, Lactagoga:* die Bildung von Muttermilch fördernde Mittel. Offenbar ist hierbei ein suggestiver Effekt sehr wesentlich. Zu den pflanzlichen m. M. gehört in der Volksmedizin der Fencheltee.

Minzöl, japanisches Minzöl: durch Wasserdampfdestillation aus dem Kraut der Japanischen Minze gewonnene Substanz. Das M. ähnelt dem europäischen Pfefferminzöl, besitzt jedoch einen wesentlich höheren Mentholgehalt. Außerdem sind Pinen, Limonen, Menthon, Methylacetat und Piperiton enthalten. Das M. wird zur ↑ Inhalation bei Schnupfen und behinderter Nasenatmung benutzt. Die Anwendung bewirkt eine Abschwellung der Nasenschleimhaut und wird aufgrund der kühlenden und erfrischenden Wirkung als angenehm empfunden.

Miotika: pupillenverengende Arzneimittel. Die M. dienen zur Behandlung des erhöhten Augendrucks. Eine krankhafte Steigerung des Augendrucks kann akut oder chronisch als Krankheitszeichen bei Glaukom auftreten. Als pflanzliche M. werden Pilocarpin und Physostigmin verwendet.

Mischtee ↑ Teemischung.

Mistel, *Laubholzmistel, Hexenbesen, Vogelmistel, Viscum album:* immergrüner, strauchartiger Halbschmarotzer auf Laubgehölzen aus der Familie der M.gewächse (Loranthaceae). Die Pflanze treibt ihre Wurzeln besonders in Weichlaubhölzer und entnimmt diesen Wasser und Nährstoffe. Sie bildet einen kurzen Stamm mit grünen, gegliederten Zweigen, die am Ende der gegabelten Triebe 3 bis 5 unscheinbare männliche oder weibliche Blüten tragen. Die M. ist selten einhäusig. Die ganzrandigen spatelförmigen Blätter sind lederartig und sitzen zu zweit gegenständig an den Zweigenden. Die Früchte sind einsamige weiße Beeren. Sie reifen erst im November und Dezember des Folgejahres.

▷ *Blütezeit*: März, April.

▷ *Vorkommen*: Die M. ist in Europa, Nordwestafrika und Asien heimisch. Es existieren Unterarten, die jeweils nur auf Tannen oder Kiefern und Lärchen schmarotzen. Sie werden auch unter dem Begriff Nadelholz-M. zusammengefaßt und ebenfalls für die Drogengewinnung verwendet.

▷ *Drogengewinnung:* In den Wintermonaten werden die Zweige der M. abgeschnitten und unter Anwendung künstlicher Wärme bis 40 °C getrocknet.

▷ *Drogenbeschreibung:* Die Droge (M.kraut, Visci herba) besteht aus den getrockneten jüngeren Zweigen. Die Schnittdroge ist gekennzeichnet durch die steifen, lederigen, grünen oder gelblichgrünen, stark runzeligen, derben Blattstückchen und stark längsgeschrumpfte Stengelstücke, die im Querschnitt eine hellgrüne äußere Rindenschicht und einen weißlichen Holzkörper erkennen lassen. Daneben sind einzelne Blütenteile enthalten. Die Droge riecht etwas eigenartig und schmeckt bitter.

▷ *Inhaltsstoffe:* Die M. enthält Triterpene, Flavonoide und Amine. 2 Stoffgruppen, die besonderes Interesse beanspruchen, sind die pharmakologisch stark wirksamen Viscotoxine (Gemisch von Polypeptiden, die aus Aminosäuren zusammengesetzt sind) und die Lectine (Glykoproteine mit einem spezifischen Bindungsvermögen für Zukker).

▷ *Wirkung und Verwendung:* Der Teeaufguß sowie die Extrakte der Droge sollen unterstützend bei der Behandlung von Bluthochdruck, Schwindelgefühl und Blutandrang zum Kopf wirken. Diese Wirkungen konnten bisher nicht bestimmten Inhaltsstoffen zugeordnet werden und sind nicht durch klinische Studien belegt. Eine vorbeugende Wirkung von M.präparaten gegen Arteriosklerose ist umstritten.

Zur Bereitung des Teeaufgusses wird 1 Eßlöffel Droge (5 g) mit 1 Tasse (150 ml) siedendem Wasser übergossen und 10 bis 15 Minuten bedeckt stehengelassen. Der Teeaufguß wird durch ein Sieb abgegossen. 1 bis 3 Tassen Tee werden täglich getrunken.

Auch ein Kaltansatz der Droge, der 12 Stunden stehenbleibt und angewärmt getrunken wird, ist üblich.

Interessant ist ein gewisser Hemmeffekt der M.lektine auf bestimmte Tumorzellen, der mit einer Steigerung der Immunabwehrkräfte des Organismus verbunden ist. Die Anwendung entsprechender Präparate ist in der Krebstherapie begrenzt. Aus dem Vorhandensein tumorhemmender Stoffe in der M. kann keinesfalls auf eine krebsvorbeugende Wirkung des M.tees geschlossen werden. Injektionspräparate aus der M. werden bei bestimmten Gelenkerkrankungen eingesetzt. In der Volksmedizin wird der M.tee auch bei Menstruationsstörungen und Beschwerden des Klimakteriums verwendet.

▷ *Nebenwirkungen:* Langdauernde Einnahme kann bei empfindlichen Personen allergische Reaktionen verursachen.

▷ *Geschichtliches:* Bei den Kelten und Germanen spielte die M. eine große Rolle als Kult-, Arznei- und Zauberpflanze. So berichtete Plinius ausführlich über die Verwendung der M. durch die keltischen Priester. Hildegard von Bingen erwähnte sie als Arzneipflanze. Die Kräuterbücher des 16. und 17. Jhs. empfahlen die M. als Mittel bei Depressionen, Schlaganfällen, Schwindel, Fieber, Spulwürmern, schwierigen Geburten, Blutspeien und Nasenbluten. Auch im Aberglauben besaß sie zu dieser Zeit eine große Bedeutung und wurde vor allem als Amulett gegen Hexen und böse Geister benutzt. ↑ **Tafel 39**

Mittel, krampflösende ↑ krampflösende Mittel.

Mittel, milchtreibende ↑ milchtreibende Mittel.

Mittlerer Sonnentau ↑ Sonnentau, Afrikanischer.

Mixtur: zum Einnehmen bestimmtes flüssiges Arzneimittel. Die M. kann die Wirkstoffe gelöst, emulgiert oder suspendiert enthalten. M. finden z. B. als Magen- (M. mit Pepsin und Salzsäure) und Hustenmittel (M. mit Süßholz- und Thymianextrakt, Ephedrin, Anisöl oder Brechwurzeltinktur) Verwendung. Sie werden meist als Arznei in der Apotheke hergestellt, da ihre Haltbarkeit begrenzt ist.

Mohn ↑ Schlafmohn.

Möhre, *Gartenmöhre, Gelbe Rübe, Karotte, Mohrrübe, Daucus carota:* ein oder zweijähriges Kraut mit spindelförmiger, meist roter (Zuchtform) Wurzel aus der Familie der Doldengewächse (Umbelliferae). Die Blätter der M. sind 2- bis 3fach gefiedert und behaart. Die kleinen weißen Blüten stehen in zusammengesetzten flachen oder gewölbten Dolden an den Enden der Stengel. Die Früchte sind kleine, aus 2 Teilfrüchten zusammengesetzte Spaltfrüchte.

▷ *Blütezeit*: Juni bis September.

▷ *Vorkommen*: Die M. ist im Mittelmeergebiet und im Orient heimisch und als Wildform in Europa und Westasien verbreitet. Sie wird in den wärmeren oder klimatisch gemäßigten Gebieten der Erde in mehreren Zuchtsorten in Garten- und Feldkulturen angebaut. Die Wilde M. ist auf mäßig trockenen Wiesen, Unkrautfluren, an Wegrändern und Dämmen anzutreffen.

▷ *Drogengewinnung:* Die gereinigten, in zerkleinerter Form getrockneten Wurzeln der kultivierten M. werden gepulvert.

▷ *Drogenbeschreibung:* Die Droge (M.nwurzelpulver, Mohrrübenpulver, Dauci radix pulvis) besteht aus einem rötlichen, feinen Pulver. Dieses besitzt einen schwach wahrnehmbaren Geruch und schmeckt etwas süßlich.

▷ *Inhaltsstoffe:* Die M. enthält Carotine (Provitamin A), Vitamin C, B-Vitamine, Zucker, Pektine, Farbstoffe (Anthocyane), Kaliumsalze und ätherisches Öl.

▷ *Wirkung und Verwendung:* Die Droge besitzt vor allem aufgrund ihres Pektingehaltes eine günstige Wirkung auf die Verdauung. Sie findet als unterstützendes Mittel bei Ernährungsstörungen der Kleinkinder, die mit Durchfall verbunden sind, Verwendung. In der Volksmedizin wird die frische M.nwurzel gegen Madenwürmer und zur Förderung der Harnausscheidung (Wirkung der Kaliumsalze) benutzt. Ihre Verwendung als Wurmmittel ist jedoch überholt, da wirksamere synthetische Arzneimittel zur Verfügung stehen. Die M. ist vor allem aufgrund ihres Gehaltes an Vitaminen, Kohlenhydraten und des Rohfaseranteils ein wertvolles Gemüse.

▷ *Nebenwirkungen:* nicht bekannt.

▷ *Geschichtliches:* Aus mediterranen und asiatischen Unterarten der über große Teile Europas und Asiens verbreiteten Wilden M. entstand bereits in alter Zeit die inzwischen in verschiedenen Formen angebaute Kultur-M. Die Schriftsteller der Antike erwähnten sowohl die Wilde M. als auch die Kultur-M. Durch die Römer gelangte die Kultur-M. auch nach Mitteleuropa. Im Capitulare de villis und bei Albertus Magnus (1193 bis 1280) wurde die M. beschrieben. Sie wurde auch arzneilich genutzt. Die Kräuterbücher des 16. und 17. Jhs. empfahlen vor allem den Samen der Wilden M. gegen Blähungen, als harn- und steintreibendes, die Menstruation und Geburt förderndes Mittel. Die Kultur-M. hingegen diente kaum als Arzneimittel, lediglich der M.nsaft wurde als Gegenmittel bei Vergiftungen benutzt. ↑ **Tafel 39**

Mönchskappe ↑ Eisenhut, blauer.

Mönchspfeffer: *Keuschlamm, Vitex agnus castus:* 1 bis 6 m hoher, sommergrüner Strauch aus der Familie der Lippenblütengewächse (Laminaceae). Der M. besitzt 4kantige, graufilzige junge Zweige. Die Blätter sind langgestielt, gekreuzt gegenständig und fingerförmig geteilt mit 6 bis 7 nahezu ganzrandigen Fiederblättchen. Die rosa gefärbten Blüten stehen in endständigen, ährenartigen Blütenständen. Sie haben eine zweilippige Krone, die außen, wie der Kelch, behaart ist. Die Frucht ist eine rötlich schwarze, viersamige Steinfrucht.

▷ *Vorkommen*: Der M. ist im Mittelmeergebiet und in Westasien beheimatet. Im Küstengebiet sowie an Flußläufen bildet die Pflanze oft dichte Bestände.

▷ *Drogengewinnung:* Die aus der Sammlung stammenden reifen Früchte werden getrocknet.

▷ *Drogenbeschreibung:* Die Droge (Mönchspfefferfrüchte, Keuschlammfrüchte, Agni casti fructus) besteht aus den getrockneten Früchten. Sie sind länglichrund bis fast rund, schwarzbraun bis olivbraun. Der Durchmesser beträgt 3 bis 5 mm. Die Frucht wird becherförmig von dem feinfilzig behaarten Kelch zu zwei Dritteln bis drei Vierteln umschlossen. In den vier Fruchtfächern befindet sich jeweils ein länglicher Same. Die Droge riecht leicht aromatisch, an Salbei erinnernd, und schmeckt scharf und pfefferartig.

▷ *Inhaltsstoffe:* Die Steinbeeren enthalten ätherisches Öl und die Iridoidglykoside Agnusid und Aucubin. Weitere Inhaltsstoffe sind Flavonoide, der Bitterstoff Castin und fettes Öl.

▷ *Wirkung und Verwendung:* Extrakte aus M. führen im Tierversuch zu einer Hemmung des Hormons Prolactin des Vorderlappens der Hirnanhangdrüse (Hypophyse). Dieses Hormon fördert das Wachstum der Milchdrüsen. In klinischen Studien wurde ein günstiger Einfluß auf Krankheitserscheinungen, die auf ein Überwiegen von Östrogenen und einen Mangel an Gelbkörperhormonen zurückzuführen sind, festgestellt.
Fertigarzneimittel (alkoholische Extrakte als Tinktur oder Trockenextrakte in Dragees) werden bei monatlich wiederkehrenden Beschwerden vor Eintritt der Regelblutung und Spannungs- und Schwellungsgefühl in den Brüsten (↑ Mastodynie) angewendet.

▷ *Nebenwirkungen:* gelegentliche juckende Hautentzündungen. In der Schwangerschaft und Stillzeit sollten keine M.-Präparate eingenommen werden.

▷ *Geschichtliches:* Die M.früchte werden seit Jhn. arzneilich verwendet. In der Antike und im Mittelalter galten sie als wirksames Mittel zur Herabsetzung des Geschlechtstriebes, zur Förderung des Eintritts der Regelblutung und zur Unterstützung des Milchflusses. Ferner wurden sie bei Störungen der männlichen Geschlechtsfunktion (Impotenz), gegen Blähungen und Uterusschmerzen verwendet. ↑ **Tafel 40**

Monodroge, *Einzeldroge:* Teedroge, die auch allein (unvermischt) verwendet wird, z. B. Kamillenblüten, Baldrianwurzel, Sennes- und Pfefferminzblätter.

Monosaccharide: einfache Zucker, die nicht mehr in kleinere Bausteine zerlegt werden können. Die M. sind die einfachsten Kohlenhydrate. Nach der Zahl der im Molekül vorhandenen Sauerstoffatome werden Biosen (2), Triosen (3), Tetrosen (4), Pentosen (5), Hexosen (6) und Heptosen (7) unterschieden. Die M. sind in freier oder gebundener Form im Pflanzenreich weit verbreitet. Die größte Bedeutung haben Glucose

(Traubenzucker) und Fructose (Fruchtzucker).

Moorbirke ↑ Sandbirke.

Morphin, früher *Morphium, Morphinum:* Hauptalkaloid des Opiums, in dem es an eine Pflanzensäure (Mekonsäure) gebunden vorliegt. Das M. wirkt stark dämpfend auf die Schmerzempfindung, daneben beruhigend, stopfend und hustendämpfend. Es wird bei schweren und schwersten Schmerzen in den Fällen ärztlich angewendet, in denen andere Arzneimittel nicht mehr ausreichend wirksam sind, z. B. bei starken Koliken oder nach schweren Operationen. Wiederholte Gaben von M. können zu einer körperlichen und psychischen Abhängigkeit (Sucht) führen. Aufgrund der Suchtgefahr unterliegt der Umgang mit M. besonderen gesetzlichen Regelungen.

Mückenstich: kleine, häufig auch stark juckende und leicht anschwellende Wunde. Zur juckreizlindernden und desinfizierenden Behandlung wird z. B. eine Lösung aus Nelken- und Campherspiritus verwendet. Die Lösung wird mehrmals täglich auf den M. aufgetupft. Juckreizlindernd wirkt auch eine Mentholsalbe.

Muira Puama: Holz und Rinde des Baumes Ptychopetalum dacoides und P. uncinatum, der in Brasilien vorkommt. Der Extrakt aus dem „Potenzholz" wird als ↑ Aphrodisiakum verwendet. Die Wirksamkeit ist nicht ausreichend belegt.

Multikombinationspräparat ↑ Kombinationsmittel.

Mundgeruch: Begleiterscheinung verschiedener Erkrankungen, z. B. Zahnfäule, Entzündungen der Mundschleimhaut, der Mandeln, der Nase und ihrer Nebenhöhlen sowie nach Eingriffen in der Mundhöhle, aber auch bei mangelnder Mundhygiene. Die Behandlung richtet sich nach der Ursache. Unterstützend wirken dabei Mundwässer oder Aerosole (Mundspray) mit ätherischen Ölen (Salbei-, Pfefferminz-, Wacholderöl) sowie Myrrhentinktur als Zusatz für Spülungen. Die ätherischen Öle wirken keimhemmend, desodorierend und atemerfrischend.

Mundschleimhautentzündung, *Stomatitis:* Schwellung und Rötung der Mundschleimhaut infolge Infektion (Viren, Bakterien, Hefen) oder Allgemeinerkrankung. Die Nahrungsaufnahme ist durch Schmerzen erschwert, das Allgemeinbefinden beeinträchtigt. Bei leichter M. werden zum Gurgeln und Mundspülen Kamillentee oder Fertigarzneimittel mit Extrakten aus Arnika- und Kamillenblüten oder Salbeiblättern, ferner Pinselungen mit Myrrhentinktur verwendet.

Muskatnußbaum †, *Myristica fragrans:* immergrüner, bis 20 m hoher Baum aus der Familie der Muskatnußgewächse (Myristicaceae). Der M. besitzt ganzrandige, lederige, kurzgestielte Blätter. Die hellgelben männlichen Blüten sind glockenförmig und radiär. Sie bilden lockere Blütenstände und duften angenehm. Die weiblichen Blüten sind unauffällig und stehen einzeln. Nach ungefähr 8 Jahren tragen die weiblichen M. etwa 30 Jahre lang Früchte. Die Frucht ist eine fleischige Beere, die zur Reifezeit aufspringt und den roten Samenmantel über der braunen Samenschale erkennen läßt.

▷ *Vorkommen*: Der M. ist auf den Molukken heimisch. Er wird in vielen Gebieten mit feuchtheißem Klima kultiviert, z. B. in Indonesien, Malaysia, Vorder- und Hinterindien, auf den Antillen und in Brasilien.

▷ *Drogengewinnung:* Von den reifen Früchten werden die fleischigen Fruchtwände entfernt und die kräftig roten Samenmäntel (Arilli) abgetrennt. Letztere werden getrocknet und bilden die Muskatblüte (Macis). Die Samen werden bei Temperaturen bis 45 °C getrocknet. Anschließend wird die Samenschale entfernt. Die Muskatnüsse werden meist gekalkt. Das ätherische Öl wird aus den Samen durch Wasserdampfdestillation gewonnen.

▷ *Drogenbeschreibung:* Die Droge (Muskatsamen, Muskatnüsse, Myristicae semen) besteht aus den ganzen getrockneten und gekalkten Samenkernen. Sie sind stumpf eiförmig oder kugelig und bis 3 cm lang. Auf der bräunlichen, von Kalkresten auch hellgrauen oder weißlich bestäubten, netzrunzeligen Oberfläche ist eine breite, flache Längsfurche erkennbar. Der Querschnitt läßt ein gelbliches oder rötlichgelbes und hellbraun marmoriertes Gewebe erkennen. Die Droge riecht kräftig würzig und schmeckt würzig und schwach bitter. Das ätherische Muskatöl (Myristicae aetheroleum) ist eine farblose oder schwach gelbliche Flüssigkeit mit würzigem Geruch.

▷ *Inhaltsstoffe:* Die Muskatnuß enthält bis 15% ätherisches Öl mit Myristicin, Elemicin, Safrol, Eugenol und Pinenen, bis 35% fettes Öl sowie Stärke, Farbstoffe, Pektin und Sterole.

▷ *Wirkung und Verwendung:* Die Droge wirkt aufgrund des Gehaltes an ätherischen Ölen anregend auf die Magensaftbildung und verdauungsfördernd. In der Volksmedizin werden die Samen bei mangelnder Magensaftbildung sowie Blähungskoliken und Verdauungsbeschwerden, Durchfall, Erbrechen, Hysterie, Kopfschmerzen und Gedächtnisschwäche verwendet. Die Wirksamkeit ist jedoch nicht belegt. Das ätherische Muskatöl ist Bestandteil hautreizender Einreibungen. Diese dienen zur unterstützenden Behandlung rheumatischer Beschwerden. Das Muskatöl wird auch in der Parfümindustrie verwendet. Die Droge wird überwiegend als Gewürz für Fisch- und Fleischgerichte, Spinat, Süßspeisen und Backwaren verwendet. Die Muskatblüte wird ähnlich benutzt, z. B. zur Herstellung von Worcestersauce.

▷ *Nebenwirkungen:* bei der üblichen Verwendung als Gewürz nicht bekannt. Aufgrund des Myristicingehaltes sind größere Mengen (mehr als 0,6 g) unter Umständen toxisch. Sie können eine lähmende Wirkung auf das Zentralnervensystem haben, Halluzinationen hervorrufen und Magen-Darm-Störungen mit Durchfall verursachen.

▷ *Geschichtliches:* Die Muskatnüsse wurden in Europa durch die Araber im 9. und 10. Jh. bekannt. Sie galten schon im 12. Jh. als eines der kostbarsten Gewürze. Das Muskatöl wird seit etwa 1574 arzneilich verwendet. ↑ **Tafel 40**

Mutterkornalkaloide, *Secalealkaloide:* im Mutterkorn enthaltene Wirkstoffe, die Säureamidderivate der Lysergsäure darstellen. Die M. besitzen spezifische Wirkungen auf den menschlichen Organismus. Sie werden in Lysergsäure- und Clavinalkaloide unterteilt. Therapeutisch genutzt werden nur die Lysergsäurealkaloide. Die therapeutisch wichtigsten M. sind ↑ Ergotamin und ↑ Ergometrin.

Mutterkornpilz †, *Roter Keulenkopf, Claviceps purpurea:* parasitisch lebender Pilz aus der Familie der Schlauchpilze (Clavicipitaceae). Die Ascosporen des Pilzes werden zur Blütezeit auf die Wirtspflanzen (Gräser, Getreidearten, besonders Roggen) mit dem Wind übertragen. Aus den Ascosporen entwickelt sich in den Fruchtknoten der Gräser ein kleines Pilzgeflecht (Mycel), wobei ein sogenannter Honigtau, der Insekten anlockt, ausgeschieden wird. Ferner werden vegetativ Sporen gebildet, die als Konidien bezeichnet werden. Ihre Übertragung auf andere Getreidepflanzen erfolgt durch Insekten mit dem Honigtau und dem Wind (Sekundärinfektion). Aus dem konidienbildenden Stadium entwickelt sich durch dichtes Zusammenwachsen des Mycels schließlich das harte, reservestoffreiche Dauermycel (Sklerotium; Mutterkorn). Aus diesem keimen nach Überwinterung im Erdboden gestielte, kugelige Köpfchen aus. Sie stellen Sporenkörper dar, die zahlreiche fadenförmige Ascosporen enthalten.

▷ *Vorkommen*: Der Pilz tritt in feuchten Jahren verstärkt auf. Er ist in Europa, Asien und Nordafrika sowie Südamerika verbreitet.

▷ *Drogengewinnung:* Das Sklerotium wird in den Monaten Juli bis Oktober gesammelt und bei Temperaturen bis 40 °C getrocknet. Die Droge stammt aus Wildvorkommen sowie dem feldmäßigen Anbau (Beimpfen von Roggenfeldern mit einer Sporensuspension).

▷ *Drogenbeschreibung:* Die Droge (Mutterkorn, Secale cornutum) besteht aus dem getrockneten Sklerotium. Dieses ist schwärzlichviolett, oft matt bereift, gerade oder gekrümmt, stumpf 3kantig, oft längsgefurcht, meist 10 bis 35 mm lang und bis 5 mm dick. Die Querbruchfläche ist glatt, am Rande tiefviolett und in der Mitte weißlich bis blaßviolett. Die Droge besitzt einen schwach eigenartigen Geruch und schmeckt etwas süßlich und scharf.

▷ *Inhaltsstoffe:* Die Droge enthält etwa 30 Alkaloide, davon sind ↑ Ergotamin und ↑ Ergometrin die therapeutisch wichtigsten. Daneben sind in der Droge Amine, fettes Öl und mehrere Farbstoffe vorhanden.

▷ *Wirkung und Verwendung:* Das Mutterkorn dient zur Gewinnung von Ergotamin und Ergometrin. Diese werden als Wirkstoffe von Arzneimitteln bevorzugt in der Geburtshilfe sowie zur Behandlung von Durchblutungsstörungen, Schockzuständen und Migräne verwendet. Aufgrund der besser steuerbaren Wirkung wird den Reinstoffpräparaten der Vorzug vor den früher üblichen Mutterkornzubereitungen (Fluidextrakt, Pulver) gegeben.

▷ *Nebenwirkungen, Giftwirkung:* Chronische Vergiftungen (Ergotismus) kommen durch das Brotgetreide nicht mehr vor, da eine entsprechende Reinigung erfolgt. Die Droge ist aufgrund des Alkaloidgehaltes stark giftig.

▷ *Geschichtliches:* Bereits in antiken Schriften wurden Massenerkrankungen geschildert, die offenbar auf Vergiftungen mit mutterkornhaltigem Mehl beruhten (Ergotismus). Im Mittelalter traten Ergotismusepidemien, damals „St.-Antonius-Feuer" genannt, häufig auf. In Limoges (Frankreich) fielen einer Epidemie im Jahre 994 sogar 40 000 Menschen zum Opfer. In Mitteleuropa ereigneten sich die letzten derartigen Massenerkrankungen noch Mitte des 19. Jhs. Betroffen waren besonders die Armen, die minderwertiges, verunreinigtes Getreide als Nahrung verwendeten. Aus Andeutungen in den hippokratischen Schriften kann angenommen werden, daß das Mutterkorn bereits in der Antike als gynäkologisches Mittel Verwendung fand. Von den Kräuterbuchautoren des 16. Jhs. erwähnte der Frankfurter Stadtarzt Adam Lonitzer 1577 das Mutterkorn als Heilmittel. Damals bedienten sich vor allem die Hebammen des Mutterkorns, um bei Gebärenden Uteruskontraktionen hervorzurufen. Der Mediziner Rudolf Jakob Camerarius (1665 bis 1721) führte es Anfang des 18. Jhs. in die wissenschaftliche Geburtshilfe ein. ↑ **Tafel 40**

Mydriatika: pupillenerweiternde Arzneimittel. Die M. werden in der Augenheilkunde zu diagnostischen Zwecken oder bei bestimmten Augenverletzungen angewendet, da bei erweiterter Pupille der Augenhintergrund besser angesehen werden kann. Als pflanzliche M. dienen Atropin und Scopolamin.

Mykotoxine: Stoffwechselprodukte von niederen Pilzen, die für Tiere und den Menschen bereits in geringen Konzentrationen giftig sind. Die M. werden vor allem von Schimmelpilzen gebildet und können in verschimmelten Drogen und Lebensmitteln vorkommen. Sie gehören verschiedenen chemischen Stoffklassen an und entfalten im Organismus unterschiedliche Wirkungen. Zu den M. gehören z. B. die Aflatoxine, Sterigmatocystine und Austocystine. Die Aflatoxine wirken lebertoxisch und krebserregend.

Myristica fragrans ↑ Muskatnußbaum.

Myristicin: Bestandteil des ätherischen Öls der Muskatnuß. Das M. wird im Organismus in eine toxische Verbindung umgewandelt und kann bei hoher Dosierung zu Vergiftungen führen. Vergiftungszeichen sind Gesichtsrötung, Trockenheit im Mund und Durstgefühl. Beim üblichen Gebrauch der Muskatnuß als Gewürz ist eine toxische Wirkung nicht zu erwarten.

Myrrhe: Gummiharz der in Südarabien und Somalia verbreiteten Commiphoraarten. Die Droge besteht aus Körnern oder löcherigen unregelmäßigen Klumpen, die gelblich, rötlich oder braun, innen mitunter auch weißlich sind. Die M. riecht aromatisch und schmeckt bitter und kratzend. Sie enthält bis 10% ätherisches Öl, dessen charakteristische Bestandteile Pinen, Limonen, Eugenol, m-Kresol, Commiferin und Furanogermacrene sind. Ferner sind in der M. ein Harz (bis 40%), das aus verschiedenen Harzsäuren besteht, und Rohgummi (bis 60%) vorhanden. Das ätherische Öl und das Harz lösen sich in Alkohol und sind deshalb in der *M.ntinktur* enthalten. Vor allem aufgrund des Gehaltes an ätherischen Ölen wirkt diese Tinktur zusammenziehend auf die Schleimhäute, desinfizierend, geruchsbindend und heilungsfördernd. In Form von Pinselungen, Spülungen und als Bestandteil von Mundwässern wird sie bei Entzündungen des Mund- und Rachenraumes angewendet. Außerdem dient sie zur Herstellung von kosmetischen Erzeugnissen und Räuchermitteln.

Myrrhentinktur ↑ Myrrhe.

Nachtkerze, *Gemeine Nachtkerze, Gelbe Rapunzel, Rapontika, Schinkenkraut, Oenothera biennis:* 2jährige, krautige, bis 1 m, bisweilen bis 2,5 m hohe Pflanze aus der Familie der Nachtkerzengewächse (Onagraceae). Die N. bildet im 1. Vegetationsjahr eine dem Boden anliegende Rosette länglicher, buchtig gezahnter Blätter. Im 2. Jahr entwikkelt sich ein unverzweigter oder nur im oberen Teil verzweigter Stengel. Er ist dicht beblättert und trägt an der Spitze einen traubigen Blütenstand. Die kleinen Blätter sind kurzgestielt, schmal und locker behaart. Die zahlreichen gelben, bis 3 cm langen Blüten öffnen sich meist erst gegen Abend. Die Frucht ist eine bis 3 cm lange Kapsel mit zahlreichen Samen.

▷ *Blütezeit*: Juli bis September.

▷ *Vorkommen*: Die N. ist in Nordamerika heimisch, in Europa, Kleinasien und Neuseeland eingebürgert. Sie wächst besonders auf trockenen Brachflächen und an Bahndämmen.

▷ *Drogengewinnung:* Die Früchte werden in den Monaten Juli und August geerntet und getrocknet. Durch Extraktion der Samen wird das fette Öl gewonnen.

▷ *Drogenbeschreibung:* Die Droge (N.nsamenöl, Rapontikaöl, Oenotherae oleum) ist eine klare, helle Flüssigkeit mit schwach aromatischem Geruch und Geschmack.

▷ *Inhaltsstoffe:* Die N.samen enthalten bis 20% fettes Öl. In diesem sind Linol- und Ölsäure, α- und β- sowie γ-Linolensäure (Gamolensäure) enthalten.

▷ *Wirkung und Verwendung:* Aufgrund des hohen Gehaltes an essentiellen Fettsäuren, besonders an biologisch gut verwertbarer Linolensäure, wird N.samenöl zur unterstützenden Behandlung von Erkrankungen verwendet, die mit einem erhöhten Bedarf an diesen Fettsäuren verbunden sind. Eine fördernde Wirkung auf die Heilung wurde z. B. bei bestimmten Ekzemformen erzielt. Da die essentiellen Fettsäuren für den Stoffwechsel der Gewebshormone Bedeutung besitzen und ein Anteil von 6–8% in der Nahrung günstig ist, kann das N.samenöl wie Sonnenblumen- oder Weizenkeimöl für diätetische Zwecke zur Arteriosklerosevorbeugung verwendet werden.

▷ *Nebenwirkungen:* Bei hoher Dosierung können Übelkeit, Kopfschmerzen und Verdauungsstörungen auftreten.

▷ *Geschichtliches:* Die N. wurde erstmalig 1612 im Botanischen Garten von Padua angepflanzt. Ihre Verbreitung wurde vor allem durch die Verwendung als Gemüsepflanze gefördert. Die kräftigen, fleischigen Wurzeln der Kulturform wurden mit Essig und Öl oder in Fleischbrühe gekocht gegessen. In der Volksmedizin wurde die N. als blutreinigendes Mittel benutzt.
↑ **Tafel 40**

Nachtschatten, Bittersüßer ↑ Bittersüß.

Nadelholzteer ↑ Fichte.

Nasentropfen: wäßrige oder ölige Arzneizubereitung, die auf der Nasenschleimhaut zur Wirkung kommt. Die N. werden bei Erkrankungen der Nasenschleimhaut und der Nasennebenhöhlen verwendet.

Die in den N. enthaltenen Wirkstoffe, z. B. Ephedrin und ätherische Öle bewirken vor allem das Abschwellen der Nasenschleimhaut. Dadurch wird die Nasenatmung erleichtert und die Bildung von Sekret vermindert. Die Anwendungsdauer ist meist auf 10 Tage begrenzt.

Nasturtium officinale ↑ Brunnenkresse.

Naturheilkunde: Methoden zur Behandlung von Erkrankungen, die insbesondere auf dem gezielten Einsatz von vollwertiger Ernährung, Massagen, Wasseranwendungen, Naturstoffen (z. B. Moor, Heilerde), bestimmten Formen körperlicher Bewegung und Beratung zur Lebensführung sowie der Anwendung pflanzlicher Arzneimittel beruhen. Ärzte für Naturheilverfahren haben eine spezielle Weiterbildung auf dem Gebiet der N. absolviert.

Naturheilmittel: volkstümliche Bezeichnung für Arzneimittel natürlichen Ursprungs, z. B. pflanzliche und tierische Drogen und aus diesen hergestellte Präparate sowie Mineralbrunnen, Heilschlamm und Heilerden.

Nebenwirkungen: unerwünschte Wirkungen von Arzneimitteln, die auch bei deren sachgerechter Anwendung auftreten können. Die Mehrzahl der Phytopharmaka zeichnen sich durch das Fehlen von N. aus oder weisen nur selten auftretende, geringfügige N. auf, die nach Absetzen der Behandlung wieder verschwinden.

Nelkenpfeffer ↑ Pimentbaum.

Nelkenwurz, *Echte Nelkenwurz, Geum urbanum:* ausdauerndes, bis 1,20 m hohes Kraut aus der Familie der Rosengewächse (Rosaceae). Der N. bildet eine Rosette grundständiger Blätter und einen verzweigten Stengel. Die Blätter sind unregelmäßig gefiedert und besitzen große, grob gesägte Nebenblätter. Die kleinen gelben Blüten sind 5zählig und stehen aufrecht. Die grünen Kelchblätter sind später an der Sammelfrucht zurückgeschlagen. Die einzelnen Früchtchen besitzen hakenförmige Griffel.

▷ *Blütezeit*: Juni bis Oktober.

▷ *Vorkommen*: Die N. ist in Europa, Teilen Asiens und Nordafrikas heimisch. Die Pflanze wächst in Auenwäldern, Gebüschen, krautreichen Mischwäldern und an Waldsäumen.

▷ *Drogengewinnung:* Die Wurzelstöcke und Wurzeln der N. werden im Oktober und November gegraben, gewaschen und bei Temperaturen bis 35 °C getrocknet.

▷ *Drogenbeschreibung:* Die Droge (N.wurzel, Gei urbani rhizoma) besteht aus den getrockneten Wurzelstöcken und Wurzeln. Die Schnittdroge ist gekennzeichnet durch außen hell- oder dunkelbraune, kleinschuppig geringelte Stücke des Wurzelstocks und hellere, strohhalmdicke Wurzelstücke. Die Droge besitzt einen eigenartigen, etwas nelkenähnlichen Geruch und schmeckt zusammenziehend und schwach bitter.

▷ *Inhaltsstoffe:* Die N.wurzel enthält ätherisches Öl mit Eugenol, ferner Bitterstoffe, Gerbstoffe (Gallotannine) und das Glykosid Gein.

▷ *Wirkung und Verwendung:* Die Droge wirkt aufgrund des Gerbstoffgehaltes adstringierend, entzündungshemmend und stopfend. In der Volksmedizin wird die N.wurzel bei leichten Durchfallerkrankungen verwendet. Einmal

oder auch mehrmals wird 1 Teelöffel (2 g) gepulverte Droge eingenommen.
Zur Bereitung des Teeaufgusses werden 2 Teelöffel Droge (3 g) mit 1 Tasse (150 ml) siedendem Wasser übergossen und 10 bis 15 Minuten bedeckt stehengelassen. Der Teeaufguß wird durch ein Sieb abgegossen. Er wird unverdünnt zum Gurgeln und Spülen bei Entzündungen der Mund- und Rachenschleimhaut verwendet.

▷ *Nebenwirkungen:* Bei zu hoher Dosierung können Übelkeit und Erbrechen auftreten.

▷ *Geschichtliches:* Die N. wurde im 12. Jh. von Hildegard von Bingen als Arzneipflanze aufgeführt. Der Pflanze wurden heil- und zauberkräftige Eigenschaften zugeschrieben. Die Kräuterbücher des 16. und 17. Jhs. empfahlen die N. gegen vielerlei Krankheiten und Beschwerden, insbesondere gegen alle inneren und äußeren Verletzungen, gegen Epilepsie, Weißfluß und Syphilis, außerdem als herz-, magen- und die Geschlechtsorgane stärkendes sowie verdauungsförderndes Mittel. Als Zusatz zum Bier verlieh sie diesem einen lieblichen Geschmack und verhütete ein schnelles Sauerwerden. ↑ **Tafel 41**

Nelkenwurz, Echte ↑ Nelkenwurz.

Nephritis ↑ Nierenentzündung.

Nephrolithiasis ↑ Nierensteinkrankheit.

Nerium oleander ↑ Oleander.

Nervenschmerzen, *Neuralgie:* meist anfallartig auftretende Schmerzen im Bereich peripherer Nerven. Als Ursachen kommen allergische, toxische und mechanische Faktoren in Betracht.

Nerventee ↑ Beruhigungstee.

Nervosität: mangelhafte psychisch-nervliche Belastbarkeit mit verstärkter Erregbarkeit des Nervensystems infolge körperlicher und geistiger Überbelastung, falscher Lebensgewohnheiten, Konfliktsituationen, Mißbrauchs von Genußmitteln und anderem. Symptome der N. sind Reizbarkeit, Unruhe, Affektausbrüche, Schlafstörungen, verminderte Konzentrations- und Leistungsfähigkeit sowie funktionelle Störungen im Bereich des Gefäß- und Verdauungssystems. Zur Behandlung werden sowohl psychotherapeutische Maßnahmen als auch Arzneimittel angewendet. Zur unterstützenden Behandlung dienen beruhigend wirkende Drogen und deren Zubereitungen, z. B. Tee aus Baldrianwurzel, Melissenblättern, Hopfenfrüchten und Johanniskraut.

Neuralgie ↑ Nervenschmerzen.

Nierenbeckenentzündung, *Pyelitis:* meist akute bakterielle Entzündung des Nierenbeckens. Die N. tritt bei Frauen verhältnismäßig häufig auf, besonders während der Schwangerschaft. Symptome der Erkrankung sind Druckschmerz in der Nierengegend, Fieber sowie Harnstauung. Die Behandlung erfolgt mit spezifisch gegen die Infektion wirkenden Arzneimitteln. Zur unterstützenden Behandlung wird Blasen- und Nierentee oder eine Bärentraubenblätterzubereitung (Teeaufguß oder standardisierter Extrakt) verwendet. In der Volksmedizin wird auch ein Sitzbad mit einem Teeaufguß aus Schachtelhalmkraut benutzt.

Nierenentzündung, *Nephritis:* durch Bakterien verursachte Entzündung des Nierengewebes. Symptome der akuten Erkrankung sind Mattigkeit, Fieber, Kopfschmerzen und Schmerzen in der Nierengegend. Eine nicht ausgeheilte akute N. kann in die chronische N. übergehen, die zur Funktionseinschränkung der Nieren führt. Die Behandlung der Infektion erfolgt mit Antibiotika. Zur lokalen Wärmebehandlung bei der akuten N. dient unter anderem ein Breiumschlag mit geschroteten Leinsamen.

Nierenkolik: heftige, vorwiegend durch Harnsteine hervorgerufene, wehenartig an- und abschwellende Schmerzen von der betroffenen Niere in den Harnleiter oder bei tief sitzenden Harnleitersteinen bis zur Blase und in die Geschlechtsregion ausstrahlend. Die N. ist meist mit Erbrechen, Kreislaufstörungen und Darmentleerungsstörungen verbunden. Zur Behandlung werden krampflösende Arzneimittel (Fertigpräparate mit Atropin) verwendet. Heiße Breiumschläge mit Leinsamen können die Behandlung unterstützen.

Nierensteinkrankheit, *Nephrolithiasis:* Bildung von Steinen in der Niere. Sie können als winzige Papillensteine von selbst abgehen oder infolge gestörten Harnabflusses und Infektion zu großen Nierensteinen anwachsen. Ursachen der N. können z. B. Stoffwechselstörungen, pH-Wert-Veränderungen und vegetative Regulationsstörungen mit Beeinflussung der Nierendurchblutung sein. Zur Behandlung werden unter anderem Fertigarzneimittel mit Goldrutenkraut sowie harntreibende Tees, z. B. Birkenblätter, Hauhechel-, Petersilien- und Liebstökkelwurzel, Schachtelhalmkraut und Wacholderbeeren, verwendet.

Nierentee, indischer ↑ Orthosiphon.

Nierentee, javanischer ↑ Orthosiphon.

Nieswurz, Grüne ↑ Christrose.

Nieswurz, Schwarze ↑ Christrose.

Nieswurz, Weiße ↑ Germer, Weißer.

Nieswurzwurzelstock ↑ Christrose.

Nigella sativa ↑ Schwarzkümmel.

Normierung: Einstellung von pflanzlichen Arzneimitteln auf einen definierten Wirkstoffgehalt. Bei normierten (eingestellten) Trockenextrakten, z. B. aus ↑ Tollkirsche, wird mit Hilfsstoffen wie Milchzucker auf einen festgelegten Gehalt von Atropin verdünnt. Eine N. wird meist bei Arzneimitteln mit geringer ↑ therapeutischer Breite vorgenommen.

Nubiablütentee ↑ Roseneibisch.

Nulldiät: totaler Nahrungsentzug bei Erkrankungen der Galle oder zur Behandlung der Fettsucht. Die N. ist nur unter ärztlicher Kontrolle bei gleichzeitiger Gabe von Flüssigkeit, Salzen und Vitaminen möglich. Die Deckung des Flüssigkeitsbedarfs bei der N. kann mit Pfefferminz- oder Kamillentee erfolgen.

Nußblätter ↑ Walnuß.

Obstipantia ↑ Stopfmittel.

Obstipation ↑ Verstopfung.

Ochsenzunge, *Gebräuchliche Ochsenzunge, Anchūsa officinālis:* 2jährige, bis 80 cm hōhe krautigē Pflanze aus der Familie der Boretschgewächse (Boraginaceae). Im 1. Vegetationsjahr bildet die O. eine Rosette lanzettlicher Blätter. Sie treibt im 2. Vegetationsjahr aufrechte beblätterte, im oberen Teil auch verzweigte Stengel. Die Stengelblätter sind lanzettlich, die unteren sind in den breiten Blattstiel verschmälert, die oberen sitzend. Die violetten oder dunkelblauen Blüten sind kurzgestielt und stehen in Wickeln. Die Kronblätter sind zu einer Röhre verwachsen. Die ganze Pflanze ist borstig behaart. Die Frucht ist eine Hartfrucht.

▷ *Blütezeit*: Juni bis September.

▷ *Vorkommen*: Die O. ist in Ost-, Südost- und Mitteleuropa sowie in Vorderasien heimisch. Die Pflanze ist in der Ebene und im Hügelland auf trockenen Brachflächen, an Hecken und Wegrändern anzutreffen.

▷ *Drogengewinnung:* Das Kraut der O. wird in den Monaten Juni bis September geschnitten und an gut belüfteten, schattigen Plätzen getrocknet.

▷ *Drogenbeschreibung:* Die Droge (O.nkraut, Anchusae herba) besteht aus den getrockneten oberirdischen Teilen der Pflanze. Die Schnittdroge ist gekennzeichnet durch grüne, rauh behaarte Stengelteile, grüne, rauh behaarte Blattstücke, die teilweise den glatten Blattrand erkennen lassen, und violette oder bläuliche Blüten. Die Droge besitzt einen schwachen Geruch und schmeckt etwas herb.

▷ *Inhaltsstoffe:* Das O.nkraut enthält Kieselsäure, geringe Mengen von Alkaloiden (Cynoglossin), Gerbstoffe, Cholin, Schleim und Allantoin.

▷ *Wirkung und Verwendung:* Die Droge wird mitunter in der Volksmedizin aufgrund des Schleimgehaltes bei Rachenkatarrh und gegen leichte Durchfallerkrankungen (Gerbstoffwirkung) verwendet.

▷ *Nebenwirkungen:* nicht bekannt. Die frische Pflanze kann durch die rauhe Behaarung Hautreizungen verursachen.

▷ *Geschichtliches:* Die O. wurde bereits von Dioskurides und Plinius beschrieben. Die Kräuterbücher des 16. und 17. Jhs. empfahlen sie vor allem als Herzmittel sowie gegen Ohnmachten, Melancholie, Fieber, Schlangenbisse und entzündete Augen. ↑ **Tafel 41**

Ocimum basilicum ↑ Basilikum.

Ödem, Wassersucht: Gewebequellung; eindrückbare, schmerzlose, diffuse Schwellung, besonders in der Haut und Unterhaut, infolge gesteigerter Flüssigkeitsansammlung in den Gewebespalten. Das Ö. beruht z. B. auf Stauungen des Blut- und Lymphabflusses, auf Eiweißmangel (Hunger-Ö.) und auf Schädigung der Kapillarwand. Die Behandlung des Ö. richtet sich nach der Ursache. Zur unterstützenden Behandlung bestimmter Ö. werden harntreibend wirkende Drogen, z. B. Birkenblätter, Hauhechelwurzel, Wacholderbeeren, Petersilien- und Liebstöckelwurzel, verwendet. Ö., die sich infolge einer Herz-Kreislauf-Schwäche bilden, werden z. B.

mit herzwirksamen Glykosiden des Roten und Wolligen Fingerhutes behandelt.

Odermennig, Kleiner, *Ackerblume, Akkermennig, Agrimonia eupatoria:* ausdauernde, bis 1 m hohe Pflanze aus der Familie der Rosengewächse (Rosaceae). Die Pflanze bildet aus einem kriechenden Wurzelstock im Frühjahr einen unverzweigten oder nur wenig verzweigten, locker beblätterten und behaarten Stengel. Die grundständigen Blätter sind rosettenartig angeordnet und bis 15 cm lang. Sie sind gefiedert, auf der Oberseite dunkelgrün und schwach behaart und auf der Unterseite dicht graufilzig behaart. Die Fiederblätter haben einen grobkerbig gesägten Rand. Die kleinen goldgelben Blüten sind 5zählig und stehen, zu einem traubigen Blütenstand vereinigt, an der Spitze des Stengels. Die Frucht ist ein einsamiges Nüßchen, das sich in dem am Rand mit hakigen Stacheln versehenen Kelch (Scheinfrucht) befindet. Zur Drogengewinnung wird auch der *Große Odermennig (Agrimonia procera)* verwendet.

▷ *Blütezeit*: Juni bis August.

▷ *Vorkommen*: Der K. O. ist in Europa, Vorder- und Mittelasien sowie in Nordafrika heimisch. Die Pflanze ist an sonnigen Waldsäumen, Gebüschen, auf trockenen Rasenflächen, in lichten Gehölzen und an Wegrändern anzutreffen.

▷ *Drogengewinnung:* Das Kraut des K. O. wird in den Monaten Juni bis August abgeschnitten und in dünner Schicht an schattigen, gut belüfteten Plätzen getrocknet.

▷ *Drogenbeschreibung:* Die Droge (Odermennigkraut, Agrimoniae herba) besteht aus dem blühenden getrockneten Kraut. Die Schnittdroge ist gekennzeichnet durch die auf der Oberseite grünen, schwach behaarten und auf der Unterseite graufilzig behaarten Blattstückchen. Teilweise ist der grobkerbig gesägte Blattrand erkennbar. Daneben sind mehrkantige, borstig behaarte Stengelstücke enthalten. Vereinzelt kommen auch die charakteristischen Scheinfrüchte mit den hakig gekrümmten Kelchrandborsten vor. Die gelben Blütenblätter sind seltener vorhanden. Die Droge riecht schwach aromatisch und schmeckt etwas herb und bitter.

▷ *Inhaltsstoffe:* Die Droge enthält Gerbstoffe, vor allem Katechine, Bitterstoffe, sehr wenig ätherisches Öl, Triterpene und Kieselsäure.

▷ *Wirkung und Verwendung:* Die Zubereitungen der Droge (Teeaufguß, Extrakte) wirken aufgrund des Gerbstoffgehaltes schwach adstringierend und entzündungshemmend. Das Odermennigkraut findet vor allem in der Volksmedizin bei Magen-Darm-Katarrhen und Entzündungen der Mund- und Rachenschleimhaut Verwendung. Die Droge wird außerdem als Gallenmittel benutzt, ohne daß für diese Anwendung bisher eine wissenschaftliche Erklärung gegeben werden kann. Das gilt auch für die Anwendung bei Nieren- und Blasenleiden, Krampfadern sowie bei rheumatischen Beschwerden und Hexenschuß.
Zur Bereitung des Teeaufgusses wird 1 gehäufter Teelöffel Droge (2,5 g) mit 1 Tasse (150 ml) siedendem Wasser übergossen und 10 bis 15 Minuten bedeckt stehengelassen. Die Droge kann auch mit kaltem Wasser angesetzt und kurz aufgekocht werden. Der Teeaufguß wird durch ein Sieb abgegossen.

Bei Magen-Darm-Katarrh wird 2- bis 3mal täglich 1 Tasse Tee warm getrunken. Das Gurgeln oder Spülen bei Mund- und Rachenschleimhautentzündungen kann mehrmals täglich erfolgen.
Die Droge wird auch als Bestandteil von Leber- und Gallentees verwendet. Die Odermennigextrakte werden zusammen mit anderen Pflanzenextrakten (Fertigerzeugnisse) zur unterstützenden Behandlung von Gallen- und Magenbeschwerden sowie Blasenschwäche benutzt.

▷ *Nebenwirkungen:* nicht bekannt.

▷ *Geschichtliches:* Im Altertum war der Odermennig als Arzneipflanze der Pallas Athene geweiht. Dioskurides und Plinius erwähnten den Odermennig in ihren Schriften. Auch im Mittelalter fand er breite arzneiliche Verwendung. So war der Odermennig bereits im Garteninventar des Hofgutes Treola aufgeführt, um 825 im Hortulus und im 12. Jh. bei Hildegard von Bingen. Er war damals ein geschätztes Mittel gegen Erkrankungen der Leber und der Unterleibsorgane. Die Kräuterbücher des 16. und 17. Jhs. empfahlen den Odermennig als Wundkraut, aber auch gegen Ruhr, Wasser- und Gelbsucht, Schlangenbisse, Bleichsucht und Eingeweidewürmer sowie als Magen-, Husten- und Wundmittel. ↑ **Tafel 41**

Ölbaum, *Olivenbaum, Olea europaea:* immergrüner, bis 15 m hoher Baum aus der Familie der Ölbaumgewächse (Oleaceae). Der Ö. besitzt ganzrandige, lanzettliche, steiflederige Blätter. Die kleinen radiären Blüten sind weiß und duften angenehm. Die Frucht ist eine grüne, später schwärzlichrote oder schwarzblaue, beerenartige Steinfrucht und je nach Sorte 1,5 bis 3 cm lang.

▷ *Blütezeit*: April, Mai (Südeuropa).

▷ *Vorkommen*: Der Ö. ist im östlichen Mittelmeergebiet heimisch. Er wird weltweit in entsprechenden Klimagebieten (feuchter Winter, trockener, heißer Sommer) angebaut.

▷ *Drogengewinnung:* Das Olivenöl wird aus dem Fruchtfleisch und den Steinkernen der in den Monaten November bis Januar geernteten Oliven durch Kaltpressung gewonnen. Die Olivenblätter werden ganzjährig gesammelt.

▷ *Drogenbeschreibung:* Die Droge (Olivenöl, Olivae oleum) ist eine gelbe oder grünlichgelbe Flüssigkeit, die sich bei Temperaturen unter 10 °C trübt und bei 0 °C eine salbenartige Konsistenz annimmt. Das Olivenöl riecht und schmeckt angenehm eigenartig.
Eine weitere Droge (Olivenblätter, Olivae folium) sind die frischen oder getrockneten Blätter. Sie sind kurzgestielt, etwas steif, lanzettlich und ganzrandig sowie am Rand umgebogen. Die Blattoberseite ist hellgraugrün und die Blattunterseite silberweiß oder grünlichgelb. Die Droge besitzt keinen wahrnehmbaren Geruch und schmeckt bitter und zusammenziehend.

▷ *Inhaltsstoffe:* Das Olivenöl enthält Glyceride von Fettsäuren (60 bis 85% der Ölsäure, 8 bis 15% der Palmitinsäure, 5 bis 20% der Linolsäure). Die Droge gehört zu den nichttrocknenden fetten Ölen.
Die Olivenblätter enthalten den Bitterstoff Oleuropein, ferner Oleosid, Cholin, organische Säuren und phenolische Stoffe.

▷ *Wirkung und Verwendung:* Das Olivenöl wirkt anregend auf die Gallentätigkeit. Es wird, meist in Kombination mit anderen Stoffen und Zubereitungen, z. B. Dehydrocholsäure, Sennesblätterextrakt, Pfefferminzöl, Rizinusöl, als Mittel zur Förderung des Abganges von Gallensteinen verwendet. Ferner besitzt die Droge eine mild abführende Wirkung. Das Olivenöl wirkt bei äußerlicher Anwendung als abdeckendes und reizmilderndes Mittel, das die Wasserverdunstung der Haut einschränkt und auf diese Weise Schorf und Krusten erweicht. Es wird entweder direkt oder als Bestandteil von Salbengrundlage für Hautpflegemittel verwendet. Hauptverwendungszweck ist jedoch der Einsatz als Speiseöl.
Die Zubereitungen aus frischen oder getrockneten Olivenblättern wirken, wahrscheinlich aufgrund des Gehaltes an Oleuropein, blutdrucksenkend. Standardisierte Fertigarzneimittel der Droge werden zur unterstützenden Behandlung des Bluthochdrucks verwendet.

▷ *Nebenwirkungen:* nicht bekannt.

▷ *Geschichtliches:* Der Ö. wurde bereits in der Antike kultiviert. Auch die medizinische Verwendung war schon im Altertum üblich und findet auch in der Bibel vielfache Erwähnung. Da der Ö. aus klimatischen Gründen nördlich der Alpen nicht im Freien angebaut werden kann, gelangten die Früchte (Oliven) und das Öl nur auf dem Handelsweg nach Mitteleuropa. Beides wurde bereits von Hildegard von Bingen im 12. Jh. als Nahrungs- und Arzneimittel erwähnt. In den Kräuterbüchern des 16., 17. und 18. Jhs. wurden die unreif konservierten Oliven als appetitanregendes und magenstärkendes Mittel, das Öl als erweichendes, abführendes, schmerzlinderndes, beruhigendes, giftabweisendes und als Brechmittel sowie gegen Frostschäden und Brandverletzungen empfohlen. Das Öl diente außerdem zur Herstellung von Salben, Pflastern und feineren Seifen.
↑ **Tafel 41**

Öle, ätherische: *Ätherischöle, Aetherolea:* flüssige Gemische fettlöslicher, flüchtiger Verbindungen, die durch Auspressen, Destillation oder Extraktion aus verschiedenen Pflanzen oder bestimmten Pflanzenteilen gewonnen werden und meist den typischen Geruch dieser Pflanzen besitzen. Die ä. Ö. werden in besonderen Zellen gebildet, in diesen gespeichert oder auch von ihnen ausgeschieden. Sie bestehen aus einer Vielzahl von Komponenten (im Pfefferminzöl sind z. B. mehr als 130 Stoffe enthalten). Bisher wurden über 1500 Verbindungen aus ä. Ö. isoliert. Die meisten dieser Substanzen gehören zur Gruppe der Terpene (Mono- oder Sesquiterpene) und der Phenylpropanverbindungen. In Abhängigkeit von ihrer Zusammensetzung weisen die ä. Ö. vielfältige Wirkungen auf. Bei äußerlicher Anwendung wird ihre haut- und schleimhautreizende und damit durchblutungsfördernde sowie desinfizierende Wirkung (z. B. Senf-, Rosmarin-, Thymianöl) genutzt. Die ä. Ö. wirken wachstumshemmend auf Bakterien und einige niedere Pilze. Bestimmte Bestandteile der ä. Ö. besitzen entzündungswidrige Eigenschaften, z. B. das Bisabolol, das Chamazulen und einige Polyine (Bestandteile des Kamillenöls). Innerlich angewendet wirken ä. Ö. leicht reizend auf die Schleimhäute des Magen-Darm-Kanals. Sie können die Magensaftsekretion direkt und reflektorisch anregen (ä. Ö. aus Gewürzdrogen, z. B. Meerrettichwurzel, Senfsamen, Wacholderbeeren) und die Gallensaftbildung (ätherisches Öl aus javanischem Gelbwurzwurzelstock) fördern. Dadurch beeinflussen sie die Verdauung günstig. Außerdem wirken sie durch Keimhemmung (z. B. Pfefferminzöl) den Gärungs- und Fäulniserscheinungen entgegen. Einige ä. Ö. besitzen eine krampflösende und damit blähungstreibende Wirkung (z. B. Kümmel und Fenchelöl). Vom Körper aufgenommene ä. Ö. werden zum Teil durch die Lunge ausgeschieden. Reflektorisch wirken sie schleimverflüssigend und auswurffördernd (z. B. Thymianöl). Auch eine schwach krampflösende Wirkung auf die Bronchialmuskulatur und ein bronchiendesinfizierender Effekt können vorhanden sein. Durch Reizung der Nieren wirkt eine Reihe von ä. Ö. harntreibend (z. B. Wacholder- und Petersilienöl). Von anderen ist eine beruhigende Wirkung bekannt (Baldrian- und Hopfenöl). Einige ä. Ö., z. B. Lavendel-, Rosen-, Zitronen- und Pfefferminzöl, werden auch als Geruchs- und Geschmackskorrigens für Arzneien und Fertigarzneimittel verwendet.

Öle, arzneiliche, *Olea medicata:* Zubereitungen, die Arzneistoffe in fettem Öl gelöst oder verteilt enthalten. Als fette Öle werden die haltbaren, nicht trocknenden Öle, z. B. Rizinus-, Erdnuß-, Oliven- und Mohnöl, verwendet. Die a. Ö. haben vor allem in Form öliger Augentropfen z. B. mit Pilocarpin als Wirkstoff (Arzneien, Fertigarzneimittel) Bedeutung. Für die Anwendung auf der Haut werden die a. Ö., z. B. ölige Drogenauszüge aus Kamillen- und Arnikablüten sowie Schafgarbenkraut, meist mit anderen Stoffen zu Emulsionen verarbeitet. Die Extraktion von frischen Blüten mit fettem Öl dient zur Gewinnung von Duftstoffen für Kosmetika.

Öle, fette: Reserve- oder Depotstoffe von Pflanzen (und Tieren). Besonders reich an f. Ö. sind häufig die Samen der Pflanzen. Die f. Ö. bestehen zu 95 bis 98% aus Estern des Glycerols mit Fettsäuren. Von den in der Natur bekannten 40 Fettsäuren sind meist nur 5 bis 12 am Aufbau eines fetten Öls beteiligt. Dominierend sind Öl-, Linol-, Palmitin- und Stearinsäure. Zu den f. Ö. mit hohem Anteil an einfach ungesättigten Fettsäuren gehören z. B. Erdnuß- und Olivenöl. Zu den f. Ö. mit hohem Gehalt an zweifach ungesättigten Fettsäuren zählen z. B. Baumwollsamen-, Maiskeim-, Sonnenblumen- und Leinöl. Letzteres besitzt einen besonders hohen Gehalt an stark ungesättigten Fettsäuren. Je nach ihrer Fähigkeit, unter dem Einfluß von Licht und Luft zu trocknen oder zu verharzen, unterscheidet man trocknende (Leinöl), halbtrocknende (Baumwollsamenöl) und nicht trocknende Öle (Erdnußöl). Die Gewinnung der f. Ö. erfolgt durch Auspressen oder Extraktion und anschließende Reinigung.
Pharmazeutisch werden die f. Ö. zur Herstellung von Emulsionen, Salben, öligen Augen- und Nasentropfen sowie Injektionslösungen verwendet. Sie wirken aufgrund ihrer physikalischen Eigenschaften abdeckend und reizmildernd auf die Haut oder Schleimhaut. Die f. Ö. schränken auf der Haut die Wasserverdunstung ein, wodurch diese ihre Feuchtigkeit und Elastizität be-

hält. Viele f. Ö. (z. B. Erdnuß-, Oliven-, Sonnenblumen- und Leinöl) sind wertvolle Speiseöle.

Ölmazerat: Auszug einer Droge mit Öl, z. B. Auszug von zerkleinerter Knoblauchzwiebel mit Pflanzenöl.

Ölzucker: Mischung ätherischer Öle mit Zucker (Sacharose). Bei der Herstellung werden kleine Mengen der ätherischen Öle (z. B. Pfefferminz-, Eukalyptusöl) mit fein gepulvertem Zucker gleichmäßig verrieben. Der Ö. wird verwendet, wenn ätherische Öle pulverförmigen, flüssigen oder festen Arzneizubereitungen zugesetzt werden sollen. Die Ö. sind wenig stabil und werden deshalb auch durch mikroverkapselte ätherische Öle ersetzt.

Oenothera biennis ↑ Nachtkerze.

offenes Bein ↑ Unterschenkelgeschwür.

offizinell: Bezeichnung für die im jeweils gültigen Arzneibuch aufgeführten Arzneimittel (z. B. Drogen, Reinstoffe, Zubereitungen). Das sind vor allem die Arzneimittel, die in der Pharmakotherapie die größte Bedeutung besitzen, teilweise wird in den Arzneibüchern jedoch auch das Vollständigkeitsprinzip angestrebt.

Olea aetherea ↑ ätherische Öle.

Olea europaea ↑ Ölbaum.

Olea medicata ↑ Öle, arzneiliche.

Oleander †, *Rosenlorbeer, Nerium oleander:* Strauch oder bis 6 m hoher Baum aus der Familie der Hundsgiftgewächse (Apocynaceae). Der O. besitzt kurzgestielte, lederige, lanzettliche, spitze, bis 15 cm lange Blätter. Die Oberseite der Blätter ist dunkelgrün, die Unterseite hellgrün. Der Blattrand ist meistens eingerollt. Die leuchtend rosafarbenen oder weißen, oft gefüllten Blüten stehen in endständigen doldenartigen Blütenständen. Alle Teile der Pflanze enthalten einen stark bitter schmeckenden Milchsaft. Die Frucht ist eine Kapsel.

▷ *Blütezeit*: Juni bis September.

▷ *Vorkommen:* Der O. ist im Mittelmeergebiet und in Teilen Asiens heimisch. Es existieren viele Sorten, die als Ziergehölze auch in Mitteleuropa angepflanzt werden.

▷ *Drogengewinnung:* Die Blätter des O. werden vor der Blütezeit gesammelt und frisch verarbeitet oder getrocknet.

▷ *Drogenbeschreibung:* Die Droge (O.blätter, Oleandri folium) besteht aus den vor der Blütezeit gesammelten frischen oder getrockneten Blättern. Die getrockneten Blätter sind dunkelgrün, dick, lederig und leicht zerbrechlich. Die Blattoberseite ist glänzend, die Unterseite zeigt den kräftigen Mittelnerv und enge, parallel verlaufende Nerven. Die Droge besitzt keinen deutlich wahrnehmbaren Geruch und schmeckt etwas bitter.

▷ *Inhaltsstoffe:* Die Droge enthält herzwirksame Glykoside, vor allem Oleandrin, ferner Flavonoide, Gerbstoffe und Harz.

▷ *Wirkung und Verwendung:* Die Extrakte der O.blätter wirken aufgrund des Oleandrin- und Flavonoidgehaltes fördernd auf die Herzleistung und harntreibend. Diese Wirkung ist jedoch schwächer als die bei den Digitalisglykosiden. Die Droge dient zur Herstellung von Fertigarzneimitteln, die bei leicht verminderter Herzleistung verwendet werden.

▷ *Nebenwirkungen:* bei üblicher Dosierung nicht bekannt.

▷ *Geschichtliches:* Die O.blätter galten in der arabischen Medizin als wertvolles Arzneimittel. In der Arzneimittellehre des Dioskurides und in der Naturgeschichte von Plinius fand der O. Erwähnung. In den Kräuterbüchern des 16. und 17. Jhs. wurden zwar die Angaben der antiken Autoren, die den O. als Gegengift bei Schlangenbissen empfahlen, zitiert, zugleich wurde aber vor einer arzneilichen Verwendung gewarnt. ↑ **Tafel 42**

Olibanum ↑ Weihrauch.

Olivenbaum ↑ Ölbaum.

Olivenöl ↑ Ölbaum.

Ononis spinosa ↑ Hauhechel.

Opium ↑ Schlafmohn.

Orange, Bittere ↑ Pomeranze.

Orchis morio ↑ Knabenkraut, Kleines.

Oregano ↑ Dost.

Origanum majorana ↑ Majoran.

Origanum vulgare ↑ Dost.

Orthosiphon, *Katzenbart, Orthosiphon aristatus:* einjähriges, bis 2 m hohes Kraut aus der Familie der Lippenblütengewächse (Lamiaceae). Der O. besitzt lanzettliche, zugespitzte, bis 7 cm lange Blätter. Die weißen, blauen oder violetten Blüten haben gebogene, lang herausragende Staubblätter. Sie sind zu ährenartigen Blütenständen vereinigt. Die Frucht zerfällt in 4 einsamige Nüßchen.

▷ *Blütezeit*: Juli, August.

▷ *Vorkommen*: Der O. ist in Indien, Südostasien, Nordaustralien und im tropischen Amerika verbreitet und wird in Indonesien und auf Kuba kultiviert.

▷ *Drogengewinnung:* Die oberen Pflanzenteile des O. werden vor der Blüte geerntet und getrocknet.

▷ *Drogenbeschreibung:* Die Droge (O.blätter, indischer Nierentee, javanischer Nierentee, Javatee, Orthosiphonis folium) besteht aus den getrockneten Laubblättern und den krautigen Stengelspitzen. Die Schnittdroge ist gekennzeichnet durch spröde, dünne, leicht zerbrechliche, auf der Oberseite gelbgrüne und auf der Unterseite graugrüne Blattstücke. Mitunter sind der gezähnte Blattrand und die blauvioletten Nerven zu erkennen. Die bräunlichviolett angelaufenen 4kantigen Stengelteile sind in geringer Menge vorhanden. Die Blütenknospen und Teile der Scheinähren kommen selten vor. Die Droge besitzt einen schwach aromatischen Geruch und einen etwas salzigen, schwach bitteren und zusammenziehenden Geschmack.

▷ *Inhaltsstoffe:* Die O.blätter enthalten ätherisches Öl (0,05%) ferner Flavonoide, Kaliumsalze, mitunter auch Saponine sowie Gerbstoffe.

▷ *Wirkung und Verwendung:* Die Zubereitungen (Teeaufguß, Tinktur, Trockenextrakt) der Droge haben, möglicherweise aufgrund des Gehaltes an Kaliumsalzen und Flavonoiden, eine deutliche harntreibende Wirkung. Bei der Anwendung wird eine erhöhte Ausscheidung von Harnstoff und anderen harnlöslichen Substanzen erreicht. Die Zubereitungen wirken auch schwach krampflösend und galletreibend. Die O.blätter werden allein oder in Kombination mit anderen Drogen, z. B. Bärentraubenblätter, Birkenblätter, Löwenzahnkraut, Brennesselblätter, als harntreibendes Mittel bei Entzündungen der Nieren und der Blase sowie bei Nierengrieß, ferner bei rheumatischen Beschwerden verwendet. Die Droge dient dabei vor allem der Durchspülungstherapie. Zur Bereitung des Teeaufgusses wird 1 Eßlöffel Droge (3 g) mit 1 Tasse (150 ml) siedendem Wasser übergossen und 10 bis 15 Minuten bedeckt stehengelassen. Der Teeaufguß wird durch ein Sieb abgegossen. 2- bis 3mal täglich wird 1 Tasse Tee zwischen den Mahlzeiten getrunken. Auf reichliche Flüssigkeitszufuhr ist zu achten.

▷ *Nebenwirkungen:* nicht bekannt. Bei Wasseransammlung im Körper infolge eingeschränkter Herz- oder Nierentätigkeit ist die Anwendung von O.tee nicht zu empfehlen.

▷ *Geschichtliches:* Die O.blätter werden in Indien seit langem als Arzneimittel verwendet. In Europa sind sie erst seit Ende des 19. Jhs. als harntreibendes Mittel im Gebrauch.
↑ **Tafel 42**

Orthosiphon aristatus ↑ Orthosiphon.

Osterluzei †, *Gewöhnliche Osterluzei, Pfeifenblume, Wolfskraut, Aristolochia clematitis:* ausdauernde, bis 1 m hohe Pflanze aus der Familie der O.gewächse (Aristolochiaceae). Die O. besitzt krautige, aufrechte Stengel. Die langgestielten Blätter sind wechselständig. Sie besitzen eine annähernd herzförmige, kahle Blattspreite und einen fein gesägten Blattrand. Die grünlichgelben Blüten stehen zu mehreren in den Blattachseln. Sie sind röhrenförmig, am Grund kugelig erweitert. Die Frucht ist eine kugelige oder birnenförmige Kapsel. Die ganze Pflanze ist hellgrün.

▷ *Blütezeit:* Mai bis Juli.

▷ *Vorkommen:* Die O. ist in Europa und Westasien heimisch. Die Pflanze wächst besonders an Hekken, Zäunen, Gebüschen, auf Weinbergen und in feuchten Wäldern.

▷ *Drogengewinnung:* Das Kraut der Pflanze wurde in den Monaten Mai bis Juli gesammelt und frisch verwendet oder getrocknet.

▷ *Drogenbeschreibung:* Die getrocknete Droge (O.kraut, Aristolochiae clematitis herba) ist gekennzeichnet durch die langgestielten hellgrünen Blätter, die den fein gesägten Blattrand erkennen lassen. Daneben sind die gelben Blüten vorhanden. Die Droge besitzt keinen deutlich wahrnehmbaren Geruch und schmeckt schwach aromatisch.

▷ *Inhaltsstoffe:* Die Droge enthält Aristolochiasäure, freie Ameisensäure und Magniflorin.

▷ *Wirkung und Verwendung:* Die Droge besitzt eine krampflösende und wundheilende Wirkung.

▷ *Nebenwirkungen:* die Aristolochiasäure erwies sich im Tierversuch als krebserregend. Arzneimittel aus O. werden nicht mehr verwendet.

▷ *Geschichtliches:* Die O. wurde in Südeuropa und Westasien schon in alter Zeit als Arzneipflanze verwendet. Die Ägypter gebrauchten sie gegen Schlangenbisse. Hippokrates benutzte sie in der Geburtshilfe. Auch Hildegard von Bingen führte sie als Arzneipflanze auf. Im 16. Jh. war die O. und weitere Arten in den deutschen Gärten weit verbreitet. Sie wurde gegen verschiedene Erkrankungen, z. B. äußerlich als entzündungswidriges, schorfbildendes Mittel bei schlecht heilenden Wunden und innerlich als blutreinigendes und menstruationsförderndes Mittel, verwendet. ↑ **Tafel 42**

Ostruz ↑ Meisterwurz.

Paeonia officinalis ↑ Pfingstrose.

Palma Christi ↑ Rizinus.

Panaxoside ↑ Ginsenoside.

Panax ginseng ↑ Ginseng.

Päonie ↑ Pfingstrose.

Papain: eiweißspaltendes Enzym, das aus dem Milchsaft der unreifen fleischigen Beerenfrüchte des in tropischen Ländern kultivierten Melonenbaumes (Carica papaya) gewonnen wird. Das Roh-P. (Papayotin) wird durch Eintrocknen des ausfließenden Saftes gewonnen. Die Substanz besteht aus 185 Aminosäurebausteinen. Das P. dient zur unterstützenden Behandlung von Verdauungsschwäche und zur enzymatischen Wundreinigung.

Papaver somniferum ↑ Schlafmohn.

Pappelknospen ↑ Schwarzpappel.

Pappel, Weiße ↑ Eibisch.

Paprika ↑ Pfeffer, Spanischer.

Papyrus Ebers: aus Ägypten (1550 v. Chr.) stammende Schriftrolle, in der 700 Arzneistoffe und 800 Rezeptformeln angegeben sind. Die medizinisch-pharmazeutischen Kenntnisse, die im P. E. ihren Niederschlag fanden, gehen über die bis zu dieser Zeit vorherrschenden magisch-religiösen Vorstellungen vom Wesen der Krankheiten und Behandlungsmethoden hinaus. Bei der Anwendung der Arzneimittel setzen sich bereits empirisch-rationale Erkenntnisse der Medizin durch. Das P. E. enthält auch pflanzliche Arzneistoffe, z. B. Anis, Koriander, Fenchel, Feigen, Kalmus, Knoblauch, Kümmel, Manna, Senna, Zimt und Opium.

Paracelsus, eigentlich *Theophrastus Bombastus von Hohenheim,* Arzt, Naturforscher und Philosoph, * 10. November 1493 Einsiedeln (Schweiz), † 24. September 1541 Salzburg. P. gilt als Wegbereiter der neuzeitlichen Medizin. Seine Beschreibung von Krankheiten, z. B. Syphilis und Pest, und die Einführung neuer Arzneimittel chemischen Ursprungs und zahlreicher heimischer pflanzlicher Arzneistoffe hatten großen Einfluß auf die Entwicklung der Medizin und Pharmazie in der Folgezeit. P. formulierte auch die Erkenntnis, daß allein die Dosierung eines Stoffes bestimmt, ob die Gift- oder die therapeutische Wirkung überwiegt. Bemerkenswert war sein Engagement gegen die feudale Unterdrückung und für die Interessen der Bauern und Handwerker. Obwohl P. als Reformator der Medizin seiner Zeit wirksam wurde, war er doch zugleich mystischen Vorstellungen des Altertums über die Wirkung der Arzneimittel (↑ Signaturenlehre) verhaftet.

Passiflora incarnata ↑ Passionsblume.

Passionsblume, *Fleischfarbene Passionsblume, Passiflora incarnata:* eine bis 10 m hohe Liane aus der Familie der P.ngewächse (Passifloraceae). Die Pflanze bildet lange, dünne, schwach gerillte und rankende Stengel aus, an denen die Blätter wechselständig angeordnet sind. In vielen Blattachseln werden lange, sich eng zusammenziehende Ranken ausgebildet. Die gestielten Blüten sind radiär und im Durchmesser bis 9 cm groß. Sie besitzen eine 5blättrige Blütenkrone. Die Nebenkrone besteht aus mehreren Reihen innen weißer, außen roter Fäden. Die Blütenachse trägt 5 auffällige große Staubblätter. Der 5blättrige derbe Kelch besitzt eine grüne Außenseite und eine weiße Innenseite. Die Frucht ist eine eßbare, gelbe Beere.

▷ *Blütezeit*: Mai bis Juli.

▷ *Vorkommen*: Die P. ist in Nordamerika heimisch. Sie wird in den tropischen und subtropischen Gebieten auch kultiviert.

▷ *Drogengewinnung:* Das Kraut der P. wird zur Blütezeit geerntet und schonend getrocknet oder frisch verarbeitet.

▷ *Drogenbeschreibung:* Die Droge (P.nkraut, Passiflorae herba) besteht aus dem getrockneten Kraut. Die Schnittdroge ist gekennzeichnet durch die grünen, auf der Unterseite fein behaarten Blattstücke, die teilweise den einfach gesägten Blattrand erkennen lassen. Sie besitzen eine netzartige Nervatur. Ein charakteristisches Merkmal der Droge sind die am Ende mitunter korkenzieherartig zusammengerollten Teile der glatten Ranken. Vereinzelt sind auch kleine bräunlichgelbe, grubig punktierte Samen vorhanden. Die Droge besitzt einen schwach aromatischen Geruch und schmeckt etwas fad.

▷ *Inhaltsstoffe:* Die Droge enthält Flavonoide, z. B. Vitexin und Saponarin, Cumarine und sehr wenig ätherisches Öl.

▷ *Wirkung und Verwendung:* Die Zubereitungen der Droge wirken krampflösend und beruhigend. Die Droge wird als Tee sowie in Form verschiedener Extrakte (Fertigarzneimittel) verwendet.
Zur Bereitung des Teeaufgusses werden 1 bis 2 Teelöffel Droge (3 g) mit 1 Tasse (150 ml) siedendem Wasser übergossen und 5 bis 10 Minuten bedeckt stehengelassen. Der Teeaufguß wird durch ein Sieb abgegossen, 2 bis 3 Tassen Tee werden über den Tag verteilt oder 30 Minuten vor dem Schlafengehen (1 bis 2 Tassen) warm getrunken.

▷ *Nebenwirkungen:* nicht bekannt.

▷ *Geschichtliches:* Die P. ist in ihrer amerikanischen Heimat wahrscheinlich seit jeher als Obstpflanze genutzt worden. 50 bis 60 der 400 bis 600 Passiflora-Arten haben eßbare Früchte. Die Verwendung des Krautes als Beruhigungsmittel war den Indianern unbekannt, allerdings benutzten sie die Wurzeln für verschiedene medizinische Anwendungsgebiete. Die P. gelangte Ende des 16. Jhs. nach Europa. In den Kräuterbüchern des 17. Jhs. wurde lediglich erwähnt, daß diese Pflanze Gärten ziere, eine arzneiliche Verwendung wurde jedoch nicht angegeben. ↑ **Tafel 42**

Pastille, *Lutschtablette:* Arzneizubereitung, die neben den wirksamen Arzneistoffen Zucker als Trägerstoff enthält. Die P. lösen sich beim Lutschen langsam auf und entfalten ihre Wirkung im Mund- und Rachenraum. An pflanzlichen Wirkstoffen werden z. B. Süßholzextrakt, Thymian-, Salbei- und Pfefferminzöl verwendet. Sie besitzen eine entzündungshemmende, auswurffördernde, desinfizierende und desodorierende Wirkung. Die P. werden bei Katarrh im Rachenraum angewendet.

Pastinaca sativa ↑ Pastinak.

Pastinak, *Hammelmöhre, Pastinaca sativa:* 2jähriges, bis 1 m hohes Kraut aus der Familie der Doldengewächse (Umbelliferae). Der P. treibt aus einer verdickten Wurzel einen kantig gefurchten und schon von der Mitte an verzweigten Stengel. Die Blätter sind meist einfach gefiedert, auf der Oberseite glänzend grün und auf der Unterseite weichbehaart. Die kleinen gelben Blüten stehen in zusammengesetzten Dolden. Die Frucht ist eine in 2 Teile zerfallende Spaltfrucht. Die ganze Pflanze riecht aromatisch.

▷ *Blütezeit*: Juli bis September.

▷ *Vorkommen*: Der P. ist in Europa und Westasien verbreitet und auf Wiesen, an Gräben, Wegrändern und in Unkrautfluren anzutreffen. Er wird als Gemüsepflanze kultiviert.

▷ *Drogengewinnung:* Die fleischigen Wurzeln werden im Oktober und November oder im März und April gerodet und gewaschen. Die Wurzeln werden längsgespalten und bei Temperaturen bis 40 °C getrocknet.

▷ *Drogenbeschreibung:* Die Droge (P.wurzel, Pastinacae radix) besteht aus den getrockneten Wurzeln. Die Schnittdroge ist gekennzeichnet durch Wurzelstücke, die bräunlichgelb oder gelblichweiß und etwas runzelig sind. Die Droge besitzt einen schwach aromatischen Geruch und einen süßlichen Geschmack.

▷ *Inhaltsstoffe:* Die P.wurzel enthält ätherisches Öl, das ihren charakteristischen Geruch verursacht, sowie Myristicin und Zucker.

▷ *Wirkung und Verwendung:* Die P.wurzel wirkt aufgrund des Gehaltes an ätherischen Ölen schwach harntreibend. Sie findet in der Volksmedizin als harntreibendes Mittel bei leichten Katarrhen der Harnwege und zur Behandlung rheumatischer Beschwerden Verwendung. Die P.wurzel wird auch als Suppengemüse verwendet.

▷ *Nebenwirkungen:* nicht bekannt.

▷ *Geschichtliches:* Bereits Dioskurides und Plinius erwähnten den P. Später wurde er im Capitulare de villis und im 12. Jh. von Hildegard von Bingen aufgeführt. Schon damals wurde er auch als Arzneipflanze genutzt. Die Kräuterbücher des 16. und 17. Jhs. empfahlen die Wurzel, das Kraut und die Samen als Wundheilmittel, als Mittel gegen Schluckauf, Seitenstechen, Husten, Verstopfungen, Leibschmerzen und Gebärmutterbeschwerden sowie als stein- und menstruationstreibendes Mittel.
↑ **Tafel 43**

Paullinia-cupana-Samen ↑ Guarana.

Pektine: makromolekulare, kohlenhydratartige Pflanzenstoffe, die sich aus Galacturonsäureeinheiten aufbauen. Die P. sind reichlich in jungen, unverholzten Geweben, in fleischigen Früchten und Wurzeln enthalten. Besonders reich an P. sind Äpfel, Zitrusfrüchte, Erdbeeren, Johannisbeeren, Rüben und Feigen. Technisch werden die P. aus Äpfeln und Zitrusfrüchten gewonnen. Die P. besitzen die Fähigkeit, in wäßrigen Lösungen zu gelieren. Sie werden medizinisch zur Blutstillung, z. B. nach Zahnextraktion, zur Behandlung von Durchfallerkrankungen sowie als Verdickungsmittel bei der Tablettenherstellung verwendet.

Perkolation: Extraktionsverfahren für Drogen, bei dem das Ausziehen mit einem kontinuierlich fließenden

Extraktionsmittel in zylindrischen Gefäßen (Perkolatoren) erfolgt. Die P. besitzt gegenüber der ↑ Mazeration den Vorteil höherer Wirkstoffausbeute und dient zur Herstellung von Tinkturen.

Pertussis ↑ Keuchhusten.

Perubalsam, *Balsamum peruvianum:* aus der Stammrinde des P.baumes (Myroxylon balsamum) vor allem in El Salvador gewonnene Substanz. Der P. ist eine dunkelbraune, dickflüssige Masse mit aromatischem Geruch nach Benzoe und Vanillin. Er besteht hauptsächlich aus Benzoesäure- und Zimtsäurebenzylester (50 bis 70%) und β-Nerolidol. Der P. wirkt antiseptisch, antiparasitär, aber auch entzündungshemmend, schmerzstillend und heilungsfördernd. P. wird bei infizierten und schlecht heilenden Wunden, Verbrennungen, Frostbeulen, Wundliegen und Hämorrhoiden angewendet. Zubereitungen enthalten 5 bis 20% P. Aufgrund nicht seltener allergischer Hautreaktionen ist die Verwendung jedoch eingeschränkt. Die Anwendung sollte nicht länger als eine Woche erfolgen.
P. wird als Geschmackskorrigens in Gurgellösungen, Mundwässern und Hustensäften eingesetzt. Er ist Bestandteil von Limonaden, Schokolade, Konditorwaren, Tabakerzeugnissen und parfümierten Reinigungsmitteln.

Pestizide ↑ Pflanzenschutzmittel.

Pestwurz, *Gemeine Pestwurz, Falscher Huflattich, Großblättriger Huflattich, Petasites hybridus:* ausdauernde, bis 1 m hohe Pflanze aus der Familie der Korbblütengewächse (Asteraceae). Die P. bildet aus einem kräftigen, knollig verdickten Wurzelstock gegen Ende der Blütezeit zuerst in der Blattknospe eingerollte, später sich flach ausbreitende Blätter. Sie sind annähernd herzförmig oder rundlich nierenförmig und kurz zugespitzt. Der Blattgrund ist tief ausgebuchtet, der Blattrand scharf gezähnt. Die Blätter sind anfangs weich, später ziemlich derb und zur Fruchtzeit bis 1 m lang und 0,60 m breit. Die Blattoberseite ist grün, die Unterseite graufilzig behaart. Die blütentragenden Stengel sind aufrecht und kräftig. Sie sind mit weichen, rötlichen, lanzettlichen Schuppen besetzt. Die männlichen Pflanzen besitzen traubige Blütenstände. In den traubigen weiblichen Blütenständen stehen die fruchtbaren Blüten im Randteil der Blütenköpfchen. Die Frucht ist eine Achäne.

- *Blütezeit*: März, April.
- *Vorkommen*: Die P. ist in Europa sowie in Nord- und Westasien heimisch. Die Pflanze ist auf zeitweilig überschwemmten Ufern, in rasch fließenden Bächen, auf feuchten Wiesen und Weiden sowie in Erlengebüschen anzutreffen.
- *Drogengewinnung:* Die Blätter der P. werden im April gesammelt und bei Temperaturen bis 45 °C getrocknet. Die Droge stammt aus Wildvorkommen und dem Anbau.
- *Drogenbeschreibung:* Die Droge (P.blätter, Folia Petasitidis, Petasitidis folium) besteht aus den getrockneten jüngeren Blättern. Die Schnittdroge ist gekennzeichnet durch die mehr oder weniger derben, auf der Oberseite grünen und spärlich behaarten Blattstücke. Sie sind oft ineinander gefaltet und haften zusammen. Auf der Unterseite tritt die netzartige Nervatur etwas hervor. Die Droge besitzt einen schwach wahrnehmbaren Geruch und schmeckt schleimig und etwas bitter.

Zur industriellen Extraktherstellung werden auch die Wurzelstöcke mit Wurzeln verwendet.

▷ *Inhaltsstoffe:* Die Droge enthält verschiedene Ester der Sesquiterpenalkohole (↑ Petasin und Isopetasin), wenig ätherisches Öl, Flavonoide, Schleimstoffe, Gerbstoffe und geringe Mengen von Saponinen. Pyrrolizidine kommen wahrscheinlich nur in den Wurzelstöcken mit Wurzeln vor.

▷ *Wirkung und Verwendung:* Die P.blätter wirken aufgrund des Gehaltes an Estern der Sesquiterpenalkohole schwach schmerzstillend und beruhigend. Auch eine krampflösende Wirkung ist vorhanden. In der Volksmedizin wird der P.blättertee vor allem bei nervös bedingten Funktionsstörungen im Leber-Magen-Bereich und bei krampfartigen Darmbeschwerden verwendet. Auch zur unterstützenden Behandlung von Bronchialasthma wird die Droge genutzt. Sie dient ferner zur Behandlung von Husten und Heiserkeit sowie als schweißtreibendes Mittel.
Die Wirksamkeit ist nicht belegt. Wegen möglicher Risiken aufgrund des Gehaltes an lebertoxischen und krebserzeugenden Pyrrolizidinalkaloiden ist die volksmedizinische Verwendung der Droge nicht zu empfehlen.
Fertigarzneimittel mit Extrakten aus P.wurzeln werden u. a. gegen Spannungskopfschmerz, Migräne, Nacken- und Rückenschmerzen, Bronchialasthma, Krampfzuständen am Herzen sowie zur unterstützenden Behandlung akuter krampfartiger Schmerzen im Bereich der ableitenden Harnwege, besonders bei Steinleiden, verwendet. Während der Schwangerschaft und Stillzeit dürfen P.-Präparate nicht eingenommen werden.

▷ *Nebenwirkungen:* nicht bekannt.

▷ *Geschichtliches:* Eine Arzneipflanze Petasites wurde schon von Dioskurides erwähnt. Im Mittelalter galt die P. vor allem als Arzneimittel gegen die Pest. Der Pflanze wurde damals eine schweißtreibende Wirkung zugeschrieben, wodurch das Pestgift aus dem Körper entfernt werden sollte. Die Kräuterbücher des 16. und 17. Jhs. empfahlen sie außerdem als Mittel gegen Brustbeschwerden und Husten sowie als harn- und menstruationstreibendes Mittel. Der pulverisierte Wurzelstock fand als Wurmmittel für Kinder und zur Behandlung schlecht heilender Wunden Anwendung. ↑ **Tafel 43**

Petasin: Sesquiterpen aus der Pestwurz. Das P. sowie das isomere Iso-P. erwiesen sich bei der Prüfung am Menschen als krampflösend, mild beruhigend und schmerzstillend. Fertigarzneimittel, die P. in Form des Pestwurzextraktes enthalten, dienen zur Behandlung von u. a. Migräne, Krämpfen der Atmungsorgane und Schmerzen.

Petasites hybridus ↑ Pestwurz.

Petersilie, *Gartenpetersilie, Knollenpetersilie, Wurzelpetersilie, Petroselinum crispum:* 2jähriges, bis 1 m hohes Kraut aus der Familie der Doldengewächse (Umbelliferae). Aus einer bis 15 cm langen und bis 2 cm dicken rübenförmigen Wurzel bildet die Pflanze im 1. Vegetationsjahr eine Rosette grundständiger Blätter, aus der im 2. Jahr ein verzweigter

Stengel austreibt, der mit wechselständigen Blättern besetzt ist. Die dunkelgrünen Blätter sind mehrfach 3zählig geteilt und auf der Oberseite glänzend. Die kleinen grünlichgelben, oft rötlich überlaufenen Blüten stehen in langgestielten endständigen Dolden. Die Frucht ist eine kleine rundliche, in 2 Teilfrüchte zerfallende Doppelachäne (Spaltfrucht). Die ganze Pflanze besitzt einen charakteristischen Geruch.

▷ *Blütezeit*: Juni, Juli.

▷ *Vorkommen*: Die P. ist wahrscheinlich im Mittelmeergebiet heimisch. Sie wird in verschiedenen Sorten mit unterschiedlichem Aussehen kultiviert. Dabei wird zwischen Wurzel- (subsp. tuberosum) und Blatt-P. (subsp. crispum) unterschieden.

▷ *Drogengewinnung:* Die Wurzeln der P. werden in den Monaten Oktober und November oder im März und April gerodet und vom Erdreich durch Waschen befreit. Zum Trocknen, das bei Temperaturen bis 40 °C erfolgt, werden die Wurzeln meist längsgespalten. Die P.nfrüchte werden in den Monaten August und September geerntet und getrocknet.

▷ *Drogenbeschreibung:* Die Wurzeldroge (P.nwurzel, Radix Petroselini, Radix Apii hortensis, Petroselini radix) besteht aus den getrockneten Wurzeln. Die Schnittdroge ist gekennzeichnet durch die gelblichweißen oder rötlichgelben Wurzelstücke. Sie haben eine grobrunzelige Außenseite. Der außen gelbe und innen weißliche Holzkörper ist im Querschnitt meist gut erkennbar. Die Rinde und der Holzkörper sind durch feine bräunliche Linien radial gestreift. Die Droge besitzt einen charakteristischen aromatischen Geruch und schmeckt süßlich und etwas scharf. Die Fruchtdroge (P.nfrüchte, Fructus Petroselini, Petroselini fructus, Semen Petroselini, Fructus Apii hortensis) besteht aus den 2 Spaltfrüchten. Sie sind rundlich, eiförmig oder annähernd birnenförmig, von der Seite her stark zusammengedrückt, bis 2 mm lang und 1 bis 2 mm breit. Die P.nfrüchte sind grünlichgrau oder graubraun und zerfallen leicht in die sichelförmig gekrümmten Teilfrüchte. Am Grund ist mitunter der Rest des dünnen Fruchtstiels und an der Spitze der Rest der auswärts gebogenen Narbe vorhanden. Die Droge riecht und schmeckt charakteristisch aromatisch.

▷ *Inhaltsstoffe:* Die Wurzeldroge enthält bis 0,5% ätherisches Öl, das ihr den charakteristischen Geruch verleiht. Die Hauptbestandteile des ätherischen Öls sind in Abhängigkeit von der Herkunft Apiol, Myristicin und Allyltetramethoxybenzol. Daneben sind Flavonoide, z. B. Apiin, Polyine und Furanocumarine enthalten. Die Fruchtdroge enthält bis 6% ätherisches Öl, dessen Hauptbestandteile in Abhängigkeit von der Herkunft Apiol, Myristicin und Alkyltetramethoxybenzol sind. Jeder dieser Bestandteile kann mehr als 50% des Öls bilden. Außerdem sind fettes Öl, Flavonoide (z. B. Apiin) und geringe Mengen an Furanocumarinen enthalten.

▷ *Wirkung und Verwendung:* Der Teeaufguß der Wurzel- und der Fruchtdroge wirkt aufgrund des ätherischen Öl- und Flavonoidgehaltes durch Reizung des Nierengewebes harntreibend. Die Wirkung ist bei den Früchten stärker ausgeprägt, da sie mehr ätherisches Öl enthalten. Das ätherische Öl (Wirkung von Apiol und Myristicin) besitzt auch eine schwach

krampflösende sowie eine erregende Wirkung auf die Gebärmutter. Außerdem verursacht es in höheren Dosen eine starke Durchblutung im kleinen Becken.
Beide Drogen werden als Bestandteil von Teemischungen (harntreibender Tee, Gicht- und Rheumatee, Stoffwechseltee) verwendet. Die Wurzeldroge wird auch allein zur Teebereitung benutzt. Der P.nwurzeltee dient zur unterstützenden Behandlung von Katarrhen der harnableitenden Organe. Die Extrakte der beiden Drogen sind Bestandteil von Fertigpräparaten, die als harntreibende Mittel verwendet werden.
Zur Bereitung des Teeaufgusses wird 1 Teelöffel Wurzeldroge (2 g) mit 1 Tasse (150 ml) siedendem Wasser übergossen und 10 bis 15 Minuten bedeckt stehengelassen. Der Teeaufguß wird durch ein Sieb abgegossen. 2- bis 3mal täglich wird 1 Tasse Tee getrunken. In der Volksmedizin finden beide Drogen bei ausbleibender Menstruation (↑ Amenorrhö) und Menstruationsbeschwerden Anwendung (Wirkung des ätherischen Öls). Beide Drogen gelten außerdem als Mittel bei Verdauungsstörungen sowie zur Förderung der Muttermilchbildung. Das ätherische Öl der P. wird pharmazeutisch nur noch selten zu harntreibenden Arzneien verarbeitet. Es dient in der Lebensmittelindustrie zum Würzen von Fleisch und Soßen sowie zur Herstellung von Gewürzextrakten. Die frischen Blätter der Blatt-P. (glattblättrig, krausblättrig, mooskrautblättrig) werden als universelles Küchengewürz verwendet.

▷ *Nebenwirkungen:* Bei Verwendung der Droge als Tee nicht bekannt. Die Anwendung bei Nierenentzündungen ist nicht zu empfehlen. Das ätherische Öl der P. kann zentrale Erregungszustände und Reizerscheinungen im Magen-Darm-Kanal und in den Nieren verursachen.

▷ *Geschichtliches:* Im Altertum wurde die P. vorwiegend arzneilich verwendet. Dioskurides bezeichnete die Pflanze hauptsächlich als harntreibendes und menstruationsförderndes Mittel. Über die Römer gelangte die P. auch nach Mitteleuropa. Im Capitulare de villis wurde sie unter dem Namen Petrosilinum bereits als Kulturpflanze genannt und war dann auch in den mittelalterlichen Klostergärten zu finden. Hier diente sie in erster Linie als Arzneipflanze. Im 15. Jh. wurde erstmalig P.nöl durch Wasserdampfdestillation gewonnen. Im 16. Jh. war die P. dann ein allgemein verbreitetes und bekanntes Küchenkraut, während die medizinische Verwendung, vor allem in der Volksmedizin, nur noch eine untergeordnete Rolle spielte. ↑ **Tafel 43**

Petroselinum crispum ↑ Petersilie.

Peucedanum ostruthium ↑ Meisterwurz.

Pfeffer ↑ Pfeffer, Schwarzer.

Pfefferkraut ↑ Bohnenkraut.

Pfefferminze, *Katzenkraut, Mentha piperita:* ausdauernde, bis 90 cm hohe krautige Pflanze aus der Familie der Lippenblütengewächse (Lamiaceae). Die P. bildet aus einem holzigen Wurzelstock aufrechte ästige Stengel sowie oberirdische und unterirdische Ausläufer. Die Stengel sind oft rötlich überlaufen und 4kantig. Die kreuzgegenständigen Blätter sind kurzgestielt, eiförmig bis lanzettlich und am Rand ungleich scharf gesägt. Die hellvioletten oder hellrötlichen Blüten stehen sehr dicht in walzigen Scheinähren. Die Pflanze besitzt einen charakteristisch aromatischen Geruch. Die Frucht zerfällt in 4 einsamige Klausen (Nüßchen).

▷ *Blütezeit*: Juni, Juli.

▷ *Vorkommen:* Die P. ist eine durch Züchtung aus der Bachminze, Mentha aquatica, und der Ährenminze, Mentha spicata, erhaltene Art. Sie wird ausschließlich durch die zahlreichen Ausläufer (vegetativ) vermehrt. Es existieren mehrere Anbausorten mit etwas unterschiedlichem Aussehen. Verwildert ist sie im Unterschied zu anderen Minzenarten selten anzutreffen. Die P. wird in Europa sowie in Nord- und Südamerika angebaut. Im 2. Jahr der Kultur bringt sie den höchsten Ernteertrag.

▷ *Drogengewinnung:* Zu Beginn der Blütezeit erfolgt der erste Schnitt, der zweite im September. Das Kraut wird maschinell geerntet und in speziellen Anlagen bei Temperaturen bis 45 °C getrocknet. Die Abtrennung der Stengelteile erfolgt nach der Zerkleinerung des getrockneten Krautes.

▷ *Drogenbeschreibung:* Die Droge (Pfefferminzblätter, Menthae piperitae folium) besteht aus den getrockneten Blättern und Triebspitzen. Die Schnittdroge ist gekennzeichnet durch die dünnen, dunkelgrünen, leicht zerbrechlichen Blattstücke, die zum Teil den scharf gesägten Rand erkennen lassen. Auf der Blattunterseite tritt die netzartige Nervatur deutlich hervor. Die Blattadern und Blattstiele sind meist violett überlaufen. Auch einzelne Stengelteile sind vorhanden. Die Droge riecht charakteristisch aromatisch und schmeckt würzig aromatisch und kühlend.

▷ *Inhaltsstoffe:* Die Droge enthält 0,5 bis 3% ätherisches Öl, das aus mehr als 130 Substanzen besteht. Für die Qualität des ätherischen Öls sind die Bestandteile Menthol (35–45%), Menthylacetat, Menthon (15–20%), Menthofuran und Jasmon entscheidend. Daneben sind in der Droge Gerbstoffe, Triterpene und Flavonoide enthalten.

▷ *Wirkung und Verwendung:* Die Zubereitungen der Droge (Teeaufguß, Tinktur) haben eine mild krampflösende, beruhigende, blähungstreibende und galletreibende Wirkung. Diese Effekte werden vorwiegend durch das ätherische Öl, aber wahrscheinlich auch durch die Flavonoide hervorgerufen. Insbesondere bewirkt die Droge eine deutliche Steigerung der Gallensaftbildung. Die Gerbstoffe der Droge wirken etwas stopfend. Der charakteristische kühlende Geschmack ist durch das Menthol bedingt. Hauptanwendungsgebiete des Tees und der Pfefferminztinktur sind leichte kolikartige Leibschmerzen und Gallenbeschwerden. Die Pfefferminzblätter gehören zu den wichtigsten Drogen, die arzneilich genutzt werden. Sie sind auch Bestandteil zahlreicher Teemischungen, da sie deren Geruch und Geschmack verbessern.

Zur Bereitung des Teeaufgusses wird 1 Eßlöffel Droge (1,5 g) mit 1 Tasse (150 ml) siedendem Wasser übergossen und 10 bis 15 Minuten bedeckt stehengelassen. Der Teeaufguß wird durch ein Sieb abgegossen. 3- bis 4mal täglich wird 1 Tasse frisch bereiteter Tee warm

zwischen den Mahlzeiten getrunken.
Die Droge ist auch Bestandteil von Fertigerzeugnissen, die zur Behandlung von Verdauungsbeschwerden und als leichte Beruhigungsmittel benutzt werden. Neben den Pfefferminzblättern findet pharmazeutisch auch das durch Wasserdampfdestillation aus dem Kraut gewonnene ätherische Pfefferminzöl (Menthae piperitae aetheroleum) Verwendung. Es wird in Fertigerzeugnissen zur Behandlung von Leber- und Gallenbeschwerden und äußerlich bei Muskel- und Nervenschmerzen sowie bei Katarrhen der Atemwege benutzt. Gegenanzeige: Bei Gallensteinen sollte vor der Anwendung ein Arzt konsultiert werden. Bei Säuglingen und Kleinkindern sollten pfefferminzölhaltige Zubereitungen nicht im Gesicht, speziell an der Nase, angewendet werden.
In der Volksmedizin wird die Droge bei Übelkeit infolge Überlastung des Magens, Brechreiz und bei Erkältungskrankheiten verwendet. Die Wirksamkeit bei Übelkeit und Brechreiz ist durch Erfahrungen belegt.

▷ *Nebenwirkungen:* auch bei Dauergebrauch der Droge nicht bekannt.

▷ *Geschichtliches:* Bei der P. handelt es sich um eine Kreuzung zwischen der Bachminze (Mentha aquatica) und der Ährenminze (Mentha spicata), die im 17. Jh. durch spontane Hybridisation in England entstanden ist. Die erste sichere Erwähnung fand diese Art 1696 bei dem englischen Botaniker John Ray (1628 bis 1705), der sie aus Kulturen in Herfordshire erhalten hatte. Von England gelangte die P. durch vegetative Vermehrung auch in andere europäische und überseeische Länder. In Deutschland verbreitete sich diese zunächst als „Englische Minze“ bezeichnete Arzneipflanze erst im letzten Viertel des 18. Jhs. Wegen ihres besonders intensiven Geruchs und Geschmacks erhielt sie damals den Namen P. und setzte sich schnell durch. Um 1825 wurde sie bereits häufig in den Gärten gezogen. ↑ **Tafel 43**

Pfeffer, Schwarzer *und* **Weißer Pfeffer,** *pīper nīgrum:* ausdauernder Kletterstrauch aus der Familie der Pfeffergewächse (Piperaceae). Die Pflanze besitzt langgestielte Blätter. Die Blüten sind unscheinbar. Sie besitzen keine Blütenhülle und stehen in ährenförmigen Blütenständen. Die Frucht ist eine beerenartige Steinfrucht. Sie ist unreif grün, reif rot und später gelb.

▷ *Vorkommen:* Der S. P. ist wahrscheinlich im südlichen Indien heimisch. Er wird im gesamten indisch-malayischen Gebiet, im tropischen Amerika und in anderen tropischen Ländern angebaut.

▷ *Drogengewinnung:* Die unreifen Beeren des S. P. werden gesammelt und rasch in der Sonne getrocknet. Durch enzymatische Einwirkung verfärben sie sich schwarzbraun. Zur Gewinnung des weißen Pfeffers werden die Früchte reif geerntet, einem Fermentationsprozeß unterzogen und geschält. Der grüne Pfeffer wird durch schnelles Trocknen der unreifen Früchte erhalten.

▷ *Drogenbeschreibung:* Die Droge (Pfeffer, schwarzer Pfeffer, Piperis nigri fructus) besteht aus den getrockneten Früchten. Sie sind grobrunzelig, schwarzbraun und besitzen einen Durchmesser von etwa 5 mm. Die Fruchtwand ist mit der Samenschale verwachsen. Die

Droge riecht scharf und würzig und schmeckt brennend scharf. Der weiße Pfeffer schmeckt milder.

▷ *Inhaltsstoffe:* Die Droge enthält den Scharfstoff trans-Piperin (Alkaloid) sowie 1 bis 2,5% ätherisches Öl mit Pinen, Caren, Sabinen und Limonen, ferner fettes Öl und Kohlenhydrate. Der Gehalt an Scharfstoff und ätherischem Öl ist im weißen Pfeffer niedriger.

▷ *Wirkung und Verwendung:* Der Scharfstoff trans-Piperin und das würzig riechende ätherische Öl des schwarzen Pfeffers wirken appetitanregend und verdauungsfördernd. Diese Wirkungen werden therapeutisch nicht mehr genutzt, sind aber für die vielfältige Verwendung des Pfeffers als Küchengewürz von Bedeutung.

▷ *Nebenwirkungen:* nicht bekannt. Bei Entzündungen im Magen-Darm-Kanal und im Nierenbecken sollte Pfeffer nur sparsame verwendet werden.

▷ *Geschichtliches:* Schon in den altindischen Epen wurde der Pfeffer erwähnt, der neben dem Salz als Würze der Speisen bezeichnet wurde. Über Persien gelangte er auch in das Mittelmeergebiet. Dieses indische Gewürz erwähnten auch Dioskurides und Plinius. Der Pfeffer wurde auf dem Seeweg von Indien nach Ägypten und von dort nach Rom gebracht. Er diente als Gewürz und auch als Arzneimittel. Im Mittelalter gelangte der Pfeffer vor allem über Venedig nach Deutschland. Im 12. Jh. erwähnte ihn Hildegard von Bingen. In den Kräuterbüchern des 16. und 17. Jhs. wurde der Pfeffer sowohl als Gewürz als auch als Arzneimittel aufgeführt. Er wurde als magenstärkendes Mittel, zur Appetitanregung, gegen Koliken, Zahnschmerzen und andere Beschwerden empfohlen, vor zu häufigem Gebrauch wurde jedoch gewarnt. Mit Pech vermischt und als Pflaster aufgelegt, sollte der Pfeffer gegen Kropf und harte Geschwülste wirksam sein. ↑ **Tafel 44**

Pfeffer, Spanischer, *Paprika, Capsicum annuum:* einjähriges, bis 60 cm hohes Kraut aus der Familie der Nachtschattengewächse (Solanaceae). Die Pflanze bildet einen aufrechten verzweigten Stengel. Die Blätter sind oval, zugespitzt und glänzend grün. Die weißen radiären Blüten stehen einzeln in den Achseln der Blätter. Die Frucht ist eine bis 12 cm lange, rote, gelbe oder grüne, hängende Trockenbeere. Pharmazeutische Verwendung finden nur die Zuchtformen mit roten, scharf und brennend schmeckenden Früchten. Zur Drogengewinnung werden auch die Früchte des *Cayennepfeffers (Capsicum frutescens)* verwendet.

▷ *Blütezeit*: Juni bis September,

▷ *Vorkommen*: Der S. P. ist wahrscheinlich in Mexiko heimisch. Er wird in Europa und Nordamerika in mehreren Zuchtsorten angebaut.

▷ *Drogengewinnung:* Die reifen Früchte werden im August und September von Hand gepflückt und an schattigen Plätzen bei Temperaturen bis 35 °C getrocknet.

▷ *Drogenbeschreibung:* Die Droge (Spanischpfefferfrüchte, Cayennepfeffer, Paprika, Chillies, Capsici fructus) besteht aus den getrockneten Früchten der beiden Capsicumarten. Sie sind kegelförmig, glänzend gelbrot oder braunrot und glatt. Die Frucht enthält zahlreiche hellgelbe flache Samen. An ihrem Grund befindet sich ein flacher, meist 5zähniger, bräunlichgrüner

Kelch und ein Rest des Fruchtstiels. Die Droge riecht schwach würzig und schmeckt brennend scharf.

▷ *Inhaltsstoffe:* Die Droge enthält als Wirkstoffe scharf schmeckende Capsaicinoide. Sie bilden ein Gemisch von 5 verwandten Säureamiden. Der Hauptbestandteil (etwa 70%) dieses Gemisches ist das Capsaicin. Ferner sind in der Droge fettes Öl, Flavonoide und Ascorbinsäure enthalten. Der Gehalt an Capsaicinoiden im Cayennepfeffer ist höher als der im S. P.

▷ *Wirkung und Verwendung:* Die Zubereitungen der Droge (Spanischpfeffertinktur, Extrakte) werden aufgrund des Capsaicinoidgehaltes als haut- und schleimhautreizende Mittel verwendet. Die Capsaicinoide führen durch Erregung der Nervenendigungen in der Haut zu einer Erweiterung der feinen Blutgefäße (Kapillaren). Durch die verstärkte Durchblutung wird auf der Haut ein Wärmegefühl erzeugt. Die behandelte Stelle rötet sich. Bei innerlicher Gabe kommt es zu einer stärkeren Durchblutung der Magenschleimhaut und zu einer Sekretionsförderung. Der Appetit wird angeregt und die Verdauung gefördert. Der scharfe Geschmack des Capsaicins ist noch in einer Verdünnung von 1:2 Millionen wahrnehmbar. Die Spanischpfeffertinktur wird mitunter äußerlich als Bestandteil von Arzneien bei rheumatischen Beschwerden, Rippenfellentzündung und stumpfen, unblutigen Prellungen verwendet. Innerlich dient sie in kleinen Mengen in verdünnter Form bei Verdauungsschwäche zur Förderung der Magensaftbildung. Die Spanischpfefferextrakte sind Bestandteil von Linimenten, Salben und Pflastern (Fertigarzneimittel), die als Hautreizmittel bei rheumatischen Beschwerden, Zerrungen, Verstauchungen und Verspannungen angewendet werden.
Der Gemüsepaprika stammt von Zuchtsorten (Capsicum annuum), die kaum Capsaicinoide bilden, jedoch reich an Vitamin C sind.

▷ *Nebenwirkungen:* Zu hohe Dosen der Droge oder der Tinktur können bei innerlicher Gabe schwere Reizungen der Magen-Darm-Schleimhaut und Durchfall erzeugen. Bei unsachgemäßer äußerlicher Anwendung (zu hohe Konzentration oder zu lange Verweildauer) kann es zu Bläschen- und Geschwürbildung auf der Haut kommen.

▷ *Geschichtliches:* Die Pflanze wurde 1494 von einem Begleiter des Christoph Kolumbus zuerst erwähnt. 1514 gelangte sie nach Spanien und war 1539 auch schon in Deutschland bekannt. In der Volksmedizin wurde der S. P. gegen Fieber und Magenkrankheiten verwendet. Größere Bedeutung gewann er als Gewürz- und Gemüsepflanze im südlichen Europa, z. B. in Ungarn, wohin er um 1590 kam. ↑ **Tafel 44**

Pfefferwurz ↑ Bibernelle, Große.

Pfeifenblume ↑ Osterluzei.

Pferdeschwanz ↑ Ackerschachtelhalm.

Pfingstrose*, *Gartenpfingstrose, Gichtrose, Päonie, Paeonia officinalis*: ausdauernde, bis 90 cm hohe Pflanze aus der Familie der Pfingstrosengewächse (Paeoniaceae). Die P. treibt aus einer rübenförmigen

Wurzelknolle mehrere aufrechte, wenig verzweigte Stengel. Die wechselständigen Blätter sind ganzrandig oder tief geteilt, auf der Oberseite glänzend dunkelgrün und auf der Unterseite etwas behaart und heller grün. Die dunkelroten, selten rosafarbenen oder weißlichen Blüten stehen einzeln an den Stengelenden. Sie sind bei den Kulturformen gefüllt, das heißt die Zahl der Kronblätter ist durch Umwandlung der Staubblätter stark vermehrt. Die Kelchblätter gehen teilweise ebenfalls in Kronblätter über. Die Frucht ist eine dicht filzig behaarte Balgfrucht. Es existieren mehrere Sorten.

▷ *Blütezeit*: Mai, Juni.

▷ *Vorkommen*: Die P. ist in Südwesteuropa heimisch. Sie wird als Zierpflanze in Europa vielfach angebaut.

▷ *Drogengewinnung:* Sammelgut sind die Blütenblätter der dunkelroten gefüllten Formen der P. Sie werden in dünner Schicht an schattigen, gut belüfteten Plätzen getrocknet.

▷ *Drogenbeschreibung:* Die Droge (P.nblüten, Paeoniae flos) besteht aus den getrockneten Kronblättern. Die Schnittdroge ist gekennzeichnet durch die dunkelroten, gerunzelten, spröden Kronblattstücke. Die Droge riecht etwas honigartig und schmeckt herb und zusammenziehend.

▷ *Inhaltsstoffe:* Die Droge enthält Gerbstoffe, Schleim, Zucker, den Anthocyanidinfarbstoff Paeonin und geringe Mengen von Alkaloiden.

▷ *Wirkung und Verwendung:* Der Teeaufguß der Droge besitzt in der üblichen Konzentration keine deutliche Wirkung. Die P.nblüten werden deshalb als Schmuckdroge für Teemischungen verwendet. Früher wurden sie auch zur Färbung von Hustensirup benutzt. In der Volksmedizin galt die Droge als Mittel gegen Gicht, Muskelkrämpfe, zur Beruhigung bei asthmatischen Beschwerden und epileptischen Anfällen. Mißbräuchlich wurde sie zur Abtreibung verwendet. Neben den Blüten wurden auch die Wurzeln und Samen der P. benutzt.

▷ *Nebenwirkungen:* nicht bekannt. In größeren Mengen getrunken, kann der Tee Erbrechen, krampfartige Schmerzen und Durchfälle auslösen.

▷ *Geschichtliches:* Die P. wurde bereits im Altertum arzneilich genutzt. Ihr Name soll auf den griechischen Gott Paeon zurückgehen. Im Mittelalter gelangte sie als Zier- und Arzneipflanze auch in die mitteleuropäischen Gärten, wo sie z. B. im 12. Jh. von Hildegard von Bingen als Beonia genannt wurde. Die Wurzel der P. stand früher als Arzneimittel gegen Gicht, Epilepsie und einige Kinderkrankheiten in hohem Ansehen. Die Samen reihte man zu Halsketten und hängte diese den Kindern um, als Schutz gegen epileptiforme Anfälle und Erschrecken sowie als Mittel, das Zahnen zu fördern.

↑ **Tafel 44**

Pflanzenfett: Reserve- oder Depotstoffe aus den Samen oder dem Fruchtfleisch von Pflanzen. In flüssigem P. (Öle) überwiegen die ungesättigten Fettsäuren (Öl-, Linol- und Linolensäure), bei festem P. (z. B. Kakao-, Palmkern-, Kokosfett) die gesättigten Fettsäuren (Laurin-, Myristin-, Palmitin- und Stearinsäure). Das P. wird überwiegend aus den Samen, aber auch dem Fruchtfleisch von Ölsaaten und -früchten durch kalte und warme Pressung oder durch Extraktion mit Fettlösungsmitteln gewonnen. Die P. werden als Arznei und Nährstoffe sowie für technische Zwecke verwendet.

Pflanzen, geschützte ↑ geschützte Pflanzen.

Pflanzensäuren ↑ Fruchtsäuren.

Pflanzenschutz, biologischer: Maßnahmen zum Schutz von Kulturpflanzen mit natürlichen Methoden. Dazu zählen die günstigste Standortwahl für die anzulegende Kultur, die mechanische Bodenbearbeitung, der Fruchtwechsel und die Anzucht von Folgekulturen, die Unkräuter unterdrücken. Auch die Verwendung von Raubinsekten, die Schadorganismen (z. B. Pilze, Bakterien, Viren) beseitigen, sowie der Einsatz von Abschreckstoffen (Repellanzien) oder Sexuallockstoffen in Insektenfallen sind Methoden, die Anwendung finden. Im Arzneipflanzenanbau werden vor allem die mechanische Bodenbearbeitung sowie der gezielte Einsatz von Folgekulturen zur Unkrautbekämpfung benutzt.

Pflanzenschutzmittel, *Pestizide:* geprüfte und zugelassene Zubereitungen zum Schutz pflanzlicher Kulturen vor Schädigungen durch Unkräuter, Viren, Pilze, Bakterien, Insekten, Milben, Würmer, Schnekken, Vögel, Nagetiere und Wild. Als Wirkstoffe werden chemisch definierte Stoffe und Stoffmischungen verwendet. Im Arzneipflanzenanbau finden vor allem Mittel gegen Unkräuter *(Herbizide)* Verwendung, um die aufwendige Bodenbearbeitung zu reduzieren und ein von fremden Pflanzenteilen weitgehend reines Erntegut zu erhalten. Mittel gegen Insekten *(Insektizide)* werden bei massivem Befall der Pflanzenbestände mit Schadinsekten sowie in der Vorratshaltung von Drogen eingesetzt. Für die Einsatzgebiete, Karenzzeiten, Anwendungsbeschränkungen und die maximal zulässigen Rückstandsmengen der P. existieren verbindliche Vorschriften. Ihre Einhaltung gewährleistet, daß aus den geringen P.rückständen, die in den Drogen mitunter verbleiben, kein Risiko für den Verbraucher entsteht.

pflanzliche Drogen ↑ Drogen, pflanzliche.

pflanzliche Fettsäuren ↑ Fettsäuren, pflanzliche.

pflanzliche Süßstoffe ↑ Süßstoffe, pflanzliche.

Pflaster: Arzneiform, die aus einem Trägermaterial sowie der P.masse besteht und zur Anwendung auf der Haut bestimmt ist. Die P. werden vorwiegend als Heft-P. zum Befestigen von Verbänden oder in Form von Wund-P., einem gebrauchsfertigen Schnellverband, verwendet. Sie können aber auch in der P.masse Wirkstoffe enthalten. Als pflanzliche Wirkstoffe werden Zubereitungen z. B. aus Arnikablüten, Spanischem Pfeffer und Senfsamen verwendet. Letztere finden bei rheumatischen Beschwerden, Hexenschuß und schmerzhaften Verspannungen Anwendung.

Pharmacopöe ↑ Arzneibuch.

Pharmaka ↑ Arzneimittel.

Pharmakognosie, *ursprünglich pharmazeutische Warenkunde*, *Drogenkunde:* die Drogen biologischen Ursprungs beschreibende und erforschende Wissenschaft; ein Gebiet der ↑ Pharmazeutischen Biologie und der ↑ Pharmazie. Die P. befaßt sich mit den botanischen Grundlagen bei Arznei- und Giftpflanzen, der Beschreibung der Drogen sowie mit deren Prüfung.

Pharmakotherapie: Einsatz von Arzneimitteln zur Vorbeugung und Behandlung von Krankheiten sowie zur Beeinflussung physiologischer Prozesse bei Gesunden (z. B. Ovulationshemmung, Leistungssteigerung). Die P. ist die Hauptform der Therapie, da 80 bis 90% aller ärztlichen Behandlungsmaßnahmen mit der Anwendung von Arzneimitteln verbunden sind. ↑ Phytopharmaka.

Pharmazeutische Biologie: Wissenschaftsgebiet der ↑ Pharmazie, das sich mit den biologischen Grundlagen zur Gewinnung, Kontrolle und Anwendung von Arzneimitteln aus Bakterien, Algen, Pilzen, höheren Pflanzen und Tieren befaßt. Die P.B. berücksichtigt biotechnologische, molekularbiologische und gentechnologische Aspekte bei der Erforschung von natürlichen Wirkstoffen, die eine therapeutische Wirkung haben können. Die Isolierung der Wirkstoffe, die Ermittlung ihrer chemischen Struktur und ihrer Biosynthese, die Qualitätsprüfung und Standardisierung von Arzneimitteln biologischen Ursprungs werden ebenfalls in diesem Wissenschaftsgebiet bearbeitet.

Pharmazeutische Technologie ↑ Galenik.

Pharmazie: Wissenschaft, die das Arzneimittel zum Gegenstand hat. Die Fachrichtungen der P. befassen sich mit der Herkunft, Beschaffenheit, Herstellung, Verarbeitung, Qualitätssicherung, Verteilung, der Arzneimittelinformation und der Sicherheit im Umgang mit Arzneimitteln. ↑ Pharmakognosie.

Phaseolus vulgaris ↑ Gartenbohne.

Phlobaphene: rotbraune, unlösliche Verbindungen, die durch Oxydation und Kondensation aus Gerbstoffen entstanden sind. Die P. werden bei der Lagerung von Gerbstoffdrogen gebildet. Dieser Vorgang ist mit einer Wertminderung verbunden. Die P. entstehen auch während des Fermentationsprozesses von Kaffee, Tee und Kakao. Sie bewirken die Braunfärbung der Rinde und des Kernholzes von Bäumen.

Physostigmin, *Eserin:* Hauptalkaloid der Kalabarbohne, dem Samen der im tropischen Westafrika heimischen Liane Physostigma venenosum. Das P. ruft zunächst Erregung, dann Lähmung des Zentralnervensystems hervor, weiterhin Steigerung der Drüsensekretion und Pupillenverengung. Es wird medizinisch bei Arzneimittelvergiftungen (z. B. mit Atropin, Narkosemittel) verwendet.

Phyto-Balneotherapie ↑ Balneotherapie.

Phytochemie: Zweig der organischen Chemie, der sich mit der chemischen Beschreibung der Pflanzen, der Aufklärung der Bildung, Umwandlung und chemischen Struktur ihrer Inhaltsstoffe befaßt. Die Ergebnisse der P. geben Aufschluß über die Art und Verteilung der Naturstoffe (z. B. Alkaloide, Glykoside, Saponine) im Pflanzenreich sowie den Stoffwechsel und die Regulationsmechanismen in der einzelnen Pflanze. Die P. ermöglicht durch die Aufklärung der Inhaltsstoffe mit chemisch-physikalischen Methoden eine Bewertung der Drogen.

Phytopharmaka: Arzneimittel pflanzlicher Herkunft, in denen die Wirkstoffe meistens durch den Herstellungsprozeß angereichert sind. Neben den Wirkstoffen sind in den P. noch Begleitstoffe aus dem pflanzlichen Ausgangsmaterial (Frischpflanze oder Droge) enthalten, die die Wirkung verstärken, abschwächen oder verzögern können. Die P. werden z. B. aus alkoholischen Drogenextrakten oder ätherischen Ölen in Form von Tabletten, Flüssigkeiten zum Einnehmen, Salben, Zäpfchen hergestellt. Arzneimittel, die pflanzliche Wirkstoffe in reiner Form (z. B. Atropin, Menthol) enthalten, werden meist nicht als P. bezeichnet. Die P. werden sowohl in der ärztlichen Therapie als auch zur Selbstbehandlung von Erkrankungen verwendet.

Phytotherapie, *Pflanzenheilkunde:* Anwendung von pflanzlichen Arzneimitteln (↑ Phytopharmaka), als besondere Therapierichtung Teil der heutigen naturwissenschaftlich orientierten Medizin. Die P. besitzt große Bedeutung in der ↑ Selbstmedikation. Geschichtliches ↑ Arzneipflanzen.

Picea abies ↑ Fichte.

Pille: kugelförmige Arzneiform zur Einnahme, die unter Zusatz z. B. von Hefe- oder Süßholzextrakt hergestellt und meist mit Bärlappsporen bestreut wurde, um ein Zusammenkleben zu vermeiden. Als Wirkstoffe wurden z. B. Aloe, Chinin oder Brechwurzelpulver verwendet. Der Begriff P. wird auch für orale Antikonzeptionsmittel (Antibabyp.) verwendet. Aufgrund der umständlichen Herstellung und schlechten Abgabe der Wirkstoffe im Magen-Darm-Kanal ist die P. nicht mehr im Gebrauch.

Pilocarpin: Hauptalkaloid aus den Blättern des in Südamerika heimischen Strauches Pilocarpus jaborandi. P. besitzt unter anderem eine spezifische Wirkung am Auge. Die Anwendung führt zur Verkleinerung der Pupille und zur Eröffnung des Augenkanals, wodurch der Abfluß des Kammerwassers erleichtert wird. Das P. wird lokal bei krankhafter Drucksteigerung im Auge (Glaukom) angewendet.

Pimenta dioica ↑ Pimentbaum.

Pimentbaum, *Nelkenpfeffer, Pimenta dioica:* immergrüner, bis 13 m hoher Baum aus der Familie der Myrtengewächse (Myrtaceae). Der dünne Stamm des P. besitzt eine grauweiße Rinde, die sich leicht abschuppt. Die Blätter sind lederig, drüsig punktiert und lanzettlich. Die Pflanze ist 2häusig und besitzt kleine weiße, 4zählige Blüten. Die Frucht ist eine Beere.

▷ *Vorkommen*: Die Pflanze ist in Mexiko, Mittelamerika und Westindien heimisch. Der P. wird vor allem auf Jamaika kultiviert.

▷ *Drogengewinnung:* Die Früchte des P. werden kurz vor der Reife in den Monaten Juli und August geerntet und im Schatten getrocknet.

▷ *Drogenbeschreibung:* Die Droge (Piment, Nelkenpfeffer, Gewürzkörner, Jamaikapfeffer, Pimentae fructus) besteht aus den nicht ausgereiften, getrockneten, kugeligen, 5 bis 10 mm großen Beerenfrüchten. Sie besitzen eine körnig-rauhe, stumpfgraue oder rötlichbraune Oberfläche und lassen am Scheitel eine flache, ringförmige Vertiefung und die Reste des 4zähnigen Kelchsaumes erkennen. Die Beerenfrucht enthält 2 glänzende schwarzbraune Samen. Die Droge besitzt einen aromatischen, an Nelken erinnernden Geruch und einen scharfen und würzigen Geschmack.

▷ *Inhaltsstoffe:* Die Droge enthält mindestens 2,5% ätherisches Öl mit Eugenol, Eugenolmethylether und Caryophyllen.

▷ *Wirkung und Verwendung:* Die Droge wird aufgrund des Gehaltes an ätherischen Ölen zur Aromatisierung und in der Volksmedizin als verdauungsförderndes Magenmittel verwendet, Piment wird vor allem als Gewürz für Fleisch- und Fischgerichte, Soßen, Marinaden und Wurstwaren benutzt. Das ätherische Öl (Pimentöl) dient auch zum Aromatisieren von Bitterlikören.

▷ *Nebenwirkungen:* nicht bekannt.

▷ *Geschichtliches:* Piment wurde seit frühester Zeit als Gewürz und Arzneimittel verwendet. In Europa wurde die Droge erst zu Beginn des 17. Jhs. bekannt. Im 18. Jh. wurde sie unter dem Namen „Neugewürz" (Gewürz aus der Neuen Welt) gehandelt. Über die arzneiliche Verwendung liegen keine sicheren Angaben vor. ↑ **Tafel 44**

Pimpernell ↑ Bibernelle, Große.

Pimpinella anisum ↑ Anis.

Pimpinella major ↑ Bibernelle, Große.

Pimpinella saxifraga ↑ Bibernelle, Große.

Pimpinelle ↑ Bibernelle, Große.

Pinen: Sammelname für 2 isomere bizyklische Terpenkohlenwasserstoffe sowie für deren Gemisch. Die P.e (α- und β-Pinen) bilden den Hauptbestandteil der Terpentinöle und des Wacholderbeeröls. Sie kommen auch in zahlreichen anderen ätherischen Ölen vor. Das P. wirkt schwach haut- und schleimhautreizend sowie durchblutungsfördernd. Es wird nur in Fertigerzeugnissen mit ätherischen Ölen zur Inhalation bei Bronchialkatarrh, zu hautreizenden Einreibungen und Bädern, die zur unterstützenden Behandlung rheumatischer Beschwerden dienen, verwendet.

Pinus mugo ↑ Bergkiefer.

Pinus sylvestris ↑ Waldkiefer.

Piper nigrum: Pfeffer, Schwarzer.

Pix Fagi ↑ Buchenteer.

Plantago lanceolata ↑ Spitzwegerich.

Placebo, *Scheinmittel:* Zubereitung, die keinen Wirkstoff enthält. Ihre Wirkung beruht auf der psychischen Beeinflussung des Patienten (Suggestiveffekt). Eine P.wirkung kann durch die Persönlichkeit des behandelnden Arztes, den Charakter des Arzneimittels (Aussehen, Anwendungsart, Preis, Geschmack), die Hinweise bei der Abgabe in der Apotheke, die Bewertung durch nahestehende Personen und die Erwartungshaltung des Patienten ausgelöst werden. Auch bei Anwendung von Arzneimitteln mit gesicherter, spezifischer Wirksamkeit muß zusätzlich mit positiven oder negativen P.effekten gerechnet werden. Ein hoher Prozentsatz von subjektiven Besserungen der Beschwerden nach P.anwendung ist z. B. bei der Behandlung von Husten, Erbrechen, Schmerzen, Schlafstörungen sowie Magen- und Darmgeschwüren festgestellt worden. Negative P.effekte bei der Anwendung von Arzneimitteln können z. B. Kopfschmerzen, Konzentrationsstörungen und Schläfrigkeit sein. Die P.effekte werden auch bei der Verwendung von schwach wirksamen pflanzlichen Arzneimitteln ausgenutzt. Viele eindrucksvolle Heilerfolge sind auf die Wirkung von P. zurückzuführen.

Pleuritis ↑ Rippenfellentzündung.

Plinius, *Gaius Plinius Secundus (Maior),* römischer Schriftsteller, * 23 Novum Comum (Oberitalien), † 24. 8. 79 Misenum (beim Vesuvausbruch); von seinen Schriften ist nur die „Naturalis historia" (Naturgeschichte) in 37 Büchern erhalten, eine systematisch angeordnete Enzyklopädie der Naturwissenschaften. Darin wurden unter anderem auch die volkstümlich verwendeten Arzneipflanzen beschrieben.

Pneumonie ↑ Lungenentzündung.

Podophyllin: aus den Wurzelstöcken des Maiapfels (Podophyllum peltatum) gewonnenes Stoffgemisch. Das P. bildet hellbraune, grünlichgelbe oder bräunlichgraue bröckelige Stücke oder ein hellgelbbräunliches Pulver. Die Substanz enthält Podophyllotoxin und Peltatine. Sie wirkt haut- und schleimhautreizend, abführend und hemmend auf die Zellteilung (Mitosehemmer). Das P. wird in Form einer alkoholischen Lösung zur Schälbehandlung von Warzen verwendet. Das Podophyllotoxin dient zur Herstellung von Derivaten, die zur Behandlung bestimmter Krebsformen benutzt werden.

Poleigamander ↑ Edelgamander.

Pollen: Blütenstaub; männliche Fortpflanzungszellen der Blütenpflanzen. Der P. wird in den P.säckchen der Staubbeutel gebildet. Er wird nach der Reife vom Wind oder von Insekten zur Befruchtung der weiblichen Blüten verbreitet. Der P. des Roggens (↑ Roggenpollen) dient auch zur Herstellung von Arzneimitteln, die zur Behandlung von bestimmten Prostatabeschwerden verwendet werden. Zahlreiche Gräser bilden die sogenannten P.toxine, die infolge einer Sensibilisierung Allergien (auch mit chronischem Verlauf) bewirken können.

Pollenallergie ↑ Heuschnupfen.

Polygala amara ↑ Kreuzblume, Bittere.

Polygala senega ↑ Senegakreuzblume.

Polygonum aviculare ↑ Vogelknöterich.

Polygonum bistorta ↑ Wiesenknöterich.

Polypodium vulgare ↑ Engelsüß.

Polysaccharide: polymere Kohlenhydrate aus Pflanzen, die aus zahlreichen Monosaccharidmolekülen zusammengesetzt sind. Die Monosaccharide (z. B. Glucose, Fructose, Galactose) sind in den P. zu Ketten unterschiedlicher Länge verknüpft. Die P. kommen in den Pflanzen als Reservestoffe, besonders in Wurzeln, Wurzelstöcken, Sproßknollen, Samen und Früchten, vor. Die wichtigsten P. sind Stärke, Zellulose, Pektine und Schleimstoffe. Die P. werden bei der Arzneimittelherstellung als Hilfsstoffe z. B. für Tabletten, Dragees und Lotionen verwendet. Sie bewirken die blutstillende (Pektine) und reizmildernde (Schleimstoffe, Stärke) Wirkung pflanzlicher Zubereitungen.

Pomeranze, *Bitterorange, Bittere Orange, Citrus aurantium:* kräftiger, bis 13 m hoher Baum aus der Familie der Rautengewächse (Rutaceae). Der Baum bildet eine reich verästelte, rundliche Krone. Die Blätter sind immergrün, elliptisch und besitzen geflügelte Blattstiele. Die weißen Blüten sind radiär und stehen meist in den Blattachseln. Die Frucht ist eine große Beere mit rauher, zur Reifezeit orangefarbener Schale und bitterem, zugleich saurem Fruchtfleisch.

▷ *Blütezeit*: März bis Mai.

▷ *Vorkommen*: Die P. ist an den Südhängen des Himalaja heimisch und im Mittelmeergebiet, in Florida und anderen subtropischen und tropischen Gebieten eingebürgert. In Südeuropa und anderen subtropischen und tropischen Gebieten wird der Baum in Kulturen gezogen.

▷ *Drogengewinnung:* Die Fruchtwand wird von den reifen P. in 4 Stücken abgezogen und von dem weichen, weißen inneren Teil weitgehend befreit. Diese Schalen werden schonend getrocknet. Außerdem werden die noch geschlossenen Blüten der P. gesammelt.

▷ *Drogenbeschreibung:* Die Fruchtwanddroge (P.nschale, Bitterorangenschale, Bigaradeschale, Aurantii pericarpium) besteht aus den getrockneten äußeren Teilen der Fruchtschale. Die Schnittdroge ist gekennzeichnet durch 4eckige, bis 2 mm dicke, grob höckerige Fruchtwandstücke. Sie sind mehr oder minder gebogen und haben eine gelblich- oder rötlichbraune Außenseite und eine weißlichgelbe punktierte Innenseite. Die Droge riecht angenehm aromatisch und schmeckt aromatisch und bitter. Die Blütendroge (Orangenblüten, P.nblüten, Bigaradeblüten, Neroliblüten, Aurantii flos) besteht aus den getrockneten, noch geschlossenen Blütenknospen. Sie besitzen einen undeutlichen 5zähnigen Kelch mit kurzen, derben, abstehenden Spitzen. Die Kronblätter sind bräunlichgelb und deutlich bräunlich punktiert. Teile der Blütenstiele sind ebenfalls vorhanden. Die Droge besitzt einen schwach aromatischen Geruch und schmeckt aromatisch und schwach bitter.

▷ *Inhaltsstoffe:* Die P.nschale enthält 1 bis 2% ätherisches Öl, dessen Hauptbestandteil Limonen ist. Charakteristische Bestandteile der Droge sind die bitter schmeckenden Flavonoidglykoside Neohesperidin und Naringin. Ferner sind Flavonoide ohne Bitterstoffeigenschaften und Pektin vorhanden.

Die Orangenblüten enthalten 0,2 bis 0,5% ätherisches Öl, das unter anderem Linalylacetat, Pinen, Limonen, Linalool, Anthranilsäuremethylester und Geraniol enthält. Weitere Inhaltsstoffe der Droge sind Bitterstoffe und Flavonoide.

▷ *Wirkung und Verwendung:* Die Zubereitungen aus der P.nschale (Teeaufguß, Tinktur) wirken aufgrund des ätherischen Öl- und Bitterstoffgehaltes fördernd auf die Magensaftbildung und damit appetitanregend. Sie werden bei Magenbeschwerden, die auf mangelnder Magensaftbildung beruhen, angewendet. Außerdem werden die P.nschalen als Bestandteil von Magentees und als Geschmackskorrigens benutzt.

Zur Bereitung des Teeaufgusses werden 1 bis 2 Teelöffel zerkleinerter Droge (3 bis 6 g) mit 1 Tasse (150 ml) siedendem Wasser übergossen und 10 bis 15 Minuten bedeckt stehengelassen. Der Teeaufguß kann auch durch Ansetzen mit

kaltem Wasser und 6- bis 8stündiges Stehenlassen bereitet werden. Er wird durch ein Sieb abgegossen. Mehrmals täglich wird 1 Tasse Tee warm oder kalt 30 Minuten vor den Mahlzeiten getrunken.
Die Orangenblüten gelten in der Volksmedizin als mildes Beruhigungsmittel bei Nervosität und Schlafstörungen.
Zur Teebereitung werden 1 bis 2 Teelöffel Droge (1 bis 2 g) mit 1 Tasse (150 ml) siedendem Wasser übergossen und 10 bis 15 Minuten bedeckt stehengelassen. Der Teeaufguß wird durch ein Sieb abgegossen. Vor dem Schlafengehen werden 1 bis 2 Tassen Tee warm getrunken.
Das ätherische Öl aus den P.nschalen und den Orangenblüten wird als Geruchs- und Geschmackskorrigens und in der Parfümindustrie verwendet. Die unreifen ganzen Früchte werden in der Spirituosenindustrie verarbeitet.

▷ *Nebenwirkungen:* Die Zubereitungen der P. können innerlich zu Reizungen führen und sollen nicht bei Geschwüren im Magen-Darm-Bereich verwendet werden.

▷ *Geschichtliches:* Die P. war wahrscheinlich bereits in der Antike in Griechenland bekannt. Die erste sichere Angabe stammt von arabischen Ärzten aus dem 10. Jh. Das ätherische Öl aus den Blüten und Früchten wurde im 16. Jh. in Europa verwendet. Um die Mitte des 17. Jhs. wurde in deutschen Apotheken Orangenblütenwasser destilliert. ↑ **Tafel 45**

Populus nigra ↑ Schwarzpappel.

Pot ↑ Haschisch.

Potentilla anserina ↑ Gänsefingerkraut.

Potentilla erecta ↑ Blutwurz.

Potenzholz ↑ Muira Puama.

Potenzierung: bei der Herstellung homöopathischer Arzneimittel vorgenommene stufenweise Verdünnung flüssiger oder fester Zubereitungen (Tinkturen, Verreibungen). Bei der P. werden die Bestandteile, z. B. 1 Teil Urtinktur und 9 Teile Ethanol, gemischt und kräftig geschüttelt. Das Zeichen D (Dezimalverdünnung) kennzeichnet die im Verhältnis 1 zu 10, das Zeichen C (Centesimalverdünnung) die im Verhältnis 1 zu 100 hergestellten Verdünnungen. Die den Zeichen D oder C nachgestellten Zahlen (z. B. D4 oder C4) geben das Verdünnungsverhältnis an (D4 = 1 : 10 000).

prämenstruelles Syndrom, prämenstruelles Spannungssyndrom**:** zyklisch wiederkehrend in den Tagen vor der Menstruation auftretende Beschwerden wie Brustspannen, Unterleibsschmerzen, Kopfschmerzen, Völlegefühl, seelische Verstimmung, Magen-Darm-Störungen. Zur Behandlung ↑ Mönchspfeffer.

Preiselbeere, *Kronsbeere, Vaccinium vitis-idaea:* immergrüner, bis 30 cm hoher Strauch aus der Familie der Heidekrautgewächse (Ericaceae). Die P. bildet unterirdische Ausläufer, aus deren Achselknospen die verzweigten aufrechten Sprosse austreiben. Sie sind anfangs flaumig behaart und verkahlen später. Die wechselständigen Blätter sind verkehrt-eiförmig, lederartig und am Rand schwach umgerollt. Sie haben eine glänzende dunkel- bis braungrüne Oberseite und eine matte blaßgrüne Unterseite mit kleinen, oft rostbraunen Punkten (Drüsenhaare). Die weißen oder rötlichen Blüten besitzen glockige Blütenkronen und stehen in gedrängten vielblütigen Trauben. Die Frucht ist eine zur Reifezeit rote Beere mit zahlreichen rotbraunen Samen.

▷ *Blütezeit*: Mai, Juni.

▷ *Vorkommen*: Die P. ist in der nördlichen gemäßigten Klimazone der Erde heimisch. Die Pflanze ist vor allem in Gebüschen, auf Heiden, Torfmooren und in Kiefernwäldern in der Ebene sowie im Gebirge anzutreffen.

▷ *Drogengewinnung:* Sammelgut der P. sind die Blätter, die im September einzeln (um die Pflanzen zu schonen) gepflückt werden. Die Trocknung erfolgt an gut belüfteten Plätzen. Die Anwendung künstlicher Wärme bis 45 °C ist möglich.

▷ *Drogenbeschreibung:* Die Droge (Preiselbeerblätter, Vitis idaeae folium) sind die getrockneten Blätter. Die Schnittdroge ist gekennzeichnet durch Blattstücke mit dunkler, strichartiger Punktierung auf der matten hellgraugrünen oder weißlichen Blattunterseite. Auf der braungrünen Oberseite sind die Nerven eingesenkt. Teilweise ist der schwach umgebogene, fein gesägte Blattrand erkennbar. Die Droge besitzt keinen deutlich wahrnehmbaren Geruch und schmeckt zusammenziehend und schwach bitter.

▷ *Inhaltsstoffe:* Die Preiselbeerblätter enthalten 4 bis 6% Arbutin, Gerbstoffe, Flavonoide und organische Säuren.

▷ *Wirkung und Verwendung:* Die Droge wirkt aufgrund des Arbutingehaltes desinfizierend bei bestimmten bakteriellen Infektionen der harnableitenden Organe. Die Preiselbeerblätter sind im Unterschied zu den Bärentraubenblättern (↑ Bärentraube) schwächer wirksam (geringerer Wirkstoffgehalt). Sie werden in der Volksmedizin zur unterstützenden Behandlung von leichten Katarrhen der Harnwege verwendet. Bedingt durch den Gerbstoffgehalt wirkt die Droge auch stopfend und wird bei leichten Durchfallerkrankungen benutzt. Sie gilt auch als „Diabetikertee", ohne daß eine blutzuckersenkende Wirkung bisher nachgewiesen werden konnte. Diese Anwendung ist nicht zu empfehlen.
Zur Bereitung des Teeaufgusses werden 1 bis 2 Teelöffel Droge (2 g) mit 1 Tasse (150 ml) siedendem Wasser übergossen und 10 bis 15 Minuten bedeckt stehengelassen. Der Teeaufguß wird durch ein Sieb abgegossen.

▷ *Nebenwirkungen, Giftwirkung:* Bei Dauergebrauch größerer Teemengen kann es zu einer chronischen Hydrochinonvergiftung und zu einer Leberschädigung kommen.

▷ *Geschichtliches:* Vor allem im östlichen Mitteleuropa wurden die P. seit langem als Wildfrüchte gesammelt und gegessen. Wegen ihrer nur örtlich häufigeren Vorkommen war die P. als Arzneipflanze kaum in Gebrauch, wenn überhaupt, verwendete man sie wie die Heidelbeere. In jüngster Zeit benutzt man die arbutinhaltigen Blätter als Ersatz für Bärentraubenblätter. ↑ **Tafel 45**

Preßsäfte: durch Auspressen frischer Früchte oder anderer saftreicher Pflanzenteile gewonnene Flüssigkeiten. Zur Verbesserung der Ausbeute wird das Pflanzenmaterial vor dem Preßvorgang auch vergoren (Zerstörung von Pektinen). Sie werden auch als Fertigarzneimittel (z. B. Hafer-, Brunnenkressepreßsaft) benutzt.

Primelblüten ↑ Schlüsselblume.

Primel, Hohe ↑ Schlüsselblume, Hohe.

Primelwurzel ↑ Schlüsselblume, Hohe.

Primula elatior ↑ Schlüsselblume, Hohe.

Primula veris ↑ Schlüsselblume.

Prophylaktika: Arzneimittel zur Abwehr krankheitswertiger Störungen im Vorfeld krankhafter Veränderungen und diagnostizierbarer Erkrankungen. Viele ↑ Phytopharmaka zählen zu den P., wie z. B. Arzneimittel mit Weißdorn, Mistel und Knoblauch.

Prophylaxe: Krankheitsvorbeugung.

Prostatabeschwerden: bei jüngeren Männern entweder vegetativ oder infektiös, bei älteren Männern meist durch die Vergrößerung der Prostata (Vorsteherdrüse) bedingte Störungen. Sie äußern sich z. B. durch Schmerzen beim Wasserlassen und Harndrang; teilweise sind auch Schmerzen im Analbereich vorhanden. Die Behandlung der durch Infektion verursachten P. erfolgt mit Antibiotika. Bei P. werden auch pflanzliche Mittel (Fertigarzneimittel) aus Kürbissamen, Sägepalmenfrüchten und Roggenpollen angewendet. Bei chronischen Formen finden unter anderem Präparate aus Pappelknospen, Brennesselwurzel und Sägepalmenfrüchten Verwendung. Bei vegetativ bedingten P. werden auch pflanzliche Beruhigungsmittel, z. B. Fertigarzneimittel aus Baldrianwurzeln und Melissenblättern, therapeutisch benutzt. In der Volksmedizin wird Weidenröschentee angewendet.

Prunus spinosa ↑ Schwarzdorn.

Psoriasis ↑ Schuppenflechte.

Psychovegetative Störungen, *funktionelle Störungen, vegetative Labilität/Dystonie:* körperliche Beschwerden ohne krankhafte Organveränderungen, meist verbunden mit psychischen Befindlichkeitsstörungen. Das Beschwerdebild umfaßt z. B. Angst, innere Unruhe, Nervosität, Verstimmungszustände, Reizbarkeit, schnelle Ermüdbarkeit, Merk- und Konzentrationsschwäche, mangelnde Belastbarkeit. Als Phytopharmaka zur Behandlung von P.S. werden insbesondere Johanniskrautpräparate verwendet.

Psyllium, Indisches, *Blondes Psyllium, Plantago ovata:* einjähriges, fast stengelloses Kraut aus der Familie der Wegerichgewächse (Plantaginaceae).
Die Blätter sind 2,5 bis 12 cm lang, 1 bis 8 mm breit, linear oder lanzettförmig. Die Blüten stehen auf den Blütenschäften in walzen- oder eiförmigen Ähren. Die Hochblätter sind eiförmig-länglich, bisweilen kurz behaart. Die Kelchblätter haben trockenhäutige Ränder. Die Blütenblätter sind 3 mm lang und abgerundet. Die Kapselfrucht ist 3 mm lang und enthält 2 Samen.

▷ *Vorkommen*: I.P. ist in Indien, Afghanistan, Iran, Israel, Nordafrika, Spanien und den Kanarischen Inseln verbreitet. Anbaugebiete befinden sich in Indien und seinen Nachbarländern, USA und Brasilien.

▷ *Drogengewinnung:* Die reifen Samen werden getrocknet. Zu Fertigarzneimitteln werden die getrockneten Samenschalen verarbeitet.

▷ *Drogenbeschreibung:* Die Droge (Indischer Flohsamen, Blonder Flohsamen, Plantaginis ovatae semen) besteht aus den reifen getrockneten Samen. Sie sind 1,5 bis 3,5 mm lang, 1 bis 1,75 mm breit, oval, schiffchenähnlich. Die stumpfe Oberfläche ist blaßrosa bis rötlichgelb. Die Droge ist fast geruchlos und schmeckt schleimig.

▷ *Inhaltsstoffe:* Die Indischen Flohsamen enthalten 20 bis 30% Schleim in der äußeren Schicht der Samenschale, ferner wenig Stärke, Aucubin und fettes Öl.

▷ *Wirkung und Verwendung:* siehe Flohkraut.

▷ *Nebenwirkungen:* siehe Flohkraut.

▷ *Geschichtliches:* Die medizinische Verwendung der Indischen Flohsamen durch persische und arabische Ärzte ist aus dem Mittelalter überliefert. ↑ **Tafel 45**

Pulmonaria officinalis ↑ Lungenkraut.

Pulsatilla pratensis ↑ Kuhschelle.

Pulsatilla vulgaris ↑ Kuhschelle.

Pulverholz ↑ Faulbaum.

Purgierkreuzdorn ↑ Kreuzdorn.

Purgiermoos ↑ Isländisches Moos.

Purpurenzian ↑ Enzian, Gelber.

Purpurfarbener Igelkopf ↑ Sonnenhut.

Purpurweide ↑ Weiden.

Pusteblume ↑ Löwenzahn.

Pyelitis ↑ Nierenbeckenentzündung.

Qualitätsprüfung: Bestätigung der Übereinstimmung von Stoffen und Zubereitungen mit den Forderungen geltender Qualitätsvorschriften (z. B. Arzneibuch) und deren Eignung für den vorgesehenen Verwendungszweck. Bei Drogen beinhaltet sie die sensorische (Aussehen, Geruch, Geschmack), mikroskopische und phytochemische (chemischer Nachweis charakteristischer Inhaltsstoffe) Prüfung, die Kontrolle auf fremde Pflanzenteile, Schädlingsbefall, mineralische Verunreinigungen, Feuchtigkeitsgehalt, Fäulniserscheinungen, mikrobielle Verunreinigungen, Rückstände von Pflanzenschutzmitteln und Schwermetallen sowie die Bestimmung des Gehaltes therapeutisch wichtiger Inhaltsstoffe (Wirkstoffe) oder Leitsubstanzen. Bei pflanzlichen Zubereitungen erstreckt sich die Q. ebenfalls auf die Identität, Reinheit und den Gehalt an Wirk- und Hilfsstoffen (z. B. Alkohol). Außerdem wird auch die Haltbarkeit der Drogen und Zubereitungen überprüft.

Quecke, *Gemeine Quecke, Ackergras, Knotengras, Agropyron repens:* ausdauernde, bis 1,50 m hohe Pflanze aus der Familie der Süßgräser (Gramineae). Die Q. bildet lange, unterirdische Wurzelstöcke (Ausläufer) mit aufrechten, glatten Stengeln. Die schmalen Blätter sind dünn und flach oder etwas eingerollt. Die kleinen Blüten stehen in bis 10 cm langen Ähren. Die Frucht ist eine kleine Karyopse (Nüßchen).

▷ *Blütezeit*: Juni bis August.

▷ *Vorkommen*: Die Q. ist auf der nördlichen Erdhalbkugel als Unkraut verbreitet. Schon bald nach der Ansiedelung sind so viele unterirdische Organe ausgebildet, daß dieses Ackerunkraut nur schwer ausrottbar ist. Die Pflanze ist vor allem auf Schuttflächen, an Wegrändern, Hekken, Äckern und Ufern anzutreffen.

▷ *Drogengewinnung:* Im März und April sowie im September und Oktober werden die Ausläufer der Q. ausgegraben, gewaschen, von Nebenwurzeln, Blatt- und Krautteilen befreit und an der Luft oder mit künstlicher Wärme bis 45 °C getrocknet.

▷ *Drogenbeschreibung:* Die Droge (Q.nwurzelstock, Q.nwurzel, Ackergraswurzel, Graswurzel, Kriechwurzel, Schließgraswurzel, Agropyri repentis rhizoma) besteht aus den getrockneten Wurzelstöcken. Die Schnittdroge ist gekennzeichnet durch die strohgelben, glänzenden, längsfurchigen, hohlen und 2 bis 3 mm dicken Wurzelstockstücke. An den Knotenstückchen sind dünne Wurzelreste und faserige Reste der Niederblätter vorhanden. Die Droge besitzt keinen deutlichen Geruch und schmeckt schwach süßlich.

▷ *Inhaltsstoffe:* Die Q.nwurzel enthält das Polyfructosan Triticin, Schleimstoffe, eventuell Saponine, Zuckeralkohole, Kieselsäure und sehr wenig ätherisches Öl mit Carvacrol, Thymol und Carvon.

▷ *Wirkung und Verwendung:* Der Teeaufguß der Q.nwurzel wirkt schwach harntreibend. Die Droge wird allein oder als Bestandteil von Blasen- und Nierentee, harntreibendem Tee sowie Hustentee verwendet (Wirkung der Saponine, Schleimstoffe). Anwendungsgebiet für den Teeaufguß ist die Durchspülung bei entzündlichen Erkrankungen der ableitenden Harnwege und die Vorbeugung der Steinbildung bei Nierengrieß

Zur Bereitung des Teeaufgusses werden 1 bis 2 Eßlöffel Droge (3 bis 6 g) mit 1 Tasse (150 ml) siedendem Wasser übergossen und 10 bis 15 Minuten bedeckt stehengelassen. Der Teeaufguß wird durch ein Sieb abgegossen. Bei Blasenkatarrh oder Husten wird 3 bis 4mal täglich 1 Tasse Tee getrunken. Auch ein Kaltwasserauszug kann verwendet werden. Die Droge wird in der Volksmedizin auch gegen Gicht, rheumatische Beschwerden, Verstopfung und chronische Hauterkrankungen sowie Husten verwendet. Die Anwendungsgebiete sind nicht belegt.
Der Teeaufguß wird als Diätgetränk für Diabetiker benutzt, was aufgrund des Fructosangehaltes plausibel ist.

▷ *Nebenwirkungen:* nicht bekannt. Bei Ödemen infolge eingeschränkter Herz- oder Nierenfunktion soll keine Anwendung erfolgen.

▷ *Geschichtliches:* Bereits Dioskurides schrieb von einem Gras, dessen gestoßene Wurzel ein Wundheilmittel sei und daß die Abkochung als Mittel gegen Bauchschmerzen und Blasenleiden verwendet werde, doch ist unklar, ob damit die Q. gemeint war. Auch die Kräuterbücher des 16. Jhs. erwähnten einige Gräser als Arzneipflanzen. Es ist jedoch nicht sicher, ob sich diese Angaben auf die Q. bezogen. Im Kräuterbuch von Pancovius wurde die Wurzel der Q. vor allem als harntreibendes und fieberstillendes Mittel, aber auch gegen Durchfälle, Steinleiden, Eingeweidewürmer und Skorbut empfohlen. Die gekochten Samen, an die Zähne gehalten, sollten Zahnschmerzen lindern. ↑ **Tafel 45**

Quellstoffe: Inhaltsstoffe (Polysaccharide) von Drogen, z. B. Tragant und Leinsamen, die in Gegenwart von Wasser stark quellen. Sie werden aus dem Magen-Darm-Kanal nicht resorbiert und vergrößern durch Wasseraufnahme im Darm ihr Volumen. Durch den Dehnungsreiz auf die Darmwand wird die Peristaltik angeregt und eine milde Abführwirkung erreicht.

Quendel, *Sandthymian, Feldthymian, Wilder Thymian, Wurstkraut, Thymus serpyllum:* ein bis 15 cm hoher Zwergstrauch aus der Familie der Lippenblütengewächse (Lamiaceae). Die Pflanze bildet schwach verholzte Äste mit aufsteigenden oder liegenden, mehr oder weniger deutlich 4kantigen Zweigen. Die blütentragenden Zweige sind stets ringsum behaart. Die ganzrandigen Blätter stehen kreuzgegenständig und sind schmal-elliptisch oder länglich-eiförmig und bis 1 cm lang. Der Blattrand ist nicht oder nur etwas eingerollt. Die kleinen hell- oder dunkelviolettroten, mitunter auch fast weißen Blüten stehen, zu Scheinquirlen vereinigt, an den Enden der Zweige. Die Frucht ist ein Nüßchen. Vom Q. existieren verschiedene Formen mit etwas unterschiedlichem Aussehen.

▷ *Blütezeit*: Juli bis September.

▷ *Vorkommen*: Der Q. ist in Europa heimisch und auch in Teilen Asiens und Nordamerikas verbreitet. Die Pflanze ist auf Sandtrockenrasen und in trockenen Kiefernwäldern anzutreffen.

▷ *Drogengewinnung:* Das blühende Kraut des Q. wird in den Monaten Juli und August abgeschnitten und an schattigen, gut belüfteten Plätzen in dünner Schicht getrocknet.

▷ *Drogenbeschreibung:* Die Droge (Quendelkraut, Serpylli herba) besteht aus dem getrockneten Kraut mit Blüten. Die Schnittdroge ist gekennzeichnet durch die bis 1 mm dicken, blauvioletten oder bräunlichen, hohlen Zweigstücke, grüne, ganzrandige, am Rand kaum eingerollte Blätter oder deren Bruchstücke. Daneben sind rotviolette oder grünliche Kelche und stark geschrumpfte blaßrote Blütenkronen oder deren Teile vorhanden. Die Droge riecht und schmeckt stark würzig.

▷ *Inhaltsstoffe:* Die Droge enthält bis 0,6% ätherisches Öl, dessen Hauptbestandteile Carvacrol, Thymol, p-Cymol, Linalool, Cineol und Pinen sind. In Abhängigkeit von der Herkunft der Droge variiert die Zusammensetzung stark. Daneben sind Gerbstoffe, Bitterstoffe, deren Zusammensetzung nicht bekannt ist, und Flavonoide vorhanden.

▷ *Wirkung und Verwendung:* Das Quendelkraut wirkt vor allem aufgrund des Gehaltes an ätherischem Öl auswurffördernd. Die phenolischen Bestandteile Thymol und Carvacrol besitzen eine antiseptische Wirkung.

Der Teeaufguß der Droge und Fertigarzneimittel (alkoholische Extrakte, Sirup, Balsam und Dragees) werden zur Unterstützung der Behandlung von Husten und Bronchialkatarrh verwendet. Äußerlich wird die Droge in Form von Kräuterkissen sowie Fertigarzneimitteln (Badezusätze, alkoholische Extrakte, Einreibungen) bei rheumatischen Beschwerden, Verstauchungen und Quetschungen benutzt.

Das Quendelkraut wird allein, meist aber als Bestandteil von Hustentees verwendet.

Zur Bereitung des Teeaufgusses werden 1 bis 2 Teelöffel Droge (1,5 bis 3 g) mit 1 Tasse (150 ml) siedendem Wasser übergossen und 10 bis 15 Minuten bedeckt stehengelassen. Der Teeaufguß wird durch ein Sieb abgegossen. Bei Husten und Heiserkeit wird mehrmals täglich 1 Tasse Tee, auch mit Honig gesüßt, vor den Mahlzeiten warm getrunken.

In der Volksmedizin wird der Quendelkrauttee auch als verdauungsförderndes (Wirkung der Bitterstoffe) und als blähungstreibendes Mittel (Wirkung des ätherischen Öls) verwendet. Die Wirkungen des Q. sind denen des Thymians ähnlich, aber schwächer.

▷ *Nebenwirkungen:* nicht bekannt.

▷ *Geschichtliches:* Dioskurides und Plinius erwähnten eine Thymusart als Arzneipflanze, bei der es sich wahrscheinlich jedoch um eine verwandte Art gehandelt hat. Die Pflanze galt damals als ein Mittel, Schlangen und Skorpione zu verscheuchen und war auch ein Bestandteil des berühmten Gegengiftes Theriak. Der Q. erschien mit Sicherheit erst im 12. Jh. in den Schriften der Hildegard von Bingen als Arzneipflanze. Die Kräuterbücher des 16. und 17. Jhs. empfahlen ihn gegen verschiedene Krankheiten sowie als magenstärkendes, schweiß- und harntreibendes Mittel. Eine besondere Rolle spielte er in der Geburtshilfe. Die Abkochung des Q. sollte die Wehenschmerzen lindern und die Geburt fördern. Als stark aromatisch riechende Pflanze galt die Art ferner als dämonenwidriges Mittel, so daß sich viele Volksbräuche und abergläubische Vorstellungen mit ihr verbanden.

↑ **Tafel 46**

Quercus ↑ Eiche.

Quercus petraea ↑ Eiche.

Quercus robur ↑ Eiche.

Quercetin: Aglykon (zuckerfreier Teil des Moleküls) von Flavonoiden, z. B. Hyperosid, Quercitrin und Rutosid. Das Q. ist in Pflanzen weit verbreitet und liegt frei oder glykosidisch gebunden vor. Die Q.glykoside wirken schwach harntreibend (Hyperosid, Quercitrin) und vermindern die Durchlässigkeit der Kapillaren. Sie dienen in Form von harntreibenden Tees, z. B. mit Birkenblättern, und Fertigarzneimitteln aus Goldrutenkraut zur Behandlung von Ödemen und Venenschwäche.

Quitte, *Echte Quitte, Cydonia oblonga:* ein bis 6 m hoher Strauch oder Baum aus der Familie der Rosengewächse (Rosaceae). Die Q. besitzt filzige Zweige. Die Blätter sind eiförmig und auf der Unterseite grasgrün. Die großen rötlichweißen Blüten stehen einzeln auf kurzen Blütenstielen. Die gelbe Frucht ist apfel- oder birnenförmig und besitzt eine filzige Fruchtschale sowie zahlreiche Samen.

▷ *Blütezeit:* Mai, Juni.

▷ *Vorkommen:* Die Q. ist im Kaukasusgebiet und Iran heimisch und in Vorderasien, Süd- und Mitteleuropa und Nordafrika verbreitet. Sie wird als Obstbaum kultiviert.

▷ *Drogengewinnung:* Die reifen Früchte werden im Oktober geerntet, nach einer gewissen Lagerzeit zerschnitten und die Samen bei Temperaturen bis 50 °C getrocknet.

▷ *Drogenbeschreibung:* Die Droge (Q.nsamen, Q.nkerne, Cydoniae semen) besteht aus den getrockneten Samen. Sie sind meist etwas miteinander verklebt, keilförmig oder verkehrt-eiförmig, etwas abgeplattet und kantig, bis 1 cm lang, hart und rotbraun. Durch eingetrockneten Schleim sind sie mit einem weißlichen Häutchen bedeckt. Die Droge ist geruchlos und schmeckt schleimig.

▷ *Inhaltsstoffe:* Die Droge enthält etwa 20% Schleimstoffe, fettes Öl, das Glykosid Amygdalin und Gerbstoffe.

▷ *Wirkung und Verwendung:* Der Kaltwasserauszug aus den Q.nsamen wirkt aufgrund des Schleimgehaltes reizmildernd. In der Volksmedizin wird er bei Husten, aber auch bei Magen- und Darmkatarrh sowie äußerlich bei Entzündungen im Mund- und Rachenraum verwendet.
Zur Bereitung des Auszuges werden 2 bis 3 Eßlöffel Droge (15 g) mit 1 Tasse (150 ml) kaltem Wasser übergossen und 2 bis 3 Stunden stehengelassen. Die schleimige Flüssigkeit wird abgegossen. Mehrmals täglich wird 1 Tasse davon getrunken.
Die frischen Früchte werden zu Konfitüre und Gelee verarbeitet.

▷ *Nebenwirkungen:* nicht bekannt.

▷ *Geschichtliches:* Die Q. wurde bereits in urgeschichtlicher Zeit kultiviert. Schon im 7. Jh. v. Chr. war sie den Griechen allgemein bekannt. Ihre auch als „goldene Äpfel" bezeichneten Früchte waren der Liebesgöttin Aphrodite geweiht und spielten eine Rolle im Hochzeitsritus. Man stellte aus ihnen eine geschätzte Süßspeise sowie Q.nwein her und benutzte sie auch als Arzneimittel, z. B. gegen Durchfall und Magenbeschwerden. Im klassischen Altertum verbreitete sie sich über das ganze Mittelmeergebiet und gelangte mit den Römern auch nach

Mitteleuropa, wo sie im Capitulare de villis als Cotonarius und im St.-Gallener Klosterplan genannt wurde. Im 16. Jh. war sie in den deutschen Gärten allgemein verbreitet, hat hier aber nie eine größere Bedeutung erlangt. Die Kräuterbücher des 16. und 17. Jhs. empfahlen sie als zusammenziehendes, stopfendes, blutstillendes, magen- und herzstärkendes sowie appetitanregendes Mittel. Der Schleim der Kerne diente z. B. zur Behandlung von entzündeten Augen, Brand und Ruhr. ↑ **Tafel 46**

Radi ↑ Rettich, Schwarzer.

Radikale: sehr reaktionsfreudige, kurzlebige Moleküle, die unter dem Einfluß energiereicher Strahlen, Umweltgifte oder im körpereigenen Stoffwechsel entstehen. Sie werden normalerweise rasch wieder abgebaut und so unschädlich gemacht. Bei ungenügendem Abbau üben sie aufgrund ihrer großen Reaktionsfähigkeit einen schädigenden Einfluß auf verschiedene Organe aus. Angriffspunkte für Radikale sind insbesondere die ungesättigen Fettsäuren der Zellmembranlipide. Unter anderem spielen Radikale eine Rolle bei der Entstehung der Arteriosklerose. Radikalfängereigenschaften besitzen u. a. Wirkstoffe der Knoblauchzwiebel und der Ginkgoblätter.

Radix: Wurzel, Wurzeldroge; z. B. R. Valerianae: Baldrianwurzel.

Rainfarn †, *Wurmkraut, Tanacetum vulgare:* ausdauernde, bis 1,20 m hohe Pflanze aus der Familie der Korbblütengewächse (Asteraceae). Der R. besitzt dicke, ästige, teilweise verholzte Wurzeln, aus denen mehrere aufrechte, kantige, braunrot überlaufene, schwach behaarte Stengel austreiben. Die Blätter sind wechselständig angeordnet und fiederschnittig mit ungleich gesägten Fiedern. Die Blütenköpfchen haben gelbe Röhrenblüten und keine Zungenblüten. Sie stellen eine Besonderheit unter den Korbblütengewächsen dar. Die Blütenköpfchen, etwa 1 cm im Durchmesser, bilden scheinrispige Blütenstände. Die Frucht ist eine kleine Achäne.

▷ *Blütezeit*: Juli bis September.

▷ *Vorkommen*: Der R. ist in Europa und Teilen Asiens heimisch. Die Pflanze kommt in staudenreichen Unkrautfluren, an Wegen, Waldrändern, Ufern und Schuttplätzen vor.

▷ *Drogengewinnung:* Sammelgut waren die Blütenstände, aber auch die Blätter oder die oberen Krautteile mit Blüten.

▷ *Drogenbeschreibung:* Die Droge (R.blüten, Tanaceti flos) besteht aus den getrockneten Blütenköpfchen. Sie haben gelbe Röhrenblüten, dachziegelartig angeordnete trokkenhäutige Hüllkelchblätter und Reste der Blütenstiele. Die Droge besitzt einen aromatischen Geruch und schmeckt bitter.

▷ *Inhaltsstoffe:* Die R.blüten enthalten bis 1,5% ätherisches Öl mit Thujon und Isothujon, Isoamylacetat, Thymol, Chamazulen, Borneol, Thujylalkohol, Terpenen und Sesquiterpenen. Ferner kommen Flavonoide, der Bitterstoff Tanacetin und Polyine vor.

▷ *Wirkung und Verwendung:* Die Droge wurde aufgrund des Thujongehaltes als Wurmmittel verwendet (lähmende Wirkung des Thujons auf das Nervensystem der Würmer). Inzwischen stehen zur Behandlung von Wurmbefall sicherer wirkende und weniger toxische Arzneimittel zur Verfügung. Das ätherische R.öl wurde früher ebenfalls als Wurmmittel, äußerlich als Hautreizmittel und mißbräuchlich auch zur Abtreibung verwendet.

▷ *Nebenwirkungen, Giftwirkung:* Bedingt durch den Thujongehalt ist das ätherische R.öl giftig. Bei Vergiftungen kommt es zu Erbrechen, Bewußtlosigkeit, Krämpfen, Leber- und Nierenschädigungen.

▷ *Geschichtliches:* Obwohl der R. auch in Griechenland und Italien vorkommt, wurde er von den Schriftstellern des klassischen Altertums nicht erwähnt. Zuerst fand sich ein Hinweis im Capitulare de villis. Im 12. Jh. erwähnte ihn Hildegard von Bingen als Arzneipflanze und empfahl ihn gegen Katarrh, z. B. in Form eines Heiltrankes. Im 16. und 17. Jh. wurde der R. vor allem als Wurmmittel, aber auch gegen Leibschmerzen, Fieber, Pest und Gicht sowie als Wundkraut verwendet. Ein mit fettem Öl bereiteter Extrakt wurde gegen rheumatische Beschwerden benutzt. ↑ **Tafel 46**

Rama ↑ Roseneibisch.

Raphanus sativus ↑ Rettich, Schwarzer.

Rapontika ↑ Nachtkerze.

Rapontikaöl ↑ Nachtkerze.

Rapunzel, Gelbe ↑ Nachtkerze.

Rasse, chemische, *Chemotyp:* Pflanzen einer Art, die sich qualitativ oder quantitativ in bezug auf bestimmte Inhaltsstoffe von anderen der gleichen Art unterscheiden. Meist existieren parallel dazu keine Unterschiede in den äußeren Merkmalen. Bei der Schafgarbe enthalten z. B. die meisten Wildpflanzen kein Chamazulen. Extreme quantitative Unterschiede im Spektrum der Inhaltsstoffe existieren auch bei der Petersilie (apiolreich oder -arm), dem Kalmus (asaronreich oder -arm), dem Campherbaum (borneol- oder cineolreich), dem Wermut (bitterstoffreich oder -arm) und dem Fenchel (fenchonreich oder -arm). Derartige Unterschiede im Gehalt an wirksamen Inhaltsstoffen werden bei der Standardisierung der Drogen berücksichtigt, indem von den Arzneibüchern nur eine bestimmte c. R. zugelassen wird, z. B. bitterstoffreicher Wermut, asaronarmer Kalmus.

Ratanhiatinktur ↑ Ratanhiawurzel.

Ratanhiawurzel: getrocknete Wurzel des in Bolivien, Peru und Chile vorkommenden Ratanhiastrauches (Kramẹria triạndra). Die Droge besteht aus hellbräunlichen oder braunen, harten Wurzelstücken. Sie besitzt keinen deutlichen Geruch und einen schwach bitteren Geschmack. Die R. enthält Gerbstoffe (Catechine), die besonders in der Rinde lokalisiert sind. Die Zubereitungen der Droge (Teeaufguß, Tinktur) wirken aufgrund des Gerbstoffgehaltes zusammenziehend, entzündungshemmend und heilungsfördernd. Das Hauptanwendungsgebiet der R. sind Zahnfleisch- und Mundschleimhautentzündungen.
Seltener wird die Droge auch bei Durchfallerkrankungen sowie äußerlich bei Frostschäden und Unterschenkelgeschwüren benutzt. Die R.tinktur wird (auch mit Myrrhentinktur gemischt) unverdünnt zu Pinselungen oder mit Wasser verdünnt als Gurgelmittel verwendet. Auch für Zahnpasten und Gurgelmittel werden Extrakte der Droge benutzt.
Zur Bereitung des Teeaufgusses wird 1 Teelöffel Droge (1,5 g) mit 1 Tasse (150 ml) siedendem Wasser übergossen. Die Mischung soll bedeckt 15 Minuten schwach sieden. Der Teeaufguß wird durch ein Sieb abgegossen. 2- bis 3mal täglich wird mit dem Tee gespült oder gegurgelt. In seltenen Fällen können bei empfindlichen Personen Überempfindlichkeitsreaktionen (Schwellungen der Lippen und der Rachenschleimhaut) auftreten.

Rauschgift ↑ Suchtmittel.

Rauwolfia* †, *Schlangenholz, Rauvolfia serpentina:* immergrüner, bis 0,50 m, selten bis 1 m hoher Strauch aus der Familie der Hundsgiftgewächse (Apocynaceae). Die R. besitzt einen aufrechten Stamm mit einer weißen Rinde. Die Blätter sind länglich und ganzrandig. Die weißen oder rosafarbenen Blüten sind 5zählig. Sie stehen in endständigen Trugdolden. Die Frucht ist eine Steinfrucht. Zur Drogengewinnung werden auch die im tropischen Amerika verbreitete *Vierblättrige R. (R. tetraphylla)* und die im tropischen Afrika wachsende *Brech-R. (R. vomitoria)* verwendet.

▷ *Blütezeit*: April, Mai.

▷ *Vorkommen*: Die R. ist in Indien heimisch. Die Pflanze kommt in lichten Wäldern und Baumsavannen auch in Thailand, Laos, Malaysia und auf den Inseln im Westen Indonesiens vor.

▷ *Drogengewinnung:* Die Wurzeln der R. werden gegraben, gewaschen und getrocknet.

▷ *Drogenbeschreibung:* Die Droge (R.wurzel, Rauwolfiae radix) besteht aus den getrockneten Wurzeln. Sie sind meist etwa 0,8 bis 15 cm lang und 0,5 bis 1 cm dick, annähernd zylindrisch und etwas gedreht. Die Oberfläche ist hellgraubraun oder gelblichbraun. Im Querschnitt sind die dünne gelblichbraune Rinde und ein großer weißlicher, sehr feinporiger Holzteil zu erkennen. Die Droge ist geruchlos und besitzt einen bitteren Geschmack.

▷ *Inhaltsstoffe:* Die R.wurzel enthält etwa 2% Alkaloide (mehr als 50 Verbindungen). Therapeutisch wichtige Alkaloide sind das Hauptalkaloid ↑ Reserpin sowie Rescinnamin, Deserpidin, Raubasin und ↑ Ajmalin.

▷ *Wirkung und Verwendung:* Die Extrakte der R.wurzel wirken aufgrund des Alkaloidgehaltes blutdrucksenkend, krampflösend und beruhigend. Sie werden als Fertigarzneimittel zur Behandlung von Bluthochdruck verwendet. Die Droge dient zur Gewinnung von Reserpin und Ajmalin. Arzneimittel, die Reserpin als Wirkstoff enthalten, dienen zur Behandlung von Bluthochdruck und bestimmten Nervenkrankheiten. Ajmalinpräparate sind gegen Herzrhythmusstörungen wirksam.

▷ *Nebenwirkungen:* Bei der Anwendung von Arzneimitteln, die R.extrakte enthalten, kann die Fahrtüchtigkeit beeinträchtigt sein.

▷ *Geschichtliches:* Die Gattung Rauvolfia wurde nach dem Augsburger Arzt und Botaniker Leonhard Rauwolf benannt, der sie 1582 erstmalig in einem Arzneipflanzenbuch beschrieb. In der indischen Volksmedizin wurde die Droge seit langem gegen Schlangenbisse, Insektenstiche, Fieber und Durchfall, später auch gegen hohen Blutdruck und Epilepsie verwendet. Die medizinische Verwendung der Alkaloide Ajmalin (1931) und Reserpin (1952) erfolgte nach deren Isolierung. ↑ **Tafel 46**

Rauvolfia serpentina ↑ Rauwolfia.

Rauvolfia tetraphylla ↑ Rauwolfia.

Rauvolfia, Vierblättrige ↑ Rauwolfia.

Rauvolfia vomitoria ↑ Rauwolfia.

Reckholder ↑ Wacholder.

Reckholderbeeren ↑ Wacholder.

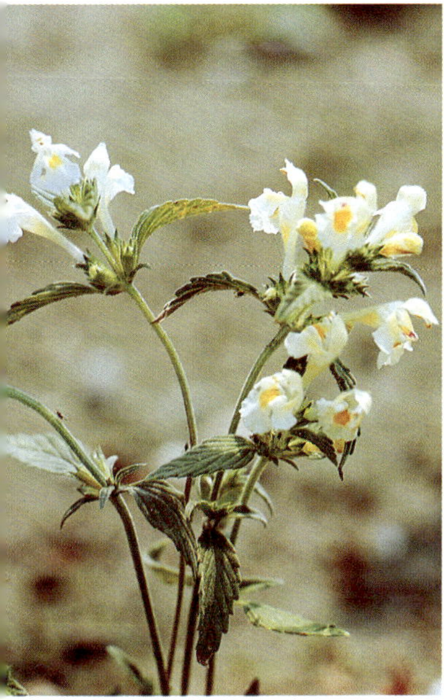

Saathohlzahn

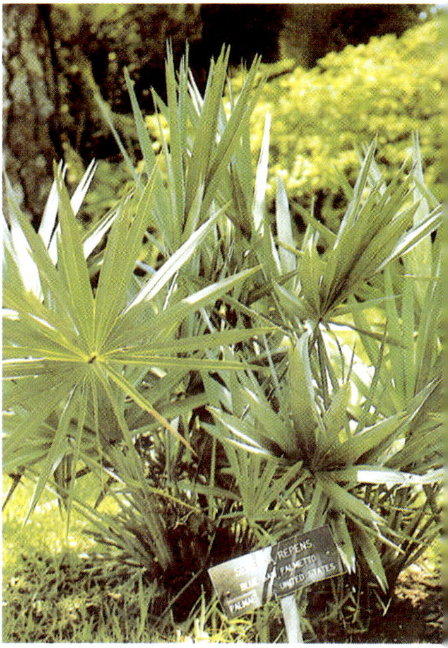

Sägezahnpalme

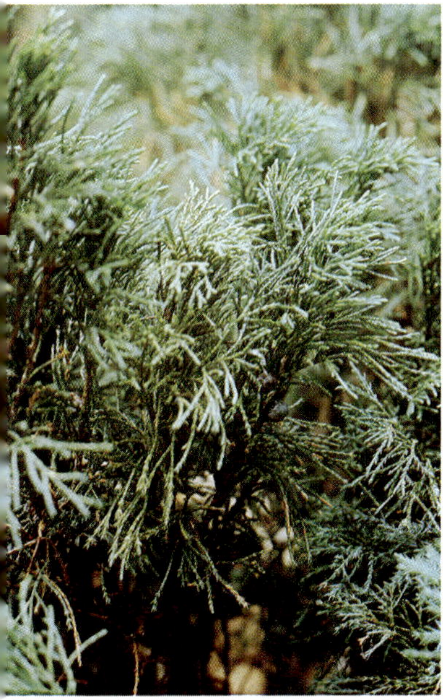

Sadebaum

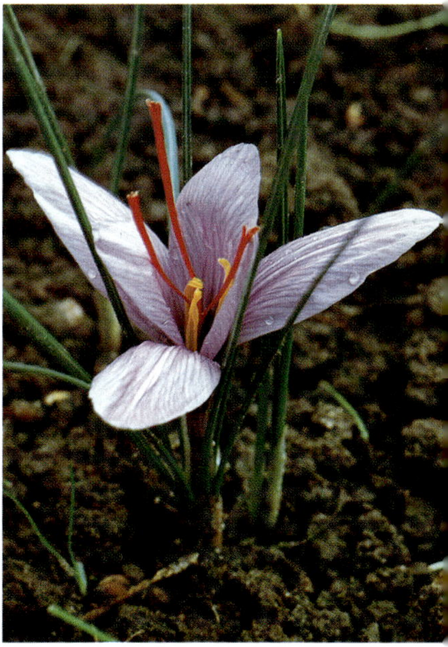

Safran

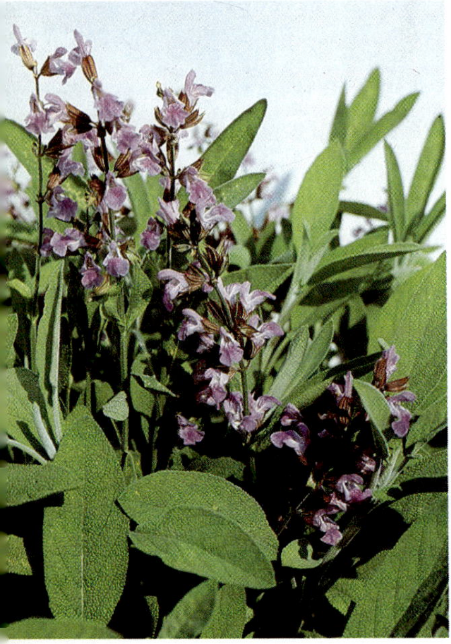

Salbei

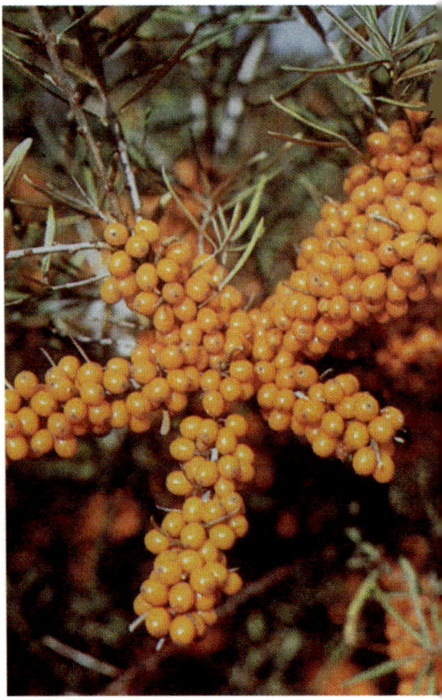

Sanddorn

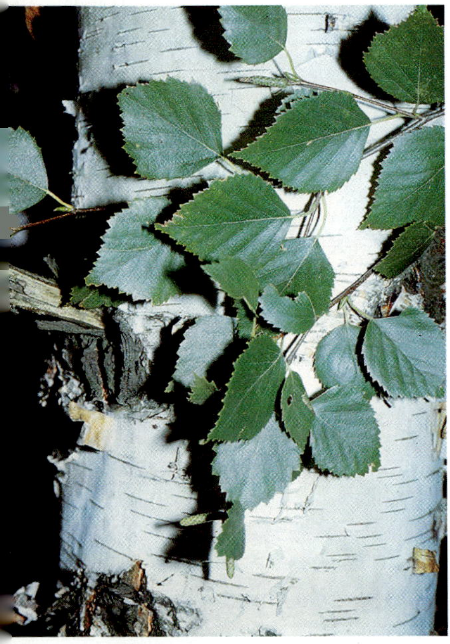

Sandbirke

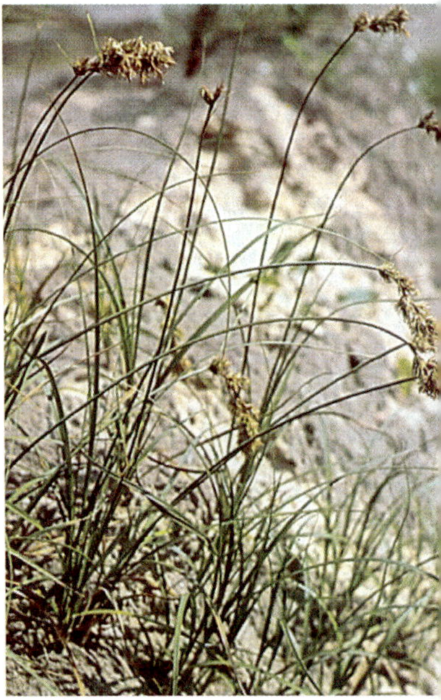

Sandsegge

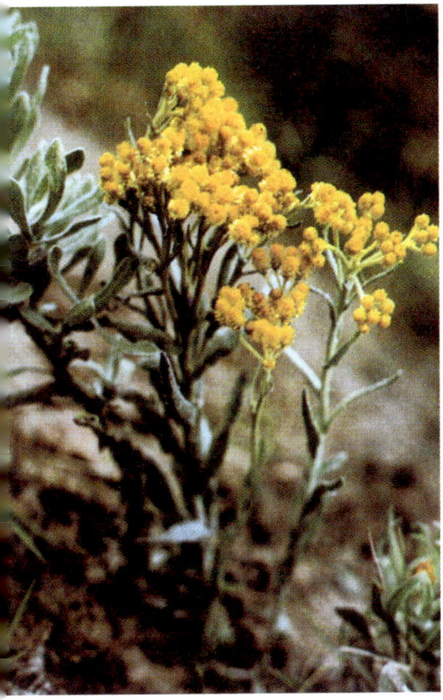

Sandstrohblume

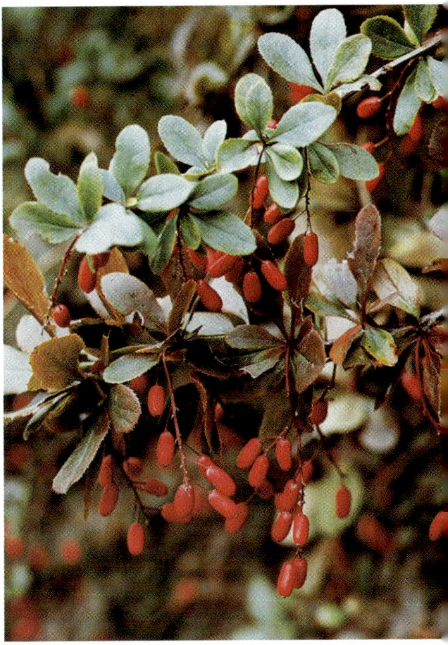

Sauerdorn

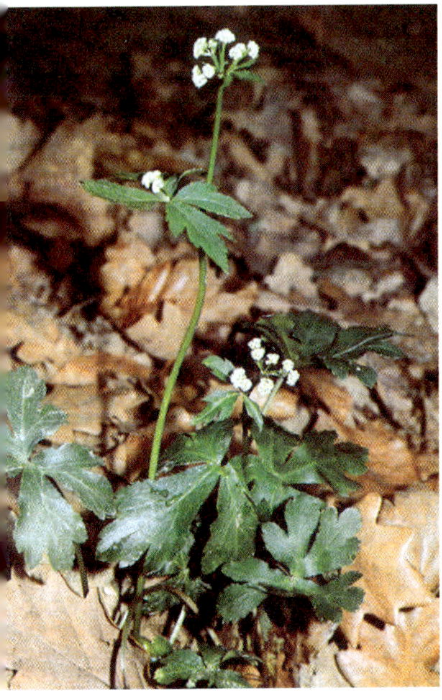

Sanikel

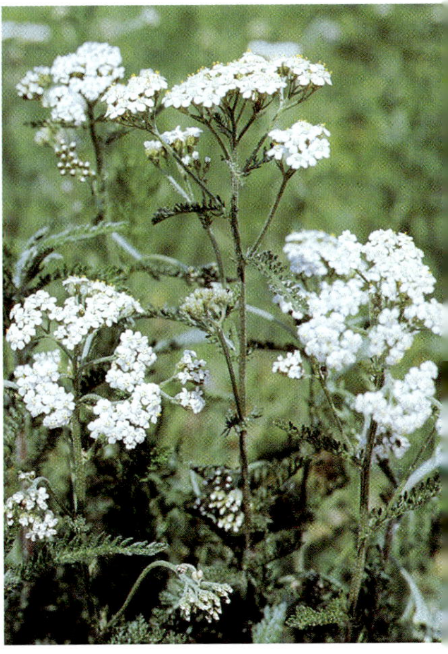

Schafgarbe

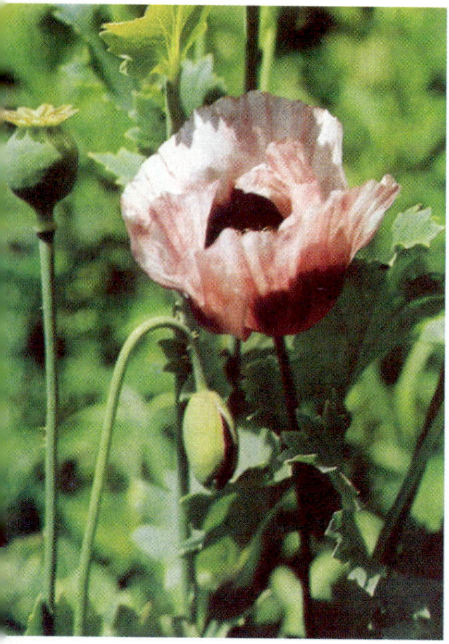

Schlafmohn

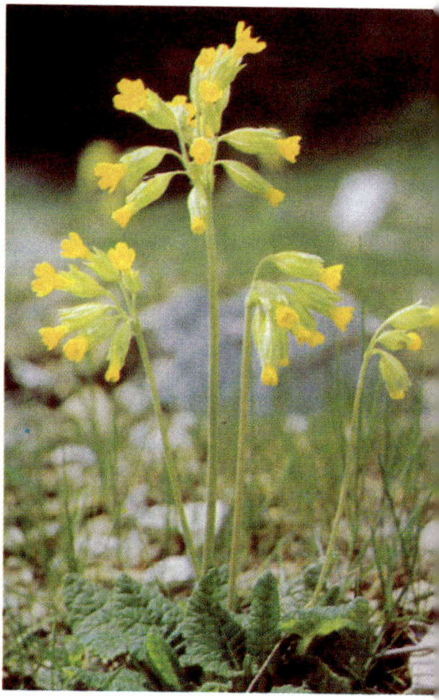

Schlüsselblume

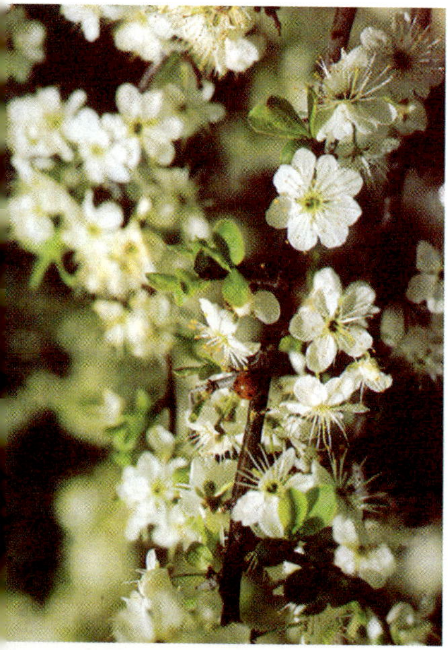

Schlehdorn

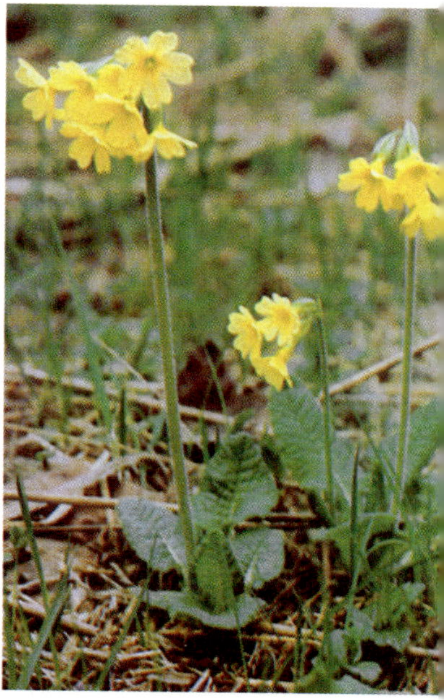

Schlüsselblume, Hohe

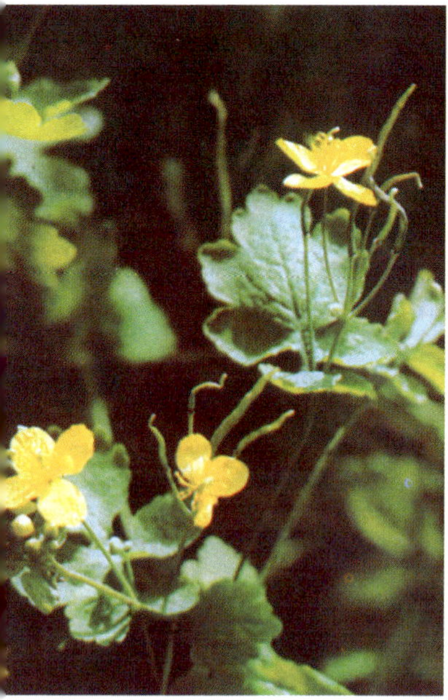
Schöllkraut

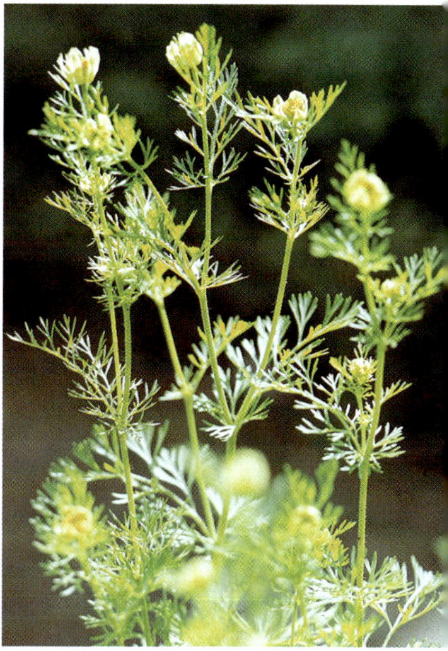
Schwarzkümmel

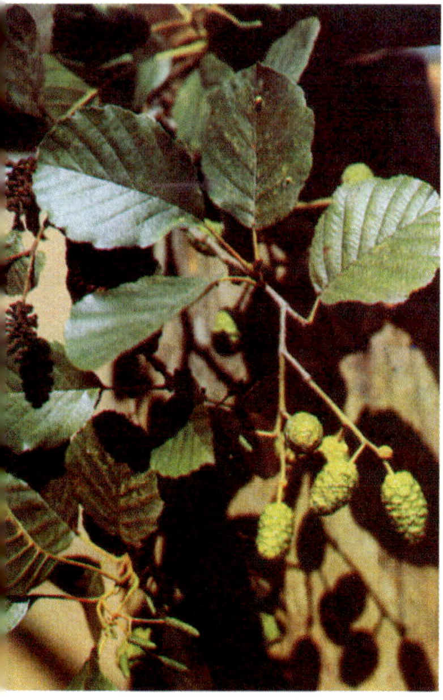
Schwarzerle

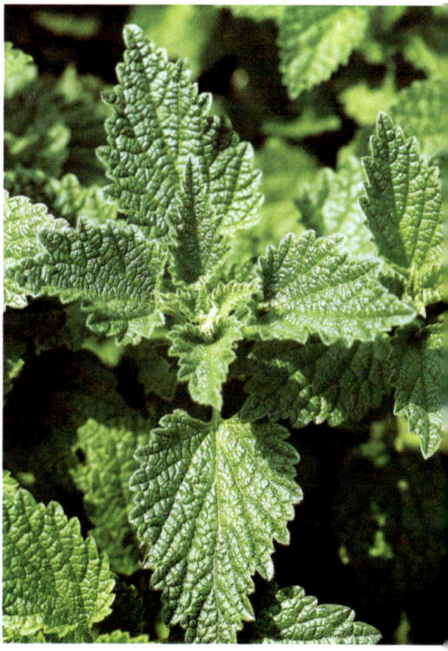
Schwarznessel

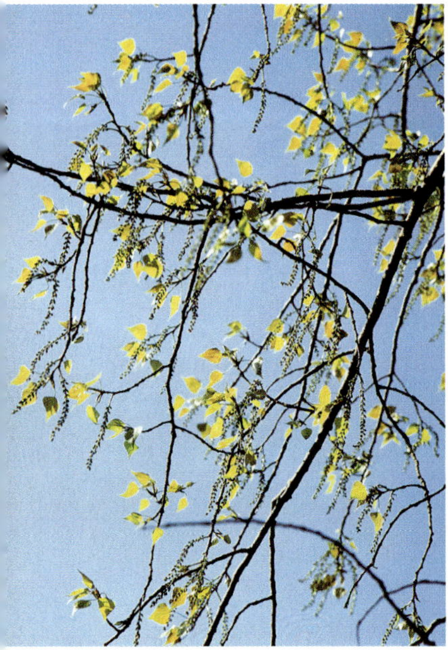

Schwarzpappel

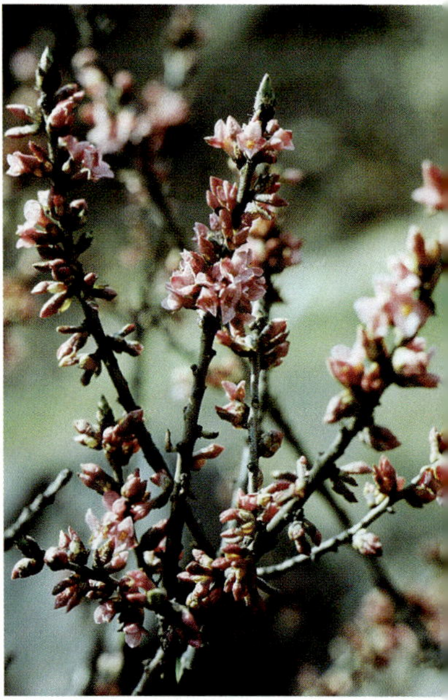

Seidelbast

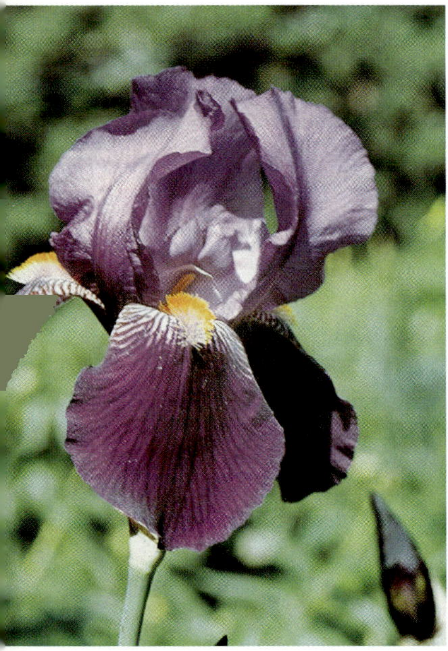

Schwertlilie, Deutsche

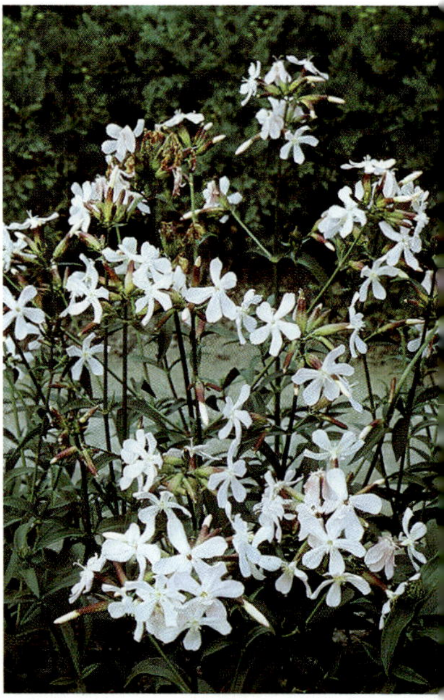

Seifenkraut

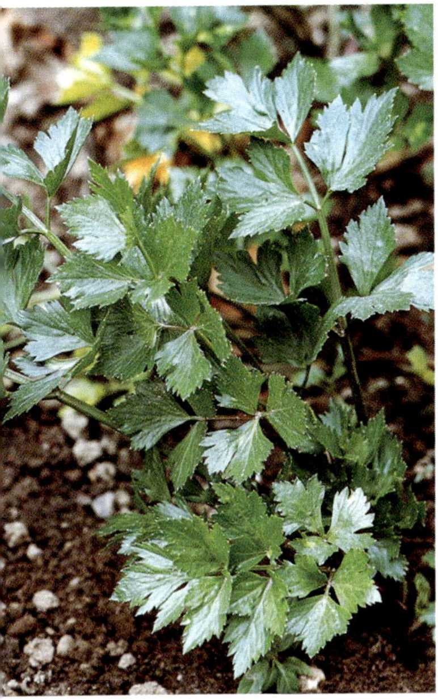

Sellerie

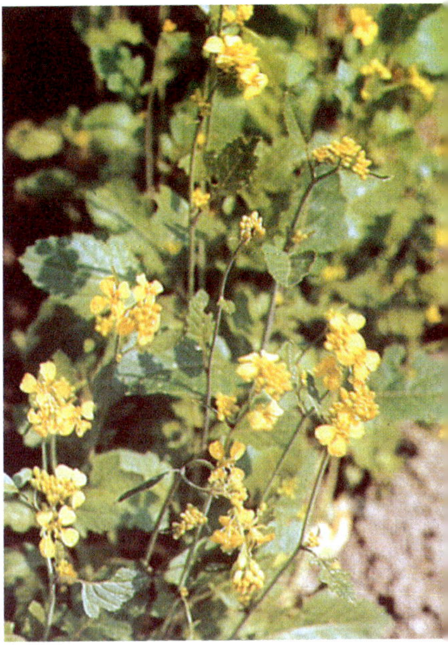

Senf, Schwarzer

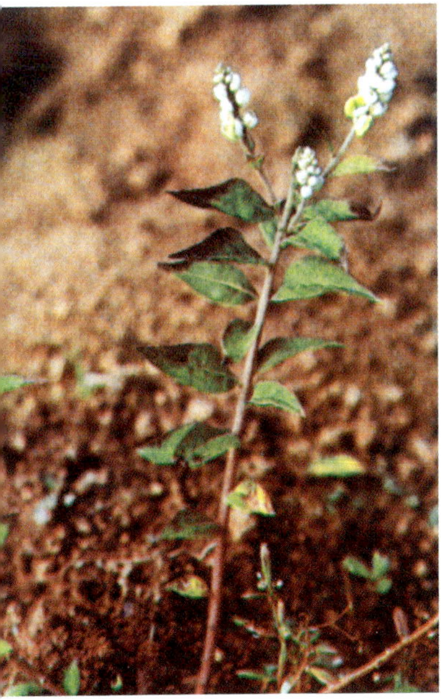

Senegakreuzblume

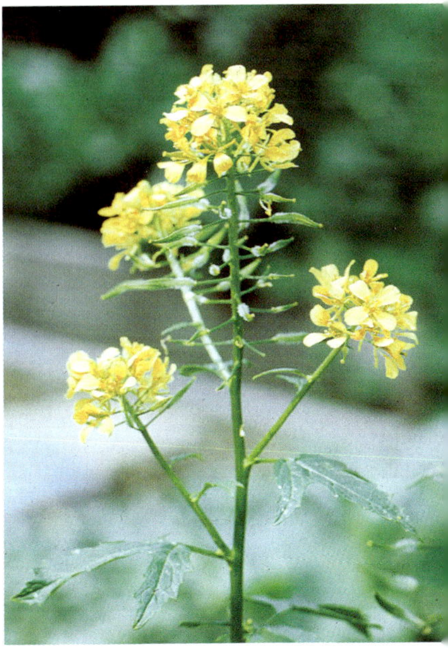

Senf, Weißer

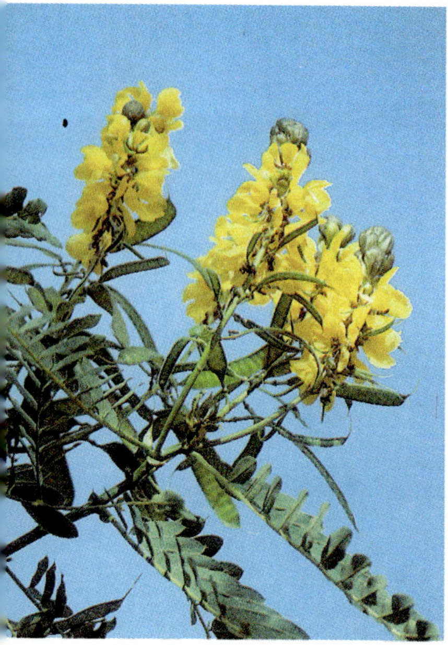

Senna

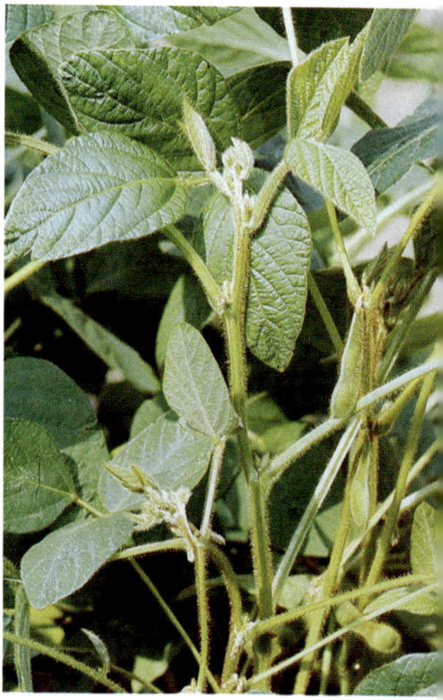

Sojabohne

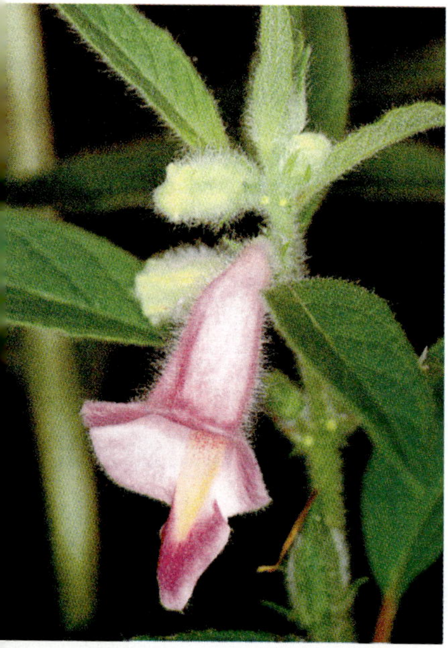

Sesam

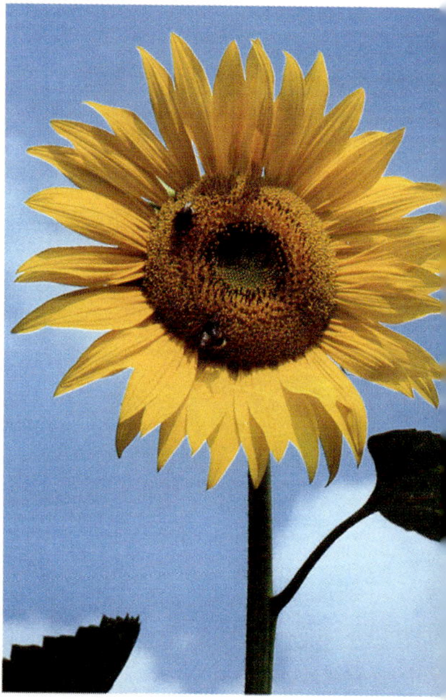

Sonnenblume

Reizblase: Überempfindlichkeit der Blase mit gehäuftem Harndrang. Ursachen der R. können z. B. hormonelle oder vegetative Störungen sowie Vergiftungen mit bestimmten Chemikalien sein. Zur unterstützenden Behandlung werden auch Tees aus Sonnenhutkraut und Maisbart sowie Fertigarzneimittel mit Extrakten aus Zitterpappelblättern und Brennesselblättern verwendet.

Reizhusten: unwillkürlich ausgelöster Husten. Ursachen des R. können Reize durch Fremdkörper, chemisch aggressive Stoffe sowie Entzündungen der Atemwege sein. Der R. kann auch infolge eines Grippeinfekts auftreten. Zur Behandlung werden in Abhängigkeit von der Ursache Arzneimittel mit dämpfender Wirkung auf das Hustenzentrum (z. B. Codein aus Schlafmohn) verwendet, um den R. vor allem in der Nacht zu mildern. Zur unterstützenden Behandlung dient Malven- oder Huflattichblättertee.

Reizmagen: funktionelle Magenbeschwerden in Form von häufigem Übelsein, Aufstoßen, Sodbrennen, Magenkrämpfen, Druck und Völlegefühl im Oberbauch, schlechte Verträglichkeit bestimmter Nahrungs- und Genußmittel. Ursache ist eine Störung des natürlichen Gleichgewichtes zwischen den aggressiven (Salzsäure) und schützenden Faktoren (Schleim) des Magensaftes, z. B. durch Genußgifte, falsches Essen und Streß oder bestimmte Erkrankungen.

Bei Völlegefühl und Magendrücken können ↑ Bittermittel helfen. Zur Behandlung von Blähungen werden ↑ blähungstreibende Mittel angewendet. Ist die Magenschleimhaut entzündet (↑ Magenschleimhautentzündung, Gastritis), so kann Pfefferminz- oder Kamillentee bei kurzzeitigen Beschwerden Linderung bringen.

Rekonvaleszenz, *Genesung:* Zeit zwischen dem Ende der Erkrankung und dem Erreichen des früheren Gesundheitszustandes. Während der R. bedarf der Genesende in Abhängigkeit von der Schwere der überstandenen Erkrankung meist einer gewissen Schonung und Pflege, um Rückfällen vorzubeugen. Der Genesungsprozeß wird durch eine positive Einstellung des Patienten, den Willen, schnell gesund zu werden, gefördert. Angemessene körperliche Belastung, Bewegung an frischer Luft und eine den Bedürfnissen des Genesenden entsprechende Ernährung können die R. abkürzen helfen. Zur Anregung des Appetits werden Magenmittel aus Drogen mit Bitterstoffen und ätherischen Ölen, z. B. Kalmuswurzelstock, Wermutkraut, Pomeranzenschalen und Condurangorinde, verwendet. Zusätzlich können auch Stärkungsmittel mit Vitaminen, Spurenelementen, Malzextrakt oder Lecithin sowie Ginseng-Präparate gegeben werden.

Reserpin: Hauptalkaloid aus den Wurzeln von Rauwolfia-Arten, z. B. Rauvolfia serpentina. Es gehört zu den tertiären Indolalkaloiden. Das R. wird aus der Rauwolfiawurzel isoliert und allein oder in Kombination mit anderen Wirkstoffen in Form von Tabletten, Dragees und Injektionslösungen medizinisch angewendet. Das R. wirkt blutdrucksenkend sowie zentral beruhigend. Hauptanwendungsgebiete für Arzneimittel, die R. als Wirkstoff enthalten, sind Bluthochdruck sowie Erkrankungen des Zentralnervensystems, die mit Angst- und Spannungszuständen sowie Aggressivität verbunden sind.

Rettich, Schwarzer, *Radi, Winterrettich, Raphanus sativus:* meist einjährige, krautige, bis 1 m hohe Pflanze aus der Familie der Kreuzblütengewächse (Cruciferae). Der S. R. bildet eine rübenförmig verdeckte Wurzel und einen aufrechten Stengel. Die Grundblätter sind fiederteilig und besitzen große Endabschnitte. Die weißen oder violetten, 4teiligen Blüten stehen in lockeren Trauben. Die Frucht ist eine bis 9 cm lange Schote.

▷ *Blütezeit*: Mai bis Juli.

▷ *Vorkommen*: Der S. R. ist wahrscheinlich im östlichen Mittelmeergebiet heimisch. Er wird in Mitteleuropa kultiviert.

▷ *Drogengewinnung:* Die Wurzeln werden in den Monaten Oktober bis Dezember geerntet, gewaschen und in frischer Form verwendet.

▷ *Drogenbeschreibung:* Die Droge (Rettich, Rettichwurzel, Raphani radix) besteht aus den frischen Wurzeln. Sie sind kugelig oder rübenförmig länglich. Die Außenseite ist schwarz oder dunkelgrau, auf dem weißlichen Querschnitt ist eine radiäre Streifung sowie eine Ringzeichnung erkennbar. Die Rettichwurzel riecht und schmeckt scharf.

▷ *Inhaltsstoffe:* Die Rettichwurzel enthält Glucosinolate, aus denen durch Zuckerabspaltung Senföle entstehen, sowie ätherisches Öl mit Schwefelverbindungen und Vitamin C.

▷ *Wirkung und Verwendung:* Aufgrund des Gehaltes an ätherischem Öl wirkt der Rettichsaft auswurffördernd, anregend auf die Gallensaftbildung, motilitätsfördernd und antibakteriell. In der Volksmedizin wird er, auch mit Zucker oder Honig aus der Wurzel ausgezogen, bei Bronchitis angewendet. Dazu wird ein großer Rettich gerieben und mit 3 Eßlöffel Honig vermischt. Die Mischung bleibt 10 Stunden stehen und wird dann abgepreßt. Der Saft wird bei Husten löffelweise eingenommen. Tagesdosis: 50 bis 100 ml. Der Rettichsaft wird außerdem bei Verdauungsbeschwerden benutzt und ist Bestandteil von Fertigarzneimitteln (Preßsaft, alkoholischer Extrakt).

▷ *Gegenanzeige:* Der R. soll bei Gallensteinen nicht angewendet werden.

▷ *Nebenwirkungen:* Magenbeschwerden können auftreten.

▷ *Geschichtliches:* Der Rettich gehört zu den ältesten Kulturpflanzen. Bereits die alten Griechen bauten nach Theophrastos mehrere Retticharten an. Im Capitulare de villis und im St.-Gallener Klosterplan wurde die Pflanze erwähnt. Hildegard von Bingen und Albertus Magnus (1193 bis 1280) führten sie ebenfalls auf. Im 16. Jh. wurde der Rettich in fast allen Kräuterbüchern genannt. Damals fanden Wurzeln und Samen auch medizinische Anwendung, vor allem als stein-, harntreibendes und verdauungsförderndes Mittel, aber auch als Mittel gegen Trunkenheit, Pocken, Masern, Syphilis, Leberkrankheiten und Darmkrebs sowie Eingeweidewürmer. ↑ **Tafel 47**

Rhabarber ↑ Medizinalrhabarber.

Rhamnus catharticus ↑ Kreuzdorn.

Rhamnus frangula ↑ Faulbaum.

Rheuma ↑ Rheumatismus.

Rheumamittel, *Antirheumatika, Antiphlogistika:* Arzneimittel, die aufgrund ihrer entzündungshemmenden und schmerzlindernden Wirkung zur Behandlung rheumatischer Beschwerden verwendet werden. Zur äußerlichen Anwendung gelangen R., die hautreizend und durchblutungsfördernd wirken, z. B. Einreibungen (Liniment, Arzneispiritus) mit ätherischen Ölen und Campher sowie Pflaster mit Capsaicin als Wirkstoff. Zur Unterstützung anderer therapeutischer Maßnahmen dienen Bäder mit Drogenextrakten (z. B. aus Heublumen) oder ätherischen Ölen (Fertigarzneimittel). Die Wärmeanwendung zur Schmerzlinderung kann auch durch Auflegen eines Heublumensäckchens oder Leinsamenbreiumschlags (↑ Breiumschlag) auf die schmerzende Stelle erfolgen. Innerlich wird zur unterstützenden Behandlung der rheumatischen Beschwerden ↑ Rheumatee verwendet.

Rheumatee, *Gicht- und Rheumatee, Species antirheumaticae:* Teemischung, die zur unterstützenden Behandlung rheumatischer Beschwerden verwendet wird. Der R. enthält Drogen, die entzündungshemmend (z. B. Kamillenblüten, Stiefmütterchenkraut, Weidenrinde) oder harntreibend (z. B. Hauhechelwurzel, Löwenzahnkraut, Brennesselkraut, Birkenblätter, Primelwurzel) wirken. In der Volksmedizin werden bei rheumatischen Beschwerden auch Ackerschachtelhalmkraut, Arnikablüten, Birkenblätter, Brennesselblätter, Heublumen, Löwenzahnkraut, Stiefmütterchenkraut und Maisgriffel verwendet.

rheumatischer Formenkreis ↑ Rheumatismus.

Rheumatismus, *Rheuma, rheumatischer Formenkreis:* Sammelbegriff für verschiedenartige Erkrankungen des Stütz- und Bewegungsapparates, die durch Schmerzen gekennzeichnet sind. Die wichtigsten Formen des R. sind die entzündlich-rheumatischen Erkrankungen (akutes rheumatisches Fieber infolge einer Streptokokkeninfektion, Arthritis), degenerative Veränderungen der Gelenke und der Wirbelsäule (Arthrose durch Abnutzung), rheumatische Erkrankungen der Muskeln, Sehnen und Schleimbeutel und des Bindegewebes (Weichteilrheumatismus) sowie Stoffwechselerkrankungen (Gicht). Die Behandlungsmethoden richten sich nach der Ursache der Erkrankung. Es finden sowohl physiotherapeutische (Bäder, Behandlung mit elektrischem Strom, Bewegungsübungen) als auch pharmakotherapeutische (Rheumamittel) Maßnahmen Anwendung. Zur unterstützenden Behandlung und zur Linderung der Schmerzen dienen auch verschiedene Drogen, häufig ist eine Kälte- oder Wärmeanwendung zur Schmerzbekämpfung wirksam. Auf die schmerzende Stelle kann ein Heublumensäckchen oder ein Breiumschlag mit Leinsamen aufgelegt werden. Auch heiße Bäder unter Zusatz von Drogenextrakten und ätherischen Ölen (Rheumabad) können schmerzlindernd wirken. Daneben werden hautreizende Einreibungen mit ätherischen Ölen und Campher oder Pflaster mit Capsaicin (Capsicumpflaster) zur Schmerzlinderung benutzt. In der Volksmedizin findet zur Steigerung der Abwehrkräfte des Körpers Holundertee Anwendung. Als wirksam gilt ferner der Tee aus Brennessel-, Ehrenpreis-, Johannis-, Löwenzahn-, Odermennig- und Schachtelhalmkraut sowie Maisbart. Diese Drogen werden zum Teil auch als Teemischungen

(Rheumatees) verwendet. Die Rheumatees werden bei rheumatischen Beschwerden, die ihre Ursache in Stoffwechselstörungen haben, angewendet.

Rheum palmatum ↑ Medizinalrhabarber.

Rhinitis ↑ Schnupfen.

Rhizoma: Wurzelstock; z. B. Calami R.: Kalmuswurzelstock.

Ribes nigrum ↑ Johannisbeere, Schwarze.

Ricinus communis ↑ Rizinus.

Riesengoldrute ↑ Goldrute.

Ringelblume ↑ Gartenringelblume.

Ringelblumenblüten ↑ Gartenringelblume.

Ringelrose ↑ Gartenringelblume.

Rippenfellentzündung, *Brustfellentzündung, Pleuritis:* Begleitkrankheit von Lungenerkrankungen, die oft mit einer vermehrten Flüssigkeitsabsonderung in den Spalt zwischen Lunge und Rippenfell sowie Schmerzen und einer Behinderung der Atmung verbunden ist. Die R. bedarf einer ärztlichen Behandlung. In der Volksmedizin wird als unterstützendes Mittel ein Teeaufguß aus Beinwellwurzel angewendet. Diese Behandlung ist aufgrund des Pyrrolizidinalkaloidgehaltes der Droge jedoch nicht zu empfehlen.

Rittersspornblüten ↑ Ackerrittersporn.

Rizinus †, *Palma Christi, Wunderbaum, Ricinus communis:* einjähriges, bis 2,50 m hohes Kraut, auch bis 14 m hoher Strauch oder schnellwachsender Baum aus der Familie der Wolfsmilchgewächse (Euphorbiaceae). Die Pflanze bildet große, grüne oder braunrote, handförmig gelappte Blätter. Die radiären Blüten sind rötlich und stehen in rispenartigen Blütenständen. Im Blütenstand befinden sich im unteren Teil, büschelig gehäuft, die männlichen und im oberen Teil die fast ungestielten weiblichen Blüten. Die Frucht ist eine 3fächerige Kapsel mit 1 bis 2 cm langen, bohnenartigen, weiß- und braungefleckten Samen.

▷ *Blütezeit*: Juli, August (Mitteleuropa).

▷ *Vorkommen*: Der R. ist wahrscheinlich im tropischen Afrika heimisch. Er ist nur aus Kulturen bekannt und wird in allen tropischen und subtropischen Ländern (als einjährige Pflanze auch in Mitteleuropa) angebaut. Es existieren zahlreiche Sorten.

▷ *Drogengewinnung:* Das R.öl ist zu 45 bis 50% in den reifen Samen enthalten und wird durch Kaltpressung aus den geschälten Samen gewonnen. Die Reinigung erfolgt durch Wasserdampfbehandlung.

▷ *Drogenbeschreibung:* Die Droge (R.öl, Ricini oleum) ist eine klare, schwach gelbliche Flüssigkeit, die sich in wasserfreiem Ethanol löst. Die Droge ist geruchlos und schmeckt anfangs mild, später etwas kratzend.

▷ *Inhaltsstoffe:* Das R.öl besteht zu 80% aus dem Glycerid der Ricinussäure. Das in den Samen vorhandene hochgiftige Ricin gelangt bei der Kaltpressung nur in Spuren in das Öl und wird durch die Wasserdampfbehandlung vollständig zerstört.

▷ *Wirkung und Verwendung:* Das R.öl wird nach Einnahme durch Einwirken von Pankreaslipasen (fettspaltende Enzyme) und Gallensäure teilweise in Glycerol und freie Ricinolsäure gespalten. Die Ricinolsäure führt durch Reizung der Darmschleimhaut zur Anregung der Darmbewegung (Peristaltik) und zum Stuhldrang. Der restliche Anteil des Öls wirkt als Gleitmittel. Das R.öl wird als Abführmittel bei akuter Stuhlverstopfung angewendet. 1 Eßlöffel (20 bis 30 g) ist meist ausreichend. Die Wirkung tritt 2 bis 4 Stunden nach der Einnahme ein. Das R.öl wird auch zur Herstellung von hautpflegenden Kosmetika und (durch Extraktion gewonnen) als Motorenöl verwendet.

▷ *Nebenwirkungen:* bei üblicher Dosierung nicht bekannt. Die Samen sind im Unterschied zum R.öl stark giftig.

▷ *Geschichtliches:* Aufgrund ihrer ölreichen Samen wurde die Pflanze schon vor sehr langer Zeit in Ägypten und Vorderasien kultiviert. Als Totenbeigabe fand man die Samen bereits in ägyptischen Gräbern aus der Zeit um 4000 v. Chr. Das R.öl diente vor allem als Brennöl und zur Herstellung von Salben. Auch im alten Griechenland wurde R. zur Ölgewinnung angebaut. Die zerstoßenen Samen dienten als Abführmittel. Nach Deutschland gelangte der R. erst in der 1. Hälfte des 16. Jhs., wurde aber bald überall in den Gärten angepflanzt. Die Kräuterbücher empfahlen die Samen als Abführmittel und zur Wurmbekämpfung, rieten aber zugleich zu vorsichtiger Anwendung. Das R.öl wurde äußerlich gegen Flechten verwendet. ↑ **Tafel 47**

Roborantia ↑ Stärkungsmittel.

Roboranzien ↑ Stärkungsmittel.

Robustakaffee ↑ Kaffeestrauch.

Roggenpollen: ein Trockenextrakt aus den mit einem Spezialstaubsauger aus Roggenähren (Secale cereale, Süßgräser – Poaceae) isolierten Pollen (Pollinis siccum extractum) wird als Fertigarzneimittel zur Behandlung von Störungen beim Wasserlassen bei der gutartigen Vergrößerung der Prostata (benigene Prostatahyperplasie) verwendet. Roggenpollen enthalten bis zu 20% α-Aminosäuren, bis zu 1% Phytosterole, Kohlenhydrate, Fettsäuren und Fettsäureester.

Rohopium ↑ Schlafmohn.

Rohrzucker ↑ Sacharose.

Rohstoffe, nachwachsende: landwirtschaftliche, gärtnerische oder forstwirtschaftliche Kulturpflanzenarten, die als industrielle Rohstoffe verwertet werden, ohne direkt in den Nahrungs- oder Futtermittelbereich einzufließen. Die Arzneipflanzen zählen zu den n.R.

Rollkur: bei Magenschleimhautentzündung oder Magengeschwür durchgeführte Kur, bei der nach Einnahme (Trinken) eines Arzneimittels versucht wird, durch Drehen des Körpers mit nachfolgender Ruhelage die gesamte Magenschleimhaut mit dem Arzneimittel, z. B. Kamillentee, zu benetzen.

Römische Kamille ↑ Kamille, Römische.

römischer Kümmel ↑ Schwarzkümmel.

Rosa canina ↑ Hundsrose.

Roselle ↑ Roseneibisch.

Roseneibisch, *Rama, Sabdariff-Eibisch, Sudanmalve, Hibiscus sabdariffa:* einjähriges, 0,5 bis 5 m hohes Kraut aus der Familie der Malvengewächse (Malvaceae). Der R. besitzt rötlich angelaufene Stengel. Die unteren Blätter sind ungeteilt, die oberen handförmig und 3- bis 5lappig geteilt. Die radiären Blüten besitzen blaßgelbe Kronenblätter mit dunkelbraunem Grund und stehen in den Achseln der oberen Blätter. Der dunkelrote, fleischige Kelch ist 2 bis 3,5 cm lang und bis zur Mitte krugförmig verwachsen. Der fleischige Außenkelch besteht aus 8 bis 12 schmalen, bis 1,5 cm langen hellroten oder dunkelvioletten Blättern. Die Frucht ist eine Kapsel.

▷ *Blütezeit*: Mai bis August.

▷ *Vorkommen*: Der R. ist wahrscheinlich in Angola heimisch. Die Pflanze wird in allen tropischen Ländern angepflanzt und ist wildwachsend in Savannen, auf Brachland und in der Nähe von Siedlungen anzutreffen. Exportländer sind der Sudan, Thailand, Mexiko und China.

▷ *Drogengewinnung:* Zur Fruchtreife werden die Kelche und Außenkelche des R. geerntet und getrocknet.

▷ *Drogenbeschreibung:* Die Droge (Hibiskusblüten, Sudantee, Malventee, Karkade. Roselle, Nubiablütentee, Hibisci flos) besteht aus den getrockneten Kelchen und Außenkelchen. Die Schnittdroge ist gekennzeichnet durch die hellroten oder dunkelvioletten, an der Innenseite bisweilen helleren, leicht brüchigen, unregelmäßigen Stücke. Die Droge besitzt einen schwach wahrnehmbaren Geruch und schmeckt säuerlich.

▷ *Inhaltsstoffe:* Die Droge enthält bis 30% Pflanzensäuren, z. B. Citronen-, Äpfel-, Hibiscus-, Ascorbin- (Vitamin C) und Weinsäure, ferner Anthocyane, die die rote Farbe des Teeaufgusses bedingen, und Flavonoide.

▷ *Wirkung und Verwendung:* Der Teeaufguß der Droge ist aufgrund des angenehm säuerlichen Geschmacks kalt oder heiß ein durstlöschendes Erfrischungsgetränk, das in größeren Mengen durch die Pflanzensäuren schwach abführend wirkt.
Zur Bereitung des Teeaufgusses wird 1 Teelöffel Droge (2 g) mit 1 Tasse (150 ml) siedendem Wasser übergossen und 10 bis 15 Minuten bedeckt stehengelassen. Der Teeaufguß wird durch ein Sieb abgegossen.
Die Droge wird auch z. B. mit Hagebutten oder Pfefferminzblättern gemischt als Haustee verwendet. Der Tee ist besonders für Sportler und Menschen, die unter Hitzebelastung körperlich tätig sind, geeignet.

▷ *Nebenwirkungen:* nicht bekannt.

▷ *Geschichtliches:* Die Droge wird in Mitteleuropa erst seit wenigen Jahrzehnten verwendet. ↑ **Tafel 47**

Rosenlorbeer ↑ Oleander.

Rosenpappel ↑ Stockmalve.

Rosenrotes Weidenröschen ↑ Weidenröschen, Kleinblütiges.

Rosmarin, *Rosmarinus officinalis*: immergrüner, bis 1,50 m hoher Strauch aus der Familie der Lippenblütengewächse (Lamiaceae). Die Pflanze besitzt aufsteigende Zweige mit schmalen, bis 3 cm langen Blättern. Sie sind ungestielt, lederig und am Rand nach unten eingerollt. Die Blüten bilden endständige Scheintrauben. Die blaßblaue, selten weiße Blütenkrone ist 1 bis 1,2 cm lang und besitzt 2 lang herausragende Staubblätter. Die Frucht ist ein Nüßchen.

▷ *Blütezeit*: Mai, Juni.

▷ *Vorkommen*: Der R. ist im Mittelmeergebiet heimisch. Er wird dort sowie an der Schwarzmeerküste des Kaukasus und in Florida auch kultiviert. Wildwachsend ist er in immergrünen Gebüschen des Mittelmeergebietes anzutreffen.

▷ *Drogengewinnung:* Die Blätter des R. werden in den Monaten Juni bis August gesammelt und an schattigen Plätzen getrocknet. Das ätherische R.öl wird aus den ganzen Pflanzen durch Wasserdampfdestillation gewonnen.

▷ *Drogenbeschreibung:* Die Droge (R.blätter, Rosmarini folium) besteht aus den getrockneten Blättern. Die Schnittdroge ist gekennzeichnet durch 2 bis 4 mm breite, am Rand nach unten eingerollte, grünliche, lederige und brüchige Blattstücke. Die Oberseite ist runzelig, nur bei jungen Blättern behaart und in der Mitte längsgefurcht. Die Blattunterseite ist graufilzig behaart. Die Droge besitzt einen würzigen, campherartigen Geruch und schmeckt würzig, aromatisch, bitter und etwas scharf.

▷ *Inhaltsstoffe:* Die R.blätter enthalten 1 bis 2,5% ätherisches Öl mit den Hauptbestandteilen Cineol (bis 30%), Campher (bis 25%) und Pinen (bis 25%). Ferner kommen in der Droge Gerbstoffe (R.säure), Bitterstoffe, Triterpensäuren und Flavonoide vor.

▷ *Wirkung und Verwendung:* Die Zubereitungen der Droge (R.wein, Teeaufguß) wirken vor allem aufgrund des Gehaltes an ätherischem Öl und Bitterstoffen anregend auf die Bildung von Magensaft und Gallenflüssigkeit. Sie werden bei Verdauungsstörungen, Appetitlosigkeit, Blähungen und leichten krampfartigen Magen-Darm- und Gallenstörungen angewendet. Der Preßsaft aus frischen Blättern findet bei Hypotonie Anwendung.

Zur Bereitung des Teeaufgusses werden 1 bis 2 Teelöffel Droge (2 bis 4 g) mit 1 Tasse (150 ml) siedendem Wasser übergossen und 10 bis 15 Minuten bedeckt stehengelassen. Der Teeaufguß wird durch ein Sieb abgegossen, 3- bis 4mal täglich wird eine Tasse frisch bereiteter Tee warm zwischen den Mahlzeiten getrunken.

Bei der äußerlichen Anwendung besitzen die Droge und das isolierte ätherische Öl hautreizende, durchblutungs- und heilungsfördernde Eigenschaften. Ein Auszug aus der Droge als Zusatz zu Bädern wirkt anregend und dient auch zur Behandlung von Durchblutungsstörungen der Gliedmaßen. R.bäder sollen aufgrund der anregenden Wirkung nicht am Abend genommen werden, da sie dann zu Einschlafstörungen führen können. Zur Bereitung des Auszuges werden 50 g Droge mit 1 Liter Wasser kurz aufgekocht und anschließend 20 bis 30 Minuten stehengelassen. Der Auszug wird durch ein Sieb abgegossen und dem Bad zugesetzt. Das ätherische Öl als Bestandteil von Salben und flüssigen Zubereitungen (Spiritus, Liniment) wird zur unterstützenden Behandlung bei rheumatischen Beschwerden verwendet.

Die R.blätter sind, vor allem in Italien und Frankreich, ein beliebtes Gewürz für Fleischgerichte. Sie werden auch zur Herstellung von Kräuterlikören verwendet.

▷ *Nebenwirkungen:* Bei empfindlichen Personen sind Reizungen des Magen-Darm-Kanals und der Nieren durch das R.öl möglich. Sie sind bei der üblichen Dosierung des Teeaufgusses selten. Trotzdem sollen während der Schwangerschaft R.zubereitungen nicht eingenommen werden, da Bestandteile des ätherischen Öls toxische Wirkungen (Auslösung von Gebärmutterblutungen) haben können.

▷ *Geschichtliches:* In der Antike war der R. hauptsächlich eine Zierpflanze und wurde zum Kränzebinden verwendet. Auch im Aphrodite-Kult spielte er eine Rolle. Als Arzneipflanze hatte er jedoch nur eine geringe Bedeutung. Der griechische Arzt Dioskurides berichtete vom R., daß er eine erwärmende Kraft habe, die Gelbsucht heile und kräftigenden Salben zugesetzt werde. Schon frühzeitig kam er auch in die Länder nördlich der Alpen. So fand er im Capitulare de villis ebenso Erwähnung wie im St.-Gallener Klosterplan um 820. Die Kräuterbücher des 16. Jhs. nannten ihn als Zier- und Arzneipflanze. Arzneilich fand der R. vor allem Anwendung zur Stärkung des Gedächtnisses, zur Erhaltung jugendlicher Frische, als Vorbeugungsmittel gegen die Pest und als Gegengift sowie zur Bereitung eines Mundwassers. Außerdem wurde er als Küchengewürz, zum Würzen von Wein und Bier sowie bei der Parfümherstellung verwendet.
↑ **Tafel 47**

Rosmarinsäure, *Labiatengerbstoff:* in Pflanzen aus der Familie der Lippenblütengewächse weit verbreitete phenolische Verbindung. Die R. reagiert in wäßriger Lösung schwach sauer und schmeckt zusammenziehend. Die Substanz wirkt entzündungshemmend und ist an der desinfizierenden und wundheilenden Wirkung von Zubereitungen z. B. aus Rosmarin-, Salbei- und Melissenblättern beteiligt. Die R. ist biotechnologisch aus pflanzlichen Zellkulturen herstellbar.

Rosmarinus officinalis ↑ Rosmarin.

Roßkastanie, *Gemeine Roßkastanie, weiße Roßkastanie, Aesculus hippocastanum:* ein bis 20 m hoher, sommergrüner Baum aus der Familie der R.ngewächse (Hippocastanaceae). Die R. besitzt langgestielte zusammengesetzte Blätter. Die Teilblättchen (meist 7) sind verkehrteiförmig, auf der Oberseite schwach glänzend, dunkelgrün und auf der Unterseite hellgrün. Sie besitzen einen grob gesägten Blattrand. Aus den großen, harzigen Knospen bilden sich aufrechte rispige, pyramidenförmige Blütenstände. Die weißen Blüten besitzen gelbe oder rote Flecke. Die Frucht ist eine ein- bis dreifächerige, grobstachelige Kapsel. Die Samen sind glänzend rotbraun und besitzen einen weißlichen Nabelfleck. Die Samen der *Roten R. (Aesculus camea,* ein Bastard aus der R. und Aesculus pavia) werden ebenfalls zur Drogengewinnung verwendet. Die *Echte Kastanie, Edelkastanie, Eßkastanie, Marone, Castanea vesca,* ist mit der R. nicht verwandt.

▷ *Blütezeit*: Mai, Juni.

▷ *Vorkommen*: Die R. ist heimisch in den feuchten Schluchten der Balkangebirge, des Kaukasus, des Himalajas und im Norden des Irans. Sie wird vielfach wie die Rote R. als Zier- und Straßenbaum angepflanzt. Aesculus pavia ist in Nordamerika heimisch.

▷ *Drogengewinnung:* Die Samen werden im September und Oktober gesammelt. Sie werden zerkleinert und umgehend bei Temperaturen bis 60 °C getrocknet, um eine Schimmelbildung zu vermeiden.

▷ *Drogenbeschreibung*: Die Droge (R.nsamen, Semen Hippocastani, Hippocastani semen) besteht aus den ungeschälten, reifen getrockneten Samen. Sie sind halbkugelig bis rundlich, teils nierenförmig. Die lederige Samenschale ist mit Ausnahme des weißlichen scheibenförmigen Nabels glänzend rotbraun und von wellenförmigen dunkleren Zonen durchzogen. Der Embryo ist groß und gekrümmt, die Keimblätter sind dick und fleischig. Die grob zerkleinerte Droge ist gekennzeichnet durch die braune harte Samenschale mit dem hellen Nabel und die hornartigen weißlichen oder gelblichen Keimblattstücke. Die Droge ist geruchlos und schmeckt anfangs mehlig süßlich, dann stark bitter und kratzend.

▷ *Inhaltsstoffe:* Die R.nsamen enthalten ein Gemisch von Saponinen, dessen kristalliner Anteil als ↑ Aescin bezeichnet wird. Ferner sind Flavonoide und Gerbstoffe vorhanden.

▷ *Wirkung und Verwendung:* Das Aescin der R.nsamen wirkt schwach krampflösend, entzündungshemmend und gegen Flüssigkeitsansammlung im Gewebe (Ödeme). Auch ein Einfluß auf den Blutkreislauf und die Blutgefäße, besonders auf die Venen, ist vorhanden. Neben Extrakten aus R.nsamen werden auch standardisierte Aescinpräparate industriell hergestellt. Sie finden Anwendung bei Hämorrhoiden, Krampfadern, bestimmten Formen von Durchblutungsstörungen, Flüssigkeitsansammlungen in Geweben, Frostschäden, Blutergüssen und Venenentzündungen. Aus der Droge wird kein Tee bereitet.

▷ *Nebenwirkungen:* Bei empfindlichen Personen können Magenbeschwerden auftreten, die nach Absetzen des Präparates verschwinden. Der Verzehr der Samen durch Kinder kann, bedingt durch den Saponingehalt, zu Vergiftungen führen.

▷ *Geschichtliches:* Die erste Beschreibung der R. lieferte der in Prag tätige kaiserliche Leibarzt Peter Andreas Mattioli in seinem Kräuterbuch um 1557. Im Jahr 1575 kam sie dann durch Clusius als Zierbaum nach Wien und verbreitete sich von dort aus nach und nach über weitere Länder Europas. Für Berlin wurde sie erstmals 1672 erwähnt. In früherer Zeit wurde die im März gesammelte Rinde als Abkochung bei Ruhr und Durchfällen benutzt. Seit einigen Jahrzehnten dienen die Samen als Rohstoff zur Gewinnung von Extrakten und Aescin. ↑ **Tafel 48**

Roßpappel ↑ Malve, Wilde.

Rote Bete ↑ Rübe, Rote.

Roter Fingerhut ↑ Fingerhut, Roter.

Roter Keulenkopf ↑ Mutterkornpilz.

Roter Senf ↑ Senf, Schwarzer.

Rote Rübe ↑ Rübe, Rote.

rote Seifenwurzel ↑ Seifenkraut.

Rote Zaunrübe ↑ Zaunrübe, Rote.

Rotfichte ↑ Fichte.

Rotklee, *Wiesenklee, Trifolium pratense:* bis 40 cm hohe Staude aus der

Familie der Hülsenfruchtgewächse (Fabaceae). Die Pflanze treibt aus einem büscheligen Wurzelstock eine Rosette grundständiger Blätter und einen aufrechten Stengel. Dieser ist kantig und wechselständig beblättert. Die gestielten Blätter sind 3zählig und haben auf der Oberseite einen weißlichen, pfeilförmigen Fleck. Die Blüten stehen in kurzgestielten rundlichen Blütenköpfchen. Sie sind purpurrot und haben eine 10nervige Kelchröhre. Die Frucht ist eine Hülse mit 1 oder 2 Samen.

▷ *Blütezeit*: Juni, Juli.

▷ *Vorkommen*: Der R. ist in Europa, Nordafrika und Westasien verbreitet. Er wächst auf nährstoffreichen Wiesen und Weiden, Wegrainen und Halbtrockenrasen und wird als Futterpflanze auch angebaut.

▷ *Drogengewinnung:* Zu Beginn der Blütezeit werden die Blütenköpfchen gepflückt und bei Temperaturen bis 35 °C an schattigen, gut belüfteten Plätzen getrocknet.

▷ *Drogenbeschreibung:* Die Droge (R.blüten) besteht aus den getrockneten Blütenköpfchen. Sie ist gekennzeichnet durch die geschrumpften zugespitzten Blüten mit violetter Blütenkrone und hellgrünem Kelch. Die Droge besitzt einen schwach wahrnehmbaren Geruch und schmeckt etwas bitterlich.

▷ *Inhaltsstoffe:* Die R.blüten enthalten Gerbstoffe, Pflanzensäuren und Blütenfarbstoffe.

▷ *Wirkung und Verwendung:* Die Droge wird in der Volksmedizin bei Husten und Bronchialkatarrh und gegen leichte Durchfallerkrankungen (Gerbstoffwirkung) verwendet.
Zur Bereitung des Teeaufgusses wird 1 Eßlöffel Droge (1,5 g) mit 1 Tasse (150 ml) siedendem Wasser übergossen und 10 bis 15 Minuten bedeckt stehengelassen. Der Teeaufguß wird durch ein Sieb abgegossen.

▷ *Nebenwirkungen:* nicht bekannt.

▷ *Geschichtliches:* Bereits Hildegard von Bingen führte den R. auf und schrieb dazu, er wäre zur Weide des Viehs nützlich. In den Kräuterbüchern des 16. Jhs., z. B. von L. Fuchs, wurde der R. lediglich als Mittel gegen den Weißfluß empfohlen.
↑ **Tafel 48**

Rottanne ↑ Fichte.

Rübe, Gelbe ↑ Möhre.

Rübenzucker ↑ Saccharose.

Rübe, Rote, *Rote Bete, Salatrübe, Beta vulgaris:* 2jährige, bis 1 m hohe Pflanze aus der Familie der Gänsefußgewächse (Chenopodiaceae). Die R. R. bildet eine dunkelrote, fleischige Wurzel. Die Grundblätter sind rosettenartig angeordnet. Die Blätter und Blattstiele sind rot überlaufen. Die 4zähligen Blüten stehen in unscheinbaren Blütenständen. Die Frucht ist eine Nuß.

▷ *Blütezeit*: Juni bis September (im 2. Vegetationsjahr).

▷ *Vorkommen*: Die Heimat der R. R. ist nicht bekannt. Die Pflanze wird kultiviert.

▷ *Drogengewinnung:* Die Wurzeln der Pflanze werden im Herbst geerntet und frisch verarbeitet.

▷ *Drogenbeschreibung:* Die Droge (rote Rüben, rote Rübenwurzeln) besteht aus den frischen Wurzeln. Sie sind knollenförmig, auf der Außenseite braunrot oder violettbraun und im Inneren dunkelrot. Die Droge besitzt einen schwach wahrnehmbaren Geruch und schmeckt süßlich.

▷ *Inhaltsstoffe:* Die Droge enthält glykosidische Farbstoffe (Betanin, Betacyane, Betaxanthine), ferner Allantoin, Vitamine, Aminosäuren, Eisen, Kupfer und wenig ätherisches Öl.

▷ *Wirkung und Verwendung:* Die Droge oder der frische Preßsaft werden in der Volksmedizin bei Blutarmut und als allgemeines Kräftigungsmittel zur Steigerung der Widerstandsfähigkeit gegen Infektionskrankheiten verwendet und auch zu Fertigerzeugnissen verarbeitet. Die Wirkung ist wissenschaftlich bisher nicht erforscht.

▷ *Nebenwirkungen:* nicht bekannt.

▷ *Geschichtliches:* Die Stammpflanze der Rübe ist die an den Küsten des Mittelmeeres und Westeuropas natürlich vorkommende Meerstrand-Rübe. Bereits in der Antike war eine rote, zu Nahrungs- und Futterzwekken verwendete Kulturrübe bekannt. Durch die Römer gelangte die Rübe auch nach Mitteleuropa. Welcher Art der Kulturrübe die im Capitulare de villis, in den karolingischen Garteninventaren und im St.-Gallener Klosterplan von 820 genannten „Betas" zugehörten, bleibt offen. In den Kräuterbüchern des 16. und 17. Jhs. wurde die Rote Rübe als Gemüse erwähnt, jedoch keine arzneiliche Verwendung angegeben. ↑ **Tafel 48**

Rubia tinctorum ↑ Färberkrapp.

Rubus fruticosus ↑ Brombeere.

Rubus idaeus ↑ Himbeere.

Rubus plicatus ↑ Brombeere.

Ruhrkrautblüten ↑ Sandstrohblume.

Rundblättriger Sonnentau ↑ Sonnentau, Afrikanischer.

Ruprechtskraut, *Ruprechtsstorchschnabel, Stinkender Storchschnabel, Geranium robertianum:* meist einjähriges, bis 40 cm hohes Kraut aus der Familie der Storchschnabelgewächse (Geraniaceae). Das R. besitzt rötliche, drüsig behaarte, verzweigte, niederliegende oder aufrechte Stengel. Die grundständigen Blätter sind 3- bis 5zählig und besitzen doppelt fiederspaltige, abstehend behaarte Teilblättchen. Die Blüten stehen meist zu zweit und besitzen 5 rosafarbene oder rote Blütenblätter. Die Frucht ist eine geschnäbelte Spaltfrucht.

▷ *Blütezeit*: Mai bis Oktober.

▷ *Vorkommen*: Das R. ist in Europa, Nordafrika, Teilen Asiens und in Nordamerika heimisch. Die Pflanze ist auf Kahlschlägen, an Waldsäumen, an Gebüschen und in Laub- und Nadelwäldern verbreitet.

▷ *Drogengewinnung:* Das Kraut der Pflanze wird in den Monaten Mai bis Oktober gesammelt und an schattigen, gut belüfteten Plätzen getrocknet.

▷ *Drogenbeschreibung:* Die Droge (R., Ruperti herba, Geranii Robertiani herba) besteht aus dem getrockneten Kraut. Die Schnittdroge ist gekennzeichnet durch rot angelaufene, schwach behaarte Stengel und eingerollte, geschrumpfte Stengelblatteile. Außerdem können blauviolett gefärbte Blütenteile, violettrote Kelche und kleine braune Früchte mit behaarten Fruchtklappen vorhanden sein.

▷ *Inhaltsstoffe:* Die Droge enthält Gerbstoffe und den Bitterstoff Geraniin.

▷ *Wirkung und Verwendung:* Die Droge wirkt aufgrund des Gerbstoffgehaltes stopfend. Sie wird mitunter in der Volksmedizin gegen leichte Durchfallerkrankungen und Darmentzündungen verwendet.

▷ *Nebenwirkungen:* nicht bekannt.

▷ *Geschichtliches:* Im 12. Jh. erwähnte Hildegard von Bingen das R. als Mittel gegen Blasensteine und Harnbeschwerden. Wegen der roten Farbe der Stengel und der Blüten galt das R. nach der Signaturenlehre vor allem als blutstillende und wundheilende Pflanze und als Mittel gegen Blutharnen und Ruhr. In den Kräuterbüchern des 16. und 17. Jhs. wurde es weiterhin gegen Geschwülste und Geschwüre, Entzündungen der Brüste und Brustkrebs sowie gegen Gicht empfohlen.
↑ **Tafel 48**

Ruprechtsstorchschnabel ↑ Ruprechtskraut.

russisches Süßholz ↑ Süßholz.

Ruta graveolens ↑ Weinraute.

Rutin ↑ Rutosid.

Rutosid, *Rutin:* Flavonoid, das im Pflanzenreich weit verbreitet ist und z. B. in Zitrusfrüchten, Buchweizenkraut, Efeublättern, Hagebutten und Holunderblüten vorkommt. Das R. wird aus Buchweizenkraut gewonnen, in dem es bis zu 6% enthalten ist. Es besitzt eine spezifische Wirksamkeit auf die Wände der feinen Blutgefäße (Kapillaren), indem es deren Durchlässigkeit vermindert. Das R. dient zur Behandlung von Blutungen, Ödemen, Allergien und Venenschwäche.

Saathafer ↑ Hafer.

Saathohlzahn, *Bleiche Hanfnessel, Domnessel, Hohlzahn, Galeopsis segetum:* einjährige, bis 50 cm hohe krautige Pflanze aus der Familie der Lippenblütengewächse (Labiatae). Der S. treibt aus einer Pfahlwurzel einen aufrechten, 4kantigen und ästigen Stengel, der kurzflaumig behaart und im unteren Teil oft rötlich überlaufen ist. Die oberen Blätter sowie die Kelche sind drüsigflaumig behaart. Die gestielten, bis 5 cm langen Blätter sind gegenständig, eiförmig oder lanzettlich und in den Blattstiel verschmälert. Der Blattrand ist grob gesägt. Die Blüten, in bis zu 4 Scheinquirlen vereinigt, stehen übereinander. Sie besitzen eine 2lippige blaßgelbe, seidig behaarte Blütenkrone mit helmförmiger Oberlippe und 3lappiger Unterlippe, die einen kräftig gelben, oft auch mit rötlicher Zeichnung versehenen Schlundfleck aufweist. Am Grund der Blütenoberlippe sind 2 hohle, zahnförmige Höcker vorhanden, die der Pflanze den Namen gaben. Der röhrig-glockige Kelch ist 5zipflig, stachelspitzig und behaart. Die Früchte sind Klausen, die bei der Reife in 4 Teilfrüchte (Nüßchen) zerfallen.

▷ *Blütezeit*: Juli bis September.

▷ *Vorkommen*: Der S. ist in Mittel- und Westeuropa heimisch. Die Pflanze wächst auf mineralarmen, sandigen Ackerflächen, auf Brachland und Schuttplätzen sowie an frischen Waldsäumen in verschiedenen Gebieten Europas, vor allem im westlichen Teil.

▷ *Drogengwinnung:* Die blühenden oberirdischen Teile des S. werden in den Monaten Juli und August geerntet und an schattigen, gut belüfteten Plätzen getrocknet. Die Anwendung künstlicher Wärme bis 40 °C ist möglich. Zur Drogengewinnung wird die Pflanze auch in Garten- und Feldkulturen angebaut.

▷ *Drogenbeschreibung:* Die Droge (S.kraut, Blankenheimer Tee, Liebersches Kraut, spanischer Tee, Galeopsidis herba) besteht aus den getrockneten Stengeln mit Blättern und Blüten. Die Schnittdroge ist gekennzeichnet durch die stumpf 4kantigen, grünen oder rötlichen, weichbehaarten Stengelstücke und die gelblichgrünen, leicht runzeligen Blattstücke. Daneben sind stark geschrumpfte Kronen und mitunter auch braun- bis schwarzpunktierte Nüßchen vorhanden. Charakteristisches Merkmal sind die gelblichen, stachelspitzigen, drüsig behaarten Kelche. Die Droge besitzt einen schwach wahrnehmbaren Geruch und schmeckt bitter und etwas salzig.

▷ *Inhaltsstoffe:* Die Droge enthält relativ viel Gerbstoffe (4 bis 10%) und bis 1% Kieselsäure, ferner Iridoide, besonders Harpagid sowie Flavonoid, z. B. Hypolaetin- und Isocutellareinderivate.

▷ *Wirkung und Verwendung:* Der Teeaufguß der Droge besitzt aufgrund des Gerbstoffgehaltes eine adstringierende Wirkung. Sie wird therapeutisch nur selten, z. B. bei Entzündungen der Haut, genutzt. Die Droge wird vor allem in der Volksmedizin verwendet. Sie ist Bestandteil von Hustentees und wird auch bei Appetitlosigkeit und Verdauungsbeschwerden benutzt. Zur Bereitung des Teeaufgusses wird 1 Teelöffel Droge (2 g) mit 1 Tasse (150 ml) siedendem Wasser übergossen und 10 bis 15 Minuten bedeckt stehengelassen. Der Tee-

aufguß wird durch ein Sieb abgegossen.
Wie auch für andere kieselsäurehaltige Drogen wurde für den S. ein günstiger Effekt bei Lungenerkrankungen angenommen. Es gibt jedoch keine eindeutigen Befunde, die diese Anwendung begründen.

▷ *Nebenwirkungen:* nicht bekannt.

▷ *Geschichtliches:* Hildegard von Bingen erwähnt eine Arzneipflanze, bei der es sich möglicherweise um eine Hohlzahnart gehandelt hat. Im 19. Jh. wurde der S. als Mittel gegen Schwindsucht angesehen und aus diesem Grund viel gesammelt und vertrieben. Er war zu dieser Zeit der Hauptbestandteil der gebräuchlichsten Hustenteemischungen.
↑ **Tafel 49**

Saatlein ↑ Lein.

Sabal serrulata ↑ Sägepalme.

Sabdariff-Eibisch ↑ Roseneibisch.

Saccharose, *Rohrzucker, Rübenzucker:* Disaccharid, das aus 1 Molekül Glucose (Traubenzucker) und 1 Molekül Fructose (Fruchtzucker) aufgebaut ist und in pflanzlichen Zellen weitverbreitet vorkommt. Die S. wird hauptsächlich aus Zuckerrüben und Zuckerrohr gewonnen. Die Substanz wird als Süßungsmittel sowie in Sirupform aufgrund ihrer schleimlösenden Wirkung als Bestandteil von Hustenmitteln pharmazeutisch verwendet und dient z. B. zur Herstellung von Teegranulaten.

Sadebaum †, *Sevistrauch, Stinkwacholder, Juniperus sabina:* niederliegender oder aufsteigender, bis 2 m hoher Strauch aus der Familie der Zypressengewächse (Cupressaceae). Die Blätter an jungen Sträuchern sind nadelförmig, scharf zugespitzt, auf der Oberseite gefurcht und bläulichgrün. Die Blätter älterer Sträucher sind meist schuppenförmig, weniger nadelförmig und kreuzweise gegenständig. Die Nadeln sind bis 5 mm, die Schuppenblätter bis 2 mm lang. Beim Zerreiben riechen sie unangenehm. Die männlichen Blüten sind eiförmig und blattachselständig, die weiblichen kugelig, mit kurzem schuppigem Stiel. Die Frucht ist ein hängender Beerenzapfen, der erst im 2. Jahr reift, anfangs grün ist und sich später blauschwarz verfärbt.
▷ *Blütezeit*: April, Mai.
▷ *Vorkommen*: Der S. ist auf Geröllhalden der europäischen Hochgebirge, in Westsibirien sowie West- und Mittelasien verbreitet. Er wird auch als Zierstrauch kultiviert.
▷ *Drogengewinnung:* Die jungen Zweigspitzen werden in den Monaten April und Mai geerntet und getrocknet.
▷ *Drogenbeschreibung:* Die Droge (S.spitzen, Sevikraut für tierarzneiliche Zwecke, Herba Sabinae ad usum veterinarium, Sabinae herba) besteht aus den getrockneten Triebspitzen. Sie sind charakterisiert durch die nadelförmigen Blätter. Mitunter sind auch die grünen oder tiefblauen, bereiften, kurzgestielten Beerenzapfen vorhanden. Die Droge riecht und schmeckt würzig.
▷ *Inhaltsstoffe:* Die S.spitzen enthalten 3 bis 5% ätherisches Öl, in dem unter anderem Sabinen und Sabinylacetat vorkommen. Ferner sind Lignane (Savinin und Podophyllotoxin) enthalten.

▷ *Wirkung und Verwendung:* Die S.spitzen wirken aufgrund des Gehaltes an ätherischen Ölen stark haut- und schleimhautreizend, harntreibend und regen die Menstruationsblutung an. Sie werden vorrangig in der Veterinärmedizin gegen das Verkalben, aber auch zur Ablösung der Nachgeburt verwendet.

▷ *Nebenwirkungen:* Bei äußerlicher Anwendung kann es aufgrund des Gehaltes an ätherischem Öl auch zu starken Hautreizungen kommen. Innerliche Gaben können zu schweren Vergiftungen mit Übelkeit und Erbrechen, blutigen Durchfällen sowie Nierenschädigungen führen.

▷ *Geschichtliches:* Der S. und seine Wirkungen waren bereits den antiken Autoren Dioskurides und Plinius bekannt. Er wurde im Capitulare de villis und von Hildegard von Bingen als Arzneipflanze erwähnt. Die Pflanze diente in alter Zeit als nicht ungefährliches Abtreibungsmittel, weshalb die Anpflanzung stellenweise verboten war. Auch in den Kräuterbüchern des 16. und 17. Jhs. wurde vor unvorsichtiger Anwendung gewarnt. Der S. diente als menstruations- und geburtsförderndes sowie steintreibendes Mittel und äußerlich als Mittel gegen Krätze, Warzen und schlecht heilende Wunden. Der Absud der Zweige wurde gegen Eingeweidewürmer bei Pferden verwendet. In Süd- und Westdeutschland waren die Zweige des Strauches ein Bestandteil der am Palmsonntag in den Kirchen geweihten „Palmen". ↑ **Tafel 49**

Sägetang ↑ Tang.

Sägezahnpalme, *Sägepalme, Sabal, Serenoa repens (Sabal serrulata):* Zwergbaum, seltener bis 6 m hoher Baum aus der Familie der Palmengewächse (Palmae), deren Stamm sich in der Regel als Rhizom oder flach dem Boden anliegend entwikkelt. Vom Stamm gehen die 100 bis 150 cm langen Blattstiele mit meterlangen, fächerförmig in 18 bis 24 Segmente aufgeteilten Blätter aus. Die gelb- bis blaugrünen Segmente besitzen eine deutliche Mittelrippe, die Blattstiele sind mit „Zähnen" besetzt. Die kleinen Blüten sitzen zu Blütenkolben vereinigt in den Blattachseln. Die Frucht ist eine 3 cm lange, bis 1,5 cm dicke, eiförmige, dunkelrotbläulich bis schwarz gefärbte Beere mit einem Samen.

▷ *Vorkommen:* Die S. wächst an den Küsten Nordamerikas von Carolina bis Florida sowie in Mittel- und Südamerika.

▷ *Drogengewinnung:* Die reifen Früchte werden gepflückt und an der Luft unter häufigem Wenden getrocknet.

▷ *Drogenbeschreibung:* Die Droge (Sägepalmenfrüchte, Sabalis serrulati fructus) besteht aus den reifen, getrockneten dunkelrotbläulich bis schwarzen Früchten. Diese besitzen einen unangenehmen, an ranziges Fett erinnernden Geruch und einen süßlich-ranzigen Geschmack.

▷ *Inhaltsstoffe:* Die S.früchte enthalten fettes Öl mit ca. 80% Laurin-, Myristin- und Ölsäure, 2/3 davon als freie Fettsäuren, Sitosterol, Sitosterolglucosid und Anthranilsäure. Weiter enthält die Droge ein Gemisch von neutralen und uronsäurehaltigen Heteropolysacchariden.

▷ *Wirkung und Verwendung:* Die Extrakte der Droge (Fertigarzneimittel) wirken harntreibend und kontraktionshemmend an glattmuskulären Organen. Sie werden bei der gutartigen Prostatavergrößerung (benigne Prostatahyperplasie = BPH) zur Linderung der Beschwerden beim Wasserlassen eingesetzt. Arzneimittel aus Sabalfrüchten bessern nur die Beschwerden bei einer vergrößerten Prostata, ohne die Vergrößerung zu beheben. Eine regelmäßige ärztliche Untersuchung ist deshalb zu empfehlen.

▷ *Nebenwirkungen:* selten Magenbeschwerden.

▷ *Geschichtliches:* In den Herkunftsländern wurden die Früchte seit langem als Obst verzehrt. Noch vor 50 Jahren wurden sie als harntreibendes Mittel, Beruhigungs- und auch als Anregungsmittel, ferner in Form des Fluidextraktes gegen Lungenleiden verwendet. ↑ **Tafel 49**

Safran, *Echter Safran, Crocus sativus:* ausdauernde, bis 30 cm hohe Knollenpflanze aus der Familie der Schwertliliengewächse (Iridaceae). Die Pflanze besitzt schmale lineale Blätter mit weißem Mittelstreifen. Die hellvioletten geaderten Blüten besitzen je 3 orangerote Narbenschenkel. Die Frucht ist eine Kapsel.

▷ *Blütezeit*: September bis November.

▷ *Vorkommen*: Der S. ist wahrscheinlich in Südeuropa und Westasien heimisch. Die Pflanze wird vor allem in Spanien kultiviert.

▷ *Drogengewinnung:* Die Narbenschenkel der Pflanze werden im Herbst gesammelt und vorsichtig auf Sieben bei erhöhter Temperatur getrocknet. Die Droge stammt von vegetativ vermehrten Pflanzen.

▷ *Drogenbeschreibung:* Die Droge (S., Gewürz-S., Crocus, Croci flores, Croci stigma) besteht aus den getrockneten Narbenschenkeln. Diese sind gelbrot, 2 bis 4 cm lang und erweitern sich am oberen Rand trichterförmig. Das kurze, blaßgelbe Griffelstück, das die Narben zusammenhält, kann vorhanden sein. Die Droge riecht stark aromatisch und schmeckt würzig-aromatisch, etwas bitter und scharf. Der Speichel wird stark gelb bis orangerot gefärbt.

▷ *Inhaltsstoffe:* Die Droge enthält ätherisches Öl, dessen Hauptbestandteil Safranal den typischen Geruch bedingt. Ferner sind gelbe, wasserlösliche Farbstoffe, z. B. Crocin, und Bitterstoffe, z. B. Pikrocrocin, vorhanden.

▷ *Wirkung und Verwendung:* Aufgrund des Gehaltes an Pikrocrocin wirkt die Droge anregend auf die Magensaftbildung, aber auch reizend auf die Magenschleimhaut. Safranal besitzt eine geringe beruhigende Wirkung. Eine medizinische Verwendung findet die Droge aufgrund der geringen Wirksamkeit und der Gefahr von Nebenwirkungen nicht mehr. Der S. wird als Geruchs- und Geschmackskorrigens (Küchengewürz), vor allem aber als Färbemittel für Backwaren, Liköre, Arzneimittel und Kosmetika verwendet. Er ist auch Bestandteil der „Schwedenkräuter“.

▷ *Nebenwirkungen:* In höheren Dosen (wenige Gramm) ist die Droge giftig. Aufgrund der Reizwirkung können Erbrechen, ferner Gebärmutterblutungen, blutige Durchfälle, Krämpfe, Nasenbluten, Schwindel und Benommenheit auftreten.

▷ *Geschichtliches:* Im Orient wurde der S. seit urgeschichtlicher Zeit verwendet und spielte in der ältesten persischen und indischen Medizin als Arzneimittel, daneben aber auch als Gewürz und Färbemittel eine sehr große Rolle. Sowohl Salomo als auch Homer und Hippokrates erwähnten den S. Damals bildete er einen wichtigen Handelsartikel des Morgenlandes und wurde so über das ganze Mittelmeergebiet verbreitet. Bei den Römern diente der S. nicht nur als Gewürz, Farbstoff und Arzneimittel, sondern war auch ein beliebtes Parfüm. Arzneilich wurde die Droge als Mittel gegen Gebärmutterschmerzen, zur Förderung der Menstruation sowie als Aphrodisiakum verwendet. Im Mittelalter galt der S. als herz- und magenstärkend, harntreibend, aber auch wundheilend. Die Droge wurde in vergangener Zeit auch zur Abtreibung benutzt. ↑ **Tafel 49**

Salatrübe ↑ Rübe, Rote.

Salbei, *Echter Salbei, Edelsalbei, Salve, Salvia officinalis:* bis 70 cm hoher Halbstrauch aus der Familie der Lippenblütengewächse (Lamiaceae). Die Pflanze besitzt am Grund verholzende Stengel. Die Äste sind meist stark verzweigt und haben eine graubraune, abschuppende Borke. Die jüngeren Sproßteile sind filzig behaart. Die Blätter sind gegenständig, lanzettlich und haben einen schwach gekerbten Rand. Die Blattspreite ist runzelig und bei den jüngeren Blättern filzig behaart. Die meist hellvioletten Blüten besitzen eine helmartige Oberlippe, 2 Staubgefäße und stehen in endständigen Scheinquirlen. Die Frucht ist ein Nüßchen. Medizinisch wird auch der *Dreilappige S. (Salvia triloba)* aus Italien und Griechenland verwendet.

▷ *Blütezeit:* Mai bis Juli.

▷ *Vorkommen:* Der S. ist im Mittelmeerraum heimisch und wird in vielen Ländern kultiviert. Gelegentlich ist die Pflanze auch verwildert an trockenen Böschungen und steinigen Plätzen anzutreffen.

▷ *Drogengewinnung:* In den Monaten August und September werden die Pflanzen geerntet und bei Temperaturen bis 40 °C getrocknet. Die Stengelteile werden überwiegend aus der Droge entfernt. Teilweise werden auch nur die Blätter und Triebspitzen geerntet.

▷ *Drogenbeschreibung:* Die Droge (S.blätter, Salviae folium) besteht aus den getrockneten Blättern und Teilen des Stengels. Die Schnittdroge ist gekennzeichnet durch die beiderseits mehr oder minder hellgrau filzig behaarten Blattstücke, die teilweise den feingekerbten Blattrand erkennen lassen. Auf der Blattunterseite tritt die netzartige Nervatur hervor. Die Drogenteile haften häufig klumpig aneinander. Die Droge riecht würzig-aromatisch und schmeckt aromatisch, bitter und zusammenziehend.

▷ *Inhaltsstoffe:* Die S.blätter enthalten 1 bis 2,5% ätherisches Öl, dessen Hauptbestandteile Thujon (35 bis 60%) und Cineol (15%) sind. Ferner sind in der Droge der Bitterstoff Carnosol (Pikrosalvin), Gerbstoffe, darunter Rosmarinsäure, und Flavonoide enthalten.

▷ *Wirkung und Verwendung:* Das ätherische Öl der Droge besitzt eine schwach krampflösende, der Bitterstoff eine gewisse bakterienhemmende Wirkung. Die Gerbstoffe wirken zusammenziehend und entzündungshemmend. Die Zubereitungen der Droge (Teeaufguß, alkoholischer Fluidextrakt) werden bei Entzündungen des

Zahnfleischs sowie der Mund- und Rachenschleimhaut zum Gurgeln und Spülen verwendet. Auch bei Verdauungsstörungen, Blähungen, Entzündungen der Darmschleimhaut und leichten Durchfallerkrankungen können andere therapeutische Maßnahmen mit S.zubereitungen unterstützt werden. Die innerliche Gabe des Tees erfolgt auch zur Verminderung übermäßiger Schweißbildung, besonders bei Nachtschweiß, aber auch auf nervöser Grundlage. In der Volksmedizin wird S. aufgrund einer die Milchsekretion hemmenden Wirkung zur Erleichterung des Abstillens verwendet.

Zur Bereitung des Teeaufgusses wird 1 gehäufter Teelöffel Droge (2 g) mit 1 Tasse (150 ml) siedendem Wasser übergossen und 10 bis 15 Minuten bedeckt stehengelassen. Der Teeaufguß wird durch ein Sieb abgegossen. Bei Magen- und Darmbeschwerden wird mehrmals täglich 1 Tasse Tee 1/2 Stunde vor den Mahlzeiten warm getrunken. Bei Entzündungen im Mund und Rachenraum wird mehrmals täglich mit dem noch warmen Tee gespült oder gegurgelt. Er kann für diesen Zweck sowie zur Verminderung des Nachtschweißes mit erhöhter Drogenmenge (3 g) bereitet werden. Die Einnahme erfolgt etwa 2 Stunden vor dem Zubettgehen.

Der S. ist auch ein stark aromatisches Gewürz, das in kleinen Mengen zu Schweine- und Hammelfleisch, Gans und Ente, Fisch und Wild verwendet werden kann.

▷ *Nebenwirkungen:* bei üblicher Dosierung nicht bekannt. Bei Überdosierung (mehr als 15 g Droge je Einnahme) oder langdauerndem Gebrauch können, durch den Thujongehalt des ätherischen Öls bedingt, Vergiftungserscheinungen, wie Herzrhythmusstörungen, Hitzegefühl, Schwindel und krampfartige Zustände, auftreten.

▷ *Geschichtliches:* Der S. wurde bereits im Altertum als Arzneipflanze genutzt. Sowohl Dioskurides als auch Plinius priesen die Heilwirkungen der S.arten. Durch die Römer kam der S. auch in die Gärten Mitteleuropas. Im Capitulare de villis wurde er genannt. Der Mönch Walahfrid Strabo (9. Jh.) erwähnte den S. in seinem berühmten Lehrgedicht „Hortulus“. Die Heilkräfte des S. wurden hoch geschätzt, und H. Bock beschrieb ihn 1539 als eine der wichtigsten Arzneipflanzen. Der S. wurde gegen vielerlei Krankheiten, aber auch als Zahnpflegemittel und Küchengewürz verwendet.

↑ **Tafel 50**

Salbeigamander ↑ Edelgamander.

Salep ↑ Knabenkraut, Kleines.

Salix ↑ Weiden.

Salicylsäure: phenolische Verbindung, die in Pflanzen, z. B. in Weiden- und Pappelarten, meist an Zucker (als Glykosid) gebunden vorliegt (z. B. Salicin). Bei der Einnahme von Zubereitungen, die pflanzliche S.verbindungen enthalten, kommt es im Organismus zur Umwandlung in die freie Säure. Die S. wirkt äußerlich desinfizierend und hornhauterweichend. Sie dient zur Behandlung von Hautkrankheiten (z. B. Akne, Hautpilzerkrankungen). Innerlich wirkt die S. fiebersenkend und entzündungshemmend. Sie wird in Form des Essigsäureesters (Acetyl-S.) gegen Fieber, rheumatische Beschwerden und Kopfschmerzen sowie bei Gürtelrose verwendet. Teedrogen, die S. enthalten, z. B. Weidenrinde, besitzen als fiebersenkendes Mittel und zur Behandlung rheumatischer Beschwerden keine große Bedeutung mehr, da die S.konzentration im Tee zu gering ist.

Salve ↑ Salbei.

Salvia officinalis ↑ Salbei.

Salvia triloba ↑ Salbei.

Salweide ↑ Weiden.

Sambucus nigra ↑ Holunder, Schwarzer.

Sammeldrogen: durch Sammeln von wildwachsenden Arzneipflanzen gewonnene Drogen. Als S. kommen ausschließlich Pflanzen oder -teile in Betracht, die nicht giftig und nicht von geschützten Arten stammen. ↑ Sammelkalender.

Sammeln von Arzneipflanzen ↑ Arzneipflanzen.

Samtpappel ↑ Eibisch.

Sammelkalender: Zusammenstellung von wildwachsenden Arzneipflanzen mit Angabe der günstigsten Sammelzeiten und der als Droge verwendeten Pflanzenteile.

Pflanze	günstigste Sammelzeit	als Droge verwendete Pflanzenteile
Ackerschachtelhalm	Juni bis September	grüne Sommersprosse, obere Krautteile zu Blühbeginn
Beifuß	Juni bis Juli	abgestreifte Blätter
Birke	Mai bis Juli	abgestreifte Blätter
Brennessel	April bis Juni	Blätter
Brombeere	Mai bis August	Blätter und unverholzte Triebspitzen
Eiche	April und Mai	glatte Rinde junger Bäume
Faulbaum	Mai bis Juli	Rinde von abgeschlagenen Ästen
Goldrute	Juli und August	Kraut zu Blühbeginn
Heidekraut	August und September	blühende Triebspitzen
Heidelbeere	Juni bis August	abgestreifte Blätter
Himbeere	Juni bis September	abgestreifte Blätter, Triebspitzen
Holunder	Juni und Juli	Dolden ohne Stiele
Hopfen	Juli bis September	Fruchtstände (Zapfen)
Hundsrose	September bis November	Hagebutten
Johannisbeere, Schwarze	Mai und Juni	abgestreifte Blätter beim Auslichtungsschnitt
Kalmus	März bis Oktober	Wurzelstock ohne Faserwurzeln und Sproßteile
Kamille	Mai bis August	Blüten mit kurzem Stielrest
Linde	Juni und Juli	Blüten mit Hochblatt
Löwenzahn	April und Mai	Kraut mit Wurzel ohne Blüten

Pflanze	günstigste Sammelzeit	als Droge verwendete Pflanzenteile
Mistel	Wintermonate	Krautteile, unverholzt
Roßkastanie	September und Oktober	Samen ohne grüne Fruchtschale
Schöllkraut	Mai und Juni	blühendes Kraut
Stiefmütterchen	Mai bis Juli	blühendes Kraut
Tang	ganzjährig	ganze, angeschwemmte Pflanze
Taubnessel, Weiße	Mai bis August	Blüten ohne Kelch
Vogelknöterich	Juni bis September	ganzes Kraut
Walderdbeere	Mai und Juni	Blätter ohne Ranken
Weidenröschen, Kleinblütiges	Juni bis September	obere Krautteile zum Blühbeginn
Wermut	Juli und August	blühendes Kraut (unverholzt)

Sandbeere ↑ Bärentraube.

Sandbirke, *Gemeine Birke, Hängebirke, Weißbirke, Betula pendula:* stattlicher, bis 30 m hoher Baum aus der Familie der Birkengewächse (Betulaceae). Der Stamm und die Äste jüngerer Bäume haben eine weiße Rinde, die sich teilweise in horizontalen Streifen abschält. Ältere Bäume bilden im unteren Teil des Stammes eine schwärzliche, harte Borke. Die dünnen Zweige der S. hängen häufig herab. Die Blätter und Zweige sind unbehaart. Der Umriß der wechselständigen Blätter ist dreieckig bis rautenförmig und etwas länglich zugespitzt. Die Blätter sind drüsig punktiert, der Blattrand ist scharf doppelt gesägt. An jungen Zweigen sind harzige Wärzchen erkennbar. Die gelbbraunen männlichen Blüten bilden an den Zweigenden hängende, bis 10 cm lange, walzenförmige, gestielte Kätzchen. Die grünlichen weiblichen Blüten stehen aufrecht an den Enden kurzer Seitenzweige. Sie sind gestielt und bis 3 cm lang. Zur Drogengewinnung wird auch die *Moorbirke (Betula pubescens)* verwendet. Die Frucht ist ein geflügeltes Nüßchen.

▷ *Blütezeit*: April, Mai.

▷ *Vorkommen*: Die S. ist in den klimatisch gemäßigten Teilen Europas, Nordafrikas und Asiens heimisch. Sie ist in Vorwaldgehölzen, Hochmoorgehölzen, Eichenwäldern, auf Schlägen und Heidewiesen verbreitet. Die Moorbirke bevorzugt besonders Moor- und Bruchwald, Weidensümpfe, auch Vorwaldgehölze und Eichenwälder. Sie ist jedoch seltener anzutreffen.

▷ *Drogengewinnung:* Die Blätter der S. werden in den Monaten Mai bis Juli gesammelt, an schattigen, gut belüfteten Plätzen in dünner Schicht ausgebreitet und getrocknet. Die Anwendung künstlicher Wärme mit Temperaturen bis 40 °C ist möglich.

▷ *Drogenbeschreibung:* Die Droge (Birkenblätter, Betulae folium) besteht aus den getrockneten Blättern. Die Schnittdroge ist gekennzeichnet durch Blattstücke, die auf der Oberseite dunkelgrün und auf der Unterseite hellgrün sind. Die Blattnerven treten auf der Blattunterseite deutlich hervor. Häufig ist der gesägte Blattrand und mitunter auch die drüsige Punktierung erkennbar. Daneben sind Blattstiele, dünne Zweigstücke sowie geflügelte Früchte vorhanden. Die Droge besitzt einen schwach aromatischen Geruch und schmeckt schwach bitter.

▷ *Inhaltsstoffe:* Die Droge enthält Flavonoide, vor allem Hyperosid, wenig ätherisches Öl, wenig Gerbstoffe, Pflanzensäuren, darunter Ascorbinsäure, Harze und Leukoanthocyanidine.

▷ *Wirkung und Verwendung:* Der Birkenblättertee wirkt harntreibend und führt zu einer vermehrten Wasser- und Salzausscheidung. Die Droge wird allein oder als Bestandteil von harntreibenden Teemischungen bei Entzündungen der harnableitenden Organe, zur unterstützenden Behandlung bei rheumatischen Beschwerden sowie bei Harngries und zur Vorbeugung der Harnsteinbildung verwendet. Die Anwendung bei Ödemen im Körper infolge eingeschränkter Herz- und Nierentätigkeit ist nicht zu empfehlen. Derartige Störungen der Körperfunktionen bedürfen einer ärztlichen Behandlung.

Zur Bereitung des Teeaufgusses wird 1 Eßlöffel Droge (2 g) mit 1 Tasse (150 ml) siedendem Wasser übergossen und 10 bis 15 Minuten bedeckt stehengelassen. Der Teeaufguß wird durch ein Sieb abgegossen. 3mal täglich wird 1 Tasse Tee warm zwischen den Mahlzeiten getrunken.

Der aus dem Stamm gewonnene Birkensaft wird zu Haarwässern verarbeitet.

▷ *Nebenwirkungen:* nicht bekannt.

▷ *Geschichtliches:* Die Verwendung der Birkenblätter als Droge und des Birkensaftes läßt sich mit Sicherheit bis ins Mittelalter zurückverfolgen, wahrscheinlich sind sie aber auch schon früher gebraucht worden. Die Kräuterbücher des 16. und 17. Jhs. empfahlen beides gegen die Wassersucht, den Birkensaft aber auch als Mittel gegen Gelbsucht, Hautunreinheiten, Nieren- und Blasensteine sowie als vorbeugendes Mittel gegen innere Erkrankungen und ferner als Mundwasser. ↑ **Tafel 50**

Sanddorn: *Hippophaë rhamnoides:* Strauch oder kleiner Baum aus der Familie der Ölweidengewächse (Elaeagnaceae). Der S. besitzt graue Äste mit Dornen. Die wechselständigen Blätter sind lanzettlich, 3 bis 7 mm breit, oberseits fast kahl und unterseits silberweiß. Die Pflanze ist 2häusig und besitzt kleine, unscheinbare bräunliche Blüten. Die orangerote Frucht ist eine Nuß, die von fleischigem Gewebe beerenartig umschlossen wird (Scheinfrucht).

▷ *Blütezeit:* März bis Mai.

▷ *Vorkommen:* Der S. ist in Europa und Asien verbreitet. Die Pflanze ist besonders auf Küstendünen, in Gebüschen von Schotterauen, mitunter in Kieferntrockenwäldern anzutreffen und wird auch als Zierstrauch kultiviert.

▷ *Drogengewinnung:* Die reifen orangeroten Früchte werden abgepflückt und umgehend verarbeitet.

▷ *Drogenbeschreibung:* Die Droge (S.beeren, S.früchte, Hippophaë fructus) sind die frischen, ovalen, orangefarbenen Scheinfrüchte. Sie besitzen keinen wahrnehmbaren Geruch und schmecken sauer.

▷ *Inhaltsstoffe:* Die S.früchte enthalten organische Säuren, vor allem Ascorbinsäure (Vitamin C), ferner

Gerbstoffe, Flavonoide, Vitamin E und Provitamin A.

▷ *Wirkung und Verwendung:* Der S.saft und das -konzentrat werden als Vitamin-C-Spender vorbeugend oder unterstützend bei Vitamin-C-Mangel verwendet. Dieser tritt bei ausgewogener Ernährung im allgemeinen nicht auf, ist jedoch z. B. während der Schwangerschaft und Stillzeit, in Streßsituationen, bei schweren Erkrankungen, aber auch bei fieberhaften Infekten und Erkältungskrankheiten und nach Operationen möglich. Neben der Verwendung als Vitamin-C-Lieferant wird der S.saft auch zu Sirup, Gelee und Marmelade verarbeitet.

▷ *Nebenwirkungen:* nicht bekannt.

▷ *Geschichtliches:* Die antiken Autoren erwähnten einen dornigen Strauch, der für Pferde heilsam sein sollte, doch ist darunter nicht der S. zu verstehen. Dieser wurde erst in den Kräuterbüchern des 16. Jhs. beschrieben. Der Saft der Früchte wurde Fieberkranken zur Durstlöschung empfohlen. ↑ **Tafel 50**

Sandriedgras ↑ Sandsegge.

Sandsegge, *Sandriedgras, Carex arenaria:* ausdauernde, bis 60 cm hohe Staude aus der Familie der Riedgrasgewächse (Cyperaceae). Die Pflanze überwintert mit einem dunkelbraunen, bis 10 m langen Wurzelstock. Er ist bis 5 mm dick, verzweigt und knotig gegliedert. An den Knoten entspringen Büschel feiner Wurzeln, ferner sind die Reste faseriger Niederblätter vorhanden. Der Stengel ist 3kantig, im oberen Teil rauh, zur Blütezeit etwa so lang wie die Blätter. Diese besitzen eine bis 4 mm breite Blattspreite und sind starr und rinnig. Der Blütenstand besteht aus 6 bis 16 Ährchen mit gelblichen Spelzen. Die unteren Ährchen werden nur von weiblichen Blüten, die mittleren am Grund von weiblichen, an der Spitze von männlichen und die oberen nur von männlichen Blüten, erkennbar an den zur Blütezeit heraushängenden Staubbeuteln, gebildet. Die Frucht ist ein Nüßchen.

▷ *Blütezeit:* Mai bis Oktober.

▷ *Vorkommen:* Die S. ist in Europa, Sibirien, Nordamerika und an der Schwarzmeerküste verbreitet. Sie kommt vor allem in den Küstenregionen und in trockenen Kiefernwäldern vor. An der Nord- und Ostseeküste wird sie auf den Dünen zu deren Befestigung angepflanzt.

▷ *Drogengewinnung:* Die Wurzelstöcke der S. werden in den Monaten März und April gegraben, von den Wurzeln befreit und gewaschen. Die Trocknung erfolgt an schattigen, gut belüfteten Plätzen.

▷ *Drogenbeschreibung:* Die Droge (S.nwurzelstock, Sandriedgraswurzelstock, Caricis rhizoma) besteht aus den getrockneten Wurzelstöcken. Die Schnittdroge ist gekennzeichnet durch die dunkelrotbraunen, 2 bis 4 mm dicken, schwach längsfurchigen Wurzelstockstücke. Sie besitzen an den Knoten eingeschlitzte, glänzend dunkelbraune Blattscheiden. Die Droge besitzt einen schwach aromatischen Geruch und schmeckt anfangs süßlich, dann etwas bitter und kratzend.

▷ *Inhaltsstoffe:* Die Droge enthält Saponine, Gerbstoffe, Harz, Schleim, Kieselsäure und sehr wenig ätherisches Öl.

▷ *Wirkung und Verwendung:* Die Droge besitzt aufgrund des Saponingehaltes eine schwach harntreibende und auswurffördernde Wirkung. Früher fand der S.nwurzelstock als harntreibendes Mittel bei Gicht und rheumatischen Beschwerden sowie bei Bronchialkatarrh Verwendung. Inzwischen ist die medizinische Anwendung nicht mehr üblich, da besser wirksame Arzneimittel zur Verfügung stehen.

▷ *Nebenwirkungen:* nicht bekannt.

▷ *Geschichtliches:* Ein „Ritgras" wurde bereits von Hildegard von Bingen als Arzneipflanze genannt. Der Wurzelstock der S. wurde als blutreinigendes Mittel verwendet. ↑ **Tafel 50**

Sandstrohblume, *Immortelle, Katzenpfötchen, Helichrysum arenarium:* ausdauernde, bis 30 cm hohe Pflanze aus der Familie der Korbblütengewächse (Asteraceae). Die Pflanze treibt im Frühjahr aus einer verholzten Wurzel nichtblühende Sprosse und einfach beblätterte Stengel mit schirmrispigen Blütenständen. Die lanzettlichen Blätter sind wechselständig und wie die Stengel weißfilzig behaart. Etwa 3 bis 20 Blüten sind in einem Blütenstand vereinigt und haben 4 bis 6 mm breite Köpfchen. Diese besitzen dachziegelartig angeordnete, trockenhäutige, gelbe, orangefarbene oder sehr selten auch weiße Hüllkelchblätter und orangegelbe Röhrenblüten. Die kleinen Früchte tragen einen gelben Haarkranz (Pappus). Die roten (weibliche) und die weißen (männliche) Katzenpfötchen stammen *von Antennaria dioica (Gemeines Katzenpfötchen),* einer 2häusigen Pflanze.

▷ *Blütezeit:* Juli, August.

▷ *Vorkommen:* Die S. ist in Europa, Sibirien, Vorder- und Mittelasien in der Ebene auf Sand- und Trockenrasen, an Wegrändern, in lichten Kiefernwäldern und auf Dünen verbreitet.

▷ *Drogengewinnung:* Die Blüten der S. werden kurz vor dem vollständigen Aufblühen abgepflückt und an schattigen, gut belüfteten Plätzen getrocknet. Dabei muß ihre gelbe Farbe erhalten bleiben.

▷ *Drogenbeschreibung:* Die Droge (S.nblüten, gelbe Katzenpfötchenblüten, gelbe Immortellen, Harnblumen, Ruhrkrautblüten, Helichrysi flos, Stoechados flos) besteht aus den getrockneten strohigen, zitronengelben, glänzenden, sich dachziegelartig deckenden und etwas abstehenden Hüllkelchblättern. Die orangegelben Röhrenblüten befinden sich in der Blütenmitte, die sehr kleinen Zungenblüten sind meist nicht deutlich erkennbar. Sie besitzen einen gelben Haarkranz. Die Droge riecht schwach wahrnehmbar und schmeckt etwas bitter und würzig.

▷ *Inhaltsstoffe:* Die S.nblüten enthalten verschiedene Flavonoide, von denen das Isosalipurposid die gelbe Farbe der Hüllkelchblätter bedingt. Ferner sind geringe Mengen von ätherischem Öl und Gerbstoff sowie Bitterstoffe und antibiotisch wirkende Stoffe vorhanden.

▷ *Wirkung und Verwendung:* Die wäßrigen oder alkoholischen Extrakte der Droge besitzen eine geringe gallensaftbildende, harntreibende, aber auch krampflösende Wirkung, die wahrscheinlich durch die Flavonoide hervorgerufen wird. Die Droge dient zur unterstützenden Behandlung funk-

tioneller Gallenblasenbeschwerden. Sie besitzt jedoch vor allem als Schmuckdroge für Teemischungen Bedeutung.
Zur Bereitung des Teeaufgusses werden 2 Teelöffel Droge (2 bis 3 g) mit 1 Tasse (150 ml) siedendem Wasser übergossen und 10 bis 15 Minuten bedeckt stehengelassen. Der Teeaufguß wird durch ein Sieb abgegossen. Mehrmals täglich wird 1 Tasse Tee getrunken. In der Volksmedizin werden die S.nblüten auch als Wurmmittel und bei rheumatischen Beschwerden sowie bei Gicht verwendet.

▷ *Nebenwirkungen:* nicht bekannt.

▷ *Geschichtliches:* Bereits Dioskurides erwähnte eine Arzneipflanze, die damals auch zur Bekränzung der Götterbilder diente, bei der es sich aber wohl um eine verwandte Art aus dem Mittelmeergebiet gehandelt hat. Die S. fand erst in den Kräuterbüchern des 16. und 17. Jhs. Erwähnung. Sie wurde vor allem gegen Durchfall und Ruhr, aber auch als Mittel gegen Eingeweidewürmer, Motten und Schaben sowie gegen Harnverhaltung verwendet. Ein aus den Blüten gewonnener Extrakt sollte die Nissen aus den Haaren entfernen und die Haare blond färben. ↑ **Tafel 51**

Sandthymian ↑ Quendel.

Sanicula europaea ↑ Sanikel.

Sanikel, *Wundsanikel, Sanicula europaea:* ausdauernde, bis 45 cm hohe Pflanze aus der Familie der Doldengewächse (Umbelliferae). Der S. treibt aus einem verdeckten Wurzelstock eine Rosette immergrüner Grundblätter und einen aufrechten blütentragenden Stengel. Die Blätter sind handförmig geteilt. Die kleinen weißen Blüten stehen in kleinen Dolden an der Spitze der Stengel. Die Frucht ist eine kleine Doppelachäne.

▷ *Blütezeit:* Mai bis Juli.

▷ *Vorkommen:* Der S. ist in Europa, Teilen Asiens und Nordafrikas heimisch. Wildwachsend ist die Pflanze in krautreichen Laubwäldern, besonders auf kalkhaltigen Böden, anzutreffen.

▷ *Drogengewinnung:* Das Sammelgut sind die oberirdischen Teile des S., die in den Monaten Mai und Juni geerntet werden. Die Trocknung erfolgt an gut belüfteten, schattigen Plätzen bei Temperaturen bis 35 °C.

▷ *Drogenbeschreibung:* Die Droge (S.kraut, Saniculae herba) besteht aus den getrockneten Blättern und Stengelteilen mit Blütenständen. Die Schnittdroge ist gekennzeichnet durch die dunkelgrünen Blattstücke, die teilweise den ungleichmäßig gesägten Blattrand erkennen lassen.

▷ *Inhaltsstoffe:* Die Droge enthält Saniculoside (Triterpensaponine mit Esterstruktur), Pflanzensäuren (z. B. Chlorogen-, Rosmarinsäure) sowie Flavonolglykoside.

▷ *Wirkung und Verwendung:* Die Droge wirkt aufgrund des Saponingehaltes auswurffördernd und wird als Hustenmittel (Fertigarzneimittel) verwendet. Sie wird jedoch vorrangig als Tee in der Volksmedizin benutzt. Als Anwendungsgebiete gelten, ohne daß die Inhaltsstoffe hierfür eine Erklärung geben, Verdauungsbeschwerden, z. B. leichte krampfartige Leibschmerzen und Blähungen, aber auch Entzündungen des Magen-Darm-Bereichs, des Mund-

und Rachenraums sowie schlecht heilende Wunden.

▷ *Nebenwirkungen:* nicht bekannt.

▷ *Geschichtliches:* Der S. wurde seit frühester Zeit als Arzneipflanze geschätzt. Er galt als eines der besten Wundkräuter. Die Kräuterbücher des 16. und 17. Jhs. empfahlen den S. außerdem gegen Fisteln, Geschwüre, Geschwülste und Beulen, aber auch gegen Brüche, Blutspeien, Lungenerkrankungen und Ruhr.
↑ **Tafel 51**

Saponaria officinalis ↑ Seifenkraut.

Saponine: grenzflächenaktive Pflanzenstoffe mit Steroid- oder Triterpenstruktur, deren wäßrige Lösungen schäumen. Die S. zerstören rote Blutzellen (Hämolyse). Sie wurden in mehr als 90 Pflanzenfamilien gefunden. Viele saponinhaltige Drogen (z. B. Efeublätter, Süßholz- und Primelwurzel) wirken auswurffördernd und dienen zur unterstützenden Behandlung von Husten und Bronchialkatarrh. Mehrere Saponindrogen (z. B. Hauhechelwurzel, Goldrutenkraut) wirken aufgrund der Reizwirkung der S. auf das Nierengewebe harntreibend. Die S. der Ginsengwurzel wirken fördernd auf das Leistungs- und Reaktionsvermögen des Organismus. In der Lebensmittelindustrie werden S. bestimmten schäumenden Getränken zugesetzt. Sie werden auch bei der Herstellung von Zahnputzpulvern, Mundwässern und Shampoos verwendet.

Satureja hortensis ↑ Bohnenkraut.

Sauerdorn †, *Berberitze, Spießdorn, Berberis vulgaris:* ein bis 3 m hoher Strauch aus der Familie der Berberitzengewächse (Berberidaceae). Die Stengel tragen 1- bis 7teilige Blattdornen. Die kurzgestielten, kräftigen Blätter, die an Kurztrieben in den Achseln der Dornen wachsen, besitzen einen stachelig gesägten Blattrand. Die 6zähligen gelben Blüten des S. bilden hängende traubige Blütenstände. Sie haben einen intensiven, wenig angenehmen Geruch. Die Frucht ist eine längliche, leuchtend rote Beere mit säuerlichem Geschmack.

▷ *Blütezeit:* April bis Juni.

▷ *Vorkommen:* Der S. ist in Europa (außer Nordskandinavien und den nördlichen Teilen Rußlands, in Kleinasien, im Kaukasus und Nordiran heimisch. Die Pflanze bevorzugt sonnige Gebüsche und Wälder. Der S. wird vielfach als Zierstrauch angepflanzt.

▷ *Drogengewinnung:* Die Wurzeln des S. werden in den Monaten März und April gesammelt, gewaschen und geschält. Die Rinde wird bei Temperaturen bis 50 °C getrocknet.

▷ *Drogenbeschreibung:* Die Droge (Berberitzenwurzelrinde, Cortex Berberidis radicis, Berberidis vulgaris radicis cortex) besteht aus der getrockneten Wurzelrinde. Sie besitzt eine gelblichgraue oder hellgraue, glatte oder runzelige Außenseite. Die Innenseite ist grüngelb und längsgestreift. Der Bruch ist etwas blättrig. Die Droge besitzt keinen deutlich wahrnehmbaren Geruch und schmeckt stark bitter.

▷ *Inhaltsstoffe:* Die Droge enthält 3% Alkaloide, vor allem Berberin, außerdem Gerbstoffe und Harz. In den Früchten sind Fruchtsäuren, auch Ascorbinsäure, jedoch keine Alkaloide enthalten.

▷ *Wirkung und Verwendung:* In geringer Dosierung wirkt die Droge aufgrund des Alkaloidgehaltes abführend, galle- und harntreibend. Der Extrakt der Berberitzenwurzelrinde wird in Fertigarzneimitteln als Gallen- und Lebermittel, zur Anregung der Harnbildung bei Nierensteinen und rheumatischen Beschwerden sowie bei Amenorrhö verwendet. Die Droge dient auch zur Alkaloidgewinnung. Als Geschmackskorrigens und zur Bereitung von Erfrischungsgetränken werden die reifen getrockneten Früchte benutzt.

▷ *Nebenwirkungen:* bei üblicher Dosierung nicht bekannt. Bei Überdosierung können Erbrechen, Durchfall, Krämpfe und Atemlähmung auftreten.

▷ *Geschichtliches:* Der S. war wahrscheinlich schon in der Antike bekannt. In den Kräuterbüchern des Mittelalters findet er als Mittel gegen Fieber sowie zur Behandlung von Magen-, Leber- und Herzleiden Erwähnung. ↑ **Tafel 51**

Schachtelhalm ↑ Ackerschachtelhalm.

Schachtelhalmkraut ↑ Ackerschachtelhalm.

schädliche Wirkungen ↑ Nebenwirkungen.

Schafgarbe, *Gemeine Schafgarbe, Grundheil, Tausendblatt, Wiesenschafgarbe, Achillea millefolium:* ausdauernde, bis 1,5 m hohe Pflanze aus der Familie der Korbblütengewächse (Asteraceae). Die Pflanze treibt im Frühjahr aus einem Wurzelstock Blattsprosse mit grundständiger Blattrosette und blütentragende Sprosse. Die Blätter sind 2- bis 3fach fiederspaltig und besitzen flache, lineal-lanzettliche, mehr als 0,3 mm breite Endzipfel. Die Blätter der blütenlosen Sprosse sind 1,5 bis 5 cm breit. Die kleinen Blütenköpfchen haben weiße oder rötliche Zungenblüten und stehen in lockeren Schirmrispen. Die Frucht ist eine kleine Achäne.
Es existieren mehrere Unterarten mit etwas unterschiedlichem Aussehen.

▷ *Blütezeit:* Juni bis Oktober.

▷ *Vorkommen:* Die S. ist in Europa und Nordasien heimisch. Sie ist sehr genügsam und widerstandsfähig gegen Hitze und Kälte. Die Pflanze wächst auf Wiesen und Weiden, Trockenrasen und an Weg- und Feldrändern und wird auch kultiviert.

▷ *Drogengewinnung:* Erntegut sind die blütentragenden Triebspitzen, die vor der Vollblüte in den Monaten Juni bis September abgeschnitten werden. Die Trocknung erfolgt an schattigen, gut belüfteten Plätzen bei höchstens 30 °C.

▷ *Drogenbeschreibung:* Die Droge (S.nkraut, Millefolii herba) besteht aus den getrockneten Blüten, Blättern und Teilen der Stengel. Die Schnittdroge ist gekennzeichnet durch die Blütenköpfchen, die etwa 5 mm lang und 3 mm breit sind und dachziegelartig angeordnete Hüllkelchblätter besitzen. Die Bruchstücke der fiederspaltigen Blätter mit den meist fädigen Abschnitten sind dunkelgrün. Die markigen Stengelstücke sind längsgerillt. Die Droge riecht schwach aromatisch und schmeckt etwas bitter und aromatisch. Als Droge finden auch die S.nblüten (Millefolii flos) ohne Krautteile Verwendung.

▷ *Inhaltsstoffe:* Das S.nkraut enthält 0,2 bis 1% ätherisches Öl, dessen

Hauptkomponenten Campher, Bornylacetat, Cineol, Pinen und Isoartemisiaketon sind. Je nach Herkunft kann das ätherische Öl auch blaues Chamazulen (in tetraploiden Unterarten vorkommend) enthalten. In der Droge sind ferner Polyine, Pflanzensäuren, Flavonoide, Bitterstoffe, Triterpene, Cumarine und Gerbstoffe sowie ein Protein-Kohlenhydrat-Komplex und Sesquiterpenlactone enthalten.

▷ *Wirkung und Verwendung:* Die S. enthält ein ähnliches Spektrum an Wirkstoffen wie die Kamille, so daß auch die Wirkungen der Zubereitungen aus beiden Drogen vergleichbar sind. Im Vordergrund steht eine leicht krampflösende Wirkung, die bei leichten krampfartigen Magen-Darm- und Gallenstörungen, Menstruationsbeschwerden und Blähungen genutzt wird. Daneben wirken der Teeaufguß und ethanolische Zubereitungen (z. B. Fluidextrakt) aus der Droge antiseptisch und entzündungshemmend sowie fördernd auf die Gallen- und Magensaftbildung und damit auch appetitanregend. An den verschiedenartigen Wirkungen sind sowohl das ätherische Öl als auch die Flavonoide und Bitterstoffe beteiligt. Die antiseptische und die entzündungshemmende Wirkung sind auch auf den Protein-Kohlenhydrat-Komplex und die Sesquiterpenlactone zurückzuführen.

Zur Bereitung des Teeaufgusses wird 1 Eßlöffel Droge (2,5 g) mit 1 Tasse (150 ml) siedendem Wasser übergossen und 10 bis 15 Minuten stehengelassen. Der Teeaufguß wird durch ein Sieb abgegossen. Bei Magen-Darm- und Gallenbeschwerden wird 3- bis 4mal täglich 1 Tasse frischbereiteter Tee warm zwischen den Mahlzeiten getrunken. Zur Förderung des Appetits soll die Einnahme etwa 30 Minuten vor den Mahlzeiten erfolgen. Zur unterstützenden Behandlung von Entzündungen der Haut und der Schleimhäute (Mund, Scheide) wird der Teeaufguß für Umschläge oder Spülungen (Sitzbad) unverdünnt angewendet. Die Droge ist auch Bestandteil von Teemischungen, z. B. von Magen- oder Leber- und Gallentees. In der Volksmedizin werden die S.nzubereitungen zur Behandlung von Hämorrhoidenblutungen und Menstruationsbeschwerden verwendet. Sie dienen ferner als Badezusatz zur Minderung übermäßiger Schweißbildung. Die Anwendung der S. bei schweren Erkrankungen des Rückenmarks, der Nerven und bei Krebs ist wissenschaftlich nicht begründet.

Die in der Volksmedizin üblichen Anwendungsgebiete sind bisher nicht belegt.

▷ *Nebenwirkungen:* nur bei Personen, die eine Überempfindlichkeit gegenüber Inhaltsstoffen von Korbblütengewächsen besitzen, bekannt. Die sogenannte S.ndermatitis ist gekennzeichnet durch juckende und entzündliche Hautveränderungen, häufig auch verbunden mit Bläschenbildung. Beim Auftreten derartiger Erscheinungen muß die Anwendung von S.nzubereitungen unterbleiben.

▷ *Geschichtliches:* Dioskurides beschrieb die S. als Pflanze zur Heilung von Blutflüssen und Wunden. Nach der Sage soll der griechische Held Achilles die Heilwirkung dieser Pflanze entdeckt und angewendet

haben. In der mittelalterlichen und frühneuzeitlichen Heilkunde spielte die S. eine große Rolle und wurde vor allem als blutstillende Droge eingesetzt, aber auch gegen Schwindsucht, Pest, Zahnschmerzen und Zahnfleischentzündungen, Weißfluß, Menstruationsanomalien, Fieber sowie Kopf- und Rükkenschmerzen verwendet.
↑ **Tafel 51**

Schalotte ↑ Zwiebel.

Scheinmittel ↑ Placebo.

Scheuerkraut ↑ Ackerschachtelhalm.

Schierling, Gefleckter ↑ Fleckenschierling.

Schierlingskraut ↑ Fleckenschierling.

Schinkenkraut ↑ Nachtkerze.

Schlafmittel, *Hypnotika:* Arzneimittel, die das Ein- und Durchschlafen fördern. Bei leichten Schlafstörungen werden auch Drogenzubereitungen (Tee, Fertigarzneimittel) verwendet, die beruhigend wirken, z. B. aus Baldrianwurzel, Melissenblättern, Johannis- und Passionsblumenkraut. Sie können andere Maßnahmen zur Schlafförderung wirkungsvoll unterstützen.

Schlafmohn †, *Mohn, Gartenmohn, Papaver somniferum:* einjährige, bis 1,50 m hohe krautige Pflanze aus der Familie der Mohngewächse (Papaveraceae). Der S. treibt aus einer Pfahlwurzel einen hohen, verzweigten, stielrunden und wechselständig beblätterten Stengel. Die blaugrünen unbehaarten Blätter sind stengelumfassend, ungeteilt und länglich-eiförmig. Sie haben einen unregelmäßig tief gezahnten Blattrand. Die großen violetten bis weißen Blüten sind radiär und besitzen am Grund der Blütenblätter einen dunklen Fleck. Die Pflanze enthält einen weißen Milchsaft. Die Frucht ist eine vielsamige Kapsel.

▷ *Blütezeit:* Juni bis August.

▷ *Vorkommen:* Der S. ist als Öl- und Arzneipflanze nur in Kulturen bekannt. Angebaut werden mehrere Sorten. Der S. ist mitunter auch verwildert, z. B. auf Schuttplätzen, anzutreffen.

▷ *Drogengewinnung:* Die unreifen S.kapseln, die zur Opiumgewinnung geeignet sind, werden angeschnitten, und der austretende Milchsaft wird nach dem Antrocknen abgekratzt. Haupterzeugerländer von Opium für medizinische Zwecke sind Indien, die Türkei, Rußland, China und Jugoslawien. Die Weltproduktion beträgt etwa 1500 t pro Jahr.

▷ *Drogenbeschreibung:* Die Droge (Opium, Rohopium) besteht aus dem an der Luft eingetrockneten Milchsaft, der zu unterschiedlich großen Stücken geformt wird. Sie sind innen dunkelbraun, in frischem Zustand weich, erhärten mit der Zeit und brechen dann uneben. Die Droge besitzt einen eigenartig narkotischen Geruch und einen bitteren Geschmack.

▷ *Inhaltsstoffe:* Das Opium enthält etwa 25 Alkaloide (20 bis 25%), von denen ↑ Morphin, ↑ Codein, ↑ Papaverin und ↑ Noscapin als Arzneistoffe die größte Bedeutung besitzen. Ferner sind in der Droge Pflanzensäuren, z. B. Mecon- und Fumarsäure, Harz, Schleim und Gerbstoffe vorhanden. Die S.samen enthalten etwa 45% fettes Öl sowie Eiweiß.

▷ *Wirkung und Verwendung:* Die Wirkung des Opiums unterscheidet sich deutlich von der Wirkung der einzelnen isolierten Alkaloide, sie wird jedoch durch das Morphin geprägt. Die Droge bewirkt eine starke Schmerzlinderung, Ruhigstellung des Magen-Darm-Kanals, der Gallen- und Harnwege sowie der Bronchialmuskulatur und dämpft Angst- und Erregungszustände. Das Opium wird vor allem zur Gewinnung der Alkaloide benutzt, die therapeutisch als Reinstoffpräparate Verwendung finden. Aus der Droge wird außerdem Opiumtinktur hergestellt. Sie wird bei schweren Durchfallerkrankungen angewendet. Aus den reifen Mohnsamen wird durch Auspressen fettes Öl gewonnen, das als Speiseöl sowie zur Herstellung von Anstrichstoffen dient.

▷ *Nebenwirkungen:* Die Opiumtinktur kann bei Dauergebrauch zu einer starken Abhängigkeit (Sucht) führen. Der Umgang mit opiumhaltigen Arzneimitteln und die ärztliche Verordnung unterliegen besonderen Sicherheitsbestimmungen (Suchtmittelgesetz), um eine mißbräuchliche Verwendung auszuschließen. Bei Überdosierung kommt es zu tiefem Schlaf und Lähmung des Atemzentrums. Mit Ausnahme der reifen Samen sind alle Teile der Pflanze giftig.

▷ *Geschichtliches:* Der S. wird in Mitteleuropa seit der Jungsteinzeit kultiviert. Das Opium war wahrscheinlich im Mittelmeergebiet schon im 3. oder 4. Jh. v. Chr. in Gebrauch. Der griechische Arzt Hippokrates benutzte den Milchsaft der Blätter und Früchte als schmerzstillendes Mittel. In den Kräuterbüchern des 16. und 17. Jhs. wurde S. nicht nur als Schlaf- und Schmerzmittel, sondern auch gegen Heiserkeit, Husten und Durchfall empfohlen. Die Opiumgewinnung ist in Kleinasien seit etwa 200 Jahren fast unverändert üblich. Im Mittelalter wurde das Opium zur Bereitung des Theriaks benutzt. Im 16. und 17. Jh. nahm in Indien, später auch in China das Rauchen des Opiums als Genußgift große Dimensionen an. Den Beweis, daß die Wirkungen des Opiums auf dem Gehalt an Alkaloiden, besonders an Morphin, beruhen, erbrachte um 1805 der Apotheker Friedrich W. Sertürner. ↑ **Tafel 52**

Schlafstörung ↑ Einschlafstörungen.

Schlangenholz ↑ Rauwolfia.

Schlangenknöterich ↑ Wiesenknöterich.

Schlangenmoos ↑ Keulenbärlapp.

Schlangenwurzel, Schwarze ↑ Wanzenkraut.

Schlangenwurzel, virginische ↑ Senegakreuzblume.

Schlankheitstee: Teemischung mit schwach abführender und harntreibender Wirkung, die geeignet ist, diätetische Maßnahmen zur Reduzierung des Körpergewichts zu unterstützen. Ein S., der abführend wirkende Drogen, z. B. Sennesblätter oder -früchte, Faulbaumrinde oder Rhabarberwurzel, enthält, sollte nur in einem begrenzten Zeitraum angewendet werden, da ein ständiger Gebrauch zur Gewöhnung führen und die Neigung zur Stuhlverstopfung erhöhen kann.

Schlehdorn, *Schwarzdorn, Schlehe, Prunus spinosa:* sperriger, dorniger, bis 2 m hoher Strauch oder Baum aus der Familie der Rosengewächse (Rosaceae). Der S. bildet weitkriechende, Laubsprosse treibende Wurzeln und bildet dadurch oft dichte Bestände. Die Zweige sind anfangs samtig, später verdornen sie häufig. Die Blätter sind wechselständig, oval und gestielt. Die weißen, sehr zahlreichen Blüten sind 5zählig und stehen einzeln an Kurztrieben. Sie erscheinen überwiegend vor den Blättern. Die Frucht ist eine zuerst grüne, dann dunkelblaue, meist bereifte, kugelige Steinfrucht mit grünem Fruchtfleisch.

▷ *Blütezeit:* April, Mai.

▷ *Vorkommen:* Der S. ist in Mitteleuropa heimisch und auch in Vorderasien, Nordafrika und Nordamerika verbreitet. Die Pflanze ist in Gebüschen, lichten, warmen Wäldern und an sonnigen Hängen anzutreffen.

▷ *Drogengewinnung:* Die S.blüten werden zu Beginn des Frühjahrs, sobald sie sich entfaltet haben, gesammelt. Sie werden an schattigen, gut belüfteten Plätzen in dünner Schicht getrocknet. Dabei dürfen sie nicht gewendet werden, um das Zerfallen zu vermeiden.

▷ *Drogenbeschreibung:* Die Droge (S.blüten, Pruni spinosae flos) besteht aus den kleinen kurzgestielten Blüten. Sie besitzen einen kleinen braunen Blütenbecher, 5 breitlanzettliche, ganzrandige Kelchblättern, 5 gelblichweiße, ovale, 4 bis 6 mm lange Kronblätter und zahlreiche Staubblätter. Die Droge besitzt keinen deutlich wahrnehmbaren Geruch und schmeckt schwach bitter.

▷ *Inhaltsstoffe:* Die Droge enthält mehrere Flavonoide, vor allem Kämpferolglykoside, etwas Gerbstoff und Zucker sowie Spuren eines Blausäureglykosids.

▷ *Wirkung und Verwendung:* Aufgrund des Flavonoidgehaltes wirkt der Teeaufguß der Droge schwach harntreibend. Auch ein geringer abführender Effekt ist vorhanden. Die S.blüten werden vor allem in der Volksmedizin verwendet.
Zur Bereitung des Teeaufgusses werden 1 bis 2 Teelöffel Droge (1 g) mit 1 Tasse (150 ml) siedendem Wasser übergossen und 10 bis 15 Minuten bedeckt stehengelassen. Der Teeaufguß wird durch ein Sieb abgegossen. 1- bis 2mal täglich wird 1 Tasse frisch bereiteter Tee warm getrunken.
Die vollreifen, sehr sauren S.früchte werden zu Säften und Sirupen verarbeitet.

▷ *Nebenwirkungen:* nicht bekannt.

▷ *Geschichtliches:* Die Früchte des S. wurden vom urgeschichtlichen Menschen bereits in der Steinzeit gesammelt und gegessen. Als Arzneipflanze erwähnte den S. Hildegard von Bingen. Aufgrund der adstringierenden Wirkung wurden die Früchte in den Kräuterbüchern des 16. Jhs. als stopfendes Mittel bei Durchfällen und Ruhr empfohlen. In Honig eingelegte Schlehen galten als Schlafmittel. Aber auch Blüten, Blätter und die Rinde der Wurzel wurden arzneilich verwendet, z. B. gegen Husten, Seitenstechen und Steinleiden. Aus den Früchten wurde der Schlehenwein bereitet, der damals ein sehr verbreiteter Haustrunk gewesen sein muß. Auch im Aberglauben und im Volksbrauch spielte der S. eine große Rolle, z. B. galt ein reicher Fruchtbehang als Anzeichen eines strengen Winters. ↑ **Tafel 52**

Schlehe ↑ Schlehdorn.

Schleime: aus leicht quellbaren Kohlenhydraten bestehende Pflanzenstoffe, die mit Wasser dickflüssige Lösungen ergeben. Die S. dienen zur Behandlung von Schleimhautentzündungen des Magen-Darm-Kanals und der Atemwege sowie von Durchfallerkrankungen (reizmildernde Wirkung), aber auch als Abführmittel (Gleitwirkung, Quelleffekt). Im Magen und Darm bewirken sie auch eine Adsorption z. B. von toxischen Stoffen. Einige S. werden allerdings durch die Verdauungsenzyme angegriffen und gelangen nicht unverändert an den Wirkungsort (z. B. die S. aus Eibischwurzel und Bockshornsamen). Die entzündungshemmenden Eigenschaften der S. werden auch bei der äußerlichen Behandlung von Furunkeln und Geschwüren genutzt (z. B. Leinsamen). Bei der Arzneimittelherstellung werden sie als einhüllendes Mittel bei Verwendung von scharf oder sauer schmeckenden Wirkstoffen und zur Verhinderung einer Schleimhautreizung eingesetzt.

Schließgraswurzel ↑ Quecke.

Schlüsselblume *, *Wiesenprimel, Wiesenschlüsselblume, Prīmula vēris:* ausdauernde, bis 30 cm hohe Pflanze aus der Familie der Primelgewächse (Primulaceae). Die S. besitzt rosettenförmig angeordnete grundständige Blätter. Sie sind zur Blütezeit bis etwa 6 cm lang, die jüngeren deutlich zur Blattunterseite hin umgerollt. Die ganze Pflanze ist behaart. Die doldig angeordneten Blüten befinden sich am Ende des blattlosen Blütenschaftes: Sie haben einen hellgelben Kronsaum und zeigen am Schlund 5 orangefarbene Flecke. Die Blüten besitzen einen angenehmen Geruch. Der weißlichgrüne Kelch ist bauchig und weist kurz zugespitzte Kelchzähne auf. Die Frucht ist eine lange Kapsel.

▷ *Blütezeit:* April, Mai.

▷ *Vorkommen:* Die S. ist in Europa sowie Zentral- und Vorderasien heimisch. Sie ist vor allem auf Halbtrockenrasen, trockenen Wiesen, an Böschungen und in trockenen Mischwäldern anzutreffen. Sie wird auch in Gärten gezogen und in Feldkulturen angebaut.

▷ *Drogengewinnung:* Die Blüten der S. werden mit oder ohne Kelch in den Monaten April und Mai gesammelt und in dünner Schicht, auch mit künstlicher Wärme bei Temperaturen bis 40 °C getrocknet. Von der S. werden auch die Wurzelstöcke und Wurzeln gesammelt.

▷ *Drogenbeschreibung:* Die Droge (Primelblüten, S.nblüten, Primulae flos cum calycibus) besteht aus den getrockneten Blüten mit Kelchen. Sie sind stark geschrumpft und besitzen einen 1 bis 2 cm langen Stiel, einen röhrigen, gelblichgrünen oder grünlichbraunen, dicht behaarten Kelch, an dem 5 hervortretende Rippen auffallen. Die Kronblattröhre erweitert sich nach dem Kronrand hin glockenförmig. Die Droge riecht schwach honigartig und schmeckt etwas süßlich.

▷ *Inhaltsstoffe:* Die Primelblüten enthalten geringe Mengen Saponine, ferner Flavonoide, Carotinoide und sehr wenig ätherisches Öl.

▷ *Wirkung und Verwendung:* Die Primelblüten wirken vor allem aufgrund des Saponingehaltes leicht schleimlösend und auswurffördernd. Sie werden zur unterstützenden Behandlung von Katarrhen der oberen Atemwege sowie bei Husten und Erkältungskrankheiten angewendet. Die Primelblüten sind auch Bestandteil von Teemischungen. Zur Bereitung des Teeaufgusses werden 1 bis 2 Teelöffel Droge (1,5 bis 3 g) mit 1 Tasse (150 ml) siedendem Wasser übergossen und 10 bis 15 Minuten bedeckt stehengelassen. Der Teeaufguß wird durch ein Sieb abgegossen. Mehrmals täglich wird 1 Tasse Tee heiß, auch mit Honig gesüßt, getrunken. In der Volksmedizin wird die Droge auch bei Kopfschmerzen, Schwindelgefühl und leichten Herzbeschwerden sowie als schweißtreibendes Mittel benutzt.

▷ *Nebenwirkungen:* nicht bekannt. Bei empfindlichen Personen kann der Kontakt mit frischen Primelblüten allergische Hautreaktionen (Entzündungen mit Bläschenbildung) auslösen.

▷ *Geschichtliches:* In den Kräuterbüchern des 16. Jh.s von O. Brunfels, L. Fuchs und H. Bock wurde eine Pflanze aufgeführt, bei der es sich möglicherweise um die S. gehandelt hat. Ein aus den Blüten bereiteter weiniger Auszug, der S.wein, wurde z. B. gegen Gicht, als schmerzstillendes Mittel und gegen Tierbisse verwendet. Das Destillat der Blüten diente als Schönheitsmittel. S. Kneipp empfahl den Tee gegen rheumatische Beschwerden.
↑ **Tafel 52**

Schlüsselblume, Blaue ↑ Lungenkraut.

Schlüsselblume, Gewöhnliche ↑ Schlüsselblume, Hohe.

Schlüsselblume, Hohe, *Gewöhnliche Schlüsselblume, Hohe Primel, Waldprimel, Waldschlüsselblume, Primula elātior:* ausdauernde, bis 30 cm hōhe Pflanze aus der Familie der Primelgewächse (Primulaceae). Die H. S. besitzt rosettenförmig angeordnete eiförmige Blätter, die allmählich in den Blattstiel verschmälert sind. Die Unterseite der Blätter ist kurz behaart. Die hellgelben, doldig angeordneten Blüten befinden sich am Ende des blattlosen Blütenschaftes. Sie haben einen flachen Kronsaum und sind am Schlund orangegelb gefleckt. Der Kelch ist walzig, weißlich und besitzt grüne Kanten. Die Blüten sind geruchlos. Die Frucht ist eine Kapsel.
Zur Drogengewinnung dient auch die ↑ Schlüsselblume.

▷ *Blütezeit:* März bis Mai.

▷ *Vorkommen:* Die H. S. ist in Europa und Westasien heimisch. Sie kommt in krautreichen Laubwäldern und auf nährstoffreichen Wiesen vor.

▷ *Drogengewinnung:* Die Wurzelstöcke und Wurzeln werden im Oktober gegraben, gewaschen und mit künstlicher Wärme bei Temperaturen bis 45 °C getrocknet.

▷ *Drogenbeschreibung:* Die Droge (Primelwurzel, Primulae radix) besteht aus den getrockneten Wurzelstökken und Wurzeln. Die Schnittdroge ist gekennzeichnet durch die 1 bis 3 mm dicken, bräunlichen, schwach längsfurchigen, brüchigen Wurzelstücke und grobhöckerige, braune, harte Wurzelstockstücke. Die Droge besitzt einen schwach eigentümlichen Geruch und schmeckt widerlich kratzend.

▷ *Inhaltsstoffe:* Die Primelwurzel enthält bis 10% Triterpensaponine, Phenolglykoside, Zucker und Zuckeralkohole sowie Gerbstoff.

▷ *Wirkung und Verwendung:* der Primelwurzeltee wirkt aufgrund des Saponingehaltes schleimlösend und auswurffördernd. Er wird zur

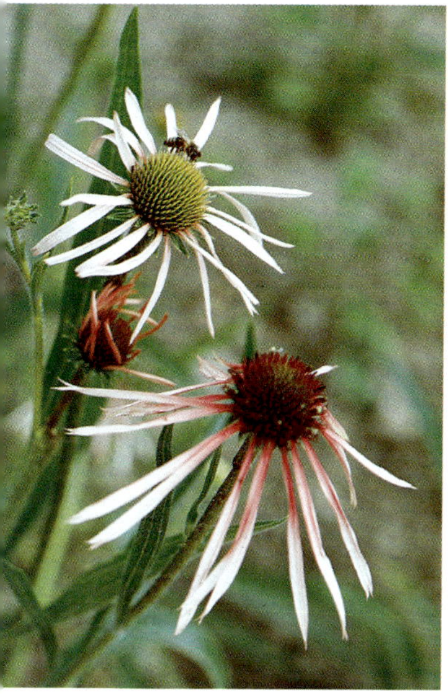

Sonnenhut

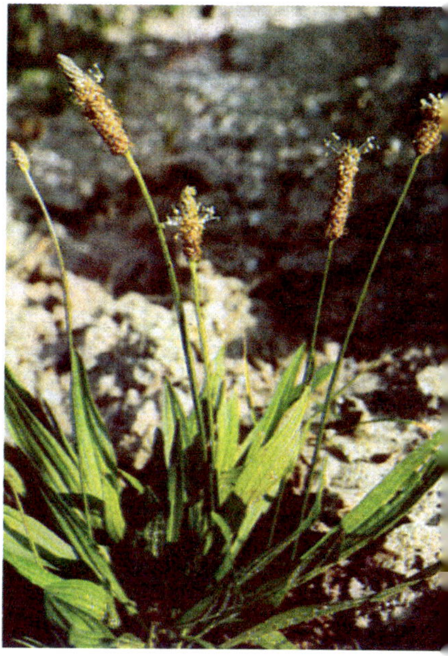

Spitzwegerich

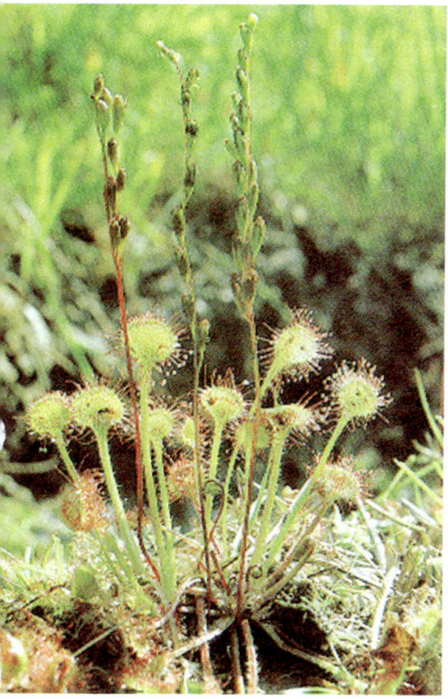

Sonnentau, Langblättriger

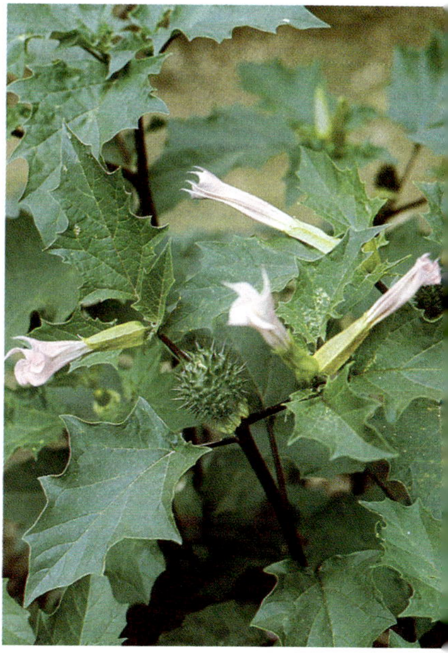

Stechapfel

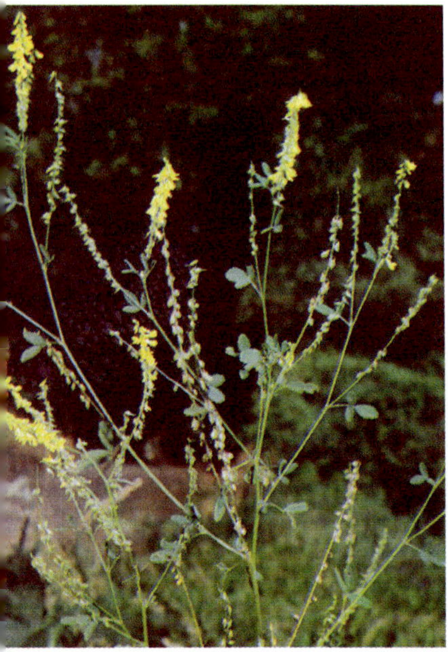

Steinklee

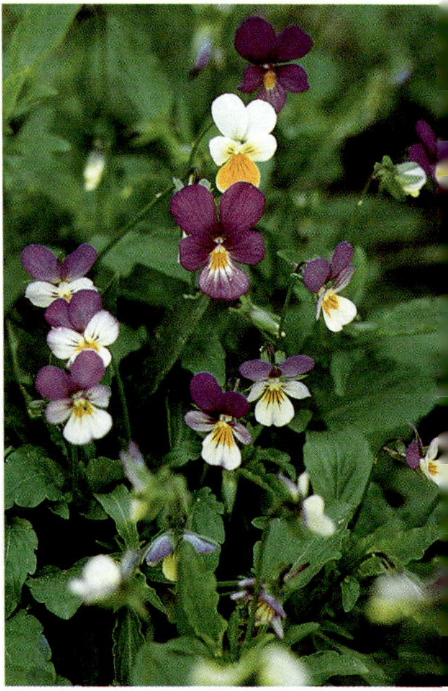

Stiefmütterchen

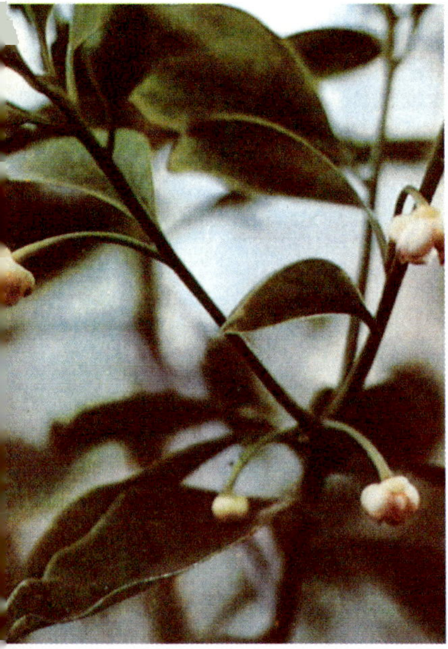

Sternanis

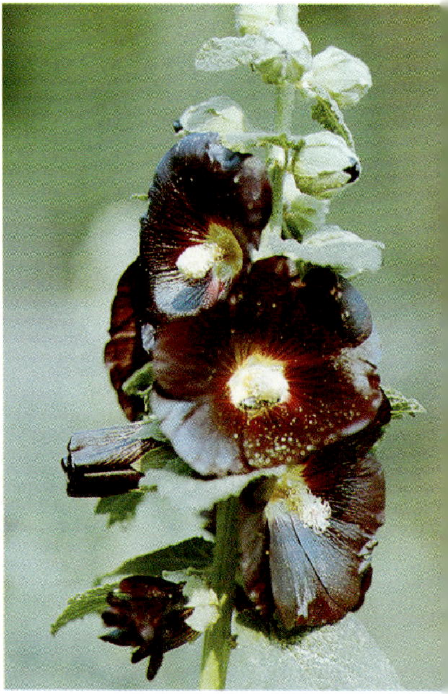

Stockmalve

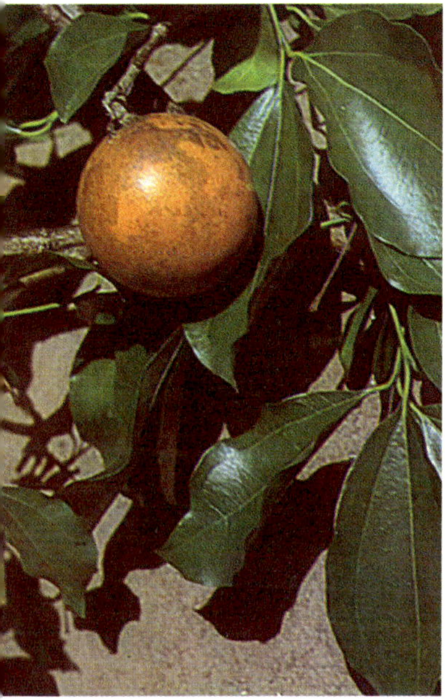

Strychninbaum

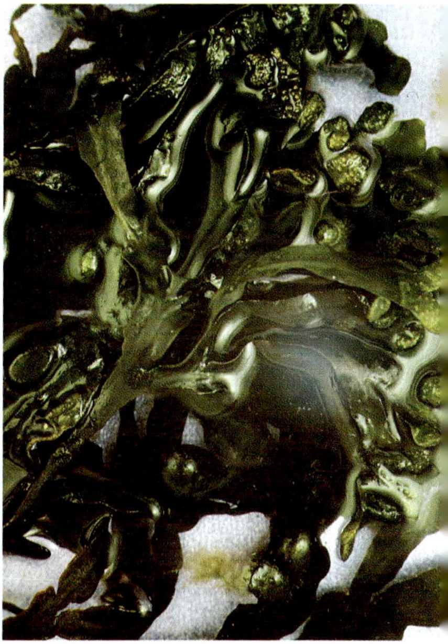

Tang

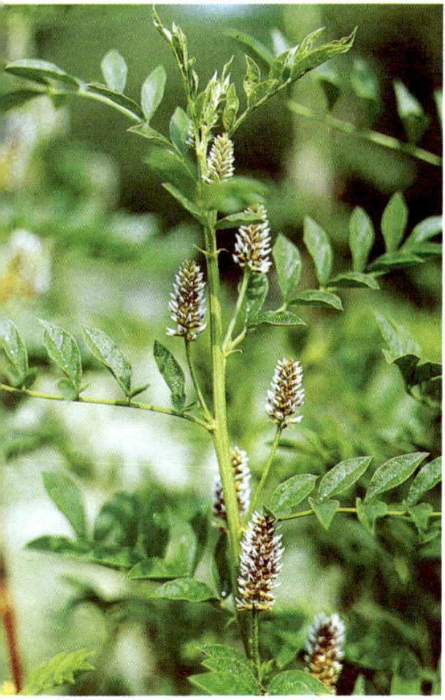

Süßholz

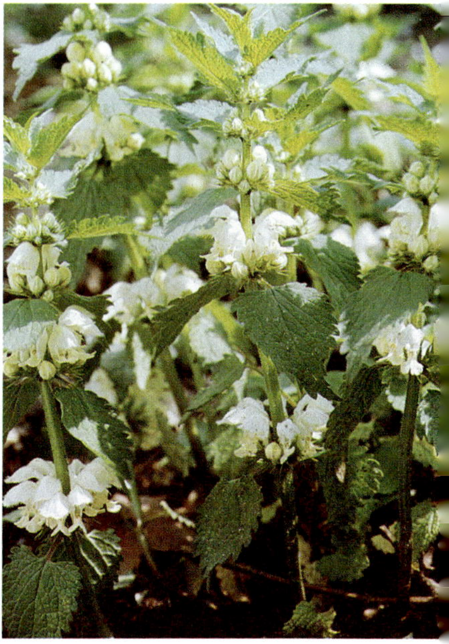

Taubnessel

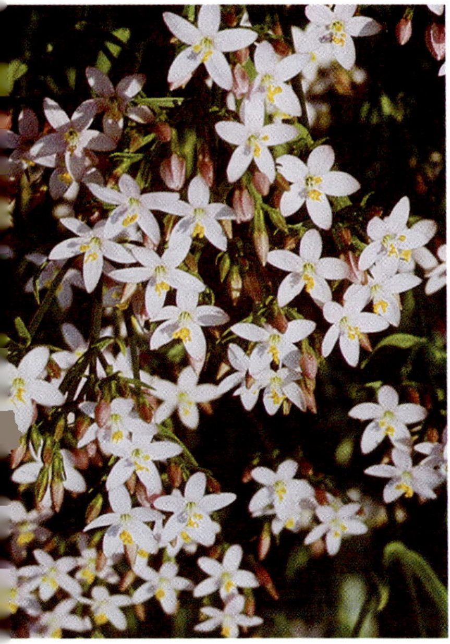

Tausendgüldenkraut

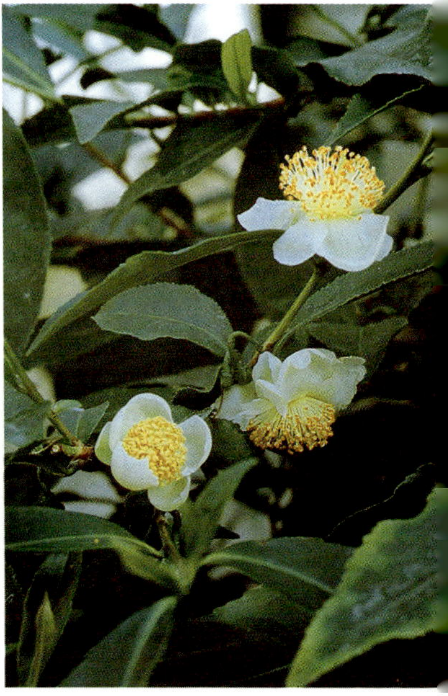

Teestrauch

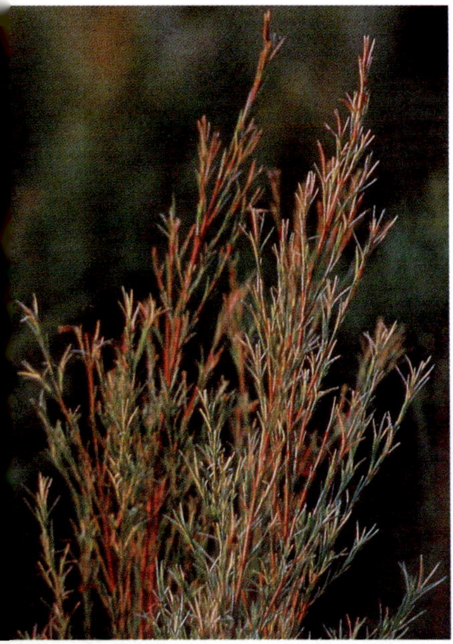

Teebaum

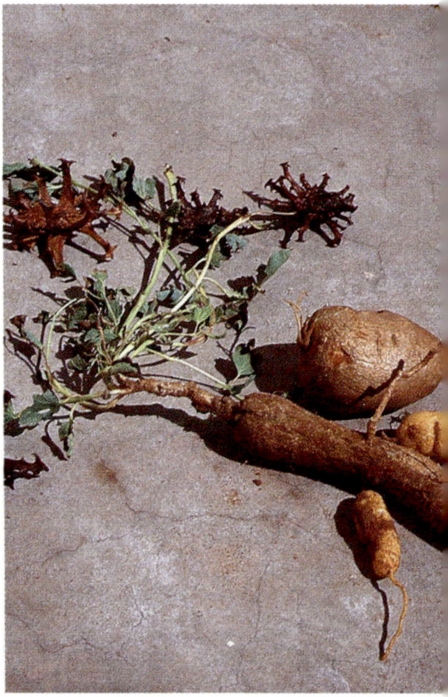

Teufelskralle

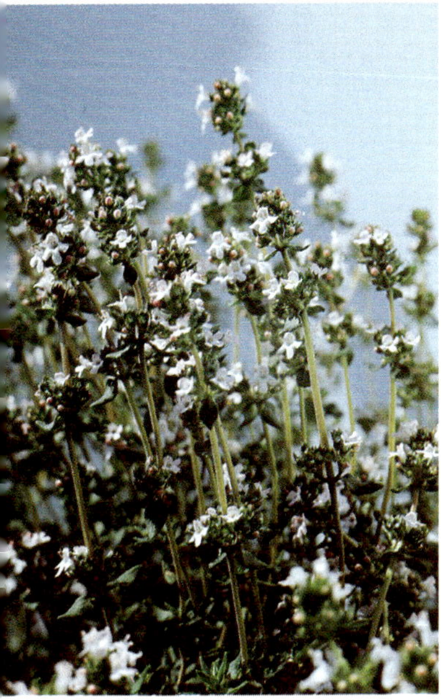

Thymian

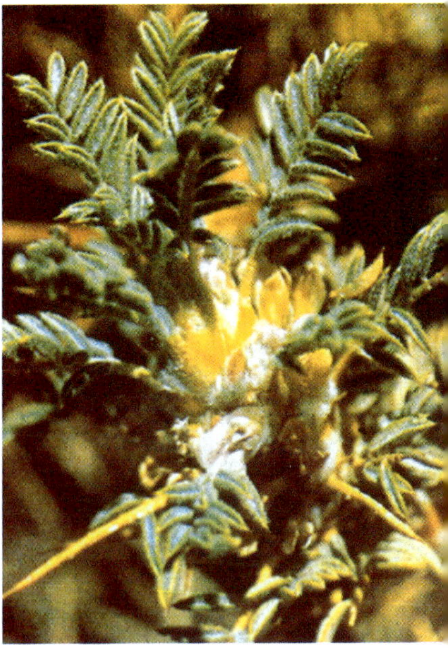

Tragant

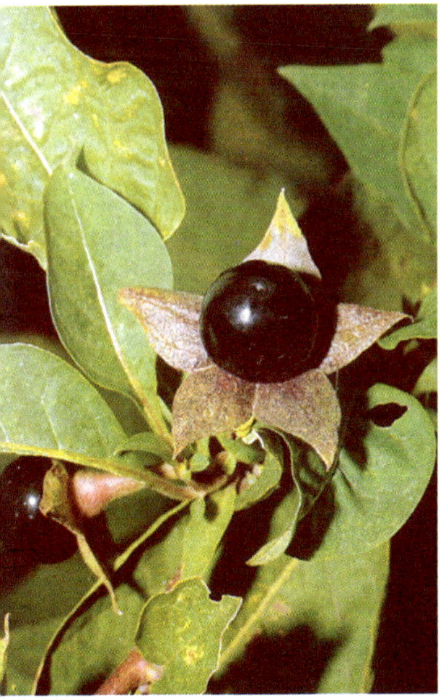

Tollkirsche

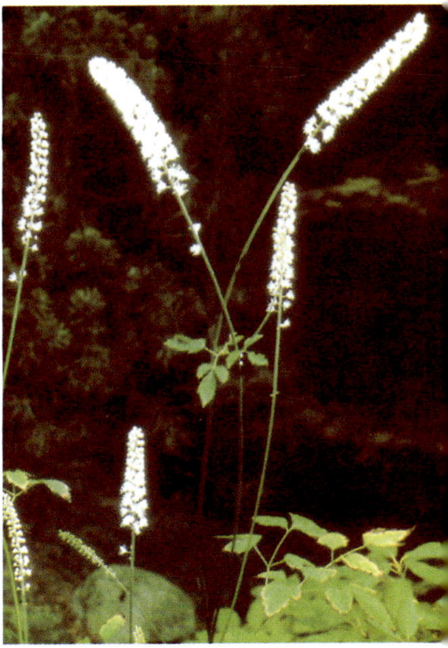

Traubensilberkerze

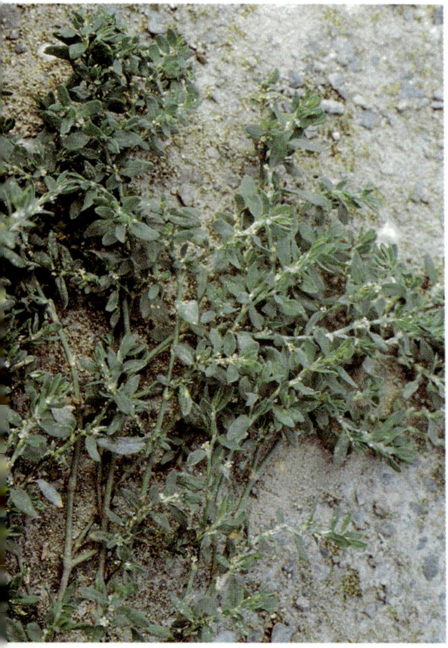

Vogelknöterich

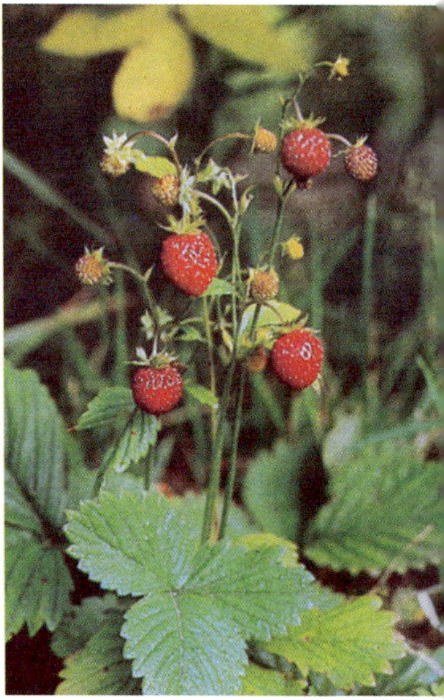

Walderdbeere

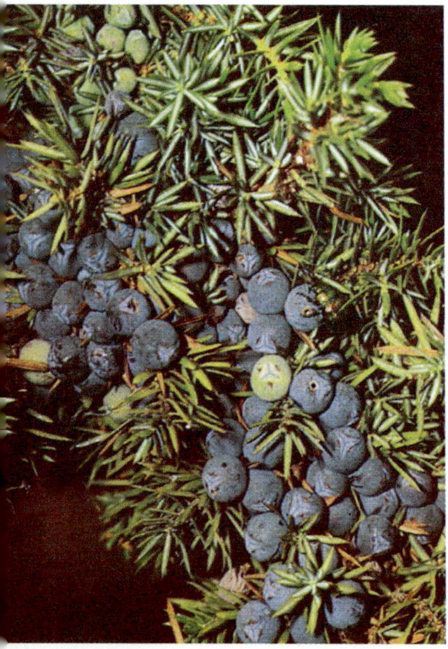

Wacholder

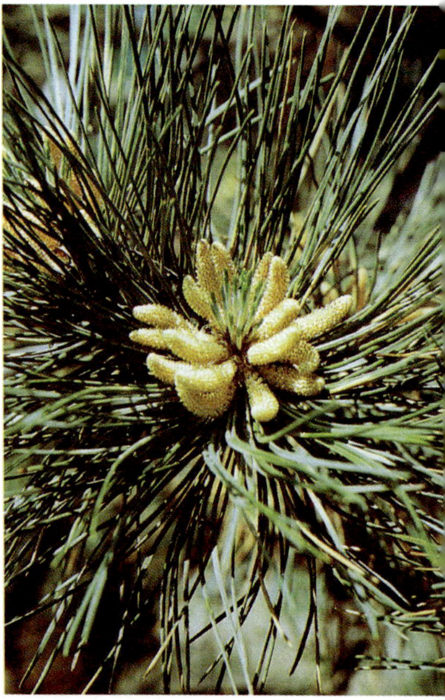

Waldkiefer

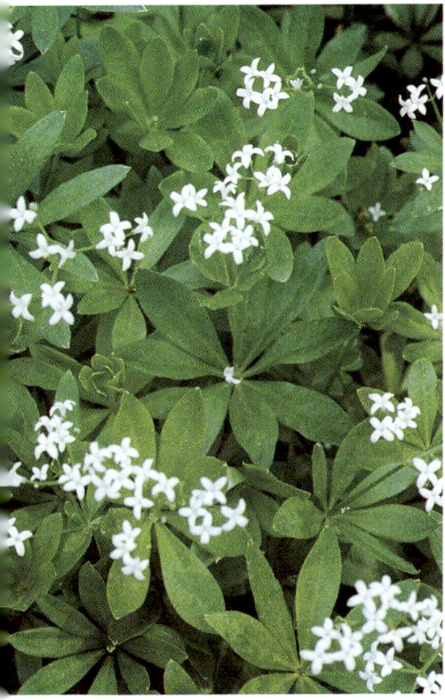

Waldmeister

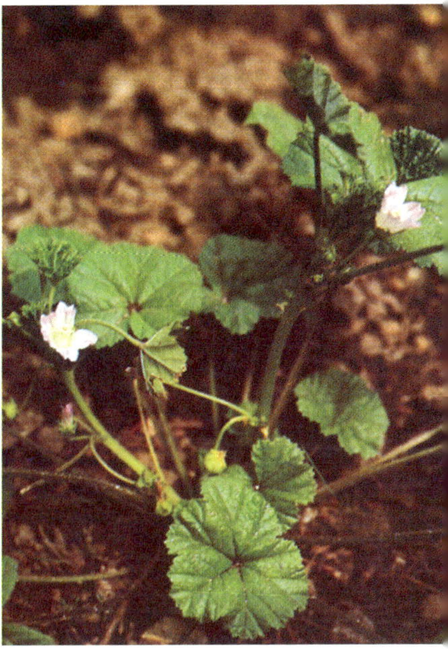

Wegmalve

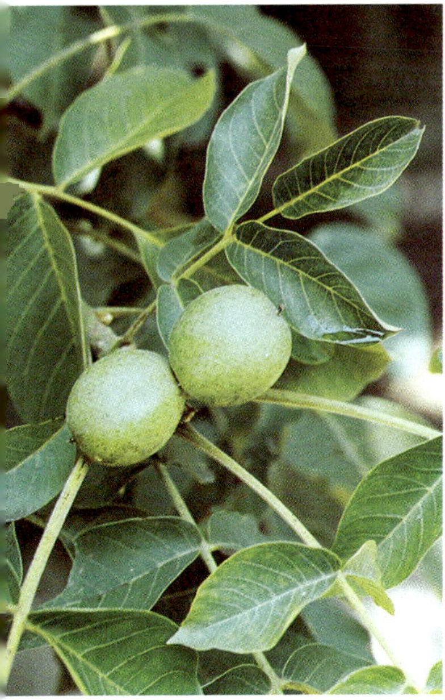

Walnuß

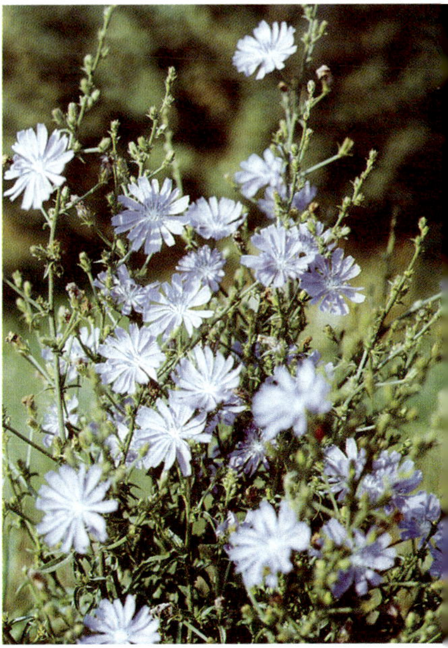

Wegwarte

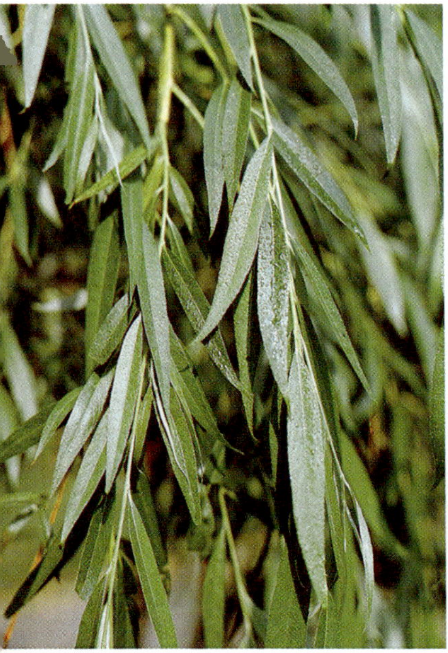

Weiden

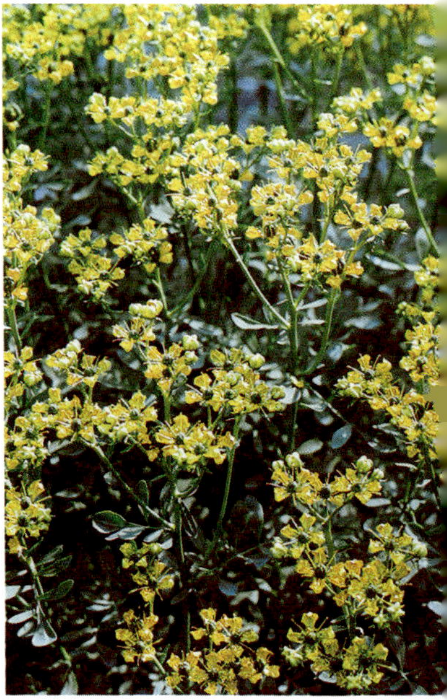

Weinraute

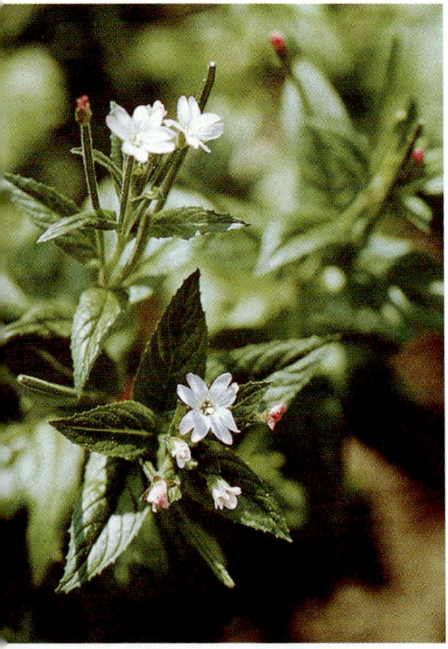

Weidenröschen, Kleinblütiges

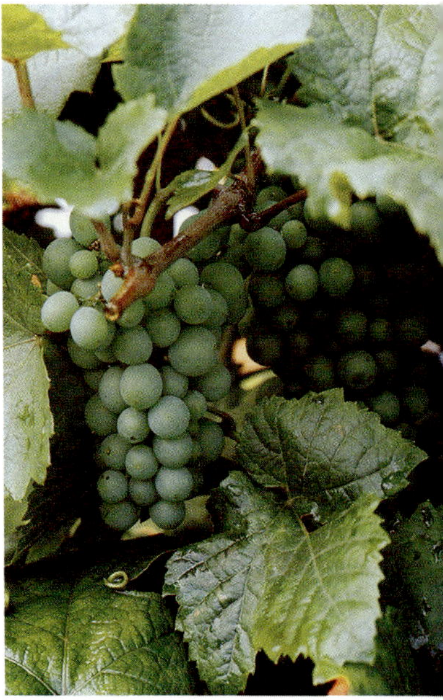

Weinstock

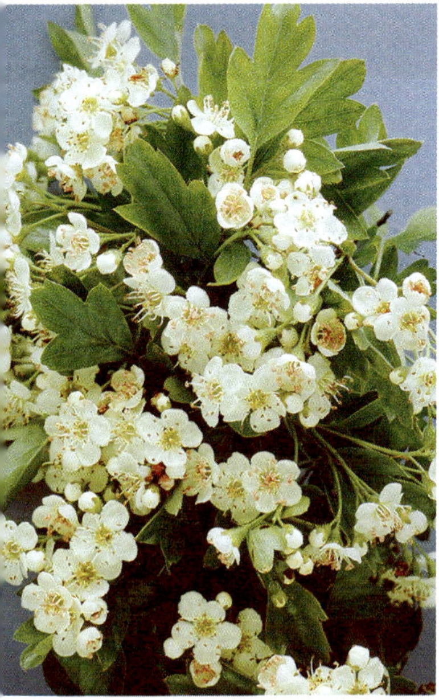

Weißdorn

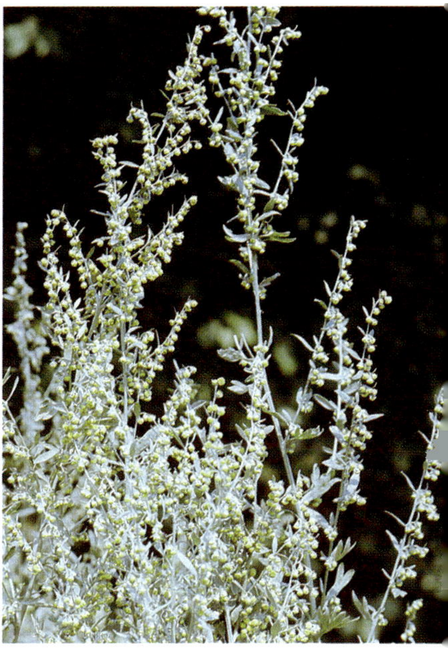

Wermut

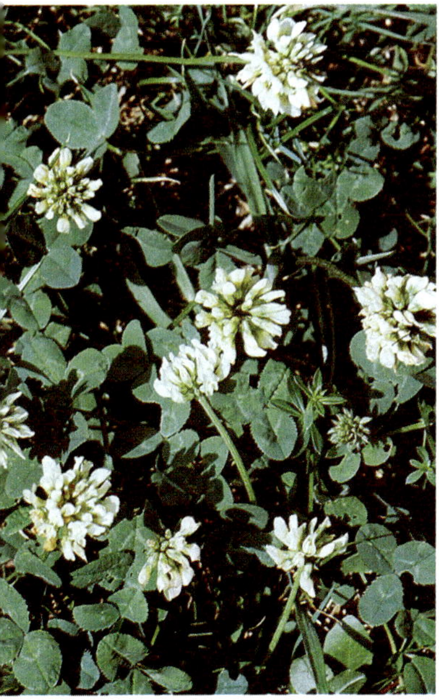

Weißklee

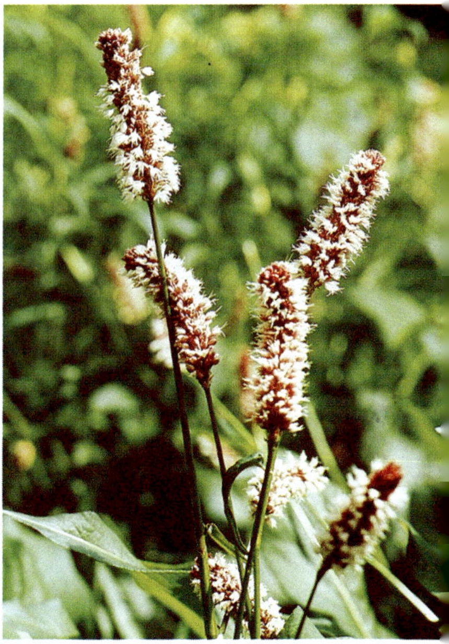

Wiesenknöterich

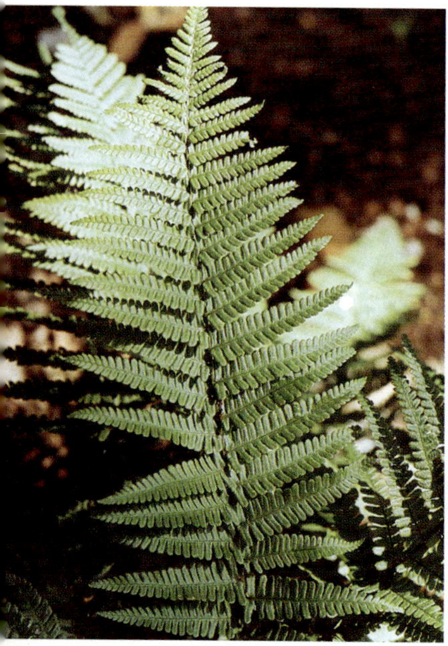

Wurmfarn

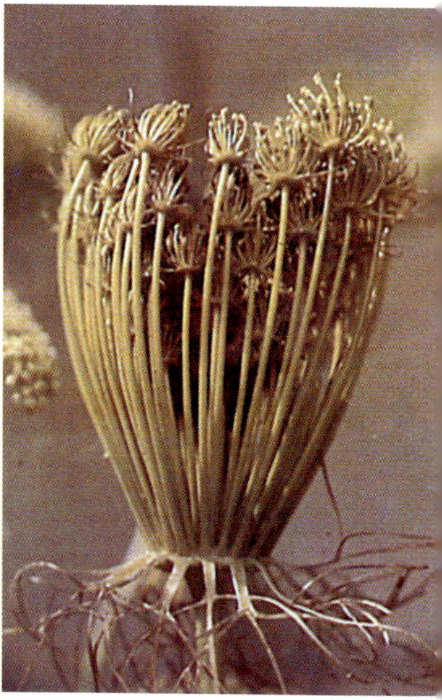

Ysop

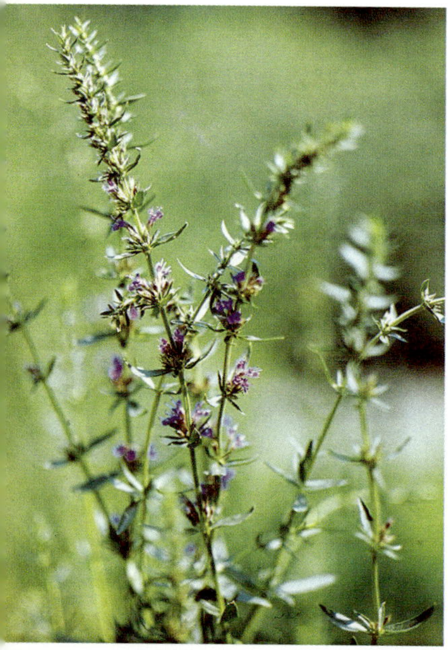

Zahnstocherkraut

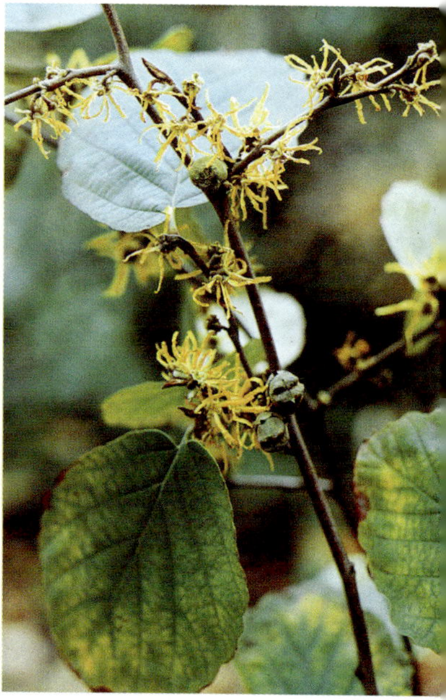

Zaubernuss, Virginische

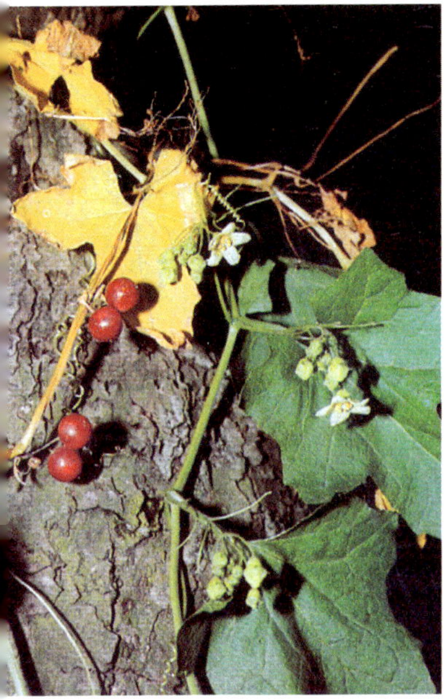

Zaunrübe, Rote

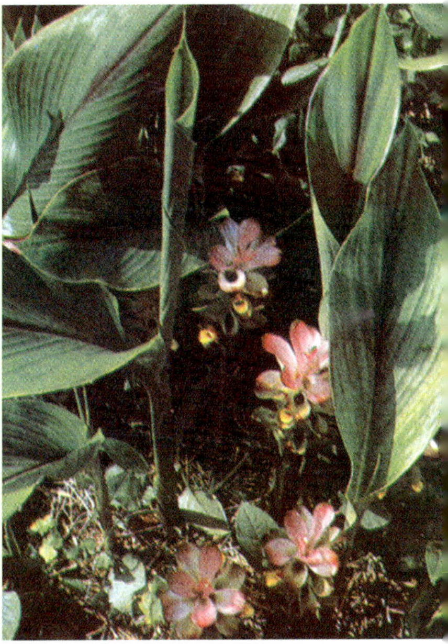

Zitwer

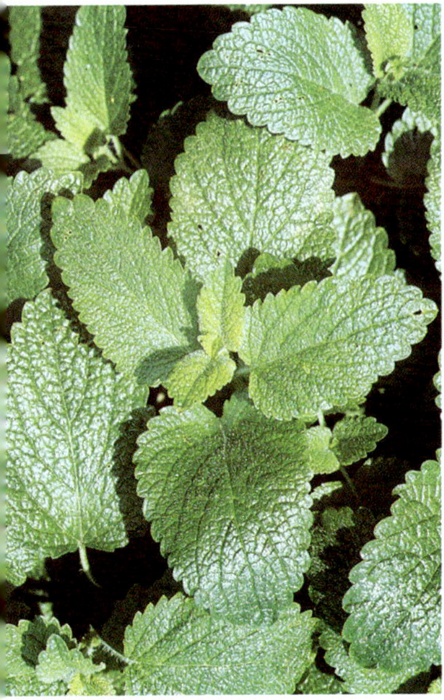

Zitronenmelisse

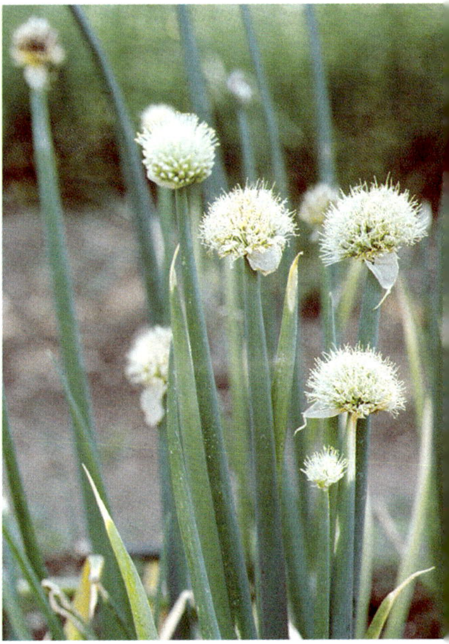

Zwiebel

unterstützenden Behandlung von Katarrhen der oberen Luftwege, Husten und Heiserkeit verwendet. Die Droge ist auch Bestandteil von Hustenteemischungen. Zur Bereitung des Teeaufgusses wird $^1/_4$ bis $^1/_2$ Teelöffel Droge (0,5 bis 1 g) mit 1 Tasse (150 ml) Wasser zum Sieden gebracht und 5 bis 10 Minuten stehengelassen. Der Teeaufguß wird durch ein Sieb abgegossen. Mehrmals täglich wird 1 Tasse Tee, auch mit Honig gesüßt, getrunken.

▷ *Nebenwirkungen:* Bedingt durch die Reizwirkung der Saponine können bei zu hoher Dosierung Übelkeit, Brechreiz und Durchfall auftreten.

▷ *Geschichtliches:* Eine Primel, bei der es sich wahrscheinlich um die H. S. handelte, spielte in der nordischen Mythologie eine bedeutende Rolle. Hinweise in den Schriften der Hildegard von Bingen im 12. Jh. sowie in den Kräuterbüchern des 16. Jhs. von O. Brunfels, L. Fuchs und H. Bock auf die arzneiliche Verwendung lassen nicht eindeutig erkennen, welche Art gemeint war. ↑ **Tafel 52**

Schmalblättrige Kegelblume ↑ Sonnenhut.

Schmalblättriger Igelkopf ↑ Sonnenhut.

Schminkwurz ↑ Alkannawurzel.

Schminkwurzel ↑ Alkannawurzel.

Schmuckbohne ↑ Gartenbohne.

Schneerose ↑ Christrose.

Schnittdroge: durch Schneiden grob zerkleinerte, für die Verwendung vorbereitete Droge. Die meist etwas angefeuchteten Drogen werden mit Schneidemaschinen zerkleinert, nachgetrocknet und von Staub und Feinteilen durch Absieben befreit. Die Zerkleinerung erfolgt industriell meist so, daß die S. ein Sieb von etwa 6 mm Maschenweite passiert. Die S. wird zur Herstellung von Tees, Teemischungen, Tinkturen und Extrakten benutzt.

Schnupfen, *Rhinitis:* krankhafte Schwellung der Nasenschleimhaut, verbunden mit vermehrter Sekretion (serös, schleimig, eitrig), aber auch trockene Formen sind möglich. Ursachen sind bakterielle oder Virusinfektionen, außerdem Einwirken von Blütenstaub (↑ Heuschnupfen). Zur symptomatischen Behandlung dienen Mittel, die eine Abschwellung der Nasenschleimhaut (z. B. Nasentropfen, -salbe, -spray mit Ephedrin oder Menthol, Inhalieren z. B. mit Minzöl, Pfefferminzöl, Eukalyptusöl oder Cineol) bewirken. Auch Schwitzkuren (schweißtreibender Tee mit Linden- und Holunderblüten) werden angewendet.

Schöllkraut †, *Warzenkraut, Schellkraut, Chelidonium majus:* ausdauernde, bis 70 cm hohe Pflanze aus der Familie der Mohngewächse (Papaveraceae). Das S. bildet eine Rosette grundständiger Laubblätter und einen aufrechten, beblätterten und blütentragenden Stengel. Die Blätter sind auf der Oberseite grün und auf der Unterseite blaugrün. Die unteren Blätter sind buchtig-fiederteilig, die oberen fiederspaltig. Die gelben Blüten sind radiär und doldig angeordnet. Die Frucht ist eine bis 5 cm lange schotenähnliche Kapsel. Charakteristisches Merkmal der Pflanze ist der in allen Teilen enthaltene gelbe Milchsaft.

- *Blütezeit*: April bis September.
- *Vorkommen*: Das S. ist in Europa, Nordwestafrika und Asien heimisch und in Nordamerika eingebürgert. Die Pflanze ist vor allem in der Nähe von Siedlungen, auf Schuttplätzen, an Weg- und Straßenrändern, Zäunen, in Gebüschen und Robinienforsten anzutreffen.
- *Drogengewinnung:* Das ganze blühende Kraut der Pflanze wird in den Monaten Mai und Juni geerntet. Die Trocknung muß schnell bei Temperaturen von 60 bis 70 °C erfolgen, um den Abbau der Wirkstoffe zu verhindern.
- *Drogenbeschreibung:* Die Droge (S., Chelidonii herba) besteht aus den getrockneten oberirdischen Pflanzenteilen. Die Schnittdroge ist gekennzeichnet durch die unbehaarten, stark zerknitterten, graugrünen und kahlen Blattstücke, die zum Teil knäuelig zusammenhaften. Die flachgedrückten Stengel- und gelben Blütenteile kommen häufig vor. Vereinzelt sind auch Teile der grünen schotenförmigen Früchte enthalten. Die Droge besitzt einen schwachen Geruch und schmeckt bitter und scharf.
- *Inhaltsstoffe:* Die Droge enthält etwa 20 Alkaloide (0,1 bis 1%), darunter ↑ Chelidonin und ↑ Berberin als Hauptalkaloide. Daneben kommen unter anderem Chelerythrin und Sanguinarin vor. Im Milchsaft sind außerdem eiweißspaltende Enzyme enthalten.

- *Wirkung und Verwendung:* Die Zubereitungen des S. (Teeaufguß, Extrakte) wirken aufgrund des geringen Alkaloidgehaltes schwach beruhigend, krampflösend und galletreibend. Die Droge wird als Bestandteil von Leber- und Gallentees verwendet und zu Fertigarzneimitteln verarbeitet. Diese dienen zur unterstützenden Behandlung von Gallenbeschwerden. In der Volksmedizin wird der Milchsaft zur Beseitigung von Warzen (durch die Hemmwirkung der Enzyme und des Chelidonins auf das Zellwachstum erklärbar) benutzt. Diese Anwendung ist aufgrund der Reizwirkung des Milchsaftes nicht ungefährlich. Die Wirksamkeit des S. bei Hautkrebs ist wissenschaftlich nicht gesichert. Die Selbstbehandlung von bösartigen Hauterkrankungen ist nicht zu empfehlen.
- *Nebenwirkungen, Giftwirkung:* bei therapeutischer Verwendung nicht bekannt. Vergiftungen mit dem frischen Kraut sind durch Erbrechen, schwere Durchfälle und Kreislaufversagen gekennzeichnet. Aufgrund des Alkaloidgehaltes ist die ganze Pflanze giftig.

- *Geschichtliches:* Ob im Altertum die Griechen und Römer das S. kannten oder ob es in ihren Schriften erwähnt wurde, läßt sich nicht mit Sicherheit angeben. Im Mittelalter war das S. in Deutschland gut bekannt, auch in den Kräuterbüchern des 16. und 17. Jhs. wurde es ausführlich beschrieben. Wegen seines gelben Milchsaftes fand das S. entsprechend der Signaturenlehre vor allem als Arzneimittel gegen Gelbsucht und Leberleiden Anwendung, es galt aber auch als Mittel gegen Augenleiden, Pest und eine große Zahl von anderen Krankheiten. Schon damals wurde seine Verwendung als Warzenmittel geschildert. ↑ **Tafel 53**

Schulmedizin ↑ Allopathie.

Schuppenflechte, *Psoriasis:* Erkrankung der Haut, die meist schubweise auftritt und mit Juckreiz, Schuppung und Entzündung verbunden ist. Die Ursache der S. ist unbekannt. Zur Behandlung dienen unter anderem Teerpräparate sowie die Photochemotherapie mit Psoralenderivaten (Furanocumarine). In der Volksmedizin wird zur unterstützenden Behandlung der Erkrankung und zur Juckreizlinderung ein Vollbad mit Schachtelhalm- und Wegmalvenkraut verwendet. Dazu werden je 100 g der beiden getrockneten Kräuter mit 2 Liter Wasser übergossen und 12 Stunden bedeckt stehengelassen. Die Flüssigkeit wird durch ein Sieb abgegossen und dem Badewasser zugesetzt.

Schwarzbeere ↑ Heidelbeere.

Schwarzdorn ↑ Schlehdorn.

Schwarze Johannisbeere ↑ Johannisbeere, Schwarze.

Schwarze Malve ↑ Stockmalve.

Schwarze Nieswurz ↑ Christrose.

Schwarzer Holunder ↑ Holunder, Schwarzer.

Schwarzerle, *Alnus glutinosa:* Strauch oder bis 20 m hoher Baum aus der Familie der Birkengewächse (Betulaceae). Die wechselständigen Blätter haben 5 bis 8 annähernd parallel verlaufende Seitennervenpaare. Sie sind verkehrt-eiförmig, auf der Oberseite glänzend grün und auf der Unterseite heller. Der Blattrand ist ungleichmäßig schwach gesägt. Im Jugendstadium sind die Blätter klebrig. Die S. ist einhäusig. Die männlichen Blüten sind kätzchenförmig und hängend, die weiblichen eiförmig und gestielt. Sie verholzen später. Die Frucht ist ein anfangs graugrünes, später schwärzliches, aufrechtes Zäpfchen, das als auffälliges Merkmal der S. über das ganze Jahr am Baum verbleibt.

▷ *Blütezeit*: März, April.

▷ *Vorkommen*: Die S. ist in Europa, Westsibirien und den nördlichen Teilen Afrikas verbreitet. Sie bevorzugt feuchte Standorte in Bruch- und Niederungswäldern sowie in Weidengebüschen.

▷ *Drogengewinnung:* Die jungen Blätter der S. werden in den Monaten April und Mai gesammelt und an schattigen Plätzen bei Temperaturen bis 40 °C getrocknet.

▷ *Drogenbeschreibung:* Die Droge (S.nblätter, Alni folium) besteht aus den getrockneten Blättern. Die Schnittdroge ist gekennzeichnet durch die grünen Blattstücke, die auf der Unterseite die annähernd parallel verlaufenden Seitennerven erkennen lassen. Sie zeigen mitunter auch den ungleichmäßig schwach gesägten Blattrand. Die Droge besitzt keinen deutlich wahrnehmbaren Geruch und schmeckt etwas zusammenziehend und bitter.

▷ *Inhaltsstoffe:* Die Droge enthält Gerbstoffe, Phytosterole und Flavonoide, besonders Hyperosid.

▷ *Wirkung und Verwendung:* Der Teeaufguß der Droge wirkt aufgrund des Gerbstoffgehaltes auf der Haut und den Schleimhäuten schwach entzündungshemmend und heilungsfördernd, bei innerlicher Anwendung stopfend. Die Droge findet ausschließlich in der Volksmedizin bei Darmkatarrh und leichten Durchfallerkrankungen sowie zum Spülen und Gurgeln bei Entzündungen im Mund- und Rachenraum Verwendung.

Zur Bereitung des Teeaufgusses wird 1 Teelöffel Droge (1,5 g) mit 1 Tasse (150 ml) siedendem Wasser übergossen und 10 bis 15 Minuten bedeckt stehengelassen. Der Teeaufguß wird durch ein Sieb abgegossen. 2- bis 3mal täglich wird bei Darmkatarrh zwischen den Mahlzeiten 1 Tasse frisch bereiteter Tee warm getrunken. Zum Spülen und Gurgeln wird der Tee unverdünnt verwendet. Gleichzeitig wird auch die Rinde der S. verwendet. Die Anwendung ist zwar plausibel, doch ist die Wirksamkeit bisher nicht belegt.

▷ *Nebenwirkungen:* nicht bekannt.

▷ *Geschichtliches:* Die Erle wurde bereits um 825 im „Hortulus" des Walahfrid Strabo sowie als Arla von Hildegard von Bingen im 12. Jh. genannt; ob sie damals auch medizinisch verwendet worden ist, bleibt jedoch unklar. Die Kräuterbücher des 16. und 17. Jhs. empfahlen die äußerliche Anwendung von aufgekochten Blättern bei Geschwülsten, Beulen und Wunden sowie bei Gichtknoten an den Füßen. Die mit ein wenig Alaun in Wasser oder Wein gekochte innere Rinde verwendete man zur Stärkung des Zahnfleischs und zur Heilung von Geschwüren im Mund- und Rachenraum. ↑ **Tafel 53**

Schwarzer Pfeffer ↑ Pfeffer, Schwarzer.

Schwarzer Rettich ↑ Rettich, Schwarzer.

Schwarzer Senf ↑ Senf, Schwarzer.

Schwarzes Bilsenkraut ↑ Bilsenkraut.

Schwarze Schlangenwurzel ↑ Wanzenkraut.

Schwarzkümmel, *Echter Schwarzkümmel, Nigella sativa:* einjähriges, bis 40 cm hohes Kraut aus der Familie der Hahnenfußgewächse (Ranunculaceae). Die Pflanze bildet einen aufrechten, verzweigten und rauhhaarigen Stengel. Die wechselständigen Blätter sind 2- bis 3fach fiederteilig und besitzen haarförmige Zipfel. Die bläulich weißen Blüten stehen einzeln an den Enden der Zweige. Sie werden nicht von Hüllblättern umgeben. Die Frucht ist eine blasig aufgetriebene Balgkapsel mit zahlreichen kantigen Samen.

▷ *Blütezeit:* Juli, August.

▷ *Vorkommen:* Der S. ist im Mittelmeergebiet und in Westasien heimisch. Er wird in Europa als Zier- und Gewürzpflanze kultiviert.

▷ *Drogengewinnung:* Zur Reifezeit im September werden die Früchte des S. geerntet, die Samen gereinigt und getrocknet.

▷ *Drogenbeschreibung:* Die Droge (S.samen, römischer Kümmel, Nigellae semen) besteht aus den getrockneten Samen. Sie sind mattschwarz, 2 bis 3,5 mm lang, bis 2 mm dick und im Umriß ei- oder keilförmig. Die Oberfläche ist schwach netzartig und feinkörnig. Die Droge riecht nach dem Zerreiben würzig und schmeckt anfangs bitter, dann scharf und würzig.

▷ *Inhaltsstoffe:* Die Droge enthält Saponine, 0,5 bis 1,5% ätherisches Öl, den Bitterstoff Nigellin, Gerbstoffe und 30% fettes Öl.

▷ *Wirkung und Verwendung:* Die S.samen wirken aufgrund des Gehaltes an ätherischen Ölen schwach harn- und blähungstreibend, außerdem fördern sie die Gallensaft- und Muttermilchbildung. Die Verdauung wird durch

den Bitterstoffgehalt günstig beeinflußt. Die Droge wird nur in der Volksmedizin als blähungs- und harntreibendes Mittel sowie bei Darmkatarrh verwendet.
Zur Bereitung des Teeaufgusses wird 1 Teelöffel Droge (1 g) mit 1 Tasse siedendem Wasser übergossen und 10 bis 15 Minuten bedeckt stehengelassen. Der Teeaufguß wird durch ein Sieb abgegossen. Gegen Blähungen wird 2mal täglich 1 Tasse Tee zwischen den Mahlzeiten getrunken.
Die S.samen dienen vor allem als Gewürz, z. B. für Backwaren und Süßspeisen.

▷ *Nebenwirkungen:* nicht bekannt.

▷ *Geschichtliches:* Der S. wurde bereits im Altertum als Gewürzpflanze angebaut und kam im Mittelalter auch nach Mitteleuropa. Das Capitulare de villis und auch der St.-Gallener Klosterplan von 816 nannten ihn. Im 16. und 17. Jh. war der S. in den Gärten bereits weit verbreitet. Sein schwärzlicher Samen fand vor allem Verwendung als Backgewürz, aber auch als Arzneimittel. Die S.samen dienten als Mittel gegen Fieber, den Biß tollwütiger Hunde sowie gegen Schwindel und Schnupfen. Noch im 18. Jh. war er ein häufig verwendetes Arzneimittel. ↑ **Tafel 53**

Schwarznessel, *Gottvergeß, Stinkandorn, Ballota nigra:* ausdauernde, bis 1 m hohe Pflanze aus der Familie der Lippenblütengewächse (Lamiaceae). Die Pflanze besitzt einen aufrechten kantigen Stengel. Die gegenständigen Blätter sind gestielt, weichhaarig und grobkerbig gesägt. In den Blattachseln stehen die rötlichen (bisweilen auch fast weißen) Blüten zu unpaarigen Quirlen vereinigt. Die Frucht ist eine kleine Hartfrucht. Ein charakteristisches Merkmal der Pflanze ist ihr unangenehmer Geruch.

▷ *Blütezeit:* Juni bis August.

▷ *Vorkommen:* Die S. ist in Europa und Westasien verbreitet und insbesondere auf nicht zu trockenen, nährstoffreichen Schuttflächen, an Heckensäumen und in Gärten anzutreffen.

▷ *Drogengewinnung:* Das Kraut der S. wird in den Monaten Juni bis August geerntet und an schattigen Plätzen bei Temperaturen bis 35 °C getrocknet.

▷ *Drogenbeschreibung:* Die Droge (S.kraut, Ballotae nigrae herba) besteht aus dem getrockneten blütentragenden Kraut. Die Schnittdroge ist gekennzeichnet durch die weichbehaarten Blattstücke, die auf der Unterseite eine netzartige Nervatur zeigen. Bisweilen ist der grobkerbig gesägte Blattrand erkennbar, kantige Stengelstücke können vorhanden sein. Die Droge besitzt einen unangenehmen Geruch und schmeckt schwach bitter.

▷ *Inhaltsstoffe:* Die Droge enthält Gerbstoffe, ätherisches Öl, Pflanzensäuren, Bitterstoff und Pektin.

▷ *Wirkung und Verwendung:* Das S.kraut wird in der Volksmedizin als Mittel gegen Migräne und als Beruhigungsmittel bei Depressionen verwendet. Ferner dient die schwache schweißtreibende Wirkung des Teeaufgusses zur Behandlung von Erkältungskrankheiten.
Zur Bereitung des Teeaufgusses wird 1 Teelöffel Droge (1,5 g) mit 1 Tasse (150 ml) siedendem Wasser übergossen und 10 bis 15 Minuten bedeckt stehengelassen. Der Teeaufguß wird durch ein Sieb abge-

gossen. 2- bis 4mal täglich wird 1 Tasse frisch bereiteter Tee möglichst heiß getrunken.

▷ *Nebenwirkungen:* nicht bekannt.

▷ *Geschichtliches:* Die S. wurde bereits von Dioskurides und Plinius beschrieben. In den Kräuterbüchern des 16. und 17. Jhs. wurde die Pflanze zwar erwähnt, ist aber als Arzneipflanze offenbar kaum verwendet worden. Mitunter diente die S. als Wurmmittel für Tiere. Mit dem widerlich riechenden Kraut wurden Pferde und Rinder eingerieben, um sie vor Fliegen zu schützen. ↑ **Tafel 53**

Schwarzpappel, *Populus nigra:* ein schlanker, bis 25 m hoher Baum aus der Familie der Weidengewächse (Salicaceae). Die S. besitzt eine grauweiße Rinde, die später in eine tiefrissige, schwärzliche Borke übergeht. Die jungen Äste sind rund und besitzen kleine Korkrippen. Die Blätter sind wechselständig, gestielt und annähernd herzförmig. Der Blattrand ist fein gekerbt oder gesägt. Die männlichen und weiblichen Blüten bilden Kätzchen, die sich noch vor den Blättern entfalten. Kulturformen der S. haben einen pyramidenförmigen Wuchs (Pyramidenpappel). Die Frucht ist eine behaarte Kapsel. Die angebauten Sorten sind häufig Kreuzungen der S. mit anderen Pappelarten.

▷ *Blütezeit:* April.

▷ *Vorkommen:* Die S. ist in Europa, Nordafrika und Westasien verbreitet. Wildwachsend ist sie an den Flüssen Oder, Elbe, Havel, Donau, Main und Rhein anzutreffen.

▷ *Drogengewinnung:* Die Blattknospen der S. werden in den Monaten März und April vor dem Aufgehen abgepflückt. Die Trocknung erfolgt an schattigen Plätzen. Bei Anwendung künstlicher Wärme soll die Temperatur 35 °C nicht übersteigen. Neben den Blattknospen der S. werden auch die anderer Pappelarten gesammelt.

▷ *Drogenbeschreibung:* Die Droge (Pappelknospen, Populi gemma) besteht aus den getrockneten Blattknospen. Diese sind spitzkegelförmig, bis 3 cm lang und bis 0,6 cm dick. Sie besitzen 4 bis 6 glänzend braune, spitze, sich dachziegelartig deckende Schuppenblätter. Diese werden stellenweise von einer schwärzlichen, glänzenden Substanz bedeckt. Die Droge riecht aromatisch und schmeckt würzig und bitter.

▷ *Inhaltsstoffe:* Die Droge enthält ätherisches Öl mit dem Hauptbestandteil Caryophyllen, die Phenolglykoside Salicin und Populin, Flavonoide, Gerbstoffe und Harz.

▷ *Wirkung und Verwendung:* Die Pappelknospen regen die Harnausscheidung und die Ausschwemmung von Harnsäure an. Diese Wirkung wird den Phenolglykosiden zugeschrieben. Die Pappelknospen werden ausschließlich in der Volksmedizin bei rheumatischen Beschwerden (Gelenkschmerzen) und Entzündungen der harnableitenden Organe verwendet. Aus frischen Pappelknospen wurde durch Ausziehen mit heißem Vaselin Pappelsalbe hergestellt, die zur Behandlung von rheumatischen Beschwerden und Verbrennungen, Hämorrhoiden und Wunden diente. Ihre Anwendung ist nicht mehr gebräuchlich.

▷ *Nebenwirkungen:* nicht bekannt.

▷ *Geschichtliches:* Die S.knospen sind eine seit langem benutzte Droge. Die Pappelsalbe war bereits im Mittelalter bekannt und wurde auch im 16., 17. und 18. Jh. als kühlendes, schmerzlinderndes und schlafförderndes Medikament benutzt. Aus den jungen Knospen bereitete man das Pappelöl, das gegen Schmerzen verwendet wurde. ↑ **Tafel 54**

Schwarzwurz ↑ Beinwell.

Schwedenbitter ↑ Schwedenkräuter.

Schwedenkräuter: Drogenmischung, die in Anlehnung an eine alte schwedische Vorschrift in der Volksmedizin verwendet wird. Es sind mehrere Rezepturen bekannt. Zur Bereitung eines alkoholischen Auszuges *(Schwedenbitter)* werden z. B. 10 g Aloe, 10 g Angelikawurzel, 5 g Eberwurzwurzel, 10 g Campher, 10 g Manna, 5 g Myrrhe, 0,2 g Safran, 10 g Rhabarberwurzel, 10 g Sennesblätter und 10 g Zitwerwurzel mit 1,5 Liter Kornbranntwein oder Wodka angesetzt. Die Mischung wird 14 Tage lang unter wiederholtem Schütteln an einem warmen Ort aufbewahrt. Die Flüssigkeit wird durch einen Filter abgegossen und der Rückstand auf dem Filter leicht ausgedrückt. Der Schwedenbitter wird äußerlich und innerlich gegen eine Vielzahl von Erkrankungen und Beschwerden verwendet. Eine wissenschaftliche Begründung kann dafür zum überwiegenden Teil nicht gegeben werden. Äußerlich dient ein mit der Zubereitung getränkter Wattebausch, der auf die Stirn aufgelegt wird, gegen Kopfschmerzen. Auch die Anwendung bei Blutergüssen, Insektenstichen und Warzen soll wirksam sein. Tropfen- oder eßlöffelweise, mit Wasser oder Haustee verdünnt, eingenommen, wird der Schwedenbitter z. B. bei Verdauungsschwäche, Abgespanntheit sowie zur Schmerzlinderung (rheumatische Beschwerden, Koliken) verwendet.

Schweinetang ↑ Tang.

Schwermetallrückstände: Rückstände z. B. von Blei und Cadmium, die aus der Umweltbelastung stammen, in Drogen. So wie pflanzliche Lebensmittel können auch Drogen S. enthalten. Aufgrund der geringen Schwermetallrückstandsmenge und des geringen Verbrauchs an Drogen im Vergleich zu Lebensmitteln erwächst daraus kein Risiko. Trotzdem dürfen Arzneipflanzen in der unmittelbaren Nähe von Autobahnen und stark befahrenen Straßen nicht gesammelt werden, da hier die Gefahr einer stärkeren Verunreinigung mit Blei besteht. Die Rückstandsmenge in Drogen soll je Kilogramm höchstens 5 mg Blei und 0,2 mg Cadmium betragen.

Schwertlilie, Deutsche *, *Iris germanica:* ausdauernde, bis 1 m hohe Pflanze aus der Familie der Schwertliliengewächse (Iridaceae). Die D. S. bildet einen verdickten Wurzelstock, aus dem schwertförmige Blätter und ein hoher, sich verzweigender Stengel wachsen. An der Stengelspitze befinden sich große violette, selten weiße oder gelbe Blüten. Die Frucht ist eine 3fächerige Kapsel.

▷ *Blütezeit:* Mai, Juni.

▷ *Vorkommen:* Die Pflanze ist wahrscheinlich im Mittelmeergebiet heimisch. Sie ist in Mitteleuropa eingebürgert und an trockenen Böschungen, schattigen Abhängen und Weinbergen anzutreffen. Sie wird als Zierpflanze in Gärten gezogen und ist vielfach verwildert.

▷ *Drogengewinnung:* Die Wurzelstöcke 2- bis 4jähriger Pflanzen werden in den Monaten August bis Oktober gegraben. Die von den anhaftenden Wurzeln befreiten und gründlich gewaschenen Wurzelstöcke werden geschält und in dünner Schicht in der Sonne oder bei Temperaturen bis 35 °C getrocknet. Zur Drogengewinnung werden in einigen Ländern auch die Wurzelstöcke der *Blassen Schwertlilie (Iris pallida)* verwendet.

▷ *Drogenbeschreibung:* Die Droge (Veilchenwurzel, Iridis rhizoma) besteht aus den getrockneten Wurzelstöcken. Die Schnittdroge ist gekennzeichnet durch sehr unregelmäßig geformte, harte, weißliche oder gelblichweiße Stückchen, die außer Wurzelnarben keine Oberflächen- oder Querschnittsstrukturen erkennen lassen. Die Droge besitzt einen veilchenartigen Geruch und einen schwach aromatischen, etwas kratzenden Geschmack.

▷ *Inhaltsstoffe:* Die Droge enthält bis 0,2% ätherisches Öl, das unter anderem Myristinsäure und die den Geruch bedingenden Irone enthält, ferner Flavonoide, Gerbstoffe, Stärke und Schleim.

▷ *Wirkung und Verwendung:* Die Droge besitzt eine geringe auswurffördernde und aufgrund des Schleimgehaltes eine reizmildernde Wirkung. Sie wird deshalb als Bestandteil in einigen Hustentees verwendet. Früher wurde sie auch als galle- und harntreibendes Mittel sowie als Brechmittel benutzt. Die Verwendung der Veilchenwurzel als Kaumittel für zahnende Kinder ist aus hygienischer Sicht abzulehnen, da die feuchte Droge einen Nährboden für Mikroorganismen darstellt. Größere Bedeutung hat das aus der Droge gewonnene ätherische Öl, das als Geruchsstoff in kosmetischen Erzeugnissen und Zahnpulvern, als Zusatz zu Waschmitteln, aber auch in der Likör- und Tabakindustrie Verwendung findet.

▷ *Nebenwirkungen:* nicht bekannt.

▷ *Geschichtliches:* Bei der D.S. handelt es sich offenbar um einen schon in alter Zeit im Mittelmeergebiet entstandenen Bastard, dessen Eltern jedoch unbekannt sind. Schwertlilienarten waren bereits in der Antike unter dem Namen Iris bekannt und wurden auch arzneilich genutzt. Vermutlich hat es sich bei der damals als Iris illyrica bezeichneten Art um die D. S. gehandelt. Sie wurde auch im Capitulare de villis erwähnt. Der Wurzelstock diente damals als Mittel gegen Blasenleiden. Auch Hildegard von Bingen führte die D. S. als Arzneipflanze auf. Im 16. Jh. war die Pflanze in den mitteleuropäischen Gärten bereits weit verbreitet. Die damaligen Kräuterbücher empfahlen sie vor allem als Mittel gegen die Wassersucht. Ein Auszug aus der Wurzel sollte Flecken und Makel der Augen beseitigen. ↑ **Tafel 54**

Schwindsuchttee ↑ Lungenkraut.

Schwitzkur: Methode zur symptomatischen Behandlung z. B. von Grippe und Schnupfen. Zur Durchführung der S. trinkt der Patient 1 bis 2 Tassen heißen schweißtreibenden Tee (Linden-, Holunderblüten) und ruht, in ein feuchtwarmes Badetuch eingewickelt und warm zugedeckt, 1 bis 2 Stunden im Bett. Dabei setzt eine starke Schweißbildung ein. Das Auswickeln des Patienten erfolgt mit den Armen beginnend stufenweise, um eine plötzliche Abkühlung zu vermeiden. Der Körper wird warm abgewaschen und kräftig frottiert. Nach der S. soll eine Bettruhe von einigen Stunden eingehalten werden. Vorsicht! Herz und Kreislauf werden zusätzlich belastet.

Scopolamin: Alkaloid (Tropasäureester des Tropins) der Tollkirsche, des Bilsenkrauts und des Stechapfels. Das S. verursacht eine Pupillenerweiterung. Stärker ausgeprägt ist sein zentral dämpfender Effekt, der zur Behandlung von neurologischen und psychiatrischen Krankheiten genutzt wird. Das S. wird ferner in der Augenheilkunde zur Erleichterung der Fremdkörperentfernung und zur Diagnostik (S.augenöl) verwendet.

Secalealkaloide ↑ Mutterkornalkaloide.

Sedativa ↑ Beruhigungsmittel.

Seidelbast * †, *Gemeiner Seidelbast, Kellerhals, Daphne mezereum:* sommergrüner, bis 1,20 m hoher Strauch aus der Familie der Spatzenzungengewächse (Thymelaeaceae). Die Zweige des S. sind nur an den Enden beblättert. Die wechselständigen Blätter sind lanzettlich, ganzrandig und kurzgestielt. Sie erscheinen nach den Blüten. Die ungestielten Blüten sitzen meist zu zweit oder zu dritt in den Achseln der abgefallenen Vorjahrsblätter. Sie sind 4zählig, rosa bis leuchtend rot und duften stark. Die Frucht ist eine rote beerenartige Steinfrucht.

▷ *Blütezeit:* März, April.

▷ *Vorkommen:* Der S. ist in Europa und Teilen Asiens heimisch. Die Pflanze kommt in lichten Laubwäldern, besonders in Buchenwäldern, Gebüschen und Hochstaudenfluren (Alpenvorland) vor. Die Pflanze bevorzugt kalkhaltigen Boden.

▷ *Drogengewinnung:* Die Rinde des S. wurde vor der Blüte eingeschnitten und von Stämmen und Zweigen in langen Streifen abgezogen und getrocknet.

▷ *Drogenbeschreibung:* Die Droge (S.rinde, Mezerei cortex) besteht aus der getrockneten Rinde. Sie ist gekennzeichnet durch lange, zähe und biegsame Streifen, die auch rinnenförmig nach innen gewölbt sein können. Sie sind auf der Außenseite glatt, glänzend rotbraun, seltener graubraun, auch längsrunzelig und zeigen braune, breitovale Höcker. Die Innenseite ist gelblich und glänzend. Die Droge ist geruchlos und schmeckt anhaltend brennend scharf.

▷ *Inhaltsstoffe:* Die Droge enthält Daphnetoxin, Mecereumharz und Daphnin (Cumaringlykosid).

▷ *Wirkung und Verwendung:* die Droge wirkt aufgrund des Daphnetoxingehaltes stark hautreizend. Sie wurde früher für hautreizende Salben zur Behandlung rheumatischer Beschwerden benutzt. Die Verwendung ist nicht mehr üblich, da wirksame und gut dosierbare synthetische Arzneimittel zur Verfügung stehen.

▷ *Nebenwirkungen, Giftwirkung:* Das Berühren der Pflanze kann zu starken Entzündungen der Haut und der Schleimhäute führen. Die ganze Pflanze ist aufgrund des Daphnetoxingehaltes stark giftig.

▷ *Geschichtliches:* Die giftigen, im Mund und im Hals scharf brennenden Beeren des S. wurden früher als stark wirkendes abführendes und harntreibendes Mittel verwendet. Die Rinde war ein Bestandteil des sogenannten spanischen Fliegenpflasters, das als ableitendes Mittel gegen Zahnschmerzen, Kopfweh und Blutandrang benutzt wurde. Ein alkoholischer Auszug wurde Pflastern und Salben gegen rheumatische Beschwerden und Gicht zugesetzt. ↑ **Tafel 54**

Seifenkraut, *Echtes Seifenkraut, Waschkraut Saponaria officinalis:* ausdauernde, bis 70 cm hohe Pflanze aus der Familie der Nelkengewächse (Caryophyllaceae). Das S. treibt aus einem verzweigten Wurzelstock blütentragende und unfruchtbare Sprosse. Die Stengel sind aufrecht, feinflaumig behaart, an den Knoten etwas verdickt und rot überlaufen. Die gegenständigen Blätter sind dunkelgrün, ungestielt, lanzettlich und besitzen einen rauhen Rand. Die leicht rosarot schimmernden oder weißen, mitunter gefüllten Blüten stehen an der Spitze der Stengel in rispenartigen Blütenständen. Sie besitzen einen blaßgrünen, bauchigen Kelch. Die Frucht ist eine eiförmige Kapsel.

▷ *Blütezeit*: August, September.

▷ *Vorkommen*: Das S. ist in Mittel-, Ost- und Südeuropa sowie in Westsibirien und Vorderasien heimisch. Die Pflanze wächst auf mäßig trokkenen Brachflächen, in Auenlandschaften, an Ufern, Dämmen, Schuttplätzen oder Wegrändern und wird auch kultiviert.

▷ *Drogengewinnung:* Die Wurzeln und Ausläufer des S. werden meist von 2- bis 3jährigen Pflanzen in den Monaten August und September gegraben, gewaschen und schnell bei Temperaturen bis 60 °C getrocknet.

▷ *Drogenbeschreibung:* Die Droge (Seifenwurzel, S.wurzel, rote Seifenwurzel, Saponariae rubrae radix) besteht aus den getrockneten Wurzeln und Ausläufern. Die Schnittdroge ist gekennzeichnet durch die spröden Wurzelstückchen, die an der Außenseite rotbraun und grob längsrunzelig sind. Im Querschnitt zeigen sie eine dünne weißliche Rinde und einen gelben Holzkörper. Die Droge besitzt einen nur schwach wahrnehmbaren Geruch und einen zuerst süßlich-bitteren, dann kratzenden Geschmack.

▷ *Inhaltsstoffe:* Die S.wurzel enthält verschiedene Saponine, unter denen die Quillajasäure überwiegt. Daneben sind Zucker und andere Kohlenhydrate enthalten.

▷ *Wirkung und Verwendung:* Die Saponine der S.wurzel wirken in kleinen Mengen auswurffördernd, in größeren Mengen brechenerregend. Die Droge wurde als hustenlinderndes Mittel verwendet, inzwischen wird sie nur noch selten in Kombinationspräparaten eingesetzt. In der Volksmedizin findet die S.wurzel bei Hauterkrankungen (Ekzem, Flechte) und rheumatischen Beschwerden Verwendung.

Die wäßrigen Extrakte der Droge schäumen aufgrund des Saponingehaltes stark. Diese Wirkung wird bei der technischen Verwendung zur Herstellung von Zahnpasten, Seifen und Waschmitteln (Flekkenwasser) genutzt.

▷ *Nebenwirkungen:* bei üblicher Anwendung nicht bekannt. Bei zu hoher Dosierung kann die Reizwirkung der Saponine auf die Magenschleimhaut die Ursache für Unverträglichkeitsreaktionen sein.

▷ *Geschichtliches:* Wegen der vor allem in der Wurzel enthaltenen Saponine diente die Pflanze früher als Waschmittel. Die Kräuterbücher des 16. und 17. Jhs. empfahlen das S. als Arzneimittel gegen Engbrüstigkeit, keuchenden Atem und Syphilis sowie als schweißtreibendes und menstruationsförderndes Mittel. Man benutzte es ferner zur Bekämpfung der Madenwürmer.

↑ **Tafel 54**

Selbstmedikation, *Selbstbehandlung:* Anwendung von Arzneimitteln und physiotherapeutischen Maßnahmen bei Befindlichkeitsstörungen und leichten Erkrankungen ohne ärztliche Verordnung auf eigene Verantwortung. Eine S. kommt bei leichten Störungen im Magen-Darm-Bereich (Appetitlosigkeit, Blähungen, Sodbrennen, Erbrechen, Durchfall, Verstopfung), leichten psychischen Störungen (Nervosität, Einschlafstörungen), Husten und Erkältungskrankheiten, leichten Leber- und Gallenbeschwerden, leichten Verletzungen und Entzündungen der Haut und der Schleimhäute, leichten Kopf- und Gelenkschmerzen, Sonnenbrand, Hämorrhoiden, Warzen, Aphthen im Mund sowie übermäßiges Schwitzen in Betracht. Bei der S. nehmen pflanzliche Präparate (Phytopharmaka) sowie Drogen einen wichtigen Platz ein. Bei einer unsachgemäßen S. besteht jedoch die Gefahr der Verschleppung von Krankheiten oder der Verzögerung des Heilungsprozesses infolge nicht rechtzeitiger Inanspruchnahme ärztlicher Hilfe, der negativen Beeinflussung ärztlicher Behandlungsmaßnahmen sowie des Mißbrauchs z. B. von pflanzlichen Abführmitteln. Eine Selbstmedikation ist nicht angemessen und ärztlicher Rat ist erforderlich, wenn die Beschwerden länger andauern, der Zustand sich verschlechtert oder in schwerer Form wiederkehrt, starke Schmerzen auftreten, eines oder mehrere Arzneimittel erfolglos angewendet wurden, gegenteilige Reaktionen des Körpers auf die angewendeten Arzneimittel oder gleichzeitig Angst, Niedergeschlagenheit, Depression oder Übererregbarkeit auftreten. Die S. sollte normalerweise einen Zeitraum von 3 bis 7 Tagen nicht überschreiten.

Sellerie, *echter Sellerie, Eppich, Apium graveolens:* eine 2jährige, bis 1 m hohe Pflanze aus der Familie der Doldengewächse (Umbelliferae). Die Pflanze besitzt eine knollige Wurzel und bildet einen aufrechten und verzweigten Stengel. Die glänzenden dunkelgrünen Blätter sind ein- oder zweifach fiederteilig und besitzen annähernd rhombische, oft 3teilige Abschnitte. Die unscheinbaren gelblichen oder weißen Blüten bilden zahlreiche kleine Dolden. Die Frucht ist eine rundliche, bis 2 mm lange Spaltfrucht. Es werden mehrere Zuchtsorten (Stiel-S., Knollen-S., Schnitt-S.) kultiviert.

▷ *Blütezeit*: April bis Oktober.

▷ *Vorkommen*: Die Pflanze ist nur in Kulturen bekannt. Der wilde S. (Apium graveolens var. graveolens) kommt auf nassen, nährstoffreichen Salzböden und an Gräben vor und ist in Europa, Westasien, Nord- und Südafrika sowie Amerika verbreitet.

▷ *Drogengewinnung:* Die Wurzeln des S. werden im Herbst gegraben, gewaschen und von den Faserwurzeln befreit.

▷ *Drogenbeschreibung:* Die Droge (S.wurzel, Apii graveolentis radix) besteht aus den frischen Wurzeln. Sie sind knollenförmig, auf der Außenseite gelbbraun und im Inneren gelblichweiß. Die Droge riecht eigenartig würzig und schmeckt würzig und süßlich.

▷ *Inhaltsstoffe:* Die S.wurzel enthält ätherisches Öl u. a. mit Limonen, Pinen, Cymen und Ocimen, ferner Apiin (Flavonoid), Cumarine, Pflanzensäuren, Polyacetylene und Aminosäuren.

▷ *Wirkung und Verwendung:* Die S.wurzel wirkt wahrscheinlich aufgrund des Gehaltes an ätherischen Ölen schwach harntreibend, appetitanregend und verdauungsfördernd. Die Droge oder der frisch bereitete Preßsaft wird mitunter in der Volksmedizin als harntreibendes Mittel bei rheumatischen Beschwerden sowie Blasen- und Nierenentzündungen benutzt. Die Wirkung ist bisher nicht belegt. Früher wurde angenommen, daß die S.wurzel den Geschlechtstrieb anregt.
Neben der Wurzel werden in der Volksmedizin auch die Früchte und das Kraut der Pflanze als harntreibendes Mittel verwendet. Die Wurzel findet vor allem als Gemüse und Gewürz Verwendung.

▷ *Nebenwirkungen:* Allergische Haut-, Schleimhaut- und Allgemeinreaktionen sind möglich.

▷ *Geschichtliches:* Bereits Dioskurides und Plinius kannten die in Gärten gezogene Kulturform der S. Schon im Mittelalter war die S. eine verbreitete Gemüsepflanze, die auch arzneilich genutzt wurde. In den Kräuterbüchern des 16. und 17. Jhs. wurden die Wurzel, das Kraut und die Samen als Arzneimittel aufgeführt und als Mittel gegen Harnverhalten, Steinleiden und Gelbsucht empfohlen. Der ausgepreßte Saft diente zur Behandlung von Geschwüren sowie frischen und alten Wunden. Im Volksglauben galt der Genuß von S. als Aphrodisiakum für Männer. ↑ **Tafel 55**

Senegakreuzblume, *Klapperschlangenwurz, Polygala senega:* ausdauernde, bis 40 cm hohe Pflanze aus der Familie der Kreuzblümchengewächse (Polygalaceae). Die Pflanze treibt aus einer bis 15 cm langen spindelförmigen und gekrümmten oder etwas spiralig verdrehten Wurzel mehrere Stengel, die in den Achseln schuppenförmiger Niederblätter entspringen. Die Blätter sind schmal-lanzettlich, bis 8 cm lang und bis 3 cm breit. Auf der Oberseite sind sie kräftig grün, auf der Unterseite heller grün. Der Blattrand ist fein gezähnt. Die Blüten stehen in dichtgedrängten, bis 8 cm langen Trauben. Die Kronblätter sind blaßrötlich, die Flügel auch gelblichweiß und grünlich geadert. Die Frucht ist eine Kapsel.

▷ *Blütezeit*: Mai bis Juli.

▷ *Vorkommen*: Die S. ist im atlantischen bis mittleren Nordamerika heimisch und dort an lichten Waldstellen anzutreffen. In Indien und Rußland ist sie eingebürgert. Die S. wird kultiviert.

▷ *Drogengewinnung:* Die Wurzeln der S. werden im Frühjahr oder Herbst gegraben, gewaschen und getrocknet.

▷ *Drogenbeschreibung:* Die Droge (Senegawurzel, Klapperschlangenwurzel, Virginische Schlangenwurzel, Polygalae radix) besteht aus den getrockneten Wurzeln. Die Schnittdroge ist gekennzeichnet durch die unregelmäßigen braunen Teile des Wurzelkopfes und außen hell- oder dunkelbraune, meist längsrunzelige Wurzelstücke, die häufig eine kielförmige Verdickung zeigen. Auf dem Querschnitt der Wurzelstücke sind die helle Rinde und der gelbe Holzkörper erkennbar. Die Droge besitzt einen eigenartigen Geruch und schmeckt kratzend und etwas scharf.

▷ *Inhaltsstoffe:* Die Senegawurzel enthält 5 bis 10% Saponine, z. B. Senegin, ferner Lipide, Saccharide, Pflanzensäuren und Spuren von ätherischem Öl mit Methylsalicylat.

▷ *Wirkung und Verwendung:* Die Extrakte der Droge wirken aufgrund des Saponingehaltes auswurffördernd. Durch Reizung der Magenschleimhaut kommt es reflektorisch zu einer vermehrten Flüssigkeitsabsonderung in den Bronchien und damit zugleich zu einer Verflüssigung des zähen Schleims. Das Abhusten wird erleichtert.
Die Senegawurzelzubereitungen (Flüssig- und Trockenextrakte) werden auch in Form von Fertigerzeugnissen bei Bronchitis mit zähem oder zu geringem Schleim sowie Luftröhrenkatarrhen angewendet.
Zur Bereitung des Teeaufgusses wird 1/2 Teelöffel Droge (0,5 g; am besten grob gepulvert) mit kaltem Wasser angesetzt und zum Sieden erhitzt. Der Teeaufguß wird 10 bis 15 Minuten stehengelassen und durch ein Sieb abgegossen. 2- bis 3mal täglich wird 1 Tasse frisch bereiteter Tee warm getrunken.

▷ *Nebenwirkungen:* bei üblicher Dosierung nicht bekannt. Eine Überdosierung führt zu einer starken Reizung der Magenschleimhaut durch die Saponine und kann mit Übelkeit, Brechreiz, Magenschmerzen und Durchfall verbunden sein.

▷ *Geschichtliches:* Die Wurzel der S. wurde von den Senecaindianern (Irokesen) Nordamerikas als Mittel gegen Schlangenbisse verwendet. 1736 wurde sie von dem in Virginia ansässigen Arzt John Tennent als Arzneimittel eingeführt und gelangte auch nach Europa, war aber 1779 in Deutschland erst in wenigen Apotheken vorrätig. ↑ **Tafel 55**

Senf, Brauner ↑ Senf, Schwarzer.

Senf, Roter ↑ Senf, Schwarzer.

Senf, Schwarzer, *Brauner Senf, Roter Senf, Brassica nigra:* einjähriges, bis 1 m hohes Kraut aus der Familie der Kreuzblütengewächse (Cruciferae). Die Pflanze bildet im unteren Teil verzweigte, im oberen Teil verästelte, bläulich bereifte Stengel. Die wechselständigen Blätter sind gestielt, lanzettlich, die unteren fiederteilig und mit weißen Börstchen besetzt. Die gelben 4zähligen Blüten stehen büschelartig zusammengedrängt an der Spitze des Stengels und der Seitenzweige. Die Frucht ist eine 2klappige, 2 bis 3 cm lange Schote, die dem Stengel mehr oder minder anliegt.

▷ *Blütezeit:* Juni bis September.

▷ *Vorkommen:* Der S. S. ist im Mittelmeergebiet heimisch und wird weltweit in klimatisch gemäßigten Zonen angebaut. Er kommt wildwachsend z. B. im Rhein-, Mosel-, Neckar-, Main-, Weser-, Elbe-, Saale- und Unstrutgebiet vor.

▷ *Drogengewinnung:* Die Pflanzen werden geerntet, sobald die Schoten gelb werden und das Kraut vergilbt. Das Erntegut wird getrocknet, die Samen ausgedroschen und gereinigt. Es erfolgt eine sorgfältige Nachtrocknung bei Temperaturen bis 35 °C.

▷ *Drogenbeschreibung:* Die Droge (Senfsamen, schwarze Senfsamen, brauner Senf, grüner Senf, holländischer Senf, französischer Senf, Sinapis nigrae semen) besteht aus den getrockneten Samen. Sie sind annähernd kugelig, 1 bis 1,5 mm im Durchmesser, dunkelrotbraun, vereinzelt auch heller. Das Innere der Samen ist gelb. Die unzerkleinerte Droge ist geruchlos, schmeckt anfangs mild ölig und etwas säuerlich, dann brennend scharf.

▷ *Inhaltsstoffe:* Die Droge enthält Senfölglykoside (Glucosinolate), die in Gegenwart von Wasser durch das ebenfalls vorhandene Enzym Myrosinase zu den Senfölen umgewandelt werden. Daneben sind bis 30% fettes Öl, Sinapin (Cholinester der Sinapinsäure), Schleimstoffe und Flavonoide vorhanden.

▷ *Wirkung und Verwendung:* Die Senföle besitzen eine stark hautreizende und durchblutungsfördernde Wirkung. Die Droge wird in der Volksmedizin als Senfpflaster oder Breiumschlag (Senfwikkel) äußerlich bei akuter Bronchitis, Rippenfellentzündung und rheumatischen Beschwerden verwendet. Inzwischen ist ihre Bedeutung gering, da einfacher anwendbare Arzneimittel zur Verfügung stehen. Zur Bereitung des Breiumschlags wird die Droge grob gepulvert und mit handwarmem Wasser zu einem dicken Brei verrührt. Nach einigen Minuten bilden sich augenreizende Senföldämpfe. Der Breiumschlag wird auf ein geeignetes textiles Material aufgestrichen und auf die zu behandelnde Körperpartie gelegt. Sobald ein starkes Brennen der Haut einsetzt (etwa nach 10 Minuten, bei Kindern nach 3 Minuten) wird der Umschlag entfernt und die Haut abgewaschen. Die hautreizende Wirkung hält 24 bis 48 Stunden an. Auch Vollbäder bei Gefäßerkrankungen werden angewendet.
Die Senfsamen finden als Gewürz z. B. für Marinaden, Wurst, Fischkonserven und zur Herstellung von Speisesenf Verwendung.

▷ *Nebenwirkungen:* Die hautreizende Wirkung der Senföle ist sehr stark. Bei unsachgemäßer Anwendung kann es zu Blasenbildung auf der Haut und zu schwer heilenden Wunden kommen. Senfpflaster und -breiumschläge sollen nicht bei Kreislaufschäden und Venenerkrankungen verwendet werden. Eine innerliche Gabe in hoher Dosierung kann schwere Krämpfe und Schmerzen sowie Nierenschäden verursachen. Allergische Reaktionen sind möglich, jedoch selten. Von einer Anwendung bei Krampfadern wird abgeraten.

▷ *Geschichtliches:* Der S. S. hat eine ähnliche Geschichte wie der Weiße Senf. Er wurde auch in gleicher Weise genutzt. Seine Samen (Senfkörner) fanden als Küchengewürz Verwendung und dienten zur Bereitung eines fetten Öls. Dieses wurde erstmalig 1730 von Hermann Boerhaave hergestellt. ↑ **Tafel 55**

Senf, Weißer, *Echter Senf, englischer Senf, Sinapis alba:* einjähriges, bis 60 cm hohes Kraut aus der Familie der Kreuzblütengewächse (Cruciferae). Die meist überall steifhaarige Pflanze bildet einen aufrechten, gefurchten Stengel. Die wechselständigen Blätter sind ungleichmäßig fiederspaltig. Die Blüten bilden einen endständigen traubig-doldigen Blütenstand. Sie sind 4zählig, gelb und im aufgeblühten Zustand stehen die 4 Kelchblätter waagerecht ab. Die Frucht ist eine steifborstig behaarte, 2 bis 4 cm lange Schote. Sie wird durch eine Scheidewand längsgeteilt und enthält in jedem Fach 2 bis 4 gelbliche Samen.

▷ *Blütezeit*: Juni, Juli.

▷ *Vorkommen*: Der W. S. ist wahrscheinlich im Mittelmeergebiet heimisch. Er wird vielfach auch als Öl- und Futterpflanze angebaut. Verwildert ist er mitunter auf kalkhaltigem, mäßig trockenem bis feuchtem Ödland zu finden.

▷ *Drogengewinnung:* In den Monaten Juli und August werden die reifen Bestände des W. S. gemäht und die Samen nach dem Trocknen des Krauts abgetrennt, gesäubert und nachgetrocknet.

▷ *Drogenbeschreibung:* Die Droge (weiße Senfsamen, weißer Senf, Gelbsenf, Sinapis albae semen) besteht aus den getrockneten Samen. Sie sind kugelig, 2 bis 2,5 mm im Durchmesser, außen schwach rötlichgelb, matt und innen hellgelb. Die Droge besitzt keinen deutlich wahrnehmbaren Geruch und schmeckt beim Kauen anfangs mild ölig, später brennend scharf.

▷ *Inhaltsstoffe:* Die Droge enthält bis etwa 2,5% Sinalbin, ein Glykosid, aus dem in Gegenwart von Wasser durch das ebenfalls enthaltene Enzym Myrosinase nichtflüchtiges Hydroxybenzoylisothiocyanat (Sinalbinsenföl) entsteht; ferner Sinapein, Steroide, fettes Öl und Schleim.

▷ *Wirkung und Verwendung:* Die Droge wirkt aufgrund des Sinalbinsenfölgehaltes hautreizend und hemmend auf das Wachstum von Bakterien. Die hautreizende Wirkung der Droge ist jedoch wesentlich milder als die des schwarzen Senfs (↑ Senf, Schwarzer). Weiße Senfsamen werden bei Katarrhen der Luftwege sowie bei chronisch-degenerativen Gelenkerkrankungen und Weichteilrheumatismus verwendet. Die Anwendung erfolgt äußerlich als Breiumschlag. Dazu werden 4 Eßlöffel der gepulverten Samen unmittelbar vor der Anwendung mit warmem Wasser zu einer breiartigen Masse verrührt. Umschläge verbleiben bei Kindern 5 bis 10 Minuten, bei Erwachsenen 10 bis 15 Minuten auf der Haut. Die Anwendung soll höchstens bis zu zwei Wochen erfolgen (Gefahr von Nervenschädigungen). Die in der Volksmedizin noch übliche innerliche Anwendung bei Verdauungsstörungen kann wegen der Gefahr von Nebenwirkungen nicht empfohlen werden. Bei Kindern unter 6 Jahren und bei Nierenkranken soll keine Anwendung erfolgen. Die Droge wird zur Tafelsenfherstellung und als Gewürz für Fisch, Fleisch, Soßen, Marinaden und Sülzen sowie zur Gewinnung des fetten Öls benutzt.

▷ *Nebenwirkungen:* Eine innerliche Gabe in zu hoher Dosis kann zu schmerzhaften Reizungen des Magen-Darm-Kanals führen. Allergische Reaktionen sind möglich.

▷ *Geschichtliches:* Der W. S. wurde bereits von den Griechen und Römern angebaut und als Arznei- und Gewürzpflanze (zur Bereitung von Senf) genutzt. Von den Römern gelangte die Pflanze in die Länder nördlich der Alpen. Hier wurde der W. S. bereits im Mittelalter in Gärten und auf Feldern angebaut und zur Senfbereitung genutzt. Damals wurden auch die Blätter als Gemüse gegessen. Darüber hinaus fand er arzneiliche Verwendung. Die Kräuterbücher des 16. und 17. Jhs. empfahlen den W. S. als appetitanregendes und magenstärkendes Mittel sowie gegen Fieber, Skorbut, Steinleiden, Ohrensausen und Erfrierungen, aber auch zur Bereitung von Zugpflastern. ↑ **Tafel 55**

Senna, *Kassie, Sennespflanze, Cassia:* 2 Halbsträucher aus der Familie der Hülsenfruchtgewächse (Leguminosae/Saesal-piniaceae).

Die *Tinnevelly-S. (Cassia angustifolia)* ist eine bis 1,50 m hohe Pflanze mit paarig gefiederten Blättern. Die Fiederblätter sind bis 6 cm lang und bis 1,2 cm breit, kurz gestielt, ganzrandig, lanzettlich, am Blattgrund asymmetrisch und laufen in eine kleine Stachelspitze aus. Die gelben Blüten stehen in Trauben in den Achseln der Blätter. Die Frucht in eine annähernd nierenförmige, bis 6 cm lange und 1,5 cm breite, flache, braune Hülse.

Die *Alexandriner Senna (Cassia senna)* ist der Tinnevelly-S. ähnlich. Sie besitzt jedoch etwas kleinere Fiederblätter und Früchte und ist im Wuchs etwas niedriger.

▷ *Vorkommen*: Die Tinnevelly-S. ist auf beiden Seiten des Roten Meeres (Ostafrika und Arabien) und in den Küstengebieten des Indischen Ozeans heimisch. Sie wird um Tinnevelly (Tirunelveli), das im Süden Vorderindiens liegt, kultiviert.

Die Alexandriner S. (nach dem Ausfuhrhafen) ist in Nord- und Ostafrika heimisch. Sie wird im Niltal (Oberägypten, Sudan) kultiviert. Wildvorkommen der Pflanze werden im mittleren Nilgebiet südlich von Assuan genutzt.

▷ *Drogengewinnung:* Die Ernte der Blätter erfolgt in den Monaten August und September sowie im März vor der Fruchtreife durch Abstreifen von den Zweigen. Die Früchte werden geerntet, wenn sie voll ausgereift sind. Das Erntegut wird im Schatten getrocknet.

▷ *Drogenbeschreibung:* Die Blattdroge (Sennesblätter, Sennae folium) besteht aus den getrockneten Blättern der genannten 2 Stammpflanzen. Die Schnittdroge ist gekennzeichnet durch dünne, etwas starre und zerbrechliche, hellgrüne oder gelblichgrüne Blattstücke, die teilweise den glatten Blattrand und den kurzen Blattstiel erkennen lassen. Besonders charakteristisch sind die asymmetrischen Stücke der Blattspreitenbasis und die Stücke der Blattspitzen mit der bogenförmig verwachsenen Nervatur und den oft erhaltenen Stachelspitzchen. Die Droge besitzt einen schwach wahrnehmbaren Geruch und schmeckt anfangs süßlich, dann bitter.

Die Fruchtdroge (Sennesfrüchte, Sennae fructus angustifoliae) besteht aus den getrockneten Senneshülsen. Die Schnittdroge ist gekennzeichnet durch die flachen, braun- oder graugrünen, papierartigen Hülsenstücke. Vereinzelt sind annähernd herzförmige, helle oder graugrüne, harte Samen vorhanden. Die Droge besitzt einen schwach wahrnehmbaren Geruch und schmeckt zuerst schleimig-süßlich, dann etwas bitter und kratzend.

▷ *Inhaltsstoffe:* Die Sennesblätter enthalten bis 3% Sennoside (Anthranoide) sowie Aloeemodinglykosid. Daneben kommen Schleim und Flavonoide in der Droge vor. Die Sennesfrüchte enthalten ebenfalls Sennoside (bis 5%) mit einer von den Blättern etwas abweichenden Zusammensetzung. Außerdem sind Flavonoide in der Droge vorhanden. Die Sennesfrüchte enthalten weitaus weniger Aloe emodinglykosid.

▷ *Wirkung und Verwendung:* Die Sennesblätter und -früchte besitzen aufgrund des Gehaltes an Sennosiden eine abführende Wirkung. Die Sennoside entfalten ihre Wirkung im Darm. Hier werden sie von den Darmbakterien in die wirksamen Formen (Anthrone, Anthranole und Dianthrone) umgewandelt. Diese reizen die Darmschleimhaut und führen zu einer verstärkten Schleimabsonderung und Darmbewegung (Peristaltik). Gleichzeitig wird die Aufnahme von Wasser und Salzen aus dem Darminhalt gehemmt, der Stuhl wird erweicht. Beide Drogen werden bei akuter Stuhlverstopfung sowie bei Erkrankungen, die eine leichte Darmentleerung mit weichem Stuhl erfordern, angewendet, z. B. bei Hämorrhoiden, nach operativen Eingriffen und zur Darmentleerung im Zusammenhang mit diagnostischen Maßnahmen.
Zur Bereitung des Tees wird 1 gehäufter Teelöffel Droge (1,5 g oder weniger) mit 1 Tasse (150 ml) heißem Wasser übergossen und 10 bis 15 Minuten bedeckt stehengelassen. Die Droge kann auch mit kaltem Wasser 2 bis 3 Stunden oder länger ausgezogen werden. Der Teeaufguß wird durch ein Sieb abgegossen. Morgens oder am besten abends vor dem Schlafengehen wird 1 Tasse Tee getrunken. Die Wirkung tritt nach 8 bis 12 Stunden ein.

▷ *Nebenwirkungen:* bei bestimmungsgemäßer, kurzzeitiger Anwendung nicht bekannt. Ständiger Gebrauch ist zu vermeiden. Bei langdauernder Anwendung oder Überdosierung der Drogen kann es zu einer Störung des Wasser- und Salzhaushaltes im Organismus kommen sowie zu einer Ausscheidung von Eiweiß und Blut im Harn. Insbesondere führt der Kaliumverlust zu einer Gewöhnung an das Abführmittel und zu einer verstärkten Verstopfungsneigung. Die Sennesblätter und -früchte sind deshalb nicht bei chronischer Stuhlverstopfung anzuwenden. Auch während der Schwangerschaft und Stillperiode sowie bei Herzglykosidbehandlung ist die Einnahme zu vermeiden. Krampfartige Leibschmerzen und Abgang dünnflüssiger Stühle sind auf eine zu hohe Dosierung zurückzuführen.
Gegenanzeige: Bei Darmverschluß dürfen S.präparate nicht angewendet werden.

▷ *Geschichtliches:* Im Altertum kannten die Griechen und Römer diese Droge noch nicht. Erstmalig erwähnten die arabischen Ärzte Serapion und Mesue die Senna und wiesen auch auf die Abführwirkung hin. Sie wurde erst im 9. Jh. durch arabische Ärzte in Europa bekannt. In den Kräuterbüchern des 16. und 17. Jhs. wurde sie als das gebräuchlichste Abführmittel, das auch Schwangeren und Kindern verabreicht werden könne, empfohlen, aber auch als Mittel gegen Grind, Flechten, Melancholie, langwieriges Fieber, Schwindelanfälle, Epilepsie sowie Seh- und Hörschwäche erwähnt. ↑ **Tafel 56**

Senna, Alexandriner ↑ Senna.

Sennoside, *Dianthronglykoside:* Inhaltsstoffe der Sennesblätter und -früchte. Sie gehören chemisch zu den Anthranoiden. Die S. bewirken die Abführwirkung der beiden Drogen. Sie entfalten ihre Wirkung im

Darm. Dort werden sie von den Darmbakterien in die wirksamen Formen umgewandelt. Diese reizen die Darmschleimhaut und führen zu einer verstärkten Schleimabsonderung und Darmbewegung (Peristaltik). Gleichzeitig wird die Aufnahme von Wasser und Salzen aus dem Darminhalt gehemmt und der Stuhl wird erweicht. Eine länger andauernde Anwendung sennosidhaltiger Zubereitungen kann zu Störungen im Wasser- und Salzhaushalt des Organismus führen und eine Gewöhnung an das Abführmittel sowie eine verstärkte Neigung zur Verstopfung verursachen.

Serenoa repens ↑ Sägezahnpalme.

Sesam, *Sesamum indicum:* einjähriges, bis 1,20 m hohes Kraut aus der Familie der Sesamgewächse (Pedaliaceae). Die Pflanze ist in Abhängigkeit von der Zuchtsorte unverzweigt oder reichverzweigt. Die kurzgestielten Blätter sind gegenständig oder wechselständig angeordnet. Sie sind ganzrandig oder gelappt. Die Blüten sind weiß oder rötlich, glockig und undeutlich 2lippig. Die Frucht ist eine 2- bis 10fächerige Kapsel mit zahlreichen 2 bis 3,5 mm langen, gelblichen oder schwach bräunlichen Samen.

▷ *Vorkommen*: Der S. ist im tropischen Afrika heimisch und nur in Kulturen bekannt. Die Pflanze wird in vielen tropischen und subtropischen Ländern, besonders in China, Indien, Tansania und Ägypten, kultiviert. Es existiert eine große Anzahl von Sorten.

▷ *Drogengewinnung:* Das Kraut des S. wird kurz vor der Vollreife geschnitten und anschließend getrocknet. Die Samen werden durch Ausdreschen abgetrennt. Die Reinigung erfolgt durch Sieben und Ausblasen. Das fette Öl der S.samen wird durch Kaltpressung gewonnen.

▷ *Drogenbeschreibung:* Die Droge (S.öl, Sesami oleum) ist eine klare, farblose Flüssigkeit. Das S.öl besitzt keinen wahrnehmbaren Geruch und schmeckt mild ölig. Es gehört zu den halbtrocknenden Ölen.

▷ *Inhaltsstoffe:* Das S.öl besteht zu 35 bis 60% aus Glyceriden der Öl- und Linolsäure und enthält als charakteristischen Bestandteil Sesamin (Lignanverbindung).

▷ *Wirkung und Verwendung:* Die Droge dient als Hilfsstoff zur Herstellung von Pflastern, Linimenten und kosmetischen Erzeugnissen. In erster Linie wird S.öl als Speiseöl und zur Margarineherstellung verwendet. Die S.samen werden in der Nahrungs- und Süßwarenindustrie an Stelle von Nüssen sowie zur Herstellung von Kartoffel- und Maischips verwendet und zu Reformnahrungsmitteln verarbeitet.

▷ *Nebenwirkungen:* nicht bekannt.

▷ *Geschichtliches:* Der S. ist eine der ältesten angebauten Pflanzen, die zur Gewinnung eines fetten Öls dienen. Vor etwa 3500 Jahren drang die S.kultur aus Indien in die Euphratländer vor, wo nach Herodots Angaben das gesamte Öl aus S.samen gewonnen wurde. Etwa seit 500 v. Chr. wurde auch in Ägypten S. angebaut. In den Kräuterbüchern des 16. und 17. Jhs. wurde das über Alexandria und Venedig importierte und in den Apotheken geführte S.öl als schmerzstillendes Mittel vor allem bei Ohrenschmerzen sowie als Mittel gegen Husten und Heiserkeit empfohlen. ↑ **Tafel 56**

Sesamum indicum ↑ Sesam.

Sevikraut ↑ Sadebaum.

Sevistrauch ↑ Sadebaum.

Sexualtonika: Mittel, die den Geschlechtstrieb fördern sollen. Bestandteile der S. sind häufig Yohimbin, Extrakte aus ↑ Muira Puama, ↑ Colanuß, ↑ Ginsengwurzel, ↑ Lecithin und Vitamine.

Signaturenlehre: auf die Antike zurückgehende, wissenschaftlich unbegründete Auffassung, nach der die Arzneipflanzen äußere Zeichen, z. B. Form, Farbe, Geruch, Geschmack, besitzen, die auf ihre Wirksamkeit bei bestimmten Krankheiten hinweisen. So sollten z. B. Pflanzen mit gelbem Milchsaft bei Gallenbeschwerden, Pflanzen mit herzförmigen Blättern bei Herzkrankheiten und Pflanzen mit rotem Saft bei Erkrankungen des Blutes wirksam sein. Die S. wurde besonders durch den Einfluß von Paracelsus gefördert.

Silberblatt ↑ Gänsefingerkraut.

Silberdistel ↑ Eberwurz.

Silberkerze ↑ Wanzenkraut.

Silberweide ↑ Weiden.

Silybum marianum ↑ Mariendistel.

Sinapis alba ↑ Senf, Weißer.

Sirup: dickflüssige Zubereitung, die mindestens 50% Zucker enthält und zum Einnehmen bestimmt ist. Der S. kann Fruchtsäfte, z. B. Kirsch- oder Himbeersaft, Drogenextrakte, z. B. Thymianfluidextrakt, sowie Arzneistoffe, z. B. Emetin oder Codein, enthalten. Die S. finden besonders als Hustenmittel und geschmackverbessernde Zubereitungen, vor allem in der Kinderheilkunde, Verwendung.

Skabies ↑ Krätze.

Sodbrennen: brennendes Gefühl im Magen und in der Speiseröhre infolge des Aufsteigens von Magen- und/oder Dünndarminhalt. Das S. muß keine Folge zu starker Magensäurebildung sein, sondern kann andere Ursachen, z. B. Unverträglichkeit von Speisen und Getränken, haben. Zur Behandlung dienen häufig Arzneimittel mit säurebindenden Eigenschaften (Antazida). In der Volksmedizin wird auch Schafgarbentee verwendet.

Sojabohne, *Glycine max:* einjährige krautige, bis 90 cm hohe Pflanze aus der Familie der Hülsenfruchtgewächse (Leguminosae). Die Blätter sind langgestielt, 3zählig und behaart. Die kleinen weißen, violetten oder roten Blüten stehen in lockeren traubigen Blütenständen. Sie besitzen einen glockigen behaarten Kelch. Die Frucht ist eine Hülse, die bis 4 Samen enthält.

▷ *Blütezeit*: Juli, August.

▷ *Vorkommen*: Die S. ist in Südostasien heimisch. Sie wird in Gebieten mit sommerwarmem Klima in Asien, Südosteuropa und den USA kultiviert.

▷ *Drogengewinnung:* Das Kraut der S. wird nach dem Abwelken gemäht und die Samen ausgedroschen. Das Sojaöl wird durch Auspressen oder Extraktion mit Lösungsmitteln gewonnen.

▷ *Drogenbeschreibung:* Die Droge (S.n, Sojae semen) besteht aus den getrockneten Samen. Sie sind schwarz glänzend, weiß, gelb, braun, grünlich oder rot, bis 1 cm lang und bis 6 mm breit. Die Droge ist recht verschieden gestaltet, fast kugelig, etwas abgeflacht oder eiförmig. Die Droge ist geruchlos und schmeckt ölig.

▷ *Inhaltsstoffe:* Die S.n enthalten 35 bis 50% Eiweiß und 13 bis 24% fettes Öl, Phosphatide (Pflanzenlecithin) und Saponine. Das Sojaöl besteht aus den Glyceriden der Linol-, Öl-, Linolen-, Palmitin- und Stearinsäure.

▷ *Wirkung und Verwendung:* Aus der Droge wird ↑ Lecithin gewonnen, das in Form von Fertigerzeugnissen als Kräftigungsmittel sowie zur Unterstützung diätetischer Maßnahmen bei leichten Formen von Fettstoffwechselstörungen (erhöhte Cholesterinwerte) verwendet wird. Die S. dienen vor allem zur Gewinnung des fetten Öls. Das gereinigte Sojaöl wird als Infusion zur künstlichen Ernährung sowie als Rohstoff für die Margarineherstellung verwendet. Aus der Droge werden außerdem Vollfettsojamehl, Sojaeiweißkonzentrat und Sojamilch hergestellt.

▷ *Nebenwirkungen:* bei Anwendung von Lecithinpräparaten nicht bekannt.

▷ *Geschichtliches:* Die S. ist eine alte Nahrungs- und Ölpflanze der ostasiatischen Hochkulturen. Dort wurde sie auch seit alter Zeit arzneilich genutzt. Im 18. Jh. wurde die S. nach Europa gebracht, sie erlangte aber nur im Südosten eine gewisse Bedeutung als Kulturpflanze.
↑ **Tafel 56**

Solanum dulcamara ↑ Bittersüß.

Solidago canadense ↑ Goldrute.

Solidago gigantea ↑ Goldrute.

Solidago virgaurea ↑ Goldrute.

Sommereiche ↑ Eiche.

Sommerlinde ↑ Linde.

Sommerzwiebel ↑ Zwiebel.

Sonnenblume, *gewöhnliche S., Sonnenrose, Helianthus annuus:* einjährige, bis 3 m hohe krautige Pflanze aus der Familie der Korbblütengewächse (Asteraceae). Der aufrechte, kräftige Stengel der S. trägt im unteren Teil große herzförmige Blätter und ist meist unverzweigt. Die großen Blütenköpfe erreichen einen Durchmesser von 8 bis 30 cm und befinden sich meist einzeln an den Stengelspitzen. Sie besitzen leuchtendgelbe unfruchtbare Zungenblüten und braune Röhrenblüten. Die Frucht ist eine Achäne (S.nkern).

▷ *Blütezeit*: August bis Oktober.

▷ *Vorkommen*: Die S. ist in Nordamerika und Mexiko heimisch. Sie wird als Öl-, Futter- oder Zierpflanze weltweit in vielen Sorten mit unterschiedlichem Ölgehalt der Früchte kultiviert.

▷ *Drogengewinnung:* Die S.nkerne werden zur Reifezeit in den Monaten August bis Oktober geerntet. Aus ihnen wird durch Kaltpressung das S.nöl gewonnen.

▷ *Drogenbeschreibung:* Die Droge (S.nöl, Helianthi oleum) ist eine klare, farblose oder schwach gelbliche Flüssigkeit. Die Substanz trocknet nicht an der Luft. Geruch und Geschmack des Öls sind schwach wahrnehmbar.

▷ *Inhaltsstoffe:* Das S.nöl enthält neben anderen Fettsäuren etwa 35% Linolsäure und 10% Linolensäure als Glyceride.

▷ *Wirkung und Verwendung:* Das S.nöl wird pharmazeutisch zur Herstellung verschiedener Arzneiformen, z. B. Salben, Pflaster und

Emulsionen, verwendet. Überwiegend dient es jedoch als Speiseöl.

▷ *Nebenwirkungen:* nicht bekannt.

▷ *Geschichtliches:* Die Wildform der S. wurde von den Indianern Nordamerikas genutzt. Erst in der Mitte des 16. Jhs. wurde die S. von den Spaniern nach Europa gebracht, wo sich die einjährige Art schnell als Gartenzierpflanze ausbreitete. In Deutschland läßt sich die S. erstmals 1578 in Annaberg im Erzgebirge nachweisen. Ihr Anbau als Öl- und Futterpflanze begann erst im 19. Jh. in Rußland. Die Autoren der alten Kräuterbücher kannten noch keine arzneiliche Verwendung. Mitunter wurden die jungen Stengel und Blütenknospen als Gemüse gegessen. ↑ **Tafel 56**

Sonnenhut, Schmalblättriger *Sonnenhut, Schmalblättrige Kegelblume, Schmalblättriger Igelkopf, Echinacea angustifolia:* ausdauernde, bis 90 cm hohe krautige Pflanze aus der Familie der Korbblütengewächse (Asteraceae). Der S. treibt aus einer pfahlartigen, verzweigten Wurzel einen einfachen, im oberen Teil hohlen und unter dem Blütenköpfchen verdeckten Stengel. Die dunkelgrünen Blätter sind lanzettlich oder elliptisch, ganzrandig sowie auf beiden Seiten höckerig. Die grundständigen Blätter sind langgestielt, die oberen Stengelblätter kurzgestielt oder sitzend. Die Blütenköpfchen besitzen einen kegelförmig gewölbten Blütenstandboden. Die Zungenblüten sind rosa oder rot, die Röhrenblüten grünlich. Ferner sind dunkelrote Spreublätter vorhanden, die zur Zeit der Fruchtreife dunkelbraun und steif werden. Sie sind doppelt so lang wie die Röhrenblüten. Die ganze Pflanze ist rauh behaart. Die Frucht ist eine einsamige Schließfrucht. Zur Drogengewinnung dient auch der *purpurfarbene S. (Echinacea purpurea)* und der der *blaßfarbene, schmalblättrige S. (E. pallida)*. Sie sind dem schmalblättrigen S. im Aussehen ähnlich.

▷ *Blütezeit:* Juni bis September.

▷ *Vorkommen:* Der S. ist im mittleren Teil Nordamerikas heimisch. Die Pflanze wächst dort auf Feldern und in lichten Wäldern. In Mitteleuropa werden S.arten in Gärten als Zierpflanzen gezogen und als Arzneipflanzen angebaut.

▷ *Drogengewinnung:* In den Monaten Juli bis September wird das Kraut des S. geerntet und frisch verarbeitet oder mit künstlicher Wärme bei Temperaturen bis 45 °C getrocknet. Die Wurzeln werden im Herbst oder im zeitigen Frühjahr gerodet, gewaschen und bei Temperaturen bis 45 °C getrocknet.

▷ *Drogenbeschreibung:* Die Krautdroge (S.kraut, Sonnenhutkraut, Echinaceae angustifoliae herba) besteht aus den getrockneten oberirdischen Pflanzenteilen. Sie ist gekennzeichnet durch rauhe, teilweise hohle Stengelteile und auf beiden Seiten dunkelgrüne, etwas höckerige und rauhhaarige Blätter. Daneben sind Blüten mit kegelförmigen Blütenstandböden, rauhhaarigen Kelchen und braunen Spreublättern vorhanden. Die Droge riecht schwach aromatisch und schmeckt etwas bitter.

Die Wurzeldroge (S.wurzel, Sonnenhutwurzel, E. angustifoliae/pallidae radix) besteht aus den getrockneten Wurzeln. Sie sind graubraun, längsgestreift, unregelmäßig verzweigt und verschieden dick. Die Wurzeln haben einen kurzfaserigen Bruch. Die Droge riecht aromatisch und schmeckt süßlich-scharf.

▷ *Inhaltsstoffe:* Der S. enthält Alkamide und Kaffeesäurederivate, ferner Polyine, Echinacoid, Polysaccharide (nur im Kraut) und Phenolcarbonsäuren.

▷ *Wirkung und Verwendung:* Die Extrakte der Kraut- und Wurzeldroge des S. wirken aktivierend auf die körpereigenen Abwehrkräfte (↑ Immunstimulierung). An dieser Wirkung sind die Polysaccharide und Alkamide sowie die Kaffeesäurederivate und Polyine beteiligt. Auch die Heilung von Entzündungen und Wunden wird gefördert. Anwendungsgebiete von Arzneimitteln (Fertigpräparate), die standardisierte Drogenextrakte enthalten, sind die Erhöhung der Abwehrkräfte des Organismus bei grippalen Infekten, fieberhaften Erkrankungen und chronischen Gelenkentzündungen sowie bei Entzündungen im Hals-Nasen-Rachen- und Harnwegsbereich.

▷ *Nebenwirkungen:* nicht bekannt.

▷ *Geschichtliches:* Die Pflanze wurde bereits von den indianischen Ureinwohnern seit langem medizinisch verwendet und galt als ein sehr gutes Antiseptikum gegen Entzündungen, Eiterungen und Furunkel. Die Sioux-Indianer gebrauchten die Wurzel als Gegenmittel bei Schlangenbissen. Die Art gelangte erst im 19. Jh. als Zierpflanze nach Europa, so daß sie in den älteren Kräuterbüchern keine Erwähnung fand. Als Arzneipflanze wird der S. in Mitteleuropa erst in neuerer Zeit genutzt, ↑ **Tafel 57**

Sonnentau, Langblättriger, *Drosera madagascariensis:* ausdauernde, bis 50 cm hohe Pflanze aus der Familie der Sonnentaugewächse (Droseraceae). Der L. S. bildet einen Stengel mit wechselständigen Blättern, die an den Zweigenden schopfig angeordnet sind (die älteren, verwelkten Blätter hängen herab). Die Blätter besitzen eine verkehrt-eiförmige, bis 15 mm lange und bis 4 mm breite, in den Stiel verschmälerte Spreite. Auf der Oberseite befinden sich rote Drüsenhaare (Tentakeln). Die dunkelroten Blüten sind radiär und in traubigen Blütenständen vereinigt. Die Frucht ist eine Kapsel. Neben dem L. S. werden auch noch andere Sonnentauarten zur Drogengewinnung verwendet.

Der *Rundblättrige Sonnentau * (Drosera rotundifolia)* besitzt langgestielte, grundständige, rosettenartig angeordnete Blätter mit fast kreisrunder Blattspreite, auf der sich viele rote Drüsenhaare befinden. Die nicht sehr zahlreichen weißen Blüten bilden traubige Blütenstände am Ende der bis 20 cm langen unbeblätterten Blütentriebe.

Der *Langblättrige Sonnentau * (Drosera anglica)* besitzt gestielte linealische Blätter mit roten Drüsenhaaren. Die Blütentriebe sind bis 20 cm lang.

Der *Mittlere Sonnentau * (Drosera intermedia)* besitzt bogig aufsteigende, bis 10 cm lange Blütentriebe, die nur wenig länger als die verkehrt-eiförmigen Blätter sind. Die Blätter tragen zahlreiche rote Drüsenhaare.

▷ *Blütezeit*: Langblättriger, Rundblättriger und Mittlerer Sonnentau Juli, August.

▷ *Vorkommen*: Der L. S. ist in Mittel- und Nordeuropa, Nordasien, Teilen Japans und in Nordamerika verbreitet und auf Madagaska heimisch. Er wächst dort in den immergrünen Hartlaubgebüschen. Der R. S. ist in Europa, Nordasien, im Libanon,

Kaukasus, in Japan und Nordamerika verbreitet und kommt in Hoch- und Zwischenmooren vor. Die Pflanze bevorzugt Standorte in Mooren und auf Rasenflächen an Moorseen. Der M. S. ist in Nord-, West- und Mitteleuropa, im atlantischen Nordamerika und in Westindien auf Moorböden anzutreffen.

▷ *Drogengewinnung:* Die Droge stammt aus der Sammlung wildwachsender Pflanzen vorwiegend aus Madagaskar, geringe Mengen aus Ostasien.

▷ *Drogenbeschreibung:* Die Droge (Sonnentaukraut, Droserae herba) besteht aus dem getrockneten Kraut mit dünnen, schwärzlichen Wurzeln. Sie ist gekennzeichnet durch rotbraune, grünlich braune oder schwärzliche Blattstücke mit Drüsenhaaren. Teile der Stiele, Wurzeln und Früchte können ebenfalls vorhanden sein. Die Droge besitzt einen schwach wahrnehmbaren Geruch und schmeckt etwas zusammenziehend.

▷ *Inhaltsstoffe:* Das Sonnentaukraut enthält Naphthochinonderivate, vor allem Methyljuglon neben wenig Plumbagin sowie Flavonoide.

▷ *Wirkung und Verwendung:* Die Extrakte der Droge besitzen aufgrund des Gehaltes an Naphthochinonderivaten eine auswurffördernde, krampflösende, hustenreizstillende und bakterienhemmende Wirkung. Sie werden, meist in Kombination z. B. mit Thymianextrakt, in Hustentropfen und -sirup bei Reiz- und Krampfhusten vor allem bei Kindern verwendet.
Zur Bereitung des Teeaufgusses wird 1 Eßlöffel Droge (2 g) mit 1 Tasse (150 ml) siedendem Wasser übergossen und 10 bis 15 Minuten bedeckt stehengelassen. Der Teeaufguß wird durch ein Sieb abgegossen. 3- bis 4mal täglich wird 1 Tasse Tee getrunken.

▷ *Nebenwirkungen:* nicht bekannt.

▷ *Geschichtliches:* Der Sonnentau wurde erst seit dem 16. Jh. in den Kräuterbüchern genannt. Er wurde als Mittel gegen Pest und Nierensteine empfohlen. Umstritten war seine Verwendung gegen die Schwindsucht. Auf den Bauch aufgelegt, sollte das Kraut der Pflanze die Geburt fördern und im Mund gehalten, Zahnschmerzen stillen. Die von den Blättern ausgeschiedene Feuchtigkeit diente zur Behandlung von Augenentzündungen. Außerdem wurde der Sonnentau auch als Aphrodisiakum verwendet. Später diente er dann vor allem als Bestandteil von Brust- und Lungentees sowie harntreibenden Tees. Um 1900 wurden die Tinktur und andere Zubereitungen des Sonnentaus gegen Keuchhusten verwendet. ↑ **Tafel 57**

Sorbus aucuparia ↑ Eberesche.

spanischer Tee ↑ Saathohlzahn.

Spanischpfefferfrüchte ↑ Pfeffer, Spanischer.

Spasmolytika ↑ krampflösende Mittel.

Spätlinde ↑ Linde.

Species ↑ Teemischung.

Species antirheumaticae ↑ Rheumatee.

Species carminativae ↑ blähungstreibende Mittel.

Species cholagogae ↑ Leber- und Gallentee.

Species diaphoreticae ↑ schweißtreibender Tee.

Species diureticae ↑ harntreibende Mittel.

Species laxantes ↑ Abführtee.

Species sedativae ↑ Beruhigungstee.

Species stomachicae ↑ Magentee.

Species tussiculares ↑ Hustentee.

Species urologicae ↑ Blasen- und Nierentee.

Spierblumen ↑ Mädesüß.

Spierstrauch, Großer ↑ Mädesüß.

Spießdorn ↑ Sauerdorn.

Spiräe ↑ Mädesüß.

Spiritus e Vino ↑ Weinbrand.

Spiritus medicati ↑ Arzneispiritusse.

Spiritus Melissae compositus ↑ Karmelitergeist.

Spitzwegerich, *Heilwegerich, Wundwegerich, Plantago lanceolata:* ausdauernde, bis 50 cm hohe Pflanze aus der Familie der Wegerichgewächse (Plantaginaceae). Der S. treibt aus einem kurzen Wurzelstock eine grundständige Blattrosette mit rinnigen Blattstielen und blattlose, 5furchige Blütenstandschäfte. Die Blätter sind lanzettlich und besitzen fast parallel verlaufende Blattnerven. In den dichten kugeligen oder kurzwalzigen Blütenähren stehen die Einzelblüten jeweils in einem trockenhäutigen Tragblättchen. In den Ähren blühen zuerst die untersten Blüten auf. Die Frucht ist eine sehr kleine Deckelkapsel.

▷ *Blütezeit*: April bis September.

▷ *Vorkommen*: Der S. ist in Europa, Nord-, Mittel- und Westasien sowie in Nordafrika heimisch. Wildwachsend ist die Pflanze auf Wiesen und Weiden, Magerrasen und an Wegrändern anzutreffen. Sie wird in Feldkulturen angebaut.

▷ *Drogengewinnung:* Das blühende Kraut des S. wird in den Monaten Mai bis September geschnitten und schnell bei Temperaturen von 50 bis 60 °C getrocknet.

▷ *Drogenbeschreibung:* Die Droge (S.kraut, S.blätter, Plantaginis lanceolatae herba oder folium) besteht aus dem getrockneten Kraut. Die Schnittdroge ist gekennzeichnet durch brüchige, hell- oder graugrüne, höchstens schwachbehaarte Blattstücke mit fast parallel verlaufenden Blattnerven, die auf der Unterseite deutlich hervortreten. Ferner sind grüne oder dunkelbraune, längsrinnige Blattstielstücke und Teile der braunen Blütenähren vorhanden. Die Droge besitzt keinen deutlich wahrnehmbaren Geruch und schmeckt schleimig, etwas bitter und salzig.

▷ *Inhaltsstoffe:* Das S.kraut enthält Iridoidglykoside, darunter vor allem Aucubin und Catalpol, ferner Schleimstoffe, Gerbstoffe, Pflanzensäuren, Flavonoide, Phenylethanoide wie Atetoxid und Tanosid, Kieselsäure und Mineralstoffe.

▷ *Wirkung und Verwendung:* Die Zubereitungen der Droge (Teeaufguß, S.extrakte, S.sirup) wirken aufgrund des Gehaltes an Schleim- und Gerbstoffen reizmildernd. Die antibakterielle Wirkung von S.extrakten ist auf die Iridoide zurückzuführen. Für die Phenylethanoide wurde eine ödemhemmende Wirkung festgestellt. Als Anwen-

dungsgebiete für den Teeaufguß und alkoholische Extrakte sowie Preßsäfte als Fertigarzneimittel gelten bei innerer Anwendung Katarrhe der Luftwege mit Husten und Heiserkeit und entzündliche Veränderungen der Mund- und Rachenschleimhaut. Äußerlich wird die Droge bei entzündlichen Veränderungen der Haut angewendet. Zur Bereitung des Teeaufgusses werden 2 Teelöffel Droge (3 g) mit 1 Tasse (150 ml) siedendem Wasser übergossen und 10 bis 15 Minuten bedeckt stehengelassen. Die Droge kann auch mit kaltem Wasser angesetzt und kurz aufgekocht werden. Der Teeaufguß wird durch ein Sieb abgegossen. Mehrmals täglich wird 1 Tasse frisch bereiteter Tee, auch mit Honig gesüßt, getrunken.
In der Volksmedizin wird der Preßsaft aus dem frischen S.kraut zur Wundbehandlung, z. B. auch bei Insektenstichen, verwendet. Die Selbstbehandlung schlecht heilender Wunden (z. B. offenes Bein) ohne ärztliche Begutachtung wird nicht empfohlen.

▷ *Nebenwirkungen:* nicht bekannt.

▷ *Geschichtliches:* Der S. ist ein uraltes Arzneimittel. Bereits Dioskurides schrieb ihm austrocknende und adstringierende Kräfte zu und empfahl ihn bei Blutungen, gegen Geschwüre, Geschwülste, Brandwunden und Bleichsucht. Hildegard von Bingen nannte die Pflanze als ein Mittel, um sich von „angezauberter Liebe" frei zu machen. Die Kräuterbücher des 16. und 17. Jhs. empfahlen den S. als ein gutes, innerlich und auch äußerlich anzuwendendes Wundkraut sowie als Mittel gegen Durchfall, Ruhr, Nasenbluten, Wassersucht, Schwindsucht und Eingeweidewürmer. ↑ **Tafel 57**

Sprühextrakt: Trockenextrakt aus einer oder mehreren Drogen, der durch Versprühen des Drogenauszugs in speziellen industriellen Anlagen hergestellt wird. Bei der Sprühtrocknung werden die Wirkstoffe der Droge bei Einhalten der vorgegebenen Bedingungen (Sprühdüsen der Anlage, Sprühdruck, Temperatur, Luftmenge) praktisch nicht verändert. Der S. kann mit Füllstoffen auf einen bestimmten Wirkstoffgehalt eingestellt und mit ätherischen Ölen aromatisiert werden. Er zeichnet sich meist durch eine gute Löslichkeit in Wasser aus. Viele Teepräparate, z. B. aus Sennesblättern, Faulbaumrinde, Baldrian- und Süßholzwurzel, werden als S. angeboten. Große Bedeutung als Genußmittel hat der S. aus Kaffee (Instantkaffee, löslicher Kaffee).

Stabwurz ↑ Eberraute.

Stachys officinalis ↑ Heilziest.

Stallkerze ↑ Königskerze.

Standardisierung: Maßnahmen zur Sicherung einer gleichbleibenden Qualität, Wirksamkeit und Verträglichkeit von (pflanzlichen) Arzneimitteln. Die S. beinhaltet die Festlegung der Herstellung (z. B. die Art der Extraktion der Droge mit verdünntem Alkohol oder anderen Extraktionsmitteln), das ↑ Droge-Extrakt-Verhältnis, die Identität, Reinheit des Arzneimittels und seinen Gehalt an Wirk- oder Leitsubstanzen. Die Qualitätsanforderungen und Untersuchungsmethoden für Drogen sind im wesentlichen im Arzneibuch festgelegt.

Stangenbohne ↑ Gartenbohne.

Stärke, *Amylum:* pflanzlicher Reservestoff, der in den Amyloplasten der Pflanzenzellen gebildet und vorwiegend in ausdauernden Organen (Samen, Stamm, Wurzelstöcke, Wurzeln) gespeichert wird. Die S. gehört zu den Kohlenhydraten, die im wesentlichen aus Kohlenstoff, Wasserstoff und Sauerstoff bestehen. Sie ist in Form von artspezifisch unterschiedlich geformten Körnern in Pflanzenzellen vorhanden. Pharmazeutische Bedeutung besitzen Kartoffel-, Mais-, Weizen- und Reis-S. Sie werden aufgrund ihres großen Wasseraufnahmevermögens sowie ihrer Kühl- und Gleitwirkung als Pudergrundlage verwendet. Außerdem ist die S. Bestandteil von Tabletten und wird als reizmildernder Schleimstoff (Reisschleim) bei Entzündungen der Magenschleimhaut benutzt. Sie dient auch zur Gewinnung von Traubenzucker, Dextrin und Klebemitteln.

Stärkungsmittel, *Roborantia, Tonika:* Mittel, die eine Kräftigung des Organismus bewirken sollen. Auch Drogen, die aufgrund ihres Bitterstoffgehaltes appetitanregend und verdauungsfördernd wirken, dienen als S. Sie werden als Tee, konzentrierte alkoholische Extrakte (Tinktur) oder weinige Auszüge (China- und Kalmuswein) angewendet. Üblich ist auch die Kombination von Spurenelementen und Vitaminen. Lecithin wird ebenfalls als S. benutzt. Diese Zubereitungen werden vielfach bei geschwächtem Allgemeinzustand des Organismus, z. B. während der Rekonvaleszenz, eingenommen.

Stechapfel †, *Gemeiner Stechapfel, Datura stramonium:* einjähriges, bis 1,20 m hohes Kraut aus der Familie der Nachtschattengewächse (Solanaceae). Die Pflanze bildet einen aufrechten, kahlen, gabelästigen Stengel. Die gestielten Blätter sind eiförmig und buchtig gezähnt, bis 15 cm lang, die unteren über 20 cm lang und bis 15 cm breit. Die Blüten sind kurzgestielt, bis 7,5 cm lang und stehen aufrecht in den Astgabeln. Die Blütenkrone ist trichterförmig, weiß oder violett und besitzt einen 5zipfeligen Saum. Die Frucht ist eine bis 5 cm lange eiförmige Kapsel, die mit derben Stacheln besetzt ist. Sie enthält bei der Reife zahlreiche schwarzbraune kleine Samen und springt 4klappig auf. Es werden auch andere S.varietäten mit abweichendem Aussehen verwendet.

▷ *Blütezeit*: Juni bis Oktober.

▷ *Vorkommen*: Der S. ist im subtropischen Amerika heimisch, inzwischen aber weltweit in den gemäßigten und warmen Klimazonen verbreitet. Die Pflanze ist auf Schuttflächen, an sandigen Ackerrändern und Wegen anzutreffen und wird auch kultiviert.

▷ *Drogengewinnung:* Das S.kraut wird in den Monaten Juni bis September, die Samen nach der Reife der Kapseln in den Monaten September und Oktober geerntet und bei Temperaturen bei 45 °C getrocknet.

▷ *Drogenbeschreibung:* Die Droge (S.kraut, oder S.blätter, Stramonii herba oder S. folium) besteht aus den getrockneten blühenden Zweigspitzen oder den ganzen Blättern. Letztere besitzen eine glatte, dunkelgrüne, fast kahle und geschrumpfte Blattspreite. Die Nervatur tritt auf der Blattober- und Blattunterseite stark hervor.

Als Arzneistoff zur Herstellung von Arzneimitteln (zur Asthmabehandlung) in der Apotheke findet auch

die gepulverte, auf einen festgelegten Alkaloidgehalt eingestellte Droge Verwendung (Stramonii pulvis normatus). Die Droge riecht unangenehm und schmeckt bitter und salzig.
Die Droge (S.samen, Semen Stramonii, Stramonii semen) besteht aus den getrockneten flachen, abgerundet nierenförmigen, bis etwa 4 mm langen Samen, deren Oberfläche violettschwarz und matt ist. Die Samen riechen beim Zerreiben unangenehm und schmecken scharf und bitter.

▷ *Inhaltsstoffe:* Die Drogen enthalten Alkaloide, unter denen Hyoscyamin, das bei der Trocknung teilweise in Atropin übergeht, und Scopolamin überwiegen. Ferner sind Nicotin, Rutosid und das Cumarinderivat Scopoletin vorhanden.

▷ *Wirkung und Verwendung:* Aufgrund des Hyoscyamin- und Scopolamingehaltes wirken die Drogen krampflösend und hemmend auf die Tränen-, Speichel- und Schweißdrüsensekretion. Sie werden mitunter noch als Mittel bei Brechreiz verwendet. Die therapeutische Verwendung wird wegen der Risiken durch die Giftwirkung heute abgelehnt. Größere Bedeutung haben jedoch Arzneimittel, die die Alkaloide als Reinstoffe enthalten. Vor allem die S.samen werden zur Alkaloidgewinnung benutzt. Früher fanden die Drogen auch zur Herstellung von Asthma-Räucherkräutern und Zigaretten Verwendung.

▷ *Nebenwirkungen, Giftwirkung:* Bei üblicher Dosierung können Pupillenerweiterung, Trockenheit im Mund, Kratzen im Hals und eine heisere Stimme auftreten. Vergiftungen durch Aufnahme von Pflanzenteilen sind durch starke Pupillenerweiterung, Unruhe, Verwirrtheit und Lähmung des Atemzentrums gekennzeichnet. Aufgrund des Alkaloidgehaltes sind alle Teile der Pflanze stark giftig.

▷ *Geschichtliches:* Der aus Amerika stammende S. kam erst im Laufe des 16. Jhs. nach Europa. Die Kräuterbücher des 17. Jhs. schrieben über den S., daß „in der Apotheke nichts von der Pflanze zu gebrauchen sei" oder nannten sie lediglich als Narkotikum. Erst 1762 führte der Wiener Arzt von Störck die Droge in die Therapie ein. ↑ **Tafel 57**

Stechkörner ↑ Mariendistel.

Steinklee, *Echter Steinklee, Gelber S., Melilotus officinalis:* 2jähriges, bis 0,90 m, selten bis 2 m hohes Kraut aus der Familie der Hülsenfruchtgewächse (Leguminosae, Fabaceae). Die Pflanze bildet aufrechte oder aufsteigende Stengel. Sie sind kahl oder im oberen Teil schwach behaart. Die entfernt stehenden 3zähligen Blätter besitzen kahle, dünne, verkehrt-eiförmige Teilblättchen. Diese haben einen mehr oder minder deutlich gesägten Blattrand. Die Nebenblätter sind lanzettlich und meist ganzrandig. Die Blüten stehen zu 30 bis 70 in bis 10 cm langen Trauben. Die Blütenblätter sind gelb, später auch verblassend. Das Blütenschiffchen ist deutlich kürzer als Fahne und Flügel. Die Frucht ist eine bis 4 mm lange hellbraune, selten schwärzliche Hülse. Zur Drogengewinnung wird auch das Kraut des ähnlichen *Hohen S. (Melilotus altissima)* verwendet.

▷ *Blütezeit*: S. Juni bis September, Hoher S. Juli bis September.

▷ *Vorkommen*: Beide S.arten sind in

Europa und Teilen Asiens heimisch. Der S. bevorzugt trockene und mäßig trockene Schuttplätze, Bahnanlagen, Brachflächen, trockene Hänge sowie Feldraine und ist häufiger als der Hohe S. zu finden.

▷ *Drogengewinnung:* Die blütentragenden Zweigteile werden in den Monaten Juni bis August abgeschnitten und an schattigen, gut belüfteten Plätzen getrocknet.

▷ *Drogenbeschreibung:* Die Droge (S.kraut, Meliloti herba) besteht aus den blühenden getrockneten Teilen des Krautes. Die Schnittdroge ist gekennzeichnet durch die gelben, oft auch verblaßten Blüten und Blattstückchen mit gesägtem Blattrand. Auch hellgrüne Stengelstücke sind vorhanden. Die Droge riecht charakteristisch nach Cumarin und schmeckt aromatisch, etwas salzig und bitterlich.

▷ *Inhaltsstoffe:* Das S.kraut enthält geruchloses Melilotin, das beim Welken und Trocknen in das charakteristisch riechende Cumarin umgewandelt wird. Daneben sind Melilotsäure, wahrscheinlich Saponine, Schleim und Flavonoide vorhanden.

▷ *Wirkung und Verwendung:* Extrakte aus S.kraut sind wirksam gegen entzündliche und sogenannte Stauungsödeme (Schmerzen und Schweregefühl in den Beinen, nächtliche Wadenkrämpfe, Schwellungen), ferner bei Hämorrhoiden, äußerlich bei Prellungen und Verstauchungen. In Tierversuchen konnte eine Beschleunigung der Wundheilung nachgewiesen werden. Die Extrakte sind in zahlreichen Venenmitteln (Fertigarzneimittel) enthalten. Die Droge S.kraut wird in Teemischungen meist zur Verbesserung des Geschmacks verwendet.

Zur Bereitung des Teeaufgusses werden 1 bis 2 Teelöffel (1,5 bis 3 g) Droge mit 1 Tasse (150 ml) siedendem Wasser übergossen. Nach 5 bis 10 Minuten wird der Teeaufguß durch ein Teesieb abgegossen. Bei Venenbeschwerden werden 2 bis 3 Tassen des Aufgusses täglich getrunken.

▷ *Nebenwirkungen:* In seltenen Fällen Kopfschmerzen.

▷ *Geschichtliches:* S.arten sind bereits im Altertum medizinisch verwendet worden, wobei die äußerliche Anwendung im Vordergrund stand. Auch die Kräuterbücher des 16. und 17. Jhs. empfahlen die Pflanze als äußerliches Mittel zur Schmerzlinderung, zur Erweichung von Geschwülsten und Beulen sowie bei Leber- und Milzverhärtungen. Ein aus dem S. hergestellter Auszug sollte, innerlich angewendet, bei Kopfschmerzen sowie bei geschwollenen und entzündeten Gliedern als harntreibendes Mittel wirksam sein. ↑ **Tafel 58**

Steinlinde ↑ Linde.

Sterkuliagummi ↑ Karayagummi.

Sternanis, *Badian, Illicium verum:* ein bis 10 m hoher immergrüner Baum aus der Familie der S.gewächse (Illiciaceae). Der S. besitzt eine weißliche Rinde. Die Blätter sind lanzettlich. Die kleinen radiären Blüten haben gelblich- oder rötlichweiße Blütenkronen. Die Früchte sind sternförmig um eine Achse angeordnete Balgfrüchte (Sammelfrucht).

▷ *Vorkommen:* Der S. ist nur in Kulturen bekannt. Er wird in Südchina, Kampuchea, Laos, Indonesien, Vietnam und auf den Philippinen angebaut.

▷ *Drogengewinnung:* Die Früchte werden zur Reifezeit geerntet und getrocknet. Das ätherische S.öl wird durch Wasserdampfdestillation gewonnen.

▷ *Drogenbeschreibung:* Die Droge (S.früchte, Anisi stellati fructus) besteht aus den reifen getrockneten Sammelfrüchten. Sie sind außen graubraun, innen rotbraun, verholzt und aus 6 bis 11 (meistens 8) sternförmig angeordneten Teilfrüchten zusammengesetzt. Diese sind 1,2 bis 2 cm lang, kahnförmig, außen grobrunzelig und innen glatt. In jeder Teilfrucht befindet sich ein glänzend brauner Same. Teile des Fruchtstieles können vorhanden sein. Die Schnittdroge ist gekennzeichnet durch die harten, außen grobrunzeligen, graubraunen und innen glatten, rotbraunen Fruchtwandteile und die ganzen, glänzend braunen Samen. Die Droge riecht charakteristisch aromatisch und schmeckt brennend würzig. Das S.öl (Anisi aetheroleum) ist eine klare, aromatisch riechende, süß und brennend schmeckende Flüssigkeit.

▷ *Inhaltsstoffe:* Die S.früchte enthalten als wichtigsten Bestandteil 5 bis 8% ätherisches Öl, das zu 80 bis 90% aus Anethol besteht und der Droge den charakteristischen Geruch verleiht. Daneben sind 5% Terpenkohlenwasserstoffe, z. B. Limonen, α-Pinen und Linalool vorhanden, die im echten Anisöl fehlen. Die Samen enthalten fettes Öl, in den Fruchtwänden kommen Gerbstoffe vor.

▷ *Wirkung und Verwendung:* Die S.früchte werden vorwiegend als Gewürz und seltener als Magenmittel oder auswurfförderndes Mittel bei Husten angewendet. Das ätherische S.öl wirkt auswurffördernd, krampflösend und hautreizend. Als Anwendungsgebiete für das Anisöl sind Katarrhe der Luftwege und Verdauungsbeschwerden durch Erfahrungsmaterial belegt. Als mittlere Tagesdosis gelten 0,3 g. Anisöl ist Bestandteil von auswurffördernden Hustenmixturen, Hustenbonbons sowie hautreizenden Linimenten und Zahnpasten. Das S.öl wird auch anstelle des echten Anisöls in der Lebensmittel- und Spirituosenindustrie als Zusatz zu Süßwaren und alkoholischen Getränken (Liköre) verwendet.

▷ *Nebenwirkungen:* allergische Hautreaktionen. Bei einer Allergie gegen Anethol soll keine Anwendung erfolgen.

▷ *Geschichtliches:* Die S.früchte waren bereits im 10. Jh. in China als Gewürz im Gebrauch. Im 16. Jh. wurde die Droge auch in Europa bekannt. ↑ **Tafel 58**

Stiefmütterchen, *Wildes Stiefmütterchen, Ackerstiefmütterchen, Ackerveilchen, Dreifaltigkeitskraut, Dreifarbiges Veilchen, Viola tricolor:* einjähriges Kraut aus der Familie der Veilchengewächse (Violaceae). Die Pflanze bildet bis 25 cm lange, schwach 4kantige, aufsteigende Sprosse. Die wechselständigen Blätter besitzen 2 fiederteilige Nebenblätter. Die unteren Blätter sind herz- bis eiförmig, die oberen länglich-lanzettlich und gekerbt. Die langgestielten Blüten stehen einzeln in den Achseln der Blätter. Die (meist) verschiedenfarbigen Kronblätter sind hellgelb, weißlich, rötlich oder blauviolett und länger als der Kelch. Das vordere Kronblatt der

5blättrigen Krone besitzt auf der Rückseite einen Sporn. Die Frucht ist eine 3klappige Kapsel mit zahlreichen kleinen braungelben Samen. Es existieren zahlreiche Unterarten mit mehr oder weniger abweichendem Aussehen.

▷ *Blütezeit*: April bis September.

▷ *Vorkommen*: Das S. ist in Europa, Westsibirien, Vorderasien und Nordafrika in mehreren Unterarten heimisch. Es ist vor allem auf Bergwiesen, Sandtrockenrasen, als Getreideunkraut auf Ackerflächen, ferner auf Schuttplätzen und Küstendünen anzutreffen.

▷ *Drogengewinnung:* Sammelgut ist das Kraut des S., das in den Monaten Mai bis Juli geerntet wird. Die Trocknung erfolgt an gut belüfteten, schattigen Plätzen bei Temperaturen bis 45 °C.

▷ *Drogenbeschreibung:* Die Droge (S.kraut, Dreifaltigkeitstee, Freisamtee, Violae tricoloris herba) besteht aus dem getrockneten blühenden Kraut. Die Schnittdroge ist gekennzeichnet durch die geschrumpften gelblichen, weißen, blauen oder blaßvioletten Kronblätter oder ganze faltige Blüten und kahnförmige Teile (häufig ist die 3klappig aufgesprungene Fruchtkapsel auch noch im ganzen vorhanden) der gelben oder gelbbraunen Fruchtkapseln. Daneben sind hohle, flachgedrückte, oft gelbgrüne Stengelstücke und geschrumpfte hellgrüne Blattstücke sowie zahlreiche gelbliche, kleine Samen vorhanden. Die Droge besitzt einen schwach wahrnehmbaren Geruch und schmeckt schleimig und süßlich.

▷ *Inhaltsstoffe:* Die Droge enthält Salicylsäure und deren Verbindungen, Schleimstoffe, Gerbstoffe, Flavonoide, Carotinoide, Pflanzensäuren und Cumarine.

▷ *Wirkung und Verwendung:* Die Zubereitungen des S.krautes (Teeaufguß, Tropfenpräparate) besitzen eine heilungsfördernde Wirkung bei verschiedenen Hauterkrankungen. Die Droge wird z. B. bei Hautjucken, chronischen Entzündungen und Milchschorf der Kleinkinder angewendet. In der Volksmedizin wird das S.kraut zur Förderung der Schleimsekretion und Reizlinderung bei Katarrhen der oberen Atemwege benutzt.

Zur Bereitung des Teeaufgusses werden 2 Teelöffel Droge (4 g) mit 1 Tasse (150 ml) siedendem Wasser übergossen und 10 bis 15 Minuten bedeckt stehengelassen. Der Teeaufguß wird durch ein Sieb abgegossen. Mehrmals täglich wird 1 Tasse frisch bereiteter Tee zwischen den Mahlzeiten getrunken. Bei Milchschorf wird er zu Umschlägen benutzt.

In der Volksmedizin wird der Teeaufguß zum Gurgeln bei Halsentzündungen verwendet. Das S.kraut gilt hier auch als harntreibendes, schweißtreibendes und leicht abführendes Mittel (Blutreinigungstee), das einen günstigen Einfluß auf den Stoffwechsel ausübt. Es findet auch bei Gicht und rheumatischen Beschwerden sowie Arteriosklerose Anwendung. Die Wirksamkeit ist nicht belegt.

▷ *Nebenwirkungen:* nicht bekannt.

▷ *Geschichtliches:* Als Heilpflanze fand das S. zuerst in den Kräuterbüchern des 16. Jhs. Erwähnung. Es wurde vor allem gegen krampfartige Anfälle kleiner Kinder empfohlen. Außerdem fand es Anwendung beim Milchschorf der Kinder, bei Keuchhusten und Lungenkrankheiten sowie als Blutreinigungsmittel bei

Hauterkrankungen, aber auch als schweißtreibendes und wundheilendes Mittel. ↑ **Tafel 58**

Stieleiche ↑ Eiche.

Stimmungsaufhellung: Überwindung nervöser Angst-, Spannungs- und Unruhezustände und gesteigerter Reizbarkeit. Zur S. werden Präparate aus ↑ Kava-Kava und ↑ Johanniskraut verwendet.

Stinkandorn ↑ Schwarznessel.

Stinkasant ↑ Asant.

Stinkender Storchschnabel ↑ Ruprechtskraut.

Stinkwacholder ↑ Sadebaum.

Stockmalve, *Gartenmalve, Rosenpappel, Schwarze Malve, Stockrose, Alcea rosea:* ein- bis mehrjährige, bis 3 m hohe Pflanze aus der Familie der Malvengewächse (Malvaceae). Die S. besitzt einen steifen, aufrechten Stengel. Die langgestielten, behaarten Blätter sind 5- bis 7lappig. Die großen, 6 bis 10 cm breiten Blüten stehen in den Blattachseln. Es existieren verschiedene Zuchtformen mit dunkelpurpurnen, aber auch gelben oder roten Blüten. Sie besitzen 5 Kronblätter, einen 6- bis 9spaltigen Außenkelch und einen 5spaltigen Innenkelch. Die Frucht ist eine ringförmige Spaltfrucht.

▷ *Blütezeit*: Juni bis Oktober.

▷ *Vorkommen*: Die S. ist eventuell im westlichen Mittelmeergebiet heimisch. Sie wird in Mitteleuropa vielfach als Zierpflanze in Gärten gezogen und als Arzneipflanze kultiviert. Mitunter ist sie verwildert an Bahndämmen, Flußufern und Schuttplätzen anzutreffen.

▷ *Drogengewinnung*: Die Blüten der S. werden in den Monaten Juli bis September mit den Kelchen gepflückt und an gut belüfteten Plätzen getrocknet. Die Anwendung künstlicher Wärme bis 35 °C ist möglich.

▷ *Drogenbeschreibung:* Die Droge (S.nblüten, Schwarze Malven, Malvae arboreae flos) besteht aus den getrockneten Blüten. Die Schnittdroge ist gekennzeichnet durch die rötlichschwarzen, leicht runzeligen und gefalteten Kronblattstücke und die graugrünen, filzig behaarten Kelchblatteile. Außerdem sind Bruchstücke der gelblichen Staubblattröhren vorhanden. Die Droge besitzt keinen deutlich wahrnehmbaren Geruch und schmeckt schleimig und herb. Der Speichel wird blau gefärbt.

▷ *Inhaltsstoffe:* Die Droge enthält Schleimstoffe (Polysaccharide), Gerbstoffe und Anthocyanfarbstoffe.

▷ *Wirkung und Verwendung:* Die Droge wird in der Volksmedizin bei Entzündungen der Mund- und Rachenschleimhaut sowie des Magen-Darm-Kanals verwendet. Die Wirksamkeit ist nicht belegt. Technisch werden die S.nblüten (ohne Kelche) zum Färben von Lebensmitteln, besonders von Rotwein, Likör und Limonaden, benutzt.

▷ *Nebenwirkungen:* nicht bekannt.

▷ *Geschichtliches:* In Südeuropa gehörten die Malven zu den ältesten Nutzpflanzen, die in der Antike nicht nur als Arzneimittel dienten, sondern auch als Gemüse gegessen wurden. Um welche Arten es sich dabei im einzelnen gehandelt hat, ist schwer zu entscheiden. Außer als Zierpflanze diente die S. im Mittelalter auch als Arzneipflanze, wobei

besonders die Blütenblätter der schwarzrot blühenden Sorte genutzt wurden. Sie wurden vor allem als Gurgelmittel bei Entzündungen des Mund- und Rachenraums sowie gegen Durchfälle und Menstruationsbeschwerden benutzt.
↑ **Tafel 58**

Stockrose ↑ Stockmalve.

Stoffwechseltee: Teemischung, die in der Volksmedizin zur Anregung des Stoffwechsels (Steigerung von Enzymaktivitäten und Transportprozessen im Organismus) verwendet wird. Der S. kann z. B. bei einer ↑ Frühjahrskur benutzt werden. Bestandteile der Teemischung sind unter anderem Schafgarben- und Brennesselblätter sowie Ringelblumenblüten.

Stomachika ↑ Magenmittel.

Stomatitis ↑ Mundschleimhautentzündung.

Stopfmittel, *Antidiarrhoika, Obstipantia:* zur Behandlung von Durchfallerkrankungen verwendete Mittel. Schwere Durchfallerkrankungen werden mit zusammengesetzten Salzlösungen, die Zucker enthalten, behandelt. Als S. dienen z. B. auch rohe, geriebene Äpfel, Leinsamen, indische Flohsamen, Haferschleim und adstringierende (gerbstoffhaltige) Mittel. Als Hausmittel wird schwarzer Tee, dessen Wirksamkeit nicht nur auf dem Gerbstoffgehalt beruht, sondern wahrscheinlich auch durch das Theophyllin bedingt ist, benutzt. Gemahlene Johannisbrotfrüchte gelangen besonders bei Durchfallerkrankungen von Kleinkindern zur Anwendung. Wirksam sind auch getrocknete Heidelbeeren. In besonderen Fällen wird Opiumtinktur als S. angewendet.

Storax ↑ Styrax, Amerikanischer.

Storchschnabel, Stinkender ↑ Ruprechtskraut.

Strychnin: Alkaloid aus den Samen des S.baumes. Das S. bewirkt eine Steigerung der Reflexerregbarkeit des Nervensystems und eine Erhöhung des Muskeltonus. Es wird in niedriger Dosierung (in Form einer Injektionslösung) als Anregungsmittel verwendet.

Strychninbaum †, *Brechnußbaum, Strychnos nux-vomica:* kleiner Strauch oder bis 15 m hoher Baum aus der Familie der Brechnußgewächse (Loganicaceae). Der S. besitzt stumpf 4kantige, wiederholt gabelteilige Äste, die jeweils mit einem oder 2 Blattpaaren besetzt sind. Die kreuzgegenständig angeordneten Blätter sind breit-eiförmig, kahl und ganzrandig. Die Blüten bilden doldenartige Blütenstände. Sie besitzen einen 5zipfligen Kelch und eine weiße oder grünlichweiße, tellerförmig ausgebreitete Blütenkrone mit langer Kronröhre. Die Frucht ist eine zur Reifezeit orangerote, hartschalige, kugelige Beere, die meist 2 bis 4 Samen enthält.

▷ *Vorkommen*: Der S. ist in Vorderindien, auf Sri Lanka, dem Malaiischen Archipel sowie in Nordaustralien heimisch. Die Pflanze wird in diesen Gebieten und in Westafrika kultiviert.

▷ *Drogengewinnung:* Die Früchte des S. werden zur Reifezeit geerntet. Die entnommenen Samen werden getrocknet.

▷ *Drogenbeschreibung:* Die Droge (Brechnuß, Brechnußsamen, Strychni semen) besteht aus den getrockneten Samen. Sie sind scheibenförmig, annähernd rund, oft auch etwas verbogen und haben einen Durchmesser von 2 bis 2,5, selten bis 3,5 cm und eine Dicke von 3 bis 5 mm. Die graugelben oder grünlichgrauen, sehr harten Samen sind durch strahlig nach außen gerichtete, anliegende Haare seidig glänzend. In der Mitte des Samens ist der Nabel erkennbar, der durch eine etwas vorstehende Leiste mit einem kleinen Höcker am Rand (Mikropyle) verbunden ist. Die Droge ist geruchlos und schmeckt stark bitter.

▷ *Inhaltsstoffe:* Die Droge enthält mehrere Alkaloide, unter anderem Strychnin, Brucin, α- und β-Colubrin und Loganin. Daneben sind Fett und Kohlenhydrate vorhanden.

▷ *Wirkung und Verwendung:* Die Brechnußsamen dienen vor allem zur Alkaloidgewinnung. Die Brechnußtinktur wird bei Störungen der Harnausscheidung nach Operationen und Exposition gegenüber radioaktiver Strahlung benutzt.

▷ *Nebenwirkungen:* bei üblicher Dosierung nicht bekannt. Bei Überdosierung können Muskelkrämpfe und Atemlähmung auftreten, Brechnußsamen sind aufgrund des Alkaloidgehaltes stark giftig.

▷ *Geschichtliches:* Die Brechnußsamen sind seit dem Ende des 15. Jhs. in Europa bekannt. Sie fanden im 16. und 17. Jh. im Allgemeinen nur zum Vergiften von Tieren Verwendung, doch wurden sie auch zur Stillung heftiger Schmerzen, später vor allem als Brechmittel verwendet.
↑ **Tafel 59**

Strychnos nux-vomica ↑ Strychninbaum.

Studentenblume ↑ Gartenringelblume.

Sturmhut ↑ Eisenhut, blauer.

Styrax: Balsam, der aus dem Stamm des in Vorderasien wachsenden Amberbaumes (Liquidambar orientalis) gewonnen wird. S. ist eine graubraune, zähe, klebrige, aromatisch riechende Substanz oder besteht aus kleinen, weißlichen, durchsichtigen, in der warmen Hand erweichenden, angenehm riechenden Körnern. Die Droge enthält ätherisches Öl und Styrol, Vanillin, Zimtalkohol, Zimtsäure und Terpene. S. wird bei parasitären Hauterkrankungen (Krätze), Husten und Erkältung verwendet, dient jedoch im wesentlichen als Fixateur für Parfüme in kosmetischen Erzeugnissen und als Aromatikum für Getränke, Süßigkeiten und Kaugummi.

Styrax, Amerikanischer, *Storax:* Balsam aus dem Holz des in Amerika (USA, Mexiko, Guatemala, Honduras) verbreiteten *Ahornblättrigen Amberbaumes, Liquidambar styraciflua*. Verwendung ↑ Styrax.

Succus Liquiritiae ↑ Lakritze.

Suchtmittel, *Betäubungsmittel, Rauschgift,* volkstümlich auch *Droge:* Stoffe und Zubereitungen, die zur psychischen und/oder physischen Abhängigkeit führen. Sie unterliegen einer besonderen S.gesetzgebung, um einen Mißbrauch zu verhüten. Mehrere S., z. B. Morphin und Cocain, sind wertvolle Arzneimittel, die unter ärztlicher Kontrolle angewendet keine Gefahr für den Patienten darstellen. Die mißbräuchliche Verwendung von S. führt zu einer krankhaften Abhängigkeit und oft zum Verfall der Persönlichkeit.

Sudanmalve ↑ Roseneibisch.

Summitates: Zweigspitzen; z. B. Thujae S.: Lebensbaumspitzen.

Sumpfklee ↑ Fieberklee.

Sumpfweidenröschen ↑ Weidenröschen, Kleinblütiges.

Suppositorium ↑ Zäpfchen.

Süßer Kümmel ↑ Anis.

Süßholz, *Kahles Süßholz, Deutsches, Spanisches, Russisches S., Glycyrrhiza glabra:* ausdauernde, bis 2 m hohe Staude aus der Familie der Hülsenfruchtgewächse (Fabareae). Das S. bildet verholzte Wurzelstöcke, Wurzeln und Ausläufer. Der Stengel ist aufrecht und verzweigt. Die wechselständigen Blätter sind unpaarig gefiedert. Die blauvioletten Blüten stehen in aufrechten traubigen Blütenständen, die kürzer als die Blätter sind. Die Frucht ist eine Hülse.

▷ *Blütezeit*: Juni bis September.

▷ *Vorkommen*: Das S. ist im Mittelmeergebiet, in Rußland und Westasien heimisch. Die Pflanze wird vor allem in Rußland, der Türkei, dem Iran, Spanien, Italien, Frankreich, Griechenland, Ägypten, Brasilien, Australien und China kultiviert. Für die Drogengewinnung kommen auch andere S.arten in Betracht.

▷ *Drogengewinnung:* Im 3. Jahr nach Anlage der Kulturen werden die Wurzeln und Ausläufer gerodet, gewaschen und bei Temperaturen bis 35 °C getrocknet. Die Droge kommt ungeschält oder geschält in den Handel. Die ungeschälte Droge schmeckt etwas bitter, ist aber wirkstoffreicher.

▷ *Drogenbeschreibung:* Die Droge (S.wurzel, Lakritzenwurzel, Spanisches S., Russisches S., Liquiritiae radix) besteht aus den getrockneten geschälten oder ungeschälten Wurzeln und Ausläufern. Die Schnittdroge ist gekennzeichnet durch gelbe, faserige Stücke, die sich in Faserrichtung leicht spalten lassen. Bei der ungeschälten Droge sind Stücke mit runzeligem grauem oder bräunlichem Kork vorhanden. Die Droge besitzt einen schwachen Geruch und schmeckt stark süß.

▷ *Inhaltsstoffe:* Die Droge enthält Saponine, vor allem Glycyrrhizin (Ammonium- und Calciumsalze der Glycyrrhizinsäure), mehr als 30 Flavonoide, z. B. Liquiritigenin, Isoliquiritigenin sowie Cumarine und wenig ätherisches Öl.

▷ *Wirkung und Verwendung:* Der Teeaufguß der Droge wirkt insbesondere aufgrund des Gehaltes an Glyzyrrhizinsäure schleimlösend und auswurffördernd. Hinzu kommt ein bakterien- und virenhemmender Effekt. Der Tee wird zur Behandlung von Katarrhen der oberen Luftwege sowie Husten und Heiserkeit sowie zur Unterstützung der Behandlung von krampfartigen Beschwerden bei Magenschleimhautentzündungen (chronische Gastritis) verwendet.
Zur Bereitung des Tees wird 1 Teelöffel Droge (3 g) mit 1 Tasse (150 ml) siedendem Wasser übergossen und 10 bis 15 Minuten bedeckt stehengelassen. Die Droge kann auch mit kaltem Wasser angesetzt und kurz aufgekocht werden. Der Tee wird durch ein Sieb abgegossen. 2- bis 3mal täglich wird 1 Tasse Tee nach den Mahlzeiten getrunken. Die Anwendung sollte auf 4 bis 6 Wochen begrenzt sein.
Die Glycyrrhizinsäure und deren Aglykon Glycyrrhetinsäure (nach Abspaltung von Zucker entstanden) wirken deutlich entzün-

dungshemmend. Dieser Effekt wird bei der Behandlung von Magenschleimhautentzündungen und Magengeschwüren mit S.präparaten genutzt. Dabei ist auch die krampflösende Wirkung der Flavonoide, insbesondere des Liquiritigenins und des Isoliquiritigenins, auf den Magen von Bedeutung. Die verwendeten Fertigarzneimittel enthalten S.extrakte, die durch Ausziehen der Droge mit Wasser gewonnen werden (Fluid-, Dick-, Trockenextrakt oder Lakritze).
Die Salze der Glyzyrrhizinsäure haben eine bemerkenswerte Süßkraft, die etwa 50 mal stärker als die des Zuckers ist. Die Droge dient deshalb auch als Geschmackskorrigens für verschiedene Teemischungen, Arzneimittel, aber auch Lebens- und Genußmittel. Als Bestandteil von Abführtees verstärkt die S.wurzel infolge ihres Saponingehaltes die Wirkung der Anthranoiddrogen (Faulbaumrinde, Sennesblätter und -früchte). Die S.wurzel wird wegen des stark süßen Geschmacks meist mit anderen Drogen kombiniert verwendet. Die S.extrakte finden auch in der Tabakindustrie sowie zur Herstellung von Süßwaren Verwendung.

▷ *Nebenwirkungen:* Bei bestimmungsgemäßer Anwendung nicht bekannt. Trotzdem gehört die S.wurzel nicht zu den Teedrogen, die bedenkenlos verwendet werden können. Als Gegenanzeige gelten Leber- und Nierenerkrankungen und Bluthochdruck. Durch erhöhte Kaliumausscheidung bei Anwendung von S.zubereitungen kann die Wirkung bestimmter Herzmittel verstärkt werden. Bei längerer Anwendung und hoher Dosierung kann es durch vermehrte Wassereinlagerung zu Schwellungen im Gesicht und an den Fußgelenken sowie zu Atembeschwerden kommen. Auch eine Blutdruckerhöhung ist möglich. Die S.zubereitungen sollen deshalb in höherer Dosierung nicht über einen längeren Zeitraum ohne ärztliche Kontrolle angewendet werden. Auch der übermäßige Verzehr von Lakritzpastillen ist nicht zu empfehlen.

▷ *Geschichtliches:* Das S. wurde bereits von Theophrast erwähnt. Im Mittelalter gelangte die Pflanze nach Mitteleuropa. Im 12. Jh. erwähnte sie Hildegard von Bingen als Arzneipflanze. Im 16. Jh. war das S. in den deutschen Gärten weit verbreitet. In warmtrockenen Gebieten, z. B. in Thüringen und Franken, wurde die Pflanze auch feldmäßig angebaut, doch ist der frühere Anbau inzwischen aufgegeben worden. Das S. diente zur Herstellung von Lakritze, wurde aber auch arzneilich genutzt. Die Kräuterbücher des 16. und 17. Jhs. empfahlen die Wurzel und daraus hergestellte Zubereitungen vor allem gegen Husten, Heiserkeit, Seitenstechen, Schwindsucht, Steinleiden, Nieren- und Blasenbeschwerden, gegen Entzündungen, Geschwüre und Gicht, zur Wundbehandlung sowie als magenstärkendes und verdauungsförderndes Mittel. ↑ **Tafel 59**

Süßstoffe, pflanzliche: Pflanzenstoffe unterschiedlicher chemischer Struktur, die süßer (50 bis 3000 mal) als Saccharose sind. Zu den p. S. gehören z. B. Glyzyrrhizinsäure aus Süßholz, Steviosid aus Stevia rebaudiana, Miraculin aus Synsepalum dulcificum, und Stoffe, die durch chemische Umwandlung aus Pflanzenstoffen entstehen (Cyclamat, Perillartin und Dihydrochalcone). Die p. S. haben keinen Nährwert und werden deshalb als Süßungsmittel für kalorienarme Lebens- und Genußmittel (z. B. Limonade, Konfitüre, Süßspeise) verwendet.

Symphytum officinale ↑ Beinwell.

Syzygium aromaticum ↑ Gewürznelkenbaum.

Tablette: Arzneiform, die exakt dosierte Arzneistoffe enthält und zur Einnahme bestimmt ist. Die T. werden überwiegend industriell, aber auch in Apotheken durch Mischen von Wirk- und Hilfsstoffen und Verpressen zu meist flachzylindrischen Körpern hergestellt. Die Wirkstoffe (z. B. auch stark wirksame Pflanzenstoffe wie Codein und Ephedrin) werden nach der Einnahme im Magen-Darm-Kanal freigesetzt und gelangen von dort an den Wirkungsort. Die T. können zerkleinert oder in Wasser aufgelöst eingenommen werden. Es ist zweckmäßig, bei der T.neinnahme 1/2 bis 1 Tasse Wasser zu trinken.

Taigawurzel ↑ Eleutherokokk.

Tamarindenmus: gereinigtes Mark der Frucht des in Afrika heimischen Tamarindenbaumes (Tamarindus indica). Das T. ist eine schwarzbraune, zähe, weiche Masse mit stark saurem Geschmack. Die Droge enthält bis 30% Invertzucker, Fruchtsäure (z. B. Wein- und Äpfelsäure), Kaliumhydrogentartrat und Pektine. Das T. wird als mildes Abführmittel, z. B. als Bestandteil von Früchtewürfeln, verwendet. Außerdem dient es auch zur Herstellung von Würzsoßen.

Tanacetum vulgare ↑ Rainfarn.

Tang, *Blasentang, Höckertang, Schweinetang, Fucus vesiculosus:* Meeresalge aus der Familie der Braunalgen (Phaeophyceae). Der Thallus (Algenkörper) der bräunlich olivgrünen Alge ist regelmäßig verzweigt und bildet glattrandige Bänder, die durch eine Mittelrippe versteift werden. Die Enden sind teilweise keulenförmig verdickt und warzig genarbt. Charakteristisch sind die meist paarweise angeordneten luftgefüllten Schwimmblasen, die sich zu beiden Seiten der Mittelrippe befinden. Der etwa 1 m lange Thallus stellt durch die Schwimmblasen aufrecht im Wasser. Der T. sitzt mit einer Haftscheibe auf Steinen fest. Zur Drogengewinnung wird auch der ähnliche *Säge-T. (Fucus serratus),* der jedoch keine Schwimmblasen besitzt, verwendet.

▷ *Vorkommen*: Der T. ist an den Küsten des Atlantischen und Stillen Ozeans verbreitet. Er kommt auch an den europäischen Küsten, z. B. an der Nord- und Ostsee, vor.

▷ *Drogengewinnung:* Die Algen werden gesammelt und in der Sonne getrocknet.

▷ *Drogenbeschreibung:* Die Droge (T., Blasen-T., Fucus, Fucus vesiculosus) besteht aus den getrockneten Thallusstücken. Die Schnittdroge ist gekennzeichnet durch harte, brüchige, braunschwarze, flache und unregelmäßige Stücke. Daneben sind Schwimmblasenfragmente, die innen hell und feinbehaart sind, und warzig verdeckte Thallusenden enthalten. Die Droge besitzt einen fischartigen Geruch und schmeckt schleimig und salzig.

▷ *Inhaltsstoffe:* Der T. enthält Schleim und Jod (bis 0,1%) in organischer Bindung, Alginsäure, Fucoidin sowie Phloratannine.

▷ *Wirkung und Verwendung:* Die Droge regt aufgrund ihres Jodgehaltes den Stoffwechsel an. Sie wird vor allem als Bestandteil von Abführtees verwendet. Auch T.extrakt ist Bestandteil von Fertigarzneimitteln, die als Abführmittel sowie bei Übergewicht eingesetzt werden. Der T. wird zur Gewinnung von Alginaten und auch als Futtermittelzusatz verwendet.

▷ *Nebenwirkungen:* Durch den Jodgehalt der Droge kann es bei empfindlichen Personen mitunter zu Überempfindlichkeitsreaktionen, z. B. Hautentzündungen und Juckreiz, kommen.

▷ *Geschichtliches:* Die Asche der Droge wurde im 17. Jh. medizinisch verwendet. ↑ **Tafel 59**

Tannin: aus Glucoseestern der Gallussäure bestehender Gerbstoff. Die Substanz wirkt adstringierend, blutstillend, entzündungs- und schweißhemmend. Das T. wird z. B. als Lösung gegen Schleimhautentzündungen im Mund- und Rachenraum, als Salbe und in Zäpfchenform zur Behandlung von Hämorrhoiden und als Wirkstoff in Lichtschutzsalben verwendet.

Taraxacum officinale ↑ Löwenzahn.

Täschelkraut ↑ Hirtentäschel.

Taubnessel, Weiße, *Bienensaug, Lamium album:* ausdauernde, bis 50 cm hohe Pflanze aus der Familie der Lippenblütengewächse (Lamiaceae). Die W. T. treibt aus dem Wurzelstock im Frühjahr einen aufrechten 4kantigen Stengel, der locker beblättert und im unteren Teil häufig rotviolett überlaufen ist. Die herzförmigen Blätter sind gegenständig, beiderseits behaart und langgestielt. Die Blüten stehen zu Scheinquirlen vereinigt in den Achseln der oberen Blattpaare. Sie haben schwach gelblichweiße, verwachsene Kronblätter, die eine helmförmig gewölbte Oberlippe und eine 3lappige Unterlippe bilden. Ihre Röhre ist aufwärts gebogen und zeigt am Schlund olivfarbene Flecke. Die Frucht zerfällt bei der Reife in 4 einsamige Klausen (Nüßchen).

▷ *Blütezeit*: Mai bis August.

▷ *Vorkommen*: Die W. T. ist in Europa und Asien heimisch. Sie wächst auf Schuttflächen, an Wegrändern, Zäunen und in Gebüschen.

▷ *Drogengewinnung:* Die Blüten der W. T. werden ohne Kelche in den Monaten Mai bis August gepflückt und an schattigen Plätzen in dünner Schicht bei Temperaturen bis 40 °C getrocknet.

▷ *Drogenbeschreibung:* Die Droge (weiße Taubnesselblüten, Lamii albi flos) besteht aus den getrockneten Blütenkronen. Sie sind gelblichweiß, runzelig zusammengefallen und 10 bis 15 mm lang. Die Oberlippe ist gewölbt und deutlich behaart, die Unterlippe ist 3lappig und kleiner. Die 4 Staubblätter sind mitunter erkennbar. Die Droge besitzt einen schwach wahrnehmbaren Geruch und schmeckt schwach bitter.

▷ *Inhaltsstoffe:* Die Droge enthält Triterpensaponine, Schleimstoffe, eventuell Gerbstoffe, Flavonoide, sehr wenig ätherisches Öl und Iridoid- und Secoiridoid-Glucoside.

▷ *Wirkung und Verwendung:* Die Schleimstoffe der Droge wirken reizmildernd, die Saponine schwach auswurffördernd und zumindest im Tierversuch auch entzündungshemmend und harntreibend. Die weißen Taubnesselblüten werden in der Volksmedizin bei Katarrhen der oberen Luftwege, aber auch bei Beschwerden der harnableitenden Organe, klimakterischen Störungen und Schlaflosigkeit verwendet. Zur Bereitung des Teeaufgusses wird 1 Eßlöffel Droge (1 g) mit 1 Tasse (150 ml) siedendem Wasser übergossen und 10 bis 15 Minuten bedeckt stehengelassen. Der Teeauf-

guß wird durch ein Sieb abgegossen. Bei Erkrankungen der Atemwege wird mehrmals täglich 1 Tasse frisch bereiteter Tee, am besten mit Honig gesüßt, getrunken. Ähnlich wie die W. T. wird auch die sogenannte Gelbe Taubnessel (Goldnessel, Galeobdolon luteum) verwendet.
Das getrocknete Kraut wird zur Unterstützung bei der Behandlung von Beschwerden im Magen-Darm-Bereich wie Magenschleimhautreizungen, Völlegefühl und Blähungen, ferner u. a. bei Frauenleiden aller Art, zur „Blutreinigung“, Appetitanregung, Durchspülungstherapie der Harnwege und Förderung von Herz und Kreislauf angewendet. Die Wirksamkeit ist nicht belegt, eine therapeutische Anwendung wird deshalb nicht empfohlen.

▷ *Nebenwirkungen:* nicht bekannt.

▷ *Geschichtliches:* Entsprechend der Signaturenlehre wurde die W. T. in den Kräuterbüchern des 16. und 17. Jhs. als Arzneimittel gegen Weißfluß und Gonorrhö empfohlen. Daneben wurde die Pflanze als Badezusatz bei Gliederschmerzen verwendet. In der Volksmedizin wurden die getrockneten Blüten der W. T. als Tee gegen Brust- und Lungenleiden sowie als blutreinigendes Mittel benutzt. S. Kneipp empfahl die Dämpfe der Abkochung bei Ohrenleiden. ↑ **Tafel 59**

Tausendblatt ↑ Schafgarbe.

Tausendgüldenkraut*, *Echtes Tausendgüldenkraut, Bitterkraut, Fieberkraut, Centaurium erythraea:* einjähriges oder zweijähriges, bis 50 cm hohes Kraut aus der Familie der Enziangewächse (Gentianaceae). Die Pflanze treibt einen aufrechten 4kantigen Stengel, der im oberen Teil verzweigt ist. Die unteren Blätter bilden eine grundständige Rosette. Die kreuzgegenständigen Stengelblätter sind sitzend und ganzrandig. Die rötlichen 5zähligen Blüten bilden einen lockeren, elliptisch-lanzettlichen Blütenstand. Die Frucht ist eine Kapsel.

▷ *Blütezeit*: Juli bis September.

▷ *Vorkommen*: Das T. ist in Europa, Nordafrika und Westasien heimisch und auch in Nordamerika verbreitet. Es ist nur noch selten an mäßig trockenen Waldrändern, auf Waldschlägen und Halbtrockenrasen, Äkkern und Dünen anzutreffen.

▷ *Drogengewinnung:* Das Kraut der Pflanze wird während der Blütezeit in den Monaten Juli bis September 5 cm über dem Boden abgeschnitten und bei Temperaturen bis 40 °C getrocknet. Dabei soll das Trockengut mehrfach umgewendet werden. Zweckmäßig ist auch das Bündeln und Aufhängen des Krautes an schattigen, gut belüfteten Plätzen.

▷ *Drogenbeschreibung:* Die Droge (T., Centaurii herba) besteht aus dem getrockneten blütentragenden Kraut. Die Schnittdroge ist gekennzeichnet durch die 4kantigen, hohlen, gelblichen Stengelstücke und die rötlichen oder bräunlichgelb verfärbten Blüten sowie Bruchstücke der grünen, ganzrandigen Blätter.
Teile der Kapselfrüchte sowie Samen sollen nur vereinzelt vorkommen. Die Droge besitzt einen schwach wahrnehmbaren Geruch und schmeckt stark und anhaltend bitter.

▷ *Inhaltsstoffe:* Die Droge enthält stark bitter schmeckende Xanthone und Secoiridoidglykoside, besonders Swertiamarin, Swerosid, Gentiopikrosid und Centapikrin, ferner Flavonoide, Pflanzensäure, Sterole, Triterpene und Secoiridoidalkaloide.

▷ *Wirkung und Verwendung:* Der Teeaufguß der Droge wirkt aufgrund des Bitterstoffgehaltes appetitanregend und fördernd auf die Bildung von Magensaft und Gallenflüssigkeit. Die Droge wird allein oder als Bestandteil von Teemischungen (Magentee, Gallen- und Lebertee) bei Appetitlosigkeit, unzureichender Magensäurebildung und zur unterstützenden Behandlung von Leber- und Gallenbeschwerden verwendet. In der Volksmedizin gilt die Droge als Kräftigungs- und Anregungsmittel während der Rekonvaleszenz.
Zur Bereitung des Teeaufgusses wird 1 Teelöffel Droge (2 g) oder weniger mit 1 Tasse (150 ml) siedendem Wasser übergossen und 10 bis 15 Minuten bedeckt stehengelassen. Der Teeaufguß wird durch ein Sieb abgegossen. Eine Tasse des warmen Tees wird jeweils 30 Minuten vor den Mahlzeiten getrunken. Die Droge wird auch in der Spirituosenindustrie zur Herstellung von Bitterschnäpsen verarbeitet.

▷ *Nebenwirkungen:* nicht bekannt.

▷ *Geschichtliches:* Bereits die antiken Schriftsteller kannten das T. als Arzneipflanze. Dioskurides z. B. nannte es als Wundmittel und als abführendes und menstruationsförderndes Heilkraut. Der Saft des T. diente zur Behandlung von Augenleiden. Im 16. Jh. erhielt die sehr geschätzte Arzneipflanze ihren Namen. Das T. wurde gegen zahlreiche Erkrankungen und Beschwerden, z. B. als Magen- und Fiebermittel, als Wundheilmittel und als Gegengift bei Schlangen- und Hundebissen, benutzt. Es war außerdem ein Bestandteil des Theriaks. ↑ **Tafel 60**

Tausendschön ↑ Gänseblümchen.

Teeaufguß ↑ Aufguß.

Teeaufgußbeutel: einzeldosierte Abpackung für Teedrogen. Der T. enthält die fein zerkleinerten Drogen in der zur Bereitung von einer Tasse Tee richtigen Dosierung. Ein Nachteil der T. ist die erforderliche starke Zerkleinerung auch von Drogen, die ätherische Öle enthalten. Der Wirkstoffgehalt nimmt infolge der Zerkleinerung schnell ab.

Teebaum, *Australischer Teebaum, Melaleuca alternifolia:* 3 bis 6 m hoher Baum mit meist buschigem Wuchs und nadelartigen Blättern aus der Familie der Myrtengewächse (Myrtaceae).

▷ *Vorkommen:* In Teilen der subtropischen Küstenregion im Südosten Australiens. Der T. wird in Australien in Plantagen kultiviert.

▷ *Drogengewinnung:* Das ätherische Öl wird durch Wasserdampfdestillation oder durch Extraktion aus den Blättern gewonnen.

▷ *Drogenbeschreibung:* Die Droge (Teebaumöl, Melaleucae aetheroleum) ist eine blaßgelbe Flüssigkeit, die angenehm nach Terpentin riecht.

▷ *Inhaltsstoffe:* Im Teebaumöl wurden ca. 100 Bestandteile nachgewiesen. Es enthält etwa 40% Terpineol, in kleineren Mengen mehrere Monoterpene wie Terpinen, Terpinolen, Pinene, Limonen und Cineol (bis 15%, z.T. auch nur 2 bis 4%).

▷ *Wirkung und Verwendung:* Teebaumöl wirkt antiseptisch, hemmend gegen das Wachstum von Bakterien und niederen Pilzen. In ersten klinischen Studien wurden die antiseptischen Eigenschaften belegt und bei der Behandlung z. B. von leichter bis mäßiggradiger Akne positive Effekte erzielt. Auch bestimmte Hautpilzerkrankungen ließen sich positiv beeinflussen. Die medizinische Nutzung des Teebaumöls ist bisher nicht ausreichend untersucht, so daß das Teebaumöl als Arzneimittel in Deutschland bisher nicht zugelassen wurde.
Teebaumöl wird in einer Vielzahl kosmetischer Produkte verwendet und dient auch als Zusatz zu Zahnpasten und Mundwässern.

▷ *Nebenwirkungen:* In Einzelfällen allergische Hautreaktionen in Form von Ekzemen.

▷ *Geschichtliches:* Die arzneiliche Nutzung des Teebaumöles durch die Aborigines ist vermutlich seit mehreren Jahrtausenden üblich, vor allem bei Erkältungen, Halsentzündungen, Insektenstichen und zur Wundbehandlung. Die erste Beschreibung, die in Europa bekannt wurde, stammt aus der Crew von James Cook gegen Ende des 18. Jhs. Aus den Blättern wurde ein aromatischer Tee bereitet; dies führte zu dem Namen „Teebaum". 1925 wurde das Teebaumöl erstmalig destilliert und seine antiseptischen Eigenschaften beschrieben. Im Zweiten Weltkrieg wurde es von australischen Soldaten als Lokalantiseptikum benutzt. ↑ **Tafel 60**

Teebereitung: Herstellen eines gebrauchsfertigen Drogenauszuges mit Wasser. Bei der T. soll ein möglichst großer Anteil der für die Wirkung wichtigen Drogeninhaltsstoffe in den Auszug gelangen. Störende Begleitstoffe, die z. B. den Geschmack negativ beeinflussen, sollen möglichst nur zu einem geringen Teil extrahiert werden. Bei der T. sind sowohl die Menge und der Zerkleinerungsgrad der Droge als auch die Art der Extraktion von Bedeutung. Die Drogenmenge je Tasse wurde aus Erfahrungswerten für die einzelnen Drogen festgelegt. Eine Überschreitung der Dosierung ist meist ohne deutliche Auswirkung, sollte aber bei einigen Drogen, u. a. bei Abführdrogen und Süßholzwurzel, vermieden werden. Blatt-, Blüten- und Krautdrogen werden grob zerkleinert (Größe der Pflanzenteile 4 bis 8 mm) verwendet. Holz-, Rinden- und Wurzeldrogen werden grob zerkleinert, fein zerschnitten oder auch grob gepulvert. Früchte und Samen werden unmittelbar vor der T. zerquetscht, fein zerschnitten oder auch grob gepulvert. Zur Extraktion dienen der ↑ Aufguß (besonders bei Blüten-, Blatt- und Krautdrogen), der ↑ Kaltauszug (besonders bei Schleimdrogen sowie bei Sennesblättern, Baldrianwurzel, Mistelkraut) und die Abkochung (besonders bei Gerbstoffdrogen). Die Mischung der Droge mit heißem oder kaltem Wasser wird während der jeweils angegebenen Zeit bedeckt stehengelassen, wobei ein gelegentliches Umrühren zweckmäßig ist. Zum Abseihen des Teeaufgusses wird ein Teesieb benutzt. Metallsiebe können den Geschmack verändern. Der Tee kann durch Zugabe von Zucker oder Fruchtsirup geschmacklich verbessert werden (bei Magentee nicht zweckmäßig).

Tee, blähungstreibender ↑ blähungstreibende Mittel.

Teeblätter ↑ Teestrauch.

Teedroge: getrocknete Teile einer Pflanze, z. B. Blüten, Blätter, Früchte, Samen, Rinde und Wurzeln, die ganz oder in zerkleinerter Form zur Bereitung eines Teeaufgusses verwendet werden. Sie können alleine als sogenannte Monodrogen oder in Form von ↑ Teemischungen in Gebrauch sein.
Wichtige Anwendungsgebiete für Teedrogen sind Störungen im Magen-Darm-Bereich, Gallenwegserkrankungen, Husten und Erkältungskrankheiten sowie nervöse Störungen. ↑ Teemischung.

Teedrogenanwendungsgebiete: Die Übersicht (Umschlaginnenseite) enthält Drogen, die allein oder als Bestandteil von Teemischungen verwendet werden. Die Reihenfolge der aufgeführten Drogen entspricht etwa ihrer Bedeutung für das genannte Anwendungsgebiet. Die in der Volksmedizin zusätzlich verwendeten Drogen werden gesondert aufgeführt. Die Übersicht (Umschlaginnenseite) dient lediglich der Orientierung. Einzelheiten über die Wirkung, Dosierung, Art der Anwendung und eventuelle Nebenwirkungen werden unter dem entsprechenden Stichwort (deutscher Pflanzenname) angegeben. ↑ Übersicht

Teefasten: diätetische Maßnahme bei akuter Gallensteinkolik. Neben Bettruhe, Wärmeanwendung und der Gabe krampflösender Arzneimittel wird beim T. 2 Tage lang ausschließlich Tee (1 bis 2 Liter dünner schwarzer Tee oder Haustee je Tag) getrunken. Jede Nahrungsaufnahme muß unterbleiben. Leber- und Gallentee ist bei Koliken infolge eines Gallenwegverschlusses durch Gallensteine nicht zu empfehlen, da er eine zusätzliche Anregung der Gallensaftbildung bewirkt.

Tee, galletreibender ↑ Leber- und Gallentee.

Tee, harntreibender ↑ harntreibende Mittel.

Teemischung, *Mischtee, Species:* Mischung von unzerkleinerten und zerkleinerten Drogen miteinander oder mit anderen Stoffen, die als Arzneimittel oder Haustee Verwendung findet. Bei der Herstellung von T. werden Leitdrogen mit einer Hauptwirkung und Ergänzungsdrogen, die diese Wirkung unterstützen, verwendet. Außerdem enthält die T. Hilfsdrogen, die deren Geruch, Geschmack und Stabilität verbessern, sowie Schmuckdrogen. Meist besteht die T. aus 4 bis 7, seltener aus mehr Bestandteilen. Die Leitdrogen besitzen z. B. eine abführende, harntreibende oder entzündungshemmende Wirkung. Die Ergänzungsdrogen unterstützen oder verstärken die Wirkung, z. B. Fenchelfrüchte im Abführtee. Geruch- und geschmackverbessernd wirken z. B. Fenchel- und Anisfrüchte, Pfefferminzblätter, Orangenblüten oder Pomeranzenschalen. Stabilisierend wirken Drogen, die durch ihre starke Behaarung aneinanderhaften und eine Entmischung der einzelnen Bestandteile verhindern, selbst aber die Wirksamkeit der T. nicht nennenswert beeinflussen. Dazu gehören z. B. Himbeer- und Huflattichblätter. Als Schmuckdrogen dienen z. B. Sandstrohblumen. Die T. kann auch anorganische oder organische, wasserlösliche Stoffe enthalten, die die Wirkung verstärken (z. B. Kaliumnatriumtartrat im Abführtee). Wichtige Anwendungsgebiete für T. sind Störungen im Magen-Darm-Bereich (Appetitanregung, Beseitigung von Blähungen, Verstopfungen, Durchfall), psychische Störungen (Nervosität, Schlafstörungen), Husten und Erkältungskrankheiten, Gallen- und Leberbeschwerden (Förderung der Gallensaftbildung und -ausscheidung), Nieren- und Blasenleiden (Förderung der Harnbildung, Entzündungshemmung) sowie entzündliche Veränderungen der Haut und der Schleimhäute. Zur Bereitung des Teeaufgusses wird die vorgeschriebene Menge der T. mit siedendem Wasser übergossen und bedeckt unter gelegentlichem Umrühren meist 10 bis 15 Minuten stehengelassen und anschließend durch ein Sieb abgegossen. Der Teeaufguß wird frisch bereitet getrunken. Nebenwirkungen sind bei der Anwendung von T. in der Regel nicht zu erwarten. Einige T., z. B. Abführtee, Blasen- und Nierentee, sollten jedoch nur kurzzeitig angewendet werden, da bei Dauergebrauch Störungen der Organfunktionen (Darm, Nieren) auftreten können.

Teer: durch trockene Destillation aus Holz oder Steinkohle gewonnenes Stoffgemisch (Birken-T., Buchen-T., Steinkohlen-T.). Der T. enthält in Abhängigkeit vom Ausgangsmaterial eine Vielzahl von Stoffen, z. B. Kohlenwasserstoffe und phenolische Verbindungen. Bei äußerlicher Anwendung wirkt T. entzündungshemmend, juckreizstillend und antiinfektiös. Er wird bei Ekzemen und anderen Hautkrankheiten (z. B. als T.paste oder T.bad) angewendet.

Tee, schweißtreibender, *Grippetee, Species diaphoreticae:* Teemischung, die zur Förderung der Schweißbildung bei Schwitzkuren dient. Die Bestandteile des s. T. sind z. B. Holunderblüten, Lindenblüten, Süßholzwurzel und Hagebutten. Der Tee (1 bis 2 Tassen) soll unmittelbar vor der Schwitzkur möglichst heiß getrunken werden.

Tee, spanischer ↑ Saathohlzahn.

Teestrauch, *Camellia sinensis:* immergrüner, bis 4 m hoher Strauch oder 10 bis 15 m hoher Baum aus der Familie der Teegewächse (Theaceae). Die Blätter sind elliptisch, etwas lederig und dunkelgrün. Der Blattrand ist gesägt. Die radiären Blüten haben eine weiße oder rosa Blütenkrone und stehen einzeln oder in kleinen Gruppen in den Blattachseln. Die Frucht ist eine 3fächerige holzige Kapsel.

▷ *Vorkommen:* Der T. ist in Südchina, Assam, Kampuchea und Burma heimisch. Die Pflanze wird in Indien, China, Ceylon, Pakistan, Indonesien, Argentinien, Brasilien, Peru, Ostafrika, Rußland, der Türkei und im Iran angebaut. In Kulturen wird der T. auf etwa 1,50 m zurückgeschnitten, um die Ernte zu erleichtern und den Blattwuchs zu verstärken.

▷ *Drogengewinnung:* Die Teeblätter werden 3- bis 5mal jährlich mit der Hand geerntet. Zur Herstellung des grünen Tees werden die Blätter zur Inaktivierung der Enzyme einem Röstprozeß unterzogen und anschließend getrocknet. Zur Herstellung des schwarzen Tees werden die Blätter vor der Trocknung durch schwaches Erhitzen angewelkt und bei hoher Luftfeuchtigkeit und Temperaturen von 23 bis 25 °C einem Fermentationsprozeß unterworfen, der zur Ausbildung des charakteristischen Aromas führt.

▷ *Drogenbeschreibung:* Die Droge (Teeblätter, Theae folium) besteht aus den fermentierten, getrockneten Blättern. Es werden nach der Art der Ernte (Triebspitzen, mittlere Blätter, untere Blätter), Verarbeitung und Herkunft zahlreiche Handelssorten unterschieden. Sorten, die aus Blattknospen und den kaum zerbrochenen obersten Blättern bestehen, werden „Pekoe“ genannt und besonders geschätzt. „Souchong“ heißen mindere Qualitäten aus den unteren Blättern. Die Droge riecht aromatisch und schmeckt mild.

▷ *Inhaltsstoffe:* Die Droge enthält 2,5 bis 4,5% Coffein, ferner Theophyllin, Theobromin, Saponine, Gerbstoffe und wenig ätherisches Öl (besteht aus mehr als 300 Verbindungen, die das Teearoma bilden). Die Zusammensetzung variiert in Abhängigkeit von der Herkunft und dem Alter der Droge.

▷ *Wirkung und Verwendung:* Die Wirkung der Teeblätter ist vor allem durch den Coffeingehalt bedingt. Der Teeaufguß, der 2 bis 3 Minuten zieht, wirkt anregend, derjenige, der 5 bis 6 Minuten oder länger zieht, eher schwach beruhigend. Ursache dafür sind die mit längerer Extraktionszeit steigenden Gerbstoffmengen, die in den Teeaufguß gelangen und die Coffeinwirkung abschwächen. 1 Tasse Tee (1,5 bis 2 g Teeblätter auf 150 ml Wasser) enthält etwa 20 mg Coffein und wirkt im Vergleich zum Kaffee etwas schwächer anregend. Der Teeaufguß wirkt auch harntreibend und aufgrund des Gerbstoffgehaltes schwach stopfend. Deshalb kann er als Hausmittel gegen leichte Durchfallerkrankungen verwendet werden.
Die Teeabfälle (meist Teestaub) dienen zur Gewinnung von ↑ Coffein.

▷ *Nebenwirkungen:* bei normalem Teeverbrauch nicht bekannt. Bei Aufnahme zu großer Coffeinmengen können Erregung, Muskelzittern, Herzklopfen, Pulsunregelmäßigkeiten und auch Krämpfe auftreten.

▷ *Geschichtliches:* Der T. wurde erstmalig 2700 v. Chr. in chinesischen Schriften erwähnt, doch wurde der Tee erst im 6. Jh. in China zum allgemeinen Getränk. Um 810 gelangte der Tee auch nach Japan. Im Jahr 1610 kamen erstmals Teeblätter nach Holland. Von dort verbreitete sich das Teetrinken nach und nach auch in den anderen west- und mitteleuropäischen Ländern. Der holländische Leibarzt des brandenburgischen Kurfürsten machte den Tee um 1675 auch am Berliner Hof bekannt. Seit dieser Zeit wurde der chinesische Tee in Deutschland auch als Herba Theae in den Apotheken als Droge geführt. In den Kräuterbüchern des 17. Jhs. wurde der Tee als magenstärkendes, verdauungsförderndes, schmerz- und durchfallstillendes Mittel, das außerdem gegen Skorbut, Gicht, Schwindsucht und Steinleiden helfen sollte, erwähnt. Hervorgehoben wurde ferner seine anregende und schlafhemmende Wirkung.
↑ **Tafel 60**

Tee, windtreibender ↑ blähungstreibende Mittel.

Tempelbaum ↑ Ginkgobaum.

Terpene: acyclische oder cyclische Kohlenwasserstoffe (Alkohole, Ester, Oxide, Aldehyde, Ketone und Ether), die in ätherischen Ölen, Harzen und Balsamen vorkommen. In Abhängigkeit von der Anzahl der Kohlenstoffatome im Molekül werden Mono-T. (10), Sesqui-T. (15), Di-T. (20), Tri-T. (30) und Tetra-T. (40) unterschieden. Ätherische Öle bestehen meist zu etwa 90% aus T. Therapeutisch genutzte T. sind z. B. Menthol, Thymol und Pinen. Einige T. sind auch wertvolle Riechstoffe.

Terpentinöl ↑ Waldkiefer.

Teucrium chamaedrys ↑ Edelgamander.

Teucrium marum ↑ Edelgamander.

Teucrium montanum ↑ Edelgamander.

Teucrium pollum ↑ Edelgamander.

Teucrium scorodonia ↑ Edelgamander.

Teufelsdreck ↑ Asant.

Teufelsklatten ↑ Bittersüß.

Teufelskralle, *Trampelklette, Harpagophytum procumbens:* ausdauernde, krautige Pflanze mit weit verzweigtem Wurzelsystem und bis 15 m langen Trieben, die dem Boden flach anliegen (Pedaliaceae). Die gestielten Blätter sind tief gelappt. In den Blattachseln befinden sich auffallend große, fingerhutähnliche, hellrosa oder purpurne Blüten. Die eiförmigen Samenkapseln sind bis 20 cm lang, verholzt und von einer Doppelreihe armartiger, verzweigter Auswüchse umgeben. Diese tragen ankerartige Haken. Die Seitenwurzeln haben bis 60 mm dicke und bis 20 cm lange Knollen (Sekundärwurzeln), die bis 600 g wiegen können.

▷ *Vorkommen:* Die Teufelskralle kommt in den sandigen Steppenregionen und Baumsavannen im südlichen Afrika (Namibia, Südafrika) vor.

▷ *Drogengewinnung:* Die knolligen Sekundärwurzeln werden in Scheiben oder Stücke geschnitten und getrocknet.

▷ *Drogenbeschreibung:* Die Droge Teufelskrallenwurzel, Harpagophyti radix, besteht aus den zerkleinerten und getrockneten Sekundärwurzeln. Sie sind meist unregelmäßig, häufig fächer- oder keilförmig, mit gekrümmter Außenseite. Die Farbe ist gelblich grau bis hellrostfarben.

▷ *Inhaltsstoffe:* Teufelskrallenwurzel enthält Iridoidglykoside, hauptsächlich Harpagosid, Harpagid und Procumbid. Ferner kommen Flavonverbindungen sowie Phenylethanolderivate und wenig ätherisches Öl vor.

▷ *Wirkung und Verwendung:* Die Droge und das Harpagosid wirken im Tierversuch entzündungshemmend. In klinischen Studien wurde eine Besserung rheumatischer Beschwerden festgestellt. Aufgrund des Gehaltes an bitter schmeckendem Harpagosid wird der Droge ferner eine appetitanregende und gallensaftfördernde Wirkung zugeschrieben.
Als Anwendungsgebiete für den Teeaufguß und Fertigarzneimittel gelten Appetitlosigkeit, Verdauungsbeschwerden sowie die unterstützende Behandlung von degenerativen Erkrankungen des Bewegungsapparates.
Zur Bereitung des Teeaufgusses wird 1 Teelöffel (4,5 g) fein geschnittene Droge mit 300 ml siedendem Wasser übergossen und 8 Stunden stehengelassen. Der Teeaufguß wird durch ein Sieb abgegossen und in 3 Portionen über den Tag verteilt getrunken.

▷ *Nebenwirkungen:* Im Einzelfall allergische Reaktionen. Bei Magen-

und Zwölffingerdarmgeschwüren soll keine Anwendung erfolgen. ↑ **Tafel 60**

Thebain: Alkaloid des Opiums. Das T. besitzt keine narkotische oder schmerzstillende Wirkung; es wirkt vielmehr krampferregend und damit entgegengesetzt zum Morphin. Die Substanz wird therapeutisch nicht benutzt, sie ist jedoch ein wertvoller Ausgangsstoff für die Synthese von Morphinderivaten.

Thein ↑ Coffein.

Theobroma cacao ↑ Kakaobaum.

Theobromin: Alkaloid (Xanthinderivat) aus Teeblättern, Kakao- und Kaffeebohnen sowie Colasamen. Das T. wirkt gefäßerweiternd, harntreibend und schwach anregend auf die Kontraktionskraft des Herzens. Es wird in Kombinationspräparaten als harntreibendes Mittel verwendet.

Theophrastos, *Theophrastus, Theophrast,* griechischer Philosoph, * um 372 Eresos (Lesbos), † 287 v. Chr. Athen; Schüler und Nachfolger des Aristoteles. T. verfaßte neben philosophiegeschichtlichen Werken auch ein Arzneipflanzenbuch, mit dem viele Informationen über die Nutzung von pflanzlichen Drogen zu Heilzwecken im Altertum überliefert wurden. Er gilt als Begründer der Botanik als Wissenschaft.

Theophrastus Bombastus von Hohenheim ↑ Paracelsus.

Theophyllin: Alkaloid (Xanthinderivat) aus Teeblättern, Kakao- und Kaffeebohnen. Das T. wirkt krampflösend auf die Bronchialmuskulatur, zentral anregend, besonders auf das Atemzentrum, gefäßerweiternd im Bereich des Herz- und Lungenkreislaufs und harntreibend. Es dient (meist als wasserlösliche Additionsverbindung mit Ethylendiamin) vor allem zur Behandlung von Bronchialasthma und wird in Kombination mit anderen Arzneistoffen auch bei Durchblutungsstörungen des Herzens und des Gehirns verwendet.

Therapeutika ↑ Arzneimittel.

Theriak: altes pflanzliches Gegengift und Arzneimittel. Der T. ist eine von Mithridates VI., König von Pontos, entwickelte, später von Andromachos, dem Leibarzt Neros (1. Jh.), korrigierte Rezeptur einer pflanzlichen Zubereitung, die als Gegengift vor allem gegen Schlangenbiß wirksam sein sollte. Der T. enthielt ursprünglich 50 bis 60 Bestandteile. Von Galen wurde er gegen giftige Bisse und Stiche von Tieren empfohlen, später diente er gegen Vergiftungen aller Art und gewann im Mittelalter als Universalheil- und Wundermittel auch wirtschaftliche Bedeutung. Der T. wurde als offizielles Arzneimittel erstmalig im „Dispensatorium pharmacopolarum" des V. Cordus aufgeführt. Zentrum der Herstellung des T. war Italien, vor allem Venedig. Im 18. Jh. gab es heftige Angriffe aufgeklärter Ärzte gegen den T., dessen Zusammensetzung um 1800 stark vereinfacht wurde. Im Ergänzungsbuch zum Deutschen Arzneibuch 6, in der Ausgabe von 1948, war T. noch als Electuarium Theriaca aufgeführt und enthielt Opium, Xereswein, Angelika-, Zitwer-, Schlangen- und Baldrianwurzel, Ceylonzimt, Meerzwiebel, Kardamomen, Myrrhe, Eisensulfat und Honig. Der venezianische T. (ohne Opium) ist teilweise noch Bestandteil der Schwedenkräuter, die in der Volksmedizin gegen eine Vielzahl von Beschwerden verwendet werden.

Theriakwurzel ↑ Engelwurz.

Theriakwurzel, deutsche ↑ Bibernelle, Große.

Thuja occidentalis ↑ Lebensbaum.

Thujon: Terpen (Monoterpenketon), das z. B. im ätherischen Salbei- und Wermutöl vorkommt. Das T. besitzt toxische Eigenschaften und ist die Ursache für Nebenwirkungen von thujonhaltigen Drogen bei höherer Dosierung, z. B. Herzschlagbeschleunigung, Hitzegefühl, Krämpfe, Erbrechen und Schwindelgefühl. Das T. verursachte auch die Vergiftungen durch Wermutschnaps, die zu seinem Verbot in den meisten Ländern führten. Im Wermutwein ist das T. praktisch nicht enthalten.

Thymian, *Echter Thymian, Gartenthymian, Thymus vulgaris:* immergrüner, bis 40 cm hoher Zwergstrauch aus der Familie der Lippenblütengewächse (Lamiaceae). Der T. treibt aus einer Pfahlwurzel aufsteigende oder aufrechte 4kantige Stengel, die nach oben stark verästelt und unten verholzt sind. Die gegenständigen, lanzettlichen oder eiförmigen Blättchen sind am Rand stark nach unten eingerollt. Ihre Unterseite ist graufilzig behaart. Die hellrötlichen oder hellvioletten Blüten stehen in lockeren ährenartigen Blütenständen. Sie besitzen eine ungeteilte Oberlippe und eine 3zipflige Unterlippe. Die Frucht ist eine kleine Hartfrucht (Nüßchen). Zur Drogengewinnung wird auch der *Spanische T. (Thymus zygis)* verwendet.

▷ *Blütezeit:* Mai bis Oktober.

▷ *Vorkommen:* Der T. ist in Mittel- und Südeuropa, auf dem Balkan und im Kaukasus heimisch. Die Pflanze wird in einigen Ländern kultiviert, wildwachsend ist sie nicht verbreitet.

▷ *Drogengewinnung:* Das Kraut des T. wird zu Beginn der Blüte im Mai (im 2. Anbaujahr auch ein zweites Mal im September) abgeschnitten und bei Temperaturen bis 35 °C getrocknet. Die Blüten und die Blätter werden vom größten Teil der Stengel, die nahezu wirkstoffrei sind, getrennt (gerebelter T.). Daneben wird auch das geschnittene Kraut verwendet.

▷ *Drogenbeschreibung:* Die Droge (T., Thymi folium oder herba) besteht aus den getrockneten Blättern, Blüten und wenigen Stengelteilen. Die Blätter sind auf der Oberseite grün, grubig punktiert und am Rand stark nach unten eingerollt. Daneben sind grüne Blütenkelche, seltener 4kantige Stengelstücke und Blüten vorhanden. Die Droge besitzt einen charakteristischen aromatischen Geruch und schmeckt aromatisch und etwas scharf.

▷ *Inhaltsstoffe:* Der T. enthält 1,0 bis 2,5% ätherisches Öl, das bis 70% Thymol und bis 15% Carvacrol (phenolische Verbindungen) enthält. Ferner kommen Gerbstoffe, Bitterstoffe, Flavonoide und Triterpene in der Droge vor.

▷ *Wirkung und Verwendung:* Die T.zubereitungen (Teeaufguß, Fluidextrakt, Sirup) wirken aufgrund des Gehaltes an ätherischen Ölen auswurffördernd, schwach krampflösend und bakterienhemmend (Wirkung der phenolischen Verbindungen). Sie werden vor allem zur Behandlung von Katarrhen der oberen Atemwege und von Husten, auch Keuch- und Krampfhusten, verwendet.

Zur Bereitung des Teeaufgusses wird 1 Teelöffel Droge (1,5 g) mit 1 Tasse (150 ml) siedendem Wasser übergossen und 10 bis 15 Minuten bedeckt stehengelassen. Der Teeaufguß wird durch ein Sieb abgegossen. Bei Katarrhen der oberen Luftwege und bei Husten wird mehrmals täglich 1 Tasse frisch bereiteter Tee, auch mit Honig gesüßt, getrunken. Der Tee regt aufgrund des Bitterstoffgehaltes ferner die Magensaftbildung an, wirkt leicht stopfend (Gerbstoffwirkung) und findet in der Volksmedizin auch bei Appetitlosigkeit und leichten Durchfallerkrankungen Anwendung. Äußerlich wird der Tee zum Spülen und Gurgeln benutzt, da das ätherische Öl und die Gerbstoffe (adstringierende Wirkung) des T. die Heilung bei Zahnfleisch- und Mundschleimhautentzündungen fördern. Das ätherische Öl der Droge kann durch Inhalieren eine Linderung von Katarrhen der oberen Atemwege und von Husten bewirken. Dazu wird in einem Gefäß 1 Eßlöffel Droge mit 1 Liter siedendem Wasser übergossen. Die aufsteigenden Dämpfe werden 5 bis 10 Minuten lang eingeatmet. Das ätherische T.öl ist ferner wirksamer Bestandteil von Einreibungen und medizinischen Badezusätzen (Fertigarzneimittel), die leicht hautreizend wirken und zur unterstützenden Behandlung von rheumatischen Beschwerden dienen. In der Volksmedizin wird dafür auch das T.bad angewendet. Dazu werden 100 g Droge mit 1 Liter siedendem Wasser übergossen und nach 15 Minuten abgeseiht. Die Flüssigkeit wird dem Bad zugesetzt. Die Anwendung der Droge als Wurmmittel ist nicht zu empfehlen, da sicherer wirkende Arzneimittel zur Verfügung stehen. Der T. ist ein beliebtes Gewürz für Soßen, Fleischgerichte, Pilze, fettes Geflügel und Wurst. Er wird auch bei der Herstellung von Kräuterlikören verwendet.

▷ *Nebenwirkungen:* bei üblicher Dosierung nicht bekannt.

▷ *Geschichtliches:* Verschiedene Thymusarten wurden bereits von den griechischen Schriftstellern der Antike beschrieben. Erst bei dem von Plinius aufgeführten Thymum dürfte es sich um T. gehandelt haben. Im Mittelalter gelangte der T. als Gewürz- und Arzneipflanze auch in die Gärten Mitteleuropas. Im 12. Jh. wurde er von Hildegard von Bingen erwähnt. Die Kräuterbücher des 16. und 17. Jhs. empfahlen den damals in allen Gärten als Küchengewürz angebauten und vor allem für die Wurstherstellung verwendeten T. als Arzneimittel gegen Husten und Engbrüstigkeit, gegen Podagra, Gliederschmerzen, Blutblasen und Geschwülste sowie zur Appetitanregung. ↑ **Tafel 61**

Thymiansirup: aus Thymianfluidextrakt mit Zucker hergestellte Zubereitung. Zur Herstellung werden 15 g Thymianfluidextrakt mit 85 g Zuckersirup gemischt. Dem T. können weitere Arzneistoffe, z. B. Kalium-, Natrium- oder Ammoniumbromid, aber auch Codein zugesetzt werden. Der T. wird als Hustenmittel besonders für Kinder verwendet.

Thymian, Wilder ↑ Sandthymian.

Thymol: phenolische Verbindung (Terpen), die in ätherischen Ölen, z. B. von Thymian und Sandthymian vorkommt. Das T. wirkt desinfizierend, desodorierend und auswurffördernd. Es bedingt neben anderen Inhaltsstoffen die Wirksamkeit von Zubereitungen aus Thymian oder Sandthymian, die gegen Husten verwendet werden. Die T.zubereitungen werden als Antiseptika in der Stomatologie benutzt.

Thymus serpyllum ↑ Sandthymian.

Thymus vulgaris ↑ Thymian.

Thymus zygis ↑ Thymian.

Tilia ↑ Linde.

Tilia cordata ↑ Linde.

Tilia platyphyllos ↑ Linde.

Tinktur: dünnflüssiger Auszug aus Drogen. Als Extraktionsmittel werden Alkohol verschiedener Konzentration, Ether oder deren Mischungen, gegebenenfalls auch mit bestimmten Zusätzen (z. B. verdünnte Salzsäure) verwendet. Zur Herstellung von T. dienen verschiedene Verfahren, z. B. Mazeration, Perkolation und Turboextraktion. Aus 1 Teil Droge werden meist 5 bis 10 Teile T. hergestellt. Sie wird tropfenweise (z. B. Baldrian-, Pfefferminz-, Enzian-T.) eingenommen oder dient in der Apotheke zur Bereitung von Arzneien. Die Anwendungsgebiete entsprechen denen der Teeaufgüsse der Drogen.

Tinnevelly-Senna ↑ Senna.

α-**Tocopherol,** *Vitamin E:* in tierischen und pflanzlichen Geweben, besonders in den Embryonen von Körnerfrüchten und in fetten Ölen (Lein-, Erdnuß-, Olivenöl), vorkommende Verbindung. Unter den Tocopherolen besitzt das α-T. die stärkste biologische Wirkung. Das α-T. wird aus Weizenkeimöl oder synthetisch gewonnen. Die Substanz wird zur unterstützenden Behandlung von Muskel-, Gelenks- und Bindegewebeerkrankungen sowie bei Störungen der Fruchtbarkeit verwendet. Das α-T. wird außerdem zur Verhinderung der Oxydation bestimmter Stoffe in Arznei- und Lebensmitteln eingesetzt.

Todeskraut ↑ Tollkirsche.

Tollkirsche †, *Wolfskirsche, Teufelsauge, Atropa bella-donna:* ausdauernde, krautige, bis 1,50 m hohe Pflanze aus der Familie der Nachtschattengewächse (Solanaceae). Die T. treibt aus einer starken rübenförmigen Wurzel einen verzweigten Stengel. Die wechselständigen Blätter sind unbehaart, ganzrandig, eiförmig oder elliptisch und, in den Blattstiel verschmälert, bis 15 cm lang. Die oberen Blätter sind paarig angeordnet. Die Blüten sitzen in den Blattachseln. Sie haben eine violettbraune, purpurn geaderte, glockige Blütenkrone und sind nickend. Die schwarzglänzende Frucht ist eine fleischige, 2fächerige Beere mit zahlreichen kleinen Samen.

▷ *Blütezeit:* Juni, Juli.

▷ *Vorkommen:* Die T. ist in West-, Mittel- und Südeuropa, Nordafrika und Asien heimisch. Sie wächst vor allem auf kalkhaltigen Böden an Waldsäumen, auf Schlägen, Schuttflächen und Ödland. Die Pflanze wird auch kultiviert.

▷ *Drogengewinnung:* Das Kraut der T. wird, im Juni beginnend, 2- bis 3mal geschnitten, die Wurzeln werden im Spätsommer gerodet, gewaschen, die dickeren auch längsgespalten. Die Trocknung erfolgt bei Temperaturen von 50 bis 60 °C.

▷ *Drogenbeschreibung:* Die Droge (T.nkraut, Herba Belladonnae,

T.nblätter, Belladonnae folium) besteht aus dem getrockneten Kraut oder den getrockneten Blättern. Sie sind stark geschrumpft, dünn, brüchig, auf der Oberseite grün bis bräunlich grün, auf der Unterseite graugrün. Der Blattrand ist meist nach oben eingerollt. Die Droge besitzt einen etwas betäubenden Geruch und schmeckt bitter und etwas scharf. Die Wurzeldroge (T.nwurzel) besteht aus den getrockneten Wurzeln. Sie sind 1 bis 2 cm dick, häufig längsgeteilt. Die Außenseite ist graubräunlich und etwas längsrunzelig, die Innenseite weißlichgrau. Die nahezu geruchlose Droge schmeckt bitter.

▷ *Inhaltsstoffe:* Das T.nkraut und die -wurzeln enthalten L-Hyoscyamin, das bei der Trocknung teilweise in Atropin übergeht, ferner Scopolamin und andere Alkaloide. Der Alkaloidgehalt ist in den Wurzeln höher als in den Blättern. In den Blättern sind Flavonoide vorhanden, die in den Wurzeln fehlen.

▷ *Wirkung und Verwendung:* Die Zubereitungen der Droge (Tinktur, eingestellter Trockenextrakt) wirken aufgrund des Gehaltes an Hyoscyamin (Atropin) krampflösend. Sie werden bei kolikartigen Schmerzen der Gallenwege und des Magen-Darm-Bereiches verwendet. Der Trockenextrakt aus dem Kraut oder der Wurzel (Extractum Belladonnae) ist Bestandteil von Schmerz- und Asthmamitteln. Insbesondere die Wurzel, aber auch das Kraut dienen zur Gewinnung von ↑ Atropin, das eine große medizinische Bedeutung besitzt und dem für einige Anwendungsgebiete der Vorzug vor den Drogenextrakten gegeben wird.

▷ *Nebenwirkungen, Giftwirkung:* Die Zubereitungen der T. sind stark wirksam und müssen deshalb streng nach ärztlicher Verordnung eingenommen werden. Auch bei der üblichen Dosierung kann Trokkenheit im Mund auftreten. Die Fahrtauglichkeit kann eingeschränkt sein. Vergiftungserscheinungen äußern sich in einer Vergrößerung der Pupillen, Trockenheit im Mund sowie in Seh- und Bewußtseinsstörungen. Aufgrund des Alkaloidgehaltes sind alle Teile der Pflanze stark giftig.

▷ *Geschichtliches:* Im klassischen Altertum wurde die in Griechenland seltene T. nur von Paracelsus erwähnt. Hildegard von Bingen brachte ihre giftigen Eigenschaften mit dem Teufel in Verbindung. Die erste gute Abbildung der T. lieferte Leonhard Fuchs in seinem Kräuterbuch aus dem Jahre 1542. Damals galt sie vor allem als Tierarzneipflanze und fand Verwendung bei Schweinekrankheiten. Die Kräuterbücher erwähnten aber auch die Giftwirkung der Pflanze und warnten vor dem Genuß. Verwendung fand die Pflanze als Zusatz zu alkoholischen Getränken zur Erhöhung der Rauschwirkung, in „Hexensalben" und „-getränken", als Zaubermittel sowie in „Liebestränken". Man kannte auch schon ihre pupillenerweiternde Wirkung, die in Italien von den Frauen zur Verschönerung genutzt wurde und der Pflanze dadurch den Namen Bella donna (schöne Dame) einbrachte. In der Augenheilkunde findet das aus der T. hergestellte Atropin erst seit dem 19. Jh. Verwendung. ↑ **Tafel 61**

Tolubalsam: aus dem Stamm des T.baumes (Myroxylon balsamum) gewonnene Substanz. Zur Gewinnung des T. werden die Stämme mit V-förmigen Einschnitten versehen. Das austretende Harz wird gesammelt, geschmolzen und filtriert. Der T. bildet eine bräunliche oder rötlichbraune, harte Masse. Die Droge riecht nach Vanillin und schmeckt kratzend und bitter. Sie besteht zu 75 bis 80% aus Harz (Benzoesäure- und Zimtsäureester des Toluresinotannols), außerdem sind 7 bis 8% Cinnamein, freie Benzoe- und Zimtsäure, Vanillin und Terpene enthalten. Der T. wirkt schleimlösend und auswurffördernd und wird deshalb mitunter für Hustenpräparate verwendet. Er wird auch als Geruchskorrigens für Kaugummi, Parfüme und Kosmetika benutzt.

Tonika ↑ Stärkungsmittel.

Tonsillitis ↑ Mandelentzündung.

Tormentill ↑ Blutwurz.

Tormentillwurzel ↑ Blutwurz.

Totenblume ↑ Gartenringelblume.

Traditionelle Arzneimittel: Arzneimittel, die auch außerhalb von Apotheken freiverkäuflich sind und folgende Hinweise tragen: „Traditionell angewendet zur Stärkung oder Kräftigung, zur Besserung des Befindens, zur Unterstützung der Organfunktion, zur Vorbeugung, als mild wirkendes Arzneimittel." Ihre Anwendung gründet sich auf die Überlieferung und langjährige Erfahrung. Die T. A. haben große Bedeutung in der ↑ Selbstmedikation.

Tragant, *Astragalus microcephalus:* stark verzweigter, bis 1,5 m hoher Strauch aus der Familie der Hülsenfruchtgewächse (Leguminosae). Die Zweige der Pflanze sind dicht mit verdornten Blattspindeln besetzt. Die Blätter sind gefiedert. Die einzelnen Fiederblättchen sind eiförmig und in der Mittelrippe gefaltet. Die gelblichweißen Blüten stehen zu zweit oder zu dritt in den Achseln großer Deckblätter. Ihre Kelche sind wollig behaart. Die Frucht ist eine kleine Hülse. Zur Drogengewinnung werden daneben auch noch mehrere andere Astragalusarten verwendet.

▷ *Vorkommen:* T. ist in Vorderasien (Türkei, Iran, Irak) heimisch. Die Pflanze kommt in Wäldern und Steppen vor und ist auch im Hochgebirge verbreitet.

▷ *Drogengewinnung:* Im Verlauf der Vegetation kommt es zu einer Verschleimung des Marks und der Markstrahlen in den Stämmen und Zweigen. Dieser Prozeß schreitet von innen nach außen fort und führt bei feuchter Witterung durch Quellung sowie Rißbildung in der Rinde zum Austreten des Schleims. Dieser Vorgang wird durch künstliche Einschnitte gefördert. 3 bis 4 Tage nach dem Austreten ist der Schleim erhärtet und wird gesammelt. Der größte Teil der Droge wird jedoch durch Einschneiden der stammnahen Wurzeln gewonnen.

▷ *Drogenbeschreibung:* Die Droge (Tragant, Tragacantha) ist der erhärtete Schleim. Er besteht aus weißen oder gelblichweißen, hornartigen, etwas durchscheinenden, gebogenen Stücken, die längsstreifig und fein querstreifig sind. Der Tragant ist auch als weißes Pulver im Handel. Die Droge ist geruchlos und schmeckt etwas fad und schleimig.

▷ *Inhaltsstoffe:* Die Droge besteht aus wasserlöslichem Tragacanthin und wasserunlöslichem, quellbarem Bassorin (Kohlenhydrate) sowie wenig Stärke und Cellulose.

▷ *Wirkung und Verwendung:* Die Droge kann bis etwa das 40fache ihres Volumens an Wasser aufnehmen und übt nach Einnahme infolge ihrer Quellung auf die Darmwand einen Dehnungsreiz aus. Sie wirkt mild abführend. Die Anwendung erfolgt in Granulatform (Fertigarzneimittel). Da die Substanz geschmacklich neutral ist und eine gewisse Klebkraft besitzt, wird sie in fein gepulverter Form auch als Haftpulver für Zahnprothesen verwendet. Die Anwendung in der Krebsbehandlung ist nicht belegt. Tragant dient als Dickungsmittel für Suspensionen und Emulsionen und ist Bestandteil von Gleitmitteln für Katheter, Cremes und Zahnpasten. Die Droge wird als Zusatzstoff für Lebensmittel (E 413) verwendet.

▷ *Nebenwirkungen:* nicht bekannt.

▷ *Geschichtliches:* Der Tragant war schon im Altertum den Griechen und Römern bekannt und wurde von ihnen technisch und medizinisch genutzt. Dioskurides erwähnte ihn als Bestandteil von Augenheilmitteln und als Arznei gegen Brustleiden. Zum ersten Mal wurde die Droge in Deutschland im 12. Jh. erwähnt. ↑ **Tafel 61**

Tragant, Indischer ↑ Karayagummi.

Traubeneiche ↑ Eiche.

Traubensilberkerze †, *Wanzenkraut, Traubiges Wanzenkraut, Schwarze Schlangenwurzel, Cimicifuga racemosa:* ausdauernde, bis 2,5 m hohe Pflanze aus der Familie der Hahnenfußgewächse (Ranunculaceae). Die Pflanze besitzt große, fast grundständige, 2- bis 3fach gefiederte Blätter mit länglichen Blättchen, die eingeschnitten oder gezähnt sind. Die kleinen grünlichweißen Blüten sind radiär und bilden schmale, traubige Blütenstände., ihr Kelch ist weiß und 4blättrig. Die Frucht ist eine Kapsel.

▷ *Blütezeit:* Juni bis September.

▷ *Vorkommen:* Das W. ist im östlichen und mittleren Nordamerika in feuchten Wäldern und moorigen Gebieten verbreitet.

▷ *Drogengewinnung:* Die Wurzelstöcke und Wurzeln werden nach der Fruchtreife gegraben, gewaschen, frisch verarbeitet oder getrocknet.

▷ *Drogenbeschreibung:* Die Droge (T.wurzel, nordamerikanische Schlangenwurzel, Cimicifugae radix) besteht aus dem getrockneten Wurzelstock mit den Wurzeln. Der Wurzelstock ist bis 15 cm lang, bis 2 cm dick, dunkelbraun, längsfurchig, stark knotig und unregelmäßig gestaltet. Er ist auf der Unterseite mit den bis 3 mm dicken Wurzeln besetzt und läßt rundliche Narben und Reste der Stengelbasen erkennen. Die zahlreichen dünnen Teile der Wurzeln sind dunkelrotbraun und längsfurchig. Die Droge riecht eigenartig und schmeckt bitter, scharf und zusammenziehend.

▷ *Inhaltsstoffe:* Die Droge enthält die Triterpenglykoside Actein und Cimigenolmonoxylosid, Alkaloide sowie Isoferulasäure und ätherisches Öl. Als Cimifugin wird ein Gemisch von Harzen und Bitterstoffen aus der Droge bezeichnet.

▷ *Wirkung und Verwendung:* Der Extrakt der Droge (Fertigpräparat) wird aufgrund einer hormonartigen Wirkung auf die weiblichen Geschlechtsorgane sowie eines schwach beruhigenden und schmerzlindernden Effektes bei Menstruationsbeschwerden und Beschwerden in den Wechseljahren benutzt.

▷ *Nebenwirkungen:* bei üblicher Dosierung nicht bekannt.

▷ *Geschichtliches:* Die T. wurde von den Indianern Nordamerikas seit langem als Arzneipflanze genutzt und galt vor allem als Gegengift gegen den Biß der Klapperschlange. In der 1. Hälfte des 18. Jhs gelangte die Pflanze in die europäischen Gärten. Die Droge wurde in Europa jedoch erst im 19. Jh. arzneilich verwendet. ↑ **Tafel 61**

Traubenzucker ↑ Glucose.

Traubiges Wanzenkraut ↑ Traubensilberkerze.

Trifolium pratense ↑ Rotklee.

Trifolium repens ↑ Weißklee.

Trigonella foenum-graecum ↑ Bockshornklee.

Trockenextrakt: Zubereitung aus Drogen, die durch Eindampfen und Trocknen flüssiger Auszüge hergestellt wird. Der T. wird z. B. mit Dextrin oder Milchzucker auf einen bestimmten Wirkstoffgehalt eingestellt. Er wird häufig auch zu anderen Arzneiformen (Tabletten, Dragees, Zäpfchen) weiterverarbeitet.

Tubera: Wurzelknolle; z. B. Aconiti T.: Eisenhutknollen.

Trocknen von Arzneipflanzen ↑ Arzneipflanzen.

Tüpfelenzian ↑ Enzian, Gelber.

Tüpfelfarn, Gemeiner ↑ Engelsüß.

Tüpfelhartheu ↑ Johanniskraut.

Turboextraktion, *Wirbelextraktion:* Verfahren zum Herstellen von Drogenauszügen, z. B. Tinkturen, mit hochtourigen Mixern oder Homogenisatoren. Durch die Zerkleinerung der Drogen und die auftretende Temperaturerhöhung während der Extraktion werden die Wirkstoffe bei vielen Drogen bereits nach kurzer Extraktionszeit (5 bis 20 Minuten) in den Auszug überführt. Die T. wird industriell genutzt.

Turnera diffusa, *Damiana:* bis 60 cm hohe, strauchige Pflanze aus der Familie der Turneraceae. Sie besitzt bis 2,5 cm lange und 6 mm breite, keilförmige Blätter. Der Blattrand ist sägeförmig gezähnt und zurückgerollt. Die Blüten sind klein und haben eine gelbe Blütenkrone. Die Frucht ist eine rundliche, samenreiche Kapsel.

▷ *Vorkommen:* T.d. ist in den subtropischen Teilen von Amerika und in Afrika verbreitet.

▷ *Drogenbeschreibung:* Die Droge (Damiana, Furnerae diffusae folium et herba) besteht aus den getrockneten Blättern und Zweigteilen. Sie schmeckt bitter und aromatisch mit einem feigenartigen Beigeschmack.

▷ *Inhaltsstoffe:* Damiana enthält Arbutin, ätherisches Öl, Bitterstoffe, Harze und Tanningerbstoffe.

▷ *Wirkung und Verwendung:* Damianazubereitungen werden als ↑ Aphrodisiakum, zur Vorbeugung und Behandlung von Sexualstörungen verwendet. Da die Wirksamkeit nicht belegt ist, wird die Anwendung nicht empfohlen.

▷ *Nebenwirkungen:* nicht bekannt.

Tussilago farfara ↑ Huflattich.

Ulcus cruris ↑ Unterschenkelgeschwür.

Ulcus ventriculi ↑ Magengeschwür.

Umbelliferon: einfaches Cumarinderivat, das in verschiedenen Pflanzen, z. B. Engelwurz, Bibernelle, Liebstöckel und Bruchkraut, enthalten ist. Das U. absorbiert wie andere Cumarinderivate UV-Strahlen, vor allem im Wellenlängenbereich von 280 bis 315 nm. Die Substanz wird deshalb als Bestandteil von Sonnenschutzmitteln verwendet.

Umschlag: Umhüllung von Körperteilen mit Watte, Mullagen oder anderem textilen Material, die zur äußerlichen Behandlung von Erkrankungen dient. Der U. kann auch mit Drogenauszügen getränkt werden. Er bleibt mehrere Stunden auf der zu behandelnden Körperstelle liegen, bevor ein Austausch erfolgt. Ein U. mit Kamillentee wird bei leichten Hautentzündungen, ein U. mit Eichenrindenabkochung bei leichten Erfrierungen an Händen und Füßen verwendet.

Ungarnenzian ↑ Enzian, Gelber.

Unterschenkelgeschwür, *offenes Bein, Ulcus cruris:* durch eine fehlerhafte Blutzirkulation verursachte Ernährungsstörung der Haut im Bereich des Unterschenkels mit Bildung einer Wunde. Die Ursache eines U. können erbliche Faktoren, Krampfadern oder Bluthochdruck sein. Das U. bedarf ärztlicher Behandlung. Für die interne Zusatztherapie finden z. B. Fertigarzneimittel aus Roßkastaniensamen Anwendung. In der Volksmedizin wird zur unterstützenden Behandlung eine Salbe aus Odermennigkraut oder Ringelblumenblüten verwendet.

Urginea maritima ↑ Meerzwiebel.

Urtica dioica ↑ Brennessel.

Urtica urens ↑ Brennessel.

Urtinktur: aus frischen oder getrockneten pflanzlichen oder tierischen Drogen hergestellter Extrakt oder Mischung pflanzlicher Preßsäfte mit verdünntem Ethanol. Die U. werden in der Homöopathie benutzt. Sie werden durch Potenzieren in die meist arzneilich verwendeten Verdünnungen (z. B. D2, D3) überführt.

Vaccinium myrtillus ↑ Heidelbeere.

Vaccinium vitis-idaea ↑ Preiselbeere.

Valeriana officinalis ↑ Baldrian.

Vanilla planifolia ↑ Vanille.

Vanille: kurz vor der Reife gesammelte und fermentierte Früchte der in tropischen Ländern kultivierten V.pflanze (Vani̱lla planifo̱lia). Die Früchte werden geerntet, sobald erste gelbe Streifen daran erkennbar sind. Sie werden kurz in heißes Wasser getaucht und in Tonnen 24 Stunden aufbewahrt. Dabei nehmen die Früchte ihre dunkle Farbe an. Die Trocknung erfolgt zuerst in der Sonne, dann auf Darren im Schatten. Die gesamte Behandlung dauert etwa 2 Monate. Die Ganzdroge besteht aus den bis 25 cm langen und bis 1 cm breiten, glänzend schwarzbraunen, längsfurchigen Früchten, die meist mit Vanillinkristallen bedeckt sind. Wichtigster Inhaltsstoff ist das Vanillin, das in der Droge bis zu 3% vorhanden ist. Außerdem sind Duftstoffe in geringerer Konzentration enthalten. Die V. wird ausschließlich als Gewürz für Milchspeisen, Fruchtkonserven, Backwaren, Likör, Tee und Tabak verwendet. Früher wurden auch Arzneien mit V. aromatisiert. Die Droge galt im Mittelalter als ↑ Aphrodisiakum.

Varizen ↑ Krampfadern.

Vegetative Labilität/Dystonie ↑ Psychovegetative Störungen.

Vegetative Störungen ↑ Psychovegetative Störungen.

Veilchen, Dreifarbiges ↑ Stiefmütterchen.

Veilchenwurzel ↑ Schwertlilie, Deutsche.

Veilchenwurzel, echte ↑ Märzveilchen.

Veneninsuffizienz, *Venenschwäche:* gekennzeichnet durch das Unvermögen der Venenklappen, ein Zurückströmen des aufsteigenden Blutstromes in den Beinen zu verhindern. Die V. ist die Folge einer Verminderung der Spannung der Venenwand. Als Ergebnis der Drucksteigerung kommt es zu einem Flüssigkeitsaustritt im Gewebe und nachfolgenden ↑ Ödemen. Der Blutstau in den Venen kann die Gerinnungsneigung und die Gefahr einer Thrombose (Blutgerinnsel) erhöhen. Als Folge von V. kann sich u. U. ein Unterschenkelgeschwür bilden. Die V. muß durch den Arzt behandelt werden.

Venenmittel: Arzneimittel, das unterstützend zur Behandlung einer chronischen Venenerkrankung dient. Die V. werden zur Unterstützung anderer therapeutischer Maßnahmen (Bewegungstherapie, Kompressionsverbände, chirurgische Versorgung) benutzt. Als pflanzliche V. werden Zubereitungen mit Aescin (aus Roßkastaniensamen) verwendet. Sie verringern die Durchlässigkeit der Venenwand, können bereits vorhandene Ödeme jedoch nicht beseitigen. In der Volksmedizin wird auch Ringelblumensalbe als V. benutzt.

Veratrum album ↑ Germer, Weißer.

Verbascum densiflorum ↑ Königskerze.

Verbascum phlomoides ↑ Königskerze.

Verbena officinalis ↑ Eisenkraut.

Verbrennung: Schädigung des Körpergewebes durch Einwirken von Hitze oder Strahlen. Es werden Rötung, Blasenbildung, Gewebetod (Verschorfung) und Verkohlung unterschieden. V.swunden bilden gute Nährböden für Bakterien. Die Wundversorgung im Rahmen der Ersten Hilfe muß deshalb mit sterilem Verbandmaterial erfolgen. In der Volksmedizin werden bei leichten V. Kartoffelstärke und Speise- oder Johannisöl benutzt. Zur Schmerzlinderung ist bei kleinen V. kaltes Wasser zu verwenden.

Vergiftung, *Intoxikation:* Aufnahme von Giften in den Organismus *(exogene V.)* oder deren Bildung im Körper *(endogene V.)*. Die V. rufen Schädigungen des Organismus hervor und können auch zum Tod führen. Eine kurzdauernde Gifteinwirkung wird als *akute V.*, eine langdauernde (über Monate und Jahre) als *chronische V.* bezeichnet. Die Giftaufnahme (Giftresorption) kann durch die Haut und durch die Schleimhäute, z. B. des Magen-Darm-Kanals oder der Lungen, erfolgen. Gas- oder dampfförmige Gifte werden eingeatmet, z. B. Kohlenmonoxid. Sie werden nach Schädigung des Organismus oftmals wieder unverändert über die Lungen ausgeschieden. Die meisten Gifte werden in der Leber zu unwirksamen und ausscheidungsfähigen Stoffen umgewandelt. Die Ausscheidung erfolgt vorwiegend über die Nieren in den Harn, aber auch in den Kot, seltener in den Schweiß. Manche V. sind an typischen Symptomen erkennbar, andere können erst durch aufwendige analytische Methoden nachgewiesen werden. Zur V. kann es insbesondere bei Kindern durch nicht ausreichend gesicherte Arzneimittel und Haushaltschemikalien kommen. Mißbrauch von Arznei-, Genuß- und Rauschmitteln führt ebenfalls zur V. Übermäßige oder häufige Zufuhr von Alkohol in größeren Mengen führt zur Alkohol-V. Alkohol verstärkt die Giftwirkung verschiedener Arzneimittel oder anderer Stoffe. Viele Gifte passieren auch die Plazenta, so daß es während der Schwangerschaft zur V. des sich entwickelnden Kindes kommen kann. Kinder vergiften sich relativ häufig durch den Verzehr von giftigen Früchten bei Vernachlässigung der Aufsichtspflicht der Erwachsenen. Viele Pflanzen, z. B. die Fingerhutarten, das Maiglöckchen, die Tollkirsche, der Sturmhut, der Seidelbast und einige Pilze, enthalten sehr stark wirkende Gifte. Kennzeichen einer V. durch pflanzliche Gifte sind häufig Erbrechen, Durchfall und Lähmungserscheinungen. Als Erste-Hilfe-Maßnahme bei einer V. ist die schnelle Entfernung des Giftes aus dem Körper durch Erbrechen meist zweckmäßig (Trinken von lauwarmer Kochsalzlösung: 1 Eßlöffel je Glas Wasser, bei bewußtseinsklaren Patienten). Jeder Fall von V. oder der Verdacht einer V. gehört unverzüglich in ärztliche Behandlung. Erbrochenes und Ausscheidungen sollten aufgehoben werden, um eine Untersuchung zu ermöglichen.

Vermizide ↑ Wurmmittel.

Veronica officinalis ↑ Ehrenpreis.

Verstauchung, *Distorsion, Zerrung:* Verletzung des Halteapparates eines Gelenks durch Überdehnung. Die V. ist häufig durch schmerzhafte Schwellung und Gelenkerguß gekennzeichnet. Zur Behandlung dienen auch Umschläge mit Teeaufgüssen oder verdünnten Tinkturen vor allem aus Arnika- und Ringelblumenblüten sowie Beinwellwurzel.

Verstopfung, *Obstipation:* Ausbleiben oder Behinderung der Darmentleerung. Häufige Ursache für die V. sind neben bestimmten Erkrankungen eine falsche Ernährungs- und Lebensweise. Eine ballaststoffarme Kost, mangelnde Flüssigkeitszufuhr, Bewegungsarmut, eine ungeregelter Tagesablauf, aber auch psychische Belastungen können zu einer V. führen. Zur Behandlung dienen ↑ Abführmittel, physiotherapeutische Maßnahmen, aber auch eine Umstellung der Ernährungs- und Lebensweise.

Verunreinigung, ungewöhnliche: vom Arzneibuch benannte Verunreigungen, die in Drogen vorkommen können und in ihrer Menge begrenzt werden. Als u. V. gelten Mikroorganismen wie Bakterien, Hefen und Schimmelpilze, Pestizide (↑ Pflanzenschutzmittel), ↑ Aflatoxine, ↑ Schwermetalle und Radioaktivität.

Verwendbarkeitsdauer ↑ Haltbarkeit.

Vierblättrige Rauvolfia ↑ Rauwolfia.

Vina medicata ↑ Medizinalweine.

Vinblastin, Vincaleukoblastin: dimeres Indol-Indolinalkaloid aus Catharanthus roseus, einem immergrünen Halbstrauch, der in den Tropen und Subtropen vorkommt. Das V. wirkt hemmend auf die Zellteilung (Mitosehemmung). Diese Wirkung wird therapeutisch bei der Behandlung bestimmter Krebsformen, z. B. des Lymphsystems, genutzt. Das V. wird in Form einer Injektionslösung angewendet.

Vinca minor ↑ Immergrün.

Vincaleukoblastin ↑ Vinblastin.

Vincamin: Hauptalkaloid (Indolalkaloid) des Immergrüns. Das V. wirkt blutdrucksenkend. Außerdem besitzt die Substanz einen fördernden Effekt auf die Hirndurchblutung und die cerebrale Sauerstoffaufnahme. Das V. (Fertigarzneimittel) wird bei Kopfschmerzen, Schwindelerscheinungen, Unruhe und Gedächtnisschwäche infolge mangelhafter Hirndurchblutung sowie Durchblutungsstörungen des Innenohrs, der Netzhaut und im Auge angewendet.

Vincristin, *Leukocristin:* dimeres Indol-Indolinalkaloid aus Catharanthus roseus, einem immergrünen Halbstrauch, der in den Tropen und Subtropen vorkommt. Das V. wirkt hemmend auf die Zellteilung (Mitosehemmung). Diese Wirkung wird therapeutisch bei der Behandlung bestimmter Krebsformen, z. B. Leukämie, genutzt. Das V. wird als Injektionslösung angewendet.

Viola odorata ↑ Märzveilchen.

Viola tricolor ↑ Stiefmütterchen.

virginische Schlangenwurzel ↑ Senegakreuzblume.

Virginische Zaubernuß ↑ Zaubernuß, Virginische.

Virusgrippe ↑ Grippe.

Viscum album ↑ Mistel.

Visnagafrüchte ↑ Zahnstocherkraut.

Vitamin E ↑ α-Tocopherol.

Vitex agnus castus ↑ Mönchspfeffer.

Vitis vinifera ↑ Weinstock.

Vogelbeerbaum ↑ Eberesche.

Vogelbeeren ↑ Eberesche.

Vogelknöterich, *Polygonium aviculare:* einjähriges, niederliegendes oder aufsteigendes Kraut aus der Familie der Knöterichgewächse (Polygonaceae). Die Pflanze treibt aus einer Wurzel mehrere reich verzweigte und knotig gegliederte Stengel. Sie sind an den Knoten beblättert. Die wechselständigen Blätter sind ganzrandig und kahl. Die kleinen, kurzgestielten Blüten stehen einzeln oder zu mehreren in den Blattachseln. Sie sind 5zählig und haben weiße oder rötliche Kronblätter. Die Frucht ist eine 2 bis 3 mm lange, schwarzrote und 3kantige Nuß. Es sind mehrere Varietäten mit etwas abweichendem Aussehen bekannt.

▷ *Blütezeit:* Mai bis November.

▷ *Vorkommen:* Der V. ist in allen klimatisch gemäßigten Zonen der Erde anzutreffen, Er ist vor allem auf Wegen, Straßenpflaster, Schuttplätzen, an Ackerrändern und auf mageren Grasflächen verbreitet.

▷ *Drogengewinnung:* In den Monaten Juni bis September wird das blühende Kraut des V. gesammelt und im Schatten, auch mit künstlicher Wärme bis 45 °C, getrocknet.

▷ *Drogenbeschreibung:* Die Droge (V.kraut, Polygoni avicularis herba) besteht aus dem getrockneten Kraut und Teilen der Wurzeln. Die Schnittdroge ist gekennzeichnet durch die fein längsgestreiften, graugrünen Stengelteile, an deren Knoten vielfach noch Reste der silbrigen, geschlitzten Häutchen hängen. Die kleinen Blättchen sind meist ganz erhalten und zeigen auf der hellgrünen Unterseite den hervortretenden Mittelnerv. Die kleinen grünen, rötlich geränderten Blüten und die glatten, 3kantigen, braunschwarzen Früchte sind ebenfalls charakteristisch. Die Droge besitzt keinen deutlichen Geruch und schmeckt etwas zusammenziehend.

▷ *Inhaltsstoffe:* Die Droge enthält Kieselsäure, Flavonoide, Schleimstoffe, Phenolcarbonsäuren, Cumarinderivate und wenig Gerbstoff.

▷ *Wirkung und Verwendung:* Der Teeaufguß (Abkochung) des V.krautes besitzt aufgrund des Flavonoid- und Gerbstoffgehaltes eine schwach auswurffördernde, harntreibende und zusammenziehende Wirkung. Die Droge findet vor allem in der Volksmedizin als Abkochung (1,5 g Droge auf 1 Tasse (150 ml)) bei Husten und Bronchialkatarrh, als harntreibendes, stopfendes sowie als blutstillendes Mittel Verwendung. Früher spielte auch die Anwendung bei Lungentuberkulose eine Rolle, da eine Wirksamkeit der Kieselsäure angenommen wurde.

▷ *Nebenwirkungen:* nicht bekannt.

▷ *Geschichtliches:* Dioskurides beschrieb den V. als Arzneipflanze gegen Blutspeien, Bauchfluß, Cholera, Harnzwang und Ohrenleiden. Plinius nannte die Pflanze Sanguinaria („Blutkraut“), da der Saft das Nasenbluten stille, in Wein getrunken auch dem Blutfluß aus jeglichem Körperteil und dem Brechdurchfall ein Ende mache. Die Kräuterbücher des 16. und 17. Jhs. erwähnten die gleichen Anwendungen wie Dioskurides und empfahlen den V. auch als Mittel bei Entzündungen, Fieber und Nierenleiden. Noch im 19. Jh. wurde die Droge zur Tuberkulosebehandlung verwendet. Ende des

19. Jhs. wurde der V. unter dem Namen „Russischer Knöterich" und „Homerianatee" in betrügerischer Weise als Geheimmittel gegen Schwindsucht und Asthma angepriesen und vertrieben. ↑ **Tafel 62**

Vogelmistel ↑ Mistel.

Volksmedizin: Heilverfahren, vorbeugende Maßnahmen sowie Methoden der Krankenpflege, die auf überlieferten volkstümlichen Vorstellungen von den Krankheitsursachen und Körperfunktionen beruhen. Sie sind aus der Erfahrung entstanden und wurden oft über viele Generationen weitergegeben. Die Heilverfahren der V. stimmen häufig nicht mit den Erkenntnissen und Methoden der wissenschaftlich begründeten Medizin überein. Sie sind jedoch in vielen Fällen geeignet, Befindlichkeitsstörungen und leichte Erkrankungen selbst zu behandeln oder andere therapeutische Maßnahmen zu unterstützen. In der V. besitzt die Verwendung pflanzlicher Drogen eine große Bedeutung. Das überlieferte Wissen der Völker über die Wirksamkeit von Drogen gegen Krankheiten führte in der Vergangenheit zur Entdeckung einer Reihe wertvoller Arzneimittel auf der Basis von Pflanzenstoffen und wird in der Arzneipflanzenforschung systematisch ausgewertet. Gefahren bei der Anwendung von Heilverfahren der V. können auftreten, wenn die Selbstbehandlung von einem rechtzeitigen Arztbesuch abhält, die Diagnose erschwert und den Heilungsprozeß verzögert.

Völlegefühl: Empfinden der Überfüllung des Magens oder des Magen-Darm-Kanals. Das V. entsteht infolge einer Verdauungsstörung und kann verschiedene Ursachen haben. Zur Beseitigung dienen auch Drogen, die fördernd auf die Magensaft- und Gallensaftbildung und blähungstreibend wirken, z. B. Wermutkraut, Kamillenblüten, Kalmuswurzelstock, Kümmel- und Fenchelfrüchte.

Vorratsschutzmittel: Mittel gegen Vorratsschädlinge, z. B. Insekten, Nagetiere und Pilze. Die V. werden durch Begasen des Vorratsgutes, Versprühen oder als Köder angewendet. Wichtige V. für Drogenlager sind Phosphorwasserstoff, Cyanwasserstoff und Dichlorvos. Nach der Behandlung mit einem V. werden die Lagergüter belüftet, bis die Rückstandsmengen die zulässigen Grenzwerte unterschreiten.

Wacholder *, *Gemeiner Wacholder, Machandel, Reckholder, Juniperus communis:* aufrechter, bis 3 m, selten bis 12 m hoher, meist säulenförmiger Strauch oder Baum aus der Familie der Zypressengewächse (Cupressaceae). Der W. besitzt nadelförmige, in 3blättrigen Quirlen übereinander angeordnete Blätter. Sie sind blaugrün, stechend spitz und 1 bis 1,5 cm lang. Der W. ist 2häusig. Die männlichen Blüten sind kurzgestielt und bestehen aus mehreren Quirlen. Die weiblichen Fruchtblätter werden später fleischig und bilden die beerenartige Scheinfrucht (Beerenzapfen). Bis zur Reife vergehen 3 Jahre (im 1. Jahr Bestäubung, im 2. Jahr Befruchtung und grüne Fruchtbildung, im 3. Jahr Reifung unter Blaufärbung).

▷ *Blütezeit:* April, Mai.

▷ *Vorkommen:* Der W. ist in Europa, Nordasien und Nordamerika heimisch und in trockenen Kiefern- und Eichenwäldern, auf Heiden, Ödlandflächen und Moorboden anzutreffen. Er wird auch als Ziergehölz angepflanzt.

▷ *Drogengewinnung:* Die reifen Früchte des W. werden in den Monaten August und September gesammelt und an schattigen Plätzen vorgetrocknet. Die Nachtrocknung erfolgt bei Temperaturen bis 35 °C.

▷ *Drogenbeschreibung:* Die Droge (W.beeren, Machandel-, Krammets-, Kranewitter-, Reckholderbeeren, Juniperi fructus) besteht aus den getrockneten reifen Beerenzapfen. Sie sind kugelig, violett oder schwarzbraun, häufig auch bläulich bereift und im Durchmesser 5 bis 8 (bis 10) mm groß. Am Scheitel ist ein charakteristischer 3strahliger, geschlossener Spalt erkennbar. Im Inneren befinden sich 3 harte, längliche, 3kantige Samen. Die Droge riecht aromatisch und schmeckt süß und aromatisch.

▷ *Inhaltsstoffe:* Die W.beeren enthalten 1 bis 3% ätherisches Öl mit Monoterpenkohlenwasserstoffen wie Pinene, Terpineol, Terpinenol, Myrcen, Limonen, Sabinen und Spuren von Sesquiterpenen. Die quantitative Zusammensetzung des ätherischen Öls ist abhängig von der Herkunft der Droge und ihrem Reifegrad. In der Droge sind ferner etwa 30% Invertzucker, Gerbstoffe und Flavonoide enthalten.

▷ *Wirkung und Verwendung:* Die W.beeren wirken aufgrund des Gehaltes an ätherischen Ölen reizend auf das Nierengewebe und führen dadurch zu einer verstärkten Harnausscheidung (↑ Aquarese). Die Droge besitzt außerdem eine verdauungsfördernde und blähungstreibende sowie desinfizierende und hautreizende Wirkung. Sie wird allein oder als Bestandteil von harntreibenden Teemischungen und Blasen- und Nierentees besonders bei Harnwegentzündungen benutzt, da hier eine vermehrte Harnausscheidung günstig ist. Ein weiteres Anwendungsgebiet sind Verdauungsbeschwerden, z. B. Aufstoßen, Sodbrennen, Völlegefühl und Blähungen. Äußerlich werden W.ölzubereitungen als hautreizende Mittel bei rheumatischen Beschwerden angewendet.
Zur Bereitung des Teeaufgusses wird 1 Teelöffel der frisch gequetschten Droge (3 g) mit 1 Tasse (150 ml) siedendem Wasser übergossen und bedeckt 10 bis 15 Minuten stehengelassen. Der Teeaufguß wird durch ein Sieb abgegossen. 3mal täglich wird 1 Tasse Tee getrunken.

Die volkstümliche Anwendung bei Arteriosklerose, Gicht, Linderung schmerzhafter Menstruationsblutungen, Anregung der Schweißausscheidung und Hustenlinderung ist noch nicht ausreichend belegt.
Die W.beeren werden als Gewürz z. B. für Sauerkraut und Fleischgerichte benutzt. Sie können ganz oder zerdrückt verwendet werden. Auch für die Spirituosenherstellung (Steinhäger, Gin, Genever) werden größere Mengen der Droge benötigt.

▷ *Nebenwirkungen:* Bei langandauernder Anwendung oder hoher Dosierung können Nierenschäden auftreten. Kennzeichen sind Schmerzen in der Nierengegend, erhöhter Harndrang, Schmerzen beim Wasserlassen sowie Ausscheiden von Blut und Eiweiß mit dem Harn. Die W.beeren sollen deshalb während der Schwangerschaft und bei Nierenerkrankungen nicht angewendet werden. Bei magenempfindlichen Personen kann die Einnahme Übelkeit und Magenschmerzen hervorrufen. Die Selbstbehandlung rheumatischer Beschwerden mit sogenannten W.kuren ist aufgrund der Gefahr einer Nierenschädigung nicht zu empfehlen. Der Tee soll ohne Anweisung durch einen Arzt nicht länger als 4 Wochen getrunken werden.

▷ *Geschichtliches:* Bei den Sträuchern, welche die antiken Schriftsteller als Wacholder bezeichnet haben, handelte es sich nicht um unsere Art, sondern um südeuropäische Juniperusarten. Dagegen stand der Gemeine W. bereits bei den Germanen in hohem Ansehen und spielte sowohl im Volksglauben als auch in der Volksmedizin eine große Rolle. Im Mittelalter wurde er vor allem als Vorbeugungsmittel gegen die Pest verwendet. Die Kräuterbücher des 16. und 17. Jhs empfahlen darüber hinaus seine Anwendung als schweiß- und harntreibendes, verdauungsförderndes und magenstärkendes Mittel, aber auch gegen Wassersucht, Koliken, Steinleiden und Geschlechtskrankheiten.
↑ **Tafel 62**

Waldehrenpreis ↑ Ehrenpreis.

Walderdbeere, *Fragaria vesca:* ausdauernde, bis 20 cm hohe Pflanze aus der Familie der Rosengewächse (Rosaceae). Die W. treibt aus einem kurzen, überwinternden Wurzelstock oberirdische, an den Knoten wurzelnde Ausläufer, blütentragende Stengel und grundständige Blätter. Diese sind 3zählig und langgestielt. Die Einzelblätter besitzen einen grob gesägten Blattrand. Die 5zähligen weißen Blüten werden von 5 grünen Kelchblättern und 5 grünen schmalen Blättchen außerhalb des Kelches umgeben. Bei der Fruchtreife wächst der Blütenboden zu einer saftigen, roten Scheinfrucht mit kleinen Nüßchen, den eigentlichen Früchten, heran.
▷ *Blütezeit:* Mai, Juni.
▷ *Vorkommen:* Die W. ist in den klimatisch gemäßigten Zonen Europas und Asiens heimisch und an Waldsäumen, in Gebüschen und lichten Laub- und Nadelwäldern anzutreffen. Die Varietät „hortensis“ wird auch in Gärten kultiviert.
▷ *Drogengewinnung:* Sammelgut der W. sind die Blätter mit Stielen, die in den Monaten Mai und Juni abgepflückt und an schattigen, gut belüfteten Plätzen bei Temperaturen bis 40 °C getrocknet werden.

▷ *Drogenbeschreibung:* Die Droge (Erdbeerblätter, Walderdbeerblätter, Fragariae folium) besteht aus den getrockneten Blättern und einzelnen Stengeln mit Blüten. Die Schnittdroge ist gekennzeichnet durch die auf der Oberseite hellgrünen und auf der Unterseite graugrünen, seidig behaarten Blattstücke, die teilweise den scharf gesägten Blattrand erkennen lassen. Die Seitennerven verlaufen fast parallel zueinander und enden jeweils in einem Blattzahn. Vereinzelt finden sich mitunter auch gelblich verfärbte Blüten und dicht behaarte, grüne oder blauviolette Stengelstücke. Die Droge besitzt keinen deutlich wahrnehmbaren Geruch und schmeckt etwas schleimig und bitter.

▷ *Inhaltsstoffe:* Walderdbeerblätter enthalten kondensierte Gerbstoffe, Flavonoide und Leukoanthocyane sowie sehr geringe Mengen ätherisches Öl.

▷ *Wirkung und Verwendung:* Die Droge besitzt aufgrund des Gerbstoffgehaltes eine schwach zusammenziehende und stopfende Wirkung. Diese wird in der Volksmedizin bei leichten Durchfallerkrankungen genutzt. Die Wirksamkeit ist nicht belegt. Die Droge ist in Mischung z. B. mit Himbeer-, Brombeer- und Pfefferminzblättern als Haustee geeignet. Die jüngeren Blätter werden fermentiert auch als Ersatz für schwarzen Tee verwendet.

Zur Bereitung des Teeaufgusses wird 1 Teelöffel Droge (1 g) mit 1 Tasse (150 ml) siedendem Wasser übergossen und 5 bis 10 Minuten bedeckt stehengelassen. Der Teeaufguß wird durch ein Sieb abgegossen. Gegen leichte Durchfallerkrankungen kann mehrmals täglich 1 Tasse frisch bereiteter Tee getrunken werden. Die Blätter der Gartenerdbeere sind wirkstoffarm und deshalb nicht verwendbar. Die Früchte der W. sind wegen ihres köstlichen Aromas besonders geschätzt.

▷ *Nebenwirkungen:* allergische Reaktionen sind möglich.

▷ *Geschichtliches:* Obwohl die W. auch in Griechenland und in Italien vorkommt, ist sie in der Antike, wie schon zuvor in der Steinzeit, lediglich als Wildfrucht gesammelt und genutzt worden. In Deutschland spielte die W. darüber hinaus auch in der Volksmedizin seit langem eine große Rolle. Bereits im 12. Jh. erwähnte Hildegard von Bingen die W. als Arzneipflanze. Die Kräuterbücher des 16. und 17. Jhs. empfahlen die Frucht als schweiß- und harntreibendes Mittel, die Blätter als Gurgelwasser- und Badewasserzusatz sowie zu Umschlägen bei Steinleiden und Hüftschmerzen, aber auch als Wundkraut und als Mittel gegen Gelbsucht. ↑ **Tafel 62**

Waldkiefer, *Gemeine Kiefer, Föhre, Pinus sylvestris:* ein bis 40 m hoher Baum aus der Familie der Kieferngewächse (Pinaceae). Die W. besitzt rotbraune Äste an dem meist hoch entästeten Stamm. Die bis 7 cm langen Nadeln stehen paarweise an Kurztrieben. Sie sind blau- oder graugrün, zugespitzt, etwas gedreht oder gekrümmt. Die Jungtriebe haben eine grünlichgelbe Färbung. Die männlichen Blüten sind gelb, die weiblichen dunkelrot. Aus letzteren entwickeln sich die verholzten hängenden Zapfen (Kienäpfel). Der Samen ist nußartig und einseitig geflügelt.

▷ *Blütezeit:* Mai, Juni.

▷ *Vorkommen:* Die W. ist in Europa und Teilen Asiens heimisch und in Nordamerika eingebürgert. Sie ist besonders auf Sandböden verbreitet und wird vielfach in Nadelwaldforsten kultiviert.

▷ *Drogengewinnung:* Durch Verwundung der Stämme (V-förmige Einschnitte) tritt der in Exkretgängen des Holzes und der Rinde abgeschiedene Kiefernrohbalsam (Terpentin) aus. Er wird in angehängten Gefäßen gesammelt und gereinigt. Durch Wasserdampfdestillation wird aus dem Terpentin das Terpentinöl gewonnen. Der Destillationsrückstand ist das Kolophonium. Beide Produkte werden in gereinigter Form verwendet.

▷ *Drogenbeschreibung:* Die Droge (Terpentinöl, Terebinthinae oleum) ist eine klare, farblose Flüssigkeit mit charakteristischem harzigem Geruch und kratzendem Geschmack. Die Droge (Colophonium) besteht aus hellgelben, gelbbraunen oder braunen spröden, scharfkantig brechenden Brocken, deren Oberfläche weißlich bestäubt ist. Die Droge riecht etwas harzig und schmeckt bitter.

▷ *Inhaltsstoffe:* Das Terpentinöl enthält 90% Pinen sowie Caren. Das Colophonium besteht zu etwa 90% aus Diterpenharzsäuren, davon sind etwa 30% Abietinsäure.

▷ *Wirkung und Verwendung:* Das Terpentinöl der W. wirkt hautreizend und durchblutungsfördernd, innerlich auswurffördernd, zugleich aufgrund des Carengehaltes allergisierend. Die medizinische Anwendung des W.terpentinöls ist wegen der Gefahr allergischer Reaktionen nicht mehr üblich. Die Substanz wird zur Synthese von Campher und zur Herstellung von Anstrichstoffen genutzt. Das Colophonium besitzt ebenfalls eine gewisse hautreizende Wirkung. Es wird pharmazeutisch zum Herstellen von Pflastern sowie zum Fixieren von Verbänden verwendet. Technisch dient das Kolophonium zur Herstellung von synthetischem Kautschuk, Kunstharzen, Lacken und Druckfarben.

▷ *Nebenwirkungen:* Bei der Anwendung von Colophonium zum Fixieren von Verbänden können bei Hautkontakt allergische Reaktionen (Hautentzündungen) auftreten.

▷ *Geschichtliches:* Bereits im Altertum wurden Kiefernarten auch medizinisch verwendet. So empfahl z. B. Hippokrates das Harz der Kiefern als Mittel bei Frauenkrankheiten. Wie die Kräuterbücher des 16. und 17. Jhs überlieferten, wurden in dieser Zeit verschiedene Teile der W. als Arzneimittel gebraucht. Zapfen und Rinde der W. waren Bestandteil von Arzneien gegen Husten und Abmagerung, Harnverhalten, Magenerkrankungen, Durchfälle und Leberleiden, mit Wein und Gurkenkernen gegessen, dienten sie als Diuretikum. Ein Pulver aus Rinde oder Nadeln wurde auf Geschwüre gestreut, zerquetschte Nadeln dienten zu Umschlägen bei Entzündungen, eine Abkochung der Nadeln oder des Sägemehls in Essig als Mundspülung bei Zahnschmerzen. Ein aus den Zapfen gewonnenes Öl wurde als Einreibung bei rheumatischen Beschwerden, Reißen und Gicht benutzt. Auch das aus dem Harz hergestellte Terpentinöl sowie das aus dem Holz gewonnene Kienöl und andere Destillationsprodukte fanden als Bestandteil von Einreibungen, Pflastern und Salben vielfache arzneiliche Verwendung. ↑ **Tafel 62**

Waldmeister, *Galium odoratum:* ausdauernde, bis 30 cm hohe Pflanze aus der Familie der Rötegewächse (Rubiaceae). Der W. treibt aus einem dünnen kriechenden Wurzelstock aufsteigende, 4kantige und beblätterte Stengel. Die Blätter sind lanzettlich und am Stengel in Scheinquirlen angeordnet. An der Spitze der Stengel befinden sich reich verzweigte, doldenartige Blütenstände. Die gestielten weißen Blüten besitzen 4 Blütenblätter, die trichterförmig verwachsen sind. Die Frucht ist eine mit hakigen Borsten besetzte Doppelachäne.

▷ *Blütezeit:* Mai, Juni.

▷ *Vorkommen:* Der W. ist in Europa, Sibirien sowie Nordafrika verbreitet und in krautreichen Laubwäldern, besonders Buchenwäldern, anzutreffen.

▷ *Drogengewinnung:* Das Kraut des W. wird in den Monaten April bis Juni während oder kurz vor der Blüte gesammelt und schnell bei Temperaturen bis 40 °C getrocknet.

▷ *Drogenbeschreibung:* Die Droge (W.kraut, Matrisilvae herba, Asperulae herba) besteht aus dem getrockneten Kraut. Die Schnittdroge ist gekennzeichnet durch die Teile der ganzrandigen, lanzettlichen, dunkel- oder graugrünen Blätter mit dem auf der Unterseite deutlich hervortretenden Mittelnerv. Daneben sind dünne, kantige Stengelstücke, einzelne Blüten und vereinzelt kugelige, dicht mit hakig gekrümmten Borsten besetzte Früchte enthalten. Die Droge riecht charakteristisch nach Cumarin und schmeckt etwas würzig und bitter.

▷ *Inhaltsstoffe:* Die Droge enthält ↑ Cumarin, das aus einer geruchlosen, glykosidischen Verbindung (während des Welkens und der Trocknung) entsteht. Daneben sind Gerbstoffe und Bitterstoffe sowie das Glykosid Asperulosid vorhanden.

▷ *Wirkung und Verwendung:* Das W.kraut wurde als mildes Beruhigungsmittel, bei Gallen- und Steinleiden, äußerlich zu Umschlägen sowie als Geschmackskorrigens für Teemischungen verwendet. Die Verwendung von Waldmeisterkraut zur Herstellung von Lebensmitteln ist in Deutschland verboten. Eine Ausnahme bildet die Herstellung von Maibowle oder Maiwein. Dabei darf ein Cumaringehalt von 5 mg/kg (entsprechend etwa 3 g frisches Kraut auf 1 Liter Bowle) in der Zubereitung nicht überschritten werden.

▷ *Nebenwirkungen:* Cumarin hat sich im Tierversuch als stark lebertoxisch erwiesen. Deshalb wurde in vielen Ländern der Gebrauch von cumarinhaltigen Drogen (Steinklee, Tonkabohnen) und deren Verwendung zur Herstellung von Lebens- und Genußmitteln eingeschränkt oder verboten.

▷ *Geschichtliches:* Wegen des beim Welken auftretenden Cumaringeruchs wurde der W. seit langem zur Bereitung der würzig schmeckenden Maibowle verwendet. Man legte ihn ferner in Schränke und Schubladen, um Motten fernzuhalten. In Mecklenburg wurden W.kränze im Schlafzimmer aufgehängt. Bis etwa 1930 wurde in Rheinsberg alljährlich um Himmelfahrt das „Möskfest“, ein altes Volksfest begangen, bei dem gemeinschaftlich W. ge-

sammelt wurde. Eine wäßrige Abkochung der Pflanze fand gegen Hautausschläge, Blutstockungen, Wassersucht und Husten Anwendung. S. Kneipp empfahl das Kraut mit Erdbeerblättern gemischt als blutreinigenden Tee und mit Milch- und Zukkerzusatz als allgemeines Stärkungsmittel für Genesende.
↑ **Tafel 63**

Waldprimel ↑ Schlüsselblume, Hohe.

Waldschlüsselblume ↑ Schlüsselblume, Hohe.

Walnuß, *Echte Walnuß, Juglans regia:* einhäusiger, bis 25 m hoher Baum aus der Familie der Walnußgewächse (Juglandaceae). Der Baum besitzt eine glatte, graue oder braune Rinde, die später in eine dunkle, rissige Borke übergeht. Die Blätter sind langgestielt und unpaarig (meist 3 bis 4 Paar) gefiedert. Die grünen männlichen Blüten bilden bis 10 cm lange hängende Kätzchen, die weiblichen, 1- bis 3blütige endständige Blütenstände. Die Frucht ist eine Steinfrucht mit grüner, später bräunlicher aufspringender Außenschale. Die Nußschale ist 2klappig und enthält den 2- oder 4lappigen Kern.

▷ *Blütezeit:* Mai.

▷ *Vorkommen:* Die W. ist in Südosteuropa, Westasien, Nordindien, China und Zentralasien heimisch. Sie wird auch in Europa, Nordafrika, Nordamerika und Teilen Asiens zur Gewinnung von Holz, Gerb- und Farbstoff und Nüssen kultiviert.

▷ *Drogengewinnung:* Sammelgut sind die Fiederblätter der W., die in den Monaten Juni und Juli von den Blattspindeln abgestreift und an schattigen, gut belüfteten Plätzen getrocknet werden.

▷ *Drogenbeschreibung:* Die Droge (W.blätter, Nußblätter, Juglandis folium) besteht aus den getrockneten Fiederblättern. Die Schnittdroge ist gekennzeichnet durch die beiderseits bräunlichgrünen, brüchigen, etwas steifen Blattstücke. Sie lassen teilweise den glatten Blattrand und auf der Unterseite eine durch die Blattnerven gebildete, annähernd rechteckige Felderung erkennen. Die Droge besitzt einen schwach aromatischen Geruch und schmeckt zusammenziehend, schwach bitter und kratzend.

▷ *Inhaltsstoffe:* Die W.blätter enthalten Gerbstoffe (Ellagentannine), Juglon, Flavonoide, Pflanzensäuren, z. B. Kaffee- und Gallussäure, und sehr wenig ätherisches Öl.

▷ *Wirkung und Verwendung:* Bei der arzneilichen Verwendung der Droge wird in erster Linie die zusammenziehende, stopfende und entzündungshemmende Wirkung der W.gerbstoffe genutzt. Der Teeaufguß der Droge wird äußerlich zu Bädern, Spülungen und Umschlägen zur Behandlung von leichten, oberflächlichen Entzündungen der Haut sowie übermäßiger Schweißabsonderung, z. B. an Händen und Füßen verwendet. In der Volksmedizin gilt die Droge als Wurm- und „Blutreinigungsmittel“ und wird bei Frostschäden, innerlich bei Magen-Darm-Störungen und leichten Durchfallerkrankungen benutzt.
Zur Bereitung des Teeaufgusses für Umschläge und Spülungen werden 2 Eßlöffel Droge mit 200 ml Wasser aufgekocht.
Juglonhaltige W.extrakte haben einen hautbräunenden Effekt und sind Bestandteil einiger Sonnenschutzmittel.

▷ *Nebenwirkungen:* nicht bekannt.

▷ *Geschichtliches:* Der griechische Arzt Dioskurides empfahl die Nüsse als einen Bestandteil eines Gegenmittels gegen Pfeilgifte, ferner gegen Hundebisse und als Wurmmittel. Die grünen Nußschalen wurden als Haarfärbemittel genutzt. In Deutschland wurde die W. in den ersten Jhn. n. Chr. durch die Römer eingeführt. Sie war bereits in den mittelalterlichen Gärten weit verbreitet. Hauptsächlich wegen der Nüsse gepflanzt, wurde die W. auch als Arzneipflanze verwendet. So empfahl Pietro Mattioli (1500 bis 1577) im 16. Jh. den Wurzelsaft als drastisches Abführmittel. Viel genutzt wurden in der Volksmedizin die Walnüsse. Ein Tee daraus galt als heilkräftig gegen Skrofulose, Rheumatismus und Nervenleiden. Noch im 18. Jh. führten viele Apotheken Früchte, grüne Fruchtschalen und Wurzeln zur Bereitung von Arzneien. ↑ **Tafel 63**

Wanzenkraut ↑ Koriander.

Wanzenkraut ↑ Traubensilberkerze.

Warze: kleine, umschriebene, verhornte Wucherung der Oberhaut. Die zahlreichen flachen W. bei Jugendlichen, die gewöhnlichen W. und die sogenannten Feig-W. werden durch das W.nvirus verursacht. Die Ursache der seborrhoischen oder Alters-W. ist unbekannt. Zur Beseitigung der W. dienen verschiedene chirurgische und chemische (Ätzung) Methoden. In der Volksmedizin ist die Behandlung mit dem Milchsaft des Schöllkrautes üblich. Sie ist jedoch aufgrund möglicher Schädigungen der Haut nicht zu empfehlen.

Warzenkraut ↑ Schöllkraut.

Waschkraut ↑ Seifenkraut.

Wasserkresse ↑ Brunnenkresse.

Wassersucht ↑ Ödem.

Wechseljahrbeschwerden: Befindlichkeitsstörungen bei nachlassender Eierstockfunktion wie Hitzewallungen, Schweißausbrüche, Schlafstörungen, Nervosität und depressive Verstimmungen. Zur Linderung der W. werden Phytopharmaka aus ↑ Traubensilberkerze und ↑ Mönchspfeffer verwendet.

Wechselwirkung: gegenseitige Beeinflussung der Wirkung von Stoffen. Die W. können zwischen Arzneimitteln, ferner zwischen Nahrungs- und Genußmitteln auftreten. Auch Tees können die Wirksamkeit gleichzeitig verabreichter Arzneimittel beeinflussen, indem die Aufnahme des Arzneimittels im Magen-Darm-Kanal gefördert oder gebremst wird. Einflüsse dieser Art sind z. B. bei Drogen mit Magen- und Gallensaft anregender Wirkung sowie bei Gerbstoffdrogen (chemische Bindung des Wirkstoffes an die Gerbstoffe) zu erwarten. Die gleichzeitige Einnahme von Tabletten, Dragees und Kapseln mit Tee ist deshalb nicht zu empfehlen, reines Wasser ist zum Hinunterspülen vorzuziehen.

Wegmalve, *Kleine Käsepappel, Malva* neglecta: einjähriges oder ausdauerndes, bis zu 1 m hohes Kraut aus der Familie der Malvengewächse (Malvaceae). Die Stengel der W. sind am Grund niederliegend, zur Spitze hin aufsteigend und bis 50 cm lang. Die Blätter sind langgestielt und besitzen eine annähernd runde oder nierenförmige, 3- bis 7lappige Blattspreite mit handförmiger Nervatur. Der Blattrand ist kerbig gezähnt. Die kleinen Blüten stehen büschelig gehäuft in den Blattachseln. Sie haben bis 1,2 cm lange, tief ausgerandete rosa Blütenblätter, die den Kelch um mehr als das Doppelte überragen. Die Frucht besteht aus einem Kranz einsamiger Teilfrüchte.

▷ *Blütezeit:* Juni bis September.

▷ *Vorkommen:* Die W. ist in Europa, Vorder- und Mittelasien sowie Nordafrika verbreitet, in Nordamerika eingebürgert. Sie wird teilweise auch kultiviert. Wildwachsend ist sie auf nährstoffreichen Brachlandflächen anzutreffen.

▷ *Drogengewinnung:* Die Blätter der W. werden in den Monaten Juni bis September gesammelt und an schattigen, gut belüfteten Plätzen in dünner Schicht getrocknet. Verfärbte oder durch Rostpilze befallene, bräunlich gefleckte Blätter sind nicht verwendbar.

▷ *Drogenbeschreibung:* Die Droge (Malvenblätter, Malvae folium) besteht aus den langgestielten getrockneten Blättern. Die Schnittdroge ist gekennzeichnet durch die dünnen, grünen, schwach behaarten und geschrumpften Blattstücke, die teilweise den kerbig gezahnten Blattrand erkennen lassen. Daneben sind Teile der dünnen, behaarten Blattstiele enthalten. Die Droge haftet mehr oder weniger klumpig zusammen. Sie besitzt keinen deutlich wahrnehmbaren Geruch und schmeckt schleimig.

▷ *Inhaltsstoffe:* Die Droge enthält viel Schleim, Flavonoide und geringe Mengen Gerbstoffe.

▷ *Wirkung und Verwendung:* Der Teeaufguß der Droge wirkt aufgrund des Schleimgehaltes reizmildernd und entzündungshemmend. Die Gerbstoffe wirken mild adstringierend. Der Malvenblättertee wird bei Katarrhen der oberen Luftwege, bei trockenem Husten und Schleimhautentzündungen im Mund- und Rachenraum sowie im Magen-Darm-Bereich angewendet.
Zur Bereitung des Teeaufgusses wird 1 Eßlöffel Droge (3–5 g) mit 1 Tasse (150 ml) siedendem Wasser übergossen und 10 bis 15 Minuten bedeckt stehengelassen. Der Teeaufguß wird durch ein Sieb abgegossen. Mehrmals täglich und vor dem Schlafengehen wird 1 Tasse Tee warm getrunken. Die Droge kann auch mit kaltem Wasser angesetzt werden. Der Teeaufguß wird nach mehrstündigem (5–10 Stunden) Stehenlassen abgegossen und angewärmt.
In der Volksmedizin werden Malvenblätter auch äußerlich zu Umschlägen oder Bädern für die Wundbehandlung benutzt. Die Anwendung bei offenen oder nässenden Hautdefekten ist nicht zu empfehlen.

▷ *Nebenwirkungen:* nicht bekannt.

▷ *Geschichtliches:* Bereits bei den antiken Schriftstellern wurden Malven als Arznei- und Gemüsepflanzen erwähnt. Hildegard von Bingen empfahl das Malvenmus für Leute mit schwachem Magen. Im 16. und 17. Jh. fand die W. vielfältige medizinische Verwendung, insbesondere als erweichendes, reizmilderndes und schleimlösendes Mittel unter anderem gegen Husten, Heiserkeit, Steinleiden, Schuppen, Wespen- und Bienenstiche, Seitenstechen sowie Nieren- und Blasenbeschwerden. ↑ **Tafel 63**

Wegwarte, *Gemeine Wegwarte, Zichorie, Cichorium intybus:* ausdauernde, bis 2 m hohe Pflanze aus der Familie der Korbblütengewächse (Asteraceae). Die spindelförmige, bis 2 cm dicke Wurzel ist einfach oder wenig gegabelt und bildet im 1. Vegetationsjahr eine Blattrosette, im 2. Jahr einen Stengel. Dieser ist aufrecht, längsrinnig, kahl und im oberen Teil stärker verzweigt. Die grundständigen länglichen Blätter besitzen einen grob gesägten Blattrand. Die unteren fiederspaltigen Stengelblätter sind am Grund schwach pfeilförmig, die oberen sind meist lanzettlich und haben einen herzförmigen Grund. Die zahlreichen blauen, selten rosaroten oder weißen Blüten stehen einzeln oder zu mehreren vereint in den Blattachseln. Sie besitzen einen Durchmesser von etwa 4 cm und werden von einem borstig behaarten Hüllkelch umgeben. Die Zungenblüten besitzen 5 kurze Zähne. Die Blüten öffnen sich nur bei Sonnenschein und sind sehr schnell verblüht. Die Frucht ist eine hellbraune oder schwärzliche Achäne mit kleinem Haarkranz (Pappus).

▷ *Blütezeit:* Juli bis Oktober.

▷ *Vorkommen:* Die W. ist in Europa und Westasien heimisch. Sie ist an Wegrändern, Äckern, Gräben und Wiesen anzutreffen. Es werden auch Kulturformen angebaut.

▷ *Drogengewinnung:* Die Wurzeln der W. werden in den Monaten September und Oktober gegraben, gewaschen und in Scheiben geschnitten. Die Trocknung erfolgt mit künstlicher Wärme bei Temperaturen bis 50 °C.

▷ *Drogenbeschreibung:* Die Droge (Wegwartenwurzel, Zichorienwurzel, Cichorii radix) besteht aus den getrockneten Wurzeln. Die Schnittdroge ist gekennzeichnet durch außen hellbraune, längsrunzelige, etwas hornartige Wurzelstücke. Sie lassen im Querschnitt den gelben porösen, fein radial gestreiften Holzkörper erkennen. Die Droge besitzt keinen deutlichen Geruch und schmeckt bitter.

Inhaltsstoffe: Die Zichorienwurzel enthält Inulin, Gerbstoffe, Bitterstoffe (Sesquiterpenlactone) und Zucker (Pentosane).

▷ *Wirkung und Verwendung:* Der Teeaufguß der Droge wirkt aufgrund des Bitterstoffgehaltes anregend auf die Magen- und Gallensaftbildung, appetit- und verdauungsfördernd, aber auch schwach harntreibend und abführend. Die Droge wird bei Appetitlosigkeit und Verdauungsbeschwerden angewendet.

Zur Bereitung des Teeaufgusses wird 1 Teelöffel Droge (1,5 g) mit 1 Tasse (150 ml) siedendem Wasser übergossen und 10 bis 15 Minuten bedeckt stehengelassen. Der Teeaufguß wird durch ein Sieb abgegossen. Zur Verbesserung von Appetit und Verdauung wird jeweils 30 Minuten vor den Mahlzeiten 1 Tasse Tee getrunken.

Die geröstete Droge findet als Kaffee-Ersatz Verwendung.

▷ *Nebenwirkungen:* Bei Allergie gegenüber Wegwarte und anderen Korbblütengewächsen soll die Droge nicht angewendet werden. Bei Gallensteinen soll die Anwendung nur nach Rücksprache mit einem Arzt erfolgen.

▷ *Geschichtliches:* Die auch im Mittelmeergebiet und Westasien wild vorkommende W. wurde bereits von Theophrastos, Dioskurides und Plinius beschrieben. Sie war im Altertum vorwiegend Arzneipflanze, wurde aber auch gegessen, jedoch als Nahrungsmittel nicht sonderlich geschätzt. Im Capitulare de villis und bei Hildegard von Bingen wurde sie ebenfalls erwähnt. Im 16. Jh. gab es neben der wildwachsenden W. auch eine in den Gärten gezogene Kulturform mit fleischiger Wurzel, die im Unterschied zur Wildform nicht so bitter war. In den Kräuterbüchern des 16. und 17. Jhs. wurde die W. vor allem gegen Lebererkrankungen und Gelbsucht sowie als appetitanregendes, magenstärkendes und verdauungsförderndes Mittel empfohlen. Ein aus den Blüten bereitetes Wasser diente zur Heilung von Augenschäden. Seit dem 18. Jh. wurde die W. (Wurzel) vor allem als Kaffeesurrogat verwendet und deshalb stellenweise feldmäßig angebaut. ↑ **Tafel 63**

Weiden, *Salix:* 2häusige Bäume und Sträucher aus der Familie der Weidengewächse (Salicaceae). Sie besitzen wechselständige Laubblätter mit ungeteilter Blattspreite, oft mit früh abfallenden Nebenblättern. Die Blüten sind zu Kätzchen vereint und erscheinen im Frühjahr meist vor den Blättern. Die männlichen Blüten besitzen gelbe Staubbeutel. Die Frucht ist eine Kapsel mit zahlreichen Samen, die einen Haarschopf tragen.
Als Drogenlieferanten werden die *Knackweide (Salix fragilis)*, die *Korb-* oder *Hanfweide (Salix viminalis)*, die *Lorbeerweide (Salix pentandra)*, die *Purpurweide (Salix purpurea)*, die *Salweide (Salix caprea)*, die *Silberweide (Salix* alba), die *Reifweide (Salix daphnoides)* und andere W.arten verwendet.

▷ *Blütezeit:* März bis Mai, teilweise bis Juni.

▷ *Vorkommen:* Die W. sind in Europa, Asien und teilweise auch in Nordamerika heimisch und meist an feuchten Standorten anzutreffen,

▷ *Drogengewinnung:* In den Monaten März und April wird die Rinde von kräftigen 2- bis 3jährigen Zweigen ringförmig und längs eingeschnitten und abgezogen. Die Trocknung erfolgt bei Temperaturen bis 60 °C.

▷ *Drogenbeschreibung:* die Droge (W.rinde, Fieberweidenrinde, Maiholzrinde, Weißfellerrinde, Salicis cortex) besteht aus der getrockneten Zweigrinde. Das Aussehen der Rindenstücke ist etwas unterschiedlich und von der W.art abhängig. Die Schnittdroge ist gekennzeichnet durch 1 bis 3 mm dicke, auf der glatten Außenseite hell- bis dunkelbraune und auf der Innenseite fein längsgestreifte weißlichgraue, gelbliche oder hellbraune Rindenstücke. Der Bruch ist zäh und grobfaserig. Die Stücke sind mitunter auch etwas eingerollt. Die Droge besitzt keinen deutlich wahrnehmbaren Geruch und schmeckt zusammenziehend und bitter.

▷ *Inhaltsstoffe:* die W.rinde enthält in Abhängigkeit von der Herkunft verschiedene Phenolglykoside, z. B. Salicin (Salicylsäurederivat) und dessen Verbindungen. Ferner sind Gerbstoffe, Aldehyde, Pflanzensäuren, z. B. Kaffee- und Ferulasäure, und Flavonoide vorhanden.

▷ *Wirkung und Verwendung:* Die Droge wird aufgrund des Salicin- und Gerbstoffgehaltes verwendet. Die Salicylsäurederivate werden nach Einnahme des Tees vom Körper aufgenommen und in freie Salicylsäure umgewandelt. Die Salicylsäure wirkt schmerzstillend, entzündungshemmend und fiebersenkend. Infolge der niedrigen Konzentration im Teeaufguß ist die Wirkung jedoch schwach. Das trifft auch auf die schweißtreibende und entzündungshem-

mende Wirkung der Gerbstoffe zu. Die Droge wird zur Behandlung von fieberhaften Erkältungskrankheiten, Kopfschmerzen und rheumatischen Beschwerden angewendet. Sie ist Bestandteil von Teemischungen, z. B. Grippetee, Rheumatee.
Zur Bereitung des Teeaufgusses wird 1 Teelöffel Droge (2–3 g; am besten als grobes Pulver) mit kaltem Wasser angesetzt und zum Sieden erhitzt. Der Teeaufguß wird nach 5 Minuten durch ein Sieb abgegossen. Bei fieberhaften Erkältungen wird 3mal täglich 1 Tasse frisch bereiteter Tee möglichst heiß getrunken.

▷ *Nebenwirkungen:* Bei empfindlichen Personen können die W.ngerbstoffe Magenbeschwerden verursachen. Bei Überempfindlichkeit gegen Salicylsäure sollte die Droge nicht verwendet werden.

▷ *Geschichtliches:* Die medizinische Verwendung der W.rinde wurde schon von Dioskurides erwähnt. Sie galt lange als „europäische Fieberrinde". Die Kräuterbücher des 16. und 17. Jhs. empfahlen die W.rinde in erster Linie als Fiebermittel. Fußbäder in W.rindenabkochungen wurden als schlafördernd, die Fruchtstände der Weide als blutstillend empfohlen. Die veraschte Rinde oder eine daraus hergestellte Salbe wurde gegen Warzen und Hühneraugen verwendet.
↑ **Tafel 64**

Weidenröschen, Kleinblütiges, *Bachweidenröschen, Epilobium parviflorum:* ausdauernde, bis 80 cm hohe Pflanze aus der Familie der Nachtkerzengewächse (Onagraceae). Die Pflanze besitzt einen aufrechten, stielrunden, abstehend behaarten Stengel. Die Blätter sind lanzettlich, am Rand entfernt schwach gezähnt und weich behaart. Die unteren Blätter sind kreuzgegenständig, die oberen mit herzförmigem Grund sitzend oder kurzgestielt. Die hellvioletten oder blaßrosafarbenen Blüten sind röhrig und besitzen einen 4zähligen Kronsaum. Sie bilden einen traubigen Blütenstand. Die Frucht ist eine Kapsel.
Zur Drogengewinnung werden auch andere kleinblütige Arten wie das *Bergweidenröschen (Epilobium montanum),* das *Sumpfweidenröschen (Epilobium palustre),* das *Rosenrote Weidenröschen (Epilobium roseum)* und das *Dunkelgrüne Weidenröschen (Epilobium obscurum)* verwendet.

▷ *Blütezeit:* Juni bis September.

▷ *Vorkommen:* Das W. ist in Europa und Westasien heimisch. Die Pflanze wächst in Röhrichten, an Bach- und Flußufern sowie an Gräben.

▷ *Drogengewinnung:* Die oberen Teile der blühenden Pflanzen werden in den Monaten Juni bis September abgeschnitten und an schattigen, gut belüfteten Plätzen getrocknet.

▷ *Drogenbeschreibung:* Die Droge (Weidenröschenkraut, Epilobii herba) besteht aus den getrockneten Krautteilen. Die Schnittdroge ist gekennzeichnet durch 1 bis 3 mm dicke längsrinnige Stengelteile und dünne grüne Blattstücke mit schwach ausgeprägter Nervatur. Daneben sind mitunter hellviolette Blütenteile und 0,5 bis 2 mm lange braune oder schwarze Samen vorhanden. Die Droge besitzt keinen deutlich wahrnehmbaren Geruch und schmeckt zusammenziehend und etwas bitter.

▷ *Inhaltsstoffe:* Die Droge enthält Gerbstoffe (Gallussäurederivate), Flavonoide und Triterpensäuren.

▷ *Wirkung und Verwendung:* Der Teeaufguß des Weidenröschenkrautes soll eine lindernde Wirkung bei Prostatabeschwerden besitzen. Die Droge wird in der Volksmedizin verwendet. Über den Wirkungsmechanismus ist nichts bekannt. Zur Bereitung des Teeaufgusses werden 2 Teelöffel Droge (1,5 g) mit 1 Tasse (150 ml) siedendem Wasser übergossen und 5 bis 10 Minuten bedeckt stehengelassen. Der Teeaufguß wird durch ein Sieb abgegossen. Morgens und abends vor den Mahlzeiten wird 1 Tasse Tee getrunken.
Eine andere Wirkung und Verwendung besitzt das *Waldweidenröschen (Großblütiges Weidenröschen, Epilobium angustifolium),* dessen getrocknetes Kraut gegen Kopfschmerzen, Migräne, Schlafstörungen und Frühjahrsmüdigkeit in der Volksmedizin benutzt wird.

▷ *Nebenwirkungen:* nicht bekannt.

▷ *Geschichtliches:* Das Kleinblütige Weidenröschen hat erst in jüngster Zeit in der Volksmedizin wieder Bedeutung erlangt. In früherer Zeit wurde lediglich das Waldweidenröschen (Epilobium angustifolium) als Arzneipflanze gegen Leberkrankheiten, rheumatische Zahnschmerzen und gegen Hautkrankheiten verwendet. Die Blätter (Kurilischer Tee) dienten als Tee-Ersatz und zur Verfälschung des schwarzen Tees. ↑ **Tafel 64**

Weihrauch, *Olibanum:* Gummiharz von in Südarabien und Somalia heimischen Boswellia-Arten. Der W. wird durch Einkerben der Baumrinde und Sammeln des ausgetretenen Latex, der an der Luft erstarrt, gewonnen. Die Droge bildet gelbliche oder bräunliche, fast kugelige, erbsen- bis walnußgroße Körner. Der W. riecht schwach, auf glühende Kohlen gestreut jedoch angenehm würzig. Die Droge enthält Boswelliasäuren, Harz, Gummi und ätherisches Öl. Der W. dient zur Herstellung von Räuchermitteln, vor allem für rituelle Zwecke. In Indien wird W. traditionell gegen entzündliche Erkrankungen verwendet. Nach neueren Studien sind die Boswelliasäuren an der Wirksamkeit beteiligt.

Weinbeeren ↑ Weinstock.

Weinbrand, *Spiritus e Vino:* durch Destillation aus Wein gewonnenes alkoholisches Getränk. Der W. wirkt aufgrund des Alkoholgehaltes in niedriger Dosierung als Anregungsmittel bei Schwächezuständen, Kollaps und fieberhaften Erkrankungen. Er wird in der Volksmedizin teelöffelweise mit heißem Tee oder Zuckerwasser gegeben.

Weine, medizinische ↑ Medizinalweine.

Weinraute, *Gartenraute, Ruta graveolens:* aufrechter, bis 90 cm hoher Halbstrauch aus der Familie der Rautengewächse (Rutaceae). Die Pflanze ist von Grund an verästelt. Jeder Zweig trägt 9 bis 10 wechselständige, bis 10 cm lange, unpaarig gefiederte Blätter. Sie besitzen 1 bis 3 fiederspaltige Fiederpaare mit spatelförmigen oder lanzettlichen, am Rand fein gekerbten oder gesägten Endblättchen. Die derben, gelblich- oder bläulichgrünen Blättchen sind durchscheinend punktiert und lassen auf der Unterseite den Mittelnerv deutlich erkennen. Die Blüten, in einem trugdoldigen Blütenstand angeordnet, besitzen 4 oder 5 löffelartige, grünlichgelbe Kronblätter. Die Frucht ist eine Kapsel.

▷ *Blütezeit:* Juni, Juli.

▷ *Vorkommen:* Die W. ist in Südeuropa heimisch. Sie wird vielfach in Garten- und Feldkulturen angebaut. Wild wachsend ist sie nicht bekannt.

▷ *Drogengewinnung:* Das Kraut der W. wird zu Beginn der Blütezeit gesammelt und an gut belüfteten, schattigen Plätzen bei Temperaturen bis 35 °C getrocknet.

▷ *Drogenbeschreibung:* Die Droge (W.nkraut, Rutae herba) besteht aus dem blühenden getrockneten Kraut. Die Schnittdroge ist gekennzeichnet durch die Bruchstücke der spatelförmigen, meist ganzrandigen, dicklichen, auf der Oberseite grünen und auf der Unterseite hellgraugrünen Fiederblättchen. Daneben sind längsrinnige, grüne Stengelstücke und Teile der Blütenstände enthalten. Die Droge besitzt einen eigenartig würzigen Geruch und schmeckt etwas würzig und bitterlich.
Inhaltsstoffe: Das W.nkraut enthält ätherisches Öl mit Methylketonen und anderen Carbinolen. Ferner sind in der Droge Flavonoide, Furanocumarine und etwa 40 Alkaloide, z. B. Chinoline und Chinazoline wie Graveolin, Dictamnin, ferner Acridone wie Furacridon und Rutacridon enthalten.

▷ *Wirkung und Verwendung:* Die Droge wirkt vor allem aufgrund des Gehaltes an ätherischen Ölen verdauungsfördernd. Auch eine schwache krampflösende und beruhigende Wirkung ist vorhanden. Das Rautenöl kann zu Hautentzündungen führen. Auch eine Lichtüberempfindlichkeit der Haut sowie schwere Nieren- und Leberschäden können verursacht werden. Die therapeutische Verwendung ist nicht zu befürworten. Das stark aromatische W.nkraut wird in kleinen Mengen frisch oder getrocknet als Gewürz für fettes Fleisch und Geflügel verwendet.

▷ *Nebenwirkungen:* in üblicher Dosierung nicht bekannt. Die Berührung mit frischen Pflanzenteilen kann bei hautempfindlichen Personen zu Hautentzündungen führen. Durch den Verzehr größerer Mengen kann es zu einer Lichtüberempfindlichkeit kommen (Wirkung der Furanocumarine). Aufgrund möglicher Reizwirkungen des ätherischen Öls auf den Magen-Darm-Kanal ist die Verwendung auf kleine Mengen als Gewürz zu beschränken.

▷ *Geschichtliches:* In der Antike war die W. eine geschätzte und gegen viele Krankheiten verwendete Arzneipflanze, worüber auch Dioskurides und Plinius ausführlich berichteten. Sie fehlt daher nicht im Capitulare de villis, wo sie unter ihrem lateinischen Namen Ruta genannt wurde. In Deutschland fehlte sie im 16., 17. und 18. Jh. kaum in einem Garten. Man schrieb ihr damals die wundersamsten Heilkräfte zu, insbesondere galt sie als wirksames Mittel gegen die Pest. ↑ **Tafel 64**

Weinrebe ↑ Weinstock.

Weinstock, *Weinrebe, Echter Weinstock, Vitis vinifera:* ein bis 10 m hoher Kletterstrauch aus der Familie der Weinrebengewächse (Vitaceae). Der W. besitzt an älteren Zweigen eine längsfaserige Rinde. Die Blätter sind gelappt, die Ranken besitzen keine Haftscheiben. Die gelbgrünen Blütenkronen der radiären, in rispigen Blütenständen stehenden Blüten sind mützenartig verbunden und fallen zusammen ab. Die Frucht ist eine grüne, gelbe, rote oder dunkelblaue, runde bis ovale Beere mit 3 bis 4 hartschaligen Samen,

▷ *Blütezeit:* Juni, Juli.

▷ *Vorkommen:* Der W. ist nur in Kulturen bekannt. Diese bestehen in vielen Teilen der klimatisch gemäßigten und subtropischen Gebiete der Erde, besonders auf warmen, nährstoffreichen, kalkarmen Lehm- oder Lößböden. Der W. wird in mehr als 3000 Sorten und Varietäten kultiviert.

▷ *Drogengewinnung:* Die Früchte des W. werden zur Reifezeit in den Monaten September bis November (Europa, Mittelasien) geerntet.

▷ *Drogenbeschreibung:* Die Droge (Weinbeeren, Vitis fructus) besteht aus den ganzen reifen Früchten. Sie sind in Abhängigkeit von der Sorte und Herkunft 6 bis 22 mm lang, dunkelblau, rot, grün oder gelb. Die Weinbeeren sind nahezu geruchlos und schmecken süß oder säuerlich.

▷ *Inhaltsstoffe*: Die Weinbeeren enthalten 3 bis 15% Zucker, Procyanidine und Catechine, Pflanzensäuren und weinsaure Salze, Gerbstoffe, Flavonoide, Vitamin C und A sowie B-Vitamine, ferner Wachse (Fruchtschale) und fettes Öl (Kerne).

▷ *Wirkung und Verwendung:* Die Weinbeeren wirken aufgrund des Gehaltes an Pflanzensäuren und weinsauren Salzen schwach abführend und harntreibend. Sie werden deshalb in der Volksmedizin zu Traubenkuren verwendet. Die Früchte dienen zur Weinherstellung und werden als Obst gegessen. Bestimmte Weinsorten werden pharmazeutisch als Medizinalwein verwendet oder dienen zur Weinbranddestillation. Das fette Öl (Traubenkernöl) wird auch zur Herstellung kosmetischer Erzeugnisse benutzt. Weinsorten mit einem hohen Gehalt an Procyanidinen und Catechinen (rote Weine) haben möglicherweise eine gewisse Schutzfunktion gegen bestimmte Herzkrankheiten. In Regionen, wie z. B. in Südfrankreich, in denen derartige Weine bevorzugt werden, treten diese Herzkrankheiten deutlich seltener auf.

▷ *Nebenwirkungen:* nicht bekannt.

▷ *Geschichtliches:* Bereits in der Jungsteinzeit nutzten die Menschen die Früchte der wildwachsenden Weinreben, die damals auch in den Flußauen Mitteleuropas wuchsen. In der Antike war der Weinbau im Mittelmeergebiet weit verbreitet und gelangte durch die Römer auch in das südliche Mitteleuropa. Hauptsächlich diente der W. der Weinerzeugung. Die Blätter und der Traubensaft, aber auch der Wein und der daraus hergestellte Kräuterwein, Weinbrand und Weinessig fanden jedoch arzneiliche Verwendung. ↑ **Tafel 64**

Weißbirke ↑ Sandbirke.

Weißdorn, *Hagedorn, Mehldorn, Weißheckdorn, Crataegus:* dornige Sträucher oder Bäume aus der Familie der Rosengewächse (Rosaceae). Der *Eingrifflige W. (Crataegus monogyna)* ist ein bis 4 m hoher Strauch, selten bis 10 m hoher Baum. Er besitzt tief gelappte Blätter, deren Lappen ganzrandig oder nur an der Spitze wenigzähnig sind. Die weißen 5zähligen Blüten sind 10 bis 15 mm breit und besitzen 1 Griffel. Sie stehen in aufrechten Trugdolden. Die beerenartige Sammelfrucht ist 6 bis 10 mm lang, dunkelrot und enthält 1 Steinkern. Der *Zweigrifflige W. (Crataegus laevigata)* ist ein bis 3 m hoher Strauch, selten ein bis 10 m hoher Baum. Er besitzt 1,5 bis 3,5 cm lange, gelappte Blätter mit einem fast bis zum Grund fein gesägten Blattrand. Die Blatteinschnitte sind weniger tief als beim Eingriffligen W. Die Blüten stehen in reichblütigen aufrechten Trugdolden. Sie sind weiß oder blaßrot und haben 2 oder 3 Griffel. Die Sammelfrucht ist kugelig, 8 bis 10 mm lang und enthält 2 oder 3 Steinkerne.

Als Drogenlieferanten werden auch der *Fünfgrifflige W. (Crataegus pentagyna)*, der *Azaroldorn (Crataegus azarolus)* und der *Dunkle W. (Crataegus nigra)* verwendet.

▷ *Blütezeit:* Eingriffliger W. Mai, Juni, Zweigriffliger W. Mai.

▷ *Vorkommen:* Beide W.arten sind in Europa heimisch und werden vielfach kultiviert. Wildwachsend sind sie in lichten Gebüschen, an sonnigen Hängen und in wärmeliebenden Laubwäldern anzutreffen.

▷ *Drogengewinnung:* Die W.blüten werden während des Aufblühens mit den Blättern in den Monaten Mai und Juni abgestreift und an schattigen, gut belüfteten Plätzen getrocknet. Die W.früchte werden zur Reifezeit in den Monaten August bis Oktober gepflückt, zunächst vorgetrocknet und dann bei Temperaturen bis 70 °C nachgetrocknet.

▷ *Drogenbeschreibung:* Die Droge (W.blätter mit Blüten, Crataegi folium cum flore) besteht aus den getrockneten Blättern und Blüten. Die Schnittdroge ist gekennzeichnet durch dunkelbraune, holzige Stengelstücke, grüne Blattstücke mit enger, auf der Unterseite hervortretender Nervatur, gelblichweiße Blütenknospen mit einem grünbraunen kurzzipfligen Kelch und Blütenknospen ohne Kelch sowie gestielte Kelchbecher und einzelne gelblichweiße Kronblätter. Die Droge besitzt einen schwach wahrnehmbaren Geruch und schmeckt etwas süß, bitter und zusammenziehend. Eine weitere W.droge (W.früchte, W.beeren, Hagedornbeeren, Mehlbeeren, Fructus Crataegi, Crataegi fructus) sind die getrockneten Früchte. Sie sind geschrumpft, braunrot oder gelblichbraun, eiförmig, grob- oder feinrunzelig, häufig gestielt und am oberen Ende mit 5 zurückgeschlagenen Kelchzipfeln versehen. Sie enthalten 1 bis 3 harte, gelbe Steinkerne. Die Droge besitzt keinen deutlich wahrnehmbaren Geruch und schmeckt süßlich schleimig.

▷ *Inhaltsstoffe:* Die Drogen enthalten 1 bis 3% Procyanidine, 1 bis 2% Flavonoide, besonders Hyperosid und Vitexinrhamnosid, ferner Amine, Catechingerbstoffe und Pflanzensäuren. Zwischen den W.arten sowie zwischen Blättern, Blüten und Früchten bestehen quantitative Unterschiede im Spektrum der Inhaltsstoffe.

▷ *Wirkung und Verwendung:* Die W.zubereitungen (Teeaufguß, Tinktur, alkoholische Extrakte) bewirken eine Verbesserung der Herzdurchblutung und Herzleistung und beeinflussen leichte Herzrhythmusstörungen günstig. An dieser Wirkung sind vor allem die Procyanidine und Flavonoide beteiligt. Anwendungsgebiete für den Teeaufguß sind nachlassende Leistungsfähigkeit des Herzens, Druck und Beklemmungsgefühl in der Herzgegend und leichte Formen von Herzrhythmusstörungen. Im Einzelfall muß jedoch vom Arzt

entschieden werden, ob eine Behandlung mit W.tee oder W.präparaten ausreichend ist oder lediglich als zusätzliche unterstützende Maßnahme dienen soll. Zur Bereitung des Teeaufgusses wird 1 gehäufter Eßlöffel W.blätter (5 g) mit 1 Tasse (150 ml) siedendem Wasser übergossen und 10 bis 15 Minuten bedeckt stehengelassen. Der Teeaufguß wird durch ein Sieb abgegossen. 1- bis 3mal täglich wird 1 Tasse frisch bereiteter Tee getrunken. Die Anwendung sollte über längere Zeit (mindestens 6 Wochen) erfolgen.
Die W.früchte dienen nicht zur Teebereitung, sondern wie die W.blätter und -blüten zur Extraktherstellung für Fertigarzneimittel, die als unspezifische Herzmittel bei nachlassender Leistungsfähigkeit des Herzens benutzt werden.

▷ *Nebenwirkungen:* nicht bekannt.

▷ *Geschichtliches:* Die heilsame Wirkung des W. wurde erstmals im 1. Jh. n. Chr. von Dioskurides beschrieben. Im 16. und 17. Jh. verwendete man die Früchte wegen ihrer adstringierenden und stopfenden Wirkung als Mittel gegen Durchfall, Ruhr und starke Monatsblutungen. Die Samen galten als Arzneimittel gegen Steinleiden, ebenso ein aus den Früchten gebranntes Wasser. Quercetanus (1544–1609), ein Leibarzt König Heinrich IV. von Frankreich, soll W.früchtesirup als herzstärkendes Mittel verwendet haben. In der 2. Hälfte des 19. Jhs. wurde W. in Amerika und Frankreich als Herzmittel eingeführt. 1930 begann die systematische Erforschung der W.-Inhaltsstoffe und der Wirksamkeit am Menschen. Im 19. Jh. dienten die Blüten und Blätter als Blutreinigungstee. ↑ **Tafel 65**

Weißfellerrinde ↑ Weiden.

Weißheckdorn ↑ Weißdorn.

Weißklee, *Kriechklee, Trifolium repens:* ausdauerndes, bis 50 cm hohes Kraut aus der Familie der Hülsenfruchtgewächse (Leguminosae). Die Pflanze bildet kriechende und wurzeltreibende Stengel. Die Blätter sind 3zählig, langgestielt und tragen einen weißlichen Fleck auf der Blattoberseite. Die Blüten stehen in langgestielten, kugeligen Blütenständen. Diese sind weiß oder hellrosa und hängen nach dem Verblühen herab. Die Frucht ist eine Hülse mit gelbbraunen Samen.

▷ *Blütezeit:* Mai bis Oktober.

▷ *Vorkommen:* Der W. ist auf der nördlichen Erdhalbkugel einschließlich Nordafrika verbreitet. Er ist auf Wiesen und Weiden, an Wegen, Äckern und auf Parkrasen anzutreffen und wird als Futterpflanze auch angebaut.

▷ *Drogengewinnung:* Sammelgut sind die Blütenköpfchen. Sie werden in den Monaten Mai bis August gepflückt und bei Temperaturen bis 35 °C an schattigen, gut belüfteten Plätzen getrocknet.

▷ *Drogenbeschreibung:* Die Droge (W.blüten) besteht aus den getrockneten Blütenköpfchen mit Resten des Stiels. Sie besitzt einen schwach wahrnehmbaren Geruch und schmeckt etwas bitter.

▷ *Inhaltsstoffe:* Die W.blüten enthalten Gerbstoffe (Tannine), Schleimstoffe, Zucker und verschiedene Pflanzensäuren (Salicyl- und Ascorbinsäure) sowie Flavonoide.

▷ *Wirkung und Verwendung:* Die W.blüten werden aufgrund des Gerbstoffgehalts in der Volksmedi-

zin bei Magen-Darm-Katarrh und leichten Durchfallerkrankungen sowie rheumatischen Beschwerden angewendet. Auch die frischen Blüten werden dafür benutzt.
Zur Bereitung des Teeaufgusses wird 1 Eßlöffel Droge (1,5 g) mit 1 Tasse (150 ml) siedendem Wasser übergossen und 10 bis 15 Minuten bedeckt stehengelassen. Der Teeaufguß wird durch ein Sieb abgegossen.

▷ *Nebenwirkungen:* nicht bekannt.

▷ *Geschichtliches:* Als Arzneipflanze besaß der W. in den vergangenen Jhn. keine Bedeutung. In den Kräuterbüchern des 16. und 17. Jhs. wurde die Pflanze nur gegen Amenorrhö empfohlen. Im 18. Jh. wurden die Blüten des W. wegen ihres angenehmen Geruchs und Geschmacks als Zusatz zu Kräutertees verwendet. ↑ **Tafel 65**

Weizenkeimöl: durch Auspressen oder Extraktion mit Lösungsmitteln aus Weizenkeimlingen gewonnenes fettes Öl. Das W. besteht bis zu 85% aus ungesättigten (essentiellen) Fettsäuren (etwa 50% Linolsäure, 25% Ölsäure, 5% Linolensäure), außerdem sind Tocopherole (Vitamin E) und Phosphatide enthalten. Das W. wird als Speiseöl und vorbeugend gegen Arteriosklerose verwendet. Als Bestandteil in Salben dient es zur Behandlung von schlechtheilenden Wunden, Milchschorf und Ekzemen.

Wermut, *Absinth, Bitterer Beifuß, Wurmkraut, Artemisia absinthium:* ausdauernder, bis 1,20 m hoher Halbstrauch aus der Familie der Korbblütengewächse (Asteraceae). Der W. treibt aus einem überwinternden Wurzelstock aufrechte, später verholzende und verästelte sowie reich beblätterte markige Stengel. Die Pflanze erscheint durch eine dichte, anliegende Behaarung silbergrau. Die langgestielten bodenständigen Blätter sind 3fach fiederteilig, die kürzer gestielten unteren Stengelblätter sind 2fach fiederteilig, die oberen dreispaltig oder ungeteilt. Die reichblütige Blütenrispe besitzt bis 4 mm breite, halbkugelige, nickende Blütenkörbchen mit zahlreichen gelben Röhrenblüten und wenigen Randblüten. Die Früchte sind kleine Achänen.

▷ *Blütezeit:* Juli bis September.

▷ *Vorkommen:* Der W. ist in trockenen Gebieten Europas und Asiens heimisch. Er wächst auf Ödland, an Mauern und auf Weiden und wird auch in Feldkulturen angebaut.

▷ *Drogengewinnung:* Das blühende Kraut des W. wird ohne die holzigen Teile in den Monaten Juli und August abgeschnitten und an schattigen, gut belüfteten Plätzen bei Temperaturen bis 35 °C getrocknet.

▷ *Drogenbeschreibung:* Die Droge (W.kraut, Absinthii herba) besteht aus den getrockneten oberen Krautteilen. Die Schnittdroge ist gekennzeichnet durch längsgerillte, außen silbergraue, innen markige Stengelstücke, beiderseits fein silbergrau behaarte Blattstücke und gelbe, fast kugelige Blütenköpfchen, die zum Teil noch nicht aufgeblüht sind. Die Droge besitzt einen charakteristischen aromatischen Geruch und schmeckt aromatisch, stark und anhaltend bitter.

▷ *Inhaltsstoffe:* Die Droge enthält ätherisches Öl mit Thujon und die Bitterstoffe Absinthin, Artabsin, Anabsinthin und weitere Sesquiterpenlactone. Daneben sind in der Droge mehrere Flavonoide vorhanden.

▷ *Wirkung und Verwendung:* Das ätherische Öl und die Bitterstoffe des W.krautes regen die Magensaftbildung und die Durchblutung der Magenschleimhaut an. Die Zubereitungen der Droge (Teeaufguß, Extrakte) wirken antimikrobiell, appetitanregend, verdauungs- und heilungsfördernd bei Magenschleimhautentzündung und lindernd bei leichten krampfartigen Magen-Darm- und Gallenstörungen.
Zur Bereitung des Teeaufgusses werden 1 Teelöffel Droge (1 g) mit 1 Tasse (150 ml) siedendem Wasser übergossen und 10 bis 15 Minuten bedeckt stehengelassen. Der Teeaufguß wird durch ein Sieb abgegossen. Zur Verbesserung des Appetits wird 2- bis 3mal täglich jeweils 30 Minuten vor den Mahlzeiten 1 Tasse frisch bereiteter Tee getrunken, bei Gallenbeschwerden und Blähungen auch nach den Mahlzeiten. Das W.kraut wird zur Herstellung von Magentee, Gallen- und Lebertee und W.tinktur benutzt. Die volkstümlichen Anwendungsgebiete Blutarmut, Menstruationsbeschwerden und Wurmbefall sind nicht ausreichend belegt.
Das W.kraut wird auch als Gewürz in kleinen Mengen hauptsächlich zu Gans, Ente, Wild, Schwein und Hammel benutzt.

▷ *Nebenwirkungen:* bei üblicher Anwendung nicht bekannt. Zu hohe Dosen können zu einer Thujonvergiftung führen. Kennzeichen sind Erbrechen, Magen- und Darmkrämpfe, Harnverhaltung, Nierenschäden und zentrale Störungen. Aufgrund der Giftigkeit des Thujons ist die Herstellung von Absinth in den meisten Ländern verboten. Im W.wein ist die Substanz praktisch nicht vorhanden.

▷ *Geschichtliches:* Eine ganze Reihe von Artemisiaarten, darunter z.T. auch der W., wurde bereits im Altertum arzneilich genutzt. Schon bei den Ägyptern haben diese bitteraromatischen Pflanzen im Kult eine gewisse Rolle gespielt. Dioskurides kannte verschiedene Absinthionarten, die als erwärmende, adstringierende und verdauungsfördernde Arzneipflanzen verwendet und aus denen teilweise W.weine bereitet wurden. Auch die Römer schätzen den W. sehr und setzten ihn unter anderem gegen die Seekrankheit ein. Im 16. Jh. fehlte der W. kaum in einem Garten und hat sich dann später vielfach an Zäunen und auf Dorfstraßen eingebürgert. Die umfangreichen Darstellungen seiner Heilwirkungen in den alten Kräuterbüchern belegen eine ausgedehnte medizinische Verwendung der Pflanze. Außerdem diente der W. als Ungeziefer- und Mottenmittel sowie zur Herstellung von W.schnaps und Kräuterlikören.
↑ **Tafel 65**

Wetterdistel ↑ Eberwurz.

Wiesenarnika ↑ Arnika.

Wiesenklee ↑ Rotklee.

Wiesenknöterich, *Schlangenknöterich, Polygonum bistorta:* ausdauernde, bis 1 m hohe Pflanze aus der Familie der Knöterichgewächse (Polygonaceae). Der W. bildet einen verdeckten, gekrümmten Wurzelstock und eine grundständige Rosette lanzettlicher Blätter. Die länglichen bis eiförmigen Blätter sind etwas wellig, auf der Oberseite dunkelgrün und auf der Unterseite bläulichgrün. Der aufrechte Stengel schließt mit einem ährenartigen dickwalzigen Blütenstand ab. Die kleinen Blüten besitzen rosafarbene Kronblätter. Die Frucht ist eine kleine Nuß.

▷ *Blütezeit:* Mai bis August.

▷ *Vorkommen:* Der W. ist in Europa und Asien heimisch, Die Pflanze wächst besonders auf feuchten, nährstoffreichen Wiesen und Weiden, an Gräben und in Hochstaudenfluren.

▷ *Drogengewinnung:* Die Wurzelstöcke und Wurzeln älterer Pflanzen werden in den Monaten September bis November und im März gegraben und gesäubert. Die stärkeren Teile werden auch zerschnitten. Die Trocknung erfolgt bei Temperaturen bis 60 °C.

▷ *Drogenbeschreibung:* Die Droge (W.wurzel, W.wurzelstock, Bistortae radix) besteht aus den getrockneten Wurzelstöcken und Wurzeln. Die Schnittdroge ist gekennzeichnet durch unregelmäßige, rötlichbraune, harte Wurzelstockteile und dunkelbraune, dünne Wurzelstücke. Die Droge besitzt einen schwach wahrnehmbaren Geruch und schmeckt etwas zusammenziehend.

▷ *Inhaltsstoffe:* Die Droge enthält Gerbstoffe, Stärke, Eiweiß und geringe Mengen Anthranoide.

▷ *Wirkung und Verwendung:* Die Droge besitzt aufgrund des Gerbstoff- und Stärkegehaltes eine schwach zusammenziehende, entzündungshemmende und heilungsfördernde Wirkung. Sie wird als Tee mitunter in der Volksmedizin bei Magen-Darm-Katarrhen und leichten Durchfallerkrankungen sowie äußerlich zum Spülen und Gurgeln bei Entzündungen im Mund- und Rachenraum verwendet.

▷ *Nebenwirkungen:* nicht bekannt.

▷ *Geschichtliches:* Wegen des schlangenartig gewundenen Wurzelstocks galt der W. im Mittelalter als Mittel gegen die Bisse von Giftschlangen. Außerdem wurde der Wurzelstock als adstringierendes Mittel vor allem gegen Ruhr, Durchfälle, Blutspeien, übermäßige Monatsblutungen, Erbrechen, Pest, Magenbeschwerden und vorzeitige Geburt sowie gegen Zahnschmerzen und zur Kräftigung des Zahnfleischs verwendet. Eine aus dem pulverisierten Wurzelstock hergestellte Zubereitung diente zur Wundbehandlung und Bekämpfung von Krebsgeschwüren. ↑ **Tafel 65**

Wiesenkuhschelle ↑ Kuhschelle.

Wiesenkümmel ↑ Kümmel.

Wiesenprimel ↑ Schlüsselblume.

Wiesensafran ↑ Herbstzeitlose.

Wiesenschafgarbe ↑ Schafgarbe.

Wiesenschlüsselblume ↑ Schlüsselblume.

Windblume ↑ Königskerze.

Windblumenkönigskerze ↑ Königskerze.

windtreibender Tee ↑ blähungstreibende Mittel, entblähende Mittel.

Wintereiche ↑ Eiche.

Winterlinde ↑ Linde.

Winterrettich ↑ Rettich, Schwarzer.

Wirbelextraktion ↑ Turboextraktion.

Wirksamkeitsnachweis: Prüfung der therapeutischen Wirkung und Sicherheit bei der Anwendung eines Arzneimittels. Der W. eines Arzneimittels wird bei der klinischen Prüfung am Menschen erbracht. Voraussetzung dafür ist die pharmazeutische Qualitätsprüfung, die pharmakologische Prüfung der Toxizität am Tier sowie die Prüfung an gesunden Personen (Probanden) auf Verträglichkeit. Bei Fertigarzneimitteln aus schwach wirksamen Drogen, deren Wirksamkeit aus der Erfahrung bekannt ist, wird die Prüfung am Menschen häufig in Form einer ärztlich kontrollierten Anwendungsstudie durchgeführt.

Wirkungen, schädliche ↑ Nebenwirkungen.

Wirkstoff, pflanzlicher: Bestandteil des pflanzlichen Arzneimittels, der dessen Wirksamkeit bedingt. Der p. W. kann aus der Droge, einem Extrakt aus dieser oder aus einem isolierten Drogeninhaltsstoff bestehen.

Wohlriechendes Veilchen ↑ Märzveilchen.

Wolfsbeere ↑ Bärentraube.

Wolfsblume ↑ Arnika.

Wolfskirsche ↑ Tollkirsche.

Wolfsklaue, Große ↑ Keulenbärlapp.

Wolfskraut ↑ Osterluzei.

Wollblumen ↑ Königskerze.

Wolliger Fingerhut ↑ Fingerhut, Wolliger.

Wundbehandlung: Maßnahmen zur sterilen Abdeckung, Reinigung, Dauerversorgung und Förderung der Wundheilung. Zur sterilen Abdeckung von Wunden werden z. B. Verbandstoffe (Pflaster, Mull, Binden), die aus Baumwolle hergestellt werden, benutzt. Der Kamillenblütentee oder eine Mischung von Kamillenfluidextrakt und Wasser wird zum Reinigen von Wunden im Mundraum verwendet. In der Volksmedizin finden mehrere Arzneipflanzen zur W. Anwendung. Zu Waschungen bei Verletzungen der Haut werden Wegmalvenblätter- und Schachtelhalmkrauttee verwendet. Der Tee, aber auch die Salbe aus Ringelblumenblüten dienen als heilungsfördernde Mittel. Die W. durch Laien bei allen schweren Wunden (z. B. großflächige Verbrennungen, Verbrühungen, Kopfverletzungen) sollte auf Erste-Hilfe-Maßnahmen beschränkt bleiben.

Wunderbaum ↑ Rizinus.

Wundkraut ↑ Arnika.

Wundkraut ↑ Ehrenpreis.

Wundliegen, *Aufliegen, Dekubitus:* Entzündungen und Geschwürbildung bei langer Bettlägerigkeit und mangelhafter Gewebeernährung. Meist sind das Kreuzbein und die Fersen betroffen. Vorbeugend wirken Hautpflege, Lagewechsel, Luft- und Wasserkissen sowie eine Schaumgummimatratze. Zur Hautpflege dienen mehrfaches tägliches Abreiben der gefährdeten Stellen mit Franzbranntwein oder Campherspiritus und anschließendes Einpudern.

Wundsanikel ↑ Sanikel.

Wundwegerich ↑ Spitzwegerich.

Wurmfarn †, *Gemeiner Wurmfarn, Dryopteris filix-mas:* ausdauernde, bis 1,40 m hohe Pflanze aus der Familie der Schildfarngewächse (Aspidiaceae). Der W. treibt aus einem oberflächlich liegenden Wurzelstock mehrere doppelt gefiederte, sommergrüne Blätter (Wedel), die trichterförmig angeordnet sind. Die Blattstiele und -spreiten sind mit braunen glanzlosen Spreuschuppen besetzt. Die Fiederchen der Blätter sind vorn abgerundet oder zugespitzt, ringsum gezähnt oder gelappt.

▷ *Sporenreife*: Juli bis September.

▷ *Vorkommen:* Der W. ist in Europa, Asien, Nordafrika und Nordamerika verbreitet. Er wächst in Mischwäldern, Nadelholzforsten und Hochstaudengebüschen.

▷ *Drogengewinnung:* Die Wurzelstöcke wurden in den Monaten September und Oktober von den Wurzeln und Krautteilen befreit und bei Temperaturen bis 35 °C getrocknet.

▷ *Drogenbeschreibung:* Die Droge (W., W.wurzel, Farnwurzel, Filicis rhizoma) besteht aus dem getrockneten Wurzelstock und den Blattwedelbasen. Die Wurzelstöcke sind bis 30 cm lang, 1 bis 2 cm dick und dicht mit Blattwedelbasen besetzt. Die Droge besitzt einen eigenartigen Geruch und schmeckt herb, etwas süßlich und kratzend.

▷ *Inhaltsstoffe:* Die W.wurzel enthält mehrere Butanonphloroglucide, z. B. Aspidinol, Phloroglucinbutanon, Albaspidin, Flavaspidsäure, Aspidin, Filixsäure und Triflavaspidsäure, ferner Gerbstoffe und Stärke.

▷ *Wirkung und Verwendung:* Der W.extrakt wirkt aufgrund des Gehaltes an Butanonphlorogluciden lähmend auf die Muskulatur von Bandwürmern und ermöglicht deren Austreibung durch Abführmittel. Die Anwendung ist infolge der nur unzureichend möglichen Standardisierung des W.extraktes und der Gefahr von schädlichen Nebenwirkungen auf den Patienten kaum mehr üblich. Es stehen wirksame, besser verträgliche, synthetische Wurmmittel zur Verfügung.

▷ *Nebenwirkungen:* Die Einnahme von W.extrakt kann zu Kopfschmerzen, Schwindel, Atmungs- und Kreislaufbeschwerden und schweren Sehstörungen, auch Erblindung, führen.

▷ *Geschichtliches:* Die Wirksamkeit des W. und verwandter Farnarten gegen Eingeweidewürmer war bereits in der Antike bekannt, wie aus den Angaben von Theophrastos, Dioskurides und Plinius hervorgeht. Die Wurzel sollte auch als Abtreibungsmittel wirken und die Blätter das Ungeziefer vertreiben. Eingehend beschrieb dann Hildegard von Bingen im 12. Jh. die Wirkungen des W., der damals und auch später noch eine große Rolle im Volksglauben spielte und vor dem Teufel und vor Verzauberungen schützen sollte. Auch die Kräuterbücher des 16. Jhs. enthielten ausführliche Angaben über derartige abergläubische Vorstellungen und Gebräuche. Darüber hinaus wurde der Wurzelstock des W. vor allem als Wurmmittel, aber auch als Wundheilmittel, besonders bei verunreinigten und entzündeten Wunden empfohlen. ↑ **Tafel 66**

Wurmkraut ↑ Rainfarn.

Wurmkraut ↑ Wermut.

Wurmmittel, *Anthelminthika, Vermizide:* Arzneimittel zur Bekämpfung von Eingeweidewürmern; meist für jede Parasitenart spezifisch. Wurmkuren sind exakt nach den gegebenen Vorschriften durchzuführen, da sonst gesundheitliche Schäden entstehen können. Auf die Einhaltung der Körperhygiene bei der Vorbeugung und Behandlung der Wurmkrankheiten ist besonders zu achten (gründliches Händewaschen nach der Toilettenbenutzung und vor dem Essen). Als W. dienen spezifisch wirkende synthetische Arzneimittel. Die Anwendung pflanzlicher W., z. B. Extrakte aus Wurmfarn und Wermutkraut sowie Kürbiskerne, ist aufgrund der unsicheren Wirkung und der Gefahr schädlicher Nebenwirkungen nicht mehr üblich.

Wurstkraut ↑ Majoran.

Wurstkraut ↑ Sandthymian.

Wurzelpetersilie ↑ Petersilie.

Ysop, *Hyssopus officinalis:* ein bis 50 cm hoher Halbstrauch aus der Familie der Lippenblütengewächse (Lamiaecae). Die Pflanze treibt aus einer Pfahlwurzel mehrere aufrechte oder aufsteigende kantige, mehr oder weniger verzweigte Stengel, die im unteren Teil verholzen. Die Blätter sind lineal-lanzettlich, ganzrandig und bis 3,5 cm lang. Sie sind durch tief eingesenkte Öldrüsen punktiert. Die Blüten stehen in einem ährenartigen Blütenstand. Die dunkelblauen, selten rosafarbenen oder weißen Blütenkronen sind zu einer Röhre verwachsen und werden von den 4 Staubblättern weit überragt. Die Frucht ist ein Nüßchen. Die ganze Pflanze duftet stark aromatisch.

▷ *Blütezeit:* Juli bis Oktober.

▷ *Vorkommen:* Der Y. ist im Mittelmeergebiet sowie in Mittelasien heimisch und in Europa und Westasien gebietsweise verbreitet. Er wird auch als Zier- und Gewürzpflanze kultiviert.

▷ *Drogengewinnung:* Das Kraut des Y. wird im Mai, ein zweites Mal im Juli oder August ohne die verholzten Teile geschnitten und an schattigen, gut belüfteten Plätzen bei Temperaturen bis 35 °C getrocknet.

▷ *Drogenbeschreibung:* Die Droge (Y.kraut, Hyssopi herba) besteht aus dem getrockneten Kraut. Die Schnittdroge ist gekennzeichnet durch die grünen, meist tiefblauviolett angelaufenen, 5zipfeligen, röhrigen Kelche, die zusammengeschrumpften blauen Blüten und die hellgrünen, schmalen, am Blattrand nach unten eingerollten Blattstücke. Daneben sind hellgrüne, 4kantige Stengelstücke enthalten. Die Droge besitzt einen aromatischen Geruch und schmeckt würzig und bitter.

▷ *Inhaltsstoffe:* Das Y.kraut enthält bis 1% ätherisches Öl, Gerbstoffe, Flavonoide (Hesperidin und Diosmin) sowie Bitterstoffe.

▷ *Wirkung und Verwendung:* Die Droge wirkt aufgrund des ätherischen Öl- und Gerbstoffgehaltes schwach auswurffördernd, entzündungshemmend und blähungstreibend. In der Volksmedizin wird der Teeaufguß bei Husten, Fieber und Erkältungskrankheiten, mitunter auch bei Verdauungsbeschwerden sowie äußerlich bei Entzündungen des Mund- und Rachenraumes und bei Heiserkeit zum Gurgeln und Spülen benutzt. Die Wirksamkeit ist nicht belegt. Die therapeutische Verwendung wird nicht empfohlen.

▷ *Nebenwirkungen:* nicht bekannt.

▷ *Geschichtliches:* Bereits in der Antike wurde der Y. arzneilich genutzt. Dioskurides gab ihr den Namen Hyssopus. Er gelangte im Mittelalter auch nach Mitteleuropa, wo er im 12. Jh. in der „Physica" der Hildegard von Bingen und im 14. Jh. im „Buch der Natur" des Konrad von Megenberg genannt wurde. Im 16. Jh. war der Y. dann auch in den Bürger- und Bauerngärten als Arznei-, Würz- und Zierpflanze weit verbreitet. Als Arzneimittel wurden das zarte Kraut, die Blüten, die Samen und das ätherische Öl der Pflanze genutzt. Sie fanden Anwendung gegen Lungenbeschwerden, Husten, Heiserkeit, Engbrüstigkeit, Menstruationsbeschwerden, Gelbsucht, Wassersucht und Verdauungsbeschwerden. ↑ **Tafel 66**

Zahnfleischblutung: Folgeerscheinung von Verletzungen oder Erkrankungen des Zahnfleisches. Bei offenen Wunden werden Spülungen mit warmem Kamillentee oder Mischungen von Kamillenextrakten mit Wasser verwendet. Sie wirken schmerzlindernd sowie wundreinigend und fördern die Heilung.

Zahnfleischentzündung, *Gingivitis:* Entzündung des Zahnfleischsaumes; die akute Z. verläuft mit Schmerzen, Schwellung und Blutungsneigung. Die chronische Z. ist häufig symptomärmer. Die Z. tritt besonders bei vernachlässigter Mundpflege auf. Da enge Wechselbeziehungen zwischen Zahnfleisch, Mundschleimhaut und dem Gesamtorganismus bestehen, ist sie oft Symptom oder Folgeerscheinung anderer Erkrankungen (Blutkrankheit, Hormonstörung, Mangelernährung, Infektionskrankheit). Weitere Ursachen können lokale Reize, Schwangerschaft, Giftstoffe und Arzneimittel sein. Zur unterstützenden Behandlung dienen Spülungen mit Kamillen- und Salbeitee oder dem verdünnten Fluidextrakt der beiden Drogen. Auch Arnika-, Myrrhen- und Ratanhiatinktur können mit Wasser verdünnt verwendet werden.

Zahnfleischpinselung: Methode zur äußerlichen Behandlung von Entzündungen des Zahnfleischs. Zur Z. werden unter anderem Myrrhen- und Ratanhiatinktur sowie Fluidextrakte aus Kamillenblüten und Salbeiblättern verwendet.

Zahnstocherkraut, *Bischofskraut, Khellakraut, Zahnstocher-Ammei, Ammi visnaga:* einjähriges, bis 1,50 m hohes Kraut aus der Familie der Doldengewächse (Umbelliferae). Die Pflanze treibt aus einer Pfahlwurzel einen glatten, dünnen und rilligen Stengel, der im unteren Teil dunkelgrün bis violett gestreift ist. Die unteren langgestielten Blätter sind einfach gefiedert, die oberen Blätter sind 2- bis 3fach gefiedert. Ihre Blattzipfel sind linear bis fadenförmig. Die kleinen weißen Blüten stehen in dichten Doppeldolden mit fiederschnittiger Hülle und einfachen Hüllchen. Die Frucht ist eine Spaltfrucht.

▷ *Blütezeit:* März, April.

▷ *Vorkommen:* Das Z. ist im Mittelmeergebiet und in Vorderasien heimisch sowie in Nordamerika eingebürgert. Die Pflanze wird in diesen Gebieten und in Südamerika angebaut.

▷ *Drogengewinnung:* Die Früchte des Z. werden kurz vor der Reife geerntet und getrocknet.

▷ *Drogenbeschreibung:* Die Droge (Ammi-visnaga-Früchte, Khella, Visnagafrüchte, Ammeos visnagae fructus) besteht aus den getrockneten Spaltfrüchten. Diese sind eiförmig-länglich, graubraun und 1,5 bis 3 mm lang. Die Spaltfrüchte zerfallen meist in 2 Teilfrüchte. Letztere besitzen 5 hellere erhabene Rippen. Die Droge besitzt einen schwachen aromatischen Geruch und einen etwas bitteren und aromatischen Geschmack.

▷ *Inhaltsstoffe:* Die Ammi-visnaga-Früchte enthalten Pyranocumarine (Visnadin, Samidin), Furanochromone (Khellin, Visnagin), Flavonoide (Quercetin, Isorhamnetin) und ätherisches Öl mit Campher und Carvon, ferner Eiweiß und Fett.

▷ *Wirkung und Verwendung:* die standardisierten Extrakte der Droge (Fertigarzneimittel) verbessern aufgrund des Gehaltes an Pyranocumarinen und Furanochromonen die Durchblutung der Herzkranzgefäße und wirken krampflösend auf die Bronchien, die Magen-Darm-Muskulatur und die Gallen- und Harnwege. Sie werden bei Reiz- und Keuchhusten, krampfartigen Beschwerden des Magen-Darm-Kanals, der Galle und der Nieren sowie bei Bronchialasthma und pektanginösen Beschwerden angewendet. In der Volksmedizin der Mittelmeerländer werden die Ammi-visnaga-Früchte zur Teebereitung bei Nierenschmerzen und Herzbeschwerden verwendet. Die therapeutische Anwendung der Droge kann angesichts der Risiken nicht vertreten werden. Die Droge dient zur Gewinnung der Wirkstoffe Khellin und Visnadin.

▷ *Nebenwirkungen:* Bei längerer Anwendung oder Überdosierung können Übelkeit, Schwindel, Verstopfung, Appetitlosigkeit, Kopfschmerzen, Juckreiz und Schlafstörungen sowie pseudoallergische Reaktionen und eine Lichtüberempfindlichkeit auftreten.

▷ *Geschichtliches:* Bereits im alten Ägypten wurde das Z. als Arzneipflanze verwendet, doch gingen die damaligen Kenntnisse von seinen arzneilichen Wirkungen später wieder verloren. In den Kräuterbüchern des 16., 17. und 18. Jhs. finden sich keine Hinweise auf eine arzneiliche Verwendung dieser Pflanze. Erst in neuerer Zeit wurde die gefäßerweiternde Wirkung der Inhaltsstoffe wiederentdeckt. ↑ **Tafel 66**

Zäpfchen, Suppositorium: Arzneiform, die durch den After (rektal) in den Mastdarm eingeführt wird. Die Z. bestehen aus einer Z.masse, die bei Körpertemperatur schmilzt, und den Wirkstoff freigibt. Die Wirkung kann örtlich begrenzt sein (z. B. Hämorrhoiden-Z., Abführ-Z.), aber auch bestimmte Organe oder den ganzen Organismus betreffen (Z. gegen Schmerzen, Krämpfe, Fieber). Die Z. sind besonders zweckmäßig in der Kinderheilkunde sowie bei Magenunverträglichkeit der Wirkstoffe. Die Aufnahme der Wirkstoffe erfolgt durch die Darmschleimhaut ohne Leberpassage. Die Z. sind nicht für eine unkontrollierte Daueranwendung geeignet.

Zaubernuß, Virginische, *Zauberstrauch, Virginischer, Hexenhasel, Hamamelis virginiana:* ein bis 8 m hoher Strauch oder Baum aus der Familie der Zaubernußgewächse (Hamamelidaceae). Die Pflanze besitzt kurzgestielte Blätter, die denen der Haselnuß ähneln. Die kleinen goldgelben Blüten sind radiär und stehen zu Büscheln vereinigt in den Blattachseln. Die Frucht ist eine 2fächerige haselnußähnliche Kapsel.

▷ *Blütezeit:* September bis Dezember (kurz vor oder während des Laubfalls).

▷ *Vorkommen:* Die V. Z. ist im östlichen Nordamerika heimisch. Sie wird in Ostasien, stellenweise auch in Europa als Ziergehölz kultiviert.

▷ *Drogengewinnung:* Die Blätter der V. Z. werden im Herbst gesammelt und schnell getrocknet.

▷ *Drogenbeschreibung:* Die Droge (Hamamelisblätter, Hamamelidis folium) besteht aus den getrockneten Blättern. Sie sind dünn, etwas lederig, auf der Oberseite bläulich- oder bräunlichgrün und auf der Unterseite hell- oder braungrün. Ihre Form ist undeutlich rhombisch. Der Blattrand ist ungleich gekerbt. Von dem kräftigen Mittelnerv gehen starke Seitennerven ab, die auch auf der Blattunterseite deutlich hervortreten. Die Droge besitzt keinen deutlich wahrnehmbaren Geruch und schmeckt schwach zusammenziehend und etwas bitter.

▷ *Inhaltsstoffe:* Die Droge enthält Gerbstoffe, vor allem β-Hamamelitannin und Ellagtannin, ferner Proanthocyanidine, Saponine, wenig ätherisches Öl und Flavonoide.

▷ *Wirkung und Verwendung:* Die Gerbstoffe der Droge wirken mild adstringierend, bakterien- und entzündungshemmend. Die Inhaltsstoffe besitzen einen günstigen Einfluß auf die Blutzirkulation in den Venen. Nähere Zusammenhänge zwischen einzelnen Inhaltsstoffen und ihrer Wirkung sind noch nicht erforscht. Die Zubereitungen der Droge (Fluidextrakt, Salbe, Zäpfchen) werden bei Hämorrhoiden, Durchblutungsstörungen und oberflächlichen Hautdefekten angewendet. Das mit Wasserdampf aus frischen oder getrockneten Blättern hergestellte Destillat (Hamameliswasser) wird vor allem für kosmetische Präparate (z. B. Gesichtswasser) benutzt. Die getrocknete Rinde der Stämme und Zweige dient ebenfalls zur Herstellung von Arzneimitteln, die unter anderem zur Behandlung von Hämorrhoiden, Hautentzündungen und Krampfadern Verwendung finden. Volkstümlich wird die Droge auch bei akutem Durchfall verwendet.

▷ *Nebenwirkungen*: nicht bekannt.

▷ *Geschichtliches:* Die Droge wurde von den Indianern Nordamerikas besonders als Wundmittel verwendet. Die Art gelangte erst im 18. Jh. als Zierstrauch nach Mitteleuropa und war deshalb den älteren Kräuterbuchautoren noch gänzlich unbekannt. ↑ **Tafel 66**

Zaunrebe ↑ Bittersüß.

Zaunrübe, Rote †, *Gichtrübe, Heckenranke, Bryonia cretica:* 2häusige, bis 4 m hohe Kletterpflanze aus der Familie der Kürbisgewächse (Cucurbitaceae). Die R. Z. bildet zahlreiche Stengel mit Ranken. Die wechselständigen Blätter sind hellgrün, 5eckig oder handförmig 5lappig mit herzförmiger Basis. Die Blattlappen sind ganzrandig oder mit wenigen großen Zähnen versehen, die mittleren kaum länger als die seitlichen. Die radiären Blüten sind grünlichweiß oder gelblich und sitzen in den Blattachseln. Die männlichen Blüten bilden langgestielte Trauben, die weiblichen kurzgestielte Büschel. Die Frucht ist eine zur Reife rote Beere. Die *Weiße Zaunrübe (Bryonia alba)* besitzt ein ähnliches Aussehen, die Früchte sind jedoch schwarze Beeren.

▷ *Blütezeit:* Juni bis September.

▷ *Vorkommen:* Beide Pflanzen sind in West-, Mittel- und Südeuropa, Westasien sowie in Nordafrika heimisch und in Nordeuropa eingebürgert. Die Pflanzen sind an feuchten Standorten in Hecken, Gebüschen, an Waldrändern und Zäunen besonders auf nährstoffreichen Lehmböden anzutreffen,

▷ *Drogengewinnung:* Die Wurzeln wurden vor der Blütezeit gegraben, gewaschen, in Scheiben geschnitten und bei Temperaturen bis 45 °C getrocknet oder frisch verarbeitet.

▷ *Drogenbeschreibung:* Die Droge

(Zaunrübenwurzel, Bryoniae radix) sind die frischen oder auch getrockneten Pfahlwurzeln. In frischer Form sind sie rübenförmig, selten verzweigt, bis 50 cm lang, im oberen Teil bis 10 cm dick, außen mit charakteristischen Querrillen versehen, gelblichweiß und innen saftig. Die frische Droge riecht unangenehm und schmeckt scharf und bitter. Die getrocknete Droge besitzt keinen deutlich wahrnehmbaren Geruch, sie schmeckt kratzend und bitter.

▷ *Inhaltsstoffe*: Die Droge enthält die Cucurbitacine B und E sowie den glykosidischen Bitterstoff Bryonin (Weiße Zaunrübe) und Bryonicin (R. Z.). In der Weißen Zaunrübe ist der Gehalt an Cucurbitacinen wesentlich niedriger.

▷ *Wirkung und Verwendung:* Durch den Gehalt an Cucurbitacinen wirkt die Droge stark abführend. Außerdem besitzt sie eine brechreizerregende und harntreibende Wirkung. In der Volksmedizin gilt sie als Mittel bei rheumatischen Beschwerden und Gicht. Diese Anwendung ist wegen möglicher Risiken nicht zu empfehlen.

▷ *Nebenwirkungen, Giftwirkung*: Bei Verzehr von Pflanzenteilen können Erbrechen, Krämpfe, blutiger Durchfall und Bewußtseinsstörungen auftreten. Aufgrund des Cucurbitacingehaltes ist die ganze Pflanze giftig.

▷ *Geschichtliches:* Bereits in der Antike wurden die Zaunrüben als Arzneipflanzen, z. B. gegen Epilepsie, Schlaganfall und Schwindelanfälle, genutzt. Auch im deutschen Mittelalter wurden die Pflanzen viel verwendet. So erwähnte sie Hildegard von Bingen im 12. Jh.. Im 16. Jh. wurden die Zaunrüben in vielen Gärten angepflanzt und sind seitdem an vielen Stellen eingebürgert. Bei der arzneilichen Verwendung wurden beide Arten nicht voneinander unterschieden. Verwendung fanden nur die Wurzeln. In den Kräuterbüchern wurden sie gegen eine Vielzahl von Erkrankungen, insbesondere als Fieber- und Gichtmittel, gegen Gebärmuttererkrankungen, Athma, Wassersucht sowie schlecht heilende Wunden, Flechten und Muttermale empfohlen. Als Pflaster aufgelegt, sollte die Wurzel Splitter und Dornen ausziehen. Auch im Volksglauben spielten die Zaunrüben eine große Rolle, sie galten als Unheil und Hexen abweisendes Mittel sowie als Liebesmittel. Aus der oft seltsam geformten und fleischigen Wurzel schnitt man Alraunen, die als Glücksbringer und Zaubermittel verkauft wurden.
↑ **Tafel 67**

Zea mays ↑ Mais.

Zerkleinerungsgrad: Qualitätsmerkmal von Drogen. Der Z. wird durch die Maschenweite eines Siebes, durch das die Droge ganz oder zum größten Teil hindurchfallen kann, bezeichnet. Es werden meistens 3 Siebgrößen benutzt, die z. B. eine Siebmaschenweite von 5600 Mikrometer (grob geschnitten = concisus), 2000 Mikrometer (fein geschnitten = minutim concisus) und 710 bis 180 Mikrometer (gepulvert = pulvis) aufweisen. Der Z. hat Bedeutung für die Verarbeitung von Drogen. Zur Bereitung von Teemischungen sollen Drogen mit einem annähernd gleichen Z. verwendet werden, um Entmischungsvorgänge zu verringern. Bei der Extraktion der Drogen hat der Z. Auswirkungen auf die Ausbeute an Wirkstoffen. Die Zerkleinerung von Drogen wird industriell mit Schneid- und Pulverisiermaschinen durchgeführt. Für die Herstellung von Drogenpulvern (z. B. aus Leinsamen, Zimtrinde, Ingwerwurzel) im Haushalt sind Küchengeräte mit hochtourigen Rotoren (Kaffeemühle, Mixer) besonders geeignet.

Zerrung ↑ Verstauchung.

Zichorie ↑ Wegwarte.

Ziegenhornkleesamen ↑ Bockshornklee.

Ziegenraute ↑ Geißraute.

Ziest, Echter ↑ Heilziest.

Zimt ↑ Ceylonzimtbaum.

Zimtöl, chinesisches, *Kassiazimtöl:* aus der Rinde des Chinesischen Zimtbaumes (Cinnamomum aromaticum) durch Wasserdampfdestillation gewonnenes ätherisches Öl. Das c. Z. ist eine klare, gelbe oder bräunliche Flüssigkeit mit charakteristisch aromatischem Geruch und süßem, dann brennendem Geschmack. Die Substanz enthält bis 90% Zimtaldehyd, außerdem Cinnamylacetat, Zimt- und Benzoesäure sowie Benzaldehyd. Das c. Z. wird pharmazeutisch als Geruchs- und Geschmackskorrigens für Arzneien verwendet. Es dient ferner zur Aromatisierung von Back- und Zuckerwaren sowie Spirituosen und wird zur Herstellung von Parfüms benutzt.

Zingiber officinale ↑ Ingwer.

Zinnkraut ↑ Ackerschachtelhalm.

Zitronenkraut ↑ Zitronenmelisse.

Zitronenmelisse, *Melisse, Frauenkraut, Herzkraut, Melissa officinalis:* ausdauernde, bis 90 cm hohe krautige Pflanze aus der Familie der Lippenblütengewächse (Lamiaceae). Die Pflanze treibt aus einem verästelten Wurzelstock mehrere stark verästelte, 4kantige Stengel. Die gegenständigen Blätter sind eiförmig, meist bis 5 cm lang, gestielt und meist nur oberseits fein behaart. Der Blattrand ist gesägt oder gekerbt. In den Blattachseln stehen, zu Scheinquirlen vereinigt, abstehende oder etwas nickende weiße, gelbliche oder blaßrosa Blüten. Die Frucht ist eine kleine Steinfrucht. Die Pflanze besitzt einen zitronenähnlichen Geruch.

▷ *Blütezeit:* Juni bis August.

▷ *Vorkommen:* Die Z. ist im östlichen Mittelmeergebiet und in Westasien heimisch. Die Pflanze wird in mehreren europäischen Ländern kultiviert. Sie ist mitunter auch verwildert an Waldrändern, Zäunen und Mauern sowie auf Schuttplätzen anzutreffen.

▷ *Drogengewinnung:* Das Kraut der Z. wird zu Beginn der Blütezeit meist Ende Juni, Anfang Juli sowie bei dem 2. Schnitt im September und Oktober geerntet und schnell bei 40 °C getrocknet. Nach der maschinellen Zerkleinerung werden die Stengelteile aus der Droge entfernt. Bei der Ernte können die Blätter auch sofort mit der Hand von den Stengeln abgestreift werden, Die Trocknung erfolgt in dünner Schicht. Die beste Qualität wird erhalten, wenn die Ernte an kühlen Tagen erfolgt. Der ätherische Ölgehalt ist dann am höchsten. Die Blätter dürfen nicht gedrückt werden, da sie sich sonst schwärzlich verfärben. Blühendes oder fruchtendes Kraut ergibt eine weniger aromatische Droge.

▷ *Drogenbeschreibung:* Die Droge (Melissenblätter, Melissae folium) besteht aus den getrockneten Blättern. Die Schnittdroge ist gekennzeichnet durch die dünnen, leicht zerbrechlichen, runzeligen, häufig auch mehrschichtig gefalteten Blattstücke. Sie sind auf der Oberseite dunkelgrün und schwach behaart, auf der Unterseite heller grün oder hellgraugrün und fast kahl. Die dünne, helle Nervatur tritt auf der Blattunterseite stark hervor. Mitunter ist der gesägte oder gekerbte Blattrand erkennbar. Die Droge riecht beim Zerreiben zitronenähnlich und schmeckt würzig.

▷ *Inhaltsstoffe:* Die Droge enthält wenig ätherisches Öl (0,2%), dessen Hauptkomponenten Citronellal und Citral (Geranial und Neral) den charakteristischen Geruch der Pflanze bedingen. Das ätherische Öl enthält als weitere Komponenten unter anderem Geranylacetat, Linalool und Geraniol. Weiterhin sind Gerbstoffe (Rosmarinsäure), Bitterstoffe, Chlorogen- und Kaffeesäure, Triterpene und Flavonoide in der Droge vorhanden.

▷ *Wirkung und Verwendung:* die Zubereitungen der Melissenblätter (Teeaufguß, Extrakte) wirken schwach beruhigend, leicht krampflösend und fördernd auf die Magen- und Gallensaftbildung sowie antiviral. Die galletreibende Wirkung wird möglicherweise durch die Rosmarinsäure hervorgerufen. Auch das ätherische Öl ist wahrscheinlich an den Wirkungen beteiligt, obwohl es nur in geringer Menge in der Droge enthalten ist. Anwendungsgebiete für den Melissentee sind nervös bedingte Einschlafstörungen und Magen-Darm-Beschwerden (Blähungskoliken, Brechreiz). Die Z. wird als Bestandteil von beruhigenden Tees, z. B. in Kombination mit Baldrianwurzel und Hopfenfrüchten, verwendet. Außerdem ist sie in Nerven- sowie in Leber- und Gallentees enthalten und wird als Preßsaft und alkoholischer Extrakt als Wirkstoff in Fertigarzneimitteln benutzt. Zur Bereitung des Teeaufgusses wird 1 Eßlöffel Droge (1,5 g) mit 1 Tasse (150 ml) siedendem Wasser übergossen und 10 bis 15 Minuten bedeckt stehengelassen. Der Teeaufguß wird durch ein Sieb abgegossen. Über den Tag verteilt werden 3 Tassen frisch bereiteter Tee warm getrunken; bei Einschlafstörungen 1 bis 2 Tassen Tee 30 Minuten vor dem Zubettgehen. In der Volksmedizin wird der Tee bei Erkältungskrankheiten als schweißtreibendes, aber auch als beruhigendes und kräftigendes Mittel verwendet. Außerdem wird die Droge bei nervösem Herzklopfen, Kopfschmerzen und depressiver Verstimmung sowie bei Menstruationsbeschwerden eingesetzt.

Die Z. wird auch als Gewürz zu Salaten, Suppen, Soßen, Quarkspeisen und Kräuterbutter verwendet. Das feine zitronenähnliche Aroma kommt jedoch nur zur Geltung, wenn die Melissenblätter nicht gekocht werden. Zur Herstellung von Likören und Limonaden werden die Melissenblätter ebenfalls benutzt.

Melissengeist ist ein alkoholisches Destillat aus Melissenblättern, Angelikawurzeln, Ingwerwurzeln, Pomeranzenschalen und mehreren anderen aromatischen Drogen. Üblich sind daneben alkoholische Lösungen von Melissenöl und anderen ätherischen Ölen. Z. wird traditionell angewendet zur Besserung des Befindens und zur Vorbeugung bei nervösen Störungen,

Erkältungs- und Grippegefahr sowie bei äußerlicher Anwendung zur Verhütung von Nerven- und Muskelschmerzen. Z. enthält 70 bis 80% Alkohol und darf bei Magen- und Darmgeschwüren sowie bei Leberschäden nicht angewendet werden.

▷ *Nebenwirkungen:* nicht bekannt.

▷ *Geschichtliches:* Bereits im Altertum wurde die Z. als Arzneipflanze genutzt. Im Mittelalter gelangte die Pflanze zunächst in die Klostergärten, wo man sie als Arznei- und Gewürzpflanze zog und aus ihrem Öl einen würzigen Likör herstellte. Im 16. Jh. war die Z. auch in den Bürger- und Bauerngärten verbreitet und wurde als Arzneipflanze bei vielerlei Erkrankungen, insbesondere bei Schlafbeschwerden, Schwindelgefühl, Ohnmacht, Herz- und Verdauungsbeschwerden, bei Frauenkrankheiten und der Pest, empfohlen. Daneben wurde sie als Gewürz-, Duft- und Teepflanze sowie zur Herstellung von Melissenöl verwendet. Letzteres war bereits 1582 in der Arzneitaxe der Stadt Frankfurt am Main aufgeführt. ↑ **Tafel 67**

Zitwer, *Zedoarie, Curcuma zedoaria:* ausdauernde, bis 1 m hohe Pflanze aus der Familie der Ingwergewächse (Zingiberaceae). Die Pflanze bildet knollenförmige Wurzelstöcke und aus den langen Blattscheiden sogenannte Scheinstämme. Die ganzrandigen lanzettlichen Blätter besitzen einen scheidigen Stiel und sind bis 60 cm lang. Sie sind kahl und haben auf der Unterseite längs der Hauptnerven rote Streifen. Der Blütenstand ist bis 10 cm lang. Die Deckblätter der Blüten sind breit und zurückgebogen, grün, hellrot bis rot. Die gelben Blüten besitzen einen stumpf-3zähnigen Kelch. Die Frucht ist eine Kapsel.

▷ *Vorkommen:* Der Z. ist in den tropischen Gebieten Asiens verbreitet und wird hauptsächlich in Indien und Sri Lanka kultiviert.

▷ *Drogengewinnung:* Die Wurzelstöcke des Z. werden gegraben und gewaschen, in Querscheiben oder Längsviertel geteilt und getrocknet.

▷ *Drogenbeschreibung:* Die Droge (Z.wurzel, Zedoariae rhizoma) besteht aus den harten, 2,5 bis 4 cm breiten und bis 1 cm dicken Wurzelstockscheiben oder -längsvierteln. Die Außenseite ist grau und runzelig, der Querschnitt grauweiß oder bräunlich. Der Bruch ist hart und glatt. Die Droge besitzt einen campherartigen Geruch und schmeckt würzig und bitter.

▷ *Inhaltsstoffe:* Die Droge enthält 1 bis 1,5% ätherisches Öl, das zu 50% aus Sesquiterpenalkoholen besteht. Weitere Bestandteile des Öls sind ein Sesquiterpenkohlenwasserstoff (Zingiberen), Cineol und Campher. Daneben sind Stärke, Harz und Schleim vorhanden.

▷ *Wirkung und Verwendung:* Die Droge wirkt aufgrund des Gehaltes an ätherischen Ölen anregend auf die Bildung von Magensaft und Gallenflüssigkeit. Sie wird mitunter als Magen- und Gallenmittel (Z.tinktur in Mischung mit anderen Tinkturen) verwendet. In erster Linie wird Z. jedoch wegen des würzigen Aromas zur Herstellung von Bitterlikören sowie für scharfe Gewürzmischungen, z. B. Currypulver, benutzt.

▷ *Nebenwirkungen:* nicht bekannt.

▷ *Geschichtliches:* Erstmalig wurde die Z.wurzel im 6. Jh. erwähnt. Im 8. und 9. Jh. war sie in Europa wohl allgemein bekannt und wurde vor allem als Gewürz geschätzt. Im 12. Jh. wurde die Z.wurzel in der Physica der Hildegard von Bingen aufgeführt. In den Kräuterbüchern des 16. und 17. Jhs. wurde sie als Gegengift, zur Stärkung des Herzens sowie gegen Koliken, Magenschmerzen, Erbrechen, Schluckauf, Durchfall, Husten, Engbrüstigkeit, Eingeweidewürmer und Menstruationsbeschwerden empfohlen. ↑ **Tafel 67**

Zubereitung: Anwendungsform eines Arzneimittels, z. B. Lösung, Tinktur, Teeaufguß, Salbe, Zäpfchen, Breiumschlag, Einreibung. Die Arzneistoffe (Wirkstoffe) werden meist nicht direkt angewendet, sondern in eine Z. überführt, die eine exakte Dosierung (z. B. Tropfen, Tabletten, Zäpfchen) und sichere innerliche oder äußere Anwendung ermöglicht. ↑ Arzneiform.

Zuckerharnruhr ↑ Diabetes.

Zuckerkrankheit ↑ Diabetes.

Zweigriffliger Weißdorn ↑ Weißdorn.

Zwiebel, *Küchenzwiebel, Bolle, Speisezwiebel, Sommerzwiebel, Allium cepa:* ausdauernde oder 2jährige Staude aus der Familie der Liliengewächse (Liliaceae). Die Pflanze bildet aufrechte Stengel, die im unteren Teil verdickt sind und mit einem doldenartigen Blütenstand abschließen. Die Laubblätter sind kürzer als der blütentragende Stengel, röhrig oder aufgeblasen und blaugrün. Der blütentragende Stengel ist unterhalb der Mitte bauchig aufgeblasen. Die Blüten sind klein, weißlich, langgestielt und zahlreich in einem kugeligen Blütenstand vereinigt. Die Z. ist ein unterirdischer Sproß mit verkürzter Achse und saftreichen, zu dicken Speicherorganen umgewandelten sogenannten Niederblättern. Die Frucht ist eine Kapsel mit schwarzem Samen.

▷ *Blütezeit:* Juni bis August.

▷ *Vorkommen:* Die Z. ist in Südwestasien heimisch und wird weltweit als Gemüse in verschiedenen Sorten („scharf", „halbscharf" und „süß") kultiviert.

▷ *Drogengewinnung:* In den Monaten Juni bis September werden die Z. geerntet, gesäubert und trocken gelagert.

▷ *Drogenbeschreibung:* Die Droge (Z., Bulbus Allii cepae, Allii cepae bulbus) sind die ganzen frischen Z.

▷ *Inhaltsstoffe:* Die Droge enthält ätherisches, zu Tränen reizendes Öl mit verschiedenen Alkylcysteinsulfiden, Zucker, Vitamine, Flavonoide, Pektin, Mineralstoffe und bakterienhemmende Verbindungen sowie Diphenylamin.

▷ *Wirkung und Verwendung:* Die Z. wirkt fördernd auf die Bildung von Magen- und Gallensaft, ist leicht harntreibend und bakterienhemmend. Äußerlich angewendet kann die zerkleinerte Z. lindernd bei Insektenstichen sein, da allergische Reaktionen der Haut unterdrückt werden. Als wirksame Inhaltsstoffe gelten in diesem Zusammenhang die Thiosulfinate, die nach enzymatischer Spaltung aus den Alkylcysteinsulfiden entstehen. Die Z. wird bei Appetitlosigkeit und zur Vorbeugung altersbedingter Gefäßveränderungen verwendet. Als mittlere Tagesdosis gelten 50 g frische Zwiebeln oder 20 g getrocknete Droge. Bei der Anwendung von Zwiebelzuberei-

tungen über mehrere Monate sollen pro Tag maximal 0,035 g Diphenylamin (entsprechend etwa 3 g frische Zwiebeln) aufgenommen werden. Die Z. wird in der Volksmedizin zur unterstützenden Behandlung bei Husten, Bronchialkatarrh, Furunkel, Warzen, Blutergüssen und Verdauungsbeschwerden verwendet. Zur Bereitung einer Hustenmedizin werden 1 bis 2 Z. gerieben oder ganz fein gehackt. Der Z.brei wird mit der 5fachen Menge Zucker oder Honig gemischt. Die Mischung bleibt 15 bis 30 Minuten stehen und ist dann gebrauchsfertig. Mehrmals täglich wird 1 Teelöffel eingenommen.
Vor allem findet die Z. jedoch als Küchengewürz für Speisen sowie bei der Herstellung von Fleisch- und Fischkonserven Verwendung.

▷ *Nebenwirkungen:* nicht bekannt.

▷ *Geschichtliches:* Die Z. gehört zu den am längsten kultivierten Pflanzen. Schon zur Zeit der ältesten ägyptischen Dynastie (3400 v. Chr.) wurde sie im Nilgebiet häufig angebaut und gehörte zu den gebräuchlichsten Opfergaben. Die Römer brachten sie auch in die Länder nördlich der Alpen. Das Capitulare de villis und auch der St.-Gallener Klosterplan von 816 verzeichneten die Z. als Cepas. Seit dieser Zeit gehört sie zu den überall angebauten Nutzpflanzen. Schon in frühester Zeit fanden die Z. auch medizinische Anwendung. Im Mittelalter wurden Z. aufgehängt, um die Pest abzuwehren. Die Kräuterbücher des 16. und 17. Jhs. empfahlen sie unter anderem gegen Wassersucht, Eingeweidewürmer, Brandblasen, Warzen, Husten und gegen Harnverhalten. ↑ **Tafel 67**

Zystitis ↑ Blasenkatarrh.